现代医院
护理人员

任真年 万华军 王 旸 主编

中国科学技术出版社
·北 京·

图书在版编目（CIP）数据

现代医院护理人员卓越绩效考评与管理 / 任真年等
主编. — 北京 : 中国科学技术出版社，2020.10
　　ISBN 978-7-5046-8804-0

　　Ⅰ . ①现… Ⅱ . ①任… Ⅲ . ①医院—人事管理
Ⅳ . ①R197.322

中国版本图书馆CIP数据核字（2020）第185629号

目 录

上 册

下　册

第十二章 临床内科系统科室护理人员卓越绩效考评标准

一、内科系统科室护理人员共同卓越绩效考评标准

1.内科系统科室护士长卓越绩效考评标准(表一)

一级指标 (分值)	权重 %	二级指标 考评内容	分值	三级指标 绩效考评扣分细则	分值	得分	考核 方式
1 领导能力 执行能力 100分	10	1.1 领导能力 执行能力	70	a. 领导与管理能力、领导之间团结	20		定性
				b. "18项核心制度"与相关制度执行力	50		定量
		1.2 工作计划	30	a. 护理规划,年、月、周工作计划与总结	20		定量
				b. 护理应急预案与执行流程效果	10		定性
2 过程控制 工作数量 工作质量 工作效率 400分	40	2.1 工作流程	30	a. 按照PDCA循环管理制度与流程	20		定量
				b. 按时填写并上报护士长手册	10		定量
		2.2 工作数量	150	a. 质量管理组织健全,履行职责	20		定量
				b. "三查七对"与医嘱执行与落实	40		定量
				c. 落实护理临床路径单病种管理	20		定量
				d. 按时参加各种会议上报数据正确	20		定量
				e. 护理管理评价标准:患者身份等	50		定量
		2.3 工作质量	120	a. 基础专科责任整体护理落实	30		定量
				b. 有完整的护士职责与岗位说明书	10		定性
				c. 落实护理管理目标和质量控制	20		定量
				d. "三基"考试、心肺复苏与培训	10		定性
				e. 有危重患者安全护理制度和措施	10		定性
				f. 护理质量管理评价标准符合要求	40		定性
		2.4 专科 护理特色 工作效率	100	a. 专科特色护理提供诊疗康复服务	10		定性
				b. 专科护理常规操作护理技术项目	20		定性
				c. 科室成本、药占比、耗材占比	40		定性
				d. 入院资料评估体现专科护理内容	10		定性
				e. 专科特色护理查房会诊病例讨论	20		定性
3 教学科研 100分	10	3.1 教学带教	50	a. 按规定完成教学与带教任务	40		定性
				b. 护士继续教育与学术活动落实	10		定性
		3.2 论文科研	50	发表护理论文与护理科研成果	50		定性
4 职业道德 50分	5	4.1 职业道德	40	a. 关心护士生活、随主任大查房	20		定性
				b. 按照医院规定考评护士绩效标准	20		定性
		4.2 社会责任	10	与院内科室院外相关单位沟通好	10		定性
5 团队管理 50分	5	5.1 团队管理	30	a. 病区病房优质服务覆盖率≥85%	10		定性
				b. 消毒、隔离、废物处理符合要求	20		定量
		5.2 奖金福利	20	奖金福利透明公开,护士同工同酬	20		定量
6 满意测评 100分	10	6.1 满意度	60	门诊病人、住院患者的满意度	60		定性
		6.2 本科满意	20	本科员工的满意度	20		定性
		6.3 持续改进	20	针对问题缺陷有持续改进计划	20		定性
7科室 绩效结果 200分	20	7.1 病人结果	70	科室当月住院病人出院量	70		定量
		7.2 质量结果	30	当月科室质量安全达到要求	30		定量
		7.3 财务结果	100	当月医疗利润上年度同月增加比较	100		定量
满分	**1000分**	定性指标得分		定量指标得分		最后得分	

1.1 内科系统科室护士长卓越绩效考评定性标准(表二)

被考评者姓名		岗位				部门				
一级指标	三级定性指标内容测评		本项满分	测评方式	卓越	优秀	良好	一般	得分	
1 **领导能力** **30分**	1.1 a.领导管理能力、领导之间团结		20	定性		20	16	12		
	1.2 b.护理应急预案与执行效果		10	定性						
	扣罚细则:没有护理应急预案扣10分,没有执行效果评价扣10分									
2 **过程控制** **工作数量** **工作质量** **工作效率** **170分**	2.3 b.有完整护士职责与岗位说明书		10	定性		缺一项扣5分				
	2.3 d."三基"考试、心肺复苏与培训		10	定性		一人次不合格扣5分				
	2.3 e.有危重患者安全护理制度措施		10	定性		少一制度或措施扣5分				
	2.3 f.护理质量管理评价标准完整		40	定性						
	奖罚细则:按本院常规护理检查文件,由护理部及相关部门检查,包括:安全用药、输血、分级护理、专科护理文书、不良事件、服务质量、护理投诉、护理培训、护理业务与技术管理、手卫生、院感、消毒隔离、废物处理等,一项、次不符合要求扣5分									
	2.4 a.专科特色护理提供康复服务		10	定性						
	奖罚细则:不能体现专科特色护理、专科诊疗与健康指导服务,少一项扣5分									
	2.4 b.专科护理常规操作技术项目		20	定性						
	奖罚细则:未开展专科护理常规操作、未开展专科护理技术项目,少一项、次扣10分									
	2.4 c.科室成本、药占比、耗材占比		40	定性						
	扣罚细则:科室总成本支出、药占比、耗材占比,达去年同月水平并达到医院规定月度减少幅度,成本支出、药占、耗材占比符合医院规定,一项、次增加1%扣10分									
	2.4 d.入院资料评估体现专科护理		10	定性						
	奖罚细则:入院护理记录资料等评估体现专科护理内容,一病人未体现扣5分									
	2.4 e.特色护理查房、会诊、病例讨论		20	定性						
	奖罚细则:护理每日晨会后交接班、病房专科特色护理查房、专科护理特色会诊、专科护理病例讨论,体现专科特色护理,没有体现专科特色查房,一项、次扣10分									
3 **教学科研** **100分**	3.1 a.按规定完成教学与带教任务		40	定性						
	扣罚细则:按规定完成教学与带教任务,符合规定要求,一项、次内容完不成扣10分									
	3.1 b.护士继续教育与学术活动落实		10	定性						
	扣罚细则:护士继续教育与学术活动落实,一项、次完不成、不落实扣5分									
	3.2 发表论文与护理科研成果		50	定性		一项不符合要求扣20分				
4 **职业道德** **50分**	4.1 关心护士生活,随主任大查房		20	定性		少一次扣5分				
	4.1 b.按照医院规定考评护士绩效标准		20	定性		不按照标准考评扣20分				
	4.2 b.院内科室院外相关单位沟通好		10	定性		10	8	6		
5 团队管理 **10分**	5.1 a.病区病房优质服务覆盖率≥85%		10	定性						
	奖罚细则:病区病房优质服务覆盖率≥85%,达不到标准要求、降低1%扣5分									
6 **满意测评** **持续改进** **100分**	6.1 a.门诊、住院病人满意度达到要求		60	定性						
	扣罚细则:门诊、住院病人的满意度达到规定的95%,达不到标准、降低1%扣10分									
	6.2 本科员工的满意度达到要求		20	定性		20	16	12		
	6.3 针对问题缺陷有持续改进计划		20	定性						
	扣罚细则:针对护理工作、护理人员业务技术存在的问题、缺陷、投诉等,制订月度护理持续改进计划,有持续改进计划、事实、流程、措施、效果,少一个环节扣5分									
科室			本表定性指标满分	460分	定性指标最后得分					

1.2 内科系统科室护士长卓越绩效考评定量标准(表三)

一级指标 (分值)	权重 %	二级指标 考评内容	分值	三级指标 考评内容	分值	绩效考评 扣分细则	得分
1 领导能力 执行能力 70分	7	1.1 执行能力	50	b.18项核心制度与相关制度与规定执行力	50	核心制度一项执行不好扣5分,其他执行不好扣5分	
		1.2 规划计划	20	a.护理规划,年、季、月、周工作计划与总结	20	年度、季度、月度、周计划与总结,少一项扣5分	
2 过程控制 工作数量 工作质量 工作效率 230分	23	2.1 工作流程	30	a.按照PDCA循环管理,科室有规范的工作流程	20	没有PDCA制度工作流程,各扣10分。护士长手册推迟上报一天一次扣5分。	
				b.上报护士长手册	10		
		2.2 工作数量	150	a.科室质量管理组织健全,履行兼职职责	20	不履行科室质量管理小组职责扣10分。"三查七对"、医嘱差错一次扣5分。没有落实护理临床路径单病种管理,一项、次扣10分。会议迟到或早退一次扣5分,缺席一次扣10分。上报数据不正确一项扣5分,上报数据推迟一天扣5分	
				b."三查七对"、医嘱执行	40		
				c.落实规定的护理临床路径单病种管理	20		
				d.按照规定参加各种会议,按照规定时间、规定内容上报规定科室相关数据并正确无误	20		
				e.护理管理评价标准:患者身份识别、跌倒、坠床、规范管理、抢救车、仪器设备、人力资源、科室病区环境、行政、护理人员行为规范、手卫生院感消毒隔离、废物处理等符合要求	50	按本院常规护理检查文件,由护理部及相关部门检查考核,患者身份识别、跌倒坠床、规范管理、抢救车仪器、病区环境、行为规范、手卫生、院感、消毒隔离废物处理等,一项、次不符合要求扣5分	
		2.3 工作质量	50	a.专科基础、专科、整体责任护理落实	30	一项、次专科护理不按照规定落实扣10分	
				c.落实护理管理目标和质量控制标准符合要求	20	一项、次不落实护理管理目标和质量控制扣10分	
5 团队管理 社会责任 40分	4	5.1 消毒隔离	20	b.规定的消毒、隔离、废物处理符合要求	20	消毒、隔离、废物处理符合要求,不符合扣10分	
		5.2 奖金管理	20	绩效奖金、福利透明公开,护士同工同酬	20	奖金福利不透明、不公开、不同工同酬扣20分	
7 科室 绩效结果 200分	20	7.1 病人结果	70	当月出院病人总数量与上年度同月比较达标准	70	达到规定月度增长幅度,降低1%扣10分,增加1%奖5分	
		7.2 质量结果	30	医疗质量安全指标与上年度同月比较达到标准	30	达到规定月度增长幅度,降低1%扣10分,增加1%奖5分	
		7.3 科室财务结果	100	科室当月医疗收入利润与上年度同月利润比较并达到规定增长幅度	100	达到上年度同月水平并且达到规定月度增长幅度,降低1%扣10分,增加1%奖5分	
科室		本表定量指标满分			540分	定量指标合计得分	

2.内科系统科室病区护士长卓越绩效考评标准(表一)

一级指标 (分值)	权重 %	二级指标		三级指标		得分	考核 方式
		考评内容	分值	绩效考评扣分细则	分值		
1 领导能力 执行能力 100分	10	1.1 领导能力 执行能力	80	a. 领导与管理能力、同事之间团结	20		定性
				b. "18项核心制度"与相关规定执行力	60		定量
		1.2 工作计划	20	a. 护理规划,年、月、周工作计划与总结	10		定量
				b. 护理应急预案反应能力执行效果	10		定性
2 过程控制 工作数量 工作质量 工作效率 420分	40	2.1 工作流程	30	a. 按照PDCA循环管理与工作流程	20		定量
				b. 按时填写并上报护士长手册	10		定量
		2.2 工作数量	150	a. 科室质量管理组织健全履行职责	20		定量
				b. "三查七对"与医嘱执行与落实	20		定量
				c. 落实护理临床路径与单病种管理	20		定量
				d. 按时参加各种会议上报数据正确	20		定量
				e. 办公物品请领、物资与账物相符	20		定量
				f. 护理管理评价标准:患者身份识别、跌倒、抢救车、仪器、行政等	50		定量
		2.3 工作质量	120	a. 基础专科责任整体护理落实	30		定量
				b. 有完整的护士职责与岗位说明书	10		定性
				c. 落实护理目标管理和质量控制	20		定量
				d. "三基"考试、心肺复苏与培训	20		定性
				e. 落实关键护理质量环节标准措施	20		定性
				f. 护理质量管理评价标准符合要求	30		定性
		2.4 工作效率	110	a. 护理文书书写符合指标与标准	20		定性
				b. 组织并参加危重病人抢救工作	20		定性
				c. 科室成本、药占比、耗材占比	40		定性
				d. 记录证明检查护士各班工作情况	10		定性
				e. 专科护理查房、会诊、病例讨论	20		定性
3 教学科研 80分	8	3.1 教学带教	40	a. 按规定完成教学与带教任务	20		定性
				b. 护士继续教育与学术活动落实	20		定性
		3.2 论文科研	40	发表论文与设计护理科研成果实施	40		定性
4 职业道德 50分	5	4.1 职业道德	40	a. 关心护士生活,随科主任大查房	20		定性
				b. 按照医院规定标准考评护士绩效	20		定性
		4.2 社会责任	10	工作场所、病区"7S管理"符合要求	10		定性
5 团队管理 协调沟通 50分	5	5.1 团队管理	30	a. 病区病房优质服务覆盖率≥85%	10		定性
				b. 消毒、隔离、废物处理符合要求	20		定量
		5.2 奖金福利	20	a. 奖金福利透明公开护士同工同酬	10		定量
				b. 与院内科室院外相关单位沟通好	10		定性
6 满意测评 100分	10	6.1 满意度	60	门诊病人、住院患者的满意度	60		定性
		6.2 本科满意	20	本科员工的满意度	20		定性
		6.3 持续改进	20	针对问题缺陷有持续改进计划	20		定性
7 科室 绩效结果 200分	20	7.1 病人结果	70	科室当月住院病人出院量	70		定量
		7.2 质量结果	30	当月科室质量安全达到要求	30		定量
		7.3 财务结果	100	当月医疗利润上年度同月增加比较	100		定量
满分	**1000 分**	定性指标得分		定量指标得分		最后得分	

2.1内科系统科室病区护士长卓越绩效考评定性标准(表二)

被考评者姓名		岗位			部门			
一级指标	三级定性指标内容测评	本项满分	测评方式	卓越	优秀	良好	一般	得分
1 领导能力 30分	1.1 a.领导管理能力、同事之间团结	20	定性		20	16	12	
	1.2 b.应急预案反应能力执行效果	10	定性					
	扣罚细则:没有护理应急预案扣5分,每月没有执行应急预案效果评价扣10分							
2 过程控制 工作数量 工作质量 工作效率 190分	2.3 b.有完整护士职责与岗位说明书	10	定性	缺一项扣10分				
	2.3 d."三基"考试、心肺复苏与培训	20	定性	一人次不合格扣5分				
	2.3 e.落实关键护理质量环节标准措施	20	定性	少一标准或措施扣5分				
	2.3 f.护理质量管理评价标准完整	30	定性					
	奖罚细则:按本院常规护理检查文件,由护理部及相关部门检查,包括,安全用药、输血、分级护理、专科护理文书、不良事件、服务质量、护理投诉、护理培训、护理业务与技术管理、手卫生、院感、消毒隔离、废物处理等,一项、次不符合要求扣5分							
	2.4 a.护理文书书写符合指标与标准	20	定性					
	奖罚细则:护理文书书写符合指标与标准,一项、次不符合要求扣5分							
	2.4 b.组织并参加危重病人抢救工作	20	定性					
	奖罚细则:组织并参加危重病人抢救工作,组织不好,发生矛盾纠纷扣20分							
	2.4 c.科室成本、药占比、耗材占比	40	定性					
	扣罚细则:科室总成本支出、药占比、耗材占比,达去年同月水平并达到医院规定月度减少幅度,成本支出、药占、耗材占比符合医院规定,一项、次增加1%扣10分							
	2.4 d.记录证明检查护士各班工作情况	10	定性					
	奖罚细则:有记录证明检查抽查护士各班工作过程与结果情况,没有记录扣10分							
	2.4 e.特色护理查房、会诊、病例讨论	20	定性					
	奖罚细则:护理每日晨会后交接班、病房专科特色护理查房、专科护理特色会诊、专科护理病例讨论,体现专科特色护理,没有体现专科特色查房,一项、次扣10分							
3 教学科研 80分	3.1 a.按规定完成教学与带教任务	20	定性					
	扣罚细则:按规定完成教学与带教任务,一项、次内容完不成扣10分							
	3.1 b.护士继续教育与学术活动落实	20	定性	以下不落实扣10分				
	3.2发表论文设计护理科研成果实施	40	定性	一项不符合要求扣20分				
4 职业道德 50分	4.1关心护士生活,随科主任大查房	20	定性					
	奖罚细则:不关心护士生活扣10分,随科室主任大查房、少一次查房扣5分							
	4.1 b.按照医院规定标准考评护士绩效	20	定性	不按照标准考评扣20分				
	4.2 b.工作场所病区"7S管理"符合要求	10	定性	10		8	6	
5团队管理 20分	5.1 a.病区病房优质服务覆盖率≥85%	10	定性	降低1%扣5分				
	5.2 b.与院内科室院外相关单位沟通好	10	定性	10		8	6	
6 满意测评 持续改进 100分	6.1 a.门诊、住院病人满意度达到要求	60	定性					
	扣罚细则:门诊病人、住院病人满意度达到规定的95%,达不到标准降低1%扣10分							
	6.2本科员工的满意度达到要求	20	定性		20	16	12	
	6.3针对问题缺陷有持续改进计划	20	定性					
	扣罚细则:针对护理工作、护理人员业务技术存在问题、缺陷、投诉等,制定月度护理持续改进计划,有持续改进计划、事实、流程、措施、效果,少一个环节扣5分							
科室		本表定性指标满分	**470分**	定性指标最后得分				

2.2 内科系统科室病区护士长卓越绩效考评定量标准(表三)

一级指标 (分值)	权重 %	二级指标 考评内容	分值	三级指标 考评内容	分值	绩效考评 扣分细则	得分
1 领导能力 执行能力 70分	7	1.1 执行能力	60	b."18项核心制度"与相关制度 与规定执行力	60	核心制度一项执行不好扣5分, 其他执行不好扣5分	
		1.2 规划计划	10	a.护理规划,年、月、周工作计划 与总结	10	规划、年度、月度、周计划与总 结,少一项扣5分	
2 过程控制 工作数量 工作质量 工作效率 230分	23	2.1 工作流程	30	a.按照PDCA循环管理与规范 的工作流程	20	没有按照PDCA循环管理与工 作流程。护士长手册推迟上报 一天一次扣5分	
				b.上报护士长手册	10		
		2.2 工作数量	150	a.科室质量管理组织健全,履行 职责符合要求	20	不健全、不履行小组职责扣10 分。"三查七对"、医嘱差错一次 扣5分。没有落实护理临床路 径与单病种管理一项、次扣10 分。会议迟到或早退一次扣5 分,缺席一次扣10分。上报数 据推迟一天扣5分。科室账、物 不符扣20分	
				b."三查七对"、医嘱执行	20		
				c.落实护理临床路径与单病种 管理符合要求	20		
				d.按时参加各种会议,上报规定 的数据正确	20		
				e.办公物品请领、物资与账物管 理符合要求	20		
				f.护理管理评价标准:患者身份 识别、跌倒、坠床、规范管理、抢 救车、仪器设备、人力资源、科室 病区环境、行政、护理人员行为 规范、手卫生院感消毒隔离废物 处理等管理符合要求	50	按本院常规护理检查文件,由护理 部及相关部门检查考核,患者身份 识别、跌倒坠床、规范管理、抢救车 仪器、病区环境、行为规范、手卫 生、院感、消毒隔离废物处理等,一 项、次不符合要求扣5分	
		2.3 工作质量	50	a.专科基础、专科、整体责任护 理落实	30	一项、次专科、责任、整体护理不 落实扣10分	
				c.落实护理目标管理和质量控 制标准符合要求	20	一项、次不落实护理管理目标和 质量控制扣10分	
5 团队管理 社会责任 30分	4	5.1 消毒隔离	20	b.消毒、隔离、废物处理符合规 定的要求	20	消毒、隔离、废物处理符合要求, 不符合扣10分	
		5.2 奖金管理	10	绩效奖金、福利透明公开,护士 同工同酬	10	奖金福利不透明、不公开、不同 工同酬扣20分	
7 科室 绩效结果 200分	20	7.1 病人结果	70	当月出院病人总数量与上年度 同月比达到标准	70	达到规定月度增长幅度,降低 1%扣10分,增加1%奖5分	
		7.2 质量结果	30	医疗质量安全指标与上年度同 月比较达到标准	30	达到规定月度增长幅度,降低 1%扣10分,增加1%奖5分	
		7.3 科室 财务结果	100	科室当月医疗收入利润与上年 度同月利润比较并达到规定增 长幅度	100	达到上年度同月水平并且达到 规定月度增长幅度,降低1%扣 10分,增加1%奖5分	
科室		本表定量指标满分			530分	定量指标合计得分	

3.内科系统科室副护士长正、副主任护师卓越绩效考评标准(表一)

一级指标 (分值)	权重 %	二级指标		三级指标		得分	考核 方式
		考评内容	分值	绩效考评扣分细则	分值		
1 领导能力 执行能力 100分	10	1.1 领导能力 执行能力	80	a.领导与管理能力、同事之间团结	20		定性
				b."18项核心制度"与相关规定执行力	60		定量
		1.2 工作计划	20	a.护理规划,年、月、周工作计划与总结	10		定量
				b.护理应急预案反应能力执行效果	10		定性
2 过程控制 工作数量 工作质量 工作效率 420分	42	2.1 工作流程	30	a.按照PDCA循环管理与工作流程	20		定量
				b.按时填写并上报护士长手册	10		定量
		2.2 工作数量	150	a.科室质量管理组织健全履行职责	20		定量
				b."三查七对"与医嘱执行与落实	20		定量
				c.落实护理临床路径与单病种管理	20		定量
				d.按时参加各种会议上报数据正确	10		定量
				e.能够解决护理疑难问题的能力	30		定量
				f.护理管理评价标准:患者身份识别、跌倒、抢救车、仪器、行政等	50		定量
		2.3 工作质量	130	a.基础专科责任整体护理落实	30		定量
				b.协助护士长管理履行分管职责	10		定性
				c.落实护理目标管理和质量控制	20		定量
				d."三基"考试、心肺复苏与培训	20		定性
				e.落实关键护理质量环节标准措施	20		定性
				f.护理质量管理评价标准符合要求	30		定性
		2.4 工作效率	110	a.护理文书书写符合指标与标准	20		定性
				b.组织并参加危重病人抢救工作	20		定性
				c.科室成本、药占比、耗材占比	30		定性
				d.记录证明检查护士各班工作情况	20		定性
				e.专科护理查房、会诊、病例讨论	20		定性
3 教学科研 80分	8	3.1 教学带教	40	a.按规定完成教学与带教任务	20		定性
				b.组织护士培训与学术活动落实	20		定性
		3.2 论文科研	40	设计科室论文护理科研计划落实	40		定性
4 职业道德 50分	5	4.1 职业道德	40	a.关心护士生活,随科主任大查房	20		定性
				b.按照医院规定标准考评护士绩效	20		定性
		4.2 社会责任	10	工作场所病区"7S管理"符合要求	10		定性
5 团队管理 协调沟通 50分	5	5.1 消毒隔离	30	a.病区病房优质服务覆盖率≥85%	10		定性
				b.消毒、隔离、废物处理符合要求	20		定量
		5.2 沟通协调	20	a.服从护理部抽调的检查考核工作	10		定量
				b.与院内科室院外相关单位沟通好	10		定性
6 满意测评 100分	10	6.1 满意度	60	门诊病人、住院患者的满意度	60		定性
		6.2 本科满意	20	本科员工的满意度	20		定性
		6.3 持续改进	20	针对问题缺陷有持续改进计划	20		定性
7 科室 绩效结果 200分	20	7.1 病人结果	70	科室当月住院病人出院量	70		定量
		7.2 质量结果	30	当月科室质量安全达到要求	30		定量
		7.3 财务结果	100	当月医疗利润上年度同月增加比较	100		定量
满分	**1000分**	定性指标得分		定量指标得分		最后得分	

3.1 内科系统科室副护士长正、副主任护师卓越绩效考评定性标准(表二)

被考评者姓名		岗位				部门				
一级指标	三级定性指标内容测评		本项满分	测评方式	卓越	优秀	良好	一般	得分	
1 **领导能力** **30分**	1.1 a.领导管理能力、同事之间团结		20	定性		20	16	12		
	1.2 b.应急预案反应能力执行效果		10	定性						
	扣罚细则:没有护理应急预案扣10分,没有执行效果评价扣10分									
2 **过程控制** **工作数量** **工作质量** **工作效率** **190分**	2.3 b.协助护士长管理履行分管职责		10	定性	不符合要求扣5分					
	2.3 d."三基"考试、心肺复苏与培训		20	定性	一人次不及格扣10分					
	2.3 e.落实关键护理质量环节标准措施		20	定性	少一标准或措施扣5分					
	2.3 f.护理质量管理评价标准完整		30	定性						
	奖罚细则:按本院常规护理检查文件,由护理部及相关部门检查,包括,安全用药、输血、分级护理、专科护理文书、不良事件、服务质量、护理投诉、护理培训、护理业务与技术管理、手卫生、院感、消毒隔离、废物处理等,一项、次不符合要求扣5分									
	2.4 a.护理文书书写符合指标与标准		20	定性						
	奖罚细则:护理文书书写符合指标与标准管理符合要求,一项、次不符合要求扣5分									
	2.4 b.组织并参加危重病人抢救工作		20	定性						
	奖罚细则:组织并参加危重病人抢救工作,组织不好,发生矛盾纠纷扣20分									
	2.4 c.科室成本、药占比、耗材占比		30	定性						
	奖罚细则:科室成本、药占比、耗材占比,达增长幅度,每一项降低1%扣10分									
	2.4 d.记录证明检查护士各班工作情况		20	定性						
	奖罚细则:有记录证明检查抽查护士各班工作过程与结果情况,没有记录扣10分									
	2.4 e.特色护理查房、会诊、病例讨论		20	定性						
	奖罚细则:护理每日晨会后交接班、病房专科特色护理查房、专科护理特色会诊、专科护理病例讨论,体现专科特色护理,没有体现专科特色查房,一项、次扣10分									
3 **教学科研** **80分**	3.1 a.按规定完成教学与带教任务		20	定性						
	扣罚细则:按规定完成教学与带教任务,一项、次内容完不成扣10分									
	3.1 b.组织护士培训与学术活动落实		20	定性						
	扣罚细则:组织护士培训与学术活动落实,一项、次完不成、不落实扣10分									
	3.2 设计科室护理论文科研计划落实		40	定性	一项不符合要求扣10分					
4 **职业道德** **50分**	4.1 关心护士生活,随科主任大查房		20	定性						
	奖罚细则:不关心护士生活扣10分,随科室主任大查房、少一次查房扣5分									
	4.1 b.按照医院规定标准考评护士绩效		20	定性	不按照标准考评扣20分					
	4.2 b.工作场所病区"7S管理"符合要求		10	定性		10	8	6		
5 团队管理 **20分**	5.1 a.病区病房优质服务覆盖率≥85%		10	定性	降低1%扣5分					
	5.2 b.与院内科室院外相关单位沟通好		10	定性		10	8	6		
6 **满意测评** **持续改进** **100分**	6.1 a.门诊、住院病人满意度达要求		60	定性						
	扣罚细则:门诊病人住院病人满意度达到规定的95%,达不到标准,降低1%扣10分									
	6.2 本科员工的满意度达到要求		20	定性		20	16	12		
	6.3 针对问题缺陷有持续改进计划		20	定性						
	扣罚细则:针对护理工作、护理人员业务技术存在的问题、缺陷、投诉等,制订月度护理持续改进计划,有持续改进计划、事实、流程、措施、效果,少一个环节扣5分									
科室			本表定性指标满分	470分	定性指标最后得分					

3.2 内科系统科室副护士长正、副主任护师卓越绩效考评定量标准(表三)

一级指标 (分值)	权重 %	二级指标		三级指标		绩效考评	得分
		考评内容	分值	考评内容	分值	扣分细则	
1 领导能力 执行能力 **70分**	7	1.1 执行能力	60	b."18项核心制度"与相关制度与规定执行力	60	核心制度一项执行不好扣5分,其他执行不好扣5分	
		1.2 规划计划	10	a.护理规划,年、月、周工作计划与总结	10	规划、年度、月度、周计划与总结,少一项扣10分	
2 过程控制 工作数量 工作质量 工作效率 **230分**	23	2.1 工作流程	30	a.按照PDCA循环管理与规范的工作流程	20	没有按照PDCA循环管理与工作流程扣5分。承担科室的绩效考核工作,不符合要求扣5分	
				b.承担科室相关人员的绩效考核工作	10		
		2.2 工作数量	150	a.科室质量管理组织健全,履行职责	20	不健全、不履行小组职责扣10分。三查七对、医嘱差错一次扣5分。没有落实护理临床路径与单病种管理,一项、次扣10分。会议迟到或早退一次扣5分,缺席一次扣10分。上报数据推迟一天扣5分。不能解决护理疑难问题扣10分	
				b."三查七对"、医嘱执行	20		
				c.落实护理临床路径与单病种管理符合要求	20		
				d.按时参加各种会议,上报规定的数据正确	10		
				e.解决护理疑难问题的能力符合要求	30		
				f.护理管理评价标准:患者身份识别、跌倒、坠床、规范管理、抢救车、仪器设备、人力资源、科室病区环境、行政、护理人员行为规范、手卫生院感消毒隔离废物处理等符合要求	50	按本院常规护理检查文件,由护理部及相关部门检查考核,患者身份识别、跌倒坠床、规范管理、抢救车仪器、病区环境、行为规范、手卫生、院感、消毒隔离废物处理等,一项、次不符合要求扣5分	
		2.3 工作质量	50	a.专科基础、专科、整体责任护理落实	30	一项、次专科、责任、整体护理不落实扣10分	
				c.落实护理目标管理和质量控制标准符合要求	20	一项、次不落实护理管理目标和质量控制扣10分	
5 团队管理 **30分**	4	5.1 消毒	20	b.消毒隔离废物处理	20	一项、次不符合要求扣10分	
		5.2 沟通协调	10	服从护理部抽调的检查考核工作符合要求	10	服从护理部抽调的检查考核工作,少一次扣10分	
7 科室 绩效结果 **200分**	20	7.1 病人结果	70	当月出院病人总数量与上年度同月比达标准	70	达到规定月度增长幅度,降低1%扣10分,增加1%奖5分	
		7.2 质量结果	30	医疗质量安全指标与上年度同月比较达到标准	30	达到规定月度增长幅度,降低1%扣10分,增加1%奖5分	
		7.3 科室财务结果	100	科室当月医疗收入利润与上年度同月利润比较并达到规定增长幅度	100	达到上年度同月水平并且达到规定月度增长幅度,降低1%扣10分,增加1%奖5分	
科室		本表定量指标满分			530分	定量指标合计得分	

4.内科系统科室主管护师卓越绩效考评标准(表一)

一级指标 (分值)	权重 %	二级指标		三级指标		得分	考核 方式
		考评内容	分值	绩效考评扣分细则	分值		
1 领导能力 执行能力 **100分**	10	1.1 管理能力 执行能力	80	a.岗位管理能力、同事之间团结	20		定性
				b."18项核心制度"与相关规定执行力	60		定量
		1.2 工作计划	20	a.执行护理规划,年、月、周工作计划	10		定量
				b.护理应急预案反应能力执行效果	10		定性
2 过程控制 工作数量 工作质量 工作效率 **440分**	44	2.1 工作流程	30	a.按照PDCA循环管理与工作流程	20		定量
				b.服从上级领导承担各种护理班次	10		定量
		2.2 工作数量	150	a.科室质量管理组织健全履行职责	20		定量
				b."三查七对"与医嘱执行与落实	20		定量
				c.落实护理临床路径与单病种管理	20		定量
				d.工作不推诿不拖延不制造矛盾	20		定量
				e.能够解决护理常见问题的能力	20		定量
				f.护理管理评价标准:患者身份识别、跌倒、抢救车、仪器、行政等	50		定量
		2.3 工作质量	140	a.基础、专科、整体责任护理落实	30		定量
				b.协助护士长管理履行分管职责	10		定性
				c.落实护理目标管理和质量控制	20		定量
				d."三基"考试、心肺复苏与培训	20		定性
				e.执行关键护理质量环节标准措施	20		定性
				f.执行护理质量管理评价标准	40		定性
		2.4 工作效率	120	a.护理文书书写符合指标与标准	40		定性
				b.熟练参加危重病人抢救工作	20		定性
				c.科室成本、药占比、耗材占比	20		定性
				d.严禁传播对医院不利消息	10		定性
				e.参加专科护理查房会诊病例讨论	20		定性
3 教学科研 **60分**	6	3.1 教学带教	40	a.按规定完成临床带教工作任务	20		定性
				b.参加护士培训与学术活动落实	20		定性
		3.2 论文科研	20	论文与护理科研计划并落实	20		定性
4 职业道德 **50分**	5	4.1 职业素质	40	a.工作现场"7S管理"与环境维护	20		定性
				b.熟练掌握科室抢救仪器设备功能	20		定性
		4.2 社会责任	10	按规定参加医院科室组织公益活动	10		定性
5 团队管理 协调沟通 **50分**	5	5.1 消毒隔离	30	a.能够起到承上启下"桥梁"作用	10		定性
				b.消毒、隔离、废物处理符合要求	20		定量
		5.2 团队管理	20	a.严禁背后议论领导的长短	10		定量
				b.以病人、顾客为中心的思想好	10		定性
6 满意测评 **100分**	10	6.1 满意度	60	门诊病人、住院患者的满意度	60		定性
		6.2 本科满意	20	本科室员工的满意度	20		定性
		6.3 持续改进	20	针对问题缺陷有持续改进计划	20		定性
7 科室 绩效结果 **200分**	20	7.1 病人结果	70	科室当月住院病人出院量	70		定量
		7.2 质量结果	30	当月科室质量安全达到要求	30		定量
		7.3 财务结果	100	当月医疗利润上年度同月增加比较	100		定量
满分	**1000分**	**定性指标得分**		**定量指标得分**		**最后得分**	

4.1内科系统科室主管护师卓越绩效考评定性标准(表二)

被考评者姓名		岗位				部门				
一级指标	三级定性指标内容测评		本项满分	测评方式	卓越	优秀	良好	一般	得分
1 **管理能力** **30分**	1.1 a.岗位管理能力、同事之间团结		20	定性		20	16	12	
	1.2 b.应急预案反应能力执行效果		10	定性					
	扣罚细则:没有护理应急预案扣10分,没有执行符合要求效果评价扣10分								
2 **过程控制** **工作数量** **工作质量** **工作效率** **210分**	2.3 b.协助护士长管理履行分管职责		10	定性	不符合要求扣5分				
	2.3 d."三基"考试、心肺复苏与培训		20	定性	考试不及格一次扣10分				
	2.3 e.执行关键护理质量环节标准措施		20	定性	不执行标准措施扣5分				
	2.3 f.执行护理质量管理评价标准		40	定性					
	奖罚细则:按本院常规护理检查文件,由护理部及相关部门检查,包括:安全用药、输血、分级护理、专科护理文书、不良事件、服务质量、护理投诉、护理培训、护理业务与技术管理、手卫生、院感、消毒隔离、废物处理等,一项、次不符合要求扣5分								
	2.4 a.护理文书书写符合指标与标准		40	定性					
	奖罚细则:护理文书书写符合指标与标准,一项、次不符合要求扣5分								
	2.4 b.熟练参加危重病人抢救工作		20	定性					
	奖罚细则:熟练参加危重病人抢救工作,不能够承担危重病人抢救工作扣10分								
	2.4 c.科室成本、药占比、耗材占比		30	定性					
	奖罚细则:科室成本、药占比、耗材占比,达到医院规定增长幅度,降低1%扣10分								
	2.4 d.严禁传播对医院不利消息		10	定性					
	奖罚细则:严禁传播对医院不利消息,违规一项、次扣10分								
	2.4 e.参加护理查房、会诊、病例讨论		20	定性					
	奖罚细则:护理每日晨会后交接班、病房专科特色护理查房、专科护理特色会诊、专科护理病例讨论,体现专科特色护理,没有参加专科特色查房,一项、次扣10分								
3 **教学科研** **60分**	3.1 a.按规定完成临床带教工作任务		20	定性					
	扣罚细则:按规定的临床完成带教任务,少一人次扣5分								
	3.1 b.参加护士培训与学术活动落实		20	定性					
	扣罚细则:参加护士培训与学术活动落实,一项、次完不成、不落实扣10分								
	3.2论文与护理科研计划并落实		20	定性	一项不符合要求扣7分				
4 **职业道德** **50分**	4.1 a.工作现场"7S管理"与环境维护		20	定性					
	奖罚细则:工作现场、病区"7S管理"与环境维护,一项、次不符合要求扣5分								
	4.1 b.熟练掌握科室抢救仪器设备功能		20	定性	不能够掌握扣10分				
	4.2 b.按时参加医院科室组织公益活动		10	定性	少一次扣5分				
5 团队管理 **20分**	5.1 a.能够起到承上启下桥梁作用		10	定性		10	8	6	
	5.2 b.以病人、顾客为中心思想好		10	定性		10	8	6	
6 **满意测评** **持续改进** **100分**	6.1 a.门诊、住院病人满意度达要求		60	定性					
	扣罚细则:门诊病人、住院病人满意度达到规定的95%,达不到标准降低1%扣10分								
	6.2本科员工的满意度达到要求		20	定性		20	16	12	
	6.3针对问题缺陷有持续改进计划		20	定性					
	扣罚细则:针对护理工作、护理人员业务技术存在的问题、缺陷、投诉等,制订月度护理持续改进计划,有持续改进计划、事实、流程、措施、效果,少一个环节扣5分								
科室		本表定性指标满分		470分	定性指标最后得分					

4.2 内科系统科室主管护师卓越绩效考评定量标准（表三）

一级指标（分值）	权重%	二级指标 考评内容	分值	三级指标 考评内容	分值	绩效考评 扣分细则	得分
1 管理能力 执行能力 **70分**	7	1.1 执行能力	60	b."18项核心制度"与相关制度与规定执行力	60	核心制度一项执行不好扣5分，其他执行不好扣5分	
		1.2 规划计划	10	a.执行护理规划，年、月、周工作计划与总结	10	执行规划，年、月、周计划与总结，少一项扣10分	
2 过程控制 工作数量 工作质量 工作效率 **230分**	23	2.1 工作流程	30	a.按照PDCA循环管理与工作流程	20	没有按照PDCA循环管理与工作流程扣5分。不服从上级领导与管理、不能承担护理班次一项、次扣10分	
				b.服从上级领导承担各种护理班次	10		
		2.2 工作数量	150	a.科室质量管理组织健全，履行职责	20	不能够履行小组职责扣10分。"三查七对"、医嘱差错一次扣5分。没有落实护理临床路径与单病种管理，一项、次扣5分。工作不推诿不拖延不制造矛盾，制造工作矛盾一次扣10分。不能解决护理工作中的常见问题扣5分	
				b."三查七对"、医嘱执行	20		
				c.落实护理临床路径与单病种管理符合要求	20		
				d.工作不推诿、不拖延、不制造矛盾	20		
				e.解决护理常见问题的能力符合要求	20		
				f.护理管理评价标准：患者身份识别、跌倒、坠床、规范管理、抢救车、仪器设备、人力资源、科室病区环境、行政、护理人员行为规范、手卫生院感消毒隔离废物处理等符合要求	50	按本院常规护理检查文件，由护理部及相关部门检查考核，患者身份识别、跌倒坠床、规范管理、抢救车仪器、病区环境、行为规范、手卫生、院感、消毒隔离废物处理等，一项、次不符合要求扣5分	
		2.3 工作质量	50	a.基础、专科、整体、责任护理落实符合要求	30	一项、次基础、专科、责任、整体护理不落实扣10分	
				c.落实护理目标管理和质量控制标准符合要求	20	一项、次不落实护理管理目标和质量控制扣10分	
5 团队管理 **30分**	4	5.1 消毒隔离	20	b.消毒隔离废物处理	20	一项、次不符合要求扣10分	
		5.2 团队精神	10	a.严禁背后议论领导的长短，管理符合要求	10	严禁背后议论领导长短，违规一次扣5分	
7 科室 绩效结果 **200分**	20	7.1 病人结果	70	当月出院病人总数量与上年度同月比较达标准	70	达到规定月度增长幅度，降低1%扣10分，增加1%奖5分	
		7.2 质量结果	30	医疗质量安全指标与上年度同月比较达标准	30	达到规定月度增长幅度，降低1%扣10分，增加1%奖5分	
		7.3 科室 财务结果	100	科室当月医疗收入利润与上年度同月利润比较并达到规定增长幅度	100	达到上年度同月水平并且达到规定月度增长幅度，降低1%扣10分，增加1%奖5分	
科室		本表定量指标满分			530分	定量指标合计得分	

5.内科系统科室护师与护士卓越绩效考评标准(表一)

一级指标 (分值)	权重 %	二级指标		三级指标		得分	考核 方式
		考评内容	分值	绩效考评扣分细则	分值		
1 工作能力 执行能力 100分	10	1.1工作能力 执行能力	80	a.岗位管理能力、同事之间团结	20		定性
				b."18项核心制度"与相关规定执行力	60		定量
		1.2 工作计划	20	a.执行护理规划,年、月、周工作计划	10		定量
				b.护理应急预案反应能力执行效果	10		定性
2 过程控制 工作数量 工作质量 工作效率 460分	46	2.1 工作流程	30	a.按照PDCA循环管理与工作流程	20		定量
				b.服从上级领导承担护理各个班次	10		定量
		2.2 工作数量	150	a.科室质量管理组织健全履行职责	20		定量
				b."三查七对"与医嘱执行与落实	20		定量
				c.落实护理临床路径与单病种管理	20		定量
				d.工作不推诿不拖延不制造矛盾	20		定量
				e.热情接待与服务每一位患者	20		定量
				f.护理管理评价标准:患者身份识别、跌倒、抢救车、仪器、行政等	50		定量
		2.3 工作质量	150	a.基础、专科、整体责任护理落实	30		定量
				b.协助护士长管理履行岗位职责	10		定性
				c.落实护理目标管理和质量控制	20		定量
				d."三基"考试、心肺复苏与培训	30		定性
				e.执行关键护理质量环节标准措施	30		定性
				f.执行护理质量管理评价指标标准	30		定性
		2.4 工作效率	130	a.护理文书书写符合指标标准要求	40		定性
				b.积极参加危重病人抢救工作	30		定性
				c.科室成本、药占比、耗材占比	30		定性
				d.严禁传播对医院不利消息	10		定性
				e.参加专科护理查房会诊病例讨论	20		定性
3 教学科研 40分	4	3.1 教学带教	20	a.按规定参加继续教育学术活动	10		定性
				b.钻研业务、虚心学习、认真工作	10		定性
		3.2论文科研	20	论文与护理科研计划并实施	20		定性
4 职业道德 50分	5	4.1 职业素质	40	a.工作现场"7S管理"与环境维护	20		定性
				b.掌握科室抢救仪器设备功能	20		定性
		4.2社会责任	10	按规定参加医院科室组织公益活动	10		定性
5 团队管理 协调沟通 50分	5	5.1 消毒隔离	30	a.值班巡视、巡查、没有纠纷事故	10		定性
				b.消毒、隔离、废物处理符合要求	20		定量
		5.2 团队管理	20	a.严禁背后议论领导长短	10		定量
				b.以病人、顾客为中心的思想好	10		定性
6 满意测评 100分	10	6.1满意度	60	门诊病人、住院患者的满意度	60		定性
		6.2本科满意	20	本科员工的满意度	20		定性
		6.3持续改进	20	针对问题缺陷有持续改进计划	20		定性
7科室 绩效结果 200分	20	7.1病人结果	70	科室当月住院病人出院量	70		定量
		7.2质量结果	30	当月科室质量安全达到要求	30		定量
		7.3财务结果	100	当月医疗利润上年度同月增加比较	100		定量
满分	1000分	定性指标得分		定量指标得分		最后得分	

5.1 内科系统科室护师与护士卓越绩效考评定性标准(表二)

被考评者姓名		岗位				部门				
一级指标	三级定性指标内容测评		本项满分	测评方式	卓越	优秀	良好	一般	得分
1 **工作能力** **30分**	1.1 a. 岗位工作能力、同事之间团结		20	定性		20	16	12	
	1.2 b. 应急预案反应能力执行效果		10	定性					
	扣罚细则:没有执行护理应急预案扣5分,执行效果不好扣10分								
2 **过程控制** **工作数量** **工作质量** **工作效率** **230分**	2.3 b. 协助护士长管理履行岗位职责		10	定性	不符合要求扣5分				
	2.3 d. "三基"考试、心肺复苏与培训		30	定性	考试不及格一次扣10分				
	2.3 e. 执行关键护理质量环节标准措施		30	定性	不执行标准措施扣5分				
	2.3 f. 执行护理质量管理评价指标标准		30	定性					
	奖罚细则:执行护理部及相关部门检查,包括,安全用药、输血、分级护理、专科护理文书、不良事件、服务质量、护理投诉、护理培训、护理业务与技术管理、手卫生、院感、消毒隔离、废物处理等符合规定的要求,一项、次执行不符合要求规定扣5分								
	2.4 a. 护理文书书写符合标准要求		40	定性					
	奖罚细则:护理文书书写符合常规规定的指标与标准,一项、次不符合要求扣10分								
	2.4 b. 积极参加危重病人抢救工作		30	定性					
	奖罚细则:积极参加危重病人抢救工作,不能够积极参加危重病人抢救工作扣10分								
	2.4 c. 科室成本、药占比、耗材占比		30	定性					
	奖罚细则:科室成本、药占比、耗材占比,达到医院规定增长幅度,降低1%扣10分								
	2.4 d. 严禁传播对医院不利消息、信息		10	定性					
	奖罚细则:严禁传播对医院不利消息、信息,违规一项、次扣10分								
	2.4 e. 参加护理查房、会诊、病例讨论		20	定性					
	奖罚细则:护理每日晨会后交接班、病房专科特色护理查房、专科护理特色会诊、专科护理病例讨论,体现专科特色护理,没有参加专科特色查房,一项、次扣10分								
3 **教学科研** **40分**	3.1 a. 按规定参加继续教育学术活动		10	定性					
	扣罚细则:按规定参加继续教育学术活动,少参加一项、次扣10分								
	3.1 b. 钻研业务、虚心学习、认真工作		10	定性					
	扣罚细则:钻研业务、虚心学习、认真工作,一项、次不符合要求扣10分								
	3.2 论文与护理科研计划并落实		20	定性	一项不符合要求扣10分				
4 **职业道德** **50分**	4.1 a. 工作现场"7S管理"与环境维护		20	定性					
	奖罚细则:工作现场整理整顿清扫清洁安全节约素养管理,一项不符合要求扣5分								
	4.1 b. 掌握科室抢救仪器设备功能		20	定性	不能够掌握扣10分				
	4.2 b. 按时参加医院科室组织公益活动		10	定性	少一次扣5分				
5 团队管理 **20分**	5.1 a. 值班巡视、巡查、没有纠纷事故		10	定性		10	8	6	
	5.2 b. 以病人、顾客为中心思想好		10	定性		10	8	6	
6 **满意测评** **持续改进** **100分**	6.1 a. 门诊、住院病人满意度达到要求		60	定性					
	扣罚细则:门诊病人住院病人满意度达到规定的95%,达不到标准,降低1%扣10分								
	6.2 本科员工的满意度达到要求		20	定性		20	16	12	
	6.3 针对问题缺陷有持续改进计划		20	定性					
	扣罚细则:针对护理工作、护理人员业务技术存在的问题、缺陷、投诉等,制订月度护理持续改进计划,有持续改进计划、事实、流程、措施、效果,少一个环节扣5分								
科室		本表定性指标满分		470分	定性指标最后得分				

5.2 内科系统科室护师与护士卓越绩效考评定量标准(表三)

一级指标 (分值)	权重 %	二级指标		三级指标		绩效考评	得分
		考评内容	分值	考评内容	分值	扣分细则	
1 工作能力 执行能力 70分	7	1.1 执行能力	60	b."18项核心制度"与相关制度 与规定执行力	60	核心制度一项执行不好扣5分, 其他执行不好扣5分	
		1.2 规划计划	10	a.执行护理规划,年、月、周工作 计划与总结	10	执行规划,年度、月度、周计划与 总结,少一项扣10分	
2 过程控制 工作数量 工作质量 工作效率 230分	23	2.1 工作流程	30	a.按照PDCA循环管理与工作 流程符合要求	20	没有按照PDCA循环管理与工 作流程扣5分。不服从上级领 导与管理、不能承担护理班次一 项、次扣10分	
				b.服从上级领导承担护理各个 班次符合要求	10		
		2.2 工作数量	150	a.科室质量管理组织健全,履行 职责符合要求	20	不能够履行小组职责扣10分。 "三查七对"、医嘱差错一次扣10 分。没有落实护理临床路径与 单病种管理,一项、次扣10分。 工作不推诿不拖延不制造矛盾, 制造工作矛盾一次扣10分。不 能热情接待与服务每一位患者 扣10分	
				b."三查七对"、医嘱执行	20		
				c.落实护理临床路径与单病种 管理符合要求	20		
				d.工作不推诿、不拖延、不制造 矛盾符合要求	20		
				e.热情接待与服务每一位患者 符合标准要求	20		
				f.护理管理评价标准:患者身份 识别、跌倒、坠床、规范管理、抢 救车、仪器设备、人力资源、科室 病区环境、行政、护理人员行为 规范、手卫生院感消毒隔离废物 处理等符合要求	50	按本院常规护理检查文件,由护理 部及相关部门检查考核,患者身份 识别、跌倒坠床、规范管理、抢救车 仪器、病区环境、行为规范、手卫 生、院感、消毒隔离废物处理等,一 项、次不符合要求扣10分	
		2.3 工作质量	50	a.基础、专科、整体、责任护理落 实符合要求	30	一项、次基础、专科、责任、整体 护理不落实扣10分	
				c.落实护理目标管理和质量控 制标准符合要求	20	一项、次不落实护理管理目标和 质量控制扣10分	
5 团队管理 30分	4	5.1 消毒	20	b.消毒隔离废物处理	20	一项、次不符合要求扣10分	
		5.2 团队精神	10	a.严禁背后议论领导的长短,管 理符合要求	10	严禁背后议论领导长短,违规一 次扣10分	
7 科室 绩效结果 200分	20	7.1 病人结果	70	当月出院病人总数量与上年度 同月比较达标准	70	达到规定月度增长幅度,降低 1%扣10分,增加1%奖5分	
		7.2 质量结果	30	医疗质量安全指标与上年度同 月比较达到标准	30	达到规定月度增长幅度,降低 1%扣10分,增加1%奖5分	
		7.3 科室 财务结果	100	科室当月医疗收入利润与上年 度同月利润比较并达到规定增 长幅度	100	达到上年度同月水平并且达到 规定月度增长幅度,降低1%扣 10分,增加1%奖5分	
科室				本表定量指标满分	530 分	定量指标合计得分	

6.内科系统科室护士组长卓越绩效考评标准(表一)

一级指标 (分值)	权重 %	二级指标		三级指标		得分	考核 方式
		考评内容	分值	绩效考评扣分细则	分值		
1 管理能力 执行能力 100分	10	1.1领导能力 执行能力	80	a.工作与管理能力、同事之间团结	20		定性
				b.医护核心制度与相关规定执行力	60		定量
		1.2 工作计划	20	a.执行护理发展规划、月度工作计划	10		定量
				b.上班尊重劳动纪律,尽职尽责	10		定性
2 过程控制 工作数量 工作质量 工作效率 440分	44	2.1 工作流程	40	a.护理工作流程参加各种护理值班	20		定量
				b.按时参加各种会议上报数据正确	20		定量
		2.2 工作数量	140	a.承担质量管理职责胜任护理班次	30		定量
				b.参加护理查房与护理病历讨论	30		定量
				c."三基"考试、临床护理技术操作考核	30		定量
				d.掌握常规抢救仪器使用方法	30		定量
				e.履行科室绩效考核与管理职责	20		定量
		2.3 工作质量	140	a.基础、专科、责任护理落实	30		定量
				b.执行质量关键环节管理标准措施	20		定性
				c.针对技术操作应急预案的执行	20		定量
				d.执行预防患者跌倒坠床压疮制度	20		定性
				e.参加病人抢救、病人费用情况	20		定性
				f.执行护理管理目标与质量控制	30		定性
		2.4 工作效率	120	a.护理文件书写符合标准	30		定性
				b.参加每日医嘱查对工作	20		定性
				c.科室成本、药占比、耗材占比	20		定性
				d.护理日常质量管理落实并记录	30		定性
				e.按照正确时间实施治疗与护理	20		定性
3 论文科研 50分	5	3.1 教学带教 论文科研	50	a.个人理论知识与临床带教工作	10		定性
				b.参加护士培训与学术活动落实	20		定性
				c.论文与护理科研计划并落实	20		定性
4 职业道德 50分	5	4.1 职业素质	40	a.严禁背后议论医院科室领导长短	10		定性
				b.工作积极性、主动性、责任心	30		定性
		4.2社会责任	10	按规定参加医院科室组织公益活动	10		定性
5 团队管理 协调沟通 60分	6	5.1 消毒隔离	30	a.团队精神好,与同事和谐相处	10		定性
				b.手卫生院感消毒隔离废物处理	20		定量
		5.2 团队管理	20	a.工作现场"7S管理"与环境维护	10		定量
				b.熟练掌握科室抢救仪器设备功能	20		定性
6 满意测评 持续改进 100分	10	6.1满意度 健康指导	60	a.门诊、住院病人满意度达要求	50		定性
				b.患者健康与出院指导制度与流程	10		定性
		6.2本科满意	20	本科室员工的满意度	20		定性
		6.3持续改进	20	针对问题缺陷有持续改进计划	20		定性
7科室 绩效结果 200分	20	7.1病人结果	50	科室当月门诊急诊就诊病人量	20		定量
				科室当月住院病人出院量	30		定量
		7.2质量结果	50	当月科室质量安全达到要求	50		定量
		7.3财务结果	100	医疗利润与上年度同月增加比较	100		定量
满分	1000分	定性指标得分		定量指标得分		最后得分	

6.1 内科系统科室护士组长卓越绩效考评定性标准(表二)

被考评者姓名		岗位			部门			
职能部门领导·定性指标·满意度测评内容					满意度测评等级			
一级指标	三级定性指标内容测评	本项满分	测评方式	卓越	优秀	良好	一般	得分
1 **管理能力** **30分**	1.1 a. 工作管理能力、同事之间团结	20	定性		20	16	12	
	1.2 d. 上班尊重劳动纪律,尽职尽责	10	定性					
	奖罚细则:上班不接收快递包裹,发现接收一次扣5分,上班时带熟人检查、看病一次扣5分,上班干私活吃零食一次扣5分,进入病房治疗关手机一次不关扣5分,上班上网、玩手机微信查资料打游戏发现一次扣10分,上班相互闲扯一次扣5分							
2 **过程控制** **工作数量** **工作质量** **工作效率** **180分**	2.3 b. 执行质量关键环节标准措施	20	定性					
	奖罚细则:按规定执行质量关键环节标准措施,少执行一个关键质量环节扣5分							
	2.3 d. 患者预防跌倒坠床压疮制度	20	定性					
	扣罚细则:有预防患者跌倒、坠床、压疮制度和高危患者跌倒、坠床、压疮风险评估,有患者跌倒、坠床、压疮处理流程。制度、流程、评估,少一项扣10分							
	2.3 e. 参加病人抢救、病人费用情况	20	定性					
	扣罚细则:参加并指导护士病人抢救工作、病人费用情况,一项工作做不好扣5分							
	2.4 a. 护理文件书写符合标准	30	定性	一处不符合标准扣2分				
	2.4 b. 参加每日医嘱查对工作	20	定性					
	奖罚细则:参加每日医嘱查对工作,一日不查对扣5分							
	2.4 c. 科室成本、药占比、耗材占比	20	定性					
	奖罚细则:科室成本、药占比、耗材占比符合要求,达到规定增长幅度降低1%扣5分							
	2.4 d. 护理日常质量管理落实并记录	30	定性					
	奖罚细则:护理日常质量管理落实并有记录,符合业务、技术、标准、管理的规定要求,不落实扣10分,少一次记录扣5分,护理文书记录不完全一项、次扣5分							
	2.4 e 按正确时间实施治疗与护理	20	定性	一次不按照时间扣2分				
3 **论文科研** **50分**	3 a. 按规定完成临床带教工作任务	10	定性		10	8	6	
	3 b. 参加护士培训与学术活动落实	20	定性		20	16	12	
	3 c. 论文与护理科研计划并落实	20	定性	一项不符合要求扣5分				
4 **职业道德** **50分**	4.1 a. 严禁议论医院科室领导长短	10	定性		10	8	6	
	4.2 b. 工作积极性、主动性、责任心	30	定性		30	24	18	
	4.2 按时参加医院科室组织公益活动	10	定性		10	8	6	
5 团队管理 **30分**	5.1 a. 团队精神好,与同事和谐相处	10	定性		10	8	6	
	5.2 b. 熟练掌握抢救仪器设备功能	20	定性		20	16	12	
6 **满意测评** **持续改进** **100分**	6.1 a. 门诊、住院病人满意度达要求	50	定性		50	40	30	
	6.1 b. 患者健康与出院指导制度流程	10	定性					
	奖罚细则:无患者健康与出院指导制度、流程,少执行一项扣5分							
	6.2 本科室员工的满意度	20	定性		20	16	12	
	6.3 针对问题缺陷有持续改进计划	20	定性					
	扣罚细则:针对本科室护理、自己岗位工作、工作质量、查对、制度执行、基础与专业能力、应该的绩效检查、督导、患者服务等,对存在的问题与缺陷提出控制措施改进意见,有持续改进计划、事实、流程、措施、效果,少一个环节扣5分							
科室		本表定性指标满分	**440分**	定性指标最后得分				

6.2 内科系统科室护士组长卓越绩效考评定量标准(表三)

一级指标 (分值)	权重 %	二级指标		三级指标		绩效考评 扣分细则	得分
		考评内容	分值	考评内容	分值		
1 管理能力 执行能力 **70分**	7	1.1 执行能力	60	b.医护核心制度与相关规定执行力	60	核心制度一项不执行扣5分,其他不执行扣5分	
		1.2 规划计划	10	a.执行科室护理发展规划,月度工作计划	10	执行规划、月度计划满分,少执行一项扣10分	
2 过程控制 工作数量 工作质量 工作效率 **260分**	26	2.1 工作流程	40	a.执行护理工作流程,参加各种护理值班	20	少一项流程扣5分,少一次值班扣5分。会议迟到或早退一次扣5分,缺席一次扣6分。上报各种数据,推迟一天扣5分,上报数据不准确一次扣5分	
				b.按时按规定参加各种会议,按时按照规定上报负责的数据工作,并保证上报数据正确	10		
		2.2 工作数量	140	a.承担质量管理职责,胜任护理各种班次	30	不履行质量管理小组职责扣5分。少参加一次查房与病历讨论扣10分。"三基"考试、技术操作考试不及格,一次扣20分。不能掌握抢救仪器操作并指导护士扣5分。没有承担实施绩效考核扣10分,考核结果不与工资挂钩扣5分	
				b.参加护理查房与护理病历讨论符合规定要求	30		
				c.参加"三基"考试、临床护理技术操作考核	30		
				d.掌握常规抢救仪器使用方法符合规定要求	30		
				e.履行绩效考核职责	20		
		2.3 工作质量	80	a.执行基础、专科、责任护理落实符合要求	30	基础、专科、责任护理不落实到每一个护士,少一人次扣5分。应急预案执行不到位扣5分,影响工作扣10分。不执行护理管理目标及无护理质量控制与管理流程扣10分,不落实到位扣10分	
				c.针对技术操作应急预案的执行符合规定要求	20		
				f.执行本科室护理管理目标及护理质量实施控制与管理标准,达到规定的指标要求	30		
5 团队管理 社会责任 **30分**	3	5.1 社会责任	20	b.监督手卫生、院感、消毒、隔离、废物处理	20	手卫生、院感、消毒隔离不落实和不按规定处理医疗废物一次扣5分。"7S管理"不到位一项、次扣5分	
		5.2 环境管理	10	a.工作现场"7S管理"与环境维护符合规定要求	10		
7 科室 绩效结果 **200分**	20	7.1 科室 病人结果	50	当月门诊就诊病人	20	达到去年指标水平并达医院规定增长幅度得满分,降低1%扣10分,增加1%奖5分	
				科室当月住院病人与上年度同月比较达到标准	30		
		7.2 质量结果	50	a.医疗质量达到要求	30	达到规定月度增长幅度,降低1%扣10分,增加1%奖5分	
				b.当月科室安全无事故	20		
		7.3 科室 财务结果	100	当月医疗利润达到上年度同月水平并达到医院规定增长幅度	100	达到去年指标水平并达医院规定增长幅度得满分,降低1%扣10分,增加1%奖5分	
科室		本表定量指标满分			560分	定量指标合计得分	

7.内科系统科室办公班护师卓越绩效考评标准(表一)

一级指标 (分值)	权重 %	二级指标		三级指标		得分	考核 方式
		考评内容	分值	绩效考评扣分细则	分值		
1 管理能力 执行能力 **80分**	8	1.1管理能力 执行能力	60	a.管理病人、工作的能力	10		定性
				b.规章制度、医护常规执行能力	50		定性
		1.2 岗位职责	20	a.工作主动性、积极性、责任心	10		定性
				b.上班尊重劳动纪律,尽职尽责	10		定性
2 过程控制 工作数量 工作质量 工作效率 **460分**	46	2.1 工作流程	90	a.按照护理流程工作	20		定性
				b.按规定时间参加院内各种会议	10		定量
				c.值班、交接班物品核对签字落实	30		定量
				d.按时安排病人医技检查	30		定量
		2.2 工作数量	130	a.正确时间转抄处理医嘱	50		定量
				b.没有迟到早退和旷工	10		定量
				c.每日查对每周大查对一次	20		定量
				d.掌握病人动态费用情况	20		定性
				e.正确书写交班报告并签字	20		定量
		2.3 工作质量	130	a.根据规定及时填写病人床头牌	20		定量
				b.正确安排病人饮食	20		定性
				c.办理出入院手续无差错	40		定性
				d.负责办公室请领物品与管理	20		定性
				e.保障电脑办公等用品使用	30		定性
		2.4 工作效率	110	a.第一时间接待入院病人	20		定性
				b.处理问题考虑全面遵循伦理原则	20		定量
				c.护理文件书写合格率	40		定量
				d.正确记账、绘制体温单	30		定量
3 论文科研 **50分**	5	3 教学带教 论文科研	50	a.个人理论知识与临床带教工作	10		定性
				b.参加护士培训与学术活动落实	20		定性
				c.论文与护理科研计划并落实	20		定性
4 职业道德 **50分**	5	4.1 职业素质	40	a.严禁背后议论医院科室领导长短	10		定性
				b.工作积极性、主动性、责任心	30		定性
		4.2社会责任	10	按规定参加医院科室组织公益活动	10		定性
5 团队管理 **60分**	6	5.1 消毒隔离	40	a.团队精神好,与同事和谐相处	20		定性
				b.手卫生院感消毒隔离废物处理	20		定量
		5.2团队管理	20	工作现场"7S管理"与环境维护	20		定性
6 满意测评 持续改进 **100分**	10	6.1 病人满意度	50	每月最少测评一次科室出院病人的满意度,也可取测评几次的平均值	50		定性
		6.2本科满意	20	本科医护人员对护士满意度	20		定性
		6.3持续改进	30	针对问题与缺陷持续改进计划	30		定性
7科室 绩效结果 **200分**	20	7.1 病人结果	50	a.科室当月门诊就诊病人量	20		定量
				b.科室当月住院病人出院量	30		定量
		7.2 质量结果	50	a.当月科室质量达到要求	30		定量
				b.当月科室安全无事故	20		定量
		7.3财务结果	100	医疗利润与上年度同月增加比较	100		定量
满分		**定性指标得分**		**定量指标得分**		**最后得分**	

7.1 内科系统科室办公班护师卓越绩效考评定性标准(表二)

被考评者姓名		岗位			部门			
职能部门领导·定性指标·满意度测评内容					满意度测评等级			
一级指标	三级定性指标内容测评	本项满分	测评方式	卓越	优秀	良好	一般	得分
1 **管理能力** **执行能力** **80分**	1.1 a. 管理病人、工作的能力	10	定性		10	8	6	
	1.1 b. 规章制度、医护常规执行能力	50	定性					
	扣罚细则:规章制度、医护常规执行能力,一次执行不到位扣3分							
	1.2 a. 工作主动性、积极性、责任性	10	定性		10	8	6	
	1.2 b. 上班尊重劳动纪律,尽职尽责	10	定性					
	奖罚细则:上班不接收快递包裹,发现接收一次扣5分,上班时带熟人检查、看病一次扣5分,上班干私活吃零食一次扣5分,进入病房治疗关手机一次不关扣5分,上班上网、玩手机微信查资料打游戏发现一次扣10分,上班相互闲扯一次扣5分							
2 **过程控制** **工作数量** **工作质量** **工作效率** **170分**	2.1 a. 按照护理流程工作	20	定性					
	扣罚细则:符合医院管理规定的要求,一项工作不按照流程操作扣3分							
	2.2 d. 掌握病人动态费用情况	20	定性					
	扣罚细则:掌握病人动态费用情况得满分,统计病人一人次差错加2分							
	2.3 b. 正确安排病人饮食	20	定性					
	扣罚细则:正确安排病人饮食,漏掉一病人饮食扣2分							
	2.3 c. 办理出入院手续无差错	40	定性					
	扣罚细则:办理出入院手续无差错,办理一病人出入院手续符合医院管理要求,(一个内容、一个项目)差错一次扣5分,办理出入院手续延迟病人有意见扣10分							
	2.3 d. 负责办公室请领物品与管理	20	定性					
	扣罚细则:请领办公物品不及时,影响工作一次扣2分,管理不善扣3分							
	2.3 e. 保障电脑办公等用品使用	30	定性					
	扣罚细则:电脑、传真、电话机管理不好,影响工作扣2分							
	2.4 a. 第一时间接待入院病人	30	定性					
	扣罚细则:符合规定要求,不能第一时间接待病人扣5分,一个病人有意见扣10分							
3 **论文科研** **50分**	3. a. 个人理论知识与临床带教工作	10	定性		10	8	6	
	3. b. 参加护士培训与学术活动落实	20	定性		20	16	12	
	3. c. 论文与护理科研计划并落实	20	定性	一项不符合要求扣5分				
4 **职业道德** **50分**	4.1 a. 严禁议论医院科室领导长短	10	定性		10	8	6	
	4.1 b. 工作积极性、主动性、责任心	30	定性		30	24	18	
	4.2 按规定参加医院组织公益活动	10	定性		10	8	6	
5 团队管理 **40分**	5.1 a. 手卫生院感消毒隔离废物处理	20	定性		20	16	12	
	5.2 工作现场"7S管理"与环境维护	20	定性		20	16	12	
6 **满意测评** **持续改进** **100分**	6.1 门诊、住院病人满意度达要求	50	定性		50	40	30	
	6.2 本科医护人员对护士满意度	20	定性		20	16	12	
	6.3 针对问题缺陷有持续改进计划	30	定性					
	扣罚细则:针对本科室护理、自己岗位工作、工作质量、查对、制度执行、基础与专业能力、应该的绩效检查、督导、患者服务等,对存在的问题与缺陷提出控制措施改进意见,有持续改进计划、事实、流程、措施、效果,少一个环节扣5分							
科室		本表定性指标满分	**490分**	定性指标最后得分				

7.2 内科系统科室办公班护师卓越绩效考评定量标准（表三）

一级指标 （分值）	权重 %	二级指标		三级指标		绩效考评 扣分细则	得分
		考评内容	分值	考评内容	分值		
2 过程控制 工作数量 工作质量 工作效率 **290分**	29	2.1 工作流程	70	b.按照医院管理规定的时间参加院内、外相关各种会议	10	会议迟到一次扣5分，早退一次扣5分，缺席一次会议扣10分	
				c.值班、交接班、物品核对签字落实	30	值班、交接班物品核对不签字一次扣5分。不按时安排病人到医技科室检查一人次扣5分	
				d.按时安排病人到医技科室做检查	30		
		2.2 工作数量	110	a.正确执行处理医嘱	50	执行医嘱差错一人次扣5分，迟到或早退一次扣5分，旷工一次扣15分。少查对一次扣5分。不正确书写交班报告或内容不真实一次扣5分	
				b.没有迟到早退和旷工	10		
				c.按照规定每日查对、每周大查对1次	20		
				e.正确时间正确书写交班报告并签个人全称	30		
		2.3 工作质量	20	a.根据规定和要求及时填写病人床头牌及相关信息资料	20	根据规定及时填写病人床头牌达到满分，差错一人次扣5分	
		2.4 工作效率	90	b.处理问题考虑全面、遵循伦理法律原则	20	处理问题考虑全面、遵循伦理法律原则，处理问题考虑不全面、未遵循伦理原则扣5分。护理文件书写合格率，护理文件书写合格率降低1%扣10分，提高1%奖5分。正确给患者记账、按时按照规定绘制患者体温在病历体温单上，正确记账、绘制体温单差错一人次扣5分	
				c.护理文件书写合格率	40		
				d.正确给患者记账、按时按照规定绘制患者体温并且在病历体温单上以及相关治疗、护理单上记录，每一个班次都正确记账、绘制体温单差错一人次按照医院、科室规定扣罚	30		
5 团队管理 **20分**	2	5.1 社会责任 消毒隔离	20	b.执行并监督相关人员手卫生、院感、消毒、隔离、废物处理	20	手卫生、院感、消毒隔离不落实和不按规定处理医疗废物一项、次扣10分	
7 科室 绩效结果 **200分**	20	7.1 科室 病人结果	50	a.当月门诊就诊病人	20	达去年同月数量并依规定达增长幅度满分，降低1%扣10分，增加1%奖5分	
				b.当月本科室出院病人数量与上年度同月比较	30		
		7.2 科室医疗 质量结果	50	a.医疗质量达到要求	30	达去年同月水平并依规定达增长幅度满分，降低1%扣10分，增加1%奖5分	
				b.当月本科室工作安全、无事故，达到标准	20		
		7.3 科室 财务结果	100	本科室当月医疗利润与上年度同月比较，并且达到医院增长幅度指标	100	达去年同月数量并依规定达增长幅度满分，降低1%扣10分，增加1%奖5分	
科室		本表定量指标满分			510分	定量指标合计得分	

8.内科系统科室治疗班护士卓越绩效考评标准(表一)

一级指标 (分值)	权重 %	二级指标 考评内容	分值	三级指标 绩效考评扣分细则	分值	得分	考核 方式
1 管理能力 执行能力 100分	10	1.1管理能力 执行能力	80	a.工作与管理能力、同事之间团结	20		定性
				b.医护核心制度与相关规定执行力	60		定量
		1.2 工作计划	20	a.执行护理发展规划、月度工作计划	10		定量
				b.上班尊重劳动纪律、尽职尽责	10		定性
2 过程控制 工作数量 工作质量 工作效率 460分	46	2.1 工作流程	40	a.护理工作流程参加各种护理值班	20		定量
				b.按时参加各种会议上报数据正确	20		定量
		2.2 工作数量	160	a.承担质量管理职责胜任护理班次	30		定量
				b.随医师查房,负责执行医嘱	60		定量
				c."三基"考试、临床护理技术操作考核	20		定量
				d.掌握常规抢救仪器使用方法	20		定量
				e.履行科室绩效考核与管理职责	30		定量
		2.3 工作质量	140	a.基础、专科、责任护理落实	20		定量
				b.正确实施患者治疗时间	20		定性
				c.针对技术操作应急预案的执行	20		定量
				d.执行预防患者跌倒坠床压疮制度	20		定性
				e.负责长期与短期医嘱的治疗工作	40		定性
				f.执行护理管理目标与质量控制	20		定量
		2.4 工作效率	120	a.护理文件书写符合标准	30		定性
				b.带教护理实习、进修生	10		定性
				c.按照规定执行查对制度	30		定性
				d.护理日常质量管理落实并记录	30		定性
				e.处理问题考虑全面遵循伦理原则	20		定性
3 论文科研 50分	5	3.1 教学带教 论文科研	50	a.个人理论知识与临床带教工作	10		定性
				b.参加护士培训与学术活动落实	20		定性
				c.论文与护理科研计划并落实	20		定性
4 职业道德 50分	5	4.1 职业素质	30	a.严禁背后议论医院科室领导长短	10		定性
				b.工作积极性、主动性、责任心	20		定性
		4.2社会责任	20	按规定参加医院科室组织公益活动	20		定性
5 团队管理 40分	4	5.1 消毒隔离	30	a.团队精神好,与同事和谐相处	10		定性
				b.手卫生院感消毒隔离废物处理	20		定量
		5.2团队管理	10	工作现场"7S管理"与环境维护	10		定性
6 满意测评 持续改进 100分	10	6.1满意度 健康指导	60	a.门诊、住院病人满意度达要求	50		定性
				b.患者健康与出院指导制度与流程	10		定性
		6.2本科满意	20	本科室员工的满意度	20		定性
		6.3持续改进	20	针对问题缺陷有持续改进计划	20		定性
7科室 绩效结果 200分	20	7.1 病人结果	60	a.科室当月门诊急诊就诊病人量	10		定量
				b.科室当月住院病人出院量	50		定量
		7.2 质量结果	40	a.当月科室质量达到要求	20		定量
				b.当月科室安全无事故	20		定量
		7.3财务结果	100	医疗利润与上年度同月增加比较	100		定量
满分	1000分	定性指标得分		定量指标得分		最后得分	

8.1 内科系统科室治疗班护士卓越绩效考评定性标准(表二)

被考评者姓名		岗位				部门				
职能部门领导·定性指标·满意度测评内容						满意度测评等级				
一级指标	三级定性指标内容测评		本项满分	测评方式	卓越	优秀	良好	一般	得分	
1 管理能力 30分	1.1 a.工作管理能力、同事之间团结		20	定性		20	16	12		
	1.2 d.上班尊重劳动纪律、尽职尽责		10	定性						
	奖罚细则：上班不接收快递包裹，发现接收一次扣5分，上班时带熟人检查、看病一次扣5分，上班干私活吃零食一次扣5分，进入病房治疗关手机一次不关扣5分，上班上网、玩手机微信查资料打游戏发现一次扣10分，上班相互闲扯一次扣5分									
2 过程控制 工作数量 工作质量 工作效率 200分	2.3 b.正确实施患者治疗时间		20	定性						
	奖罚细则：输液推迟2小时、注射推迟2小时、口服药推迟2小时，一人次扣5分									
	2.3 d.患者预防跌倒坠床压疮制度		20	定性						
	扣罚细则：有预防患者跌倒、坠床、压疮制度和高危患者跌倒、坠床、压疮风险评估，有患者跌倒、坠床、压疮处理流程。制度、流程、评估，少一项扣10分									
	2.3 e.负责长期短期医嘱的治疗工作		40	定性	错误一次扣5分					
	2.4 a.护理文件书写符合标准		30	定性	一处不符合标准扣2分					
	2.4 b.带教护理实习、进修生		10	定性						
	奖罚细则：担任护理带教实习、进修生工作，少带一名实习、进修生扣2分									
	2.4 c.协助处理病人和家属的问题		30	定性						
	奖罚细则：协助处理病人和家属的问题，若处理不及时扣5分，问题严重扣10分									
	2.4 d.护理日常质量管理落实并记录		30	定性						
	奖罚细则：护理日常质量管理落实并有记录符合医院、科室业务与技术和管理的标准规定要求，不落实扣10分，少一次记录扣5分，护理文书记录不完全一项，次扣5分									
	2.4 e 处理问题考虑全面遵循伦理原则		20	定性		20	16	12		
3 论文科研 50分	3. a.个人理论知识与临床带教工作		10	定性		10	8	6		
	3. b.参加护士培训与学术活动落实		20	定性		20	16	12		
	3. c.论文与护理科研计划并落实		20	定性	一项不符合要求扣5分					
4 职业道德 50分	4.1 a.严禁议论医院科室领导长短		10	定性		10	8	6		
	4.1 b.工作积极性、主动性、责任心		20	定性		20	16	12		
	4.2 按规定参加科室组织公益活动		20	定性						
	奖罚细则：按规定参加医院科室组织公益活动，一项、次不符合要求扣10分									
5 团队管理 20分	5.1 a.团队精神好，与同事和谐相处		10	定性		10	8	6		
	5.2 工作现场"7S管理"与环境维护		10	定性		10	8	6		
6 满意测评 持续改进 100分	6.1 a.门诊、住院病人满意度达要求		50	定性		50	40	30		
	6.1 b.患者出院后健康指导制度流程		10	定性						
	奖罚细则：无患者出院后健康指导制度、流程，少执行一项扣5分									
	6.2 本科室员工的满意度		20	定性		20	16	12		
	6.3 针对问题缺陷有持续改进计划		20	定性		20	16	12		
	扣罚细则：针对本科室护理、自己岗位工作、工作质量、查对、制度执行、基础与专业能力、应该的绩效检查、督导、患者服务等符合医院、科室业务与技术要求，对存在的问题与缺陷有持续改进计划、事实、流程、措施、效果，少一个环节扣5分									
科室			本表定性指标满分	450分	定性指标最后得分					

8.2 内科系统科室治疗班护士卓越绩效考评定量标准(表三)

一级指标 (分值)	权重 %	二级指标		三级指标		绩效考评 扣分细则	得分
		考评内容	分值	考评内容	分值		
1 管理能力 执行能力 **70分**	7	1.1 执行能力	60	b.医护核心制度与相关规定执行力符合要求	60	核心制度一项不执行扣5分,其他不执行扣5分	
		1.2 规划计划	10	a.执行科室护理发展规划,月度工作计划	10	执行规划、月度计划满分,少执行一项扣10分	
2 过程控制 工作数量 工作质量 工作效率 **260分**	26	2.1 工作流程	40	a.执行护理工作流程,参加各种护理值班	20	少执行一项流程扣5分少一次值班扣5分。会议迟到或早退一次扣5分缺席一次扣10分。上报各种数据,推迟一天扣5分,上报数据不准确一次扣5分	
				b.按时按规定参加各种会议,按时按照规定上报负责的数据工作,并保证上报数据正确	20		
		2.2 工作数量	160	a.承担质量管理职责,胜任护理各种班次	30	不履行质量管理小组职责扣5分。少参加一次查房扣5分处理医嘱错误一次扣10分。技术操作考试不及格一次扣10分。不能掌握抢救仪器操作并指导护士扣5分。没有承担实施绩效考核扣10分,考核结果不与工资挂钩扣10分	
				b.负责执行科室所有医师开写的医嘱	60		
				c.参加"三基"考试、临床护理技术操作考核	20		
				d.掌握常规抢救仪器使用方法符合规定要求	20		
				e.履行绩效考核职责	30		
		2.3 工作质量	60	a.执行基础护理、专科护理、责任护理落实	20	基础、专科、责任护理不落实到每一个护士,责任少一人次病人扣5分。应急预案执行不到位扣5分,影响工作扣10分。不执行护理管理目标及无护理质量控制与管理流程扣10分,不落实到位扣10分	
				c.针对护理技术操作应急预案的管理与执行	20		
				f.执行本科室制定的护理管理目标及护理质量实施控制与管理的制度、标准和流程	20		
5 团队管理 **20分**	2	5.1 社会责任 消毒隔离	20	b.执行并监督相关人员手卫生、院感、消毒、隔离、废物处理	20	手卫生、院感、消毒隔离不落实和不按规定处理医疗废物一项、次扣10分	
7 科室 绩效结果 **200分**	20	7.1 科室 病人结果	60	a.当月门诊就诊病人	10	达到去年指标水平并达医院规定增长幅度得满分,降低1%扣10分,增加1%奖5分	
				b.当月出院病人数量与上年度同月比达到标准	50		
		7.2 科室 质量结果	40	a.医疗质量达到要求	20	达到去年指标水平并达医院规定增长幅度得满分,降低1%扣10分,增加1%奖5分	
				b.当月安全指标与上年度同月比较并达到要求	20		
		7.3 科室 财务结果	100	当月医疗收入利润与上年度同月比较,并且达到医院规定增长幅度	100	达到去年指标水平并达医院规定增长幅度得满分,降低1%扣10分,增加1%奖5分	
科室		本表定量指标满分			550分	定量指标合计得分	

9. 内科系统科室行政班护士卓越绩效考评标准(表一)

一级指标 (分值)	权重 %	二级指标		三级指标		得分	考核 方式
		考评内容	分值	绩效考评扣分细则	分值		
1 管理能力 执行能力 100分	10	1.1 管理能力 执行能力	80	a. 工作与管理能力、同事之间团结	20		定性
				b. 医护核心制度与相关规定执行力	60		定量
		1.2 工作计划	20	a. 执行护理发展规划,月度工作计划	10		定量
				b. 上班尊重劳动纪律,尽职尽责	10		定性
2 过程控制 工作数量 工作质量 工作效率 440分	44	2.1 工作流程	40	a. 护理工作流程参加各种护理值班	20		定量
				b. 按时参加各种会议上报数据正确	20		定量
		2.2 工作数量	140	a. 承担质量管理职责胜任护理班次	30		定量
				b. 安排当日患者医技检查及结果	40		定量
				c. "三基"考试、临床护理技术操作考核	20		定量
				d. 掌握常规抢救仪器使用方法	30		定量
				e. 履行科室绩效考核与管理职责	20		定量
		2.3 工作质量	140	a. 基础、专科、责任护理落实	20		定量
				b. 协助护士长护理行政管理	30		定性
				c. 针对技术操作应急预案的执行	20		定量
				d. 执行预防患者跌倒坠床压疮制度	20		定性
				e. 督促检查患者各种治疗落实	30		定性
				f. 执行护理管理目标与质量控制	20		定量
		2.4 工作效率	120	a. 护理文件书写符合标准	30		定性
				b. 强化护理实习、进修生管理	10		定性
				c. 督促患者住院出院转科手续办理	30		定性
				d. 护理日常质量管理落实并记录	30		定性
				e. 处理问题考虑全面遵循伦理原则	20		定性
3 论文科研 50分	5	3.1 教学带教 论文科研	50	a. 个人理论知识与临床带教工作	10		定性
				b. 参加护士培训与学术活动落实	20		定性
				c. 论文与护理科研计划并落实	20		定性
4 职业道德 50分	5	4.1 职业素质	30	a. 严禁背后议论医院科室领导长短	10		定性
				b. 工作积极性、主动性、责任心	20		定性
		4.2 社会责任	20	按规定参加医院科室组织公益活动	20		定性
5 团队管理 60分	6	5.1 消毒隔离	40	a. 团队精神好,与同事和谐相处	20		定性
				b. 手卫生院感消毒隔离废物处理	20		定量
		5.2 团队管理	20	工作现场"7S管理"与环境维护	20		定性
6 满意测评 持续改进 100分	10	6.1 满意度 健康指导	60	a. 门诊病人、住院病人满意度	50		定性
				b. 患者出院后健康指导制度与流程	10		定性
		6.2 本科满意	20	本科室员工的满意度	20		定性
		6.3 持续改进	20	针对问题缺陷有持续改进计划	20		定性
7 科室 绩效结果 200分	20	7.1 病人结果	50	a. 科室当月门诊急诊就诊病人量	20		定量
				b. 科室当月住院病人出院量	30		定量
		7.2 质量结果	50	a. 科室当月科室质量达到要求	30		定量
				b. 科室当月科室安全无事故	20		定量
		7.3 财务结果	100	医疗利润与上年度同月增加比较	100		定量
满分	**1000分**	定性指标得分		定量指标得分		最后得分	

9.1 内科系统科室行政班护士卓越绩效考评定性标准(表二)

被考评者姓名		岗位			部门			
职能部门领导·定性指标·满意度测评内容					满意度测评等级			
一级指标	三级定性指标内容测评	本项满分	测评方式	卓越	优秀	良好	一般	得分
1 管理能力 30分	1.1 a.工作管理能力、同事之间团结	20	定性		20	16	12	
	1.2 d.上班尊重劳动纪律,尽职尽责	10	定性					
	奖罚细则:上班不接收快递包裹,发现接收一次扣5分,上班时带熟人检查、看病一次扣5分,上班干私活吃零食一次扣5分,进入病房治疗关手机一次不关扣5分,上班上网、玩手机微信查资料打游戏发现一次扣10分,上班相互闲扯一次扣5分							
2 过程控制 工作数量 工作质量 工作效率 200分	2.3 b.协助护士长护理行政管理	30	定性					
	奖罚细则:协助护士长护理、教学、科研管理,一项工作不落实扣5分							
	2.3 d.患者预防跌倒坠床压疮制度	20	定性					
	扣罚细则:有预防患者跌倒、坠床、压疮制度和高危患者跌倒、坠床、压疮风险评估,有患者跌倒、坠床、压疮处理流程。制度、流程、评估,少一项扣10分							
	2.3 e.督促检查患者各种治疗落实	30	定性	一项治疗不按时扣5分				
	2.4 a.护理文件书写符合标准	30	定性	一处不符合标准扣5分				
	2.4 b.强化护理实习、进修生管理	10	定性					
	奖罚细则:强化护理实习、进修生管理,一名实习、进修生管理不好扣5分							
	2.4 c.督促患者住院出院转科办理	30	定性					
	奖罚细则:督促患者住院、出院、转科手续办理,一项工作患者有意见扣5分							
	2.4 d.护理日常质量管理落实并记录	30	定性					
	奖罚细则:护理日常质量管理落实并有记录符合规定要求,符合医院、科室业务与技术管理要求,不落实扣10分,少一次记录扣5分,护理文书记录不完全一项、次扣5分							
	2.4 e 处理问题考虑全面遵循伦理原则	20	定性		20	16	12	
3 论文科研 50分	3.a.个人理论知识与临床带教工作	10	定性		10	8	6	
	3.b.参加护士培训与学术活动落实	20	定性		20	16	12	
	3.c.论文与护理科研计划并落实	20	定性	一项不符合要求扣5分				
4 职业道德 50分	4.1 a.严禁议论医院科室领导长短	10	定性		10	8	6	
	4.1 b.工作积极性、主动性、责任心	20	定性		20	16	12	
	4.2 按规定参加科室组织公益活动	20	定性					
	奖罚细则:按规定参加医院科室组织公益活动,一项、次不符合要求扣10分							
5 团队管理 40分	5.1 a.团队精神好,与同事和谐相处	20	定性		20	16	12	
	5.2 工作现场"7S管理"与环境维护	20	定性		20	16	12	
6 满意测评 持续改进 100分	6.1 a.门诊病人、住院病人满意度	50	定性		50	40	30	
	6.1 b.患者出院后健康指导制度流程	10	定性					
	奖罚细则:无患者出院后健康指导制度、流程符合规定要求,少执行一项扣5分							
	6.2 本科室员工的满意度	20	定性		20	16	12	
	6.3 针对问题缺陷有持续改进计划	20	定性		20	16	12	
	扣罚细则:针对本科室护理、自己岗位工作、工作质量、查对、制度执行、基础与专业能力、应该的绩效检查、督导、患者服务等符合医院管理规定要求,对存在的问题与缺陷有持续改进计划、事实、流程、措施、效果,少一个环节扣5分							
科室		本表定性指标满分	470 分	定性指标最后得分				

9.2 内科系统科室行政班护士卓越绩效考评定量标准(表三)

一级指标 (分值)	权重 %	二级指标		三级指标		绩效考评 扣分细则	得分
		考评内容	分值	考评内容	分值		
1 管理能力 执行能力 **70分**	7	1.1 执行能力	60	b.医护核心制度与相关规定执行力符合要求	60	核心制度一项不执行扣5分,其他不执行扣5分	
		1.2 规划计划	10	a.执行科室护理发展规划,月度工作计划	10	执行规划、月度计划满分,少执行一项扣10分	
2 过程控制 工作数量 工作质量 工作效率 **240分**	24	2.1 工作流程	40	a.执行护理工作流程,参加各种护理值班	20	少执行一项流程扣5分少一次值班扣5分。会议迟到或早退一次扣5分缺席一次扣10分。上报各种数据,推迟一天扣5分,上报数据不准确一次扣5分	
				b.按时按规定参加各种会议,按时按照规定上报负责的数据工作,并保证上报数据正确	20		
		2.2 工作数量	140	a.承担质量管理职责,胜任护理各种班次	30	不履行质量管理小组人员兼职职责扣5分。一个患者当日检查不落实一次扣10分。技术操作考试不及格一次扣10分。不能掌握抢救仪器操作并指导护士扣5分。没有承担实施绩效考核扣10分,考核结果不与工资挂钩扣10分	
				b.安排当日患者医技检查及结果符合规定要求	40		
				c.参加"三基"考试、临床护理技术操作考核	20		
				d.掌握常规抢救仪器使用方法符合规定要求	30		
				e.履行绩效考核职责	20		
		2.3 工作质量	60	a.执行基础护理、专科护理、责任护理落实	20	基础、专科、责任护理不落实到每一个护士,责任少一人次病人扣5分。应急预案执行不到位扣5分,影响工作扣10分。不执行护理管理目标及无护理质量控制与管理流程扣10分,不落实到位扣10分	
				c.针对护理技术操作应急预案的管理与执行	20		
				f.执行本科室制定的护理管理目标及护理质量实施控制与管理的制度、标准和流程	20		
5 团队管理 **20分**	2	5.1 社会责任 消毒隔离	20	b.执行并监督相关人员手卫生、院感、消毒、隔离、废物处理	20	手卫生、院感、消毒隔离不落实和不按规定处理医疗废物一项、次扣10分	
7 科室 绩效结果 **200分**	20	7.1 科室 病人结果	50	a.当月门诊就诊病人	20	达到去年指标水平并达到医院规定增长幅度得满分,降低1%扣10分,增加1%奖5分	
				b.当月出院病人数量与上年度同月比达到标准	30		
		7.2 科室 质量结果	50	a.医疗质量达到要求	30	达到去年指标水平并达到医院规定增长幅度得满分,降低1%扣10分,增加1%奖5分	
				b.当月安全指标与上年度同月比较并达到要求	20		
		7.3 科室 财务结果	100	当月医疗收入利润与上年度同月比较,并且达到医院规定增长幅度	100	达到去年指标水平并达到医院规定增长幅度得满分,降低1%扣10分,增加1%奖5分	
科室		本表定量指标满分			530分	定量指标合计得分	

10.内科系统科室医嘱班护士卓越绩效考评标准(表一)

一级指标 (分值)	权重 %	二级指标		三级指标		得分	考核 方式
		考评内容	分值	绩效考评扣分细则	分值		
1 管理能力 执行能力 **100分**	10	1.1 管理能力 执行能力	80	a.工作与管理能力、同事之间团结	20		定性
				b.医护核心制度与相关规定执行力	60		定量
		1.2 工作计划	20	a.执行护理发展规划,月度工作计划	10		定量
				b.上班尊重劳动纪律,尽职尽责	10		定性
2 过程控制 工作数量 工作质量 工作效率 **440分**	44	2.1 工作流程	40	a.护理工作流程参加各种护理值班	20		定量
				b.按时参加各种会议上报数据正确	20		定量
		2.2 工作数量	140	a.承担质量管理职责胜任护理班次	30		定量
				b.通知医生患者欠费名单	30		定量
				c."三基"考试、临床护理技术操作考核	20		定量
				d.掌握常规抢救仪器使用方法	30		定量
				e.履行科室绩效考核与管理职责	30		定量
		2.3 工作质量	140	a.基础、专科、责任护理落实	20		定量
				b.护士长不在时代理处理日常工作	10		定性
				c.针对技术操作应急预案的执行	20		定量
				d.执行预防患者跌倒坠床压疮制度	10		定性
				e.按时准确转抄整理执行医嘱	60		定性
				f.执行护理管理目标与质量控制	20		定量
		2.4 工作效率	120	a.护理文件书写符合标准	30		定性
				b.核对医嘱转抄各种治疗卡并签字	30		定性
				c.督促患者住院出院转科手续办理	20		定性
				d.核对电脑记账与相关部门沟通	20		定性
				e.处理问题考虑全面遵循伦理原则	20		定性
3 论文科研 **50分**	5	3.1 教学带教 论文科研	50	a.个人理论知识与临床带教工作	10		定性
				b.参加护士培训与学术活动落实	20		定性
				c.论文与护理科研计划并落实	20		定性
4 职业道德 **50分**	5	4.1 职业素质	40	a.严禁背后议论医院科室领导长短	10		定性
				b.工作积极性、主动性、责任心	30		定性
		4.2 社会责任	10	按规定参加医院科室组织公益活动	10		定性
5 团队管理 **60分**	6	5.1 消毒隔离	40	a.团队精神好,与同事和谐相处	20		定性
				b.手卫生院感消毒隔离废物处理	20		定量
		5.2 团队管理	20	工作现场"7S管理"与环境维护	20		定性
6 满意测评 持续改进 **100分**	10	6.1 满意度 健康指导	60	a.门诊病人、住院病人满意度	50		定性
				b.患者出院后健康指导制度与流程	10		定性
		6.2 本科满意	20	本科室员工的满意度	20		定性
		6.3 持续改进	20	针对问题缺陷有持续改进计划	20		定性
7科室 绩效结果 **200分**	20	7.1 病人结果	50	a.科室当月门诊急诊就诊病人量	20		定量
				b.科室当月住院病人出院量	30		定量
		7.2 质量结果	50	a.当月科室质量达到要求	30		定量
				b.当月科室安全无事故	20		定量
		7.3 财务结果	100	医疗利润与上年度同月增加比较	100		定量
满分	**1000分**	**定性指标得分**		**定量指标得分**		**最后得分**	

10.1 内科系统科室医嘱班护士卓越绩效考评定性标准(表二)

被考评者姓名		岗位			部门			
职能部门领导·定性指标·满意度测评内容					满意度测评等级			
一级指标	三级定性指标内容测评	本项满分	测评方式	卓越	优秀	良好	一般	得分
1 **管理能力** **30分**	1.1 a.工作管理能力、同事之间团结	20	定性		20	16	12	
	1.2 d.上班尊重劳动纪律,尽职尽责	10	定性					
	奖罚细则:上班不接收快递包裹,发现接收一次扣5分,上班时带熟人检查、看病一次扣5分,上班干私活吃零食一次扣5分,进入病房治疗关手机一次不关扣5分,上班上网、玩手机微信查资料打游戏发现一次扣10分,上班相互闲扯一次扣5分							
2 **过程控制** **工作数量** **工作质量** **工作效率** **200分**	2.3 b.护士长不在代理处理日常工作	10	定性					
	奖罚细则:护士长不在时代理处理日常工作符合规定要求,一项工作不落实扣5分							
	2.3 d.患者预防跌倒坠床压疮制度	10	定性					
	扣罚细则:有预防患者跌倒、坠床、压疮制度和高危患者跌倒、坠床、压疮风险评估,有患者跌倒、坠床、压疮处理流程。制度、流程、评估,少一项扣10分							
	2.3 e.按时准确转抄整理执行医嘱	60	定性	一条医嘱不准确扣5分				
	2.4 a.护理文件书写符合标准	30	定性	一处不符合标准扣5分				
	2.4 b.核对医嘱转抄治疗本卡并签字	30	定性					
	奖罚细则:核对医嘱转抄各种治疗卡并签字正确符合规定要求,符合医院、科室业务与技术和管理要求,差错一处扣5分,一次不签字扣5分,签字不准确一项、次扣5分							
	2.4 c.督促患者住院出院转科办理	20	定性					
	奖罚细则:督促患者住院、出院、转科手续办理,一项工作患者有意见扣5分							
	2.4 d.核对电脑记账与相关部门沟通	20	定性					
	奖罚细则:核对医嘱、电脑记账、建立必要台账并与相关部门沟通,差错一次扣5分							
	2.4 e 处理问题考虑全面遵循伦理原则	20	定性		20	16	12	
3 **论文科研** **50分**	3.a.个人理论知识与临床带教工作	10	定性		10	8	6	
	3.b.参加护士培训与学术活动落实	20	定性		20	16	12	
	3.c.论文与护理科研计划并落实	20	定性	一项不符合要求扣5分				
4 **职业道德** **50分**	4.1 a.严禁议论医院科室领导长短	10	定性		10	8	6	
	4.1 b.工作积极性、主动性、责任心	30	定性		30	24	18	
	4.2 按规定参加科室组织公益活动	10	定性					
	奖罚细则:按规定参加医院科室组织公益活动符合要求,一项、次不符合要求扣10分							
5 团队管理 **40分**	5.1 a.团队精神好,与同事和谐相处	20	定性		20	16	12	
	5.2 工作现场"7S管理"与环境维护	20	定性		20	16	12	
6 **满意测评** **持续改进** **100分**	6.1 a.门诊病人、住院病人满意度	50	定性		50	40	30	
	6.1 b.患者出院后健康指导制度流程	10	定性					
	奖罚细则:无患者出院后健康指导制度、流程符合要求,少执行一项扣5分							
	6.2 本科室员工的满意度	20	定性		20	16	12	
	6.3 针对问题缺陷有持续改进计划	20	定性		20	16	12	
	扣罚细则:针对本科室护理、自己岗位工作、工作质量、查对、制度执行、基础与专业能力、应该的绩效检查、督导、患者服务等符合医院、科室业务与技术要求,对存在的问题与缺陷有持续改进计划、事实、流程、措施、效果,少一个环节扣5分							
科室		本表定性指标满分	470分	定性指标最后得分				

10.2 内科系统科室医嘱班护士卓越绩效考评定量标准(表三)

一级指标 (分值)	权重 %	二级指标		三级指标		绩效考评 扣分细则	得分
		考评内容	分值	考评内容	分值		
1 管理能力 执行能力 **70分**	7	1.1 执行能力	60	b.医护核心制度与相关规定执行力符合要求	60	核心制度一项不执行扣5分,其他不执行扣5分	
		1.2 规划计划	10	a.执行科室护理发展规划,月度工作计划	10	执行规划、月度计划满分,少执行一项扣10分	
2 过程控制 工作数量 工作质量 工作效率 **240分**	24	2.1 工作流程	40	a.执行护理工作流程,参加各种护理值班	20	少执行一项流程扣5分少一次值班扣5分。会议迟到或早退一次扣5分缺席一次扣10分。上报各种数据,推迟一天扣5分,上报数据不准确一次扣5分	
				b.按时按规定参加各种会议,按时按照规定上报负责的数据工作,并保证上报数据正确	20		
		2.2 工作数量	140	a.承担质量管理职责,胜任护理各种班次	30	不履行质量管理小组人员兼职职责扣5分。因为及时通知,欠费影响治疗一次扣10分。技术操作考试不及格一次扣10分。不能掌握抢救仪器操作并指导护士扣5分。没有承担实施绩效考核扣10分,考核结果不与工资挂钩扣10分	
				b.通知相关医生的患者欠费名单明细	30		
				c.参加"三基"考试、临床护理技术操作考核	20		
				d.掌握常规抢救仪器使用方法符合规定要求	30		
				e.履行绩效考核职责	30		
		2.3 工作质量	60	a.执行基础护理、专科护理、责任护理落实	20	基础、专科、责任护理不落实到每一个护士,责任少一人次病人扣5分。应急预案执行不到位扣5分,影响工作扣10分。不执行护理管理目标及无护理质量控制与管理流程扣10分,不落实到位扣10分	
				c.针对护理技术操作应急预案的管理与执行	20		
				f.执行本科室制定的护理管理目标及护理质量实施控制与管理的制度、标准和流程	20		
5 团队管理 **20分**	2	5.1 社会责任 消毒隔离	20	b.执行并监督相关人员手卫生、院感、消毒、隔离、废物处理	20	手卫生、院感、消毒隔离不落实和不按规定处理医疗废物一项、次扣10分	
7 科室 绩效结果 **200分**	20	7.1 科室 病人结果	50	a.当月门诊就诊病人	20	达到去年指标水平并达到医院规定增长幅度得满分,降低1%扣10分,增加1%奖5分	
				b.当月出院病人数量与上年度同月比较并达到标准	30		
		7.2 科室 质量结果	50	a.医疗质量达到要求	30	达到去年指标水平并达到医院规定增长幅度得满分,降低1%扣10分,增加1%奖5分	
				b.当月安全指标与上年度同月比较并达到要求	20		
		7.3 科室 财务结果	100	当月医疗收入利润与上年度同月比较,并且达到医院规定增长幅度	100	达到去年指标水平并达到医院规定增长幅度得满分,降低1%扣10分,增加1%奖5分	
科室				本表定量指标满分	530分	定量指标合计得分	

11. 内科系统科室责任班护士卓越绩效考评标准 (表一)

一级指标 （分值）	权重 %	二级指标		三级指标		得分	考核 方式
		考评内容	分值	绩效考评扣分细则	分值		
1 管理能力 执行能力 100 分	10	1.1 管理能力 执行能力	80	a. 工作与管理能力、同事之间团结	20		定性
				b. 医护核心制度与相关规定执行力	60		定量
		1.2 工作计划	20	a. 执行护理发展规划，月度工作计划	10		定量
				b. 上班尊重劳动纪律，尽职尽责	10		定性
2 过程控制 工作数量 工作质量 工作效率 450 分	45	2.1 工作流程	40	a. 护理工作流程参加各种护理值班	20		定量
				b. 按时参加各种会议上报数据正确	20		定量
		2.2 工作数量	140	a. 承担质量管理职责胜任护理班次	30		定量
				b. 跟随医生查房、了解护理重点	30		定量
				c. "三基"考试、临床护理技术操作考核	20		定量
				d. 掌握常规抢救仪器使用方法	30		定量
				e. 履行科室绩效考核与管理职责	30		定量
		2.3 工作质量	140	a. 基础、专科、责任护理落实	20		定量
				b. 负责患者各种管道的管理与计量	30		定性
				c. 针对技术操作应急预案的执行	20		定量
				d. 执行预防患者跌倒坠床压疮制度	20		定性
				e. 巡视病房，负责更换输液瓶	30		定性
				f. 执行护理管理目标与质量控制	20		定量
		2.4 工作效率	130	a. 护理文件书写符合标准	40		定性
				b. 检查早班治疗护理落实情况	30		定性
				c. 督促患者住院出院转科手续办理	20		定性
				d. 抢救药品的检查补充与管理	20		定性
				e. 处理问题考虑全面遵循伦理原则	20		定性
3 论文科研 40 分	4	3.1 教学带教 论文科研	40	a. 个人理论知识与临床带教工作	10		定性
				b. 参加护士培训与学术活动落实	10		定性
				c. 论文与护理科研计划并落实	20		定性
4 职业道德 50 分	5	4.1 职业素质	30	a. 严禁背后议论医院科室领导长短	10		定性
				b. 工作积极性、主动性、责任心	20		定性
		4.2 社会责任	20	按规定参加医院科室组织公益活动	20		定性
5 团队管理 60 分	6	5.1 消毒隔离	40	a. 团队精神好，与同事和谐相处	20		定性
				b. 手卫生院感消毒隔离废物处理	20		定量
		5.2 团队管理	20	工作现场"7S 管理"与环境维护	20		定性
6 满意测评 持续改进 100 分	10	6.1 满意度 健康指导	60	a. 门诊病人、住院病人满意度	50		定性
				b. 患者出院后健康指导制度与流程	10		定性
		6.2 本科满意	20	本科室员工的满意度	20		定性
		6.3 持续改进	20	针对问题缺陷有持续改进计划	20		定性
7 科室 绩效结果 200 分	20	7.1 病人结果	50	a. 科室当月门诊急诊就诊病人量	20		定量
				b. 科室当月住院病人出院量	30		定量
		7.2 质量结果	50	a. 当月科室质量达到要求	30		定量
				b. 当月科室安全无事故	20		定量
		7.3 财务结果	100	医疗利润与上年度同月增加比较	100		定量
满分	**1000 分**	定性指标得分		定量指标得分		最后得分	

11.1 内科系统科室责任班护士卓越绩效考评定性标准(表二)

被考评者姓名		岗位			部门			
职能部门领导·定性指标·满意度测评内容					满意度测评等级			
一级指标	三级定性指标内容测评	本项满分	测评方式	卓越	优秀	良好	一般	得分
1 管理能力 30分	1.1 a. 工作管理能力、同事之间团结	20	定性		20	16	12	
	1.2 d. 上班尊重劳动纪律,尽职尽责	10	定性					
	奖罚细则:上班不接收快递包裹,发现接收一次扣5分,上班时带熟人检查、看病一次扣5分,上班干私活吃零食一次扣5分,进入病房治疗关手机一次不关扣5分,上班上网、玩手机微信查资料打游戏发现一次扣10分,上班相互闲扯一次扣5分							
2 过程控制 工作数量 工作质量 工作效率 210分	2.3 b. 负责患者各种管道管理与计量	30	定性					
	奖罚细则:负责输液引流胃管导尿吸氧管的管理,脱落一次扣5分,计量不准扣5分							
	2.3 d. 患者预防跌倒坠床压疮制度	20	定性					
	扣罚细则:患者预防跌倒坠床压疮制度落实执行,有预防患者跌倒、坠床、压疮制度和高危患者跌倒、坠床、压疮风险评估,有患者跌倒、坠床、压疮处理流程符合医院、科室业务与技术和管理的标准规定要求。制度、流程、评估,少一项扣10分							
	2.3 e. 巡视病房,负责更换输液瓶	30	定性	一次更换不及时扣5分				
	2.4 a. 护理文件书写符合标准	40	定性	一处不符合标准扣5分				
	2.4 b. 检查早班治疗护理落实情况	30	定性					
	奖罚细则:检查早班治疗护理落实情况,差错一处扣5分,不落实一次扣5分							
	2.4 c. 督促患者住院出院转科办理	20	定性					
	奖罚细则:督促患者住院、出院、转科手续办理,一项工作患者有意见扣5分							
	2.4 d. 抢救药品的检查补充与管理	20	定性					
	奖罚细则:抢救药品的检查补充与管理不好,差错一次、一项扣5分							
	2.4 e 处理问题考虑全面遵循伦理原则	20	定性		20	16	12	
3 论文科研 40分	3. a. 个人理论知识与临床带教工作	10	定性		10	8	6	
	3. b. 参加护士培训与学术活动落实	10	定性		10	8	6	
	3. c. 论文与护理科研计划并落实	20	定性	一项不符合要求扣5分				
4 职业道德 50分	4.1 a. 严禁议论医院科室领导长短	10	定性		10	8	6	
	4.1 b. 工作积极性、主动性、责任心	20	定性		20	16	12	
	4.2 按规定参加科室组织公益活动	20	定性					
	奖罚细则:按规定参加医院科室组织公益活动,一项、次不符合要求扣10分							
5 团队管理 40分	5.1 a. 团队精神好,与同事和谐相处	20	定性		20	16	12	
	5.2 工作现场"7S管理"与环境维护	20	定性		20	16	12	
6 满意测评 持续改进 100分	6.1 a. 门诊病人、住院病人满意度	50	定性		50	40	30	
	6.1 b. 患者出院后健康指导制度流程	10	定性					
	奖罚细则:无患者出院后健康指导制度、流程,少执行一项扣5分							
	6.2 本科室员工的满意度	20	定性		20	16	12	
	6.3 针对问题缺陷有持续改进计划	20	定性		20	16	12	
	扣罚细则:针对本科室护理、自己岗位工作、工作质量、查对、制度执行、基础与专业能力、应该的绩效检查、督导、患者服务等符合医院、科室业务与技术要求,对存在的问题与缺陷有持续改进计划、事实、流程、措施、效果,少一个环节扣5分							
科室		本表定性指标满分	**470分**	定性指标最后得分				

11.2 内科系统科室责任班护士卓越绩效考评定量标准(表三)

一级指标 (分值)	权重 %	二级指标		三级指标		绩效考评 扣分细则	得分
		考评内容	分值	考评内容	分值		
1 管理能力 执行能力 **70分**	7	1.1 执行能力	60	b.医护核心制度与相关规定执行力符合要求	60	核心制度一项不执行扣5分,其他不执行扣5分	
		1.2 规划计划	10	a.执行科室护理发展规划、月度工作计划	10	执行规划、月度计划满分,少执行一项扣10分	
2 过程控制 工作数量 工作质量 工作效率 **240分**	24	2.1 工作流程	40	a.执行护理工作流程,参加各种护理值班	20	少执行一项流程扣5分,少一次值班扣5分。会议迟到或早退一次扣5分缺席一次扣10分。上报各种数据,推迟一天扣5分,上报数据不准确一次扣5分	
				b.按时按规定参加各种会议,按时按照规定上报负责的数据工作,并保证上报数据正确	20		
		2.2 工作数量	140	a.承担质量管理职责,胜任护理各种班次	30	不履行质量管理人员兼职职责扣5分。少一次查房扣5分,不清楚护理重点扣5分。技术操作考试不及格一次扣10分。不能掌握抢救仪器操作并指导护士扣5分。没有承担实施绩效考核扣10分,考核结果不与工资挂钩扣10分	
				b.跟随医生查房、了解护理重点符合规定要求	30		
				c.参加"三基"考试、临床护理技术操作考核	20		
				d.掌握常规抢救仪器使用方法符合规定要求	30		
				e.履行绩效考核职责	30		
		2.3 工作质量	60	a.执行基础护理、专科护理、责任护理落实	20	基础、专科、责任护理不落实到每一个护士,责任少一人次病人扣5分。应急预案执行不到位扣5分,影响工作扣10分。不执行护理管理目标及无护理质量控制与管理流程扣10分,不落实到位扣10分	
				c.针对护理技术操作应急预案的管理与执行	20		
				f.执行本科室制定的护理管理目标及护理质量实施控制与管理的制度、标准和流程	20		
5 团队管理 **20分**	2	5.1 社会责任 消毒隔离	20	b.执行并监督相关人员手卫生、院感、消毒、隔离、废物处理	20	手卫生、院感、消毒隔离不落实和不按规定处理医疗废物一项、次扣10分	
7 科室 绩效结果 **200分**	20	7.1 科室 病人结果	50	a.当月门诊就诊病人	20	达到去年指标水平并达到医院规定增长幅度得满分,降低1%扣10分,增加1%奖5分	
				b.当月出院病人数量与上年度同月比达到标准	30		
		7.2 科室 质量结果	50	a.医疗质量达到要求	30	达到去年指标水平并达到医院规定增长幅度得满分,降低1%扣10分,增加1%奖5分	
				b.当月安全指标与上年度同月比较并达到要求	20		
		7.3 科室 财务结果	100	当月医疗收入利润与上年度同月比较,并且达到医院规定增长幅度	100	达到去年指标水平并达到医院规定增长幅度得满分,降低1%扣10分,增加1%奖5分	
科室		**本表定量指标满分**			**530分**	**定量指标合计得分**	

12. 内科系统科室优质护理责任组长卓越绩效考评标准(表一)

一级指标 (分值)	权重 %	二级指标 考评内容	分值	三级指标 绩效考评扣分细则	分值	得分	考核 方式
1 管理能力 执行能力 100分	10	1.1管理能力 执行能力	80	a.工作与管理能力、同事之间团结	20		定性
				b.医护核心制度与相关规定执行力	60		定量
		1.2 工作计划	20	a.执行护理发展规划,月度工作计划	10		定量
				b.上班尊重劳动纪律,尽职尽责	10		定性
2 过程控制 工作数量 工作质量 工作效率 440分	44	2.1 工作流程	40	a.掌握本组患者病情与护理重点	30		定量
				b.按时参加各种会议上报数据正确	10		定量
		2.2 工作数量	140	a.承担质量管理职责并能够胜任	20		定量
				b.负责全面协调本组治疗及护理	40		定量
				c."三基"考试、临床护理技术操作考核	20		定量
				d.掌握护理质控制度标准流程	40		定量
				e.履行科室绩效考核与管理职责	20		定量
		2.3 工作质量	140	a.基础、专科、责任护理落实	20		定量
				b.协助护士长检查急救物品器械	20		定性
				c.针对技术操作应急预案的执行	20		定量
				d.执行预防患者跌倒坠床压疮制度	10		定性
				e.参加本组危重病人抢救与护理	40		定性
				f.执行护理管理目标与质量控制	30		定量
		2.4 工作效率	120	a.护理文件书写符合标准	30		定性
				b.随医师查房、掌握患者护理重点	20		定性
				c.每月进行本组质控检查并总结	30		定性
				d.掌握护理质控的工具与方法	30		定性
				e.处理问题考虑全面遵循伦理原则	10		定性
3 论文科研 50分	5	3.1 教学带教 论文科研	50	a.个人理论知识与临床带教工作	20		定性
				b.参加护士培训与学术活动落实	20		定性
				c.论文与护理科研计划并落实	10		定性
4 职业道德 50分	5	4.1 职业道德	40	a.严禁背后议论医院科室领导长短	10		定性
				b.工作积极性、主动性、责任心	30		定性
		4.2社会责任	10	按规定参加医院科室组织公益活动	10		定性
5 团队管理 60分	6	5.1 消毒隔离	40	a.团队精神好,与同事和谐相处	20		定性
				b.手卫生院感消毒隔离废物处理	20		定量
		5.2团队管理	20	工作现场"7S管理"与环境维护	20		定性
6 满意测评 持续改进 100分	10	6.1满意度 健康指导	60	a.门诊病人、住院病人满意度	50		定性
				b.患者出院后健康指导制度与流程	10		定性
		6.2本科满意	20	本科室员工的满意度	20		定性
		6.3持续改进	20	针对问题缺陷有持续改进计划	20		定性
7科室 绩效结果 200分	20	7.1 病人结果	50	a.科室当月门诊急诊就诊病人量	20		定量
				b.科室当月住院病人出院量	30		定量
		7.2 质量结果	50	a.当月科室质量达到要求	30		定量
				b.当月科室安全无事故	20		定量
		7.3财务结果	100	医疗利润与上年度同月增加比较	100		定量
满分	1000分	定性指标得分		定量指标得分		最后得分	

12.1 内科系统科室优质护理责任组长卓越绩效考评定性标准(表二)

被考评者姓名		岗位			部门			
职能部门领导·定性指标·满意度测评内容					满意度测评等级			
一级指标	三级定性指标内容测评		本项满分	测评方式	卓越	优秀	良好	一般	得分
1 **管理能力** **30分**	1.1 a. 工作管理能力、同事之间团结	20	定性		20	16	12	
	1.2 d. 上班尊重劳动纪律,尽职尽责	10	定性					
	奖罚细则:上班不接收快递包裹,发现接收一次扣5分,上班时带熟人检查、看病一次扣5分,上班干私活吃零食一次扣5分,进入病房治疗关手机一次不关扣5分,上班上网、玩手机微信查资料打游戏发现一次扣10分,上班相互闲扯一次扣5分							
2 **过程控制** **工作数量** **工作质量** **工作效率** **190分**	2.3 b. 协助护士长检查急救物品器械	20	定性					
	奖罚细则:协助护士长检查急救物品、器械及相关抢救设备,差错一次扣10分							
	2.3 d. 患者预防跌倒坠床压疮制度	10	定性					
	扣罚细则:有预防患者跌倒、坠床、压疮制度和高危患者跌倒、坠床、压疮风险评估,有患者跌倒、坠床、压疮处理流程。制度、流程、评估,少一项扣10分							
	2.3 e. 参加本组危重病人抢救与护理	40	定性	没有参加一例扣5分				
	2.4 a. 护理文件书写符合标准	30	定性	一处不符合标准扣5分				
	2.4 b. 随医师查房掌握患者护理重点	20	定性					
	奖罚细则:随医师查房掌握护理重点,少一次查房扣5分,不掌握护理重点扣5分							
	2.4 c. 每月进行本组质控检查并总结	30	定性					
	奖罚细则:每月科室质控检查并有总结,符合医院管理规定要求,无总结扣10分							
	2.4 d. 掌握护理质控的工具与方法	30	定性					
	奖罚细则:掌握护理质控的工具与方法,符合管理要求,不能够正确应用一次扣5分							
	2.4 e 处理问题考虑全面遵循伦理原则	10	定性		10	8	6	
3 **论文科研** **50分**	3. a. 个人理论知识与临床带教工作	20	定性		20	16	12	
	3. b. 参加护士培训与学术活动落实	20	定性		20	16	12	
	3. c. 论文与护理科研计划并落实	10	定性	一项不符合要求扣5分				
4 **职业道德** **50分**	4.1a. 严禁议论医院科室领导长短	10	定性		10	8	6	
	4.1 b. 工作积极性、主动性、责任心	30	定性		30	24	18	
	4.2 按规定参加科室组织公益活动	10	定性					
	奖罚细则:按规定参加医院科室组织公益活动,一项、次不符合要求扣10分							
5 团队管理 **40分**	5.1 a. 团队精神好,与同事和谐相处	20	定性		20	16	12	
	5.2 工作现场"7S管理"与环境维护	20	定性		20	16	12	
6 **满意测评** **持续改进** **100分**	6.1 a. 门诊病人、住院病人满意度	50	定性		50	40	30	
	6.1 b. 患者出院后健康指导制度流程	10	定性					
	奖罚细则:患者出院后的健康指导制度流程规范,无患者出院后的健康指导制度、流程符合医院、科室业务与技术要求,少执行一项扣5分。没有沟通联系扣10分							
	6.2 本科室员工的满意度	20	定性		20	16	12	
	6.3 针对问题缺陷有持续改进计划	20	定性		20	16	12	
	扣罚细则:针对本科室护理、自己岗位工作、工作质量、查对、制度执行、基础与专业能力、应该的绩效检查、督导、患者服务等符合医院、科室业务与技术要求,对存在的问题与缺陷有持续改进计划、事实、流程、措施、效果,少一个环节扣5分							
科室		**本表定性指标满分**	**460分**		**定性指标最后得分**			

12.2 内科系统科室优质护理责任组长卓越绩效考评定量标准(表三)

一级指标 (分值)	权重 %	二级指标		三级指标		绩效考评 扣分细则	得分
		考评内容	分值	考评内容	分值		
1 管理能力 执行能力 70分	7	1.1 执行能力	60	b.医护核心制度与相关规定执行力符合要求	60	核心制度一项不执行扣5分,其他不执行扣5分	
		1.2 规划计划	10	a.执行科室护理发展规划,月度工作计划	10	执行规划、月度计划满分,少执行一项扣10分	
2 过程控制 工作数量 工作质量 工作效率 250分	25	2.1 工作流程	40	a.掌握本组患者病情与护理重点符合规定要求	30	不掌握本组患者病情与护理重点扣5分。会议迟到或早退一次扣5分缺席一次扣10分。上报各种数据,推迟一天扣5分,上报数据不准确一次扣5分	
				b.按时按规定参加各种会议,按时按照规定上报负责的数据工作,并保证上报数据正确	10		
		2.2 工作数量	140	a.承担质量管理职责并能够胜任符合规定要求	30	不履行质量管理人员兼职职责扣5分。不能够全面协调本组治疗及护理扣5分。技术操作考试不及格一次扣10分。不掌握护理质控制度、标准与流程扣5分。没有承担实施绩效考核扣10分,考核结果不与工资挂钩扣10分	
				b.负责全面协调本组治疗及护理符合规定要求	30		
				c.参加"三基"考试、临床护理技术操作考核	20		
				d.掌握护理质控制度、标准与流程符合要求	40		
				e.履行绩效考核职责	20		
		2.3 工作质量	70	a.执行基础护理、专科护理、责任护理落实	20	基础、专科、责任护理不落实到每一个护士,责任少一人次病人扣5分。应急预案执行不到位扣5分,影响工作扣10分。不执行护理管理目标及无护理质量控制与管理流程扣10分,不落实到位扣10分	
				c.针对护理技术操作应急预案的管理与执行	20		
				f.执行本科室制定的护理管理目标及护理质量实施控制与管理的制度、标准和流程	30		
5 团队管理 20分	2	5.1 社会责任 消毒隔离	20	b.执行并监督相关人员手卫生、院感、消毒、隔离、废物处理	20	手卫生、院感、消毒隔离不落实和不按规定处理医疗废物一项、次扣10分	
7 科室 绩效结果 200分	20	7.1 科室 病人结果	50	a.当月门诊就诊病人	20	达到去年指标水平并达到医院规定增长幅度得满分,降低1%扣10分,增加1%奖5分	
				b.当月出院病人数量与上年度同月比达到标准	30		
		7.2 科室 质量结果	50	a.医疗质量达到要求	30	达到去年指标水平并达到医院规定增长幅度得满分,降低1%扣10分,增加1%奖5分	
				b.当月安全指标与上年度同月比较并达到要求	20		
		7.3 科室 财务结果	100	当月医疗收入利润与上年度同月比较,并且达到医院规定增长幅度	100	达到去年指标水平并达到医院规定增长幅度得满分,降低1%扣10分,增加1%奖5分	
科室		本表定量指标满分			540分	定量指标合计得分	

13.内科系统科室质控班护士卓越绩效考评标准(表一)

一级指标 （分值）	权重 %	二级指标		三级指标		得分	考核 方式
		考评内容	分值	绩效考评扣分细则	分值		
1 管理能力 执行能力 **100分**	10	1.1管理能力 执行能力	60	a.工作与管理能力、同事之间团结	20		定性
				b.医护核心制度与相关规定执行力	40		定量
		1.2 工作计划	40	a.执行护理发展规划,月度工作计划	10		定量
				b.上班尊重劳动纪律,尽职尽责	30		定性
2 过程控制 工作数量 工作质量 工作效率 **440分**	44	2.1 工作流程	40	a.护理工作流程参加各种护理值班	20		定量
				b.按时参加各种会议上报数据正确	20		定量
		2.2 工作数量	120	a.承担质量管理职责并能够胜任	20		定量
				b.协助护士长检查各班工作质量	20		定量
				c."三基"考试、临床护理技术操作考核	20		定量
				d.掌握护理质控制度标准流程	40		定量
				e.履行科室绩效考核与管理职责	20		定量
		2.3 工作质量	160	a.基础、专科、责任护理落实	20		定量
				b.协助护士长检查急救物品器械	30		定性
				c.针对技术操作应急预案的执行	20		定量
				d.执行预防患者跌倒坠床压疮制度	10		定性
				e.出院病历护理质控达到要求	40		定性
				f.执行护理管理目标与质量控制	40		定量
		2.4 工作效率	120	a.护理文件书写符合标准	20		定性
				b.护士长不在时负责科室管理工作	30		定性
				c.每月进行科室质控检查上报结果	40		定性
				d.掌握护理质控的工具与方法	20		定性
				e.处理问题考虑全面遵循伦理原则	10		定性
3 论文科研 **50分**	5	3.1 教学带教 论文科研	50	a.个人理论知识与临床带教工作	20		定性
				b.参加护士培训与学术活动落实	20		定性
				c.论文与护理科研计划并落实	10		定性
4 职业道德 **50分**	5	4.1 职业道德	30	a.严禁背后议论医院科室领导长短	10		定性
				b.工作积极性、主动性、责任心	20		定性
		4.2社会责任	20	按规定参加医院科室组织公益活动	20		定性
5 团队管理 **60分**	6	5.1 消毒隔离	40	a.团队精神好,与同事和谐相处	20		定性
				b.手卫生院感消毒隔离废物处理	20		定量
		5.2团队管理	20	工作现场"7S管理"与环境维护	20		定性
6 满意测评 持续改进 **100分**	10	6.1满意度 健康指导	60	a.门诊病人、住院病人满意度	50		定性
				b.患者出院后健康指导制度与流程	10		定性
		6.2本科满意	20	本科室员工的满意度	20		定性
		6.3持续改进	20	针对问题缺陷有持续改进计划	20		定性
7科室 绩效结果 **200分**	20	7.1 病人结果	50	a.科室当月门诊急诊就诊病人量	20		定量
				b.科室当月住院病人出院量	30		定量
		7.2 质量结果	50	a.当月科室质量达到要求	30		定量
				b.当月科室安全无事故	20		定量
		7.3财务结果	100	医疗利润与上年度同月增加比较	100		定量
满分	**1000分**	**定性指标得分**		**定量指标得分**		**最后得分**	

13.1 内科系统科室质控班护士卓越绩效考评定性标准（表二）

被考评者姓名		岗位			部门				
职能部门领导·定性指标·满意度测评内容					满意度测评等级				
一级指标	三级定性指标内容测评		本项满分	测评方式	卓越	优秀	良好	一般	得分
1 **管理能力** **50分**	1.1 a.工作管理能力、同事之间团结		20	定性		20	16	12	
	1.2 d.上班尊重劳动纪律，尽职尽责		30	定性					
	奖罚细则：上班不接收快递包裹，发现接收一次扣5分，上班时带熟人检查、看病一次扣5分，上班干私活吃零食一次扣5分，进入病房治疗关手机一次不关扣5分，上班上网、玩手机微信查资料打游戏发现一次扣10分，上班相互闲扯一次扣5分								
2 **过程控制** **工作数量** **工作质量** **工作效率** **200分**	2.3 b.协助护士长检查急救物品器械		30	定性					
	奖罚细则：协助护士长检查急救物品、器械及相关抢救设备，差错一次扣10分								
	2.3 d.患者预防跌倒坠床压疮制度		10	定性					
	扣罚细则：有预防患者跌倒、坠床、压疮制度和高危患者跌倒、坠床、压疮风险评估，有患者跌倒、坠床、压疮处理流程。符合要求。制度、流程、评估，少一项扣10分								
	2.3 e.出院病历护理质控达到要求		40	定性	一处差错扣5分				
	2.4 a.护理文件书写符合标准		20	定性	一处不符合标准扣2分				
	2.4 b.护士长不在时负责科管理工作		30	定性					
	奖罚细则：护士长不在时负责科室管理工作，一项工作不按照流程一次扣5分								
	2.4 c.每月科室质控检查上报结果		40	定性					
	奖罚细则：履行质量管理小组职责，符合医院管理要求，不履行职责扣10分；每月科室质控检查上报结果符合规定要求，少检查一次扣5分，上报结果延误扣5分								
	2.4 d.掌握护理质控的工具与方法		20	定性					
	奖罚细则：掌握护理质控的工具与方法，符合规定要求，不能够正确应用一次扣5分								
	2.4 e 处理问题考虑全面遵循伦理原则		10	定性		10	8	6	
3 **论文科研** **50分**	3. a.个人理论知识与临床带教工作		20	定性		20	16	12	
	3. b.参加护士培训与学术活动落实		20	定性		20	16	12	
	3. c.论文与护理科研计划并落实		10	定性	一项不符合要求扣5分				
4 **职业道德** **50分**	4.1 a.严禁议论医院科室领导长短		10	定性		10	8	6	
	4.1 b.工作积极性、主动性、责任心		20	定性		20	16	12	
	4.2 按规定参加科室组织公益活动		20	定性					
	奖罚细则：按规定参加医院科室组织公益活动符合要求，一项、次不符合要求扣10分								
5 团队管理 **40分**	5.1 a.团队精神好，与同事和谐相处		20	定性		20	16	12	
	5.2 工作现场"7S管理"与环境维护		20	定性		20	16	12	
6 **满意测评** **持续改进** **100分**	6.1 a.门诊病人、住院病人满意度		50	定性		50	40	30	
	6.1 b.患者出院后健康指导制度流程		10	定性					
	奖罚细则：有患者出院后健康指导制度、流程，符合要求，少执行一项扣5分								
	6.2 本科室员工的满意度		20	定性		20	16	12	
	6.3 针对问题缺陷有持续改进计划		20	定性		20	16	12	
	扣罚细则：针对本科室护理、自己岗位工作、工作质量、查对、制度执行、基础与专业能力、应该的绩效检查、督导、患者服务等，对存在的问题与缺陷提出控制措施改进意见，有持续改进计划、事实、流程、措施、效果，少一个环节扣5分								
科室		本表定性指标满分		**490分**	定性指标最后得分				

13.2 内科系统科室质控班护士卓越绩效考评定量标准(表三)

一级指标 (分值)	权重 %	二级指标 考评内容	分值	三级指标 考评内容	分值	绩效考评 扣分细则	得分
1 管理能力 执行能力 50分	5	1.1 执行能力	40	b.医护核心制度与相关规定执行力符合要求	40	核心制度一项不执行扣5分,其他不执行扣5分	
		1.2 规划计划	10	a.执行科室护理发展规划,月度工作计划	10	执行规划、月度计划满分,少执行一项扣10分	
2 过程控制 工作数量 工作质量 工作效率 240分	24	2.1 工作流程	40	a.执行护理工作流程,参加各种护理值班	20	少执行一项流程扣5分,少一次值班扣5分。会议迟到或早退一次扣5分缺席一次扣10分。上报各种数据,推迟一天扣5分,上报数据不准确一次扣5分	
				b.按时按规定参加各种会议,按时按照规定上报负责的数据工作,并保证上报数据正确	20		
		2.2 工作数量	120	a.承担质量管理职责并能够胜任	20	不履行质量管理人员兼职职责扣5分。协助护士长检查各班工作质量一次不符扣5分。技术操作考试不及格一次扣10分。仪器与设备清洁、保养和维护不好扣5分。没有承担实施绩效考核扣10分,考核结果不与工资挂钩扣10分	
				b.协助护士长检查各班工作质量	20		
				c.参加"三基"考试、临床护理技术操作考核	20		
				d.掌握护理质控制度、标准与流程	40		
				e.履行绩效考核职责	20		
		2.3 工作质量	80	a.执行基础、专科、责任护理落实	20	基础、专科、责任护理不落实到每一个护士,责任少一人次病人扣5分。应急预案执行不到位扣5分,影响工作扣10分。不执行护理管理目标及无护理质量控制与管理流程扣10分,不落实到位扣10分	
				c.针对护理技术操作应急预案的管理与执行	20		
				f.执行本科室制定的护理管理目标及护理质量实施控制与管理的制度、标准和流程	40		
5 团队管理 20分	2	5.1 社会责任 消毒隔离	20	b.执行并监督相关人员手卫生、院感、消毒、隔离、废物处理	20	手卫生、院感、消毒隔离不落实和不按规定处理医疗废物一项、次扣10分	
7 科室 绩效结果 200分	20	7.1 科室 病人结果	50	a.当月门诊就诊病人	20	达到去年指标水平并达到医院规定增长幅度得满分,降低1%扣10分,增加1%奖5分	
				b.当月出院病人数量与上年度同月比达到标准	30		
		7.2 科室 质量结果	50	a.医疗质量达到要求	30	达到去年指标水平并达到医院规定增长幅度得满分,降低1%扣10分,增加1%奖5分	
				b.当月安全指标与上年度同月比较并达到要求	20		
		7.3 科室 财务结果	100	当月医疗收入利润与上年度同月比较,并且达到医院规定增长幅度	100	达到去年指标水平并达到医院规定增长幅度得满分,降低1%扣10分,增加1%奖5分	
科室		本表定量指标满分			510分	定量指标合计得分	

14.内科系统科室白天帮班护士卓越绩效考评标准(表一)

一级指标 (分值)	权重 %	二级指标 考评内容	分值	三级指标 绩效考评扣分细则	分值	得分	考核 方式
1 管理能力 执行能力 100分	10	1.1 管理能力 执行能力	80	a.工作与管理能力、同事之间团结	20		定性
				b.医护核心制度与相关规定执行力	60		定量
		1.2 工作计划	20	a.执行护理发展规划,月度工作计划	10		定量
				b.上班尊重劳动纪律,尽职尽责	10		定性
2 过程控制 工作数量 工作质量 工作效率 440分	44	2.1 工作流程	40	a.护理工作流程参加各种护理值班	20		定量
				b.按时参加各种会议上报数据正确	20		定量
		2.2 工作数量	140	a.承担质量管理职责胜任护理班次	30		定量
				b.参加晨会,掌握夜班交班内容	30		定量
				c."三基"考试、临床护理技术操作考核	20		定量
				d.在主班护士指导下执行医嘱	40		定量
				e.履行科室绩效考核与管理职责	20		定量
		2.3 工作质量	140	a.基础、专科、责任护理落实	20		定量
				b.负责病区药品检查、请领与管理	20		定性
				c.针对技术操作应急预案的执行	20		定量
				d.执行预防患者跌倒坠床压疮制度	20		定性
				e.负责输液肌注用药的配制工作	40		定性
				f.执行护理管理目标与质量控制	20		定量
		2.4 工作效率	120	a.护理文件书写符合标准	30		定性
				b.巡视病区掌握患者病情动态变化	20		定性
				c.按照规定执行医嘱查对制度	30		定性
				d.护理日常质量管理落实并记录	20		定性
				e.处理问题考虑全面遵循伦理原则	20		定性
3 论文科研 50分	5	3.1 教学带教 论文科研	50	a.个人理论知识与临床带教工作	10		定性
				b.参加护士培训与学术活动落实	20		定性
				c.论文与护理科研计划并落实	20		定性
4 职业道德 50分	5	4.1 职业素质	30	a.严禁背后议论医院科室领导长短	10		定性
				b.工作积极性、主动性、责任心	20		定性
		4.2 社会责任	20	按规定参加医院科室组织公益活动	20		定性
5 团队管理 60分	6	5.1 消毒隔离	40	a.团队精神好,与同事和谐相处	20		定性
				b.手卫生院感消毒隔离废物处理	20		定量
		5.2 团队管理	20	工作现场"7S管理"与环境维护	20		定性
6 满意测评 持续改进 100分	10	6.1 满意度 健康指导	60	a.门诊病人、住院病人满意度	50		定性
				b.患者出院后健康指导制度与流程	10		定性
		6.2 本科满意	20	本科室员工的满意度	20		定性
		6.3 持续改进	20	针对问题缺陷有持续改进计划	20		定性
7科室 绩效结果 200分	20	7.1 病人结果	50	a.科室当月门诊急诊就诊病人量	20		定量
				b.科室当月住院病人出院量	30		定量
		7.2 质量结果	50	a.当月科室质量达到要求	30		定量
				b.当月科室安全无事故	20		定量
		7.3 财务结果	100	医疗利润与上年度同月增加比较	100		定量
满分	1000分	定性指标得分		定量指标得分		最后得分	

14.1内科系统科室白天帮班护士卓越绩效考评定性标准(表二)

被考评者姓名		岗位				部门			
职能部门领导·定性指标·满意度测评内容					满意度测评等级				
一级指标	三级定性指标内容测评		本项满分	测评方式	卓越	优秀	良好	一般	得分
1 **管理能力** **30分**	1.1 a.工作管理能力、同事之间团结		20	定性		20	16	12	
	1.2 d.上班尊重劳动纪律,尽职尽责		10	定性					
	奖罚细则:上班不接收快递包裹,发现接收一次扣5分,上班时带熟人检查、看病一次扣5分,上班干私活吃零食一次扣5分,进入病房治疗关手机一次不关扣5分,上班上网、玩手机微信查资料打游戏发现一次扣10分,上班相互闲扯一次扣5分								
2 **过程控制** **工作数量** **工作质量** **工作效率** **200分**	2.3 b.负责病区药品检查请领与管理		20	定性					
	奖罚细则:负责病区抢救药品检查、补充、请领与管理,一次检查不到位扣5分								
	2.3 d.患者预防跌倒坠床压疮制度		20	定性					
	扣罚细则:有预防患者跌倒、坠床、压疮制度和高危患者跌倒、坠床、压疮风险评估,有患者跌倒、坠床、压疮处理流程。制度、流程、评估,少一项扣10分								
	2.3 e.负责输液肌注用药的配置工作		40	定性	错误一次扣5分				
	2.4 a.护理文件书写符合标准		30	定性	一处不符合标准扣5分				
	2.4 b.巡视患者掌握病情动态变化		20	定性					
	奖罚细则:巡视患者、掌握病区患者病情动态变化,不能够掌握病情一次扣5分								
	2.4 c.按照规定执行医嘱查对制度		30	定性					
	奖罚细则:按照规定执行医嘱查对制度,符合管理规定要求,一次不查对扣5分								
	2.4 d.护理日常质量管理落实并记录		20	定性					
	奖罚细则:护理日常质量管理落实并有记录符合医院、科室业务与技术和管理的标准规定要求,不落实扣10分,少一次记录扣5分,护理文书记录不完全一项、次扣5分								
	2.4 e 处理问题考虑全面遵循伦理原则		20	定性		20	16	12	
3 **论文科研** **50分**	3. a.个人理论知识与临床带教工作		10	定性		10	8	6	
	3. b.参加护士培训与学术活动落实		20	定性		20	16	12	
	3. c.论文与护理科研计划并落实		20	定性	一项不符合要求扣5分				
4 **职业道德** **50分**	4.1 a.严禁议论医院科室领导长短		10	定性		10	8	6	
	4.1 b.工作积极性、主动性、责任心		20	定性		20	16	12	
	4.2 按规定参加科室组织公益活动		20	定性					
	奖罚细则:按规定参加医院科室组织公益活动,一项、次不符合要求扣10分								
5 团队管理 **40分**	5.1 a.团队精神好,与同事和谐相处		20	定性		20	16	12	
	5.2 工作现场"7S管理"与环境维护		20	定性		20	16	12	
6 **满意测评** **持续改进** **100分**	6.1 a.门诊病人、住院病人满意度		50	定性		50	40	30	
	6.1 b.患者出院后健康指导制度流程		10	定性					
	奖罚细则:无患者出院后健康指导制度、流程,符合要求,少执行一项扣5分								
	6.2 本科室员工的满意度		20	定性		20	16	12	
	6.3 针对问题缺陷有持续改进计划		20	定性		20	16	12	
	扣罚细则:针对本科室护理、自己岗位工作、工作质量、查对、制度执行、基础与专业能力、应该的绩效检查、督导、患者服务等,对存在的问题与缺陷提出控制措施改进意见,有持续改进计划、事实、流程、措施、效果,少一个环节扣5分								
科室		本表定性指标满分	470分	定性指标最后得分					

14.2 内科系统科室白天帮班护士卓越绩效考评定量标准(表三)

一级指标 (分值)	权重 %	二级指标 考评内容	分值	三级指标 考评内容	分值	绩效考评 扣分细则	得分
1 **管理能力** **执行能力** **70分**	7	1.1 执行能力	60	b.医护核心制度与相关规定执行力符合要求	60	核心制度一项不执行扣5分,其他不执行扣5分	
		1.2 规划计划	10	a.执行科室护理发展规划,月度工作计划	10	执行规划、月度计划满分,少执行一项扣10分	
2 **过程控制** **工作数量** **工作质量** **工作效率** **240分**	24	2.1 工作流程	40	a.执行护理工作流程,参加各种护理值班	20	少执行一项流程扣5分,少一次值班扣5分。会议迟到或早退一次扣5分缺席一次扣10分。上报各种数据,推迟一天扣5分,上报数据不准确一次扣5分	
				b.按时按规定参加各种会议,按时按照规定上报负责的数据工作,并保证上报数据正确	20		
		2.2 工作数量	140	a.承担质量管理职责,胜任护理各种班次	30	不履行质量管理小组职责扣5分。不能够掌握夜班护士交班内容一次扣10分。技术操作考试不及格一次扣10分。不能执行主班护士并完成任务一次扣5分。没有承担实施绩效考核扣10分,考核结果不与工资挂钩扣10分	
				b.参加晨会,掌握夜班护士交班内容	30		
				c.参加"三基"考试、临床护理技术操作考核	20		
				d.在主班护士指导下执行医嘱与治疗项目	40		
				e.履行绩效考核职责	20		
		2.3 工作质量	60	a.执行基础、专科、责任护理落实	20	基础、专科、责任护理不落实到每一个护士,责任少一人次病人扣5分。应急预案执行不到位扣5分,影响工作扣10分。不执行护理管理目标及无护理质量控制与管理流程扣10分,不落实到位扣10分	
				c.针对护理技术操作应急预案的管理与执行	20		
				f.执行本科室制定的护理管理目标及护理质量实施控制与管理的制度、标准和流程	20		
5 **团队管理** **20分**	2	5.1 社会责任 消毒隔离	20	b.执行并监督相关人员手卫生、院感、消毒、隔离、废物处理	20	手卫生、院感、消毒隔离不落实和不按规定处理医疗废物一项、次扣10分	
7 **科室** **绩效结果** **200分**	20	7.1 科室 病人结果	50	a.当月门诊就诊病人	20	达到去年指标水平并达到医院规定增长幅度得满分,降低1%扣10分,增加1%奖5分	
				b.当月出院病人数量与上年度同月比达到标准	30		
		7.2 科室 质量结果	50	a.医疗质量达到要求	30	达到去年指标水平并达到医院规定增长幅度得满分,降低1%扣10分,增加1%奖5分	
				b.当月安全指标与上年度同月比较并达到要求	20		
		7.3 科室 财务结果	100	当月医疗收入利润与上年度同月比较,并且达到医院规定增长幅度	100	达到去年指标水平并达到医院规定增长幅度得满分,降低1%扣10分,增加1%奖5分	
科室		本表定量指标满分			530分	定量指标合计得分	

15.内科系统科室晚班帮班护士卓越绩效考评标准(表一)

一级指标 (分值)	权重 %	二级指标		三级指标		得分	考核 方式
		考评内容	分值	绩效考评扣分细则	分值		
1 管理能力 执行能力 100分	10	1.1管理能力 执行能力	80	a.工作与管理能力、同事之间团结	20		定性
				b.医护核心制度与相关规定执行力	60		定量
		1.2 工作计划	20	a.执行护理发展规划,月度工作计划	10		定量
				b.上班尊重劳动纪律,尽职尽责	10		定性
2 过程控制 工作数量 工作质量 工作效率 440分	44	2.1 工作流程	40	a.接常备药品、器械物品做好记录	20		定量
				b.按时参加各种会议上报数据正确	20		定量
		2.2 工作数量	140	a.承担质量管理职责胜任护理班次	30		定量
				b.重点病人床头查看,掌握病情	30		定量
				c."三基"考试、临床护理技术操作考核	20		定量
				d.在主班护士指导下执行医嘱	40		定量
				e.根据季节变化及时开、关门窗	20		定量
		2.3 工作质量	140	a.基础、专科、责任护理落实	20		定量
				b.协助主班护士执行20:00治疗	30		定性
				c.针对技术操作应急预案的执行	20		定量
				d.执行预防患者跌倒坠床压疮制度	20		定性
				e.协助小夜班护士进行晚间护理	30		定性
				f.执行护理管理目标与质量控制	20		定量
		2.4 工作效率	120	a.护理文件书写符合标准	30		定性
				b.巡视病区掌握患者病情动态变化	30		定性
				c.探视人员管理督促病人按时休息	20		定性
				d.办理新入手续做好宣教处置工作	20		定性
				e.处理问题考虑全面遵循伦理原则	20		定性
3 论文科研 50分	5	3.1 教学带教 论文科研	50	a.个人理论知识与临床带教工作	10		定性
				b.参加护士培训与学术活动落实	20		定性
				c.论文与护理科研计划并落实	20		定性
4 职业道德 50分	5	4.1 职业素质	30	a.严禁背后议论医院科室领导长短	10		定性
				b.工作积极性、主动性、责任心	20		定性
		4.2社会责任	20	按规定参加医院科室组织公益活动	20		定性
5 团队管理 60分	6	5.1 消毒隔离	40	a.团队精神好,与同事和谐相处	20		定性
				b.手卫生院感消毒隔离废物处理	20		定量
		5.2团队管理	20	工作现场"7S管理"与环境维护	20		定性
6 满意测评 持续改进 100分	10	6.1满意度 健康指导	60	a.门诊病人、住院病人满意度	50		定性
				b.患者出院后健康指导制度与流程	10		定性
		6.2本科满意	20	本科室员工的满意度	20		定性
		6.3持续改进	20	针对问题缺陷有持续改进计划	20		定性
7科室 绩效结果 200分	20	7.1 病人结果	50	a.科室当月门诊急诊就诊病人量	20		定量
				b.科室当月住院病人出院量	30		定量
		7.2 质量结果	50	a.当月科室质量达到要求	30		定量
				b.当月科室安全无事故	20		定量
		7.3财务结果	100	医疗利润与上年度同月增加比较	100		定量
满分	1000分	定性指标得分		定量指标得分		最后得分	

15.1 内科系统科室晚班帮班护士卓越绩效考评定性标准(表二)

被考评者姓名		岗位				部门			
职能部门领导·定性指标·满意度测评内容					满意度测评等级				
一级指标	三级定性指标内容测评		本项满分	测评方式	卓越	优秀	良好	一般	得分
1 **管理能力** **30分**	1.1 a. 工作管理能力、同事之间团结		20	定性		20	16	12	
	1.2 d. 上班尊重劳动纪律,尽职尽责		10	定性					
	奖罚细则:上班不接收快递包裹,发现接收一次扣5分,上班时带熟人检查、看病一次扣5分,上班干私活吃零食一次扣5分,进入病房治疗关手机一次不关扣5分,上班上网、玩手机微信查资料打游戏发现一次扣10分,上班相互闲扯一次扣5分								
2 **过程控制** **工作数量** **工作质量** **工作效率** **200分**	2.3 b. 协助护士执行20:00治疗护理		30	定性					
	奖罚细则:协助小夜班主班护士执行20:00的治疗与护理,一次执行不到位扣5分								
	2.3 d. 患者预防跌倒坠床压疮制度		20	定性					
	扣罚细则:有预防患者跌倒、坠床、压疮制度和高危患者跌倒、坠床、压疮风险评估,有患者跌倒、坠床、压疮处理流程。制度、流程、评估,少一项扣10分								
	2.3 e 协助护士晚间护理及安全检查		30	定性	一项工作不到位扣5分				
	2.4 a. 护理文件书写符合标准		30	定性	一处不符合标准扣5分				
	2.4 b. 巡视患者掌握病情动态变化		30	定性					
	奖罚细则:巡视患者、掌握病区患者病情动态变化,不能够掌握病情一次扣5分								
	2.4 c. 探视人员管理督促病人休息		20	定性					
	奖罚细则:保持病区、护理单元清洁、肃静,按照规定清理与管理探视人员,督促病人按时休息,护理员不在时负责分担病区的卫生工作。一项工作做不到扣5分								
	2.4 d. 办理新入手续做好处置工作		20	定性					
	奖罚细则:办理新入手续做好处置工作,热情接待新入院病人,做好入院宣教及处置工作符合医院、科室业务与技术和管理的标准规定要求,处置不及时扣5分								
	2.4 e 处理问题考虑全面遵循伦理原则		20	定性		20	16	12	
3 **论文科研** **50分**	3. a. 个人理论知识与临床带教工作		10	定性		10	8	6	
	3. b. 参加护士培训与学术活动落实		20	定性		20	16	12	
	3. c. 论文与护理科研计划并落实		20	定性	一项不符合要求扣5分				
4 **职业道德** **50分**	4.1 a. 严禁议论医院科室领导长短		10	定性		10	8	6	
	4.1 b. 工作积极性、主动性、责任心		20	定性					20
	4.2 按规定参加科室组织公益活动		20	定性					
	奖罚细则:按规定参加医院科室组织公益活动,一项、次不符合要求扣10分								
5 团队管理 **40分**	5.1 a. 团队精神好,与同事和谐相处		20	定性		20	16	12	
	5.2 工作现场"7S管理"与环境维护		20	定性		20	16	12	
6 **满意测评** **持续改进** **100分**	6.1 a. 门诊病人、住院病人满意度		50	定性		50	40	30	
	6.1 b. 患者出院后健康指导制度流程		10	定性					
	奖罚细则:无患者出院后健康指导制度、流程,少执行一项扣5分								
	6.2 本科室员工的满意度		20	定性		20		16	12
	扣罚细则:针对本科室护理、自己岗位工作、工作质量、查对、制度执行、基础与专业能力、应该的绩效检查、督导、患者服务等,对存在的问题与缺陷提出控制措施改进意见,有持续改进计划、事实、流程、措施、效果,少一个环节扣5分								
科室		本表定性指标满分		470分	定性指标最后得分				

15.2 内科系统科室晚班帮班护士卓越绩效考评定量标准(表三)

一级指标 (分值)	权重 %	二级指标		三级指标		绩效考评	得分
		考评内容	分值	考评内容	分值	扣分细则	
1 管理能力 执行能力 70分	7	1.1 执行能力	60	b.医护核心制度与相关规定执行力符合要求	60	核心制度一项不执行扣5分,其他不执行扣5分	
		1.2 规划计划	10	a.执行科室护理发展规划,月度工作计划	10	执行规划、月度计划满分,少执行一项扣10分	
2 过程控制 工作数量 工作质量 工作效率 240分	24	2.1 工作流程	40	a.接班的常备药品、器械、物品做好记录	20	接常备药品、器械物品无记录签字扣5分。会议迟到或早退一次扣5分缺席一次扣10分。上报各种数据,推迟一天扣5分,上报数据不准确一次扣5分	
				b.按时按规定参加各种会议,按时按照规定上报负责的数据工作,并保证上报数据正确	20		
		2.2 工作数量	140	a.承担质量管理职责,胜任护理各种班次	30	不履行质量管理小组职责扣5分。不能够掌握重点病人的治疗与病情情况一次扣5分。参加技术操作考试不及格一次扣10分。不能执行主班护士并完不成任务一次扣5分。没有承担实施绩效考核扣10分,考核结果不与工资挂钩扣10分。开、关门、窗不及时一次扣5分	
				b.重点病人床头查看,掌握治疗与病情	30		
				c.参加"三基"考试、临床护理技术操作考核	20		
				d.在主班护士指导下执行医嘱与治疗项目	40		
				e.根据季节变化、天气温度,病人情况及时开、关门、窗符合规定要求	20		
		2.3 工作质量	60	a.执行基础护理、专科护理、责任护理落实	20	基础、专科、责任护理不落实到每一个护士,责任少一人次病人扣5分。应急预案执行不到位扣5分,影响工作扣10分。不执行管理目标无质量控制流程扣10分,不落实到位扣10分	
				c.针对护理技术操作应急预案的管理与执行	20		
				f.执行科室制定护理管理目标及质量控制与管理的制度、标准和流程	20		
5 团队管理 20分	2	5.1 社会责任 消毒隔离	20	b.执行并监督相关人员手卫生、院感、消毒、隔离、废物处理	20	手卫生、院感、消毒隔离不落实和不按规定处理医疗废物一项、次扣10分	
7 科室 绩效结果 200分	20	7.1 科室 病人结果	50	a.当月门诊就诊病人	20	达到去年指标水平并达到医院规定增长幅度得满分,降低1%扣10分,增加1%奖5分	
				b.当月出院病人数量与上年度同月比达到标准	30		
		7.2科室 质量结果	50	a.医疗质量达到要求	30	降低1%扣10分,增加1%奖5分	
				b.与上年度同月比较	20		
		7.3 科室 财务结果	100	当月医疗收入利润与上年度同月比较,并且达到医院规定增长幅度	100	达到去年指标水平并达到医院规定增长幅度得满分,降低1%扣10分,增加1%奖5分	
科室				**本表定量指标满分**	**530分**	**定量指标合计得分**	

16. 内科系统科室护理班护士卓越绩效考评标准(表一)

一级指标 (分值)	权重 %	二级指标 考评内容	分值	三级指标 绩效考评扣分细则	分值	得分	考核 方式
1 管理能力 执行能力 100分	10	1.1管理能力 执行能力	80	a.工作与管理能力、同事之间团结	20		定性
				b.医护核心制度与相关规定执行力	60		定量
		1.2 工作计划	20	a.执行护理发展规划,月度工作计划	10		定量
				b.上班尊重劳动纪律,尽职尽责	10		定性
2 过程控制 工作数量 工作质量 工作效率 450分	45	2.1 工作流程	40	a.护理工作流程参加各种护理值班	30		定量
				b.按时参加各种会议上报数据正确	10		定量
		2.2 工作数量	140	a.承担质量管理职责胜任护理班次	30		定量
				b.跟随医师查房、了解护理重点	30		定量
				c."三基"考试、临床护理技术操作考核	20		定量
				d.负责仪器设备清洁保养和维护	30		定量
				e.履行科室绩效考核与管理职责	30		定量
		2.3 工作质量	140	a.基础、专科、责任护理落实	40		定量
				b.负责患者各种管道的管理与计量	30		定性
				c.针对技术操作应急预案的执行	10		定量
				d.执行预防患者跌倒坠床压疮制度	20		定性
				e.护理班首先负责安置住院患者	30		定性
				f.执行护理管理目标与质量控制	10		定量
		2.4 工作效率	130	a.护理文件书写符合标准	20		定性
				b.护理班护士单独查房	50		定性
				c.护理班负责临时患者采血标本	20		定性
				d.负责患者体温测温与体温单划计	20		定性
				e.处理问题考虑全面遵循伦理原则	20		定性
3 论文科研 40分	4	3.1 教学带教 论文科研	50	a.个人理论知识与临床带教工作	10		定性
				b.参加护士培训与学术活动落实	10		定性
				c.论文与护理科研计划并落实	20		定性
4 职业道德 50分	5	4.1 职业素质	30	a.严禁背后议论医院科室领导长短	10		定性
				b.工作积极性、主动性、责任心	20		定性
		4.2社会责任	20	按规定参加医院科室组织公益活动	20		定性
5 团队管理 60分	6	5.1 消毒隔离	40	a.团队精神好,与同事和谐相处	20		定性
				b.手卫生院感消毒隔离废物处理	20		定量
		5.2团队管理	20	工作现场"7S管理"与环境维护	20		定性
6 满意测评 持续改进 100分	10	6.1满意度 健康指导	60	a.门诊病人、住院病人满意度	50		定性
				b.患者出院后健康指导制度与流程	10		定性
		6.2本科满意	20	本科室员工的满意度	20		定性
		6.3持续改进	20	针对问题缺陷有持续改进计划	20		定性
7科室 绩效结果 200分	20	7.1 病人结果	50	a.科室当月门诊急诊就诊病人量	20		定量
				b.科室当月住院病人出院量	30		定量
		7.2 质量结果	50	a.当月科室质量达到要求	30		定量
				b.当月科室安全无事故	20		定量
		7.3财务结果	100	医疗利润与上年度同月增加比较	100		定量
满分	1000分	定性指标得分		定量指标得分		最后得分	

16.1 内科系统科室护理班护士卓越绩效考评定性标准(表二)

被考评者姓名		岗位				部门			
职能部门领导·定性指标·满意度测评内容					满意度测评等级				
一级指标	三级定性指标内容测评		本项满分	测评方式	卓越	优秀	良好	一般	得分
1 管理能力 30分	1.1 a. 工作管理能力、同事之间团结		20	定性		20	16	12	
	1.2 d. 上班尊重劳动纪律,尽职尽责		10	定性					
	奖罚细则:上班不接收快递包裹,发现接收一次扣5分,上班时带熟人检查、看病一次扣5分,上班干私活吃零食一次扣5分,进入病房治疗关手机一次不关扣5分,上班上网、玩手机微信查资料打游戏发现一次扣10分,上班相互闲扯一次扣5分								
2 过程控制 工作数量 工作质量 工作效率 210分	2.3 b. 负责患者各种管道管理与计量		30	定性					
	奖罚细则:负责输液引流胃管导尿吸氧管的管理,脱落一次扣5分,计量不准扣5分								
	2.3 d. 患者预防跌倒坠床压疮制度		20	定性					
	扣罚细则:有预防患者跌倒、坠床、压疮制度和高危患者跌倒、坠床、压疮风险评估,有患者跌倒、坠床、压疮处理流程。制度、流程、评估,少一项扣10分								
	2.3 e. 护理班首先负责安置住院患者		30	定性	一次患者不及时扣5分				
	2.4 a. 护理文件书写符合标准		20	定性	一处不符合标准扣5分				
	2.4 b. 护理班护士单独查房		50	定性					
	奖罚细则:重点负责整理床单位,检查病房卫生,督促家属保持病房卫生,避免使用电器,发现物品损坏,及时通知后勤维修更换,护理查房未发现问题一次扣5分								
	2.4 c. 护理班负责临时患者采血标本		20	定性					
	奖罚细则:护理班负责临时患者采血标本符合医院、科室业务与技术和管理的标准规定要求,采血不及时患者有意见扣5分,采血与病人发生纠纷扣20分								
	2.4 d. 负责患者体温测温与体温单划计		20	定性					
	奖罚细则:负责患者体温测温与体温单划计,差错一次扣5分								
	2.4 e. 处理问题考虑全面遵循伦理原则		20	定性		20	16	12	
3 论文科研 40分	3. a. 个人理论知识与临床带教工作		10	定性		10	8	6	
	3. b. 参加护士培训与学术活动落实		10	定性		10	8	6	
	3. c. 论文与护理科研计划并落实		20	定性	一项不符合要求扣5分				
4 职业道德 50分	4.1 a. 严禁议论医院科室领导长短		10	定性		10	8	6	
	4.1 b. 工作积极性、主动性、责任心		20	定性		20	16	12	
	4.2 按规定参加科室组织公益活动		20	定性					
5 团队管理 40分	5.1 a. 团队精神好,与同事和谐相处		20	定性		20	16	12	
	5.2 工作现场"7S管理"与环境维护		20	定性		20	16	12	
6 满意测评 持续改进 100分	6.1 a. 门诊病人、住院病人满意度		50	定性		50	40	30	
	6.1 b. 患者出院后健康指导制度流程		10	定性					
	奖罚细则:无患者出院后健康指导制度、流程,符合要求,少执行一项扣5分								
	6.2 本科室员工的满意度		20	定性		20	16	12	
	6.3 针对问题缺陷有持续改进计划		20	定性		20	16	12	
	扣罚细则:针对本科室护理、自己岗位工作、工作质量、查对、制度执行、基础与专业能力、应该的绩效检查、督导、患者服务等,对存在的问题与缺陷提出控制措施改进意见符合要求,有持续改进计划、事实、流程、措施、效果,少一个环节扣5分								
科室		本表定性指标满分	470分	定性指标最后得分					

16.2 内科系统科室护理班护士卓越绩效考评定量标准(表三)

一级指标 (分值)	权重 %	二级指标		三级指标		绩效考评 扣分细则	得分
		考评内容	分值	考评内容	分值		
1 管理能力 执行能力 **70 分**	7	1.1 执行能力	60	b.医护核心制度与相关规定执行力符合要求	60	核心制度一项不执行扣 5 分,其他不执行扣 5 分	
		1.2 规划计划	10	a.执行科室护理发展规划,月度工作计划	10	执行规划、月度计划满分,少执行一项扣 10 分	
2 过程控制 工作数量 工作质量 工作效率 **240 分**	24	2.1 工作流程	40	a.执行护理工作流程,参加各种护理值班	20	少执行一项流程扣 5 分,少一次值班扣 5 分。会议迟到或早退一次扣 5 分缺席一次扣 10 分。上报各种数据,推迟一天扣 5 分,上报数据不准确一次扣 5 分	
				b.按时按规定参加各种会议,按时按照规定上报负责的数据工作,并保证上报数据正确	20		
		2.2 工作数量	140	a.承担质量管理职责,胜任护理各种班次	30	不履行质量管理人员兼职职责扣 5 分。少一次查房扣 5 分,不清楚护理重点扣 5 分。技术操作考试不及格一次扣 10 分。仪器与设备的清洁、保养和维护不好扣 5 分。没有承担实施绩效考核扣 10 分,考核结果不与工资挂钩扣 10 分	
				b.必要时跟随医师查房、了解护理重点	30		
				c.参加"三基"考试、临床护理技术操作考核	20		
				d.负责科室仪器与设备的清洁、保养和维护	30		
				e.履行绩效考核职责	30		
		2.3 工作质量	60	a.执行基础护理、专科护理、责任护理落实	40	基础、专科、责任护理不落实到每一个护士、责任少一人次病人扣 5 分。应急预案执行不到位扣 5 分,影响工作扣 10 分。不执行护理管理目标及无护理质量控制与管理流程扣 10 分,不落实到位扣 10 分	
				c.针对护理技术操作应急预案的管理与执行	10		
				f.执行本科室制定的护理管理目标及护理质量实施控制与管理的制度、标准和流程	10		
5 团队管理 **20 分**	2	5.1 社会责任 消毒隔离	20	b.执行并监督相关人员手卫生、院感、消毒、隔离、废物处理	20	手卫生、院感、消毒隔离不落实和不按规定处理医疗废物一项、次扣 10 分	
7 科室 绩效结果 **200 分**	20	7.1 科室 病人结果	50	a.当月门诊就诊病人	20	达到去年指标水平并达到医院规定增长幅度得满分,降低 1%扣 10 分,增加 1%奖 5 分	
				b.当月出院病人数量与上年度同月比达到标准	30		
		7.2 科室 质量结果	50	a.医疗质量达到要求	30	达到去年指标水平并达到医院规定增长幅度得满分,降低 1%扣 10 分,增加 1%奖 5 分	
				b.当月安全指标与上年度同月比较并达到要求	20		
		7.3 科室 财务结果	100	当月医疗收入利润与上年度同月比较,并且达到医院规定增长幅度	100	达到去年指标水平并达到医院规定增长幅度得满分,降低 1%扣 10 分,增加 1%奖 5 分	
科室		本表定量指标满分			530 分	定量指标合计得分	

17. 内科系统科室晚班与后夜护士卓越绩效考评标准(表一)

一级指标 (分值)	权重 %	二级指标 考评内容	分值	三级指标 绩效考评扣分细则	分值	得分	考核 方式
1 管理能力 执行能力 80分	8	1.1管理能力 执行能力	60	a.岗位工作能力、管理病人	20		定性
				b.核心制度与相关制度执行能力	40		定性
		1.2 岗位职责	20	a.工作主动性、积极性,责任心	10		定性
				b.上班尊重劳动纪律,尽职尽责	10		定性
2 过程控制 工作数量 工作质量 工作效率 450分	45	2.1 工作流程	90	a.掌握业务与管理应急预案和流程	20		定量
				b.按规定时间参加院内各种会议	20		定量
				c.值班、交接班物品核对签字	20		定量
				d.按规定上夜班和晚班次数	30		定量
		2.2 工作数量	140	a.护理危重和一级护理病人数量	30		定量
				b.掌握科室夜、晚病房动态情况	30		定量
				c.处理问题考虑全面遵循伦理原则	30		定性
				d.按规定开关电源和根据气候开关门窗	20		定量
				e.责任护理患者数量	30		定量
		2.3 工作质量	130	a.掌握常规抢救仪器使用方法	30		定量
				b.督促病人按时休息,病情观察	30		定性
				c.第一时间接待入院患者	20		定量
				d.履行科室绩效考核与管理职责	20		定性
				e.护理文件书写合格率	30		定性
		2.4 工作效率	90	a.病人疼痛的治疗与评估	10		定性
				b.正确时间执行正确病人医嘱	30		定量
				c.正确准备下一班治疗药品	20		定量
				d.输液治疗患者数量	30		定量
3 论文科研 50分	5	3.1 教学带教 论文科研	50	a.个人理论知识与临床带教工作	10		定性
				b.参加护士培训与学术活动落实	20		定性
				c.论文与护理科研计划并落实	20		定性
4 职业道德 50分	5	4.1 职业道德	30	a.严禁背后议论医院科室领导长短	10		定性
				b.工作积极性、主动性、责任心	20		定性
		4.2社会责任	20	按规定参加医院科室组织公益活动	20		定性
5 团队管理 60分	6	5.1 消毒隔离	40	a.团队精神好,与同事和谐相处	20		定性
				b.手卫生院感消毒隔离废物处理	20		定量
		5.2团队管理	20	工作现场"7S管理"与环境维护	20		定性
6 满意测评 持续改进 100分	10	6.1 满意度 健康指导	60	a.门诊病人、住院病人满意度	50		定性
				b.患者出院后健康指导制度与流程	10		定性
		6.2本科满意	20	本科室员工的满意度	20		定性
		6.3持续改进	20	针对问题缺陷有持续改进计划	20		定性
7科室 绩效结果 200分	20	7.1 病人结果	60	a.科室当月门诊就诊病人量	20		定量
				b.科室当月住院病人出院量	40		定量
		7.2质量结果	40	a.当月科室质量安全达到要求	40		定量
		7.3财务结果	100	与上年度同月水平比达到增长幅度	100		定量
满分	**990分**	定性指标得分		定量指标得分		最后得分	

17.1 内科系统科室晚班与后夜护士卓越绩效考评定性标准(表二)

被考评者姓名		岗位					部门			
职能部门领导·定性指标·满意度测评内容						满意度测评等级				
一级指标	三级定性指标内容测评			本项满分	测评方式	卓越	优秀	良好	一般	得分
1 管理能力 80分	1.1 a. 岗位工作能力、管理病人			20	定性		20	16	12	
	1.1 b. 核心制度与相关制度执行能力			40	定性					
	扣罚细则:一项制度或一次执行不到位扣3分									
	1.2 a. 工作主动性、积极性、责任心			10	定性		10	8	6	
	1.2 b. 上班尊重劳动纪律,尽职尽责			10	定性					
	奖罚细则:上班不接收快递包裹,发现接收一次扣5分,上班时带熟人检查、看病一次扣5分,上班干私活吃零食一次扣5分,进入病房治疗关手机一次不关扣5分,上班上网、玩手机微信查资料打游戏发现一次扣10分,上班相互闲扯一次扣5分									
2 过程控制 工作数量 工作质量 工作效率 120分	2.2 c. 处理问题考虑全面遵循伦理原则			30	定性					
	扣罚细则:处理护理问题考虑全面,遵循伦理法律原则,违规一次扣5分									
	2.3 b. 督促病人按时休息,病情观察			30	定性					
	扣罚细则:病人不能按时休息一人次扣1分病情观察不认真病人有问题一次扣10分									
	2.3 d. 履行科室绩效考核与管理职责			20	定性					
	奖罚细则:履行质量管理绩效考核小组职责,不履行职责扣10分;每月科室质控检查上报结果,少检查一次扣5分,上报结果延误扣5分									
	2.3 e. 护理文件书写合格率			20	定性	一处不符合标准扣5分				
	2.4 a. 病人疼痛的治疗与评估			20	定性					
	扣罚细则:病人疼痛的治疗与评估,正确处理病人疼痛,符合医院、科室业务与技术和管理的标准规定要求,不正确评估病人疼痛,一次扣1分									
3 论文科研 50分	3. a. 个人理论知识与临床带教工作			10	定性		10	8	6	
	3. b. 参加护士培训与学术活动落实			20	定性		20	16	12	
	3. c. 论文与护理科研计划并落实			20	定性	一项不符合要求扣5分				
4 职业道德 50分	4.1 a. 严禁议论医院科室领导长短			10	定性		10	8	6	
	4.1 b. 工作积极性、主动性、责任心			20	定性		20	16	12	
	4.2 按规定参加科室组织公益活动			20	定性					
	奖罚细则:按规定参加医院科室组织公益活动,一项、次不符合要求扣10分									
5 团队管理 40分	5.1 a. 团队精神好,与同事和谐相处			20	定性		20	16	12	
	5.2 工作现场"7S管理"与环境维护			20	定性		20	16	12	
6 满意测评 持续改进 100分	6.1 a. 门诊病人、住院病人满意度			50	定性		50	40	30	
	6.1 b. 患者出院后健康指导制度流程			10	定性					
	奖罚细则:患者出院后健康指导制度流程符合医院、科室业务与技术和管理的标准规定要求,无患者健康与出院指导制度、流程,少执行一项扣5分									
	6.2 本科室员工的满意度			20	定性		20	16	12	
	6.3 针对问题缺陷有持续改进计划			20	定性		20	16	12	
	扣罚细则:针对本科室护理、自己岗位工作、工作质量、查对、制度执行、基础与专业能力、应该的绩效检查、督导、患者服务等,对存在的问题与缺陷提出控制措施改进意见,有持续改进计划、事实、流程、措施、效果,少一个环节扣5分									
科室		本表定性指标满分		**440分**		定性指标最后得分				

17.2 内科系统科室晚班与后夜护士卓越绩效考评定量标准(表三)

一级指标 (分值)	权重 %	二级指标		三级指标		绩效考评	得分
		考评内容	分值	考评内容	分值	扣分细则	
2 过程控制 工作数量 工作质量 工作效率 330分	33	2.1 工作流程	90	a.掌握应急预案制度和措施及处理流程	20	掌握应急预案制度流程,一次项处理不符合扣5分	
				b.按规定时间参加院内、外相关会议	20	会议迟到或早退一次扣5分,缺席一次会议扣10分。值班、交班一次不清楚或不签字扣5分。按规定少上一次夜班或晚班扣5分	
				c.值班、交接班、物品核对、签字落实	20		
				d.按规定上夜班和晚班	30		
		2.2 工作数量	110	a.护理危重和一级护理病人数量符合要求	30	与上年度同月比较少一人次扣5分。不掌握科室夜晚病房动态情况发生问题一次扣10分。不按规定开关电源和气候开关门窗,发生问题一次扣5分。护理患者数与上年度同月比较少一人次患者扣5分	
				b.掌握科室夜、晚病房动态情况符合要求	30		
				d.按规定开关电源和根据气候变化开、关门窗	20		
				e.按照分配,承担责任制护理患者数量	30		
		2.3 工作质量	50	a.掌握本科室常规抢救仪器使用的方法,不能掌握仪器使用方法按照规定扣罚符合要求	30	掌握本科室常规抢救仪器使用的方法,不能掌握仪器使用方法,发生问题一次扣10分	
				c.值班时间,第一时间接待入院患者并办手续	20	不能第一时间接待入院患者和办理手续扣5分	
		2.4 工作效率	80	b.正确时间,执行正确的病人医嘱	30	正确时间,执行正确的病人医嘱,执行医嘱不正确扣5分,执行病人医嘱错误一次扣6分。准备下一班治疗药品差错一次扣5分。与上年度同月比较少一人次扣5分	
				c.正确准备下一班次治疗药品和相关物品	20		
				d.本班次人员岗位输液、治疗、护理患者的总数量符合规定要求	30		
5 团队管理 20分	2	5.1 环境意识	20	b.手卫生、院感、消毒隔离、废物处理	20	不按规定、达不到要求一次或者一项扣10分	
7 科室 绩效结果 200分	20	7.1 科室 病人结果	60	a.当月门诊就诊病人	20	达到去年指标水平并达到医院规定增长幅度得满分,降低1%扣10分,增加1%奖5分	
				b.当月出院病人数量与上年度同月比达到标准	40		
		7.2 科室 质量结果	40	a.医疗质量达到要求	20	达到去年指标水平并达到医院规定增长幅度得满分,降低1%扣10分,增加1%奖5分	
				b.当月安全指标与上年度同月比较并达到要求	20		
		7.3 科室 财务结果	100	当月医疗收入利润与上年度同月比较,并且达到医院规定增长幅度	100	达到去年指标水平并达到医院规定增长幅度得满分,降低1%扣10分,增加1%奖5分	
科室				本表定量指标满分	**550分**	**定量指标合计得分**	

18. 内科系统科室总务班护士卓越绩效考评标准 (表一)

一级指标 (分值)	权重 %	二级指标		三级指标		得分	考核 方式
		考评内容	分值	绩效考评扣分细则	分值		
1 管理能力 执行能力 80分	8	1.1 管理能力 执行能力	60	a. 管理物资、病房的能力	10		定性
				b. 规章制度、医护常规执行能力	50		定性
		1.2 工作计划	20	a. 工作主动性、积极性、责任心	10		定性
				b. 上班尊重劳动纪律,尽职尽责	10		定性
2 过程控制 工作数量 工作质量 工作效率 470分	47	2.1 工作流程	90	a. 参加晨间,听取夜间病情报告	20		定性
				b. 按规定时间参加院内各种会议	20		定量
				c. 交接班物品药品核对签字落实	20		定量
				d. 协助护士安排病人医技检查	30		定量
		2.2 工作数量	130	a. 保证科室各种物资物品的使用	50		定量
				b. 没有迟到早退和旷工	20		定量
				c. 保证科室仪器设备使用状态	20		定量
				d. 定期清点科室物品的使用与管理	20		定性
				e. 正确与供应室洗浆房交换物品	20		定量
		2.3 工作质量	130	a. 负责物品报损与维修,做好登记	20		定量
				b. 协助护士长管理工作	20		定性
				c. 科室物资没有丢失、账物相符	40		定性
				d. 重视科室成本管理	20		定性
				e. 病人住院中的床铺管理	30		定性
		2.4 工作效率	120	a. 第一时间为新入院病人铺好床	30		定性
				b. 监护室与交换敷料室物品管理	30		定量
				c. 护理文件书写合格率	40		定量
				d. 一次性物品请领使用符合要求	20		定量
3 论文科研 50分	5	论文科研 "三基"考试	50	a. 论文与护理科研计划并落实	20		定性
				b. 心肺复苏、"三基"考试	20		定量
				c. 专科护理理论与知识和技能	10		定性
4 职业道德 50分	5	4.1 团队精神	20	关心同事、自觉合作、乐于助人	20		定性
		4.2 有效沟通	30	a. 按照规定着装、医患沟通	20		定性
				b. 积极参加继续教育培训	10		定量
5 团队管理 50分	5	5.1 社会责任	30	a. 参加公益活动愿意承担额外工作	10		定性
				b. 手卫生院感消毒隔离废物处理	20		定量
		5.2 环境意识	20	科室、库房及相关场所"7S 管理"	20		定性
6 满意测评 持续改进 100分	10	6.1 病人满意度	50	每月最少测评一次门诊出院病人的满意度,也可取测评几次的平均值	50		定性
		6.2 本科满意	20	本科医护人员对护士满意度	20		定性
		6.3 持续改进	30	针对问题与缺陷持续改进计划	30		定性
7 科室 绩效结果 200分	20	7.1 病人结果	50	a. 科室当月门诊就诊病人量	20		定量
				b. 科室当月住院病人出院量	30		定量
		7.2 质量结果	50	a. 当月科室质量达到要求	30		定量
				b. 当月科室安全无事故	20		定量
		7.3 财务结果	100	医疗利润与上年度同月增加比较	100		定量
满分	**1000分**	**定性指标得分**		**定量指标得分**		**最后得分**	

18.1 内科系统科室总务班护士卓越绩效考评定性标准(表二)

被考评者姓名		岗位			部门			
职能部门领导·定性指标·满意度测评内容					满意度测评等级			
一级指标	三级定性指标内容测评	本项满分	测评方式	卓越	优秀	良好	一般	得分
1 管理能力 80分	1.1 a. 管理物资、病房的能力	10	定性		10	8	6	
	1.1 b. 规章制度、医护常规执行能力	50	定性					
	扣罚细则:规章制度、执行力符合规定与标准要求,一次执行不到位扣3分							
	1.2 a. 工作主动性、积极性、责任心	10	定性		10	8	6	
	1.2 b. 上班尊重劳动纪律,尽职尽责	10	定性					
	奖罚细则:上班不接收快递包裹,发现接收一次扣5分,上班时带熟人检查、看病一次扣5分,上班干私活吃零食一次扣5分,进入病房治疗关手机一次不关扣5分,上班上网、玩手机微信查资料打游戏发现一次扣10分,上班相互闲扯一次扣5分							
2 过程控制 工作数量 工作质量 工作效率 180分	2.1 a. 参加晨间听取夜间病情报告	20	定性					
	扣罚细则:参加晨间交班,听取夜间病情报告,随后参加晨间护理,一次不到扣5分							
	2.2 d. 定期清点科室物品使用与管理	20	定性					
	扣罚细则:定期清点科室物品的使用与管理,一次缺物影响使用扣5分							
	2.3 b. 协助护士长管理工作	20	定性					
	扣罚细则:协助护士长管理工作,不能够正确安排工作一次扣5分							
	2.3 c. 科室物资没有丢失、账物相符	40	定性					
	扣罚细则:科室物资没有丢失、账,符合医院业务与技术和管理的标准规定要求,差错一项、次扣5分;丢失一次物品扣20分;科室因为丢失物品损失严重扣40分							
	2.3 d. 重视科室成本管理	20	定性					
	扣罚细则:重视科室成本管理,科室总成本较上年度增加1%扣5分							
	2.3 e. 病人住院中的床铺管理	30	定性					
	扣罚细则:病人住院中的床铺管理,床铺管理,患者不满意一次扣5分							
	2.4 a. 第一时间接待入院病人	30	定性					
	扣罚细则:符合规定与标准要求不能第一时间接待病人,一个病人有意见扣5分							
3 论文科研 40分	3. a. 论文与护理科研计划并落实	20	定性	一项完不成扣5分				
	3. c. 专科护理理论与知识和技能	20	定性		10	8	6	
4 职业道德 40分	4.1 关心同事、自觉合作、乐于助人	20	定性		20	16	12	
	4.2 a. 按照规定着装、医患沟通	20	定性					
	扣罚细则:达到要求得满分,一次着装不整齐扣1分,医患沟通不好一次扣3分							
5 团队管理 30分	5.1 a. 参加公益活动承担额外工作	10	定性		10	8	6	
	5.2 科室、库房及相关场所"7S管理"	20	定性					
	扣罚细则:达到要求得满分,病房或走廊,一项、次达不到要求扣2分							
6 满意测评 持续改进 100分	6.1 门诊病人、住院病人满意度	50	定性		50	40	30	
	6.2 本科医护人员对护士满意度	20	定性		20	16	12	
	6.3 针对问题缺陷有持续改进计划	30	定性					
	扣罚细则:针对本科室护理、自己岗位工作、工作质量、查对、制度执行、基础与专业能力、应该的绩效检查、督导、患者服务等,对存在的问题与缺陷提出控制措施改进意见,有持续改进计划、事实、流程、措施、效果,少一个环节扣5分							
科室		本表定性指标满分	470分	定性指标最后得分				

18.2 内科系统科室总务班护士卓越绩效考评定量标准（表三）

一级指标（分值）	权重%	二级指标 考评内容	分值	三级指标 考评内容	分值	绩效考评 扣分细则	得分
2 过程控制 工作数量 工作质量 工作效率 290分	29	2.1 工作流程	70	b.按规定时间参加院内、外相关会议，包括业务学习，行政会议等	20	会议迟到一次扣5分，早退一次扣5分，缺席一次会议扣10分	
				c.交接班物品、药品、清点、核对签字落实	20	值班、交接班物品核对不签字一次扣5分。不按时安排病人到医技科室检查一人次扣5分	
				d.协助护士按时安排病人到医技科室做检查	30		
		2.2 工作数量	110	a.保证科室各种物资物品的请领、维护与使用	50	不能保证各种物资物品的使用一次扣5分，迟到或早退一次扣5分，旷工一次扣10分。不能保证科室仪器设备完好一次扣5分。不正确与供应室洗浆房交换物品差错一次扣5分	
				b.没有迟到早退和旷工	20		
				c.保证科室仪器设备完好状态，有维护记录	20		
				e.正确及时与供应室人员洗浆房交换物品	20		
		2.3 工作质量	20	a.负责物品报损与维修，做好登记	20	负责物品报损与维修，做好登记一次不记录扣5分	
		2.4 工作效率	90	b.监护室与交换敷料室物品管理符合标准要求	20	监护室与交换敷料室管理，差错一次扣5分。护理文件书写合格率降低1%扣10分，提高1%奖5分。一次性物品请领使用符合要求差错一人次扣5分	
				c.护理文件书写合格率	40		
				d.一次性物品请领使用，符合要求并建立完善的登记制度	30		
3 论文科研 20分	2	3 持续学习	20	b.按照规定心肺复苏培训、操作考试、三基考试符合要求	20	心肺复苏、三基考试符合要求得满分，一项不符合要求扣5分	
4 职业道德 10分	2	4.2 继续教育	10	b.能够积极参加医院、科室规定的继续教育培训项目符合规定要求	10	积极参加继续教育培训符合要求得满分，一次不参加扣5分	
5 团队管理 20分	2	5.1 环境意识	20	b.手卫生、院感、消毒隔离、废物处理	20	按规定处理废物满分，不按规定处理一次扣5分	
7 科室 绩效结果 200分	20	7.1 科室 病人结果	50	a.当月门诊就诊病人	20	达到去年指标水平并达到医院规定增长幅度得满分，降低1%扣10分，增加1%奖5分	
				b.当月出院病人数量与上年度同月比达到标准	30		
		7.2 科室 质量结果	50	a.医疗质量达到要求	30	达到去年指标水平并达到医院规定增长幅度得满分，降低1%扣10分，增加1%奖5分	
				b.当月安全指标与上年度同月比较并达到要求	20		
		7.3 科室 财务结果	100	当月医疗收入利润与上年度同月比较，并且达到医院规定增长幅度	100	达到去年指标水平并达到医院规定增长幅度得满分，降低1%扣10分，增加1%奖5分	
科室		本表定量指标满分			540分	定量指标合计得分	

19.内科系统科室护理员卓越绩效考评标准(表一)

一级指标 (分值)	权重 %	二级指标		三级指标		得分	考核 方式
		考评内容	分值	绩效考评扣分细则	分值		
1 管理能力 执行能力 100分	10	1.1 管理能力 执行能力	60	a.工作与管理能力、同事之间团结	20		定性
				b.医护核心制度与相关规定执行力	40		定量
		1.2 工作计划	40	a.在护士长领导护士指导下工作	10		定量
				b.上班尊重劳动纪律,尽职尽责	30		定性
2 过程控制 工作数量 工作质量 工作效率 500分	50	2.1 工作流程	50	a.执行护理员的工作制度与流程	40		定量
				b.按时参加医院科室相关会议	10		定量
		2.2 工作数量	150	a.担任病人生活护理简单护理工作	50		定量
				b.跟随护士查房,了解护理重点	10		定量
				c.保持科室物品的清洁与卫生	40		定量
				d.仪器与设备卫生清洁工作	20		定量
				e.履行护理员岗位职责与任务	30		定量
		2.3 工作质量	150	a.保持洗漱间卫生清洁无臭味	50		定量
				b.随时巡视病房,应接病人呼唤	30		定性
				c.保持病房楼梯卫生清洁无臭味	10		定量
				d.执行预防患者跌倒坠床压疮制度	30		定性
				e.做好病人入院前的准备工作和出院后床单位整理和 清洁工作	30		定性
		2.4 工作效率	150	a.及时收集病人、并送出临时化验标本和其他外送病人 物品工作	40		定性
				b.护理员独立工作能力	50		定性
				c.护理员独立解决卫生工作能力	50		定性
				d.处理问题考虑全面遵循伦理原则	10		定性
3 卫生管理 60分	6	卫生管理 卫生清洁	60	a.科室整体卫生与清洁	20		定性
				b.保持重病人床单位卫生与整洁	20		定性
				c.保持病房空床的卫生与整洁	20		定性
4 职业道德 60分	6	4.1团队管理	20	关心同事、自觉合作、乐于助人	20		定性
		4.2 问题解决	40	a.处理患者和家属的相关问题	20		定性
				b.上班时手卫生符合要求	20		定性
5 社会责任 60分	6	5.1 社会责任	40	a.参加公益活动愿意承担额外工作	20		定性
				b.院感、消毒隔离、废物处理	20		定量
		5.2 整理用品	20	现场"7S管理"、收回出院患者用品	20		定量
6 满意测评 持续改进 120分	12	6.1 满意度 患者饮食	80	a.门诊病人、住院病人满意度	40		定性
				b.饮食与开水落实到每位患者	40		定性
		6.2 本科满意	30	本科室员工的满意度	30		定性
		6.3 持续改进	10	针对问题缺陷有持续改进计划	10		定性
7科室 绩效结果 100分	10	7.1 病人结果	30	a.科室当月门诊急诊就诊病人量	10		定量
				b.科室当月住院病人出院量	20		定量
		7.2 质量结果	20	a.当月科室质量达到要求	10		定量
				b.当月科室安全无事故	10		定量
		7.3 财务结果	50	医疗利润与上年度同月增加比较	50		定量
满分	**1000分**	定性指标得分		定量指标得分		最后得分	

19.1 内科系统科室护理员卓越绩效考评定性标准(表二)

被考评者姓名		岗位			部门			
职能部门领导·定性指标·满意度测评内容					满意度测评等级			
一级指标	三级定性指标内容测评	本项满分	测评方式	卓越	优秀	良好	一般	得分
1 **管理能力** **50分**	1.1 a. 工作管理能力、同事之间团结	20	定性		20	16	12	
	1.2 d. 上班尊重劳动纪律,尽职尽责	30	定性					
	奖罚细则:上班不接收快递包裹,发现接收一次扣5分,上班时带熟人检查、看病一次扣5分,上班干私活吃零食一次扣5分,进入病房治疗关手机一次不关扣5分,上班上网、玩手机微信查资料打游戏发现一次扣10分,上班相互闲扯一次扣5分							
2 **过程控制** **工作数量** **工作质量** **工作效率** **240分**	2.3 b. 随时巡视病房,应接病人呼唤	30	定性					
	奖罚细则:随时巡视病房卫生,应接病人生活呼唤,协助生活不能自理的病人进食、起床活动及递送大、小便器符合规定与标准要求,一次服务不到位扣5分							
	2.3 d. 患者预防跌倒坠床压疮制度	30	定性					
	扣罚细则:熟悉预防患者跌倒、坠床、压疮制度和高危患者跌倒、坠床、压疮风险评估,熟悉患者跌倒、坠床、压疮处理流程。没执行制度、流程,一项、次扣10分							
	2.3 e. 做好病人入院前的准备工作	30	定性					
	扣罚细则:做好病人入院前的准备工作和出院后床单、铺位的整理以及终末消毒工作。协助护士搞好被服、家具清洁和管理工作符合规定要求。一项工作做不好扣5分							
	2.4 a. 及时收集送出临时化验标本	40	定性					
	扣罚细则:及时收集送出临时化验标本和其他外送病人工作一项工作做不到扣5分							
	2.4 b. 护理员独立工作能力	50	定性					
	奖罚细则:重点负责整理床单位,检查病房卫生,督促家属保持病房卫生,避免使用电器,发现物品损坏,及时通知后勤维修更换,护理查房未发现问题一次扣5分							
	2.4 c. 护理员独立解决卫生工作能力	50	定性		50	40	30	
	2.4 d 处理问题考虑全面遵循伦理原则	10	定性		10	8	6	
3 **卫生管理** **60分**	3. a. 科室整体卫生与清洁	20	定性		20	16	12	
	3. b. 保持重病人床单位卫生与整洁	20	定性		20	16	12	
	3. c. 保持病房空床的卫生与整洁	20	定性		20	16	12	
4 **职业道德** **60分**	4.1 关心同事、自觉合作、乐于助人	20	定性		20	16	12	
	4.2 a. 处理患者和家属的相关问题	20	定性		20	16	12	
	4.2 b. 上班时手卫生符合要求	20	定性		20	16	12	
5 社会责任 **20分**	5.2 a. 参加公益活动,承担额外工作	20	定性		20	16	12	
	奖罚细则:参加公益活动满分,少参加一次扣5分,没有承担额外工作扣5分							
6 **满意测评** **持续改进** **120分**	6.1 a 门诊病人、住院病人满意度	40	定性		40	32	24	
	6.1 b. 协助患者饮食落实到每位患者	40	定性					
	奖罚细则:饮食与开水落实到每位患者,一人次患者没有饮食或者开水扣5分							
	6.2 本科室员工的满意度	30	定性		30	24	18	
	6.3 针对问题缺陷有持续改进计划	10	定性					
	扣罚细则:针对本科室护理、自己岗位工作、工作质量、查对、制度执行、基础与专业能力、应该的绩效检查、督导、患者服务等,对存在的问题与缺陷提出控制措施改进意见,有持续改进计划、事实、流程、措施、效果,少一个环节扣5分							
科室		本表定性指标满分	550 分	定性指标最后得分				

19.2 内科系统科室护理员卓越绩效考评定量标准(表三)

一级指标 (分值)	权重 %	二级指标 考评内容	分值	三级指标 考评内容	分值	绩效考评 扣分细则	得分
1 管理能力 执行能力 50分	5	1.1 执行能力	40	b.医院与科室制度与相关规定的执行能力	40	制度一项不执行扣5分,影响不好扣10分	
		1.2 规划计划	10	a.在护士长领导与护士指导下进行工作	10	在护士长领导护士指导下工作,工作不好扣10分	
2 过程控制 工作数量 工作质量 工作效率 260分	26	2.1 工作流程	50	a.执行科室制定的护理员工作制度与流程	40	执行医院与科室制定的护理员工作制度与流程操作,执行不好一次扣5分。会议迟到或早退一次扣5分缺席一次扣10分	
				b.按时、按照规定参加医院或者科室召开的相关会议符合规定要求	10		
		2.2 工作数量	150	a.担任病人生活护理简单的护理工作	50	担任病人生活护理和简单的护理技术工作,工作不到位扣5分。跟随护士长或护士查房、了解护理重点,不能够掌握护理重点扣5分。不能够保持科室各种物品的清洁与卫生扣10分。仪器与设备的清洁、保养不好扣5分。不能够履行科室护理员的岗位职责与任务扣10分	
				b.跟随护士长或护士查房、了解护理重点	10		
				c.保持科室各种物品的清洁与卫生	40		
				d.负责科室仪器与设备的卫生清洁工作	20		
				e.上班时间能够履行科室护理员的岗位职责与规定任务	30		
		2.3 工作质量	60	a.保持洗漱间卫生清洁并做到无臭味	50	不能够保持洗漱间卫生清洁并做不到无臭味扣5分。不能够保持科室各个病房楼梯的卫生清洁并做不到无臭味,扣5分	
				c.保持科室各个病房、楼梯的卫生清洁,并做到整洁无臭味	10		
5 社会责任 "7S管理" 40分	4	5.1 社会责任	20	b.协助护士院感、消毒隔离、废物处理工作	20	协助护士院感、消毒隔离、废物处理工作,一次不落实扣5分。负责科室当日出院病人物品收回,没有按时收回出院患者用品的,一位患者扣5分	
		5.2 整理用品	20	现场"7S管理",负责当日出院病人物品回收工作,不能够及时收回出院患者用品按规定扣罚	20		
7 科室 绩效结果 100分	10	7.1 科室 病人结果	30	a.当月门诊就诊病人	10	达到去年指标水平并达到医院规定增长幅度得满分,降低1%扣10分,增加1%奖5分	
				b.当月出院病人数量与上年度同月比达到标准	20		
		7.2 质量结果	20	a.医疗质量达到要求	10	与上年度同月比较,降低1%扣10分,增加1%奖5分	
				b.与上年度同月比较	10		
		7.3 财务结果	50	当月医疗收入利润与上年度同月比较,并且达到医院规定增长幅度	50	达到去年指标水平并达到医院规定增长幅度得满分,降低1%扣10分,增加1%奖5分	
科室			本表定量指标满分		450分	定量指标合计得分	

20.内科系统科室卫生员卓越绩效考评标准（表一）

一级指标（分值）	权重%	二级指标		三级指标		得分	考核方式
		考评内容	分值	绩效考评扣分细则	分值		
1 管理能力 执行能力 100分	10	1.1管理能力 执行能力	70	a.工作与管理能力、同事之间团结	20		定性
				b.医护核心制度与相关规定执行力	50		定量
		1.2 工作计划	30	a.在护士长领导护士指导下工作	10		定量
				b.上班尊重劳动纪律,尽职尽责	20		定性
2 过程控制 工作数量 工作质量 工作效率 500分	50	2.1 工作流程	50	a.擦地托板、擦洗抹布分隔存放	40		定量
				b.按规定参加科室相关会议	10		定量
		2.2 工作数量	150	a.担任病房的清洁卫生工作	70		定量
				b.跟随护士查房、了解护理重点	10		定量
				c.保持科室物品的清洁与卫生	20		定量
				d.需要时仪器与设备卫生清洁工作	20		定量
				e.履行卫生员岗位职责与任务	30		定量
		2.3 工作质量	150	a.保持洗漱间卫生清洁无臭味	50		定量
				b.随时巡视病房,应接病人呼唤	30		定性
				c.保持病房楼梯卫生清洁无臭味	10		定量
				d.执行预防患者跌倒坠床压疮制度	10		定性
				e.担任病房的门、窗、地面、床头桌椅及厕所、浴室的清洁工作	50		定性
		2.4 工作效率	150	a.按照规定或者根据病人需要及时做好病房病员饮用水供应	50		定性
				b.消毒病人脸盆茶具痰盂便器用具	60		定性
				c.卫生员独立工作能力	20		定性
				d.护送病人、领送物品及外勤工作	20		定性
3 论文科研 60分	6	卫生管理 卫生清洁	60	a.优质服务、任劳任怨	10		定性
				b.工作主动性、积极性与责任心	40		定性
				c.保持病房空床的卫生与整洁	10		定性
4 职业道德 60分	6	4.1团队管理	20	关心同事、自觉合作、乐于助人	20		定性
		4.2 问题解决	40	a.处理患者和家属的相关问题	20		定性
				b.上班时手卫生符合要求	20		定性
5 团队管理 60分	6	5.1 社会责任	40	a.参加公益活动愿意承担额外工作	20		定性
				b.院感、消毒隔离、废物处理	20		定量
		5.2整理用品	20	"7S管理"负责收回出院患者生活用品	20		定量
6 满意测评 持续改进 120分	12	6.1满意度 患者饮食	80	a.门诊病人、住院病人满意度	60		定性
				b.协助配餐员做好配膳工作	20		定性
		6.2本科满意	20	本科室员工的满意度	20		定性
		6.3持续改进	20	针对问题缺陷有持续改进计划	20		定性
7科室 绩效结果 100分	10	7.1 病人结果	30	a.科室当月门诊急诊就诊病人量	10		定量
				b.科室当月住院病人出院量	20		定量
		7.2 质量结果	20	a.当月科室质量达到要求	10		定量
				b.当月科室安全无事故	10		定量
		7.3财务结果	50	医疗利润与上年度同月增加比较	50		定量
满分	1000分	定性指标得分		定量指标得分		最后得分	

20.1 内科系统科室卫生员卓越绩效考评定性标准(表二)

被考评者姓名		岗位			部门			
职能部门领导·定性指标·满意度测评内容					满意度测评等级			
一级指标	三级定性指标内容测评		本项满分	测评方式	卓越	优秀	良好	一般	得分
1 管理能力 40分	1.1 a.工作管理能力、同事之间团结	20	定性		20	16	12	
	1.2 d.上班尊重劳动纪律,尽职尽责	20	定性					
	奖罚细则:上班不接收快递包裹,发现接收一次扣5分,上班时带熟人检查、看病一次扣5分,上班干私活吃零食一次扣5分,进入病房治疗关手机一次不关扣5分,上班上网、玩手机微信查资料打游戏发现一次扣10分,上班相互闲扯一次扣5分							
2 过程控制 工作数量· 工作质量 工作效率 240分	2.3 b.随时巡视病房,应接病人呼唤	30	定性					
	奖罚细则:随时巡视病房卫生,应接病人生活呼唤,一次服务不到位扣5分							
	2.3 d.患者预防跌倒坠床压疮制度	10	定性					
	扣罚细则:熟悉预防患者跌倒、坠床、压疮制度和高危患者跌倒、坠床、压疮风险评估,熟悉患者跌倒、坠床、压疮处理流程。不执行制度、流程、一项、次扣10分							
	2.3 e.担任病房清洁工作、保持整洁	50	定性					
	扣罚细则:担任科室病房的门、窗、地面、床头桌椅、洗漱间及厕所、浴室的清洁工作,并保持经常整洁。一项工作做不好扣5分							
	2.4 a.做好保障病房病员饮用水供应	50	定性					
	扣罚细则:及时做好病房和病员的饮用水供应工作,一项工作做不到扣5分							
	2.4 b.清洁消毒病人生活用具	60	定性					
	奖罚细则:负责病房的清洁和消毒病人的脸盆、茶具、痰盂、便器、桌灯、床头、床头柜等用具,病人生活用具,一个用具清洁和消毒不符合要求扣5分							
	2.4 c.卫生员独立工作解决问题能力	20	定性		40	32	24	
	2.4 d.护送病人领送物品及外勤工作	20	定性					
	奖罚细则:护送病人领送物品、送病理检验标本及外勤工作,一项工作做不好扣5分							
3 职业素质 60分	3.a.优质服务、任劳任怨	10	定性		10	8	6	
	3.b.工作主动性、积极性与责任心	40	定性		40	32	24	
	3.c.保持病房空床的卫生与整洁	10	定性		10	8	6	
4 团队管理 60分	4.1 关心同事、自觉合作、乐于助人	20	定性		20	16	12	
	4.2 a.处理患者和家属的相关问题	20	定性		20	16	12	
	4.2 b.上班时手卫生符合要求	20	定性		20	16	12	
5 社会责任 20分	5.2 a.参加公益活动,承担额外工作	20	定性		20	16	12	
	奖罚细则:参加公益活动满分、少参加一次扣5分,没有承担额外工作扣5分							
6 满意测评 持续改进 120分	6.1 a 门诊病人、住院病人满意度	60	定性		60	48	36	
	6.1 b.协助患者饮食落实到每位患者	20	定性					
	奖罚细则:饮食与开水落实到每位患者,一人次患者没有饮食或者开水扣2分							
	6.2 本科室员工的满意度	20	定性		20	16	12	
	6.3 针对问题缺陷有持续改进计划	20	定性					
	扣罚细则:针对本科室护理、自己岗位工作、工作质量、查对、制度执行、基础与专业能力、应该的绩效检查、督导、患者服务等,对存在的问题与缺陷提出控制措施改进意见,有持续改进计划、事实、流程、措施、效果,少一个环节扣5分							
科室		本表定性指标满分	540分		定性指标最后得分			

20.2 内科系统科室卫生员卓越绩效考评定量标准(表三)

一级指标 (分值)	权重 %	二级指标 考评内容	分值	三级指标 考评内容	分值	绩效考评 扣分细则	得分
1 管理能力 执行能力 **60分**	6	1.1 执行能力	50	b.医院与科室制度与相关规定的执行能力	50	制度一项不执行扣5分,影响不好扣10分	
		1.2 规划计划	10	a.在护士长领导与护士指导下进行工作	10	在护士长领导护士指导下工作,工作不好扣10分	
2 过程控制 工作数量 工作质量 工作效率 **260分**	26	2.1 工作流程	50	a.擦地托板、擦洗抹布分隔存放符合规定要求	40	按流程把擦地托板、擦洗抹布分隔存放、分别晾晒、消毒,执行不好一次扣5分。会议迟到或早退一次扣5分缺席一次扣10分	
				b.按时、按照规定参加医院或者科室召开的相关会议符合规定要求	10		
		2.2 工作数量	150	a.担任病人生活护理简单的护理工作	70	担任病人生活护理和简单的护理技术工作,工作不到位扣5分。跟随护士长或护士查房、了解护理重点,不能掌握重病人护理重点扣5分。不能够保持科室各种物品的清洁与卫生扣10分。仪器与设备的清洁、保养不好扣5分。不能够履行科室卫生员的岗位职责与任务扣10分	
				b.跟随护士长或护士查房、了解护理重点	10		
				c.保持科室物品的清洁与卫生符合规定要求	20		
				d.需要时做好科室仪器与设备的卫生清洁工作	20		
				e.上班时间能够履行科室卫生员的岗位职责与规定任务符合规定要求	30		
		2.3 工作质量	60	a.保持洗漱间卫生清洁并做到无臭味	50	不能够保持洗漱间卫生清洁并做不到无臭味扣5分。不能够保持科室各个病房楼梯的卫生清洁并做不到无臭味,扣5分	
				c.保持科室各个病房、楼梯的卫生清洁、并做到整洁无臭味	10		
5 社会责任 "7S管理" **40分**	4	5.1 社会责任	20	b.协助护士院感、消毒隔离、废物处理工作	20	协助护士院感、消毒隔离、废物处理工作,一次不落实扣5分。负责科室当日出院病人物品收回,没有按时收回出院患者用品的,一位患者扣5分	
		5.2 整理用品	20	"7S管理"负责当日出院病人生活物品回收工作,不能及时收回出院患者用品的按规定扣罚	20		
7 科室 绩效结果 **100分**	10	7.1 科室 病人结果	30	a.当月门诊就诊病人	10	达到去年指标水平并达到医院规定增长幅度得满分,降低1%扣10分,增加1%奖5分	
				b.当月出院病人数量与上年度同月比达到标准	20		
		7.2 质量结果	20	a.医疗质量达到要求	10	与上年度同月比较,降低1%扣10分,增加1%奖5分	
				b.与上年度同月比较	10		
		7.3 科室 财务结果	50	当月医疗收入利润与上年度同月比较,并且达到医院规定增长幅度	50	达到去年指标水平并达到医院规定增长幅度得满分,降低1%扣10分,增加1%奖5分	
科室		本表定量指标满分			460分	定量指标合计得分	

二、中医内科护理人员卓越绩效考评标准

1. 中医内科护士长卓越绩效考评标准(表一)

一级指标(分值)	权重%	二级指标 考评内容	分值	三级指标 绩效考评扣分细则	分值	得分	考核方式
1 领导能力 执行能力 100分	10	1.1 领导能力 执行能力	70	a. 领导与管理能力、领导之间团结	20		定性
				b. "18项核心制度"与相关规定执行力	50		定量
		1.2 工作计划	30	a. 护理规划,年、月、周工作计划与总结	20		定量
				b. 护理应急预案与执行效果	10		定性
2 过程控制 工作数量 工作质量 工作效率 400分	40	2.1 工作流程	30	a. 按照PDCA循环管理制度与流程	20		定量
				b. 按时填写并上报护士长手册	10		定量
		2.2 工作数量	150	a. 质量管理组织健全,履行职责	30		定量
				b. "三查七对"与医嘱执行与落实	50		定量
				c. 落实护理临床路径单病种管理	20		定量
				d. 按时参加各种会议上报数据正确	20		定量
				e. 护理管理评价标准检查结果	30		定量
		2.3 工作质量	120	a. 基础、专科、责任中医护理落实	20		定量
				b. 有完整的护士职责与岗位说明书	20		定性
				c. 落实护理管理目标和质量控制	20		定量
				d. "三基"考试、心肺复苏与培训	20		定性
				e. 有危重患者安全护理制度和措施	20		定性
				f. 护理质量管理评价标准符合要求	20		定性
		2.4 中医护理特色	100	a. 专科中医特色护理提供康复服务	30		定性
				b. 成本支出、耗材、药占收入比例	40		定性
				c. 中医特色护理查房会诊病例讨论	30		定性
3 教学带教 论文科研 100分	10	3.1 教学带教	30	b. 按照规定完成教学课时和次数	10		定量
				b. 带教医学生实习进修生人数内容	20		定量
		3.2 论文科研	70	a. 论文学术活动培训内容符合要求	20		定量
				b. 课题进展时间与完成科研成果	50		定量
4 职业道德 社会责任 50分	5	4.1 职业道德	30	a. 严禁出具假诊断证明并盖章	10		定性
				b. 严禁乱收费与接受吃、请和红包	20		定量
		4.2 社会责任	20	a. 应急预案、外派工作、多点职业	10		定性
				b. 医德医风、社会责任符合要求	10		定性
5 团队精神 沟通协调 50分	5	5.1 团队管理	30	a. 科室团队精神与团队管理	10		定性
				b. 消毒、隔离、废物处理符合要求	20		定性
		5.2 协调沟通	20	a. 维护医院、科室荣誉、爱心服务	10		定性
				b. 与相关科室与院外相关单位沟通	10		定性
6 满意测评 100分	10	6.1 满意度	60	门诊病人、住院病人满意度	60		定性
		6.2 本科满意	20	本科室员工的满意度	20		定性
		6.3 持续改进	20	针对问题缺陷有持续改进计划	20		定性
7 科室 绩效结果 200分	20	7.1 病人结果	70	a. 科室当月门诊急诊就诊病人量	70		定量
		7.2 质量结果	30	a. 当月科室质量达到要求	30		定量
		7.3 财务结果	100	医疗利润与上年度同月增加比较	100		定量
满分	**1000分**	定性指标得分		定量指标得分		最后得分	

1.1 中医内科护士长卓越绩效考评定性标准(表二)

被考评者姓名		岗位			部门				
一级指标	三级定性指标内容测评		本项满分	测评方式	卓越	优秀	良好	一般	得分
1 **管理能力** **30分**	1.1 a. 领导管理能力、领导之间团结		20	定性		20	16	12	
	1.2 b. 护理应急预案与执行效果		10	定性					
	扣罚细则:没有护理应急预案扣10分,没有执行效果评价扣10分								
2 **过程控制** **工作数量** **工作质量** **工作效率** **180分**	2.3 b. 有完整护士职责与岗位说明书		20	定性	缺一项扣5分				
	2.3 d. "三基"考试、心肺复苏与培训		20	定性	一人次不合格扣5分				
	2.3 e. 有危重患者安全护理制度措施		20	定性	少一制度或措施扣5分				
	2.3 f. 护理质量管理评价标准		20	定性					
	奖罚细则:按本院护理管理文件,由护理部及相关部门检查,包括,安全用药、输血、分级护理、中医护理文书、不良事件、服务质量、护理投诉、护理培训、护理业务与技术管理、手卫生、院感、消毒隔离、废物处理等,一项、次不符合要求扣5分								
	2.4 a. 中医特色护理提供康复服务		30	定性					
	奖罚细则:中医护理常规操作符合技术项目标准要求,科室未开展合适本科室的中医护理常规操作、未开展中医特色护理技术项目,少一项、次扣10分,未开展扣30分								
	2.4 b. 成本支出、耗材药占收入比例		40	定性					
	奖罚细则:成本支出、耗材、药占收入比例与上年度同期比较,并且达到医院规定的减少幅度符合医院、科室业务与技术和管理的标准规定要求,一项、次增加1%扣10分								
	2.4 e. 特色护理查房、会诊、病例讨论		30	定性					
	奖罚细则:护理每日晨会后交接班,病房中医特色护理查房、中医特色会诊、中医护理病例讨论,体现中医特色护理,没有体现中医特色护理,一项、次扣10分								
4 **职业道德** **社会责任** **30分**	4.1 a. 严禁出具假诊断证明并盖章		10	定性					
	奖罚细则:严禁出具假诊断证明并盖章,违规一项、次扣10分								
	4.2 a. 应急预案、外派工作多点职业		10	定性	一次不规范扣5分				
	4.2 b. 医德医风、社会责任符合要求		10	定性		10	8	6	
5 **团队精神** **沟通协调** **50分**	5.1 a. 科室团队精神与团队管理		10	定性					
	奖罚细则:科室团队精神与团队管理,科室不团结扣10分								
	5.1 b. 消毒隔离废物处理符合要求		20	定性					
	奖罚细则:消毒隔离废物处理符合要求,一项、次不符合要求扣10分								
	5.2 a. 维护医院、科室荣誉、爱心服务		10	定性					
	奖罚细则:维护医院、科室荣誉、爱心服务,一项、次不符合要求扣5分								
	5.2 b. 与相关科室院外相关单位沟通		10	定性					
	奖罚细则:与相关科室院外相关单位沟通,符合规定要求,一项、次不符合要求扣5分								
6 **满意测评** **持续改进** **100分**	6.1 a 门诊病人、住院病人满意度		60	定性					
	扣罚细则:门诊病人、住院患者满意度达到规定95%,达不到标准,降低1%扣10分								
	6.2 本科员工的满意度		20	定性		20	16	12	
	6.3 针对问题缺陷有持续改进计划		20	定性					
	扣罚细则:科室每月针对护理治疗、特色护理、护理质量、护理查房、用药、值班、疫情报告、登记、自查、门诊、抢救室设置、病人就诊流程等问题与缺陷和投诉及纠纷处理符合要求,有持续改进计划、事实、流程、措施、效果,少一个环节扣5分								
科室		本表定性指标满分		390分		定性指标最后得分			

1.2 中医内科护士长卓越绩效考评定量标准(表三)

一级指标 (分值)	权重%	二级指标 考评内容	分值	三级指标 考评内容	分值	绩效考评 扣分细则	得分
1 管理能力 执行能力 70分	7	1.1 执行能力	50	b."18项核心制度"与相关规定执行力	50	核心制度一项执行不好扣5分,其他执行不好扣5分	
		1.2 规划计划	20	a.护理规划,年、月、周工作计划与总结	20	规划、年度、月度、周计划与总结,少一项扣10分	
2 过程控制 工作数量 工作质量 工作效率 220分	22	2.1 工作流程	30	a.按照PDCA循环管理制度流程符合规定要求	20	没有PDCA制度流程各扣5分。护士长手册推迟上报一天一次扣10分。	
				b.上报护士长手册	10		
		2.2 工作数量	150	a.质量管理组织健全,履行职责符合规定要求	30	质量管理组织健全,履行职责,不履行科室质量管理小组职责扣10分。三查七对、医嘱差错一次扣5分。落实护理临床路径单病种管理,没有落实护理临床路径单病种管理,一项、次扣10分。会议迟到或早退一次扣5分,缺席一次扣10分	
				b."三查七对"医嘱执行	50		
				c.落实护理临床路径单病种管理符合规定要求	20		
				d.按时参加医院、科室召开的各种会议、按照规定上报医院科室规定的各种数据并正确符合规定与标准要求	20		
				e.护理管理评价标准检查结果符合规定要求	30	护理管理评价标准检查结果,一项不符扣5分	
		2.3 工作质量	40	a.中医特色基础、专科、整体责任护理落实	20	一项、次中医护理不落实扣10分	
				c.落实护理管理目标和质量控制符合规定要求	20	一项、次不落实护理管理目标和质量控制扣10分	
3 教学带教 论文科研 100分	10	3.1 教学带教	40	a.按照规定完成教学课时和次数符合规定要求	20	少一个学时课程扣5分,少一节教学扣10分	
				b.带教医学生实习进修生人数带教内容	20	与去年同月比,并达到规定增长幅度减少1%扣10分	
		3.2 论文科研	60	a.论文学术培训内容	20	一项不符合扣10分	
				b.按规定把握课题进展时间完成科研成果	40	按规定科研课题进展与完成成果一项不符合扣10分	
4职业道德 20分	2	4.1 职业道德	20	b.严禁乱收费与接受吃、请和红包	20	严禁乱收费与接受吃、请和红包,违规一次扣20分	
7 科室 绩效结果 200分	20	7.1 病人结果	70	当月出院病人与上年度同月比较并达增长幅度	70	达到规定增长幅度,降低1%扣10分,增加1%奖5分	
		7.2 质量结果	30	当月质量安全与上年度同月比较并达增长幅度	30	达到规定增长幅度,降低1%扣10分,增加1%奖5分	
		7.3 科室 财务结果	100	当月医疗收入利润与上年度同月比较,并且达到医院规定增长幅度	100	达到去年指标水平并达到医院规定增长幅度得满分,降低1%扣10分,增加1%奖5分	
科室				本表定量指标满分	**610分**	**定量指标合计得分**	

2.中医内科病区护士长卓越绩效考评标准(表一)

一级指标 (分值)	权重 %	二级指标		三级指标		得分	考核 方式
		考评内容	分值	绩效考评扣分细则	分值		
1 领导能力 执行能力 100分	10	1.1 领导能力 执行能力	70	a.领导与管理能力、领导之间团结	20		定性
				b."18项核心制度"与相关规定执行力	50		定量
		1.2 工作计划	30	a.护理规划,年、月、周工作计划与总结	20		定量
				b.护理应急预案与执行效果	10		定性
2 过程控制 工作数量 工作质量 工作效率 480分	48	2.1 工作流程	30	a.按照PDCA循环管理制度与流程	20		定量
				b.按时填写并上报护士长手册	10		定量
		2.2 工作数量	170	a.质量管理组织健全,履行职责	30		定量
				b."三查七对"与医嘱执行与落实	30		定量
				c.落实护理临床路径单病种管理	20		定量
				d.按时参加各种会议上报数据正确	20		定量
				e.办公物品请领、物资账物相符	20		定量
				f.护理管理评价标准检查结果	50		定量
		2.3 工作质量	180	a.基础、专科、责任中医护理落实	30		定量
				b.有完整的护士职责与岗位说明书	20		定性
				c.落实护理管理目标和质量控制	30		定量
				d."三基"考试、心肺复苏与培训	20		定性
				e.有危重患者安全护理制度和措施	20		定性
				f.护理质量管理评价标准符合要求	60		定性
		2.4 中医护理特色	100	a.专科中医特色护理提供康复服务	30		定性
				b.成本支出、耗材、药占收入比例	40		定性
				c.中医特色护理查房会诊病例讨论	30		定性
3 教学带教 论文科研 100分	10	3.1 教学带教	30	b.按照规定完成教学课时和次数	10		定量
				b.带教医学生实习进修生人数内容	20		定量
		3.2 论文科研	70	a.论文学术活动培训内容符合要求	20		定量
				b.课题进展时间与完成科研成果	50		定量
4 职业道德 社会责任 60分	6	4.1 职业道德	40	a.严禁出具假诊断证明并盖章	10		定性
				b.严禁乱收费与接受吃、请和红包	30		定量
		4.2 社会责任	20	a.应急预案、外派工作、多点职业	10		定性
				b.医德医风、社会责任符合要求	10		定性
5 团队精神 沟通协调 60分	6	5.1 团队管理	40	a.科室团队精神与团队管理	20		定性
				b.消毒、隔离、废物处理符合要求	20		定性
		5.2 协调沟通	20	a.维护医院、科室荣誉、爱心服务	10		定性
				b.与相关科室与院外相关单位沟通	10		定性
6 满意测评 100分	10	6.1 满意度	60	门诊病人、住院病人满意度	60		定性
		6.2 本科满意	20	本科室员工的满意度	20		定性
		6.3 持续改进	20	针对问题缺陷有持续改进计划	20		定性
7科室 绩效结果 200分	20	7.1 病人结果	70	科室当月门诊急诊就诊病人量	70		定量
		7.2 质量结果	30	当月科室质量达到要求	30		定量
		7.3 财务结果	100	医疗利润与上年度同月增加比较	100		定量
满分	**1100分**	**定性指标得分**		**定量指标得分**		**最后得分**	

2.1 中医内科病区护士长卓越绩效考评定性标准（表二）

被考评者姓名		岗位				部门				
一级指标	三级定性指标内容测评		本项满分	测评方式	卓越	优秀	良好	一般	得分
1 管理能力 30分	1.1 a.领导管理能力、领导之间团结		20	定性		20	16	12	
	1.2 b.护理应急预案与执行效果		10	定性					
	扣罚细则：没有护理应急预案扣10分，没有执行效果评价扣10分								
2 过程控制 工作数量 工作质量 工作效率 220分	2.3 b.有完整护士职责与岗位说明书		20	定性	缺一项扣5分				
	2.3 d."三基"考试、心肺复苏与培训		20	定性	一人次不合格扣5分				
	2.3 e.有危重患者安全护理制度措施		20	定性	少一制度或措施扣5分				
	2.3 f.护理质量管理评价标准：		60	定性					
	奖罚细则：按本院护理管理文件，由护理部及相关部门检查，包括，安全用药、输血、分级护理、中医护理文书、不良事件、服务质量、护理投诉、护理培训、护理业务与技术管理、手卫生、院感、消毒隔离、废物处理等，一项、次不符合要求扣5分								
	2.4 a.中医特色护理提供康复服务		30	定性					
	奖罚细则：中医护理常规操作符合技术项目标准要求，科室未开展适合本科室的中医护理常规操作、未开展中医特色护理技术项目，少一项、次扣10分，未开展扣30分								
	2.4 b.成本支出、耗材药占收入比例		40	定性					
	奖罚细则：成本支出、耗材、药占收入比例与上年度同期比较，并且达到医院规定的减少幅度符合医院、科室业务与技术和管理的标准规定要求，一项、次增加1%扣10分								
	2.4 e.特色护理查房、会诊、病例讨论		30	定性					
	奖罚细则：护理每日晨会后交接班、病房中医特色护理查房、中医特色会诊、中医护理病例讨论，体现中医特色护理，没有体现中医特色护理，一项、次扣10分								
4 职业道德 社会责任 30分	4.1 a.严禁出具假诊断证明并盖章		10	定性					
	奖罚细则：严禁出具假诊断证明并盖章，违规一项、次扣10分								
	4.2 a.应急预案、外派工作多点职业		10	定性	一次不规范扣5分				
	4.2 b.医德医风、社会责任符合要求		10	定性		10	8	6	
5 团队精神 沟通协调 60分	5.1 a.科室团队精神与团队管理		20	定性					
	奖罚细则：科室团队精神与团队管理，科室不团结扣10分								
	5.1 b.消毒隔离废物处理符合要求		20	定性					
	奖罚细则：消毒隔离废物处理符合要求，一项、次不符合要求扣10分								
	5.2 a.维护医院、科室荣誉、爱心服务		10	定性					
	奖罚细则：维护医院、科室荣誉、爱心服务，一项、次不符合要求扣5分								
	5.2 b.与相关科室院外相关单位沟通		10	定性					
	奖罚细则：与相关科室院外相关单位沟通，符合规定要求，一项、次不符合要求扣5分								
6 满意测评 持续改进 100分	6.1 a 门诊病人、住院病人满意度		60	定性					
	扣罚细则：门诊病人、住院患者满意度达到规定95%，达不到标准，降低1%扣10分								
	6.2 本科员工的满意度		20	定性		20	16	12	
	6.3 针对问题缺陷有持续改进计划		20	定性					
	扣罚细则：科室每月针对护理治疗、特色护理、护理质量、护理查房、用药、值班、疫情报告、登记、自查、门诊、抢救室设置、病人就诊流程等问题与缺陷和投诉及纠纷处理符合要求，有持续改进计划、事实、流程、措施、效果，少一个环节扣5分								
科室		本表定性指标满分	**440分**	定性指标最后得分					

2.2 中医内科病区护士长卓越绩效考评定量标准(表三)

一级指标 (分值)	权重 %	二级指标		三级指标		绩效考评 扣分细则	得分
		考评内容	分值	考评内容	分值		
1 管理能力 执行能力 70分	7	1.1 执行能力	50	b."18项核心制度"与相关规定 执行力	50	核心制度一项执行不好扣5分, 其他执行不好扣5分	
		1.2 规划计划	20	a.护理规划,年、月、周工作计划 与总结	20	规划,年度、月度、周计划与总 结,少一项扣10分	
2 过程控制 工作数量 工作质量 工作效率 260分	26	2.1 工作流程	30	a.按照PDCA循环管理制度流 程符合规定要求	20	没有PDCA制度流程各扣5分。 护士长手册推迟上报一天一次 扣10分。	
				b.上报护士长手册	10		
		2.2 工作数量	170	a.质量管理组织健全,履行职责 符合规定要求	30	不履行科室质量管理小组职责 扣10分。三查七对、医嘱差错 一次扣5分。没有落实护理临 床路径单病种管理,一项、次扣 10分。会议迟到或早退一次扣 5分,缺席一次扣10分。	
				b."三查七对"医嘱执行	30		
				c.落实护理临床路径单病种管 理符合规定要求	20		
				d.按时参加各种会议上报数据 正确符合要求	20		
				e.办公物品请领、物资账物符合 规定要求	20	办公物品请领、物资账物相符, 差错一项扣5分	
				f.护理管理评价标准检查结果符 合规定要求	50	护理管理评价标准检查结果,一 项不符扣5分	
		2.3 工作质量	60	a.中医特色基础、专科、整体责 任护理落实	30	一项、次中医护理不落实扣10分	
				c.落实护理管理目标和质量控 制符合规定要求	30	一项、次不落实护理管理目标和 质量控制扣10分	
3 教学带教 论文科研 110分	10	3.1 教学带教	40	a.按照规定完成教学课时和次 数符合规定要求	20	少一个学时课程扣5分,少一节 教学扣10分	
				b.带教医学生实习进修生人数 带教内容	20	与去年同月比,并达到规定增长 幅度减少1%扣10分	
		3.2 论文科研	70	a.论文学术培训内容	20	一项不符合扣10分	
				b.按规定把握课题进展时间完 成科研成果	50	按规定科研课题进展与完成成 果一项不符合扣10分	
4职业道德 30分	3	4.1 职业道德	30	b.严禁乱收费与接受吃、请和 红包	30	严禁乱收费与接受吃、请和红 包,违规一次扣20分	
7 科室 绩效结果 200分	10	7.1 病人结果	70	当月出院病人与上年度同月比 较并达增长幅度	70	达到规定增长幅度,降低1%扣 10分,增加1%奖5分	
		7.2 质量结果	30	当月质量安全与上年度同月比 较并达增长幅度	30	达到规定增长幅度,降低1%扣 10分,增加1%奖5分	
		7.3 科室 财务结果	100	当月医疗收入利润与上年度同 月比较,并且达到医院规定增长 幅度	100	达到去年指标水平并达到医院 规定增长幅度得满分,降低1% 扣10分,增加1%奖5分	
科室			本表定量指标满分		670分	定量指标合计得分	

3.中医内科副护士长正副主任护师卓越绩效考评标准(表一)

一级指标 (分值)	权重 %	二级指标		三级指标		得分	考核 方式
		考评内容	分值	绩效考评扣分细则	分值		
1 领导能力 执行能力 100分	10	1.1领导能力 执行能力	80	a.领导与管理能力、领导之间团结	20		定性
				b."18项核心制度"与相关规定执行力	60		定量
		1.2 工作计划	20	a.规定患者的逐日床头交接班	10		定量
				b.护理应急预案与执行效果	10		定性
2 过程控制 工作数量 工作质量 工作效率 450分	45	2.1 工作流程	40	a.按照PDCA循环管理制度与流程	20		定量
				b.服从护理部检查与考核等工作	20		定量
		2.2 工作数量	160	a.质量管理组织健全,履行职责	20		定量
				b."三查七对"与医嘱执行与落实	20		定量
				c.落实护理临床路径单病种管理	20		定量
				d.工作不推诿不拖延不制造矛盾	20		定量
				e.协助护士长管理履行分管职责	20		定量
				f.护理管理评价标准:患者身份识别、跌倒、抢救车、仪器、行政等	60		定量
		2.3 工作质量	150	a.基础、专科、责任中医护理落实	30		定量
				b.能够解决护理疑难问题的能力	30		定性
				c.落实护理管理目标和质量控制	30		定量
				d.有质量关键环节管理标准措施	20		定性
				e.有危重患者安全护理制度和措施	20		定性
				f.服从护理部抽调的护理考核检查	20		定性
		2.4 中医 护理特色	100	a.专科中医特色护理提供康复服务	10		定性
				b.中医护理常规操作护理技术项目	20		定性
				c.特别护理、一级护理患者数量	20		定性
				d.成本支出、耗材、药占收入比例	30		定性
				e.中医特色护理查房会诊病例讨论	20		定性
3 论文科研 100分	10	培训带教 业务技术 论文成果	100	a.教学带教下级人员数量符合规定	20		定性
				b.带教实习生与学习培训	20		定性
				c.发表论文、科研成果符合要求	60		定性
4 职业道德 40分	4	4.1职业素质	10	关心同事、自觉合作、乐于助人	10		定性
		4.2 问题解决	30	a.处理患者和家属的相关问题	20		定性
				b.在护理学科建设中的作用	10		定性
5 社会责任 60分	6	5.1 社会责任	40	a.严禁背后议论领导长短	20		定性
				b.病区病房优质服务覆盖率≥85%	20		定性
		5.2收费管理	20	严禁自己收费与免费检查病人	20		定量
6 满意测评 100分	10	6.1满意度	60	门诊病人、住院患者的满意度	60		定性
		6.2本科满意	20	本科员工的满意度	20		定性
		6.3持续改进	20	针对问题缺陷有持续改进计划	20		定性
7科室 绩效结果 150分	15	7.1病人结果	60	科室当月门诊急诊就诊病人量	60		定量
		7.2质量结果	30	当月科室质量达到要求	30		定量
		7.3 财务结果	60	当月医疗收入利润与上年度同月利润比较并达到医院规定增长幅度	60		定量
满分	1000分	定性指标得分		定量指标得分		最后得分	

3.1 中医内科副护士长正副主任护师卓越绩效考评定性标准(表二)

被考评者姓名		岗位				部门				
一级指标	三级定性指标内容测评		本项满分	测评方式	卓越	优秀	良好	一般	得分	
1 **管理能力** **30分**	1.1 a.领导管理能力、领导之间团结		20	定性		20	16	12		
	1.2 b.护理应急预案与执行效果		10	定性						
	扣罚细则:没有护理应急预案扣10分,没有执行效果评价扣10分									
2 **过程控制** **工作数量** **工作质量** **工作效率** **190分**	2.3 b.能够解决护理疑难问题的能力		30	定性		30	24	18		
	2.3 有质量关键环节管理标准措施		20	定性	一人次不合格扣5分					
	2.3 e.有危重患者安全护理制度措施		20	定性	少一制度或措施扣5分					
	2.3 f.服从护理部抽调护理考核检查		20	定性						
	奖罚细则:服从护理部抽调的护理考核检查,一次不服从扣10分									
	2.4 a.中医特色护理提供康复服务		10	定性						
	奖罚细则:不能体现专科中医特色护理、中医康复与健康指导服务,少一项扣5分									
	2.4 b.中医护理常规操作技术项目		20	定性						
	奖罚细则:中医护理常规操作符合技术项目标准要求,科室未开展合适本科室的中医护理常规操作、未开展中医特色护理技术项目,少一项、次扣10分,未开展扣30分									
	2.4 c.特别护理、一级护理患者数量		20	定性						
	奖罚细则:特别护理、一级护理患者数量,与上年度同月比较,达到医院规定增长幅度符合医院、科室业务与技术和管理的标准规定要求,降低扣1扣5分									
	2.4 d.成本支出、耗材药占收入比例		30	定性						
	奖罚细则:成本支出、耗材、药占收入比例符合规定要求,一项、次增加1%扣10分									
	2.4 e.特色护理查房、会诊、病例讨论		20	定性						
	奖罚细则:护理每日晨会后交接班、病房中医特色护理查房、中医特色会诊、中医护理病例讨论,体现中医特色护理,没有体现中医特色护理,一项、次扣10分									
3 **论文科研** **100分**	3.a.教学带教下级人员数量符合规定		20	定性						
	奖罚细则:发表论文与护理科研符合规定,一项、次不符合要求扣10分									
	3.b.带教实习生与学习培训		20	定性	一次不规范扣5分					
	3.c.发表论文、科研成果符合要求		60	定性	一项不符合要求扣10分					
4 **职业道德** **40分**	4.1 关心同事、自觉合作、乐于助人		10	定性						
	奖罚细则:关心同事、自觉合作、乐于助人,违规或一项、次达不到要求扣5分									
	4.2 a.处理患者和家属的相关问题		20	定性	一次不符合要求扣5分					
	4.2 b.在护理学科建设中的作用		10	定性						
	奖罚细则:在护理学科建设中的作用符合医院管理要求,一项、次不符合要求扣5分									
5 社会责任 **20分**	5.1 a.严禁背后议论领导长短		20	定性						
	奖罚细则:严禁背后议论领导长短,违规一次扣10分									
6 **满意测评** **持续改进** **100分**	6.1 a 门诊病人、住院病人满意度		60	定性						
	扣罚细则:门诊、住院病人满意度达到规定的95%,达不到标准,降低1%扣10分									
	6.2 本科员工的满意度		20	定性		20	16	12		
	6.3 针对问题缺陷有持续改进计划		20	定性						
	扣罚细则:针对每月护理管理工作、护理人员业务技术存在的问题、缺陷、投诉等符合规定要求,有持续改进计划、事实、流程、措施、效果,少一个环节扣5分									
科室		本表定性指标满分	480分		定性指标最后得分					

3.2 中医内科副护士长正副主任护师卓越绩效考评定量标准(表三)

一级指标 (分值)	权重 %	二级指标		三级指标		绩效考评 扣分细则	得分
		考评内容	分值	考评内容	分值		
1 管理能力 执行能力 70分	7	1.1 执行能力	60	b."18项核心制度"与相关规定执行力	60	核心制度一项执行不好扣5分,其他执行不好扣5分	
		1.2 规划计划	10	a.规定患者的逐日床头交接班符合规定要求	10	危重新入单病种质量管理每日床头交班少一扣5分	
2 过程控制 工作数量 工作质量 工作效率 250分	26	2.1 工作流程	40	a.按照PDCA循环管理制度流程符合规定要求	20	没有PDCA制度流程各扣5分。不服从护理部抽调的检查与考核一次扣10分	
				b.服从护理部检查考核	20		
		2.2 工作数量	160	a.质量组织履行职责	20	不履行科室质量管理小组职责扣10分。"三查七对",医嘱差错一次扣5分。没有落实护理临床路径单病种管理,一项、次扣10分。工作推诿、拖延、制造矛盾一项、次扣5分。协助护士长管理履行职责,不履行分管职责一次扣5分	
				b."三查七对"医嘱执行	20		
				c.落实护理临床路径单病种管理符合规定要求	20		
				d.工作不推诿不拖延不制造矛盾符合规定要求	20		
				e.协助护士长管理履行科室质量管理等分管的职责符合规定要求	20		
				f.护理管理评价标准:患者身份识别、跌倒、坠床、约束管理、抢救车、仪器设备、人力资源、科室病区环境、行政、护理人员行为规范、手卫生院感消毒隔离废物处理等符合规定要求	60	按本院规定文件,由护理部及相关部门检查、考核,包括,身份识别、跌倒坠床、约束管理、抢救车仪器、病区环境、行为规范、手卫生院感消毒隔离废物处理等,一项、次不符合要求扣5分	
		2.3 工作质量	50	a.中医特色基础、专科、整体责任护理落实	30	一项、次中医护理不落实扣10分	
				c.落实护理管理目标和质量控制符合规定要求	20	一项、次不落实护理管理目标和质量控制扣10分	
5 社会责任 40分	4	5.1 优质服务	20	b.病区病房优质服务覆盖率≥85%	20	病区病房优质服务覆盖率≥85%,降低1%扣5分。严禁自己收费与免费检查病人,违规一次扣20分	
		5.2 收费管理	20	严禁自己收费与免费检查病人符合规定要求	20		
7 科室 绩效结果 150分	15	7.1 病人结果	60	当月出院病人与上年度同月比较并达增长幅度	60	达到规定增长幅度,降低1%扣10分,增加1%奖5分	
		7.2 质量结果	30	当月质量安全与上年度同月比较并达增长幅度	30	达到规定增长幅度,降低1%扣10分,增加1%奖5分	
		7.3 科室 财务结果	60	当月医疗收入利润与上年度同月比较,并且达到医院规定增长幅度	60	达到去年指标水平并达到医院规定增长幅度得满分,降低1%扣10分,增加1%奖5分	
科室				本表定量指标满分	510分	定量指标合计得分	

4. 中医内科主管护师卓越绩效考评标准（表一）

一级指标 （分值）	权重 %	二级指标 考评内容	分值	三级指标 绩效考评扣分细则	分值	得分	考核 方式
1 领导能力 执行能力 100分	10	1.1 领导能力 执行能力	80	a. 领导与管理能力、领导之间团结	20		定性
				b. "18项核心制度"与相关规定执行力	60		定量
		1.2 工作计划	20	a. 规定患者的逐日床头交接班	10		定量
				b. 护理应急预案与执行效果	10		定性
2 过程控制 工作数量 工作质量 工作效率 500分	50	2.1 工作流程	40	a. 按照PDCA循环管理制度与流程	20		定量
				b. 服从科室主任护士长领导与管理	20		定量
		2.2 工作数量	180	a. 质量管理组织健全，履行职责	20		定量
				b. "三查七对"与医嘱执行与落实	30		定量
				c. 落实护理临床路径单病种管理	20		定量
				d. 工作不推诿不拖延不制造矛盾	20		定量
				e. 协助护士长管理履行分管职责	20		定量
				f. 护理管理评价标准：患者身份识别、跌倒、抢救车、仪器、行政等	70		定量
		2.3 工作质量	160	a. 基础、专科、责任中医护理落实	30		定量
				b. 能够解决护理疑难问题的能力	30		定性
				c. 熟悉管理原理掌握工具开展活动	40		定量
				d. 护理日常质量管理落实并记录	20		定性
				e. 有危重患者安全护理制度和措施	20		定性
				f. 护理质量管理评价标准：安全医药、分级护理、中医院护理文件等	20		定性
		2.4 中医护理特色	120	a. 专科中医特色护理提供康复服务	20		定性
				b. 中医护理常规操作护理技术项目	20		定性
				c. 特别护理、一级护理患者数量	20		定性
				d. 成本支出、耗材、药占收入比例	30		定性
				e. 中医特色护理查房会诊病例讨论	30		定性
3 论文科研 80分	8	论文科研 业务技术	80	a. 教学带教下级人员数量符合规定	40		定性
				b. 带教实习生与学习培训	20		定性
				c. 发表论文、科研成果符合要求	20		定性
4 职业道德 60分	6	4.1 职业素质	20	关心同事、自觉合作、乐于助人	20		定性
		4.2 问题解决	40	a. 处理患者和家属的相关问题	20		定性
				b. 在护理学科建设中的作用	20		定性
5 社会责任 60分	6	5.1 社会责任	40	a. 严禁传播对医院不利消息	10		定性
				b. 严禁背后议论领导长短	30		定量
		5.2 收费管理	20	能与医师协作独立抢救病人	20		定量
6 满意测评 100分	10	6.1 满意度	60	门诊病人住院患者满意度	60		定性
		6.2 本科满意	20	本科员工的满意度	20		定性
		6.3 持续改进	20	针对问题缺陷有持续改进计划	20		定性
7科室 绩效结果 100分	10	7.1 病人结果	40	科室当月门诊急诊就诊病人量	40		定量
		7.2 质量结果	20	当月科室质量达到要求	20		定量
		7.3 财务结果	40	当月医疗利润与上年度同月增加比较	40		定量
满分	1000分	定性指标得分		定量指标得分		最后得分	

4.1 中医内科主管护师卓越绩效考评定性标准(表二)

被考评者姓名		岗位				部门			
一级指标	三级定性指标内容测评		本项满分	测评方式	卓越	优秀	良好	一般	得分
1 **管理能力** **30分**	1.1 a. 领导管理能力、领导之间团结		20	定性		20	16	12	
	1.2 b. 护理应急预案与执行效果		10	定性					
	扣罚细则:没有护理应急预案扣10分,没有执行效果评价扣10分								
2 **过程控制** **工作数量** **工作质量** **工作效率** **210分**	2.3 b. 能够解决护理疑难问题的能力		30	定性		20	16	12	
	2.3 d. 护理日常质量管理落实并记录		20	定性	一人次不合格扣5分				
	2.3 e. 有危重患者安全护理制度措施		20	定性	少一制度或措施扣5分				
	2.3 f. 护理质量管理评价标准:		20	定性					
	奖罚细则:按本院护理管理文件,由护理部及相关部门检查、考核扣罚。								
	2.4 a. 中医特色护理提供康复服务		20	定性					
	奖罚细则:不能体现专科中医特色护理、中医康复与健康指导服务,少一项扣5分								
	2.4 b. 中医护理常规操作技术项目		20	定性					
	奖罚细则:中医护理常规操作符合技术项目标准要求,科室未开展合适本科室的中医护理常规操作、未开展中医特色护理技术项目,少一项、次扣10分,未开展扣30分								
	2.4 c. 特别护理、一级护理患者数量		30	定性					
	奖罚细则:与上年度同月比较,达到医院规定增长幅度满分,降低扣5分								
	2.4 d. 成本支出、耗材药占收入比例		20	定性					
	奖罚细则:成本支出、耗材、药占收入比例符合规定要求,一项、次增加1%扣10分								
	2.4 e. 特色护理查房、会诊、病例讨论		30	定性					
	奖罚细则:护理每日晨会后交接班、病房中医特色护理查房、中医特色会诊、中医护理病例讨论,体现中医特色护理,没有体现中医特色护理,一项、次扣10分								
3 **论文科研** **80分**	3. a. 发表论文与护理科研符合规定		40	定性					
	奖罚细则:发表论文与护理科研符合规定,一项、次不符合要求扣10分								
	3. b. 带教实习生与学习培训		20	定性	一次不规范扣5分				
	3. c. 本人专科护理理论与技术水平		20	定性	一项不符合要求扣10分				
4 **职业道德** **60分**	4.1 关心同事、自觉合作、乐于助人		20	定性					
	奖罚细则:关心同事、自觉合作、乐于助人,一项、次不符合要求扣10分								
	4.2 a. 处理患者和家属的相关问题		20	定性	一次不符合要求扣5分				
	4.2 b. 在护理学科建设中的作用		20	定性					
	奖罚细则:在护理学科建设中的作用符合规定要求,一项、次不符合要求扣5分								
5 社会责任 **10分**	5.1 a. 严禁传播对医院不利消息		10	定性					
	奖罚细则:严禁传播对医院不利消息,违规一项、次扣5分								
6 **满意测评** **持续改进** **100分**	6.1 a 门诊病人、住院病人满意度		60	定性					
	扣罚细则:门诊病人住院患者满意度达到规定的95%,达不到标准,降低1%扣10分								
	6.2 本科员工的满意度		20	定性		20	16	12	
	6.3 针对问题缺陷有持续改进计划		20	定性					
	扣罚细则:科室每月针对护理治疗、特色护理、护理质量、护理查房、用药、值班、疫情报告、登记、自查、门诊、抢救室设置、病人就诊流程等问题与缺陷和投诉及纠纷处理符合要求,有持续改进计划、事实、流程、措施、效果,少一个环节扣5分								
科室		本表定性指标满分	**490分**	定性指标最后得分					

4.2 中医内科主管护师卓越绩效考评定量标准(表三)

一级指标 (分值)	权重 %	二级指标		三级指标		绩效考评 扣分细则	得分
		考评内容	分值	考评内容	分值		
1 管理能力 执行能力 **70分**	7	1.1 执行能力	60	b. "18项核心制度"与相关规定执行力	60	核心制度一项执行不好扣5分,其他执行不好扣5分	
		1.2 规划计划	10	a.规定患者的逐日床头交接班符合规定要求	10	危重新入单病种质量管理每日床头交班,少一次扣5分	
2 过程控制 工作数量 工作质量 工作效率 **290分**	29	2.1 工作流程	40	a.按照PDCA循环管理制度流程符合规定要求	20	没有PDCA制度流程各扣5分。不服从科室主任与护士长的领导与管理,一次不服从管理扣10分	
				b.服从科室主任护士长领导管理符合规定要求	20		
		2.2 工作数量	180	a.质量组织履行职责	20	不履行科室质量管理小组职责扣10分。三查七对、医嘱差错一次扣5分。没有落实护理临床路径单病种管理,一项、次扣10分。不能掌握仪器使用方法扣5分。不能够一视同仁服务病人一次扣5分	
				b. "三查七对"医嘱执行	30		
				c.落实护理临床路径单病种管理符合规定要求	20		
				d.掌握常规抢救仪器使用方法符合规定要求	20		
				e.对病人一视同仁解决实际问题符合规定要求	20		
				f.护理管理评价标准:患者身份识别、跌倒、坠床、约束管理、抢救车、仪器设备、人力资源、科室病区环境、行政、护理人员行为规范、手卫生院感消毒隔离废物处理等符合规定要求	70	按本院规定文件,由护理部及相关部门检查、考核,包括,身份识别、跌倒坠床、约束管理、抢救车仪器、病区环境、行为规范、手卫生院感消毒隔离废物处理等,一项、次不符合要求扣5分	
		2.3 工作质量	70	a.中医特色基础、专科、整体责任护理落实	30	一项、次中医护理不落实扣10分	
				c.熟悉护理质量管理原理掌握工具开展活动	40	一项、次不落实护理质量环境扣10分	
5 社会责任 **50分**	5	5.1 优质服务	30	b.严禁背后议论领导的长短符合规定要求	30	严禁背后议论领导长短,违规一项、次扣10分。不能与医师协作、不能够独立抢救病人,一次扣10分	
		5.2 工作协调	20	能够与医师协作独立抢救病人符合规定要求	20		
7 科室 绩效结果 **100分**	10	7.1 病人结果	40	当月出院病人与上年度同月比较并达增长幅度	40	达到规定增长幅度,降低1%扣10分,增加1%奖5分	
		7.2 质量结果	20	当月质量安全与上年度同月比较并达增长幅度	20	达到规定增长幅度,降低1%扣10分,增加1%奖5分	
		7.3 科室 财务结果	40	当月医疗收入利润与上年度同月比较,并且达到医院规定增长幅度	40	达到去年指标水平并达到医院规定增长幅度得满分,降低1%扣10分,增加1%奖5分	
科室		本表定量指标满分			510分	定量指标合计得分	

5. 中医内科护师与护士卓越绩效考评标准(表一)

一级指标 (分值)	权重 %	二级指标		三级指标		得分	考核 方式
		考评内容	分值	绩效考评扣分细则	分值		
1 管理能力 执行能力 100分	10	1.1 管理能力 执行能力	80	a. 领导与管理能力、领导之间团结	20		定性
				b. "18项核心制度"与相关规定执行力	60		定量
		1.2 工作计划	20	a. 规定患者的逐日床头交接班	10		定量
				b. 护理应急预案与执行效果	10		定性
2 过程控制 工作数量 工作质量 工作效率 520分	52	2.1 工作流程	40	a. 按照PDCA循环管理制度与流程	20		定量
				b. 协助护士长病房管理	20		定量
		2.2 工作数量	180	a. 质量管理组织健全,履行职责	20		定量
				b. "三查七对"与医嘱执行与落实	30		定量
				c. 落实护理临床路径单病种管理	20		定量
				d. 工作不推诿不拖延不制造矛盾	30		定量
				e. 协助护士长管理履行分管职责	40		定量
				f. 护理管理评价标准:患者身份识别、跌倒、抢救车、仪器、行政等	40		定量
		2.3 工作质量	160	a. 基础、专科、责任中医护理落实	30		定量
				b. 能为科室发展提出建设性意见	30		定性
				c. 落实护理管理目标和质量控制	40		定量
				d. 护理日常质量管理落实并记录	20		定性
				e. 执行危重患者安全护理制度措施	20		定性
				f. 护理质量管理评价标准:安全医药、分级护理、中医院护理文件等	20		定性
		2.4 中医 护理特色	140	a. 专科中医特色护理提供康复服务	30		定性
				b. 中医护理常规操作护理技术项目	30		定性
				c. 特别护理、一级护理患者数量	30		定性
				d. 成本支出、耗材、药占收入比例	20		定性
				e. 中医特色护理查房会诊病例讨论	30		定性
3 论文科研 60分	6	论文科研 业务技术	60	a. 教学带教下级人员数量符合规定	20		定性
				b. 带教实习生与学习培训	20		定性
				c. 发表论文、科研成果符合要求	20		定性
4 职业道德 60分	6	4.1 职业素质	20	关心同事、自觉合作、乐于助人	20		定性
		4.2 问题解决	40	a. 处理患者和家属的相关问题	20		定性
				b. 在护理学科建设中的作用	20		定性
5 社会责任 60分	6	5.1 社会责任	40	a. 现场"5S管理"与环境维护	10		定性
				b. 能够独立处理值班时意外情况	30		定量
		5.2 收费管理	20	能与医师协作独立抢救病人	20		定量
6 满意测评 100分	10	6.1 满意度	60	门诊病人、住院患者的满意度	60		定性
		6.2 本科满意	20	本科员工的满意度	20		定性
		6.3 持续改进	20	针对问题缺陷有持续改进计划	20		定性
7科室 绩效结果 100分	10	7.1 病人结果	40	科室当月门诊急诊就诊病人量	40		定量
		7.2 质量结果	20	当月科室质量达到要求	20		定量
		7.3 财务结果	40	当月医疗利润上年度同月增加比较	40		定量
满分	**1000分**	定性指标得分		定量指标得分		最后得分	

5.1 中医内科护师与护士卓越绩效考评定性标准(表二)

被考评者姓名		岗位				部门				
一级指标	三级定性指标内容测评		本项满分	测评方式	卓越	优秀	良好	一般	得分
1 **管理能力** **30分**	1.1 a.领导管理能力、领导之间团结		20	定性		20	16	12	
	1.2 b.护理应急预案与执行效果		10	定性					
	扣罚细则:符合规定要求,没有护理应急预案扣10分,没有执行效果评价扣10分								
2 **过程控制** **工作数量** **工作质量** **工作效率** **230分**	2.3 b.能为科室发展提出建设性意见		30	定性		20	16	12	
	2.3 d.护理日常质量管理落实并记录		20	定性	一人次不合格扣5分				
	2.3 e.执行危重患者安全护理制度		20	定性	少一制度或措施扣5分				
	2.3 f.护理质量管理评价标准:		20	定性					
	奖罚细则:按本院护理管理文件,由护理部及相关部门检查、考核扣罚。								
	2.4 a.中医特色护理提供康复服务		30	定性					
	奖罚细则:不能体现专科中医特色护理、中医康复与健康指导服务,少一项扣5分								
	2.4 b.中医护理常规操作技术项目		30	定性					
	奖罚细则:中医护理常规操作符合技术项目标准要求,科室未开展合适本科室的中医护理常规操作、未开展中医特色护理技术项目,少一项、次扣10分,未开展扣30分								
	2.4 c.特别护理、一级护理患者数量		30	定性					
	奖罚细则:与上年度同月比较,达到医院规定增长幅度满分,降低扣5分								
	2.4 d.成本支出、耗材药占收入比例		20	定性					
	奖罚细则:成本支出、耗材、药占收入比例符合规定要求,一项、次增加1%扣5分								
	2.4 e.特色护理查房、会诊、病例讨论		30	定性					
	奖罚细则:护理每日晨会后交接班、病房中医特色护理查房、中医特色会诊、中医护理病例讨论,体现中医特色护理符合要求,没有体现中医特色护理,一项、次扣10分								
3 **论文科研** **60分**	3. a.教学带教下级人员数量符合规定		20	定性					
	奖罚细则:发表论文与护理科研符合规定,一项、次不符合要求一次扣5分								
	3. b.带教实习生与学习培训		20	定性	一次不规范扣5分				
	3. c.发表论文、科研成果符合要求		20	定性	一项不符合要求扣10分				
4 **职业道德** **60分**	4.1 关心同事、自觉合作、乐于助人		20	定性					
	奖罚细则:关心同事、自觉合作、乐于助人,符合要求,一项、次不符合要求扣5分								
	4.2 a.处理患者和家属的相关问题		20	定性	一次不符合要求扣5分				
	4.2 b.在护理学科建设中的作用		20	定性					
	奖罚细则:在护理学科建设中的作用符合规定要求,一项、次不符合要求扣10分								
5 社会责任 **10分**	5.1 a.现场"7S管理"与环境维护		10	定性					
	奖罚细则:现场"7S管理"与环境维护,影响不符合要求扣5分								
6 **满意测评** **持续改进** **100分**	6.1 a 门诊病人、住院病人满意度		60	定性					
	扣罚细则:门诊病人住院患者满意度达到规定的95%,达不到标准,降低1%扣10分								
	6.2 本科员工的满意度		20	定性		20	16	12	
	6.3 针对问题缺陷有持续改进计划		20	定性					
	扣罚细则:科室每月针对护理治疗、特色护理、护理质量、护理查房、用药、值班、疫情报告、登记、自查、门诊、抢救室设置、病人就诊流程等问题与缺陷和投诉及纠纷处理符合要求,有持续改进计划、事实、流程、措施、效果,少一个环节扣5分								
科室		本表定性指标满分		**490分**	定性指标最后得分				

5.2 中医内科护师与护士卓越绩效考评定量标准(表三)

一级指标 （分值）	权重 %	二级指标		三级指标		绩效考评 扣分细则	得分
		考评内容	分值	考评内容	分值		
1 管理能力 执行能力 **70分**	7	1.1 执行能力	60	b.“18项核心制度”与相关规定执行力	60	核心制度一项执行不好扣5分，其他执行不好扣5分	
		1.2 规划计划	10	a.规定患者的逐日床头交接班符合规定要求	10	危重新入单病种质量管理每日床头交班少一扣5分	
2 过程控制 工作数量 工作质量 工作效率 **290分**	29	2.1 工作流程	40	a.按照PDCA循环管理制度与流程	20	没有PDCA制度流程各扣5分。协助护士长病房管理，不符合要求扣5分	
				b.协助护士长病房管理	20		
		2.2 工作数量	180	a.质量组织履行职责	20	不履行科室质量管理小组职责扣10分。“三查七对”、医嘱差错一次扣5分。按照正确时间实施治疗护理，推迟1小时一次扣5分。会议迟到早退一次扣5分，缺席一次扣10分。不能掌握仪器使用方法扣5分。不一视同仁一次扣5分	
				b.“三查七对”医嘱执行	30		
				c.按照正确时间实施治疗与护理符合规定要求	30		
				d.掌握常规抢救仪器使用方法符合规定要求	30		
				e.对住院病人一视同仁，能够解决住院病人实际问题符合规定要求	30		
				f.护理管理评价标准：患者身份识别、跌倒、坠床、约束管理、抢救车、仪器设备、人力资源、科室病区环境、行政、护理人员行为规范、手卫生院感消毒隔离废物处理等符合规定要求	40	按本院规定文件，由护理部及相关部门检查、考核，包括，身份识别、跌倒坠床、约束管理、抢救车仪器、病区环境、行为规范、手卫生院感消毒隔离废物处理等，一项、次不符合要求扣5分	
		2.3 工作质量	70	a.中医特色基础、专科、整体责任护理落实	30	一项、次中医护理不落实扣10分	
				c.落实护理管理目标和质量控制符合规定要求	40	一项、次不落实护理管理目标和质量控制扣10分	
5 社会责任 **50分**	5	5.1 优质服务	30	b.能够独立处理值班时意外情况	30	一次不能能够独立处理值班时意外情况，扣10分。不能与医师协作、独立抢救病人，一次扣10分	
		5.2 收费管理	20	能与医师协作独立抢救病人符合规定要求	20		
7 科室 绩效结果 **100分**	10	7.1 病人结果	40	当月出院病人与上年度同月比较并达增长幅度	40	达到规定增长幅度,降低1%扣10分,增加1%奖5分	
		7.2 质量结果	20	当月质量安全与上年度同月比较并达增长幅度	20	达到规定增长幅度,降低1%扣10分,增加1%奖5分	
		7.3 科室 财务结果	40	当月医疗收入利润与上年度同月比较,并且达到医院规定增长幅度	40	达到去年指标水平并达到医院规定增长幅度得满分,降低1%扣10分,增加1%奖5分	
科室		本表定量指标满分			510分	定量指标合计得分	

三、感染性疾病科护理人员卓越绩效考评标准

1.感染性疾病科护士长卓越绩效考评标准(表一)

一级指标 (分值)	权重 %	二级指标		三级指标		得分	考核 方式
		考评内容	分值	绩效考评扣分细则	分值		
1 管理能力 执行能力 100分	10	1.1领导能力 执行能力	80	a.领导与管理能力、领导之间团结	20		定性
				b."18项核心制度"与相关规定执行力	60		定量
		1.2 工作计划	20	a.护理规划,年、月、周工作计划与总结	10		定量
				b.传染科护理应急预案与执行效果	10		定性
2 过程控制 工作数量 工作质量 工作效率 400分	40	2.1 工作流程	30	a.按照PDCA循环管理制度与流程	20		定量
				b.按时填写并上报护士长手册	10		定量
		2.2 工作数量	140	a.科室质量管理组织健全履行职责	20		定量
				b."三查七对"与医嘱执行与落实	30		定量
				c.落实护理临床路径单病种管理	30		定量
				d.按时参加各种会议上报数据正确	20		定量
				e.办公物品请领、物资账物相符	20		定量
				f.专科护理管理评价标准落实	20		定性
		2.3 工作质量	120	a.基础、专科、责任护理落实	30		定量
				b.有完整的护士职责与岗位说明书	20		定性
				c.有危重患者安全护理制度和措施	30		定量
				d."三基"考试、心肺复苏与培训	20		定性
				e.专科护理质量管理评价标准	20		定性
		2.4 工作效率	110	a.执行预防患者跌倒坠床压疮制度	20		定性
				b.成本支出、药品、耗材占比	40		定性
				c.护理质量关键环节管理标准措施	30		定性
				d.专科特色护理查房会诊病例讨论	20		定性
3 教学带教 论文科研 100分	10	3.1 教学带教	40	a.按照规定完成教学人数和课时	20		定量
				b.完成带教任务与规定培训内容	20		定量
		3.2 论文科研	60	c.发表论文与学术活动符合要求	30		定量
				d.按照规定完成科研课题与成果	30		定量
4 职业道德 社会责任 50分	5	4.1 职业道德	30	a.严禁出具假诊断证明并盖章	20		定性
				b.严禁乱收费与接受吃、请和红包	10		定量
		4.2 社会责任	20	a.按规定时间上报相关数据并准确	10		定性
				b.患者、陪护的管理符合专科要求	10		定性
5 团队精神 沟通协调 50分	5	5.1 团队管理	30	a.科室奖金分配透明护士同工同酬	10		定性
				b.消毒、隔离、废物处理符合要求	20		定性
		5.2 协调沟通	20	a.工作不推诿不拖延不制造矛盾	10		定量
				b.与相关科室与院外相关单位沟通	10		定量
6 满意测评 100分	10	6.1满意度	60	a.门诊病人、住院病人满意度	60		定性
		6.2本科满意	20	本科室员工的满意度	20		定性
		6.3持续改进	20	针对问题缺陷有持续改进计划	20		定性
7科室 绩效结果 200分	20	7.1病人结果	70	a.科室当月门诊急诊就诊病人量	70		定量
		7.2质量结果	30	a.当月科室质量达到要求	30		定量
		7.3财务结果	100	医疗利润与上年度同月增加比较	100		定量
满分	1000分	定性指标得分		定量指标得分		最后得分	

1.1感染性疾病科护士长卓越绩效考评定性标准(表二)

被考评者姓名		岗位				部门				
一级指标	三级定性指标内容测评			本项满分	测评方式	卓越	优秀	良好	一般	得分
1 **领导能力** **30分**	1.1 a.领导管理能力、领导之间团结			20	定性		20	16	12	
	1.2 b.传染科护理应急预案执行效果			10	定性					
	扣罚细则:没有传染科护理应急预案扣10分,没有执行流程效果评价扣10分									
2 **过程控制** **工作数量** **工作质量** **工作效率** **190分**	2.2 f.专科护理管理评价标准落实			20	定性	一项不落实扣5分				
	2.3 b.有完整护士职责与岗位说明书			20	定性	少一人次扣2分				
	2.3 d."三基"考试、心肺复苏与培训			20	定性	一人次不合格扣5分				
	2.3 e.专科护理质量管理评价标准			20	定性					
	奖罚细则:由护理部、科室及相关部门检查,包括:安全用药、输血、分级护理、中医护理文书、不良事件、服务质量、护理投诉、护理培训、护理业务与技术管理、手卫生、院感、消毒隔离、废物处理等符合规定要求,一项、次不符合要求扣5分									
	2.4 a.执行预防患者跌倒坠床压疮制度			20	定性					
	奖罚细则:执行预防患者跌倒坠床压疮制度,少执行评价一项扣5分									
	2.4 b.成本支出、耗材药占收入比例			40	定性					
	奖罚细则:成本支出、药品、耗材占比,一项、次不符合要求增加1%扣10分									
	2.4 c.质量关键环节管理标准措施			30	定性					
	奖罚细则:针对传染科护理有护理质量关键环节管理标准与措施,符合要求,没有传染科护理质量关键环节管理标准扣10分,没有护理质量关键环节管理措施扣10分									
	2.4 d.特色护理查房会诊与病例讨论			20	定性					
	奖罚细则:专科特色护理查房会诊病例讨论,一项、次不符合要求扣5分。护理每日晨会后交接班、病房专科特色护理查房、护理特色会诊、专科护理病例讨论,体现特色护理符合医院、科室业务与技术要求,没有体现传染科特色护理,一项、次扣10分									
4 **职业道德** **社会责任** **20分**	4.1 a.严禁出具假诊断证明并盖章			10	定性					
	奖罚细则:严禁出具假诊断证明并盖章,违规一项、次扣10分									
	4.2 a.按规定时间上报数据并准确			10	定性	一次不规范扣5分				
	奖罚细则:按规定时间上报相关数据并准确符合医院、科室业务与技术和管理的标准规定要求,上报数据错误一项、次扣10分,规定的上报数据推迟一天扣10分									
5 **团队精神** **沟通协调** **30分**	5.1 a.科奖金分配透明护士同工同酬			10	定性					
	奖罚细则:科室奖金分配透明护士同工同酬,奖金不透明扣5分,不同工同酬扣5分									
	5.1 b.消毒、隔离、废物处理符合要求			20	定性					
	奖罚细则:有严格的消毒、隔离、废物处理制度与流程并且符合要求,消毒、隔离、灭菌、废物、废水处理符合医院业务与技术和管理要求,一项、次不符合要求扣5分									
6 **满意测评** **持续改进** **100分**	6.1 a门诊病人、住院病人满意度			60	定性					
	扣罚细则:门诊病人、住院患者满意度达到规定95%,达不到标准,降低1%扣10分									
	6.2 本科员工的满意度			20	定性		20	16	12	
	6.3 针对问题缺陷有持续改进计划			20	定性					
	扣罚细则:科室每月针对护理治疗、特色护理、护理质量、护理查房、用药、值班、疫情报告、登记、自查、门诊、抢救室设置、病人就诊流程等问题与缺陷和投诉及纠纷处理符合要求,有持续改进计划、事实、流程、措施、效果,少一个环节扣5分									
科室				本表定性指标满分	370分	定性指标最后得分				

1.2 感染性疾病科护士长卓越绩效考评定量标准(表三)

一级指标 (分值)	权重 %	二级指标		三级指标		绩效考评 扣分细则	得分
		考评内容	分值	考评内容	分值		
1 领导能力 **70分**	7	1.1 执行能力	60	b."18项核心制度"与相关规定执行力	60	核心制度一项执行不好扣5分,其他执行不好扣5分	
		1.2 计划	10	a.护理规划,年、月、周工作计划	10	规划,年度、月度、周计划少一项扣10分	
2 过程控制 工作数量 工作质量 工作效率 **210分**	21	2.1 工作流程	30	a.按照PDCA循环管理	20	没流程各扣5分。护士长手册推迟上报一天扣10分	
				b.上报护士长手册	10		
		2.2 工作数量	120	a.质量管理组织健全	20	质量管理组织健全,不履行科室质量管理小组职责扣10分。三查七对,医嘱差错一次扣5分。落实护理临床路径单病种管理,没落实临床路径单病种管理一项、次扣10分。会议迟到或早退一次扣5分,缺席一次扣10分。上报数据推迟一天扣5分。科室账、物不符扣10分	
				b."三查七对"医嘱执行	30		
				c.落实护理临床路径单病种管理符合规定要求	30		
				d.按时参加各种会议上报数据正确	20		
				e.办公物品请领项目符合要求、科室物品、库房物资管理账物相符,一项、次不符按规定扣分	20		
		2.3 工作质量	60	a.中医特色基础、专科、整体责任护理落实	30	一项、次中医护理不落实扣10分	
				c.护理管理目标和质量控制符合规定要求	30	一项、次不落实护理管理目标和质量控制扣10分	
3 教学带教 论文科研 **100分**	10	3.1 教学带教	40	a.按照规定完成教学课时和次数符合规定要求	20	少一人次教学扣5分,少一个学时课程扣5分	
				b.完成带教任务与规定培训内容符合要求	20	与去年同月比,未达到规定增长幅度减少1%扣5分	
		3.2 论文科研	60	c.论文学术符合要求	30	一项不符合扣10分	
				d.完成科研课题与成果	30	一项不符合扣20分	
4 职业道德 社会责任 **30分**	2	4.1 职业道德	20	b.严禁乱收费与接受吃、请和红包	20	乱收费接受吃请和红包,违规一项或一人次扣20分	
		4.2 社会责任	10	b.患者、陪护的管理符合感染性疾病要求	10	患者、陪护的管理符合要求,一项不符扣10分	
5 团队精神 **20分**	10	5.1 团队管理	20	a.工作不推诿不拖延不制造矛盾符合规定要求	10	工作不推诿不拖延不制造矛盾,一项不符扣5分	
				b.与院内外单位沟通	10	一项不符合要求扣5分	
7 科室 绩效结果 **200分**	20	7.1 病人结果	70	当月出院病人与上年度同月比较并达增长幅度	70	达到规定增长幅度,降低1%扣10分,增加1%奖5分	
		7.2 质量 安全结果	30	当月质量安全与上年度同月比较并达增长幅度	30	达到规定增长幅度,降低1%扣10分,增加1%奖5分	
		7.3 财务结果	100	医疗收入利润与上年度同月比,并达增长幅度	100	达到规定增长幅度得满分,降低1%扣10分,增加1%奖5分	
科室		本表定量指标满分			630分	定量指标合计得分	

2.感染性疾病科副护士长与正副主任护师卓越绩效考评标准(表一)

一级指标 (分值)	权重 %	二级指标		三级指标		得分	考核 方式
		考评内容	分值	绩效考评扣分细则	分值		
1 管理能力 执行能力 **80分**	8	1.1领导能力 执行能力	60	a.领导与管理能力、领导之间团结	10		定性
				b."18项核心制度"与相关规定执行力	50		定量
		1.2 工作计划	20	a.执行护理发展规划,月度工作计划	10		定量
				b.规定患者的逐日床头交接班	10		定性
2 过程控制 工作数量 工作质量 工作效率 **440分**	44	2.1 工作流程	40	a.护理工作流程参加各种护理值班	20		定量
				b.按时参加各种会议上报数据正确	20		定量
		2.2 工作数量	140	a.质量管理组织健全,履行职责	30		定量
				b.护理查房与病历讨论制度落实	30		定量
				c."三基"考试、临床护理技术操作考核	20		定量
				d.掌握科室抢救仪器设备使用方法	20		定量
				e.主动设计科室护理业务科研工作	20		定量
				f.服从护士长领导与管理	20		定性
		2.3 工作质量	140	a.基础、专科、责任护理落实	30		定量
				b.执行质量关键环节管理标准措施	20		定性
				c.重点监督检查指导监护室工作	20		定性
				d.承担护理部检查、考试与教学	20		定性
				e.协助护士长管理,履行分管职责	20		定性
				f.科室护理管理目标与质量控制	30		定量
		2.4 中医 护理特色	120	a.护理文件书写符合标准	20		定性
				b.担任护理教学,带教实习进修生	20		定性
				c.成本支出、药品、耗材占比	40		定性
				d.上班尊重劳动纪律,尽职尽责	20		定性
				e.疫情报告登记核对自查符合要求	20		定性
3 论文科研 **80分**	8	论文科研 业务技术	80	a.教学、带教、学术、培训	20		定性
				b.护理论文与科研成果	40		定性
				c.本人专科护理理论与技术水平	20		定性
4 职业道德 **50分**	5	4.1职业素质	10	关心护士生活,随护士长查房	10		定性
		4.2 问题解决	40	a.能够解决护理疑难问题	20		定性
				b.在护理学科建设中的作用	20		定性
5 社会责任 **50分**	5	5.1 社会责任	30	a.参加公益活动、护士同工同酬	10		定性
				b.手卫生院感消毒隔离废物处理	20		定量
		5.2收费管理	20	参加患者抢救,指导护士技术操作	20		定量
6 满意测评 **100分**	10	6.1满意度	40	a.门诊病人、住院患者满意度	30		定性
				b.患者健康与出院指导制度与流程	10		
		6.2本科满意	40	本科室员工的满意度	40		定性
		6.3持续改进	20	针对问题缺陷有持续改进计划	20		定性
7科室 绩效结果 **200分**	20	7.1 病人结果	80	科室当月门诊急诊就诊病人量	20		定量
				科室当月住院病人出院量	60		定量
		7.2质量结果	20	当月科室质量与安全达到要求	20		定量
		7.3财务结果	100	当月医疗利润较上年度同月比较	100		定量
满分	**1000分**	定性指标得分		定量指标得分		最后得分	

2.1 感染性疾病科副护士长与正副主任护师卓越绩效考评定性标准（表二）

被考评者姓名		岗位				部门			
职能部门领导·定性指标·满意度测评内容					满意度测评等级				
一级指标	三级定性指标内容测评	本项满分	测评方式	卓越	优秀	良好	一般	得分	
1 管理能力 20分	1.1 a. 领导管理能力、领导之间团结	10	定性		10	8	6		
	1.2 b. 规定患者的逐日床头交接班	10	定性						
	扣罚细则：危重症、新入、单病种质量管理病人每日床头交班、少一次扣5分								
2 过程控制 工作数量 工作质量 工作效率 200分	2.2 f. 服从护士长领导与管理	20	定性		20	16	12		
	2.3 b. 有质量关键环节管理标准措施	20	定性						
	奖罚细则：无质量关键环节管理标准扣10分，无质量关键环节管理措施扣10分								
	2.3 d. 承担护理部检查、考试与教学	20	定性						
	扣罚细则：承担护理部安排的每月检查、招聘护士考试及相关考试与护理教学工作符合医院业务与技术和管理要求，不能够完成护理部交给的任务，一项、一次扣10分								
	2.3 e. 协助护士长管理履行分管职责	20	定性		20	16	12		
	2.4 a. 护理文件书写符合标准	20	定性	一处不符合标准扣2分					
	2.4 b. 担任护理教学带教实习进修生	20	定性						
	奖罚细则：担任护理教学带教实习进修生，少一次教学扣5分，少带一名学生扣5分								
	2.4 c. 成本支出、药品、耗材占比	40	定性						
	奖罚细则：针对技术操作、并发症、意外等情况有应急预案流程，少一项扣5分								
	2.4 d. 上班尊重劳动纪律，尽职尽责	20	定性						
	奖罚细则：上班不接收快递包裹、发现接收一次扣5分，上班时带熟人检查、看病一次扣5分，上班干私活吃零食一次扣5分，进入病房治疗关手机一次不关扣5分，上班上网、玩手机微信查资料打游戏发现一次扣10分，上班相互闲扯一次扣5分								
	2.4 e. 疫情报告登记核对自查符合	20	定性	一项不符合扣10分					
3 论文科研 80分	3. a. 教学、带教、学术、培训	20	定性		20	16	12		
	3. b. 护理论文与科研成果	40	定性	不落实科研流程扣10分					
	3. c. 本人专科护理理论与技术水平	20	定性		20	16	12		
4 职业道德 50分	4.1 关心护士生活，随主任大查房	10	定性						
	奖罚细则：不关心护士生活扣5分，随主任大查房，少一次扣2分								
	4.2 a. 能够解决护理疑难问题	20	定性		20	16	12		
	4.2 b. 护理学科建设与业务管理培训	20	定性						
	奖罚细则：护理学科建设不好扣10分，护士培训无计划扣2分，不落实计划扣5分								
5 社会责任 10分	5.2 a. 参加公益活动、护士同工同酬	10	定性						
	奖罚细则：参加公益活动满分少一次扣5分，没有实施护士同工同酬扣10分								
6 满意测评 持续改进 100分	6.1 a. 门诊病人、住院患者满意度	50	定性		50	40	30		
	6.1 b. 患者健康与出院指导制度流程	10	定性		10	8	6		
	6.2 本科室员工的满意度	20	定性		20	16	12		
	6.3 针对问题缺陷有持续改进计划	20	定性		20	16	12		
	扣罚细则：科室每月针对护理治疗、特色护理、护理质量、护理查房、用药、值班、疫情报告、登记、自查、门诊、抢救室设置、病人就诊流程等问题与缺陷和投诉及纠纷处理符合要求，有持续改进计划、事实、流程、措施、效果，少一个环节扣5分								
科室		本表定性指标满分	460分	定性指标最后得分					

2.2 感染性疾病科副护士长与正副主任护师卓越绩效考评定量标准(表三)

一级指标 (分值)	权重 %	二级指标		三级指标		绩效考评 扣分细则	得分
		考评内容	分值	考评内容	分值		
1 管理能力 执行能力 60分	6	1.1 执行能力	50	b.医护核心制度相关规定执行力符合规定要求	50	核心制度一项不执行扣10分,其他不执行扣5分	
		1.2 规划计划	10	a.执行科室护理发展规划,月度工作计划	10	执行规划、月度计划满分,少执行一项扣10分	
2 过程控制 工作数量 工作质量 工作效率 240分	24	2.1 工作流程	40	a.执行护理工作流程,参加各种护理值班	20	少一项流程扣5分,少一次值班扣5分。会议迟到或早退一次扣5分,缺席一次扣10分。上报各种数据,推迟一天扣5分,上报数据不准确一次扣5分	
				b.按时按规定参加各种会议,按时按照规定上报负责的数据工作,并保证上报数据正确	20		
		2.2 工作数量	120	a.质量管理组织健全,履行职责符合规定要求	30	不履行质量管理小组职责扣5分。主持护理查房与病历讨论,少一次扣10分。组织"三基"、技术操作考试,少一次扣10分。不能精确掌握抢救仪器操作并指导护士扣5分。没有主动设计科室护理新业务开展、查房、护理科研课题、科研工作扣20分	
				b.主持护理查房与病历讨论制度落实符合要求	30		
				c.参加"三基"考试、临床护理技术操作考核	20		
				d.精确掌握科室抢救仪器设备使用方法	20		
				e.主动设计科室护理业务科研工作符合要求	20		
		2.3 工作质量	80	a.执行基础、专科、责任护理落实符合要求	30	基础、专科、责任护理不落实到每一个护士,少一人次扣5分。重点监督检查指导监护室工作不到位扣5分。不执行护理管理目标及无护理质量控制与管理流程扣10分,不落实到位扣10分	
				c.负责重点监督检查监护室及相关护理工作	20		
				f.负责执行本科室护理管理目标及护理质量实施控制内容与管理要求符合规定标准要求	30		
5 社会责任 消毒隔离 40分	4	5.1 社会责任	20	b.监督手卫生、院感、消毒、隔离、废物处理	20	手卫生、院感、消毒隔离不落实和不按规定处理医疗废物一次扣5分。抢救、指导一项做不到扣10分	
		5.2 指导工作	20	参加患者抢救工作、指导护士技术操作	20		
7 科室 绩效结果 200分	20	7.1 病人结果	80	当月门诊就诊病人	20	达到规定增长幅度,降低1%扣10分,增加1%奖5分	
				住院病人出院数量	60		
		7.2 质量结果	20	科室当月医疗质量与安全与上年度比并达要求	20	达到规定增长幅度,降低1%扣10分,增加1%奖5分	
		7.3 科室 财务结果	100	科室当月医疗利润收入与上年度同月比较并达到规定增长幅度指标	100	达到去年指标水平并达到医院规定增长幅度得满分,降低1%扣10分,增加1%奖5分	
科室			**本表定量指标满分**		**540 分**	**定量指标合计得分**	

3.感染性疾病科主管护师卓越绩效考评标准(表一)

一级指标 (分值)	权重 %	二级指标		三级指标		得分	考核 方式
		考评内容	分值	绩效考评扣分细则	分值		
1 管理能力 执行能力 100分	10	1.1管理能力 执行能力	80	a.工作与管理能力、同事之间团结	20		定性
				b.医护核心制度与相关规定执行力	60		定量
		1.2 工作计划	20	a.执行护理发展规划、月度工作计划	10		定量
				b.上班尊重劳动纪律,尽职尽责	10		定性
2 过程控制 工作数量 工作质量 工作效率 430分	43	2.1 工作流程	40	a.护理工作流程参加各种护理值班	20		定量
				b.按时参加各种会议上报数据正确	20		定量
		2.2 工作数量	150	a.承担质量管理职责胜任护理班次	30		定量
				b.参加护理查房与护理病历讨论	30		定量
				c."三基"考试、临床护理技术操作考核	40		定量
				d.掌握常规抢救仪器使用方法	30		定量
				e.履行科室绩效考核与管理职责	20		定量
		2.3 工作质量	140	a.基础、专科、责任护理落实	30		定量
				b.执行质量关键环节管理标准措施	20		定性
				c.针对技术操作应急预案的执行	20		定量
				d.执行预防患者跌倒坠床压疮制度	20		定性
				e.成本支出、药品、耗材占比	20		定性
				f.执行护理管理目标与质量控制	30		定量
		2.4 工作效率	100	a.护理文件书写符合标准	20		定性
				b.带教护理实习、进修生	20		定性
				c.协助处理病和家属的问题	20		定性
				d.护理日常质量管理落实并记录	20		定性
				e.处理问题考虑全面遵循伦理原则	20		定性
3 论文科研 60分	6	论文科研 业务技术	60	a.敬业奉献、钻研业务、优质服务	20		定性
				b.参加科室护理培训与科研	20		定性
				c.本人专科护理理论与技术水平	20		定性
4 职业道德 40分	4	4.1团队管理	10	关心同事、自觉合作、乐于助人	10		定性
		4.2 问题解决	30	a.能够解决护理一般问题	20		定性
				b.在护理学科建设中的作用	10		定性
5 社会责任 50分	5	5.1 社会责任	30	a.参加公益活动愿意承担额外工作	10		定性
				b.手卫生院感消毒隔离废物处理	20		定量
		5.2指导工作	20	参加患者抢救、指导护士技术操作	20		定量
6 满意测评 持续改进 120分	12	6.1满意度 健康指导	80	a.门诊病人、住院患者满意度	60		定性
				b.患者健康与出院指导制度与流程	20		定性
		6.2本科满意	20	本科室员工的满意度	20		定性
		6.3持续改进	20	针对问题缺陷有持续改进计划	20		定性
7科室 绩效结果 200分	20	7.1 病人结果	50	a.科室当月门诊急诊就诊病人量	20		定量
				b.科室当月住院病人出院量	30		定量
		7.2 质量结果	50	a.当月科室质量达到要求	30		定量
				b.当月科室安全无事故	20		定量
		7.3财务结果	100	当月医疗利润较上年度同月比较	100		定量
满分	1000分	定性指标得分		定量指标得分		最后得分	

3.1 感染性疾病科主管护师卓越绩效考评定性标准(表二)

被考评者姓名		岗位			部门				
职能部门领导·定性指标·满意度测评内容					满意度测评等级				
一级指标	三级定性指标内容测评		本项满分	测评方式	卓越	优秀	良好	一般	得分
1 管理能力 30分	1.1 a.工作管理能力、同事之间团结		20	定性		20	16	12	
	1.2 d.上班尊重劳动纪律、尽职尽责		10	定性					
	奖罚细则:上班不接收快递包裹、发现接收一次扣5分,上班时带熟人检查、看病一次扣5分,上班干私活吃零食一次扣5分,进入病房治疗关手机一次不关扣5分,上班上网、玩手机微信查资料打游戏发现一次扣10分,上班相互闲扯一次扣5分								
2 过程控制 工作数量 工作质量 工作效率 160分	2.3 b.执行质量关键环节标准措施		20	定性					
	奖罚细则:按规定执行质量关键环节标准措施,少执行一个关键质量环节扣5分								
	2.3 d.患者预防跌倒坠床压疮制度		20	定性					
	扣罚细则:有预防患者跌倒、坠床、压疮制度和高危患者跌倒、坠床、压疮风险评估,有患者跌倒、坠床、压疮处理流程。制度、流程、评估,少一项扣10分								
	2.3 e.成本支出、药品、耗材占比		20	定性	增加1%扣10分				
	2.4 a.护理文件书写符合标准		20	定性	一处不符合标准扣5分				
	2.4 b.带教护理实习、进修生		20	定性					
	奖罚细则:担任护理带教实习、进修生工作,少带一名实习、进修生扣2分								
	2.4 c.协助处理病人和家属的问题		20	定性					
	奖罚细则:协助处理病人和家属的问题,因处理不及时扣5分,问题严重扣10分								
	2.4 d.护理日常质量管理落实并记录		20	定性					
	奖罚细则:护理日常质量管理落实并有记录,不落实扣10分,少一次记录扣5分								
	2.4 e 处理问题考虑全面遵循伦理原则		20	定性		20	16	12	
3 论文科研 60分	3.a.敬业奉献、钻研业务、优质服务		20	定性		20	16	12	
	3.b.参加科室护理培训与科研		20	定性		20	16	12	
	3.c.本人专科护理理论与技术水平		20	定性		20	16	12	
4 职业道德 40分	4.1 关心同事、自觉合作、乐于助人		10	定性		10	8	6	
	4.2 a.能够解决护理一般问题		20	定性		20	16	12	
	4.2 b.在护理学科建设中的作用		10	定性					
	奖罚细则:在护理学科建设中的作用符合医院、科室业务与技术和管理的标准规定要求,护理学科建设不好扣10分、护士培训无计划扣2分,不落实计划扣5分								
5 社会责任 10分	5.2 a.参加公益活动、承担额外工作		10	定性					
	奖罚细则:参加公益活动符合规定要求,少一次扣5分,没有承担额外工作扣5分								
6 满意测评 持续改进 120分	6.1 a.门诊病人、住院患者满意度		60	定性		60	48	36	
	6.1 b.患者健康与出院指导制度流程		20	定性					
	奖罚细则:无患者健康与出院指导制度、流程,少执行一项扣5分								
	6.2 本科室员工的满意度		20	定性		40	32	24	
	6.3 针对问题缺陷有持续改进计划		20	定性					
	扣罚细则:科室每月针对护理治疗、特色护理、护理质量、护理查房、用药、值班、疫情报告、登记、自查、门诊、抢救室设置、病人就诊流程等问题与缺陷和投诉及纠纷处理符合要求,有持续改进计划、事实、流程、措施、效果,少一个环节扣5分								
科室		本表定性指标满分		420分	定性指标最后得分				

3.2 感染性疾病科主管护师卓越绩效考评定量标准(表三)

一级指标 (分值)	权重 %	二级指标		三级指标		绩效考评 扣分细则	得分
		考评内容	分值	考评内容	分值		
1 管理能力 执行能力 **70分**	7	1.1 执行能力	60	b.医护核心制度相关规定执行力符合规定要求	60	核心制度一项不执行扣10分,其他不执行扣5分	
		1.2 规划计划	10	a.执行科室护理发展规划,月度工作计划	10	执行规划、月度计划满分,少执行一项扣10分	
2 过程控制 工作数量 工作质量 工作效率 **270分**	27	2.1 工作流程	40	a.执行护理工作流程,参加各种护理值班	20	少一项流程扣5分,少一次值班扣5分。会议迟到或早退一次扣5分,缺席一次扣10分。上报各种数据,推迟一天扣5分,上报数据不准确一次扣5分	
				b.按时按规定参加各种会议,按时按照规定上报负责的数据工作,并保证上报数据正确	20		
		2.2 工作数量	150	a.承担质量管理职责,胜任护理各种班次	30	不履行质量管理小组职责扣5分。少参加一次查房与病历讨论扣10分。三基、技术操作考试不及格,一次扣20分。不能掌握抢救仪器操作并指导护士扣5分。没有承担实施绩效考核扣10分,考核结果不与工资挂钩扣10分	
				b.参加护理查房与护理病历讨论符合规定要求	30		
				c.参加"三基"考试、临床护理技术操作考核	40		
				d.掌握常规抢救仪器使用方法符合规定要求	30		
				e.履行绩效考核职责	20		
		2.3 工作质量	80	a.执行基础、专科、责任护理落实	30	基础、专科、责任护理不落实到每一个护士,少一人次扣5分。应急预案执行不到位扣5分,影响工作扣10分。不执行护理管理目标及无护理质量控制与管理流程扣10分,不落实到位扣10分	
				c.针对技术操作应急预案的执行符合规定要求	20		
				f.执行本科室护理管理目标及护理质量实施控制与管理标准符合规定要求	30		
5 社会责任 消毒隔离 **40分**	4	5.1 社会责任	20	b.监督手卫生、院感、消毒、隔离、废物处理	20	手卫生、院感、消毒隔离不落实和不安规定处理医疗废物一次扣5分。抢救、指导一项做不到扣10分	
		5.2 指导工作	20	参加患者抢救工作、指导护士技术操作	20		
7 科室 绩效结果 **200分**	20	7.1 病人结果	50	a.当月门诊就诊病人	20	达到去年指标水平并达到医院规定增长幅度得满分,降低1%扣10分,增加1%奖5分	
				b.科室当月住院病人出院数量与上年度同月比	30		
		7.2 质量结果	50	a.医疗质量达到要求	30	达不到规定标准,降低1%扣10分,增加1%奖5分	
				b.当月科室安全无事故	20		
		7.3 科室 财务结果	100	科室当月医疗利润收入与上年度同月比较并达到规定增长幅度指标	100	达到去年指标水平并达到医院规定增长幅度得满分,降低1%扣10分,增加1%奖5分	
科室		本表定量指标满分			**580分**	**定量指标合计得分**	

4.感染性疾病科护士组长卓越绩效考评标准(表一)

一级指标 (分值)	权重 %	二级指标 考评内容	分值	三级指标 绩效考评扣分细则	分值	得分	考核 方式
1 管理能力 执行能力 100分	10	1.1 管理能力 执行能力	80	a.领导与管理能力、领导之间团结	20		定性
				b."18项核心制度"与相关规定执行力	60		定量
		1.2 工作计划	20	a.执行护理发展规划,月度工作计划	10		定量
				b.上班尊重劳动纪律,尽职尽责	10		定性
2 过程控制 工作数量 工作质量 工作效率 440分	44	2.1 工作流程	40	a.护理工作流程参加各种护理值班	20		定量
				b.按时参加各种会议上报数据正确	20		定量
		2.2 工作数量	140	a.承担质量管理职责胜任护理班次	30		定量
				b.参加护理查房与护理病历讨论	30		定量
				c."三基"考试、临床护理技术操作考核	30		定量
				d.掌握常规抢救仪器使用方法	30		定量
				e.履行科室绩效考核与管理职责	20		定量
		2.3 工作质量	140	a.基础、专科、责任护理落实	30		定量
				b.执行质量关键环节管理标准措施	20		定性
				c.针对技术操作应急预案的执行	20		定量
				d.执行预防患者跌倒坠床压疮制度	20		定性
				e.参加病人抢救、病人费用情况	20		定性
				f.执行护理管理目标与质量控制	30		定量
		2.4 工作效率	120	a.护理文件书写符合标准	30		定性
				b.参加每日医嘱查对工作	20		定性
				c.成本支出、药品、耗材占比	20		定性
				d.护理日常质量管理落实并记录	30		定性
				e.处理问题考虑全面遵循伦理原则	20		定性
3 论文科研 50分	5	论文科研 业务技术	50	a.发表论文与护理科研符合规定	20		定性
				b.带教实习生与学习培训	20		定性
				c.本人专科护理理论与技术水平	10		定性
4 职业道德 40分	4	4.1 职业素质	10	关心同事、自觉合作、乐于助人	10		定性
		4.2 问题解决	30	a.处理患者和家属的相关问题	20		定性
				b.在护理学科建设中的作用	10		定性
5 社会责任 50分	5	5.1 社会责任	30	a.参加公益活动愿意承担额外工作	10		定性
				b.手卫生院感消毒隔离废物处理	20		定量
		5.2 收费管理	20	科室护理培训与科研、带教护士	20		定量
6 满意测评 120分	12	6.1 满意度 健康指导	80	a.门诊病人、住院患者满意度	60		定性
				b.患者健康与出院指导制度与流程	20		定性
		6.2 本科满意	20	本科室员工的满意度	20		定性
		6.3 持续改进	20	针对问题缺陷有持续改进计划	20		定性
7科室 绩效结果 200分	20	7.1 病人结果	50	科室当月门诊急诊就诊病人量	20		定量
				科室当月住院病人出院量	30		定量
		7.2 质量结果	50	a.当月科室质量达到要求	30		定量
				b.当月科室安全无事故	20		定量
		7.3 财务结果	100	当月医疗利润较上年度同月比较	100		定量
满分	**1000分**	定性指标得分		定量指标得分		最后得分	

4.1 感染性疾病科护士组长卓越绩效考评定性标准(表二)

被考评者姓名		岗位				部门			
职能部门领导·定性指标·满意度测评内容					满意度测评等级				
一级指标	三级定性指标内容测评	本项满分	测评方式	卓越	优秀	良好	一般	得分	
1 管理能力 30分	1.1 a.工作管理能力、同事之间团结	20	定性		20	16	12		
	1.2 d.上班尊重劳动纪律,尽职尽责	10	定性						
	奖罚细则:上班不接收快递包裹、发现接收一次扣5分,上班时带熟人检查、看病一次扣5分,上班干私活吃零食一次扣5分,进入病房治疗关手机一次不关扣5分,上班上网、玩手机微信查资料打游戏发现一次扣10分,上班相互闲扯一次扣5分								
2 过程控制 工作数量 工作质量 工作效率 180分	2.3 b.执行质量关键环节标准措施	20	定性						
	奖罚细则:按规定执行质量关键环节标准措施,少执行一个关键质量环节扣5分								
	2.3 d.患者预防跌倒坠床压疮制度	20	定性						
	扣罚细则:有预防患者跌倒、坠床、压疮制度和高危患者跌倒、坠床、压疮风险评估,有患者跌倒、坠床、压疮处理流程符合要求。制度、流程、评估,少一项扣10分								
	2.3 e.参加病人抢救、病人费用情况	20	定性						
	扣罚细则:参加病人抢救、病人费用情况,参加并指导护士病人抢救工作、病人费用情况符合医院、科室业务与技术和管理的标准规定要求,一项工作做不好扣5分								
	2.4 a.护理文件书写符合标准	30	定性		一处不符合标准扣5分				
	2.4 b.参加每日医嘱查对工作	20	定性						
	奖罚细则:参加每日医嘱查对工作,符合医院管理规定要求,一日不查对扣5分								
	2.4 c.成本支出、药品、耗材占比	20	定性						
	奖罚细则:成本支出、药品、耗材占比,符合医院管理规定要求,增加1%扣5分								
	2.4 d.护理日常质量管理落实并记录	30	定性						
	奖罚细则:护理日常质量管理落实并有记录,不落实扣10分,少一次记录扣5分								
	2.4 e 处理问题考虑全面遵循伦理原则	20	定性		20	16	12		
3 论文科研 50分	3.a.发表论文与护理科研符合规定	20	定性		20	16	12		
	3.b.带教实习生与学习培训	20	定性		20	16	12		
	3.c.本人专科护理理论与技术水平	10	定性		20	16	12		
4 职业道德 40分	4.1 关心同事、自觉合作、乐于助人	10	定性		10	8	6		
	4.2 a.处理患者和家属的相关问题	20	定性		20	16	12		
	4.2 b.在护理学科建设中的作用	10	定性		10	8	6		
5 社会责任 10分	5.2 a.参加公益活动,承担额外工作	10	定性						
	奖罚细则:参加公益活动符合管理要求,少一次扣5分,没有承担额外工作扣5分								
6 满意测评 持续改进 120分	6.1 a.门诊病人、住院患者满意度	60	定性		60	48	36		
	6.1 b.患者健康与出院指导制度流程	20	定性						
	奖罚细则:无患者健康与出院指导制度、流程,少执行一项扣5分								
	6.2 本科室员工的满意度	20	定性		20	16	12		
	6.3 针对问题缺陷有持续改进计划	20	定性						
	扣罚细则:科室每月针对护理治疗、特色护理、护理质量、护理查房、用药、值班、疫情报告、登记、自查、门诊、抢救室设置、病人就诊流程等问题与缺陷和投诉及纠纷处理符合要求,有持续改进计划、事实、流程、措施、效果,少一个环节扣5分								
科室		本表定性指标满分	430分	定性指标最后得分					

4.2 感染性疾病科护士组长卓越绩效考评定量标准(表三)

一级指标 (分值)	权重 %	二级指标		三级指标		绩效考评 扣分细则	得分
		考评内容	分值	考评内容	分值		
1 管理能力 执行能力 70分	7	1.1 执行能力	60	b.医护核心制度与相关规定执行力	60	核心制度一项不执行扣10分,其他不执行扣5分	
		1.2 规划计划	10	a.执行科室护理发展规划,月度工作计划	10	执行规划、月度计划满分,少执行一项扣10分	
2 过程控制 工作数量 工作质量 工作效率 260分	26	2.1 工作流程	40	a.执行护理工作流程,参加各种护理值班	20	少一项流程扣5分,少一次值班扣5分。会议迟到或早退一次扣5分,缺席一次扣10分。上报各种数据,推迟一天扣5分,上报数据不准确一次扣5分	
				b.按时按规定参加各种会议,按时按照规定上报负责的数据工作,并保证上报数据正确	20		
		2.2 工作数量	140	a.承担质量管理职责,胜任护理各种班次	30	不履行质量管理小组职责扣5分。少参加一次查房与病历讨论扣10分。三基、技术操作考试不及格,一次扣20分。不能掌握抢救仪器操作并指导护士扣5分。没有承担实施绩效考核扣10分,考核结果不与工资挂钩扣10分	
				b.参加护理查房与护理病历讨论符合规定要求	30		
				c.参加"三基"考试、临床护理技术操作考核	30		
				d.掌握常规抢救仪器使用方法符合规定要求	30		
				e.履行绩效考核职责	20		
		2.3 工作质量	80	a.执行基础、专科、责任护理落实	30	基础、专科、责任护理不落实到每一个护士,少一人次扣5分。应急预案执行不到位扣5分,影响工作扣10分。不执行护理管理目标及无护理质量控制与管理流程扣10分,不落实到位扣10分	
				c.针对技术操作应急预案的执行符合规定要求	20		
				f.执行本科室护理管理目标及护理质量实施控制与管理标准符合规定要求	30		
5 社会责任 消毒隔离 40分	4	5.1 社会责任	20	b.监督手卫生、院感、消毒、隔离、废物处理	20	手卫生、院感、消毒隔离不落实和不安规定处理医疗废物一次扣5分。培训带教一项做不好扣10分	
		5.2 指导工作	20	科室护理培训与科研、带教实习、进修护士	20		
7 科室 绩效结果 200分	20	7.1 病人结果	50	a.当月门诊就诊病人	20	达到去年指标水平并达到医院规定增长幅度得满分,降低1%扣10分,增加1%奖5分	
				b.科室当月住院病人出院数量与上年度同月比	30		
		7.2 质量结果	50	a.医疗质量达到要求	30	达不到规定标准,降低1%扣10分,增加1%奖5分	
				b.当月科室安全无事故	20		
		7.3 科室 财务结果	100	科室当月医疗利润收入与上年度同月比较并达到规定增长幅度指标	100	达到去年指标水平并达到医院规定增长幅度得满分,降低1%扣10分,增加1%奖5分	
科室		本表定量指标满分			570分	定量指标合计得分	

5.感染性疾病科护士卓越绩效考评标准(表一)

一级指标 (分值)	权重 %	二级指标		三级指标		得分	考核 方式
		考评内容	分值	绩效考评扣分细则	分值		
1 管理能力 执行能力 100分	10	1.1管理能力 执行能力	80	a.工作与管理能力、同事之间团结	20		定性
				b.医护核心制度与相关规定执行力	60		定量
		1.2 工作计划	20	a.执行护理发展规划,月度工作计划	10		定量
				b.上班尊重劳动纪律,尽职尽责	10		定性
2 过程控制 工作数量 工作质量 工作效率 440分	44	2.1 工作流程	40	a.护理工作流程参加各种护理值班	20		定量
				b.按时参加各种会议上报数据正确	20		定量
		2.2 工作数量	130	a.承担质量管理职责胜任护理班次	30		定量
				b.参加护理查房与护理病历讨论	30		定量
				c."三基"考试、临床护理技术操作考核	30		定量
				d.掌握常规抢救仪器使用方法	20		定量
				e.履行科室绩效考核与管理职责	20		定量
		2.3 工作质量	150	a.基础、专科、责任护理落实	30		定量
				b.执行质量关键环节管理标准措施	20		定性
				c.针对技术操作应急预案的执行	30		定量
				d.执行预防患者跌倒坠床压疮制度	20		定性
				e.协助护士长病房管理	10		定性
				f.执行护理管理目标与质量控制	40		定量
		2.4 工作效率	120	a.护理文件书写符合标准	30		定性
				b.能够独立处理值班时的意外情况	20		定性
				c.协助处理病和家属的问题	20		定性
				d.护理日常质量管理落实并记录	30		定性
				e.处理问题考虑全面遵循伦理原则	20		定性
3 论文科研 50分	5	论文科研 业务技术	50	a.发表论文与护理科研符合规定	10		定性
				b.带教实习生与学习培训	20		定性
				c.本人专科护理理论与技术水平	20		定性
4 职业道德 40分	4	4.1团队管理	10	关心同事、自觉合作、乐于助人	10		定性
		4.2 问题解决	30	a.处理患者和家属的相关问题	20		定性
				b.在护理学科建设中的作用	10		定性
5 社会责任 50分	5	5.1 社会责任	30	a.参加公益活动愿意承担额外工作	10		定性
				b.手卫生院感消毒隔离废物处理	20		定量
		5.2指导工作	20	参加患者抢救、指导护士技术操作	20		定量
6 满意测评 持续改进 120分	12	6.1满意度 健康指导	80	a.门诊病人、住院患者满意度	60		定性
				b.患者健康与出院指导制度与流程	20		定性
		6.2本科满意	20	本科室员工的满意度	20		定性
		6.3持续改进	20	针对问题缺陷有持续改进计划	20		定性
7科室 绩效结果 200分	20	7.1 病人结果	50	a.科室当月门诊急诊就诊病人量	20		定量
				b.科室当月住院病人出院量	30		定量
		7.2 质量结果	50	a.当月科室质量达到要求	30		定量
				b.当月科室安全无事故	20		定量
		7.3财务结果	100	当月医疗利润较上年度同月比较	100		定量
满分	1000分	定性指标得分		定量指标得分		最后得分	

5.1 感染性疾病科护士卓越绩效考评定性标准(表二)

被考评者姓名		岗位			部门			
职能部门领导·定性指标·满意度测评内容					满意度测评等级			
一级指标	三级定性指标内容测评		本项满分	测评方式	卓越	优秀	良好	一般	得分
1 **管理能力** **30分**	1.1 a. 工作管理能力、同事之间团结	20	定性		20	16	12		
	1.2 d. 上班尊重劳动纪律、尽职尽责	10	定性					
	奖罚细则:上班不接收快递包裹、发现接收一次扣5分,上班时带熟人检查、看病一次扣5分,上班干私活吃零食一次扣5分,进入病房治疗关手机一次不关扣5分,上班上网、玩手机微信查资料打游戏发现一次扣10分,上班相互闲扯一次扣5分							
2 **过程控制** **工作数量** **工作质量** **工作效率** **170分**	2.3 b. 执行质量关键环节标准措施	20	定性					
	奖罚细则:执行质量关键环节标准措施,按规定执行质量关键环节标准措施符合医院、科室业务与技术和管理的标准规定要求,少执行一个关键质量环节扣5分							
	2.3 d. 患者预防跌倒坠床压疮制度	20	定性					
	扣罚细则:有预防患者跌倒、坠床、压疮制度和高危患者跌倒、坠床、压疮风险评估,有患者跌倒、坠床、压疮处理流程符合要求。制度、流程、评估,少一项扣10分							
	2.3 e. 协助护士长病房管理	10	定性		10	8	6	
	2.4 a. 护理文件书写符合标准	30	定性		一处不符合标准扣5分			
	2.4 b. 能够独立处理值班时意外情况	20	定性					
	奖罚细则:不能够独立处理值班时意外情况,符合医院管理规定要求,一次扣5分							
	2.4 c. 协助处理病人和家属的问题	20	定性					
	奖罚细则:协助处理病人和家属的问题,因处理不及时扣5分,问题严重扣10分							
	2.4 d. 护理日常质量管理落实并记录	30	定性					
	奖罚细则:护理日常质量管理落实并有记录,不落实扣10分,少一次记录扣5分							
	2.4 e 处理问题考虑全面遵循伦理原则	20	定性		20	16	12	
3 **论文科研** **50分**	3. a. 发表论文与护理科研符合规定	20	定性		20	16	12	
	3. b. 带教实习生与学习培训	20	定性		20	16	12	
	3. c. 本人专科护理理论与技术水平	10	定性		10	8	6	
4 **职业道德** **40分**	4.1 关心同事、自觉合作、乐于助人	10	定性		10	8	6	
	4.2 a. 处理患者和家属的相关问题	20	定性		20	16	12	
	4.2 b. 在护理学科建设中的作用	10	定性					
5 社会责任 **10分**	5.2 a. 参加公益活动,承担额外工作	10	定性					
	奖罚细则:参加公益活动,承担额外工作,参加公益活动符合医院、科室业务与技术和管理的标准规定要求,少一次扣5分,没有承担额外工作扣5分							
6 **满意测评** **持续改进** **120分**	6.1 a. 门诊病人、住院患者满意度	60	定性		60	48	36	
	6.1 b. 患者健康与出院指导制度流程	20	定性					
	奖罚细则:无患者健康与出院指导制度、流程,少执行一项扣5分							
	6.2 本科室员工的满意度	20	定性		20	16	12	
	6.3 针对问题缺陷有持续改进计划	20	定性					
	扣罚细则:科室每月针对护理治疗、特色护理、护理质量、护理查房、用药、值班、疫情报告、登记、自查、门诊、抢救室设置、病人就诊流程等问题与缺陷和投诉及纠纷处理符合要求,有持续改进计划、事实、流程、措施、效果,少一个环节扣5分							
科室			本表定性指标满分	**420分**	定性指标最后得分			

5.2 感染性疾病科护士卓越绩效考评定量标准(表三)

一级指标 (分值)	权重 %	二级指标		三级指标		绩效考评 扣分细则	得分
		考评内容	分值	考评内容	分值		
1 **管理能力** **执行能力** **70分**	7	1.1 执行能力	60	b.医护核心制度与相关规定执行力符合要求	60	核心制度一项不执行扣10分,其他不执行扣5分	
		1.2 规划计划	10	a.执行科室护理发展规划,月度工作计划	10	执行规划、月度计划满分,少执行一项扣10分	
2 **过程控制** **工作数量** **工作质量** **工作效率** **270分**	27	2.1 工作流程	40	a.执行护理工作流程,参加各种护理值班	20	少一项流程扣5分,少一次值班扣5分。会议迟到或早退一次扣5分,缺席一次扣10分。上报各种数据,推迟一天扣5分,上报数据不准确一次扣5分	
				b.按时按规定参加各种会议,按时按照规定上报负责的数据工作,并保证上报数据正确	20		
		2.2 工作数量	130	a.承担质量管理职责,胜任护理各种班次	30	不履行质量管理小组职责扣5分。少参加一次查房与病历讨论扣10分。三基、技术操作考试不及格,一次扣20分。不能掌握抢救仪器操作并指导护士扣5分。没有承担实施绩效考核扣10分,考核结果不与工资挂钩扣10分	
				b.参加护理查房与护理病历讨论符合规定要求	30		
				c.参加"三基"考试、临床护理技术操作考核	30		
				d.掌握常规抢救仪器使用方法符合规定要求	20		
				e.履行绩效考核职责	20		
		2.3 工作质量	100	a.执行基础、专科、责任护理落实符合要求	30	基础、专科、责任护理不落实到每一个护士,少一人次扣5分。应急预案执行不到位扣5分,影响工作扣10分。不执行护理管理目标及无护理质量控制与管理流程扣10分,不落实到位扣10分	
				c.针对技术操作应急预案的执行符合规定要求	30		
				f.执行本科室护理管理目标及护理质量实施控制与管理标准并记录符合规定标准的要求	40		
5 **社会责任** **消毒隔离** **40分**	4	5.1 社会责任	20	b.监督手卫生、院感、消毒隔离、废物处理	20	手卫生、院感、消毒隔离不落实和不安规定处理医疗废物一次扣5分。抢救、指导一项做不到扣10分	
		5.2 指导工作	20	参加患者抢救工作、指导护士技术操作	20		
7 **科室** **绩效结果** **200分**	20	7.1 病人结果	50	a.当月门诊就诊病人	20	达到去年指标水平并达到医院规定增长幅度得满分,降低1%扣10分,增加1%奖5分	
				b.科室当月住院病人出院数量与上年度同月比	30		
		7.2 质量结果	50	a.医疗质量达到要求	30	达不到规定标准,降低1%扣10分,增加1%奖5分	
				b.当月科室安全无事故	20		
		7.3 科室 财务结果	100	科室当月医疗利润收入与上年度同月比较并达到规定增长幅度指标	100	达到去年指标水平并达到医院规定增长幅度得满分,降低1%扣10分,增加1%奖5分	
科室		本表定量指标满分			580分	定量指标合计得分	

6.感染性疾病科办公班护士卓越绩效考评标准(表一)

一级指标 (分值)	权重 %	二级指标		三级指标		得分	考核 方式
		考评内容	分值	绩效考评扣分细则	分值		
1 管理能力 执行能力 80分	8	1.1 管理能力 执行能力	60	a.管理病人、工作的能力	10		定性
				b.核心制度、医护常规执行能力	50		定性
		1.2 工作计划	20	a.工作主动性、积极性、责任心	10		定性
				b.上班尊重劳动纪律、尽职尽责	10		定性
2 过程控制 工作数量 工作质量 工作效率 480分	48	2.1 工作流程	90	a.按照护理流程工作	20		定性
				b.按规定时间参加院内各种会议	20		定量
				c.值班、交接班物品核对签字落实	20		定量
				d.按时安排病人医技检查	30		定量
		2.2 工作数量	150	a.正确时间转抄处理医嘱	60		定量
				b.没有迟到早退和旷工	20		定量
				c.每日查对每周大查对一次	30		定量
				d.掌握病人动态费用情况	20		定性
				e.正确书写交班报告并签字	20		定量
		2.3 工作质量	130	a.根据规定及时填写病人床头牌	20		定量
				b.正确安排病人饮食	20		定性
				c.办理出入院手续无差错	40		定性
				d.负责办公室请领物品与管理	20		定性
				e.保障电脑办公等用品使用	30		定性
		2.4 工作效率	110	a.第一时间接待入院病人	20		定性
				b.处理问题考虑全面遵循伦理原则	20		定量
				c.护理文件书写合格率	40		定量
				d.正确记账、绘制体温单	30		定量
3 论文科研 50分	5	论文科研 业务技术	50	a.发表论文与护理科研符合规定	20		定性
				b.带教实习生与学习培训	20		定量
				c.本人专科护理理论与技术水平	10		定性
4 职业道德 40分	4	4.1 团队管理	10	关心同事、自觉合作、乐于助人	10		定性
		4.2 问题解决	30	a.处理患者和家属的相关问题	20		定性
				b.在护理学科建设中的作用	10		定量
5 社会责任 50分	5	5.1 社会责任	30	a.参加公益活动愿意承担额外工作	10		定性
				b.手卫生院感消毒隔离废物处理	20		定量
		5.2 指导工作	20	办公场所、工作现场"7S管理"	20		定量
6 满意测评 持续改进 100分	10	6.1 满意度 健康指导	60	科室每月最少一次测评住院患者出院病人的满意度,并且与上年度比	60		定性
		6.2 本科满意	20	本科医护人员对护士满意度	20		定性
		6.3 持续改进	20	针对问题与缺陷持续改进计划	20		定性
7科室 绩效结果 200分	20	7.1 病人结果	50	a.科室当月门诊就诊病人量	20		定量
				b.科室当月住院病人出院量	30		定量
		7.2 质量结果	50	a.当月科室质量达到要求	30		定量
				b.当月科室安全无事故	20		定量
		7.3 财务结果	100	当月医疗利润较上年度同月比较	100		定量
满分	1000分	定性指标得分		定量指标得分		最后得分	

6.1 感染性疾病科办公班护士卓越绩效考评定性标准(表二)

被考评者姓名		岗位				部门				
职能部门领导·定性指标·满意度测评内容						满意度测评等级				
一级指标	三级定性指标内容测评		本项满分	测评方式	卓越	优秀	良好	一般	得分	
1 管理能力 80分	1.1 a. 管理病人、工作的能力		10	定性		10	8	6		
	1.1 b. 核心制度、医护常规执行能力		50	定性						
	扣罚细则:符合医院、科室业务与技术要求,一项、次核心制度执行不到位扣10分									
	1.2 a. 工作主动性、积极性、责任心		10	定性		10	8	6		
	1.2 b. 上班尊重劳动纪律,尽职尽责		10	定性						
	奖罚细则:上班不接收快递包裹、发现接收一次扣5分,上班时带熟人检查、看病一次扣5分,上班干私活吃零食一次扣5分,进入病房治疗关手机一次不关扣5分,上班上网、玩手机微信查资料打游戏发现一次扣10分,上班相互闲扯一次扣5分									
2 过程控制 工作数量 工作质量 工作效率 170分	2.1 a. 按照护理流程工作		20	定性						
	扣罚细则:符合医院、科室业务与技术和管理要求,一项工作不按照流程操作扣3分									
	2.2 d. 掌握病人动态费用情况		20	定性						
	扣罚细则:掌握病人动态费用情况符合规定要求,统计病人一人次差错加5分									
	2.3 b. 正确安排病人饮食		20	定性						
	扣罚细则:符合医院、科室业务与技术和管理的规定要求,漏掉一病人饮食扣5分									
	2.3 c. 办理出入院手续无差错		40	定性						
	扣罚细则:办理一病人出入院手续(一个内容、一个项目)差错扣5分									
	2.3 d. 负责办公室请领物品与管理		20	定性						
	扣罚细则:负责办公室请领物品与管理符合规定要求,请领办公物品不及时,符合医院、科室业务与技术和管理的标准规定要求,影响工作一次扣2分,管理不善扣5分									
	2.3 e. 保障电脑办公等用品使用		30	定性						
	扣罚细则:电脑、传真、电话机管理不好,影响工作扣2分									
	2.4 a. 第一时间接待入院病人		20	定性						
	扣罚细则:符合医院规定要求,不能第一时间接待病人,一个病人有意见扣3分									
3 论文科研 30分	3. a. 发表论文与护理科研符合规定		20	定性		20	16	12		
	3. c. 专科护理理论与知识和技能		10	定性		10	8	6		
4 职业道德 30分	4.1 关心同事、自觉合作、乐于助人		10	定性		10	8	6		
	4.2 a. 处理患者和家属的相关问题		20	定性						
	扣罚细则:处理患者和家属的相关问题,符合规定要求,一项、次不符合要求扣5分									
5 社会责任 30分	5.2 a. 参加公益活动,承担额外工作		10	定性		10	8	6		
	5.2 办公场所"7S管理"		20	定性						
	扣罚细则:符合医院、科室业务与技术理要求,病房或走廊一次达不到要求扣2分									
6 满意测评 持续改进 100分	6.1 a. 门诊病人、住院患者满意度		60	定性		60	48	36		
	6.2 本科医护人员对护士满意度		20	定性		20	16	12		
	6.3 针对问题缺陷有持续改进计划		20	定性						
	扣罚细则:科室每月针对护理治疗、特色护理、护理质量、护理查房、用药、值班、疫情报告、登记、自查、门诊、抢救室设置、病人就诊流程等问题与缺陷和投诉及纠纷处理符合要求,有持续改进计划、事实、流程、措施、效果,少一个环节扣5分									
科室		本表定性指标满分	440分		定性指标最后得分					

6.2 感染性疾病科办公班护士卓越绩效考评定量标准(表三)

一级指标 (分值)	权重 %	二级指标		三级指标		绩效考评	得分
		考评内容	分值	考评内容	分值	扣分细则	
2 过程控制 工作数量 工作质量 工作效率 **310 分**	31	2.1 工作流程	70	b.按照规定参加医院、科室组织会议,不按规定时间参加会议扣分	20	会议迟到一次扣 5 分,早退一次扣 5 分,缺席一次会议扣 10 分	
				c.值班、交接班、物品核对签字落实符合要求	20	值班、交接班物品核对不签字一次扣 5 分。不按时安排病人到医技科室检查一人次扣 5 分	
				d.按时安排病人到医技科室做检查符合要求	30		
		2.2 工作数量	130	a.正确执行处理医嘱	60	执行医嘱差错一人次扣 5 分,迟到或早退一次扣 5 分,旷工一次扣 10 分。少查对一次扣 5 分。不正确书写交班报告或内容不真实一次扣 5 分	
				b.没有迟到早退和旷工	20		
				c.按照规定每日查对、每周大查对一次	30		
				e.正确时间正确书写交班报告并签个人全称	20		
		2.3 工作质量	20	a.根据规定和要求及时填写病人床头牌及相关信息资料符合规定要求	20	根据规定及时填写病人床头牌达到满分,差错一人次扣 5 分	
		2.4 工作效率	90	b.处理问题考虑全面、遵循伦理法律原则	20	处理问题考虑不全面、未遵循伦理原则扣 5 分。护理文件书写合格率降低 1%扣 10 分,提高 1%奖 5 分。正确记账、绘制体温单差错一人次扣 5 分	
				c.护理文件书写合格率	40		
				d.正确给患者记账、按时按照规定绘制患者体温在病历体温单上	30		
3 论文科研 **20 分**	2	3 持续学习	20	b.按照规定心肺复苏培训、操作考试、"三基"考试符合规定的要求	20	心肺复苏、"三基"考试符合要求得满分,一项不符合要求扣 5 分	
4 职业素质 **10 分**	1	4.2 继续教育	10	b.能够积极参加医院、科室规定的继续教育培训项目符合规定要求	10	积极参加继续教育培训符合要求得满分,一次不参加扣 5 分	
5 社会责任 **20 分**	2	5.1 环境意识	20	b.手卫生、医院感染、消毒隔离、废物处理	20	按规定处理废物满分,不安规定处理一次扣 5 分	
7 科室 绩效结果 **200 分**	20	7.1 病人结果	50	a.当月门诊就诊病人	20	达到去年指标水平并达到医院规定增长幅度得满分,降低 1%扣 10 分,增加 1%奖 5 分	
				b.科室当月住院病人出院数量与上年度同月比	30		
		7.2 质量结果	50	a.医疗质量达到要求	30	达不到规定标准,降低 1%扣 10 分,增加 1%奖 5 分	
				b.当月本科室工作安全、无事故,达到标准	20		
		7.3 科室 财务结果	100	科室当月医疗利润收入与上年度同月比较并达到规定增长幅度指标	100	达到去年指标水平并达到医院规定增长幅度得满分,降低 1%扣 10 分,增加 1%奖 5 分	
科室				本表定量指标满分	**560 分**	**定量指标合计得分**	

7. 感染性疾病科治疗班护士卓越绩效考评标准(表一)

一级指标 (分值)	权重 %	二级指标		三级指标		得分	考核 方式
		考评内容	分值	绩效考评扣分细则	分值		
1 管理能力 执行能力 100分	10	1.1 管理能力 执行能力	70	a. 工作与管理能力、同事之间团结	20		定性
				b. 医护核心制度与相关规定执行力	50		定量
		1.2 工作计划	30	a. 执行护理发展规划,月度工作计划	10		定量
				b. 上班尊重劳动纪律,尽职尽责	20		定性
2 过程控制 工作数量 工作质量 工作效率 440分	44	2.1 工作流程	40	a. 护理工作流程参加各种护理值班	20		定量
				b. 按时参加各种会议上报数据正确	20		定量
		2.2 工作数量	140	a. 承担质量管理职责胜任护理班次	30		定量
				b. 随医师查房,负责处理医嘱	40		定量
				c. "三基"考试、临床护理技术操作考核	20		定量
				d. 掌握常规抢救仪器使用方法	30		定量
				e. 履行科室绩效考核与管理职责	20		定量
		2.3 工作质量	140	a. 基础、专科、责任护理落实	20		定量
				b. 正确实施患者治疗时间	10		定性
				c. 针对技术操作应急预案的执行	20		定量
				d. 执行预防患者跌倒坠床压疮制度	20		定性
				e. 负责长期与短期医嘱的治疗工作	50		定性
				f. 执行护理管理目标与质量控制	20		定量
		2.4 工作效率	120	a. 护理文件书写符合标准	30		定性
				b. 带教护理实习、进修生	10		定性
				c. 按照规定执行查对制度	30		定性
				d. 护理日常质量管理落实并记录	30		定性
				e. 处理问题考虑全面遵循伦理原则	20		定性
3 论文科研 50分	5	论文科研 业务技术	50	a. 发表论文与护理科研符合规定	10		定性
				b. 带教实习生与学习培训	20		定性
				c. 本人专科护理理论与技术水平	20		定性
4 职业道德 40分	4	4.1 职业素质	10	关心同事、自觉合作、乐于助人	10		定性
		4.2 问题解决	30	a. 处理患者和家属的相关问题	20		定性
				b. 在护理学科建设中的作用	10		定性
5 社会责任 50分	5	5.1 社会责任	30	a. 参加公益活动愿意承担额外工作	10		定性
				b. 手卫生、院感、消毒隔离、废物处理	20		定量
		5.2 指导工作	20	参加患者抢救、指导护士技术操作	20		定量
6 满意测评 持续改进 120分	12	6.1 满意度 健康指导	80	a. 门诊病人、住院患者满意度	60		定性
				b. 患者健康与出院指导制度与流程	20		定性
		6.2 本科满意	20	本科室员工的满意度	20		定性
		6.3 持续改进	20	针对问题缺陷有持续改进计划	20		定性
7 科室 绩效结果 200分	20	7.1 病人结果	50	a. 科室当月门诊急诊就诊病人量	20		定量
				b. 科室当月住院病人出院量	30		定量
		7.2 质量结果	50	a. 当月科室质量达到要求	30		定量
				b. 当月科室安全无事故	20		定量
		7.3 财务结果	100	当月医疗利润较上年度同月比较	100		定量
满分	**1000分**	定性指标得分		定量指标得分		最后得分	

7.1 感染性疾病科治疗班护士卓越绩效考评定性标准(表二)

被考评者姓名		岗位			部门			
职能部门领导·定性指标·满意度测评内容					满意度测评等级			
一级指标	三级定性指标内容测评	本项满分	测评方式	卓越	优秀	良好	一般	得分
1 **管理能力** **40分**	1.1 a. 工作管理能力、同事之间团结	20	定性		20	16	12	
	1.2 d. 上班尊重劳动纪律,尽职尽责	20	定性					
	奖罚细则:上班不接收快递包裹,发现接收一次扣5分,上班时带熟人检查、看病一次扣5分,上班干私活吃零食一次扣5分,进入病房治疗关手机一次不关扣5分,上班上网、玩手机微信查资料打游戏发现一次扣10分,上班相互闲扯一次扣5分							
2 **过程控制** **工作数量** **工作质量** **工作效率** **200分**	2.3 b. 正确实施患者治疗时间	20	定性					
	奖罚细则:输液推迟2小时、注射推迟2小时、口服药推迟2小时,一人次扣5分							
	2.3 d. 患者预防跌倒、坠床、压疮制度	20	定性					
	扣罚细则:有预防患者跌倒、坠床、压疮制度和高危患者跌倒、坠床、压疮风险评估,有患者跌倒、坠床、压疮处理流程符合要求。制度、流程、评估,少一项扣10分							
	2.3 e. 负责长期短期医嘱的治疗工作	50	定性	错误一次扣5分				
	2.4 a. 护理文件书写符合标准	30	定性	一处不符合标准扣5分				
	2.4 b. 带教护理实习、进修生	10	定性					
	奖罚细则:带教护理实习、进修生,担任护理带教实习、进修生工作符合医院、科室业务与技术和管理的标准规定要求,少带一名实习、进修生扣5分							
	2.4 c. 协助处理病人和家属的问题	30	定性					
	奖罚细则:协助处理病人和家属的问题符合医院、科室业务与技术和管理的标准规定要求,因处理不及时扣5分,处理结果问题严重病人意见大扣20分							
	2.4 d. 护理日常质量管理落实并记录	20	定性					
	奖罚细则:护理日常质量管理落实并有记录,不落实扣10分,少一次记录扣5分							
	2.4 e 处理问题考虑全面遵循伦理原则	20	定性		20	16	12	
3 **论文科研** **50分**	3. a. 发表论文与护理科研符合规定	20	定性		20	16	12	
	3. b. 带教实习生与学习培训	20	定性		20	16	12	
	3. c. 本人专科护理理论与技术水平	10	定性		10	8	6	
4 **职业道德** **40分**	4.1 关心同事、自觉合作、乐于助人	10	定性		10	8	6	
	4.2 a. 处理患者和家属的相关问题	20	定性		20	16	12	
	4.2 b. 在护理学科建设中的作用	10	定性		10	8	6	
5 社会责任 **10分**	5.2 a. 参加公益活动,承担额外工作	10	定性					
	奖罚细则:参加公益活动符合规定要求,少一次扣5分,没有承担额外工作扣5分							
6 **满意测评** **持续改进** **120分**	6.1 a. 门诊病人、住院患者满意度	60	定性		60	48	36	
	6.1 b. 患者健康与出院指导制度流程	20	定性					
	奖罚细则:无患者健康与出院指导制度、流程符合规定要求,少执行一项扣5分							
	6.2 本科室员工的满意度	20	定性		20	16	12	
	6.3 针对问题缺陷有持续改进计划	20	定性					
	扣罚细则:科室每月针对护理治疗、特色护理、护理质量、护理查房、用药、值班、疫情报告、登记、自查、门诊、抢救室设置、病人就诊流程等问题与缺陷和投诉及纠纷处理符合要求,有持续改进计划、事实、流程、措施、效果,少一个环节扣5分							
科室		本表定性指标满分	460分	定性指标最后得分				

7.2 感染性疾病科治疗班护士卓越绩效考评定量标准(表三)

一级指标 (分值)	权重 %	二级指标		三级指标		绩效考评 扣分细则	得分
		考评内容	分值	考评内容	分值		
1 管理能力 执行能力 60分	6	1.1 执行能力	50	b.医护核心制度相关规定执行力符合规定要求	50	核心制度一项不执行扣10分,其他不执行扣5分	
		1.2 规划计划	10	a.执行科室护理发展规划,月度工作计划	10	执行规划、月度计划满分,少执行一项扣10分	
2 过程控制 工作数量 工作质量 工作效率 240分	24	2.1 工作流程	40	a.执行护理工作流程,参加各种护理值班	20	少一项流程扣5分,少一次值班扣5分。会议迟到或早退一次扣5分,缺席一次扣10分。上报各种数据,推迟一天扣5分,上报数据不准确一次扣5分	
				b.按时按规定参加各种会议,按时按照规定上报负责的数据工作,并保证上报数据正确	20		
		2.2 工作数量	140	a.承担质量管理职责,胜任护理各种班次	30	不履行质量管理小组职责扣5分。少参加一次查房扣5分,处理医嘱错误一次扣10分。技术操作考试不及格一次扣10分。不能掌握抢救仪器操作并指导护士扣5分。没有承担实施绩效考核扣10分,考核结果不与工资挂钩扣10分	
				b.负责执行科室所有医师开写的医嘱符合要求	40		
				c.参加"三基"考试、临床护理技术操作考核	20		
				d.掌握常规抢救仪器使用方法符合规定要求	30		
				e.履行绩效考核职责	20		
		2.3 工作质量	60	a.执行基础、专科、责任护理落实	20	基础、专科、责任护理不落实到每一个护士,少一人次扣5分。应急预案执行不到位扣5分,影响工作扣10分。不执行护理管理目标及无护理质量控制与管理流程扣10分,不落实到位扣10分	
				c.针对护理技术操作应急预案的管理与执行	20		
				f.执行本科室制定的护理管理目标及护理质量实施控制与管理的制度、标准和流程	20		
5 社会责任 消毒隔离 40分	4	5.1 社会责任	20	b.监督手卫生、院感、消毒、隔离、废物处理	20	手卫生、院感、消毒隔离不落实和不按规定处理医疗废物一次扣5分。抢救、指导一项做不到扣10分	
		5.2 指导工作	20	参加患者抢救工作、指导护士技术操作	20		
7 科室 绩效结果 200分	20	7.1 病人结果	50	a.当月门诊就诊病人	20	达到去年指标水平并达到医院规定增长幅度得满分,降低1%扣10分,增加1%奖5分	
				b.科室当月住院病人出院数量与上年度同月比	30		
		7.2 质量结果	50	a.医疗质量达到要求	30	达不到标准,降低1%扣10分,增加1%奖5分	
				b.当月科室安全无事故	20		
		7.3 科室 财务结果	100	科室当月医疗利润收入与上年度同月比较并达到规定增长幅度指标	100	达到去年指标水平并达到医院规定增长幅度得满分,降低1%扣10分,增加1%奖5分	
科室		本表定量指标满分			540 分	定量指标合计得分	

8.感染性疾病科行政班护士卓越绩效考评标准(表一)

一级指标 (分值)	权重 %	二级指标		三级指标		得分	考核 方式
		考评内容	分值	绩效考评扣分细则	分值		
1 管理能力 执行能力 100分	10	1.1 管理能力 执行能力	80	a.工作与管理能力、同事之间团结	10		定性
				b.医护核心制度与相关规定执行力	70		定量
		1.2 工作计划	20	a.执行护理发展规划,月度工作计划	10		定量
				b.上班尊重劳动纪律,尽职尽责	10		定性
2 过程控制 工作数量 工作质量 工作效率 440分	44	2.1 工作流程	40	a.护理工作流程参加各种护理值班	20		定量
				b.按时参加各种会议上报数据正确	20		定量
		2.2 工作数量	140	a.承担质量管理职责胜任护理班次	30		定量
				b.安排当日患者医技检查及结果	40		定量
				c."三基"考试、临床护理技术操作考核	20		定量
				d.掌握常规抢救仪器使用方法	30		定量
				e.履行科室绩效考核与管理职责	20		定量
		2.3 工作质量	140	a.基础、专科、责任护理落实	20		定量
				b.协助护士长护理行政管理	30		定性
				c.针对技术操作应急预案的执行	20		定量
				d.执行预防患者跌倒坠床压疮制度	20		定性
				e.督促检查患者各种治疗落实	30		定性
				f.执行护理管理目标与质量控制	20		定量
		2.4 工作效率	120	a.护理文件书写符合标准	30		定性
				b.强化护理实习、进修生管理	10		定性
				c.督促患者住院出院转科手续办理	30		定性
				d.护理日常质量管理落实并记录	30		定性
				e.处理问题考虑全面遵循伦理原则	20		定性
3 论文科研 50分	5	论文科研 业务技术	50	a.发表论文与护理科研符合规定	20		定性
				b.带教实习生与学习培训	20		定性
				c.本人专科护理理论与技术水平	10		定性
4 职业道德 40分	4	4.1 职业素质	10	关心同事、自觉合作、乐于助人	10		定性
		4.2 问题解决	30	a.处理患者和家属的相关问题	20		定性
				b.在护理学科建设中的作用	10		定性
5 社会责任 50分	5	5.1 社会责任	30	a.参加公益活动愿意承担额外工作	10		定性
				b.手卫生、院感、消毒隔离、废物处理	20		定量
		5.2 指导工作	20	协助治疗班护士输液、肌注和发药	20		定量
6 满意测评 持续改进 120分	12	6.1 满意度 健康指导	80	a.门诊病人、住院患者满意度	60		定性
				b.患者健康与出院指导制度与流程	20		定性
		6.2 本科满意	20	本科室员工的满意度	20		定性
		6.3 持续改进	20	针对问题缺陷有持续改进计划	20		定性
7 科室 绩效结果 200分	20	7.1 病人结果	50	a.科室当月门诊急诊就诊病人量	20		定量
				b.科室当月住院病人出院量	30		定量
		7.2 质量结果	50	a.当月科室质量达到要求	30		定量
				b.当月科室安全无事故	20		定量
		7.3 财务结果	100	当月医疗利润较上年度同月比较	100		定量
满分	1000分	定性指标得分		定量指标得分		最后得分	

8.1感染性疾病科行政班护士卓越绩效考评定性标准(表二)

被考评者姓名		岗位				部门			
职能部门领导·定性指标·满意度测评内容					满意度测评等级				
一级指标	三级定性指标内容测评		本项满分	测评方式	卓越	优秀	良好	一般	得分
1 **管理能力** **20分**	1.1 a.工作管理能力、同事之间团结		10	定性		10	8	6	
	1.2 d.上班尊重劳动纪律,尽职尽责		10	定性					
	奖罚细则:上班不接收快递包裹、发现接收一次扣5分,上班时带熟人检查、看病一次扣5分,上班干私活吃零食一次扣5分,进入病房治疗关手机一次不关扣5分,上班上网、玩手机微信查资料打游戏发现一次扣10分,上班相互闲扯一次扣5分								
2 **过程控制** **工作数量** **工作质量** **工作效率** **200分**	2.3 b.协助护士长护理行政管理		30	定性					
	奖罚细则:协助护士长护理行政管理,协助护士长护理、教学、科研管理符合医院、科室业务与技术和管理的标准规定要求,一项工作不落实扣5分								
	2.3 d.患者预防跌倒坠床压疮制度		20	定性					
	扣罚细则:有预防患者跌倒、坠床、压疮制度和高危患者跌倒、坠床、压疮风险评估,有患者跌倒、坠床、压疮处理流程符合要求。制度、流程、评估,少一项扣10分								
	2.3 e.督促检查患者各种治疗落实		30	定性	一项治疗不按时扣5分				
	2.4 a.护理文件书写符合标准		30	定性	一处不符合标准扣5分				
	2.4 b.强化护理实习、进修生管理		10	定性					
	奖罚细则:强化护理实习、进修生管理,一名实习、进修生管理不好扣5分								
	2.4 c.督促患者住院出院转科办理		30	定性					
	奖罚细则:督促患者住院出院转科办理,督促患者住院、出院、转科手续办理符合医院、科室业务与技术和管理的标准规定要求,一项工作患者有意见扣5分								
	2.4 d.护理日常质量管理落实并记录		30	定性					
	奖罚细则:护理日常质量管理落实并有记录,不落实扣10分,少一次记录扣5分								
	2.4 e 处理问题考虑全面遵循伦理原则		20	定性		20	16	12	
3 **论文科研** **50分**	3.a.发表论文与护理科研符合规定		20	定性		20	16	12	
	3.b.带教实习生与学习培训		20	定性		20	16	12	
	3.c.本人专科护理理论与技术水平		10	定性		10	8	6	
4 **职业道德** **40分**	4.1 关心同事、自觉合作、乐于助人		10	定性		10	8	6	
	4.2 a.处理患者和家属的相关问题		20	定性		20	16	12	
	4.2 b.在护理学科建设中的作用		10	定性		10	8	6	
5 社会责任 **10分**	5.2 a.参加公益活动,承担额外工作		10	定性					
	奖罚细则:参加公益活动符合规定要求、少一次扣5分,没有承担额外工作扣5分								
6 **满意测评** **持续改进** **120分**	6.1 a.门诊病人、住院患者满意度		60	定性		60	48	36	
	6.1 b.患者健康与出院指导制度流程		20	定性					
	奖罚细则:无患者健康与出院指导制度、流程符合规定要求,少执行一项扣5分								
	6.2 本科室员工的满意度		20	定性		20	16	12	
	6.3 针对问题缺陷有持续改进计划		20	定性					
	扣罚细则:科室每月针对护理治疗、特色护理、护理质量、护理查房、用药、值班、疫情报告、登记、自查、门诊、抢救室设置、病人就诊流程等问题与缺陷和投诉及纠纷处理符合要求,有持续改进计划、事实、流程、措施、效果,少一个环节扣5分								
科室		**本表定性指标满分**	**440分**		**定性指标最后得分**				

8.2 感染性疾病科行政班护士卓越绩效考评定量标准（表三）

一级指标（分值）	权重 %	二级指标		三级指标		绩效考评	得分
		考评内容	分值	考评内容	分值	扣分细则	
1 管理能力 执行能力 **80分**	8	1.1 执行能力	70	b.医护核心制度与相关规定执行力	70	核心制度一项不执行扣5分,其他不执行扣5分	
		1.2 规划计划	10	a.执行科室护理发展规划,月度工作计划	10	执行规划、月度计划满分,少执行一项扣10分	
2 过程控制 工作数量 工作质量 工作效率 **240分**	24	2.1 工作流程	40	a.执行护理工作流程,参加各种护理值班	20	少一项流程扣5分,少一次值班扣5分。会议迟到或早退一次扣5分,缺席一次扣10分。上报各种数据,推迟一天扣5分,上报数据不准确一次扣5分	
				b.按时按规定参加各种会议,按时按照规定上报负责的数据工作,并保证上报数据正确	20		
		2.2 工作数量	140	a.承担质量管理职责,胜任护理各种班次	30	不履行质量管理小组人员兼职职责扣5分。一个患者当日检查不落实一次扣10分。技术操作考试不及格一次扣10分。不能掌握抢救仪器操作并指导护士扣5分。没有承担实施绩效考核扣10分,考核结果不与工资挂钩扣10分	
				b.安排当日患者医技检查及结果符合规定要求	40		
				c.参加"三基"考试、临床护理技术操作考核	20		
				d.掌握常规抢救仪器使用方法符合规定要求	30		
				e.履行绩效考核职责	20		
		2.3 工作质量	60	a.执行基础、专科、责任护理落实	20	基础、专科、责任护理不落实到每一个护士,少一人次扣5分。应急预案执行不到位扣5分,影响工作扣10分。不执行护理管理目标及无护理质量控制与管理流程扣10分,不落实到位扣10分	
				c.针对护理技术操作应急预案的管理与执行	20		
				f.执行本科室制定的护理管理目标及护理质量实施控制与管理的制度、标准和流程	20		
5 社会责任 消毒隔离 **40分**	4	5.1 社会责任	20	b.监督手卫生、院感、消毒、隔离、废物处理	20	手卫生、院感、消毒隔离不落实和不按规定处理医疗废物一次扣5分。一人次治疗工作不落实扣5分	
		5.2 指导工作	20	协助治疗班护士输液、肌注、发药及相关工作	20		
7 科室 绩效结果 **200分**	20	7.1 病人结果	50	a.当月门诊就诊病人	20	达到去年指标水平并达到医院规定增长幅度得满分,降低1%扣10分,增加1%奖5分	
				b.科室当月住院病人出院数量与上年度同月比	30		
		7.2 质量结果	50	a.医疗质量达到要求	30	达不到标准,降低1%扣10分,增加1%奖5分	
				b.当月科室安全无事故	20		
		7.3 科室 财务结果	100	科室当月医疗利润收入与上年度同月比较并达到规定增长幅度指标	100	达到去年指标水平并达到医院规定增长幅度得满分,降低1%扣10分,增加1%奖5分	
科室		本表定量指标满分			560分	定量指标合计得分	

9. 感染性疾病科医嘱班护士卓越绩效考评标准(表一)

一级指标 (分值)	权重 %	二级指标		三级指标		得分	考核 方式
		考评内容	分值	绩效考评扣分细则	分值		
1 管理能力 执行能力 100分	10	1.1 管理能力 执行能力	80	a. 工作与管理能力、同事之间团结	10		定性
				b. 医护核心制度与相关规定执行力	70		定量
		1.2 工作计划	20	a. 执行护理发展规划月度工作计划	10		定量
				b. 上班尊重劳动纪律,尽职尽责	10		定性
2 过程控制 工作数量 工作质量 工作效率 440分	44	2.1 工作流程	40	a. 护理工作流程参加各种护理值班	20		定量
				b. 按时参加各种会议上报数据正确	20		定量
		2.2 工作数量	140	a. 承担质量管理职责胜任护理班次	30		定量
				b. 通知医生患者欠费名单	30		定量
				c. "三基"考试、临床护理技术操作考核	20		定量
				d. 掌握常规抢救仪器使用方法	30		定量
				e. 履行科室绩效考核与管理职责	30		定量
		2.3 工作质量	140	a. 基础、专科、责任护理落实	20		定量
				b. 护士长不在时代理处理日常工作	30		定性
				c. 针对技术操作应急预案的执行	20		定量
				d. 执行预防患者跌倒坠床压疮制度	20		定性
				e. 按时、准确转抄医嘱	30		定性
				f. 执行护理管理目标与质量控制	20		定量
		2.4 工作效率	120	a. 护理文件书写符合标准	30		定性
				b. 核对医嘱转抄各种治疗卡并签字	30		定性
				c. 督促患者住院出院转科手续办理	20		定性
				d. 核对电脑记账与相关部门沟通	20		定性
				e. 处理问题考虑全面遵循伦理原则	20		定性
3 论文科研 50分	5	论文科研 业务技术	50	a. 发表论文与护理科研符合规定	20		定性
				b. 带教实习生与学习培训	20		定性
				c. 本人专科护理理论与技术水平	10		定性
4 职业道德 40分	4	4.1 职业素质	10	关心同事、自觉合作、乐于助人	10		定性
		4.2 问题解决	30	a. 处理患者和家属的相关问题	20		定性
				b. 在护理学科建设中的作用	10		定性
5 社会责任 50分	5	5.1 社会责任	30	a. 参加公益活动愿意承担额外工作	10		定性
				b. 手卫生、院感、消毒隔离、废物处理	20		定量
		5.2 指导工作	20	整理出院病历、正确排序与装订	20		定量
6 满意测评 持续改进 120分	12	6.1 满意度 健康指导	80	a. 门诊病人、住院患者满意度	60		定性
				b. 患者健康与出院指导制度与流程	20		定性
		6.2 本科满意	20	本科室员工的满意度	20		定性
		6.3 持续改进	20	针对问题缺陷有持续改进计划	20		定性
7 科室 绩效结果 200分	20	7.1 病人结果	50	a. 科室当月门诊急诊就诊病人量	20		定量
				b. 科室当月住院病人出院量	30		定量
		7.2 质量结果	50	a. 当月科室质量达到要求	30		定量
				b. 当月科室安全无事故	20		定量
		7.3 财务结果	100	当月医疗利润较上年度同月比较	100		定量
满分	**1000分**	**定性指标得分**		**定量指标得分**		**最后得分**	

9.1 感染性疾病科医嘱班护士卓越绩效考评定性标准(表二)

被考评者姓名		岗位			部门			
职能部门领导·定性指标·满意度测评内容			本项满分	测评方式	满意度测评等级			
一级指标	三级定性指标内容测评				卓越	优秀	良好	一般	得分

一级指标	三级定性指标内容测评	本项满分	测评方式	卓越	优秀	良好	一般	得分
1 管理能力 20分	1.1 a.工作管理能力、同事之间团结	10	定性		10	8	6	
	1.2 d.上班尊重劳动纪律,尽职尽责	10	定性					
	奖罚细则:上班不接收快递包裹,发现接收一次扣5分,上班时带熟人检查、看病一次扣5分,上班干私活吃零食一次扣5分,进入病房治疗关手机一次不关扣5分,上班上网、玩手机微信查资料打游戏发现一次扣10分,上班相互闲扯一次扣5分							
2 过程控制 工作数量 工作质量 工作效率 200分	2.3 b.护士长不在代理处理日常工作	30	定性					
	奖罚细则:护士长不在时代理处理日常工作符合规定要求,一项工作不落实扣5分							
	2.3 d.患者预防跌倒坠床压疮制度	20	定性					
	扣罚细则:有预防患者跌倒、坠床、压疮制度和高危患者跌倒、坠床、压疮风险评估,有患者跌倒、坠床、压疮处理流程符合要求。制度、流程、评估,少一项扣10分							
	2.3 e.按时、准确转抄医嘱	30	定性	一条医嘱不准确扣5分				
	2.4 a.护理文件书写符合标准	30	定性	一处不符合标准扣5分				
	2.4 b.核对医嘱转抄治疗本卡并签字	30	定性					
	奖罚细则:核对医嘱转抄各种治疗卡并签字,差错一处扣2分,一次不签字扣5分							
	2.4 c.督促患者住院出院转科办理	20	定性					
	奖罚细则:督促患者住院、出院、转科手续办理,一项工作患者有意见扣5分							
	2.4 d.核对电脑记账与相关部门沟通	20	定性					
	奖罚细则:核对电脑记账与相关部门沟通,核对医嘱、电脑记账、建立必要台账并与相关部门沟通符合医院、科室业务与技术和管理的标准规定要求,差错一次扣5分							
	2.4 e 处理问题考虑全面遵循伦理原则	20	定性		20	16	12	
3 论文科研 50分	3.a.发表论文与护理科研符合规定	20	定性		20	16	12	
	3.b.带教实习生与学习培训	20	定性		20	16	12	
	3.c.本人专科护理理论与技术水平	10	定性		10	8	6	
4 职业道德 40分	4.1 关心同事、自觉合作、乐于助人	10	定性		10	8	6	
	4.2 a.处理患者和家属的相关问题	20	定性		20	16	12	
	4.2 b.在护理学科建设中的作用	10	定性		10	8	6	
5 社会责任 10分	5.2 a.参加公益活动,承担额外工作	10	定性					
	奖罚细则:参加公益活动,承担额外工作,参加公益活动符合医院、科室业务与技术和管理的标准规定要求,少一次扣5分,没有承担额外工作扣5分							
6 满意测评 持续改进 120分	6.1 a.门诊病人、住院患者满意度	60	定性		60	48	36	
	6.1 b.患者健康与出院指导制度流程	20	定性					
	奖罚细则:无患者健康与出院指导制度、流程,少执行一项扣5分							
	6.2 本科室员工的满意度	20	定性		20	16	12	
	6.3 针对问题缺陷有持续改进计划	20	定性					
	扣罚细则:科室每月针对护理治疗、特色护理、护理质量、护理查房、用药、值班、疫情报告、登记、自查、门诊、抢救室设置、病人就诊流程等问题与缺陷和投诉及纠纷处理符合要求,有持续改进计划、事实、流程、措施、效果,少一个环节扣5分							
科室		本表定性指标满分	440分	定性指标最后得分				

9.2 感染性疾病科医嘱班护士卓越绩效考评定量标准(表三)

一级指标 (分值)	权重 %	二级指标		三级指标		绩效考评 扣分细则	得分
		考评内容	分值	考评内容	分值		
1 管理能力 执行能力 **80分**	8	1.1 执行能力	70	b.医护核心制度相关规定执行力符合规定要求	70	核心制度一项不执行扣5分,其他不执行扣5分	
		1.2 规划计划	10	a.执行科室护理发展规划,月度工作计划	10	执行规划、月度计划满分,少执行一项扣10分	
2 过程控制 工作数量 工作质量 工作效率 **240分**	24	2.1 工作流程	40	a.执行护理工作流程,参加各种护理值班	20	少一项流程扣5分,少一次值班扣5分。会议迟到或早退一次扣5分,缺席一次扣10分。上报各种数据,推迟一天扣5分,上报数据不准确一次扣5分	
				b.按时按规定参加各种会议,按时按照规定上报负责的数据工作,并保证上报数据正确	20		
		2.2 工作数量	140	a.承担质量管理职责,胜任护理各种班次	30	不履行质量管理小组人员兼职职责扣5分。因未及时通知,欠费影响治疗一次扣10分。技术操作考试不及格一次扣10分。不能掌握抢救仪器操作并指导护士扣5分。没有承担实施绩效考核扣10分,考核结果不与工资挂钩扣10分	
				b.通知相关医生患者欠费名单符合规定要求	30		
				c.参加"三基"考试、临床护理技术操作考核	20		
				d.掌握常规抢救仪器使用方法符合规定要求	30		
				e.履行绩效考核职责	30		
		2.3 工作质量	60	a.执行基础、专科、责任护理落实	20	基础、专科、责任护理不落实到每一个护士,责任少一人次病人扣5分。应急预案执行不到位扣5分,影响工作扣10分。不执行护理管理目标及无护理质量控制与管理流程扣10分,不落实到位扣10分	
				c.针对护理技术操作应急预案的管理与执行	20		
				f.执行本科室制定的护理管理目标及护理质量实施控制与管理的制度、标准和流程	20		
5 社会责任 消毒隔离 **40分**	4	5.1 社会责任	20	b.监督手卫生、院感、消毒、隔离、废物处理	20	手卫生、院感、消毒隔离不落实和不按规定处理医疗废物一次扣5分。一份病历发生差错扣5分	
		5.2 指导工作	20	整理出院病历、正确排序与装订符合规定要求	20		
7 科室 绩效结果 **200分**	20	7.1 病人结果	50	a.当月门诊就诊病人	20	达到去年指标水平并达到医院规定增长幅度得满分,降低1%扣10分,增加1%奖5分	
				b.科室当月住院病人出院数量与上年度同月比	30		
		7.2 质量结果	50	a.医疗质量达到要求	30	达不到标准,降低1%扣10分,增加1%奖5分	
				b.当月科室安全无事故	20		
		7.3 科室 财务结果	100	科室当月医疗利润收入与上年度同月比较并达到规定增长幅度指标	100	达到去年指标水平并达到医院规定增长幅度得满分,降低1%扣10分,增加1%奖5分	
科室		**本表定量指标满分**			**560分**	定量指标合计得分	

10.感染性疾病科责任班护士卓越绩效考评标准(表一)

一级指标 (分值)	权重 %	二级指标		三级指标		得分	考核 方式
		考评内容	分值	绩效考评扣分细则	分值		
1 管理能力 执行能力 **100分**	10	1.1管理能力 执行能力	80	a.工作与管理能力、同事之间团结	10		定性
				b.医护核心制度与相关规定执行力	70		定量
		1.2 工作计划	20	a.执行护理发展规划,月度工作计划	10		定量
				b.上班尊重劳动纪律,尽职尽责	10		定性
2 过程控制 工作数量 工作质量 工作效率 **440分**	44	2.1 工作流程	40	a.护理工作流程参加各种护理值班	20		定量
				b.按时参加各种会议上报数据正确	20		定量
		2.2 工作数量	140	a.承担质量管理职责胜任护理班次	30		定量
				b.跟随医生查房、了解护理重点	30		定量
				c."三基"考试、临床护理技术操作考核	20		定量
				d.掌握常规抢救仪器使用方法	30		定量
				e.履行科室绩效考核与管理职责	30		定量
		2.3 工作质量	140	a.基础、专科、责任护理落实	20		定量
				b.负责患者各种管道的管理与计量	30		定性
				c.针对技术操作应急预案的执行	20		定量
				d.执行预防患者跌倒坠床压疮制度	20		定性
				e.巡视病房,负责更换输液瓶	30		定性
				f.执行护理管理目标与质量控制	20		定量
		2.4 工作效率	120	a.护理文件书写符合标准	30		定性
				b.检查早班治疗护理落实情况	30		定性
				c.督促患者住院出院转科手续办理	20		定性
				d.抢救药品的检查补充与管理	20		定性
				e.处理问题考虑全面遵循伦理原则	20		定性
3 论文科研 **50分**	5	论文科研 业务技术	50	a.发表论文与护理科研符合规定	20		定性
				b.带教实习生与学习培训	20		定性
				c.本人专科护理理论与技术水平	10		定性
4 职业道德 **40分**	4	4.1职业素质	10	关心同事、自觉合作、乐于助人	10		定性
		4.2 问题解决	30	a.处理患者和家属的相关问题	20		定性
				b.在护理学科建设中的作用	10		定性
5 社会责任 **50分**	5	5.1 社会责任	30	a.参加公益活动愿意承担额外工作	10		定性
				b.手卫生、院感、消毒隔离、废物处理	20		定量
		5.2指导工作	20	护理病历记录,粘贴化验单	20		定量
6 满意测评 持续改进 **120分**	12	6.1满意度 健康指导	80	a.门诊病人、住院患者满意度	60		定性
				b.患者健康与出院指导制度与流程	20		定性
		6.2本科满意	20	本科室员工的满意度	20		定性
		6.3持续改进	20	针对问题缺陷有持续改进计划	20		定性
7 科室 绩效结果 **200分**	20	7.1 病人结果	50	a.科室当月门诊急诊就诊病人量	20		定量
				b.科室当月住院病人出院量	30		定量
		7.2 质量结果	50	a.当月科室质量达到要求	30		定量
				b.当月科室安全无事故	20		定量
		7.3财务结果	100	当月医疗利润较上年度同月比较	100		定量
满分	**1000分**	定性指标得分		定量指标得分		最后得分	

10.1 感染性疾病科责任班护士卓越绩效考评定性标准(表二)

被考评者姓名		岗位				部门			
职能部门领导·定性指标·满意度测评内容					满意度测评等级				
一级指标	三级定性指标内容测评	本项满分	测评方式	卓越	优秀	良好	一般	得分
1 管理能力 20分	1.1 a. 工作管理能力、同事之间团结	10	定性		10	8	6	
	1.2 d. 上班尊重劳动纪律,尽职尽责	10	定性					
	奖罚细则:上班不接收快递包裹、发现接收一次扣5分,上班时带熟人检查、看病一次扣5分,上班干私活吃零食一次扣5分,进入病房治疗关手机一次不关扣5分,上班上网、玩手机微信查资料打游戏发现一次扣10分,上班相互闲扯一次扣5分							
2 过程控制 工作数量 工作质量 工作效率 200分	2.3 b. 负责患者各种管道管理与计量	30	定性					
	奖罚细则:负责输液引流胃管导尿吸氧管的管理,脱落一次扣5分,计量不准扣5分							
	2.3 d. 患者预防跌倒坠床压疮制度	20	定性					
	扣罚细则:有预防患者跌倒、坠床、压疮制度和高危患者跌倒、坠床、压疮风险评估,有患者跌倒、坠床、压疮处理流程。制度、流程、评估,少一项扣10分							
	2.3 e. 巡视病房,负责更换输液瓶	30	定性		一次更换不及时扣5分			
	2.4 a. 护理文件书写符合标准	30	定性		一处不符合标准扣5分			
	2.4 b. 检查早班治疗护理落实情况	30	定性					
	奖罚细则:检查早班治疗护理落实情况,差错一处扣5分,不落实一次扣5分							
	2.4 c. 督促患者住院出院转科办理	20	定性					
	奖罚细则:督促患者住院、出院、转科手续办理,一项工作患者有意见扣5分							
	2.4 d. 抢救药品的检查补充与管理	20	定性					
	奖罚细则:抢救药品的检查补充与管理符合医院、科室业务与技术和管理的标准规定要求,抢救药品的检查补充与管理不好,差错一次、一项扣5分							
	2.4 e 处理问题考虑全面遵循伦理原则	20	定性		20	16	12	
3 论文科研 50分	3. a. 发表论文与护理科研符合规定	20	定性		20	16	12	
	3. b. 带教实习生与学习培训	20	定性		20	16	12	
	3. c. 本人专科护理理论与技术水平	10	定性		10	8	6	
4 职业道德 40分	4.1 关心同事、自觉合作、乐于助人	10	定性		10	8	6	
	4.2 a. 处理患者和家属的相关问题	20	定性		20	16	12	
	4.2 b. 在护理学科建设中的作用	10	定性		10	8	6	
5 社会责任 10分	5.2 a. 参加公益活动,承担额外工作	10	定性					
	奖罚细则:参加公益活动,承担额外工作,参加公益活动符合医院、科室业务与技术和管理的标准规定要求,少一次扣5分,没有承担额外工作扣5分							
6 满意测评 持续改进 120分	6.1 a. 门诊病人、住院患者满意度	60	定性		60	48	36	
	6.1 b. 患者健康与出院指导制度流程	20	定性					
	奖罚细则:无患者健康与出院指导制度、流程,少执行一项扣5分							
	6.2 本科室员工的满意度	20	定性		20	16	12	
	6.3 针对问题缺陷有持续改进计划	20	定性					
	扣罚细则:科室每月针对护理治疗、特色护理、护理质量、护理查房、用药、值班、疫情报告、登记、自查、门诊、抢救室设置、病人就诊流程等问题与缺陷和投诉及纠纷处理符合要求,有持续改进计划、事实、流程、措施、效果,少一个环节扣5分							
科室		本表定性指标满分	440分	定性指标最后得分				

10.2 感染性疾病科责任班护士卓越绩效考评定量标准(表三)

一级指标 (分值)	权重 %	二级指标		三级指标		绩效考评	得分
		考评内容	分值	考评内容	分值	扣分细则	
1 管理能力 执行能力 **80 分**	8	1.1 执行能力	70	b.医护核心制度与相关规定执行力符合要求	70	核心制度一项不执行扣 5 分,其他不执行扣 5 分	
		1.2 规划计划	10	a.执行科室护理发展规划,月度工作计划	10	执行规划、月度计划满分,少执行一项扣 10 分	
2 过程控制 工作数量 工作质量 工作效率 **240 分**	24	2.1 工作流程	40	a.执行护理工作流程,参加各种护理值班	20	少一项流程扣 5 分,少一次值班扣 5 分。会议迟到或早退一次扣 5 分,缺席一次扣 10 分。上报各种数据,推迟一天扣 5 分,上报数据不准确一次扣 5 分	
				b.按时按规定参加各种会议,按时按照规定上报负责的数据工作,并保证上报数据正确	20		
		2.2 工作数量	140	a.承担质量管理职责,胜任护理各种班次	30	不履行质量管理人员兼职职责扣 5 分。少一次查房扣 5 分,不清楚护理重点扣 5 分。技术操作考试不及格一次扣 10 分。不能掌握抢救仪器操作并指导护士扣 5 分。没有承担实施绩效考核扣 10 分,考核结果不与工资挂钩扣 10 分	
				b.跟随医生查房,了解护理重点符合规定要求	30		
				c.参加"三基"考试、临床护理技术操作考核	20		
				d.掌握常规抢救仪器使用方法符合规定要求	30		
				e.履行绩效考核职责	30		
		2.3 工作质量	60	a.执行基础、专科、责任护理落实	20	基础、专科、责任护理不落实到每一个护士、责任少一人次病人扣 5 分。应急预案执行不到位扣 5 分,影响工作扣 10 分。不执行护理管理目标及无护理质量控制与管理流程扣 10 分,不落实到位扣 10 分	
				c.针对护理技术操作应急预案的管理与执行	20		
				f.执行本科室制定的护理管理目标及护理质量实施控制与管理的制度、标准和流程	20		
5 社会责任 消毒隔离 **40 分**	4	5.1 社会责任	20	b.监督手卫生、院感、消毒、隔离、废物处理	20	手卫生院感消毒隔离废物处理不按规定落实一次扣 5 分。病历记录差错扣 5 分,粘贴化验单差错扣 5 分	
		5.2 指导工作	20	护理病历记录按时,当日粘贴患者化验单结果	20		
7 科室 绩效结果 **200 分**	20	7.1 病人结果	50	a.当月门诊就诊病人	20	达到去年指标水平并达到医院规定增长幅度得满分,降低 1% 扣 10 分,增加 1% 奖 5 分	
				b.科室当月住院病人出院数量与上年度同月比	30		
		7.2 质量结果	50	a.医疗质量达到要求	30	达不到标准,降低 1% 扣 10 分,增加 1% 奖 5 分	
				b.当月科室安全无事故	20		
		7.3 科室 财务结果	100	科室当月医疗利润收入与上年度同月比较并达到规定增长幅度指标	100	达到去年指标水平并达到医院规定增长幅度得满分,降低 1% 扣 10 分,增加 1% 奖 5 分	
科室				**本表定量指标满分**	**560 分**	**定量指标合计得分**	

11. 感染性疾病科优质护理责任组长卓越绩效考评标准(表一)

一级指标 (分值)	权重 %	二级指标		三级指标		得分	考核 方式
		考评内容	分值	绩效考评扣分细则	分值		
1 管理能力 执行能力 100分	10	1.1 管理能力 执行能力	80	a. 工作与管理能力、同事之间团结	10		定性
				b. 医护核心制度与相关规定执行力	70		定量
		1.2 工作计划	20	a. 执行护理发展规划,月度工作计划	10		定量
				b. 上班尊重劳动纪律,尽职尽责	10		定性
2 过程控制 工作数量 工作质量 工作效率 440分	44	2.1 工作流程	40	a. 掌握本组患者病情与护理重点	30		定量
				b. 按时参加各种会议上报数据正确	10		定量
		2.2 工作数量	140	a. 承担质量管理职责并能够胜任	20		定量
				b. 负责全面协调本组治疗及护理	40		定量
				c. "三基"考试、临床护理技术操作考核	20		定量
				d. 掌握护理质控制度标准流程	40		定量
				e. 履行科室绩效考核与管理职责	20		定量
		2.3 工作质量	140	a. 基础、专科、责任护理落实	20		定量
				b. 协助护士长检查急救物品器械	20		定性
				c. 针对技术操作应急预案的执行	20		定量
				d. 执行预防患者跌倒坠床压疮制度	10		定性
				e. 参加本组危重病人抢救与护理	40		定量
				f. 执行护理管理目标与质量控制	30		定量
		2.4 工作效率	120	a. 护理文件书写符合标准	20		定性
				b. 随医师查房、掌握患者护理重点	20		定性
				c. 每月进行本组质控检查并总结	30		定性
				d. 掌握护理质控的工具与方法	30		定性
				e. 处理问题考虑全面遵循伦理原则	20		定性
3 论文科研 50分	5	论文科研 业务技术	50	a. 发表论文与护理科研符合规定	10		定性
				b. 带教实习生与学习培训	20		定性
				c. 本人专科护理理论与技术水平	20		定性
4 职业道德 40分	4	4.1 职业素质	10	关心同事、自觉合作、乐于助人	10		定性
		4.2 问题解决	30	a. 处理患者和家属的相关问题	20		定性
				b. 在护理学科建设中的作用	10		定性
5 社会责任 50分	5	5.1 社会责任	30	a. 参加公益活动愿意承担额外工作	10		定性
				b. 手卫生、院感、消毒隔离、废物处理	20		定量
		5.2 指导工作	20	工作主动性、积极性、责任心	20		定量
6 满意测评 持续改进 120分	12	6.1 满意度 健康指导	80	a. 门诊病人、住院患者满意度	60		定性
				b. 患者健康与出院指导制度与流程	20		定性
		6.2 本科满意	20	本科室员工的满意度	20		定性
		6.3 持续改进	20	针对问题缺陷有持续改进计划	20		定性
7 科室 绩效结果 200分	20	7.1 病人结果	50	a. 科室当月门诊急诊就诊病人量	20		定量
				b. 科室当月住院病人出院量	30		定量
		7.2 质量结果	50	a. 当月科室质量达到要求	30		定量
				b. 当月科室安全无事故	20		定量
		7.3 财务结果	100	当月医疗利润较上年度同月比较	100		定量
满分	**1000分**	定性指标得分		定量指标得分		最后得分	

11.1感染性疾病科优质护理责任组长卓越绩效考评定性标准(表二)

被考评者姓名		岗位			部门				
职能部门领导·定性指标·满意度测评内容					满意度测评等级				
一级指标	三级定性指标内容测评	本项满分	测评方式		卓越	优秀	良好	一般	得分
1 管理能力 20分	1.1 a.工作管理能力、同事之间团结	10	定性			10	8	6	
	1.2 d.上班尊重劳动纪律,尽职尽责	10	定性						
	奖罚细则:上班不接收快递包裹,发现接收一次扣5分,上班时带熟人检查、看病一次扣5分,上班干私活吃零食一次扣5分,进入病房治疗关手机一次不关扣5分,上班上网、玩手机微信查资料打游戏发现一次扣10分,上班相互闲扯一次扣5分								
2 过程控制 工作数量 工作质量 工作效率 190分	2.3 b.协助护士长检查急救物品器械	20	定性						
	奖罚细则:协助护士长检查急救物品器械,协助护士长检查急救物品、器械及相关抢救设备符合医院、科室业务与技术和管理的标准规定要求,差错一次扣10分								
	2.3 d.患者预防跌倒坠床压疮制度	10	定性						
	扣罚细则:有预防患者跌倒、坠床、压疮制度和高危患者跌倒、坠床、压疮风险评估,有患者跌倒、坠床、压疮处理流程符合要求。制度、流程、评估,少一项扣10分								
	2.3 e.参加本组危重病人抢救与护理	40	定性		没有参加一例扣5分				
	2.4 a.护理文件书写符合标准	20	定性		一处不符合标准扣5分				
	2.4 b.随医师查房,掌握患者护理重点	20	定性						
	奖罚细则:随医师查房掌握护理重点,少一次查房扣5分,不掌握护理重点扣5分								
	2.4 c.每月进行本组质控检查并总结	30	定性						
	奖罚细则:每月科室质控检查并有总结符合医院科室规定的要求,无总结扣10分								
	2.4 d.掌握护理质控的工具与方法	30	定性						
	奖罚细则:掌握护理质控的工具与方法符合规定要求,不能够正确应用一次扣5分								
	2.4 e 处理问题考虑全面遵循伦理原则	20	定性			20	16	12	
3 论文科研 50分	3.a.发表论文与护理科研符合规定	20	定性			20	16	12	
	3.b.带教实习生与学习培训	20	定性			20	16	12	
	3.c.本人专科护理理论与技术水平	10	定性			10	8	6	
4 职业道德 40分	4.1 关心同事、自觉合作、乐于助人	10	定性			10	8	6	
	4.2 a.处理患者和家属的相关问题	20	定性			20	16	12	
	4.2 b.在护理学科建设中的作用	10	定性			10	8	6	
5 社会责任 10分	5.2 a.参加公益活动,承担额外工作	10	定性						
	奖罚细则:参加公益活动,承担额外工作,参加公益活动符合医院、科室业务与技术和管理的标准规定要求,少一次扣5分,没有承担额外工作扣5分								
6 满意测评 持续改进 120分	6.1 a.门诊病人、住院患者满意度	60	定性			60	48	36	
	6.1 b.患者健康与出院指导制度流程	20	定性						
	奖罚细则:无患者健康与出院指导制度、流程,少执行一项扣5分								
	6.2 本科室员工的满意度	20	定性			20	16	12	
	6.3 针对问题缺陷有持续改进计划	20	定性						
	扣罚细则:科室每月针对护理治疗、特色护理、护理质量、护理查房、用药、值班、疫情报告、登记、自查、门诊、抢救室设置、病人就诊流程等问题与缺陷和投诉及纠纷处理符合要求,有持续改进计划、事实、流程、措施、效果,少一个环节扣5分								
科室		本表定性指标满分	430分		定性指标最后得分				

11.2 感染性疾病科优质护理责任组长卓越绩效考评定量标准(表三)

一级指标 (分值)	权重 %	二级指标		三级指标		绩效考评	得分
		考评内容	分值	考评内容	分值	扣分细则	
1 管理能力 执行能力 80分	8	1.1 执行能力	70	b.医护核心制度与相关规定执行力	70	核心制度一项不执行扣5分,其他不执行扣5分	
		1.2 规划计划	10	a.执行科室护理发展规划,月度工作计划	10	执行规划、月度计划满分,少执行一项扣10分	
2 过程控制 工作数量 工作质量 工作效率 250分	25	2.1 工作流程	40	a.掌握本组患者病情与护理重点符合规定要求	30	不掌握本组患者病情与护理重点扣5分。会议迟到或早退一次扣5分缺席一次扣10分。上报各种数据,推迟一天扣5分,上报数据不准确一次扣5分	
				b.按时按规定参加各种会议,按时按照规定上报负责的数据工作,并保证上报数据正确	10		
		2.2 工作数量	140	a.承担质量管理职责并能够胜任符合规定要求	30	不履行质量管理人员兼职职责扣5分。不能够全面协调本组治疗及护理扣5分。技术操作考试不及格一次扣10分。不掌握护理质控制度、标准与流程扣5分。没有承担实施绩效考核扣10分,考核结果不与工资挂钩扣10分	
				b.负责全面协调本组治疗及护理符合规定要求	30		
				c.参加"三基"考试、临床护理技术操作考核	20		
				d.掌握护理质控制度、标准与流程	40		
				e.履行绩效考核职责	20		
		2.3 工作质量	70	a.执行基础、专科、责任护理落实	20	基础、专科、责任护理不落实到每一个护士、责任少一人次病人扣5分。应急预案执行不到位扣5分,影响工作扣10分。不执行护理管理目标及无护理质量控制与管理流程扣10分,不落实到位扣10分	
				c.针对护理技术操作应急预案的管理与执行	20		
				f.执行本科室制定的护理管理目标及护理质量实施控制与管理的制度、标准和流程	30		
5 社会责任 消毒隔离 40分	4	5.1 社会责任	20	b.监督手卫生、院感、消毒、隔离、废物处理	20	手卫生院感消毒隔离废物处理不按规定落实一次扣5分。工作主动性、积极性和责任心不强扣10分	
		5.2 指导工作	20	工作主动性、积极性、责任心符合规定要求	20		
7 科室 绩效结果 200分	20	7.1 病人结果	50	a.当月门诊就诊病人	20	达到去年指标水平并达到医院规定增长幅度得满分,降低1%扣10分,增加1%奖5分	
				b.科室当月住院病人出院数量与上年度同月比	30		
		7.2 质量结果	50	a.医疗质量达到要求	30	达不到标准,降低1%扣10分,增加1%奖5分	
				b.当月科室安全无事故	20		
		7.3 科室 财务结果	100	科室当月医疗利润收入与上年度同月比较并达到规定增长幅度指标	100	达到去年指标水平并达到医院规定增长幅度得满分,降低1%扣10分,增加1%奖5分	
科室		本表定量指标满分			570分	定量指标合计得分	

12.感染性疾病科质控班护士卓越绩效考评标准(表一)

一级指标 (分值)	权重 %	二级指标		三级指标		得分	考核 方式
		考评内容	分值	绩效考评扣分细则	分值		
1 管理能力 执行能力 100分	10	1.1 管理能力 执行能力	80	a.工作与管理能力、同事之间团结	10		定性
				b.医护核心制度与相关规定执行力	70		定量
		1.2 工作计划	20	a.执行护理发展规划,月度工作计划	10		定量
				b.上班尊重劳动纪律,尽职尽责	10		定性
2 过程控制 工作数量 工作质量 工作效率 440分	44	2.1 工作流程	40	a.护理工作流程参加各种护理值班	20		定量
				b.按时参加各种会议上报数据正确	20		定量
		2.2 工作数量	140	a.承担质量管理职责并能够胜任	30		定量
				b.协助护士长检查各班工作质量	30		定量
				c."三基"考试、临床护理技术操作考核	20		定量
				d.掌握护理质控制度标准流程	40		定量
				e.履行科室绩效考核与管理职责	20		定量
		2.3 工作质量	140	a.基础、专科、责任护理落实	20		定量
				b.协助护士长检查急救物品器械	30		定性
				c.针对技术操作应急预案的执行	20		定量
				d.执行预防患者跌倒坠床压疮制度	10		定性
				e.出院病历护理质控达到要求	40		定性
				f.执行护理管理目标与质量控制	20		定量
		2.4 工作效率	120	a.护理文件书写符合标准	20		定性
				b.护士长不在时负责科室管理工作	30		定性
				c.每月进行科室质控检查上报结果	30		定性
				d.掌握护理质控的工具与方法	20		定性
				e.处理问题考虑全面遵循伦理原则	20		定性
3 论文科研 50分	5	论文科研 业务技术	50	a.发表论文与护理科研符合规定	20		定性
				b.带教实习生与学习培训	20		定性
				c.本人专科护理理论与技术水平	10		定性
4 职业道德 40分	4	4.1 职业素质	10	关心同事、自觉合作、乐于助人	10		定性
		4.2 问题解决	30	a.处理患者和家属的相关问题	20		定性
				b.在护理学科建设中的作用	10		定性
5 社会责任 50分	5	5.1 社会责任	30	a.参加公益活动愿意承担额外工作	10		定性
				b.手卫生、院感、消毒隔离、废物处理	20		定量
		5.2 指导工作	20	负责出院患者满意度调查与测评	20		定量
6 满意测评 持续改进 120分	12	6.1 满意度 健康指导	80	a.门诊病人、住院患者满意度	60		定性
				b.患者健康与出院指导制度与流程	20		定性
		6.2 本科满意	20	本科室员工的满意度	20		定性
		6.3 持续改进	20	针对问题缺陷有持续改进计划	20		定性
7 科室 绩效结果 200分	20	7.1 病人结果	50	a.科室当月门诊急诊就诊病人量	20		定量
				b.科室当月住院病人出院量	30		定量
		7.2 质量结果	50	a.当月科室质量达到要求	30		定量
				b.当月科室安全无事故	20		定量
		7.3 财务结果	100	当月医疗利润较上年度同月比较	100		定量
满分	1000分	定性指标得分		定量指标得分		最后得分	

12.1 感染性疾病科质控班护士卓越绩效考评定性标准(表二)

被考评者姓名		岗位				部门			
职能部门领导·定性指标·满意度测评内容					满意度测评等级				
一级指标	三级定性指标内容测评	本项满分	测评方式	卓越	优秀	良好	一般	得分	
1 管理能力 20分	1.1 a. 工作管理能力、同事之间团结	10	定性		10	8	6		
	1.2 d. 上班尊重劳动纪律,尽职尽责	10	定性						
	奖罚细则:上班不接收快递包裹、发现接收一次扣5分,上班时带熟人检查、看病一次扣5分,上班干私活吃零食一次扣5分,进入病房治疗关手机一次不关扣5分,上班上网、玩手机微信查资料打游戏发现一次扣10分,上班相互闲扯一次扣5分								
2 过程控制 工作数量 工作质量 工作效率 200分	2.3 b. 协助护士长检查急救物品器械	30	定性						
	奖罚细则:协助护士长检查急救物品器械,协助护士长检查急救物品、器械及相关抢救设备符合医院、科室业务与技术和管理的标准规定要求,差错一次扣10分								
	2.3 d. 患者预防跌倒坠床压疮制度	10	定性						
	扣罚细则:有预防患者跌倒、坠床、压疮制度和高危患者跌倒、坠床、压疮风险评估,有患者跌倒、坠床、压疮处理流程符合要求。制度、流程、评估,少一项扣10分								
	2.3 e. 出院病历护理质控达到要求	40	定性	一处差错扣5分					
	2.4 a. 护理文件书写符合标准	20	定性	一处不符合标准扣5分					
	2.4 b. 护士长不在时负责科管理工作	30	定性						
	奖罚细则:护士长不在时负责科室管理工作,一项工作不按照流程一次扣5分								
	2.4 c. 每月科室质控检查上报结果	30	定性						
	奖罚细则:每月科室质控检查上报结果,少检查一次扣5分,上报结果延误扣5分								
	2.4 d. 掌握护理质控的工具与方法	20	定性						
	奖罚细则:掌握护理质控的工具与方法符合要求,不能够正确应用一次扣5分								
	2.4 e 处理问题考虑全面遵循伦理原则	20	定性		20	16	12		
3 论文科研 50分	3.a. 发表论文与护理科研符合规定	20	定性		20	16	12		
	3.b. 带教实习生与学习培训	20	定性		20	16	12		
	3.c. 本人专科护理理论与技术水平	10	定性		10	8	6		
4 职业道德 40分	4.1 关心同事、自觉合作、乐于助人	10	定性		10	8	6		
	4.2 a. 处理患者和家属的相关问题	20	定性		20	16	12		
	4.2 b. 在护理学科建设中的作用	10	定性		10	8	6		
5 社会责任 10分	5.2 a. 参加公益活动,承担额外工作	10	定性						
	奖罚细则:参加公益活动,承担额外工作,参加公益活动符合医院、科室业务与技术和管理的标准规定要求,少一次扣5分,没有承担额外工作扣5分								
6 满意测评 持续改进 120分	6.1 a. 门诊病人、住院患者满意度	60	定性		60	48	36		
	6.1 b. 患者健康与出院指导制度流程	20	定性						
	奖罚细则:无患者健康与出院指导制度、流程,少执行一项扣5分								
	6.2 本科室员工的满意度	20	定性		20	16	12		
	6.3 针对问题缺陷有持续改进计划	20	定性						
	扣罚细则:科室每月针对护理治疗、特色护理、护理质量、护理查房、用药、值班、疫情报告、登记、自查、门诊、抢救室设置、病人就诊流程等问题与缺陷和投诉及纠纷处理符合要求,有持续改进计划、事实、流程、措施、效果,少一个环节扣5分								
科室		本表定性指标满分	440分	定性指标最后得分					

12.2 感染性疾病科质控班护士卓越绩效考评定量标准（表三）

一级指标（分值）	权重%	二级指标 考评内容	分值	三级指标 考评内容	分值	绩效考评 扣分细则	得分
1 管理能力 执行能力 80分	8	1.1 执行能力	70	b.医护核心制度与相关规定执行力	70	核心制度一项不执行扣5分，其他不执行扣5分	
		1.2 规划计划	10	a.执行科室护理发展规划，月度工作计划	10	执行规划、月度计划满分，少执行一项扣10分	
2 过程控制 工作数量 工作质量 工作效率 240分	24	2.1 工作流程	40	a.执行护理工作流程，参加各种护理值班	20	少一项流程扣5分，少一次值班扣5分。会议迟到或早退一次扣5分，缺席一次扣10分。上报各种数据，推迟一天扣5分，上报数据不准确一次扣5分	
				b.按时按规定参加各种会议，按时按照规定上报负责的数据工作，并保证上报数据正确	20		
		2.2 工作数量	140	a.承担质量管理职责并能够胜任符合规定要求	30	不履行质量管理人员兼职职责扣5分。协助护士长检查各班工作质量一次不符扣5分。技术操作考试不及格一次扣10分。仪器与设备清洁、保养和维护不好扣5分。没有承担实施绩效考核扣10分，考核结果不与工资挂钩扣10分	
				b.协助护士长检查各班工作质量符合规定要求	30		
				c.参加"三基"考试、临床护理技术操作考核	20		
				d.掌握护理质控制度、标准流程符合规定要求	40		
				e.履行绩效考核职责	20		
		2.3 工作质量	60	a.执行基础、专科、责任护理落实	20	基础、专科、责任护理不落实到每一个护士，责任少一人次病人扣5分。应急预案执行不到位扣5分，影响工作扣10分。不执行护理管理目标及无护理质量控制与管理流程扣10分，不落实到位扣10分	
				c.针对护理技术操作应急预案的管理与执行	20		
				f.执行本科室制定的护理管理目标及护理质量实施控制与管理的制度、标准和流程	20		
5 社会责任 消毒隔离 40分	4	5.1 社会责任	20	b.监督手卫生、院感、消毒、隔离、废物处理	20	手卫生院感消毒隔离废物处理不按规定落实一次扣5分。按照规定少一次出院患者满意度测评扣5分	
		5.2 指导工作	20	每月最少一次负责出院患者满意度调查与测评	20		
7 科室 绩效结果 200分	20	7.1 病人结果	50	a.当月门诊就诊病人	20	达到去年指标水平并达到医院规定增长幅度得满分，降低1%扣10分，增加1%奖5分	
				b.科室当月住院病人出院数量与上年度同月比	30		
		7.2 质量结果	50	a.医疗质量达到要求	30	达不到标准，降低1%扣10分，增加1%奖5分	
				b.当月科室安全无事故	20		
		7.3 科室 财务结果	100	科室当月医疗利润收入与上年度同月比较并达到规定增长幅度指标	100	达到去年指标水平并达到医院规定增长幅度得满分，降低1%扣10分，增加1%奖5分	
科室		本表定量指标满分			560分	定量指标合计得分	

13.感染性疾病科白天帮班护士卓越绩效考评标准(表一)

一级指标 (分值)	权重 %	二级指标		三级指标		得分	考核 方式
		考评内容	分值	绩效考评扣分细则	分值		
1 管理能力 执行能力 100分	10	1.1管理能力 执行能力	80	a.工作与管理能力、同事之间团结	10		定性
				b.医护核心制度与相关规定执行力	70		定量
		1.2 工作计划	20	a.执行护理发展规划,月度工作计划	10		定量
				b.上班尊重劳动纪律,尽职尽责	10		定性
2 过程控制 工作数量 工作质量 工作效率 440分	44	2.1 工作流程	40	a.护理工作流程参加各种护理值班	20		定量
				b.按时参加各种会议上报数据正确	20		定量
		2.2 工作数量	140	a.承担质量管理职责胜任护理班次	30		定量
				b.参加晨会,掌握夜班交班内容	30		定量
				c."三基"考试、临床护理技术操作考核	20		定量
				d.在主班护士指导下执行医嘱	40		定量
				e.履行科室绩效考核与管理职责	20		定量
		2.3 工作质量	140	a.基础、专科、责任护理落实	20		定量
				b.负责病区药品检查、请领与管理	20		定性
				c.针对技术操作应急预案的执行	20		定量
				d.执行预防患者跌倒坠床压疮制度	20		定性
				e.负责输液肌注用药的配置工作	40		定性
				f.执行护理管理目标与质量控制	20		定量
		2.4 工作效率	120	a.护理文件书写符合标准	30		定性
				b.巡视病区掌握患者病情动态变化	20		定性
				c.按照规定执行医嘱查对制度	30		定性
				d.护理日常质量管理落实并记录	20		定性
				e.处理问题考虑全面遵循伦理原则	20		定性
3 论文科研 50分	5	论文科研 业务技术	50	a.发表论文与护理科研符合规定	20		定性
				b.带教实习生与学习培训	20		定性
				c.本人专科护理理论与技术水平	10		定性
4 职业道德 40分	4	4.1职业素质	10	关心同事、自觉合作、乐于助人	10		定性
		4.2 问题解决	30	a.处理患者和家属的相关问题	20		定性
				b.在护理学科建设中的作用	10		定性
5 社会责任 50分	5	5.1 社会责任	30	a.参加公益活动愿意承担额外工作	10		定性
				b.手卫生、院感、消毒隔离、废物处理	20		定量
		5.2指导工作	20	完成护理交班报告书写任务	20		定量
6 满意测评 持续改进 120分	12	6.1满意度 健康指导	80	a.门诊病人、住院患者满意度	60		定性
				b.患者健康与出院指导制度与流程	20		定性
		6.2本科满意	20	本科室员工的满意度	20		定性
		6.3持续改进	20	针对问题缺陷有持续改进计划	20		定性
7 科室 绩效结果 200分	20	7.1 病人结果	50	a.科室当月门诊急诊就诊病人量	20		定量
				b.科室当月住院病人出院量	30		定量
		7.2 质量结果	50	a.当月科室质量达到要求	30		定量
				b.当月科室安全无事故	20		定量
		7.3财务结果	100	当月医疗利润较上年度同月比较	100		定量
满分	**1000分**	定性指标得分		定量指标得分		最后得分	

13.1 感染性疾病科白天帮班护士卓越绩效考评定性标准(表二)

被考评者姓名		岗位			部门			
职能部门领导·定性指标·满意度测评内容					满意度测评等级			
一级指标	三级定性指标内容测评	本项满分	测评方式	卓越	优秀	良好	一般	得分
1 **管理能力** **20分**	1.1 a. 工作管理能力、同事之间团结	10	定性		10	8	6	
	1.2 d. 上班尊重劳动纪律、尽职尽责	10	定性					
	奖罚细则:上班不接收快递包裹、发现接收一次扣5分,上班时带熟人检查、看病一次扣5分,上班干私活吃零食一次扣5分,进入病房治疗关手机一次不关扣5分,上班上网、玩手机微信查资料打游戏发现一次扣10分,上班相互闲扯一次扣5分							
2 **过程控制** **工作数量** **工作质量** **工作效率** **200分**	2.3 b. 负责病区药品检查请领与管理	20	定性					
	奖罚细则:负责病区药品检查请领与管理符合医院、科室业务与技术和管理的标准规定要求,负责病区抢救药品检查、补充、请领与管理不好,一次检查不到位扣2分							
	2.3 d. 患者预防跌倒坠床压疮制度	20	定性					
	扣罚细则:有预防患者跌倒、坠床、压疮制度和高危患者跌倒、坠床、压疮风险评估,有患者跌倒、坠床、压疮处理流程符合要求。制度、流程、评估,少一项扣10分							
	2.3 e. 负责输液肌注用药的配制工作	40	定性	错误一次扣5分				
	2.4 a. 护理文件书写符合标准	30	定性	一处不符合标准扣5分				
	2.4 b. 巡视患者掌握病情动态变化	20	定性					
	奖罚细则:巡视患者、掌握病区患者病情动态变化,不能够掌握病情一次扣5分							
	2.4 c. 按照规定执行医嘱查对制度	30	定性					
	奖罚细则:按照规定执行医嘱查对制度符合医院管理规定的要求,一次不查对扣5分							
	2.4 d. 护理日常质量管理落实并记录	20	定性					
	奖罚细则:护理日常质量管理落实并有记录,不落实扣10分,少一次记录扣5分							
	2.4 e 处理问题考虑全面遵循伦理原则	20	定性		20	16	12	
3 **论文科研** **50分**	3. a. 发表论文与护理科研符合规定	20	定性		20	16	12	
	3. b. 带教实习生与学习培训	20	定性		20	16	12	
	3. c. 本人专科护理理论与技术水平	10	定性		10	8	6	
4 **职业道德** **40分**	4.1 关心同事、自觉合作、乐于助人	10	定性		10	8	6	
	4.2 a. 处理患者和家属的相关问题	20	定性		20	16	12	
	4.2 b. 在护理学科建设中的作用	10	定性		10	8	6	
5 社会责任 **10分**	5.2 a. 参加公益活动,承担额外工作	10	定性					
	奖罚细则:参加公益活动,承担额外工作,参加公益活动符合医院、科室业务与技术和管理的标准规定要求,少一次扣5分,没有承担额外工作扣5分							
6 **满意测评** **持续改进** **120分**	6.1 a. 门诊病人、住院患者满意度	60	定性		60	48	36	
	6.1 b. 患者健康与出院指导制度流程	20	定性					
	奖罚细则:无患者健康与出院指导制度、流程,少执行一项扣5分							
	6.2 本科室员工的满意度	20	定性		20	16	12	
	6.3 针对问题缺陷有持续改进计划	20	定性					
	扣罚细则:科室每月针对护理治疗、特色护理、护理质量、护理查房、用药、值班,疫情报告、登记、自查、门诊、抢救室设置、病人就诊流程等问题与缺陷和投诉及纠纷处理符合要求,有持续改进计划、事实、流程、措施、效果,少一个环节扣5分							
科室		本表定性指标满分	**440分**	定性指标最后得分				

13.2 感染性疾病科白天帮班护士卓越绩效考评定量标准(表三)

一级指标 (分值)	权重 %	二级指标		三级指标		绩效考评 扣分细则	得分
		考评内容	分值	考评内容	分值		
1 管理能力 执行能力 80分	8	1.1 执行能力	70	b.医护核心制度与相关规定执行力符合要求	70	核心制度一项不执行扣5分,其他不执行扣5分	
		1.2 规划计划	10	a.执行科室护理发展规划,月度工作计划	10	执行规划、月度计划满分,少执行一项扣10分	
2 过程控制 工作数量 工作质量 工作效率 240分	24	2.1 工作流程	40	a.执行护理工作流程,参加各种护理值班	20	少一项流程扣5分,少一次值班扣5分。会议迟到或早退一次扣5分,缺席一次扣10分。上报各种数据,推迟一天扣5分,上报数据不准确一次扣5分	
				b.按时按规定参加各种会议,按时按照规定上报负责的数据工作,并保证上报数据正确	20		
		2.2 工作数量	140	a.承担质量管理职责,胜任护理各种班次	30	不履行质量管理小组职责扣5分。不能够掌握夜班护士交班内容一次扣10分。技术操作考试不及格一次扣10分。不能执行主班护士并完成任务一次扣5分。没有承担实施绩效考核扣10分,考核结果不与工资挂钩扣10分	
				b.参加晨会,掌握夜班护士交班内容符合要求	30		
				c.参加"三基"考试、临床护理技术操作考核	20		
				d.在主班护士指导下执行医嘱与治疗项目	40		
				e.履行绩效考核职责	20		
		2.3 工作质量	60	a.执行基础护理、专科护理、责任护理落实	20	基础、专科、责任护理不落实到每一个护士、责任少一人次病人扣5分。应急预案执行不到位扣5分,影响工作扣10分。不执行护理管理目标及无护理质量控制与管理流程扣10分,不落实到位扣10分	
				c.针对护理技术操作应急预案的管理与执行	20		
				f.执行本科室制定的护理管理目标及护理质量实施控制与管理的制度、标准和流程	20		
5 社会责任 消毒隔离 40分	4	5.1 社会责任	20	b.监督手卫生、院感、消毒隔离、废物处理	20	手卫生、院感、消毒隔离不落实和不按规定处理医疗废物一次扣5分。完不成交班报告书写扣10分	
		5.2 指导工作	20	完成当班护理交班报告书写任务符合规定要求	20		
7 科室 绩效结果 200分	20	7.1 病人结果	50	a.当月门诊就诊病人	20	达到去年指标水平并达到医院规定增长幅度得满分,降低1%扣10分,增加1%奖5分	
				b.科室当月住院病人出院数量与上年度同月比	30		
		7.2 质量结果	50	a.医疗质量达到要求	30	达不到标准,降低1%扣10分,增加1%奖5分	
				b.当月科室安全无事故	20		
		7.3 科室 财务结果	100	科室当月医疗利润收入与上年度同月比较并达到规定增长幅度指标	100	达到去年指标水平并达到医院规定增长幅度得满分,降低1%扣10分,增加1%奖5分	
科室		本表定量指标满分			560分	定量指标合计得分	

14.感染性疾病科晚班帮班护士卓越绩效考评标准(表一)

一级指标 (分值)	权重 %	二级指标		三级指标		得分	考核 方式
		考评内容	分值	绩效考评扣分细则	分值		
1 管理能力 执行能力 100分	10	1.1 管理能力 执行能力	80	a.工作与管理能力、同事之间团结	10		定性
				b.医护核心制度与相关规定执行力	70		定量
		1.2 工作计划	20	a.执行护理发展规划,月度工作计划	10		定量
				b.上班尊重劳动纪律,尽职尽责	10		定性
2 过程控制 工作数量 工作质量 工作效率 440分	44	2.1 工作流程	40	a.护理工作流程参加各种护理值班	20		定量
				b.按时参加各种会议上报数据正确	20		定量
		2.2 工作数量	140	a.承担质量管理职责胜任护理班次	30		定量
				b.重点病人床头查看,掌握病情	30		定量
				c."三基"考试、临床护理技术操作考核	20		定量
				d.在主班护士指导下执行医嘱	40		定量
				e.根据季节变化及时开、关门窗	20		定量
		2.3 工作质量	140	a.基础、专科、责任护理落实	20		定量
				b.协助主班护士执行20:00治疗	30		定性
				c.针对技术操作应急预案的执行	20		定量
				d.执行预防患者跌倒坠床压疮制度	20		定性
				e.协助小夜班护士进行晚间护理	30		定性
				f.执行护理管理目标与质量控制	20		定量
		2.4 工作效率	120	a.护理文件书写符合标准	30		定性
				b.巡视病区掌握患者病情动态变化	30		定性
				c.探视人员管理督促病人按时休息	20		定性
				d.办理新入手续做好宣教处置工作	20		定性
				e.处理问题考虑全面遵循伦理原则	20		定性
3 论文科研 50分	5	论文科研 业务技术	50	a.发表论文与护理科研符合规定	20		定性
				b.带教实习生与学习培训	20		定性
				c.本人专科护理理论与技术水平	10		定性
4 职业道德 40分	4	4.1职业素质	10	关心同事、自觉合作、乐于助人	10		定性
		4.2 问题解决	30	a.处理患者和家属的相关问题	20		定性
				b.在护理学科建设中的作用	10		定性
5 社会责任 50分	5	5.1 社会责任	30	a.参加公益活动愿意承担额外工作	10		定性
				b.手卫生、院感、消毒隔离、废物处理	20		定量
		5.2 指导工作	20	完成护理交班报告书写任务	20		定量
6 满意测评 持续改进 120分	12	6.1满意度 健康指导	80	a.门诊病人、住院患者满意度	60		定性
				b.指导护理员做好晚间护理工作	20		定性
		6.2 本科满意	20	本科室员工的满意度	20		定性
		6.3 持续改进	20	针对问题缺陷有持续改进计划	20		定性
7 科室 绩效结果 200分	20	7.1 病人结果	50	a.科室当月门诊急诊就诊病人量	20		定量
				b.科室当月住院病人出院量	30		定量
		7.2 质量结果	50	a.当月科室质量达到要求	30		定量
				b.当月科室安全无事故	20		定量
		7.3 财务结果	100	当月医疗利润较上年度同月比较	100		定量
满分	1000分	定性指标得分		定量指标得分		最后得分	

14.1 感染性疾病科晚班帮班护士卓越绩效考评定性标准(表二)

被考评者姓名		岗位			部门				
职能部门领导·定性指标·满意度测评内容				满意度测评等级					
一级指标	三级定性指标内容测评	本项满分	测评方式	卓越	优秀	良好	一般	得分	
1 管理能力 20分	1.1 a.工作管理能力、同事之间团结	10	定性		10	8	6		
	1.2 d.上班尊重劳动纪律,尽职尽责	10	定性						
	奖罚细则:上班不接收快递包裹,发现接收一次扣5分,上班时带熟人检查、看病一次扣5分,上班干私活吃零食一次扣5分,进入病房治疗关手机一次不关扣5分,上班上网、玩手机微信查资料打游戏发现一次扣10分,上班相互闲扯一次扣5分								
2 过程控制 工作数量 工作质量 工作效率 200分	2.3 b.协助护士执行20:00治疗护理	30	定性						
	奖罚细则:协助小夜班主班护士执行20:00的治疗与护理,一次执行不到位扣2分								
	2.3 d.患者预防跌倒坠床压疮制度	20	定性						
	扣罚细则:有预防患者跌倒、坠床、压疮制度和高危患者跌倒、坠床、压疮风险评估,有患者跌倒、坠床、压疮处理流程符合要求。制度、流程、评估,少一项扣10分								
	2.3 e协助护士晚间护理及安全检查	30	定性	一项工作不到位扣5分					
	2.4 a.护理文件书写符合标准	30	定性	一处不符合标准扣5分					
	2.4 b.巡视患者掌握病情动态变化	30	定性						
	奖罚细则:巡视患者、掌握病区患者病情动态变化,不能够掌握病情一次扣5分								
	2.4 c.探视人员管理督促病人休息	20	定性						
	奖罚细则:探视人员管理督促病人休息,保持病区、护理单元清洁、肃静,按照规定清理与管理探视人员,督促病人按时休息符合医院、科室业务与技术和管理的标准规定要求,护理员不在时负责分担病区的卫生工作符合要求。一项工作做不到扣5分								
	2.4 d.办理新入手续做好处置工作	20	定性						
	奖罚细则:热情接待新入院病人,做好入院宣教及处置工作,处置不及时扣5分								
	2.4 e处理问题考虑全面遵循伦理原则	20	定性		20	16	12		
3 论文科研 50分	3.a.发表论文与护理科研符合规定	20	定性		20	16	12		
	3.b.带教实习生与学习培训	20	定性		20	16	12		
	3.c.本人专科护理理论与技术水平	10	定性		10	8	6		
4 职业道德 40分	4.1 关心同事、自觉合作、乐于助人	10	定性		10	8	6		
	4.2 a.处理患者和家属的相关问题	20	定性					20	
	4.2 b.在护理学科建设中的作用	10	定性		10	8	6		
5 社会责任 10分	5.2 a.参加公益活动,承担额外工作	10	定性						
	奖罚细则:参加公益活动,承担额外工作,参加公益活动符合医院、科室业务与技术和管理的标准规定医院规定的要求,少一次扣5分,没有承担额外工作扣5分								
6 满意测评 持续改进 120分	6.1 a.门诊病人、住院患者满意度	60	定性		60	48	36		
	6.1 b.指导护理员做好晚间护理工作	20	定性		20	16	12		
	6.2本科室员工的满意度	20	定性		20	16	12		
	6.3针对问题缺陷有持续改进计划	20	定性						
	扣罚细则:科室每月针对护理治疗、特色护理、护理质量、护理查房、用药、值班、疫情报告、登记、自查、门诊、抢救室设置、病人就诊流程等问题与缺陷和投诉及纠纷处理符合要求,有持续改进计划、事实、流程、措施、效果,少一个环节扣5分								
科室		本表定性指标满分	440分	定性指标最后得分					

14.2 感染性疾病科晚班帮班护士卓越绩效考评定量标准(表三)

一级指标 (分值)	权重 %	二级指标		三级指标		绩效考评 扣分细则	得分
		考评内容	分值	考评内容	分值		
1 管理能力 执行能力 **80分**	8	1.1 执行能力	70	b. 医护核心制度与相关规定执行力符合要求	70	核心制度一项不执行扣5分,其他不执行扣5分	
		1.2 规划计划	10	a. 执行科室护理发展规划,月度工作计划	10	执行规划、月度计划满分,少执行一项扣10分	
2 过程控制 工作数量 工作质量 工作效率 **240分**	24	2.1 工作流程	40	a. 接班的常备药品、器械、物品做好记录	20	接常备药品、器械物品无记录签字扣5分。会议迟到或早退一次扣5分缺席一次扣10分。上报各种数据,推迟一天扣5分,上报数据不准确一次扣5分	
				b. 按时按规定参加各种会议,按时按照规定上报负责的数据工作,并保证上报数据正确	20		
		2.2 工作数量	140	a. 承担质量管理职责,胜任护理各种班次	30	不履行质量管理小组职责扣5分。不能够掌握重点病人的治疗与病情情况一次扣5分。参加技术操作考试不及格一次扣10分。不能执行主班护士并完不成任务一次扣5分。没有承担实施绩效考核扣10分,考核结果不与工资挂钩扣10分。开关门窗不及时扣5分	
				b. 重点病人床头查看,掌握治疗与病情	30		
				c. 参加"三基"考试、临床护理技术操作考核	20		
				d. 在主班护士指导下执行医嘱与治疗项目	40		
				e. 根据季节变化及时开、关科室病房、走廊的门、窗符合规定要求	20		
		2.3 工作质量	60	a. 执行基础护理、专科护理、责任护理落实	20	基础专科责任护理不落实到每一个护士、责任少一人次病人扣5分。应急预案执行不到位扣5分,影响工作扣10分。不执行管理目标、无质量控制流程扣10分,不落实到位扣10分	
				c. 针对护理技术操作应急预案的管理与执行	20		
				f. 执行科室制定护理管理目标及质量控制与管理的制度、标准和流程	20		
5 社会责任 消毒隔离 **40分**	4	5.1 社会责任	20	b. 监督手卫生、院感、消毒、隔离、废物处理	20	手卫生、院感、消毒隔离不落实和不按规定处理医疗废物一次扣5分。完不成交班报告书写扣10分	
		5.2 指导工作	20	完成当班护理交班报告书写任务符合规定要求	20		
7 科室 绩效结果 **200分**	20	7.1 病人结果	50	a. 当月门诊就诊病人	20	达到去年指标水平并达到医院规定增长幅度得满分,降低1%扣10分,增加1%奖5分	
				b. 科室当月住院病人出院数量与上年度同月比	30		
		7.2 质量结果	50	a. 医疗质量达到要求	30	达不到标准,降低1%扣10分,增加1%奖5分	
				b. 当月科室安全无事故	20		
		7.3科室 财务结果	100	科室当月医疗利润收入与上年度同月增加比较	100	达到规定增长幅度得满分,降低1%扣10分,增加1%奖5分	
科室				本表定量指标满分	**560分**	定量指标合计得分	

15.感染性疾病科护理班护士卓越绩效考评标准(表一)

一级指标 (分值)	权重 %	二级指标		三级指标		得分	考核 方式
		考评内容	分值	绩效考评扣分细则	分值		
1 **管理能力** **执行能力** **100分**	10	1.1管理能力 执行能力	80	a.工作与管理能力、同事之间团结	10		定性
				b.医护核心制度与相关规定执行力	70		定量
		1.2 工作计划	20	a.执行护理发展规划,月度工作计划	10		定量
				b.上班尊重劳动纪律,尽职尽责	10		定性
2 **过程控制** **工作数量** **工作质量** **工作效率** **440分**	44	2.1 工作流程	40	a.护理工作流程参加各种护理值班	30		定量
				b.按时参加各种会议上报数据正确	10		定量
		2.2 工作数量	140	a.承担质量管理职责胜任护理班次	30		定量
				b.跟随医师查房、了解护理重点	30		定量
				c."三基"考试、临床护理技术操作考核	20		定量
				d.负责仪器设备清洁保养和维护	30		定量
				e.履行科室绩效考核与管理职责	30		定量
		2.3 工作质量	140	a.基础、专科、责任护理落实	20		定量
				b.负责患者各种管道的管理与计量	30		定性
				c.针对技术操作应急预案的执行	20		定量
				d.执行预防患者跌倒坠床压疮制度	20		定性
				e.护理班首先负责安置住院患者	30		定性
				f.执行护理管理目标与质量控制	20		定量
		2.4 工作效率	120	a.护理文件书写符合标准	10		定性
				b.护理班护士单独查房	50		定性
				c.护理班负责临时患者采血标本	20		定性
				d.负责患者体温测温与体温单划计	20		定性
				e.处理问题考虑全面遵循伦理原则	20		定性
3 **论文科研** **50分**	5	论文科研 业务技术	50	a.发表论文与护理科研符合规定	20		定性
				b.带教实习生与学习培训	20		定性
				c.本人专科护理理论与技术水平	10		定性
4 **职业道德** **40分**	4	4.1职业素质	10	关心同事、自觉合作、乐于助人	10		定性
		4.2 问题解决	30	a.处理患者和家属的相关问题	20		定性
				b.在护理学科建设中的作用	10		定性
5 **社会责任** **50分**	5	5.1 社会责任	30	a.参加公益活动愿意承担额外工作	10		定性
				b.手卫生、院感、消毒隔离、废物处理	20		定量
		5.2指导工作	20	护理班负责收回出院患者用品	20		定量
6 **满意测评** **持续改进** **120分**	12	6.1满意度 健康指导	80	a.门诊病人、住院患者满意度	60		定性
				b.患者健康与出院指导制度与流程	20		定性
		6.2本科满意	20	本科室员工的满意度	20		定性
		6.3持续改进	20	针对问题缺陷有持续改进计划	20		定性
7 **科室** **绩效结果** **200分**	20	7.1 病人结果	50	a.科室当月门诊急诊就诊病人量	20		定量
				b.科室当月住院病人出院量	30		定量
		7.2 质量结果	50	a.当月科室质量达到要求	30		定量
				b.当月科室安全无事故	20		定量
		7.3财务结果	100	当月医疗利润较上年度同月比较	100		定量
满分	**1000分**	**定性指标得分**		**定量指标得分**		**最后得分**	

15.1 感染性疾病科护理班护士卓越绩效考评定性标准(表二)

被考评者姓名		岗位			部门			
职能部门领导·定性指标·满意度测评内容					满意度测评等级			
一级指标	三级定性指标内容测评	本项满分	测评方式	卓越	优秀	良好	一般	得分
1 **管理能力** **20分**	1.1 a.工作管理能力、同事之间团结	10	定性		10	8	6	
	1.2 d.上班尊重劳动纪律,尽职尽责	10	定性					
	奖罚细则:上班不接收快递包裹、发现接收一次扣5分,上班时带熟人检查、看病一次扣5分,上班干私活吃零食一次扣5分,进入病房治疗关手机一次不关扣5分,上班上网、玩手机微信查资料打游戏发现一次扣10分,上班相互闲扯一次扣5分							
2 **过程控制** **工作数量** **工作质量** **工作效率** **200分**	2.3 b.负责患者各种管道管理与计量	30	定性					
	奖罚细则:负责输液引流胃管导尿吸氧管的管理,脱落一次扣5分,计量不准扣5分							
	2.3 d.患者预防跌倒坠床压疮制度	20	定性					
	扣罚细则:有预防患者跌倒、坠床、压疮制度和高危患者跌倒、坠床、压疮风险评估,有患者跌倒、坠床、压疮处理符合规定要求。制度、流程、评估,少一项扣10分							
	2.3 e.护理班首先负责安置住院患者	30	定性	一次患者不及时扣5分				
	2.4 a.护理文件书写符合标准	10	定性	一处不符合标准扣5分				
	2.4 b.护理班护士单独查房	50	定性					
	奖罚细则:重点负责整理床单位,检查病房卫生,督促家属保持病房卫生,避免使用电器,发现物品损坏,及时通知后勤维修更换,护理查房未发现问题一次扣5分							
	2.4 c.护理班负责临时患者采血标本	20	定性					
	奖罚细则:护理班负责临时患者采血标本,采血不及时患者有意见扣5分							
	2.4 d.负责患者体温测温与体温单划计	20	定性					
	奖罚细则:负责患者体温测温与体温单上划计符合规定要求,差错一次扣5分							
	2.4 e 处理问题考虑全面遵循伦理原则	20	定性		20	16	12	
3 **论文科研** **50分**	3.a.发表论文与护理科研符合规定	20	定性		20	16	12	
	3.b.带教实习生与学习培训	20	定性		20	16	12	
	3.c.本人专科护理理论与技术水平	10	定性		10	8	6	
4 **职业道德** **40分**	4.1 关心同事、自觉合作、乐于助人	10	定性		10	8	6	
	4.2 a.处理患者和家属的相关问题	20	定性		20	16	12	
	4.2 b.在护理学科建设中的作用	10	定性		10	8	6	
5 社会责任 **10分**	5.2 a.参加公益活动,承担额外工作	10	定性					
	奖罚细则:参加公益活动,承担额外工作,参加公益活动符合医院、科室业务与技术和管理的标准规定要求,少一次扣5分,没有承担额外工作扣5分							
6 **满意测评** **持续改进** **120分**	6.1 a.门诊病人、住院患者满意度	60	定性		60	48	36	
	6.1 b.患者健康与出院指导制度流程	20	定性					
	奖罚细则:无患者健康与出院指导制度、流程,少执行一项扣5分							
	6.2 本科室员工的满意度	20	定性		20	16	12	
	6.3 针对问题缺陷有持续改进计划	20	定性					
	扣罚细则:科室每月针对护理治疗、特色护理、护理质量、护理查房、用药、值班、疫情报告、登记、自查、门诊、抢救室设置、病人就诊流程等问题与缺陷和投诉及纠纷处理符合要求,有持续改进计划、事实、流程、措施、效果,少一个环节扣5分							
科室		本表定性指标满分	440分	定性指标最后得分				

15.2 感染性疾病科护理班护士卓越绩效考评定量标准(表三)

一级指标 (分值)	权重 %	二级指标		三级指标		绩效考评 扣分细则	得分
		考评内容	分值	考评内容	分值		
1 管理能力 执行能力 **80分**	8	1.1 执行能力	70	b.医护核心制度相关规定执行力符合规定要求	70	核心制度一项不执行扣5分,其他不执行扣5分	
		1.2 规划计划	10	a.执行科室护理发展规划,月度工作计划	10	执行规划、月度计划满分,少执行一项扣10分	
2 过程控制 工作数量 工作质量 工作效率 **240分**	24	2.1 工作流程	40	a.执行护理工作流程,参加各种护理值班	20	少一项流程扣5分,少一次值班扣5分。会议迟到或早退一次扣5分,缺席一次扣10分。上报各种数据,推迟一天扣5分,上报数据不准确一次扣5分	
				b.按时按规定参加各种会议,按时按照规定上报负责的数据工作,并保证上报数据正确	20		
		2.2 工作数量	140	a.承担质量管理职责,胜任护理各种班次	30	不履行质量管理人员兼职职责扣5分。少一次查房扣5分,不清楚护理重点扣5分。技术操作考试不及格一次扣10分。仪器与设备的清洁、保养和维护不好扣5分。没有承担实施绩效考核扣10分,考核结果不与工资挂钩扣10分	
				b.必要时跟随医师查房、了解护理重点	30		
				c.参加"三基"考试、临床护理技术操作考核	20		
				d.负责科室仪器与设备的清洁、保养和维护	30		
				e.履行绩效考核职责	30		
		2.3 工作质量	60	a.执行基础、专科、责任护理落实	20	基础、专科、责任护理不落实到每一个护士,责任少一人次病人扣5分。应急预案执行不到位扣5分,影响工作扣10分。不执行护理管理目标及无护理质量控制与管理流程扣10分,不落实到位扣10分	
				c.针对护理技术操作应急预案的管理与执行	20		
				f.执行本科室制定的护理管理目标及护理质量实施控制与管理的制度、标准和流程	20		
5 社会责任 消毒隔离 **40分**	4	5.1 社会责任	20	b.监督手卫生、院感、消毒、隔离、废物处理	20	手卫生院感消毒隔离废物处理不按规定落实一次扣5分。收回出院患者用品不及时丢掉一样用品扣5分	
		5.2 指导工作	20	护理班负责收回出院患者用品符合规定要求	20		
7 科室 绩效结果 **200分**	20	7.1 病人结果	50	a.当月门诊就诊病人	20	达到去年指标水平并达到医院规定增长幅度得满分,降低1%扣10分,增加1%奖5分	
				b.科室当月住院病人出院数量与上年度同月比	30		
		7.2 质量结果	50	a.医疗质量达到要求	30	达不到标准,降低1%扣10分,增加1%奖5分	
				b.当月科室安全无事故	20		
		7.3 科室 财务结果	100	科室当月医疗利润收入与上年度同月比较并达到规定增长幅度指标	100	达到去年指标水平并达到医院规定增长幅度得满分,降低1%扣10分,增加1%奖5分	
科室		**本表定量指标满分**			**560分**	定量指标合计得分	

16.感染性疾病科晚班与后夜护士卓越绩效考评标准(表一)

一级指标 (分值)	权重 %	二级指标		三级指标		得分	考核 方式
		考评内容	分值	绩效考评扣分细则	分值		
1 管理能力 执行能力 **80分**	8	1.1管理能力 执行能力	60	a.岗位工作能力、管理病人	10		定性
				b.核心制度与相关制度执行能力	50		定性
		1.2 工作计划	20	a.工作主动性、积极性,责任心	10		定性
				b.上班尊重劳动纪律,尽职尽责	10		定性
2 过程控制 工作数量 工作质量 工作效率 **470分**	48	2.1 工作流程	90	a.掌握业务与管理应急预案和流程	20		定量
				b.按规定时间参加院内各种会议	20		定量
				c.值班、交接班物品核对签字	20		定量
				d.按规定上夜班和晚班次数	30		定量
		2.2 工作数量	160	a.护理危重和一级护理病人数量	50		定量
				b.掌握科室夜、晚病房动态情况	40		定量
				c.处理问题考虑全面遵循伦理原则	30		定性
				d.按规定开关电源和气候开关门窗	20		定量
				e.责任护理患者数量	20		定量
		2.3 工作质量	130	a.掌握常规抢救仪器使用方法	30		定量
				b.督促病人按时休息,病情观察	30		定性
				c.第一时间接待入院患者	20		定量
				d.履行科室绩效考核与管理职责	20		定性
				e.护理文件书写合格率	30		定性
		2.4 工作效率	90	a.病人疼痛的治疗与评估	10		定性
				b.正确时间执行正确病人医嘱	30		定量
				c.正确准备下一班治疗药品	20		定量
				d.输液治疗患者数量	30		定量
3 论文科研 **50分**	5	论文科研 业务技术	50	a.发表论文与护理科研符合规定	20		定性
				b.带教实习生与学习培训	20		定性
				c.本人专科护理理论与技术水平	10		定性
4 职业道德 **40分**	4	4.1职业素质	10	关心同事、自觉合作、乐于助人	10		定性
		4.2 问题解决	30	a.处理患者和家属的相关问题	20		定性
				b.在护理学科建设中的作用	10		定量
5 社会责任 **60分**	5	5.1 社会责任	30	a.参加公益活动愿意承担额外工作	10		定性
				b.手卫生、院感、消毒隔离、废物处理	20		定量
		5.2指导工作	20	办公场所、病房"7S管理"	20		定性
6 满意测评 持续改进 **100分**	10	6.1满意度	60	门诊病人、住院患者满意度	60		定性
		6.2本科满意	20	本科医护人员对该护士的满意度	20		定性
		6.3持续改进	20	针对问题缺陷有持续改进计划	20		定性
7 科室 绩效结果 **200分**	20	7.1 病人结果	60	a.科室当月门诊就诊病人量	20		定量
				b.科室当月住院病人出院量	40		定量
		7.2 质量结果	40	a.当月科室质量达到要求	20		定量
				b.当月科室安全无事故	20		定量
		7.3财务结果	100	科室当月医疗利润收入较上年度同月增加比较(减少按 照相关规定办)	100		定量
满分	**1000分**	定性指标得分		定量指标得分		最后得分	

16.1 感染性疾病科晚班与后夜护士卓越绩效考评定性标准(表二)

被考评者姓名		岗位			部门				
职能部门领导·定性指标·满意度测评内容					满意度测评等级				
一级指标	三级定性指标内容测评	本项满分	测评方式	卓越	优秀	良好	一般	得分
1 **管理能力** **80分**	1.1 a.岗位工作能力、管理病人	10	定性		10	8	6	
	1.1 b.核心制度与相关制度执行能力	50	定性					
	扣罚细则:一项制度或一次执行不到位扣3分							
	1.2 a.工作主动性、积极性、责任心	10	定性		10	8	6	
	1.2 b.上班尊重劳动纪律,尽职尽责	10	定性					
	奖罚细则:上班不接收快递包裹、发现接收一次扣5分,上班时带熟人检查、看病一次扣5分,上班干私活吃零食一次扣5分,进入病房治疗关手机一次不关扣5分,上班上网、玩手机微信查资料打游戏发现一次扣10分,上班相互闲扯一次扣5分							
2 **过程控制** **工作数量** **工作质量** **工作效率** **120分**	2.2 c 处理问题考虑全面遵循伦理原则	30	定性					
	扣罚细则:处理护理问题考虑全面、遵循伦理法律原则,违规一次扣5分							
	2.3 b.督促病人按时休息,病情观察	30	定性					
	扣罚细则:督促病人按时休息,病情观察符合医院、科室业务与技术和管理的标准规定要求,病人不能按时休息一人次扣1分,病情观察不认真病人有问题一次扣10分							
	2.3 d.履行科室绩效考核与管理职责	20	定性					
	扣罚细则:符合医院规定要求,没有履行科室绩效考核与管理兼职职责扣10分							
	2.3 e.护理文件书写合格率	30	定性	一处不合格扣5分				
	2.4 a.病人疼痛的治疗与评估	10	定性					
	扣罚细则:病人疼痛的治疗与评估,正确处理病人疼痛得符合医院、科室业务与技术和管理的标准规定要求,不正确评估病人疼痛,一次扣1分							
3 **论文科研** **50分**	3.a.发表论文与护理科研符合规定	20	定性		20	16	12	
	3.b.带教实习生与学习培训	20	定性		20	16	12	
	3.c.本人专科护理理论与技术水平	10	定性		10	8	6	
4 **职业道德** **40分**	4.1 关心同事、自觉合作、乐于助人	20	定性		10	8	6	
	4.2 a.处理患者和家属的相关问题	20	定性					
	扣罚细则:处理患者和家属的相关问题符合规定要求,一项、次达不到要求扣5分							
5 社会责任 **30分**	5.2 a.参加公益活动,承担额外工作	10	定性					
	扣罚细则:缺一次公益活动扣2分,不承担额外工作扣5分							
	5.2 办公场所、病房"7S管理"	20	定性					
	扣罚细则:达到要求得满分,病房患者走廊一处或者一次达不到要求扣2分							
6 **满意测评** **持续改进** **100分**	6.1门诊病人、住院患者满意度	60	定性					
	扣罚细则:住院病人的满意度达到规定的95%,达不到标准,降低1%扣10分							
	6.2本科医护人员对护士满意度	20	定性					
	扣罚细则:达到去年同月医院规定增长幅度满分,增加1%加1分,降低1%扣10分							
	6.3针对问题与缺陷持续改进	20	定性					
	扣罚细则:科室每月针对护理治疗、特色护理、护理质量、护理查房、用药、值班、疫情报告、登记、自查、门诊、抢救室设置、病人就诊流程等问题与缺陷和投诉及纠纷处理符合要求,有持续改进计划、事实、流程、措施、效果,少一个环节扣5分							
科室		本表定性指标满分	420 分	定性指标最后得分				

16.2 感染性疾病科晚班与后夜护士卓越绩效考评定量标准(表三)

一级指标 (分值)	权重 %	二级指标		三级指标		绩效考评 扣分细则	得分
		考评内容	分值	考评内容	分值		
2 过程控制 工作数量 工作质量 工作效率 360分	36	2.1 工作流程	90	a.掌握应急预案制度和措施及处理流程	20	掌握应急预案制度流程,一次项处理不符合扣5分	
				b.按规定时间参加院内、外相关会议	20	会议迟到或早退一次扣5分,缺席一次会议扣10分。值班、交班一次不清楚或不签字扣5分。按规定少上一次夜班或晚班扣5分	
				c.值班、交接班、物品核对、签字落实	20		
				d.按规定上夜班和晚班	30		
		2.2 工作数量	140	a.护理危重和一级护理病人数量符合规定要求	50	与上年度同月比较少一人次扣5分。不掌握科室夜晚病房动态情况发生问题一次扣10分。不按规定开关电源和气候开关门窗,发生问题一次扣5分。护理患者数与上年度同月比较少一人次患者扣5分	
				b.掌握科室夜、晚病房动态情况符合规定要求	50		
				d.按规定开关电源和根据气候变化开、关门窗	20		
				e.按照分配,承担责任制护理患者数量	20		
		2.3 工作质量	50	a.掌握本科室常规抢救仪器使用的方法	30	不能掌握仪器使用方法,发生问题一次扣10分	
				c.值班时间,第一时间接待入院患者并办手续	20	不能第一时间接待入院患者和办理手续扣5分	
		2.4 工作效率	80	b.正确时间,执行正确病人医嘱符合规定要求	30	执行医嘱不正确扣5分,执行病人医嘱错误一次扣10分。准备下一班治疗药品差错一次5分。与上年度同月比少一人次扣5分	
				c.正确准备下一班次治疗药品和相关物品	20		
				d.输液治疗患者数量	30		
4 职业素质 10分	1	4.2 继续教育	10	b.在护理学科建设中的作用,符合要求管理规定符合规定要求	10	在护理学科建设中的作用,符合要求规定满分,一项、次不符合要求扣5分	
5 社会责任 10分	1	5.1 环境意识	10	b.手卫生、院感、消毒隔离、废物处理	10	不按规定、达不到要求一次或者一项扣5分	
7 科室 绩效结果 200分	20	7.1 病人结果	50	a.当月门诊就诊病人	20	达到去年指标水平并达到医院规定增长幅度得满分,降低1%扣10分,增加1%奖5分	
				b.科室当月住院病人出院数量与上年度同月比	30		
		7.2 质量结果	50	a.医疗质量达到要求	30	达不到规定标准,降低1%扣10分,增加1%奖5分	
				b.当月本科室工作安全、无事故,达到标准	20		
		7.3 科室 财务结果	100	科室当月医疗利润收入与上年度同月比较并达到规定增长幅度指标	100	达到去年指标水平并达到医院规定增长幅度得满分,降低1%扣10分,增加1%奖5分	
科室		本表定量指标满分			580分	定量指标合计得分	

17.感染性疾病科总务班护士卓越绩效考评标准(表一)

一级指标 (分值)	权重 %	二级指标		三级指标		得分	考核 方式
		考评内容	分值	绩效考评扣分细则	分值		
1 管理能力 执行能力 80分	8	1.1管理能力 执行能力	50	a.管理物资、病房的能力	10		定性
				b.规章制度、医护常规执行能力	40		定性
		1.2 工作计划	30	a.工作主动性、积极性、责任心	20		定性
				b.上班尊重劳动纪律,尽职尽责	10		定性
2 过程控制 工作数量 工作质量 工作效率 480分	48	2.1 工作流程	90	a.参加晨间,听取夜间病情报告	20		定性
				b.按规定时间参加院内各种会议	20		定量
				c.交接班物品药品核对签字落实	20		定量
				d.协助护士安排病人医技检查	30		定量
		2.2 工作数量	140	a.保证科室各种物资物品的使用	50		定量
				b.没有迟到早退和旷工	20		定量
				c.保证科室仪器设备使用状态	20		定量
				d.定期清点科室物品的使用与管理	30		定性
				e.正确与供应室洗浆房交换物品	20		定量
		2.3 工作质量	140	a.负责物品报损与维修,做好登记	20		定量
				b.协助护士长管理工作	20		定性
				c.科室物资没有丢失、账物相符	40		定性
				d.重视科室成本管理	30		定性
				e.病人住院中的床铺管理	30		定性
		2.4 工作效率	110	a.第一时间为新入院病人铺好床	20		定性
				b.监护室与交换敷料室物品管理	20		定量
				c.护理文件书写合格率	40		定量
				d.一次性物品请领使用符合要求	30		定量
3 论文科研 50分	5	论文科研 业务技术	50	a.发表论文与护理科研符合规定	20		定性
				b.带教实习生与学习培训	20		定量
				c.本人专科护理理论与技术水平	10		定性
4 职业道德 40分	4	4.1职业素质	10	关心同事、自觉合作、乐于助人	10		定性
		4.2 问题解决	30	a.处理患者和家属的相关问题	20		定性
				b.在护理学科建设中的作用	10		定量
5 社会责任 50分	5	5.1 社会责任	30	a.参加公益活动愿意承担额外工作	10		定性
				b.手卫生院感消毒隔离废物处理	20		定量
		5.2指导工作	20	库房及相关场所"7S管理"	20		定性
6 满意测评 持续改进 100分	10	6.1病人 满意度	60	每月最少测评一次科室出院病人的满意度,也可取测评几次的平均值	60		定性
		6.2本科满意	20	本科医护人员对护士满意度	20		定性
		6.3持续改进	20	针对问题与缺陷持续改进计划	20		定性
7科室 绩效结果 200分	20	7.1 病人结果	50	a.科室当月门诊就诊病人量	20		定量
				b.科室当月住院病人出院量	30		定量
		7.2 质量结果	50	a.当月科室质量达到要求	30		定量
				b.当月科室安全无事故	20		定量
		7.3财务结果	100	当月医疗利润较上年度同月比较	100		定量
满分	**1000分**	**定性指标得分**		**定量指标得分**		**最后得分**	

17.1感染性疾病科总务班护士卓越绩效考评定性标准(表二)

被考评者姓名		岗位			部门			
职能部门领导·定性指标·满意度测评内容					满意度测评等级			
一级指标	三级定性指标内容测评	本项满分	测评方式	卓越	优秀	良好	一般	得分
1 管理能力 80分	1.1 a. 管理物资、病房的能力	10	定性		10	8	6	
	1.1 b. 规章制度、医护常规执行能力	40	定性					
	扣罚细则:符合医院、科室业务与技术和管理标准规定要求,一次执行不到位扣3分							
	1.2 a. 工作主动性、积极性、责任心	20	定性		20	16	12	
	1.2 b. 上班尊重劳动纪律,尽职尽责	10	定性					
	奖罚细则:上班不接收快递包裹、发现接收一次扣5分,上班时带熟人检查、看病一次扣5分,上班干私活吃零食一次扣5分,进入病房治疗关手机一次不关扣5分,上班上网、玩手机微信查资料打游戏发现一次扣10分,上班相互闲扯一次扣5分							
2 过程控制 工作数量 工作质量 工作效率 190分	2.1 a. 参加晨间听取夜间病情报告	20	定性					
	扣罚细则:参加晨间听取夜间病情报告,不参加晨间交班,不听取夜间病情报告符合医院、科室业务与技术和管理规定要求,没有随后参加晨间护理,一次不到扣5分							
	2.2 d. 定期清点科室物品使用与管理	30	定性					
	扣罚细则:定期清点科室物品的使用与管理,符合规定要求一次缺物影响使用扣5分							
	2.3 b. 协助护士长管理工作	20	定性					
	扣罚细则:协助护士长管理工作,符合规定要求不能够正确安排工作一次扣5分							
	2.3 c. 科室物资没有丢失、账物相符	40	定性					
	扣罚细则:科室物资没有丢失、账、物相符,符合规定的要求差错一项、次扣5分							
	2.3 d. 重视科室成本管理	30	定性					
	扣罚细则:重视科室成本管理,科室总成本较上年度增加1%扣5分							
	2.3 e. 病人住院中的床铺管理	30	定性					
	扣罚细则:病人住院中的床铺管理,符合管理规定要求,患者不满意一次扣5分							
	2.4 a. 第一时间接待入院病人	20	定性					
	扣罚细则:符合医院科室规定要求,不能第一时间接待病人,一个病人有意见扣5分							
3 论文科研 30分	3. a. 发表论文与护理科研符合规定	20	定性		20	16	12	
	3. c. 专科护理理论与知识和技能	10	定性		10	8	6	
4 职业道德 30分	4.1 关心同事、自觉合作、乐于助人	10	定性		10	8	6	
	4.2 a. 处理患者和家属的相关问题	20	定性					
	扣罚细则:处理患者和家属的相关问题符合规定的要求,一项、次不符合要求扣5分							
5 社会责任 30分	5.2 a. 参加公益活动,承担额外工作	10	定性		10	8	6	
	5.2 库房及相关场所"7S管理"	20	定性					
	扣罚细则:符合规定的要求,达到要求满分,病房或走廊一次达不到管理要求扣5分							
6 满意测评 持续改进 100分	6.1 门诊病人、住院患者满意度	60	定性		60	48	36	
	6.2 本科医护人员对护士满意度	20	定性		20	16	12	
	6.3 针对问题缺陷有持续改进计划	20	定性					
	扣罚细则:科室每月针对护理治疗、特色护理、护理质量、护理查房、用药、值班、疫情报告、登记、自查、门诊、抢救室设置、病人就诊流程等问题与缺陷和投诉及纠纷处理符合要求,有持续改进计划、事实、流程、措施、效果,少一个环节扣5分							
科室		本表定性指标满分	460分	定性指标最后得分				

17.2 感染性疾病科总务班护士卓越绩效考评定量标准(表三)

一级指标 (分值)	权重 %	二级指标		三级指标		绩效考评 扣分细则	得分
		考评内容	分值	考评内容	分值		
2 过程控制 工作数量 工作质量 工作效率 290分	29	2.1 工作流程	70	b.按规定时间参加院内、外相关会议,包括业务学习,行政会议等	20	会议迟到一次扣5分,早退一次扣5分,缺席一次会议扣10分	
				c.交接班物品、药品、清点、核对签字落实	20	值班、交接班物品核对不签字一次扣5分。不按时安排病人到医技科室检查一人次扣5分	
				d.协助护士按时安排病人到医技科室做检查	30		
		2.2 工作数量	110	a.保证科室各种物资物品的请领、维护与使用	50	不能保证各种物资物品的使用一次扣5分,迟到或早退一次扣5分,旷工一次扣10分。不能保证科室仪器设备完好一次扣5分。不正确与供应室洗浆房交换物品差错一次扣5分	
				b.没有迟到早退和旷工	20		
				c.保证科室仪器设备完好状态,有维护记录	20		
				e.正确及时与供应室人员洗浆房交换物品	20		
		2.3 工作质量	20	a.负责物品报损与维修,做好登记	20	负责物品报损与维修,做好登记一次不记录扣5分	
		2.4 工作效率	90	b.监护室与交换敷料室物品管理符合规定要求	20	监护室与交换敷料室管理,差错一次扣10分。护理文件书写合格率降低1%扣10分,提高1%奖5分。一次性物品请领使用符合要求差错一人次扣5分	
				c.护理文件书写合格率	40		
				d.一次性物品请领使用,符合要求并建立完善的登记制度	30		
3 论文科研 20分	2	3 持续学习	20	b.按照规定心肺复苏培训、操作考试、"三基"考试符合要求符合要求	20	心肺复苏、三基考试符合要求得满分,一项不符合要求扣5分	
4 职业道德 10分	1	4.2 继续教育	10	b.能够积极参加医院、科室规定的继续教育培训项目符合规定要求	10	积极参加继续教育培训符合要求得满分,一次不参加扣5分	
5 社会责任 20分	2	5.1 环境意识	20	b.手卫生、院感、消毒隔离、废物处理	20	按规定处理废物满分,不按规定处理一次扣5分	
7 科室 绩效结果 200分	20	7.1 病人结果	50	a.当月门诊就诊病人	20	达到去年指标水平并达到医院规定增长幅度得满分,降低1%扣10分,增加1%奖5分	
				b.科室当月住院病人出院数量与上年度同月比	30		
		7.2 质量结果	50	a.医疗质量达到要求	30	达不到规定标准,降低1%扣10分,增加1%奖5分	
				b.当月本科室工作安全、无事故并达到要求	20		
		7.3 科室 财务结果	100	科室当月医疗利润收入与上年度同月比较并达到规定增长幅度指标	100	达到去年指标水平并达到医院规定增长幅度得满分,降低1%扣10分,增加1%奖5分	
科室			本表定量指标满分		**540分**	定量指标合计得分	

18.感染性疾病科护理员卓越绩效考评标准(表一)

一级指标 (分值)	权重 %	二级指标 考评内容	分值	三级指标 绩效考评扣分细则	分值	得分	考核 方式
1 管理能力 执行能力 100分	10	1.1管理能力 执行能力	60	a.工作与管理能力、同事之间团结	20		定性
				b.医护核心制度与相关规定执行力	40		定量
		1.2 工作计划	40	a.在护士长领导护士指导下工作	10		定量
				b.上班尊重劳动纪律,尽职尽责	30		定性
2 过程控制 工作数量 工作质量 工作效率 500分	50	2.1 工作流程	50	a.执行护理员的工作制度与流程	40		定量
				b.按时参加医院科室相关会议	10		定量
		2.2 工作数量	150	a.担任病人生活护理简单护理工作	50		定量
				b.跟随护士查房、了解护理重点	10		定量
				c.保持科室物品的清洁与卫生	40		定量
				d.仪器与设备卫生清洁工作	20		定量
				e.履行护理员岗位职责与任务	30		定量
		2.3 工作质量	150	a.保持洗漱间卫生清洁无臭味	50		定量
				b.随时巡视病房,应接病人呼唤	30		定性
				c.保持病房楼梯卫生清洁无臭味	10		定量
				d.执行预防患者跌倒坠床压疮制度	30		定性
				e.做好病人入院前的准备工作和出院后床单位整理和清洁工作	30		定性
		2.4 工作效率	150	a.及时收集病人、并送出临时化验标本和其他外送病人物品工作	40		定性
				b.护理员独立工作能力	50		定性
				c.护理员独立解决卫生工作能力	50		定性
				d.处理问题考虑全面遵循伦理原则	10		定性
3 卫生管理 60分	5	论文科研 业务技术	60	a.科室整体卫生与清洁	20		定性
				b.保持重病人床单位卫生与整洁	20		定性
				c.保持病房空床的卫生与整洁	20		定性
4 职业道德 60分	6	4.1团队管理	20	关心同事、自觉合作、乐于助人	20		定性
		4.2 问题解决	40	a.处理患者和家属的相关问题	20		定性
				b.在护理学科建设中的作用	20		定性
5 社会责任 60分	6	5.1 社会责任	40	a.参加公益活动愿意承担额外工作	20		定性
				b.手卫生、院感、消毒隔离、废物处理	20		定量
		5.2整理用品	20	现场"7S管理"、收回出院患者用品	20		定量
6 满意测评 持续改进 120分	12	6.1满意度 患者饮食	80	a.门诊病人、住院患者满意度	40		定性
				b.饮食与开水落实到每位患者	40		定性
		6.2本科满意	30	本科室员工的满意度	30		定性
		6.3持续改进	10	针对问题缺陷有持续改进计划	10		定性
7科室 绩效结果 100分	10	7.1 病人结果	30	a.科室当月门诊急诊就诊病人量	10		定量
				b.科室当月住院病人出院量	20		定量
		7.2 质量结果	20	a.当月科室质量达到要求	10		定量
				b.当月科室安全无事故	10		定量
		7.3财务结果	50	当月医疗利润较上年度同月比较	50		定量
满分	1000分	定性指标得分		定量指标得分		最后得分	

18.1 感染性疾病科护理员卓越绩效考评定性标准(表二)

被考评者姓名		岗位			部门			
职能部门领导·定性指标·满意度测评内容					满意度测评等级			
一级指标	三级定性指标内容测评	本项满分	测评方式	卓越	优秀	良好	一般	得分
1 **管理能力** **50分**	1.1 a. 工作管理能力、同事之间团结	20	定性		20	16	12	
	1.2 d. 上班尊重劳动纪律、尽职尽责	30	定性					
	奖罚细则:上班不接收快递包裹、发现接收一次扣5分,上班时带熟人检查、看病一次扣5分,上班干私活吃零食一次扣5分,进入病房治疗关手机一次不关扣5分,上班上网、玩手机微信查资料打游戏发现一次扣10分,上班相互闲扯一次扣5分							
2 **过程控制** **工作数量** **工作质量** **工作效率** **240分**	2.3 b. 随时巡视病房、应接病人呼唤	30	定性					
	奖罚细则:随时巡视病房卫生,应接病人生活呼唤,协助生活不能自理的病人进食、起床活动及递送大、小便器,符合医院业务与技术要求,一次服务不到位扣5分							
	2.3 d. 患者预防跌倒坠床压疮制度	30	定性					
	扣罚细则:熟悉预防患者跌倒、坠床、压疮制度和高危患者跌倒、坠床、压疮风险评估,熟悉患者跌倒、坠床、压疮处理流程。没执行制度、流程、一项、次扣10分							
	2.3 e. 做好病人入院前的准备工作	30	定性					
	扣罚细则:做好病人入院前的准备工作和出院后床单、铺位的整理以及终末消毒工作。协助护士搞好被服、家具清洁和管理工作符合规定要求。一项工作做不好扣5分							
	2.4 a. 及时收集送出临时化验标本	40	定性					
	扣罚细则:及时收集送出临时化验标本和其他外送病人工作一项工作做不到扣5分							
	2.4 b. 护理员独立工作能力	50	定性					
	奖罚细则:重点负责整理床单位,检查病房卫生,督促家属保持病房卫生,避免使用电器,发现物品损坏,及时通知后勤维修更换,护理查房未发现问题一次扣5分							
	2.4 c. 护理员独立解决卫生工作能力	50	定性		50	40	30	
	2.4 d 处理问题考虑全面遵循伦理原则	10	定性		10	8	6	
3 **卫生管理** **60分**	3. a. 科室整体卫生与清洁	20	定性		20	16	12	
	3. b. 保持重病人床单位卫生与整洁	20	定性		20	16	12	
	3. c. 保持病房空床的卫生与整洁	20	定性		20	16	12	
4 **职业道德** **60分**	4.1 关心同事、自觉合作、乐于助人	20	定性		20	16	12	
	4.2 a. 处理患者和家属的相关问题	20	定性		20	16	12	
	4.2 b. 上班时手卫生符合要求	20	定性		20	16	12	
5 社会责任 **20分**	5.2 a. 参加公益活动,承担额外工作	20	定性		20	16	12	
	奖罚细则:参加公益活动满分、少参加一次扣5分,没有承担额外工作扣5分							
6 **满意测评** **持续改进** **120分**	6.1 a. 门诊病人、住院患者满意度	40	定性		40	32	24	
	6.1 b. 患者健康与出院指导制度流程	40	定性					
	奖罚细则:饮食与开水落实到每位患者,一人次患者没有饮食或者开水扣1分							
	6.2 本科室员工的满意度	30	定性		34	24	18	
	6.3 针对问题缺陷有持续改进计划	10	定性					
	扣罚细则:针对本科室护理、自己岗位工作、工作质量、查对、制度执行、基础与专业能力,应该的绩效检查、督导、患者服务等,对存在的问题与缺陷提出控制措施改进意见,有持续改进计划、事实、流程、措施、效果,少一个环节扣5分							
科室		本表定性指标满分	550分	定性指标最后得分				

18.2 感染性疾病科护理员卓越绩效考评定量标准(表三)

一级指标 (分值)	权重 %	二级指标		三级指标		绩效考评 扣分细则	得分
		考评内容	分值	考评内容	分值		
1 管理能力 执行能力 **50分**	5	1.1 执行能力	40	b.医院与科室制度与相关规定的执行能力	40	制度一项不执行扣5分,影响不好扣10分	
		1.2 规划计划	10	a.在护士长领导与护士指导下进行工作	10	在护士长领导护士指导下工作,工作不好扣10分	
2 过程控制 工作数量 工作质量 工作效率 **260分**	26	2.1 工作流程	50	a.执行科室制定的护理员工作制度与流程	40	执行医院与科室制定的护理员工作制度与流程操作,执行不好一次扣5分。会议迟到或早退一次扣5分缺席一次扣10分	
				b.按时、按照规定参加医院或者科室召开的相关会议符合规定要求	10		
		2.2 工作数量	150	a.担任病人生活护理简单的护理工作	50	担任病人生活护理和简单的护理技术工作,工作不到位扣5分。跟随护士长或护士查房、了解护理重点,不能够掌握护理重点扣5分。不能够保持科室各种物品的清洁与卫生扣10分。仪器与设备的清洁、保养不好扣5分。不能够履行科室护理员的岗位职责与任务扣10分	
				b.跟随护士长或护士查房、了解护理重点	10		
				c.保持科室各种物品的清洁与卫生	40		
				d.负责科室仪器与设备的卫生清洁工作	20		
				e.上班时间能够履行科室护理员的岗位职责与规定任务符合规定要求	30		
		2.3 工作质量	60	a.保持洗漱间卫生清洁并做到无臭味	50	不能够保持洗漱间卫生清洁并做不到无臭味扣5分。不能够保持科室各个病房楼梯的卫生清洁并做不到无臭味,扣5分	
				c.保持科室各个病房、楼梯的卫生清洁、并做到整洁无臭味	10		
5 社会责任 "7S管理" **40分**	4	5.1 社会责任	20	b.协助护士院感、消毒隔离、废物处理工作	20	协助护士院感、消毒隔离、废物处理工作,一次不落实扣5分。负责科室当日出院病人物品收回,没有按时收回出院患者用品的,一位患者扣5分	
		5.2 整理用品	20	现场"7S管理",负责当日出院病人物品回收工作,不能够及时收回出院患者用品按规定扣罚	20		
7 科室 绩效结果 **100分**	10	7.1 病人结果	30	a.当月门诊就诊病人	10	达到去年指标水平并达到医院规定增长幅度得满分,降低1%扣10分,增加1%奖5分	
				b.科室当月住院病人出院数量与上年度同月比	20		
		7.2 质量结果	20	a.医疗质量达到要求	10	达不到标准,降低1%扣10分,增加1%奖5分	
				b.当月科室安全无事故	10		
		7.3 科室 财务结果	50	当月医疗利润达到上年度同月水平并达到医院规定的增长幅度	50	达到去年同月数量并依规定到增长幅度得满分,降低1%扣10分,增加1%奖5分	
科室		本表定量指标满分			450分	定量指标合计得分	

19.感染性疾病科卫生员卓越绩效考评标准(表一)

一级指标 (分值)	权重 %	二级指标		三级指标		得分	考核 方式
		考评内容	分值	绩效考评扣分细则	分值		
1 管理能力 执行能力 100分	10	1.1管理能力 执行能力	70	a.工作与管理能力、同事之间团结	20		定性
				b.医护核心制度与相关规定执行力	50		定量
		1.2 工作计划	30	a.在护士长领导护士指导下工作	10		定量
				b.上班尊重劳动纪律,尽职尽责	20		定性
2 过程控制 工作数量 工作质量 工作效率 500分	50	2.1 工作流程	50	a.擦地托板、擦洗抹布分隔存放	40		定量
				b.按规定参加科室相关会议	10		定量
		2.2 工作数量	150	a.担任病房的清洁卫生工作	70		定量
				b.跟随护士查房、了解护理重点	10		定量
				c.保持科室物品的清洁与卫生	20		定量
				d.需要时仪器与设备卫生清洁工作	20		定量
				e.履行卫生员岗位职责与任务	30		定量
		2.3 工作质量	150	a.保持洗漱间卫生清洁无臭味	50		定量
				b.随时巡视病房,应接病人呼唤	30		定性
				c.保持病房楼梯卫生清洁无臭味	10		定量
				d.执行预防患者跌倒坠床压疮制度	10		定性
				e.担任病房的门、窗、地面、床头桌椅及厕所、浴室的清洁工作	50		定性
		2.4 工作效率	150	a.按照规定或者根据病人需要及时做好病房病员饮用水供应	50		定性
				b.消毒病人脸盆茶具痰盂便器用具	60		定性
				c.卫生员独立工作能力	20		定性
				d.护送病人、领送物品及外勤工作	20		定性
3 职业素质 60分	6	职业素质 卫生清洁	60	a.优质服务、任劳任怨	10		定性
				b.工作主动性、积极性与责任心	40		定性
				c.保持病房空床的卫生与整洁	10		定性
4 团队管理 60分	6	4.1团队精神	20	关心同事、自觉合作、乐于助人	20		定性
		4.2 问题解决	40	a.处理患者和家属的相关问题	20		定性
				b.在护理学科建设中的作用	20		定性
5 社会责任 60分	6	5.1 社会责任	40	a.参加公益活动愿意承担额外工作	20		定性
				b.院感、消毒隔离、废物处理	20		定量
		5.2整理用品	20	"7S管理"负责收回出院患者生活用品	20		定量
6 满意测评 持续改进 120分	12	6.1满意度 患者饮食	80	a.门诊病人、住院患者满意度	60		定性
				b.协助配餐员做好配膳工作	20		定性
		6.2本科满意	20	本科室员工的满意度	20		定性
		6.3持续改进	20	针对问题缺陷有持续改进计划	20		定性
7 科室 绩效结果 100分	10	7.1 病人结果	30	a.科室当月门诊急诊就诊病人量	10		定量
				b.科室当月住院病人出院量	20		定量
		7.2 质量结果	20	a.当月科室质量达到要求	10		定量
				b.当月科室安全无事故	10		定量
		7.3财务结果	50	医疗利润与上年度同月增加比较	50		定量
满分	1000分	定性指标得分		定量指标得分		最后得分	

19.1感染性疾病科卫生员卓越绩效考评定性标准(表二)

被考评者姓名		岗位				部门			
职能部门领导·定性指标·满意度测评内容					满意度测评等级				
一级指标	三级定性指标内容测评	本项满分	测评方式	卓越	优秀	良好	一般	得分	
1 **管理能力** **40分**	1.1 a.工作管理能力、同事之间团结	20	定性		20	16	12		
	1.2 d.上班尊重劳动纪律,尽职尽责	20	定性						
	奖罚细则:上班不接收快递包裹、发现接收一次扣5分,上班时带熟人检查、看病一次扣5分,上班干私活吃零食一次扣5分,进入病房治疗关手机一次不关扣5分,上班上网、玩手机微信查资料打游戏发现一次扣10分,上班相互闲扯一次扣5分								
2 **过程控制** **工作数量** **工作质量** **工作效率** **240分**	2.3 b.随时巡视病房,应接病人呼唤	30	定性						
	奖罚细则:随时巡视病房卫生,应接病人生活呼唤,一次服务不到位扣5分								
	2.3 d.患者预防跌倒坠床压疮制度	10	定性						
	扣罚细则:熟悉预防患者跌倒、坠床、压疮制度和高危患者跌倒、坠床、压疮风险评估,熟悉患者跌倒、坠床、压疮处理流程。不执行制度、流程、一项、次扣10分								
	2.3 e.担任病房清洁工作、保持整洁	50	定性						
	扣罚细则:担任科室病房的门、窗、地面、床头桌椅、洗漱间及厕所、浴室的清洁工作,并保持经常整洁,符合医院、科室业务与技术管理要求,一项工作做不好扣5分								
	2.4 a.做好保障病房病员饮用水供应	50	定性						
	扣罚细则:及时做好病房和病员的饮用水供应工作,一项工作做不到扣5分								
	2.4 b.清洁消毒病人生活用具	60	定性						
	奖罚细则:负责病房的清洁和消毒病人的脸盆、茶具、痰盂、便器、桌灯、床头、床头柜等用具,病人生活用具,符合规定要求,一个用具清洁和消毒不符合要求扣5分								
	2.4 c.卫生员独立工作解决问题能力	20	定性		40	32	24		
	2.4 d.护送病人领送物品及外勤工作	20	定性						
	奖罚细则:护送病人领送物品、送病理检验标本及外勤工作,一项工作做不好扣5分								
3 **职业素质** **60分**	3.a.优质服务、任劳任怨	40	定性		10	8	6		
	3.b.工作主动性、积极性与责任心	40	定性		40	32	24		
	3.c.保持病房空床的卫生与整洁	10	定性		10	8	6		
4 **团队管理** **60分**	4.1关心同事、自觉合作、乐于助人	20	定性		20	16	12		
	4.2 a.处理患者和家属的相关问题	20	定性		20	16	12		
	4.2 b.上班时手卫生符合要求	20	定性		20	16	12		
5社会责任 **20分**	5.2 a.参加公益活动,承担额外工作	20	定性		20	16	12		
	奖罚细则:参加公益活动满分,少参加一次扣5分,没有承担额外工作扣5分								
6 **满意测评** **持续改进** **120分**	6.1 a.门诊病人、住院患者满意度	60	定性		60	48	36		
	6.1 b.协助配餐员做好配膳工作	20	定性						
	奖罚细则:饮食与开水落实到每位患者,一人次患者没有饮食或者开水扣2分								
	6.2本科室员工的满意度	20	定性		20	16	12		
	6.3针对问题缺陷有持续改进计划	20	定性						
	扣罚细则:针对本科室护理、自己岗位工作、工作质量、查对、制度执行、基础与专业能力、应该的绩效检查、督导、患者服务等,对存在的问题与缺陷提出控制措施改进意见,有持续改进计划、事实、流程、措施、效果,少一个环节扣5分								
科室		本表定性指标满分	540分	定性指标最后得分					

19.2 感染性疾病科卫生员卓越绩效考评定量标准(表三)

一级指标（分值）	权重 %	二级指标		三级指标		绩效考评 扣分细则	得分
		考评内容	分值	考评内容	分值		
1 管理能力 执行能力 60分	6	1.1 执行能力	50	b.医院与科室制度与相关规定的执行能力	50	制度一项不执行扣5分,影响不好扣10分	
		1.2 规划计划	10	a.在护士长领导与护士指导下进行工作	10	在护士长领导护士指导下工作,工作不好扣10分	
2 过程控制 工作数量 工作质量 工作效率 260分	26	2.1 工作流程	50	a.擦地托板、擦洗抹布分隔存放符合规定要求	40	按流程把擦地托板、擦洗抹布分隔存放、分别晾晒、消毒,执行不好一次扣5分。会议迟到或早退一次扣5分缺席一次扣10分	
				b.按时、按照规定参加医院或者科室召开的相关会议符合规定要求	10		
		2.2 工作数量	150	a.担任病人生活护理简单的护理工作	70	担任病人生活护理和简单的护理技术工作,工作不到位扣5分。跟随护士长或护士查房、了解护理重点,不能掌握重病人护理重点扣5分。不能够保持科室各种物品的清洁与卫生扣10分。仪器与设备的清洁、保养不好扣5分。不能够履行科室卫生员的岗位职责与任务扣10分	
				b.跟随护士长或护士查房、了解护理重点	10		
				c.保持科室物品的清洁与卫生符合规定要求	20		
				d.需要时做好科室仪器与设备的卫生清洁工作	20		
				e.上班时间能够履行科室卫生员的岗位职责与规定任务符合规定要求	30		
		2.3 工作质量	60	a.保持洗漱间卫生清洁并做到无臭味	50	不能够保持洗漱间卫生清洁并做到无臭味扣5分。不能够保持科室各个病房楼梯的卫生清洁并做不到无臭味,扣5分	
				c.保持科室各个病房、楼梯的卫生清洁、并做到整洁无臭味	10		
5 社会责任 "7S管理" 40分	4	5.1 社会责任	20	b.协助护士院感、消毒隔离、废物处理工作	20	协助护士院感、消毒隔离、废物处理工作,一次不落实扣5分。负责科室当日出院病人物品收回,没有按时收回出院患者用品的,一位患者扣5分	
		5.2 指导工作	20	"7S管理"负责当日出院病人生活物品回收工作,不能及时收回出院患者用品的按规定扣罚	20		
7 科室 绩效结果 100分	10	7.1 病人结果	30	a.当月门诊就诊病人	10	达到去年指标水平并达到医院规定增长幅度得满分,降低1%扣10分,增加1%奖5分	
				b.科室当月住院病人出院数量与上年度同月比	20		
		7.2 质量结果	20	a.医疗质量达到要求	10	达不到标准,降低1%扣10分,增加1%奖5分	
				b.当月科室安全无事故	10		
		7.3 科室 财务结果	50	当月医疗利润达到上年度同月水平并且达到医院规定的增长幅度	50	达到去年指标水平并达到医院规定增长幅度得满分,降低1%扣10分,增加1%奖5分	
科室		本表定量指标满分			460分	定量指标合计得分	

四、康复内科护理人员卓越绩效考评标准

1. 康复内科护士长卓越绩效考评标准(表一)

一级指标 (分值)	权重 %	二级指标		三级指标		得分	考核 方式
		考评内容	分值	绩效考评扣分细则	分值		
1 领导能力 执行能力 100分	10	1.1领导能力 执行能力	70	a.领导与管理能力、领导之间团结	20		定性
				b."18项核心制度"与相关规定执行力	50		定量
		1.2 工作计划	30	a.护理规划年月周工作计划与总结	20		定量
				b.护理应急预案与执行效果	10		定性
2 过程控制 工作数量 工作质量 工作效率 400分	40	2.1 工作流程	30	a.按照PDCA循环管理制度与流程	20		定量
				b.按时填写并上报护士长手册	10		定量
		2.2 工作数量	150	a.质量管理组织健全,履行职责	30		定量
				b."三查七对"与医嘱执行与落实	50		定量
				c.按时参加各种会议上报数据正确	20		定量
				d.医院常用的护理管理评价标准	50		定量
		2.3 工作质量	120	a.基础专科责任整体护理落实	30		定量
				b.有完整的护士职责与岗位说明书	10		定性
				c.落实护理管理目标和质量控制	20		定量
				d."三基"考试、心肺复苏与培训	20		定性
				e.有危重患者安全护理制度和措施	20		定性
				f.护理质量管理评价标准符合要求	20		定性
		2.4 工作效率	100	a.专科特色护理提供诊疗康复服务	10		定性
				b.专科护理常规操作护理技术项目	20		定性
				c.科室成本、药占比、耗材占比	40		定性
				d.入院资料评估体现专科护理内容	10		定性
				e.专科特色护理查房会诊病例讨论	20		定性
3 教学带教 论文科研 100分	10	3.1 教学带教	40	b.按照规定完成教学课时和次数	20		定性
				b.带教医学生实习进修生人数内容	20		定性
		3.2 论文科研	60	a.论文学术活动培训内容符合要求	20		定性
				b.课题进展时间与完成科研成果	40		定性
4 职业道德 社会责任 50分	5	4.1 职业道德	30	a.严禁出具假诊断证明并盖章	10		定性
				b.严禁乱收费与接受吃、请和红包	20		定量
		4.2 社会责任	20	a.应急预案、外派工作、多点职业	10		定性
				b.心肺复苏考试、技术操作与流程	10		定量
5 团队精神 50分	5	5.1 团队管理	30	a.科室团队精神与团队管理	10		定性
				b.消毒、隔离、废物处理符合要求	20		定性
		5.2协调沟通	20	与相关科室与院外相关单位沟通	20		定量
6 满意测评 100分	10	6.1满意度	60	a.门诊病人、住院病人满意度	60		定性
		6.2本科满意	20	本科室员工的满意度	20		定性
		6.3持续改进	20	针对问题缺陷有持续改进计划	20		定性
7科室 绩效结果 200分	20	7.1病人结果	100	科室当月门诊急诊就诊病人量	100		定量
		7.2质量结果	30	科室当月无医疗缺陷纠纷与事故	30		定量
		7.3财务结果	70	医疗利润与上年度同月增加比较	70		定量
满分	1000分	定性指标得分		定量指标得分		最后得分	

1.1 康复内科护士长卓越绩效考评定性标准(表二)

被考评者姓名		岗位				部门			
一级指标	三级定性指标内容测评		本项满分	测评方式	卓越	优秀	良好	一般	得分
1 **管理能力** **30分**	1.1 a.领导管理能力、领导之间团结		20	定性		20	16	12	
	1.2 b.护理应急预案与执行效果		10	定性					
	扣罚细则:符合管理规定要求,没有护理应急预案扣10分,没有执行效评价扣10分								
2 **过程控制** **工作数量** **工作质量** **工作效率** **170分**	2.3 b.有完整护士职责与岗位说明书		10	定性	缺一项扣5分				
	2.3 d."三基"考试、心肺复苏与培训		20	定性	一人次不合格扣10分				
	2.3 e.有危重患者安全护理制度措施		20	定性	少一制度或措施扣5分				
	2.3 f.护理质量管理评价标准完整		20	定性					
	奖罚细则:按本院常规护理检查文件,由护理部及相关部门检查,包括:安全用药、输血、分级护理、专科护理文书、不良事件、服务质量、护理投诉、护理培训、护理业务与技术管理、手卫生、院感、消毒隔离、废物处理等,一项、次不符合要求扣5分								
	2.4 a.专科特色护理提供康复服务		10	定性					
	奖罚细则:不能体现专科特色护理、专科诊疗与健康指导服务,少一项扣5分								
	2.4 b.专科护理常规操作技术项目		20	定性					
	奖罚细则:未开展专科护理常规操作、未开展专科护理技术项目,少一项、次扣10分								
	2.4 c.科室成本、药占比、耗材占比		40	定性					
	扣罚细则:科室总成本支出、药占比、耗材占比,达去年同月水平并达到医院规定月度减少幅度,成本支出、药占、耗材占比符合医院规定,一项、次增加1%扣15分								
	2.4 d.入院资料评估体现专科护理		10	定性					
	2.4 e.特色护理查房、会诊、病例讨论		20	定性					
	奖罚细则:护理每日晨会后交接班、病房专科特色护理查房、专科护理特色会诊、专科护理病例讨论,体现专科特色护理,没有体现专科特色查房,一项、次扣10分								
3 **教学带教** **论文科研** **100分**	3.1 a.按照规定完成教学课时和次数		20	定性					
	扣罚细则:按规定完成教学与带教任务,一项、次内容完不成扣10分								
	3.1 b.带教实习进修生人数内容		20	定性	一项不符合要求扣10分				
	3.2 a.论文学术培训内容符合要求		20	定性	一项不符合要求扣10分				
	3.2 b.课题进展时间与完成科研成果		40	定性	一项不符合要求扣10分				
4 **职业道德** **40分**	4.1 a.严禁出具假诊断证明并盖章		20	定性					
	奖罚细则:严禁出具假诊断证明并盖章,符合规定要求,违规一项、次扣10分								
	4.2 应急预案、外派工作、多点职业		20	定性		20	16	12	
5 **团队管理** **30分**	5.1 a.科室团队精神与团队管理		10	定性					
	奖罚细则:科室团队精神与团队管理符合管理规定的要求,科室不团结扣5分								
	5.1 b.消毒隔离废物处理符合要求		20	定性	一项不符合要求扣10分				
6 **满意测评** **持续改进** **100分**	6.1 a.门诊病人、住院患者满意度		60	定性					
	扣罚细则:住院病人的满意度达到规定的95%,达不到标准,降低1%扣10分								
	6.2 本科员工的满意度达到要求		20	定性		20	16	12	
	6.3 针对问题缺陷有持续改进计划		20	定性					
	扣罚细则:针对每月护理管理工作、护理人员业务技术存在问题、缺陷、投诉等符合管理规定的要求,有持续改进计划、事实、流程、措施、效果,少一个环节扣5分								
科室		本表定性指标满分	**470分**		定性指标最后得分				

1.2 康复内科护士长卓越绩效考评定量标准(表三)

一级指标 (分值)	权重 %	二级指标 考评内容	分值	三级指标 考评内容	分值	绩效考评 扣分细则	得分
1 **管理能力** **执行能力** **70分**	7	1.1 执行能力	60	b.18项核心制度与相关制度与规定执行力	60	核心制度一项执行不好扣5分,其他执行不好扣5分	
		1.2 规划计划	10	a.护理规划,年、月、周工作计划与总结	10	规划,年度、月度、周计划与总结,少一项扣10分	
2 **过程控制** **工作数量** **工作质量** **工作效率** **230分**	23	2.1 工作流程	30	a.按照PDCA循环管理管理规范与流程	20	没有PDCA制度流程各扣5分。护士长手册推迟上报一天一次扣5分	
				b.上报护士长手册	10		
		2.2 工作数量	150	a.科室质量管理组织健全,履行职责符合要求	30	科室质量管理组织健全,履行职责不履行科室质量管理小组职责扣10分。"三查七对"、医嘱差错一次扣5分。会议迟到或早退一次扣5分,缺席一次扣10分。上报数据推迟一天扣5分	
				b."三查七对"、医嘱执行	50		
				s.按照规定参加医院、科室的各种会议、按照医院相关部门规定上报数据并且正确无误	20		
				e.护理管理评价标准:患者身份识别、跌倒、坠床、规范管理、抢救车、仪器设备、人力资源、科室病区环境、行政、护理人员行为规范、手卫生院感消毒隔离废物处理等符合规定要求	50	按本院常规护理检查文件,由护理部及相关部门检查考核,患者身份识别、跌倒坠床、规范管理、抢救车仪器、病区环境、行为规范、手卫生、院感、消毒隔离废物处理等,一项、次不符合要求扣5分	
		2.3 工作质量	50	a.专科基础、专科、整体责任护理落实	30	一项、次专科护理不落实扣10分	
				c.落实护理管理目标和质量控制标准符合要求	20	一项、次不落实护理管理目标和质量控制扣10分	
4 **职业道德** **社会责任** **30分**	30	4.1 职业道德	20	b.严禁乱收费与接受吃、请和红包符合要求	20	严禁乱收费与接受吃、请和红包,违规一次扣20分	
		4.2 社会责任	10	b.心肺复苏考试、技术操作与流程符合要求	10	心肺复苏考试技术操作与流程,一次不合格扣5分	
5团队管理 **20分**	2	5.1 优质服务	20	a与相关科室与院外相关单位沟通符合要求	20	消毒、隔离、废物处理符合要求,不符合扣10分	
7 **科室** **绩效结果** **200分**	20	7.1 病人结果	100	科室当月住院病人出院数量与上年度同月比	100	达到规定月度增长幅度降低1%扣10分,增加1%奖5分	
		7.2 质量结果	30	医疗质量安全与上年度比较,并且达规定要求	30	达到规定月度增长幅度降低1%扣10分,增加1%奖5分	
		7.3 科室 财务结果	70	科室当月医疗利润收入与上年度同月比较并且达到医院规定增长指标	70	达到去年指标水平并达到医院规定增长幅度得满分,降低1%扣10分,增加1%奖5分	
科室				**本表定量指标满分**	**550分**	**定量指标合计得分**	

2. 康复内科副护士长正副主任护师卓越绩效考评标准 (表一)

一级指标 （分值）	权重 %	二级指标		三级指标		得分	考核 方式
		考评内容	分值	绩效考评扣分细则	分值		
1 领导能力 执行能力 100 分	10	1.1 领导能力 执行能力	80	a. 领导与管理能力、领导之间团结	20		定性
				b. "18 项核心制度"与相关规定执行力	60		定量
		1.2 工作计划	20	a. 护理规划，年、月、周工作计划与总结	10		定量
				b. 护理应急预案反应能力执行效果	10		定性
2 过程控制 工作数量 工作质量 工作效率 380 分	38	2.1 工作流程	30	a. 按照 PDCA 循环管理与工作流程	20		定量
				b. 服从机关抽调检查绩效考核工作	10		定量
		2.2 工作数量	140	a. 科室质量管理组织健全履行职责	20		定量
				b. "三查七对"与医嘱执行与落实	30		定量
				c. 落实护理临床路径与单病种管理	20		定量
				d. 按时参加各种会议上报数据正确	20		定量
				e. 能够解决护理疑难问题的能力	20		定量
				f. 护理管理评价标准：患者身份识别、跌倒、抢救车、仪器、行政等	30		定量
		2.3 工作质量	120	a. 基础专科责任整体护理落实	20		定量
				b. 协助护士长管理履行分管职责	10		定性
				c. 落实护理目标管理和质量控制	30		定量
				d. "三基"考试、心肺复苏与培训	20		定性
				e. 落实关键护理质量环节标准措施	20		定性
				f. 护理质量管理评价标准符合要求	20		定性
		2.4 工作效率	90	a. 护理文书书写符合指标与标准	20		定性
				b. 组织并参加危重病人抢救工作	10		定性
				c. 成本支出、耗材、药占收入比例	30		定性
				d. 记录证明检查护士各班工作情况	10		定性
				e. 专科护理查房、会诊、病例讨论	20		定性
3 教学科研 80 分	8	3.1 教学带教	40	a. 按规定完成教学与带教任务	20		定性
				b. 组织护士培训与学术活动落实	20		定性
		3.2 论文科研	40	设计科室护理科研计划并落实	40		定性
4 职业道德 70 分	7	4.1 职业道德	60	a. 关心护士生活，随科主任大查房	40		定性
				b. 按照医院规定标准考评护士绩效	20		定性
		4.2 社会责任	10	工作场所病区"7S 管理"符合要求	10		定性
5 团队管理 协调沟通 70 分	7	5.1 团队管理	40	a. 病区病房优质服务覆盖率≥85％	10		定性
				b. 消毒、隔离、废物处理符合要求	30		定量
		5.2 协调沟通	30	a. 主持护理查房、疑难病例讲解	20		定量
				b. 与院内科室院外相关单位沟通好	10		定性
6 满意测评 100 分	10	6.1 满意度	60	门诊病人、住院患者满意度	60		定性
		6.2 本科满意	20	本科员工的满意度	20		定性
		6.3 持续改进	20	针对问题缺陷有持续改进计划	20		定性
7 绩效结果 200 分	20	7.1 病人结果	100	科室当月出院病人数量	100		定量
		7.2 质量结果	20	科室当月无医疗缺陷纠纷与事故	20		定量
		7.3 财务结果	80	医疗利润与上年度同月增加比较	80		定量
满分	**1000 分**	**定性指标得分**		**定量指标得分**		**最后得分**	

2.1康复内科正副主任护师卓越绩效考评定性标准(表二)

被考评者姓名		岗位				部门			
一级指标	三级定性指标内容测评		本项满分	测评方式	卓越	优秀	良好	一般	得分
1 **领导能力** **30分**	1.1 a.领导管理能力、领导之间团结		20	定性		20	16	12	
	1.2 b.护理应急预案与执行效果		10	定性					
	扣罚细则:符合管理规定要求,没有护理应急预案扣10分,没有执行效评价扣10分								
2 **过程控制** **工作数量** **工作质量** **工作效率** **160分**	2.3 b.协助护士长管理履行分管职责		10	定性	不符合要求扣5分				
	2.3 d.“三基”考试、心肺复苏与培训		20	定性	一人次不及格扣10分				
	2.3 e.落实关键护理质量环节标准措施		20	定性	少一标准或措施扣5分				
	2.3 f.护理质量管理评价标准完整		20	定性					
	奖罚细则:按本院常规护理检查文件,由护理部及相关部门检查,包括:安全用药、输血、分级护理、专科护理文书、不良事件、服务质量、护理投诉、护理培训、护理业务与技术管理、手卫生、院感、消毒隔离、废物处理等,一项、次不符合要求扣5分								
	2.4 a.护理文书书写符合指标与标准		20	定性					
	奖罚细则:护理文书书写符合管理的指标与标准,一项、次不符合要求扣5分								
	2.4 b.组织并参加危重病人抢救工作		10	定性					
	奖罚细则:组织并参加危重病人抢救工作,组织不好,发生矛盾纠纷扣20分								
	2.4 c.成本支出、耗材药占收入比例		30	定性					
	奖罚细则:成本支出、耗材、药占收入比例符合规定要求,一项、次增加1%扣10分								
	2.4 d.记录证明检查护士各班工作情况		10	定性					
	奖罚细则:有记录证明检查抽查护士各班工作过程与结果情况,没有记录扣10分								
	2.4 e.特色护理查房、会诊、病例讨论		20	定性					
	奖罚细则:护理每日晨会后交接班、病房专科特色护理查房、专科护理特色会诊、专科护理病例讨论,体现专科特色护理,没有体现专科特色查房,一项、次扣10分								
3 **教学科研** **80分**	3.1 a.按规定完成教学与带教任务		20	定性					
	扣罚细则:按规定完成教学与带教任务,一项、次内容完不成扣10分								
	3.1 b.组织护士培训与学术活动落实		20	定性	一项不符合要求扣10分				
	扣罚细则:组织护士培训与学术活动落实,一项、次完不成、不落实扣10分								
	3.2 设计科室护理科研计划并落实		40	定性	一项不符合要求扣10分				
4 **职业道德** **70分**	4.1 关心护士生活,随科主任大查房		40	定性					
	奖罚细则:不关心护士生活扣10分,随科室主任大查房,少一次查房扣5分								
	4.1 b.按照医院规定标准考评护士绩效		20	定性	不按照标准考评扣20分				
	4.2 b.工作场所病区“7S管理”符合要求		10	定性		10	8	6	
5 团队管理 **20分**	5.1 a.病区病房优质服务覆盖率≥85%		10	定性		10	8	6	
	5.2 b.与院内科室院外相关单位沟通好		10	定性		10	8	6	
6 **满意测评** **持续改进** **100分**	6.1 a.门诊病人、住院患者满意度		60	定性					
	扣罚细则:住院病人的满意度达到规定的95%,达不到标准,降低1%扣10分								
	6.2 本科员工的满意度达到要求		20	定性		20	16	12	
	6.3 针对问题缺陷有持续改进计划		20	定性					
	扣罚细则:针对每月护理管理工作、护理人员业务技术存在问题、缺陷、投诉等符合管理规定的要求,有持续改进计划、事实、流程、措施、效果,少一个环节扣5分								
科室			本表定性指标满分	460分	定性指标最后得分				

2.2 康复内科正副主任护师卓越绩效考评定量标准(表三)

一级指标 (分值)	权重 %	二级指标 考评内容	分值	三级指标 考评内容	分值	绩效考评 扣分细则	得分
1 领导能力 执行能力 **70分**	7	1.1 执行能力	60	b."18项核心制度"与相关制度 与规定执行力	60	核心制度一项执行不好扣5分, 其他执行不好扣5分	
		1.2 规划计划	10	a.护理规划,年、月、周工作计划 与总结	10	规划,年度、月度、周计划与总 结,少一项扣10分	
2 过程控制 工作数量 工作质量 工作效率 **220分**	22	2.1 工作流程	30	a.按照PDCA循环管理与工作 流程符合要求	20	没有按照PDCA循环管理与工 作流程扣5分。服从护理部检 查与考核等工作,一项、次扣 5分	
				b.服从职能部门抽调的检查与 绩效考核等工作	10		
		2.2 工作数量	140	a.科室质量管理组织健全,履行 职责符合要求	20	不健全、不履行小组职责扣10 分。"三查七对"、医嘱差错一次 扣5分。没有落实护理临床路 径与单病种管理,一项、次扣10 分。会议迟到或早退一次扣5 分,缺席一次扣10分。上报数 据推迟一天扣5分。不能解决 护理疑难问题扣10分	
				b."三查七对"、医嘱执行	30		
				c.落实护理临床路径单病种管 理符合规定要求	20		
				d.按时参加各种会议,规定上报 的数据正确	20		
				e.能够解决护理疑难问题的能 力符合规定要求	20		
				f.护理管理评价标准:患者身份 识别、跌倒、坠床、规范管理、抢 救车、仪器设备、人力资源、科室 病区环境、行政、护理人员行为 规范、手卫生院感消毒隔离废物 处理等符合规定要求	30	按本院常规护理检查文件,由护理 部及相关部门检查考核,患者身份 识别、跌倒坠床、规范管理、抢救车 仪器、病区环境、行为规范、手卫 生、院感、消毒隔离废物处理等,一 项、次不符合要求扣5分	
		2.3 工作质量	50	a.专科基础专科、整体责任护理 落实符合要求	20	一项、次专科、责任、整体护理不 落实扣10分	
				c.落实护理目标管理和质量控 制标准符合要求	30	一项、次不落实护理管理目标和 质量控制扣10分	
5 团队管理 **50分**	5	5.1服务	30	b.消毒隔离废物处理	30	一项、次不符合要求扣10分	
		5.2 护理查房	20	主持护理查房、疑难病例讲解符 合管理要求	20	主持护理查房、疑难病例讲解, 少一次查房扣10分	
7 科室 绩效结果 **200分**	20	7.1 病人结果	100	当月出院病人与上年度同月比 较并达增长幅度	100	达到规定月度增长幅度降低1% 扣10分,增加1%奖5分	
		7.2 质量结果	20	当月质量安全与上年度同月比 较并达增长幅度	20	达到规定月度增长幅度降低1% 扣10分,增加1%奖5分	
		7.3 科室 财务结果	80	科室当月医疗利润收入与上年 度同月比较并达到规定增长幅 度指标	80	与去年收入利润比并达到医院 规定增长幅度,降低1%扣10 分,增加1%奖5分	
科室		本表定量指标满分			540分	定量指标合计得分	

3.康复内科主管护师卓越绩效考评标准(表一)

一级指标（分值）	权重%	二级指标 考评内容	分值	三级指标 绩效考评扣分细则	分值	得分	考核方式
1 管理能力 执行能力 100分	10	1.1 管理能力 执行能力	80	a.岗位管理能力、同事之间团结	20		定性
				b."18项核心制度"与相关规定执行力	60		定量
		1.2 工作计划	20	a.执行护理规划,年、月、周工作计划	10		定量
				b.护理应急预案反应能力执行效果	10		定性
2 过程控制 工作数量 工作质量 工作效率 440分	44	2.1 工作流程	30	a.按照PDCA循环管理与工作流程	20		定量
				b.服从上级领导承担各种护理班次	10		定量
		2.2 工作数量	180	a.科室质量管理组织健全履行职责	20		定量
				b."三查七对"与医嘱执行与落实	50		定量
				c.落实护理临床路径与单病种管理	20		定量
				d.工作不推诿不拖延不制造矛盾	20		定量
				e.能够解决护理常见问题的能力	20		定量
				f.护理管理评价标准:患者身份识别、跌倒、抢救车、仪器、行政等	50		定量
		2.3 工作质量	140	a.基础、专科、整体责任护理落实	30		定量
				b.协助护士长管理履行分管职责	10		定性
				c.落实护理目标管理和质量控制	20		定量
				d."三基"考试、心肺复苏与培训	20		定性
				e.执行关键护理质量环节标准措施	30		定性
				f.执行护理质量管理评价标准	30		定性
		2.4 工作效率	90	a.护理文书书写符合指标与标准	20		定性
				b.熟练参加危重病人抢救工作	20		定性
				c.严禁利用职务之便牟取私利	10		定性
				d.成本支出、耗材、药占收入比例	20		定性
				e.参加专科护理查房会诊病例讨论	20		定性
3 教学科研 60分	6	3.1 教学带教	30	a.按规定完成临床带教工作任务	20		定性
				b.参加护士培训与学术活动落实	10		定性
		3.2 论文科研	30	参加科室护理科研计划并落实	30		定性
4 职业道德 50分	5	4.1 职业道德	40	a.工作现场"7S管理"与环境维护	20		定性
				b.熟练掌握科室抢救仪器设备功能	20		定性
		4.2 社会责任	10	按规定参加医院科室组织公益活动	10		定性
5 团队管理 协调沟通 50分	5	5.1 卓越服务	30	a.能够起到承上启下"桥梁"作用	10		定性
				b.消毒、隔离、废物处理符合要求	20		定量
		5.2 团队管理	20	a.严禁背后议论领导长短	10		定量
				b.以病人、顾客为中心的思想好	10		定性
6 满意测评 100分	10	6.1 满意度	60	门诊病人、住院患者满意度	60		定性
		6.2 本科满意	20	本科员工的满意度	20		定性
		6.3 持续改进	20	针对问题缺陷有持续改进计划	20		定性
7 绩效结果 200分	20	7.1 病人结果	70	康复病人出院治疗总数量	70		定量
		7.2 质量结果	30	当月科室质量安全达到要求	30		定量
		7.3 财务结果	100	当月医疗利润上年度同月增加比较	100		定量
满分	**1000分**	定性指标得分		定量指标得分		最后得分	

3.1 康复内科主管护师卓越绩效考评定性标准(表二)

被考评者姓名		岗位			部门				
一级指标	三级定性指标内容测评		本项满分	测评方式	卓越	优秀	良好	一般	得分
1 **管理能力** **30分**	1.1 a.岗位管理能力、同事之间团结		20	定性		20	16	12	
	1.2 b.应急预案反应能力执行效果		10	定性					
	扣罚细则:没有护理应急预案扣10分,没有执行效果评价扣10分								
2 **过程控制** **工作数量** **工作质量** **工作效率** **180分**	2.3 b.协助护士长管理履行分管职责		10	定性	不符合要求扣5分				
	2.3 d.“三基”考试、心肺复苏与培训		20	定性	考试不及格一次扣10分				
	2.3 e.执行关键护理质量环节标准措施		30	定性	不执行标准措施扣5分				
	2.3 f.执行护理质量管理评价标准		30	定性					
	奖罚细则:按本院常规护理检查文件,由护理部及相关部门检查,包括,安全用药、输血、分级护理、专科护理文书、不良事件、服务质量、护理投诉、护理培训、护理业务与技术管理、手卫生、院感、消毒隔离、废物处理等,一项、次不符合要求扣5分								
	2.4 a.护理文书书写符合指标与标准		20	定性					
	奖罚细则:护理文书书写符合指标与标准符合规定要求,一项、次不符合要求扣5分								
	2.4 b.熟练参加危重病人抢救工作		20	定性					
	奖罚细则:熟练参加危重病人抢救工作,不能够承担危重病人抢救工作扣10分								
	2.4 c.严禁利用职务之便牟取私利		10	定性					
	奖罚细则:严禁利用职务之便牟取私利,违规一项、次扣10分								
	2.4 d.成本支出、耗材、药占收入比例		20	定性					
	奖罚细则:成本支出、耗材、药占收入比例符合规定要求,一项、次增加1%扣10分								
	2.4 e.参加护理查房、会诊、病例讨论		20	定性					
	奖罚细则:护理每日晨会后交接班、病房专科特色护理查房、专科护理特色会诊、专科护理病例讨论,体现专科特色护理,没有参加专科特色查房,一项、次扣10分								
3 **教学科研** **60分**	3.1 a.按规定完成教学与带教任务		20	定性					
	扣罚细则:按规定的临床完成带教任务,少一人次扣5分								
	3.1 b.参加护士培训与学术活动落实		10	定性					
	扣罚细则:参加护士培训与学术活动落实,一项、次完不成、不落实扣10分								
	3.2 参加科室护理科研计划并落实		30	定性	一项不符合要求扣10分				
4 **职业道德** **50分**	4.1 a.工作现场“7S管理”与环境维护		20	定性					
	奖罚细则:工作现场、病区、库房“7S管理”与环境维护,一项、次不符合要求扣5分								
	4.1 b.熟练掌握科室抢救仪器设备功能		20	定性	不能够掌握扣10分				
	4.2 b.按时参加医院科室组织公益活动		10	定性	少一次扣5分				
5 团队管理 **20分**	5.1 a.能够起到承上启下“桥梁”作用		10	定性		10	8	6	
	5.2 b.以病人、顾客为中心思想好		10	定性		10	8	6	
6 **满意测评** **持续改进** **100分**	6.1 a.门诊病人、住院患者满意度		60	定性					
	扣罚细则:门诊、住院病人的满意度达到规定的95%,达不到标准,降低1%扣10分								
	6.2 本科员工的满意度达到要求		20	定性		20	16	12	
	6.3 针对问题缺陷有持续改进计划		20	定性					
	扣罚细则:针对每月护理管理工作、护理人员业务技术存在问题、缺陷、投诉等符合规定要求,有持续改进计划、事实、流程、措施、效果,少一个环节扣5分								
科室			本表定性指标满分	**440分**	定性指标最后得分				

3.2 康复内科主管护师卓越绩效考评定量标准(表三)

一级指标 (分值)	权重 %	二级指标 考评内容	分值	三级指标 考评内容	分值	绩效考评 扣分细则	得分
1 管理能力 执行能力 **70分**	7	1.1 执行能力	60	b."18项核心制度"与相关制度与规定执行力	60	核心制度一项执行不好扣5分,其他执行不好扣5分	
		1.2 规划计划	10	a.执行护理规划,年、月、周工作计划与总结	10	执行规划,年度、月度、周计划与总结,少一项扣10分	
2 过程控制 工作数量 工作质量 工作效率 **260分**	26	2.1 工作流程	30	a.按照PDCA循环管理工作流程符合规定要求	20	没有按照PDCA循环管理与工作流程扣5分。不服从上级领导与管理、不能承担护理班次一项、次扣10分	
				b.服从上级领导承担各种护理班次符合要求	10		
		2.2 工作数量	180	a.科室质量管理组织健全,履行职责符合要求	20	不能够履行小组职责扣10分。"三查七对"、医嘱差错一次扣5分。没有落实护理临床路径与单病种管理,一项、次扣5分。工作不推诿不拖延不制造矛盾,制造工作矛盾一次扣10分。不能解决护理工作中的常见问题扣5分	
				b."三查七对"、医嘱执行	50		
				c.落实护理临床路径单病种管理符合规定要求	20		
				d.工作不推诿不拖延不制造矛盾符合规定要求	20		
				e.能够解决护理常见问题的能力符合规定要求	20		
				f.护理管理评价标准:患者身份识别、跌倒、坠床、规范管理、抢救车、仪器设备、人力资源、科室病区环境、行政、护理人员行为规范、手卫生院感消毒隔离废物处理等符合规定要求	50	按本院常规护理检查文件,由护理部及相关部门检查考核,患者身份识别、跌倒坠床、规范管理、抢救车仪器、病区环境、行为规范、手卫生、院感、消毒隔离废物处理等,一项、次不符合要求扣5分	
		2.3 工作质量	50	a.专科基础专科、整体责任护理落实符合要求	30	一项、次基础、专科、责任、整体护理不落实扣10分	
				c.落实护理目标管理和质量控制标准符合要求	20	一项、次不落实护理管理目标和质量控制扣10分	
5 团队管理 **30分**	3	5.1服务	20	b.消毒隔离废物处理	20	一项、次不符合要求扣10分	
		5.2 团队精神	10	a.严禁背后议论领导长短符合规定要求	10	严禁背后议论领导长短,违规一次扣5分	
7 科室 绩效结果 **200分**	20	7.1 病人结果	70	当月出院病人与上年度同月比较并达增长幅度	70	达到规定月度增长幅度降低1%扣10分,增加1%奖5分	
		7.2 质量结果	30	当月质量安全与上年度同月比较并达增长幅度	30	达到规定月度增长幅度降低1%扣10分,增加1%奖5分	
		7.3 科室 财务结果	100	科室当月医疗利润收入与上年度同月比较并达到规定增长幅度指标	100	与去年收入利润比并达到医院规定增长幅度,降低1%扣10分,增加1%奖5分	
科室		本表定量指标满分			**560分**	**定量指标合计得分**	

4.康复内科护师与护士卓越绩效考评标准(表一)

一级指标 (分值)	权重 %	二级指标 考评内容	分值	三级指标 绩效考评扣分细则	分值	得分	考核 方式
1 工作能力 执行能力 100分	10	1.1工作能力 执行能力	80	a.岗位管理能力、同事之间团结	20		定性
				b."18项核心制度"与相关规定执行力	60		定量
		1.2 工作计划	20	a.执行护理规划,年、月、周工作计划	10		定量
				b.护理应急预案反应能力执行效果	10		定性
2 过程控制 工作数量 工作质量 工作效率 420分	42	2.1 工作流程	30	a.按照PDCA循环管理与工作流程	20		定量
				b.服从上级领导承担各种护理班次	10		定量
		2.2 工作数量	140	a.科室质量管理组织健全履行职责	20		定量
				b."三查七对"与医嘱执行与落实	30		定量
				c.落实护理临床路径与单病种管理	20		定量
				d.工作不推诿不拖延不制造矛盾	20		定量
				e.热情接待与服务每一位患者	20		定量
				f.护理管理评价标准:患者身份识别、跌倒、抢救车、仪器、行政等	30		定量
		2.3 工作质量	150	a.基础、专科、整体责任护理落实	30		定量
				b.协助护士长管理履行岗位职责	10		定性
				c.落实护理目标管理和质量控制	20		定量
				d."三基"考试、心肺复苏与培训	20		定性
				e.执行关键护理质量环节标准措施	30		定性
				f.执行护理质量管理评价指标标准	40		定性
		2.4 工作效率	100	a.护理文书书写符合指标标准要求	20		定性
				b.积极参加危重病人抢救工作	20		定性
				c.严禁利用职务之便牟取私利	20		定性
				d.成本支出、耗材、药占收入比例	20		定性
				e.参加专科护理查房会诊病例讨论	20		定性
3 教学科研 40分	4	3.1 教学带教	20	a.按规定参加继续教育学术活动	10		定性
				b.钻研业务、虚心学习、认真工作	10		定性
		3.2论文科研	20	参加科室护理科研计划并实施	20		定性
4 职业道德 70分	7	4.1 职业道德	60	a.工作现场"7S管理"与环境维护	30		定性
				b.掌握科室抢救仪器设备功能	30		定性
		4.2社会责任	10	按规定参加医院科室组织公益活动	10		定性
5 团队管理 协调沟通 70分	7	5.1 卓越服务	30	a.能够起到承上启下"桥梁"作用	10		定性
				b.消毒、隔离、废物处理符合要求	20		定量
		5.2 团队管理	40	a.严禁背后议论领导长短	20		定量
				b.以病人、顾客为中心的思想好	20		定性
6 满意测评 100分	10	6.1满意度	60	门诊病人、住院患者满意度	60		定性
		6.2本科满意	20	本科员工的满意度	20		定性
		6.3持续改进	20	针对问题缺陷有持续改进计划	20		定性
7 绩效结果 200分	20	7.1病人结果	90	康复病人出院治疗总数量	90		定量
		7.2质量结果	30	当月科室质量安全达到要求	30		定量
		7.3财务结果	80	当月医疗利润上年度同月增加比较	80		定量
满分	1000分	定性指标得分		定量指标得分		最后得分	

4.1康复内科护师与护士卓越绩效考评定性标准(表二)

被考评者姓名		岗位			部门			
一级指标	三级定性指标内容测评	本项满分	测评方式	卓越	优秀	良好	一般	得分
1 **工作能力** **30分**	1.1 a.岗位管理能力、同事之间团结	20	定性		20	16	12	
	1.2 b.应急预案反应能力执行效果	10	定性					
	扣罚细则:没有护理应急预案扣10分,没有执行效果评价扣10分							
2 **过程控制** **工作数量** **工作质量** **工作效率** **200分**	2.3 b.协助护士长管理履行岗位职责	10	定性	不符合要求扣5分				
	2.3 d."三基"考试、心肺复苏与培训	20	定性	考试不及格一次扣10分				
	2.3 e.执行关键护理质量环节标准措施	30	定性	不执行标准措施扣5分				
	2.3 f.执行护理质量管理评价指标标准	40	定性					
	奖罚细则:按本院常规护理检查文件,由护理部及相关部门检查,包括,安全用药、输血、分级护理、专科护理文书、不良事件、服务质量、护理投诉、护理培训、护理业务与技术管理、手卫生、院感、消毒隔离、废物处理等,一项、次不符合要求扣5分							
	2.4 a.护理文书书写符合标准要求	20	定性					
	奖罚细则:护理文书书写符合常规规定的指标与标准,一项、次不符合要求扣5分							
	2.4 b.积极参加危重病人抢救工作	20	定性					
	奖罚细则:积极参加危重病人抢救工作,不能够积极参加危重病人抢救工作扣10分							
	2.4 c.严禁利用职务之便牟取私利	20	定性					
	奖罚细则:严禁利用职务之便牟取私利、违规一项、次扣10分							
	2.4 d.成本支出、耗材、药占收入比例	20	定性					
	奖罚细则:成本支出、耗材、药占收入比例,一项、次增加1%扣5分							
	2.4 e.参加护理查房、会诊、病例讨论	20	定性					
	奖罚细则:护理每日晨会后交接班、病房专科特色护理查房、专科护理特色会诊、专科护理病例讨论,体现专科特色护理,没有参加专科特色查房,一项、次扣10分							
3 **教学科研** **40分**	3.1 a.按规定参加继续教育学术活动	10	定性					
	扣罚细则:按规定参加继续教育学术活动符合规定要求,少参加一项、次扣5分							
	3.1 b.钻研业务、虚心学习、认真工作	10	定性					
	扣罚细则:钻研业务、虚心学习、认真工作符合要求,一项、次不符合要求扣10分							
	3.2 参加科室护理科研计划并落实	20	定性	一项不符合要求扣10分				
4 **职业道德** **70分**	4.1 a.工作现场"7S管理"与环境维护	30	定性					
	奖罚细则:工作现场、病区、库房"7S管理"与环境维护,一项、次不符合要求扣5分							
	4.1 b.掌握科室抢救仪器设备功能	30	定性	不能够掌握扣10分				
	4.2 b.按时参加医院科室组织公益活动	10	定性	少一次扣5分				
5 团队管理 **30分**	5.1 a.值班巡视、巡查、没有纠纷事故	10	定性		10	8	6	
	5.2 b.以病人、顾客为中心思想好	20	定性		20	16	12	
6 **满意测评** **持续改进** **100分**	6.1 a.门诊病人住院患者满意度	60	定性					
	扣罚细则:门诊、住院病人的满意度达到规定的95%,达不到标准,降低1%扣10分							
	6.2 本科员工的满意度达到要求	20	定性		20	16	12	
	6.3 针对问题缺陷有持续改进计划	20	定性					
	扣罚细则:针对每月护理管理工作、护理人员业务技术存在问题、缺陷、投诉等符合规定要求,有持续改进计划、事实、流程、措施、效果,少一个环节扣5分							
科室		本表定性指标满分	470分	定性指标最后得分				

4.2康复内科护师与护士卓越绩效考评定量标准(表三)

一级指标 (分值)	权重 %	二级指标		三级指标		绩效考评 扣分细则	得分
		考评内容	分值	考评内容	分值		
1 **工作能力** **执行能力** **70分**	7	1.1 执行能力	60	b."18项核心制度"与相关制度与规定执行力	60	核心制度一项执行不好扣5分,其他执行不好扣5分	
		1.2 规划计划	10	a.执行护理规划,年、月、周工作计划与总结	10	执行规划,年度、月度、周计划与总结,少一项扣10分	
2 **过程控制** **工作数量** **工作质量** **工作效率** **220分**	22	2.1 工作流程	30	a.按照PDCA循环管理与工作流程符合要求	20	没有按照PDCA循环管理与工作流程扣5分。不服从上级领导与管理,不能承担护理班次一项、次扣10分	
				b.服从上级领导承担护理重要班次符合要求	10		
		2.2 工作数量	140	a.科室质量管理组织健全,履行职责符合要求	20	不能够履行小组职责扣10分。"三查七对"、医嘱差错一次扣5分。没有落实护理临床路径与单病种管理,一项、次扣5分。工作不推诿、不拖延、不制造矛盾,制造工作矛盾一次扣10分。不能热情接待与服务每一位患者扣5分	
				b."三查七对"、医嘱执行	30		
				c.落实护理临床路径与单病种管理符合要求	20		
				d.工作不推诿不拖延不制造矛盾符合规定要求	20		
				e.热情接待与服务每一位患者符合规定要求	20		
				f.护理管理评价标准:患者身份识别、跌倒、坠床、规范管理、抢救车、仪器设备、人力资源、科室病区环境、行政、护理人员行为规范、手卫生院感消毒隔离废物处理等符合规定要求	30	按本院常规护理检查文件,由护理部及相关部门检查考核,患者身份识别、跌倒坠床、规范管理、抢救车仪器、病区环境、行为规范、手卫生、院感、消毒隔离废物处理等,一项、次不符合要求扣5分	
		2.3 工作质量	50	a.专科基础专科、整体责任护理落实符合要求	30	一项、次基础、专科、责任、整体护理不落实扣10分	
				c.落实护理目标管理和质量控制标准符合要求	20	一项、次不落实护理管理目标和质量控制扣10分	
5 **团队管理** **40分**	4	5.1服务	20	b.消毒隔离废物处理	20	一项、次不符合要求扣10分	
		5.2 团队精神	20	a.严禁背后议论领导长短符合规定要求	20	严禁背后议论领导长短,违规一次扣5分	
7 **科室** **绩效结果** **200分**	20	7.1 病人结果	90	当月出院病人与上年度同月比较并达增长幅度	90	达到规定月度增长幅度降低1%扣10分,增加1%奖5分	
		7.2 质量结果	30	当月质量安全与上年度同月比较并达增长幅度	30	达到规定月度增长幅度降低1%扣10分,增加1%奖5分	
		7.3 科室 财务结果	80	科室当月医疗利润收入与上年度同月比较并达到规定增长幅度指标	80	与去年收入利润比并达到医院规定增长幅度,降低1%扣10分,增加1%奖5分	
科室				**本表定量指标满分**	**530分**	**定量指标合计得分**	

5. 康复内科技师与技士卓越绩效考评标准 (表一)

一级指标（分值）	权重 %	二级指标 考评内容	分值	三级指标 绩效考评扣分细则	分值	得分	考核方式
1 管理能力 执行能力 **80分**	8	1.1 管理能力规划执行	40	a. 管理病人、检查病人的能力	30		定性
				b. 执行专科发展规划、年度工作计划	10		定量
		1.2 岗位责任值班制度	40	a. 岗位工作主动性积极性和责任心	30		定性
				b. 参加值班、交接班制度落实	10		定量
2 过程控制 工作数量 工作质量 工作效率 **490分**	49	2.1 职责履行	50	a. 遵守劳动纪律、职责履行	20		定性
				b. 18项核心制度落实与执行流程	30		定量
		2.2 工作数量	180	a. 本人治疗、检查患者总数量	50		定量
				b. 首诊负责、维修维护指标完成	20		定量
				c. 在主任领导上级医师指导下工作	10		定量
				d. 承担配合医师较复杂技术操作	50		定量
				e. 负责仪器工具材料保管与请领	20		定量
				f. 技师治疗检查登记单符合要求	30		定量
		2.3 工作质量	150	a. 负责仪器并参加较复杂技术操作	60		定性
				b. 熟悉仪器原理性能使用方法	30		定性
				c. 机器、设备维修符合质量要求	20		定性
				d. 科室质量管理小组职责履行执行	20		定性
				e. 担任教学，指导和培养技士	20		定性
		2.4 工作效率	110	a. 仪器的管理、检查保障线路	20		定性
				b. 参加仪器调试鉴定操作维修时限	20		定性
				c. 负责本科机器安装修配维护效率	20		定性
				d. 病人无投诉、无医疗缺陷事故	20		定量
				e. 服从科室主任上级职称人员管理	30		定量
3 教学带教 论文科研 **80分**	8	3.1 教学带教	40	a. 承担多学科疑难治疗检查工作	20		定量
				b. 钻研业务、虚心好学、创新意识	20		定量
		3.2 论文科研	40	c. 发表论文与学术活动符合要求	20		定量
				d. "三基"考核、心肺复苏考试合格	20		定量
4 职业道德 **50分**	5	4.1 职业道德	40	a. 严禁出具假诊断证明并盖章	20		定性
				b. 严禁传播对医院不利消息	20		定量
		4.2 社会责任	10	严禁背后议论领导长短	10		定性
5 团队精神 **50分**	5	5.1 团队管理	30	a. 廉洁工作、办事公道、收费透明	10		定性
				b. 消毒、隔离、废物处理符合要求	20		定性
		5.2 病人服务	20	协助上级医师技师管理病人工作	20		定量
6 满意测评 持续改进 **100分**	10	6.1 满意度	50	门诊病人、住院患者满意度	50		定性
		6.2 满意度	20	本科员工对科室与科领导满意度	20		定性
		6.3 满意度	10	院领导、相关科室领导的满意度	10		定性
		6.4 持续改进	20	针对问题缺陷持续改进实施方案	20		定性
7 绩效结果 **150分**	15	7.1 病人结果	50	科室当月出院病人数量	50		定量
		7.2 质量结果	20	科室当月无医疗缺陷纠纷与事故	20		定量
		7.3 财务结果	80	科室与上年度同月利润收入比较	80		定量
满分	**1000分**	**定性指标得分**		**定量指标得分**		**最后得分**	

5.1 康复内科技师与技士卓越绩效考评定性标准(表二)

被考评者姓名		岗位				部门			
一级指标	三级定性指标内容测评	本项满分	测评方式	卓越	优秀	良好	一般	得分
1 管理能力 60分	1.1 a. 管理病人、检查病人的能力	30	定性		30	24	18	
	1.2 a. 工作主动性、积极性和责任心	30	定性		30	24	18	
2 过程控制 工作数量 工作质量 工作效率 230分	2.1 a. 遵守劳动纪律、职责履行	20	定性					
	扣罚细则:上班不迟到早退脱岗旷工,迟到或早退一次扣5分,脱岗一次扣10分,旷工一次扣20分。上班接收快递包裹一次扣5分;进入病房查房、诊疗、操作不关手机一次扣5分;上班上网玩手机微信、打游戏、延迟查房或病人服务一次扣10分							
	2.3 a. 负责仪器参加较复杂技术操作	60	定性					
	扣罚细则:负责仪器并参加较复杂技术流程,参加较复杂的技术操作,并帮助和指导技士、技术工作,符合业务技术与管理规定要求,一项、次不符合要求扣10分							
	2.3 b. 熟悉仪器原理性能使用方法	30	定性					
	扣罚细则:熟悉各种仪器的原理、性能和使用方法,协助科主任制订技术操作规程和质量控制措施,符合业务技术与管理规定要求,一项、次不符合要求、不熟悉扣10分							
	2.3 c. 机器、设备维修符合质量要求	20	定性					
	扣罚细则:机器、设备维修符合质量管理要求,一项、次、一处不符合要求扣5分							
	2.3 d. 科室质量管理小组职责履行执行	20	定性					
	扣罚细则:科室质量管理小组职责履行与执行,没有履行兼职职责与执行扣10分							
	2.3 e. 担任教学,指导和培养技士	20	定性					
	扣罚细则:担任教学,指导和培养技师、技士解决疑难技术问题,担任进修、实习人员的培训并负责其技术技能考核,符合管理规定要求,一项、次不符合要求扣10分							
	2.4 a. 仪器的管理、检查保障线路	20	定性					
	扣罚细则:负责本科康复设备的安装、保养和管理,并定期进行仪器的检修和鉴定。负责检查电源、线路,保证治疗和操作安全符合要求,一项、次不符合要求扣5分							
	2.4 b. 仪器调试鉴定操作维修时限	20	定性					
	扣罚细则:负责仪器调试、安装、鉴定、操作、维修,参加仪器调试鉴定操作维修解决复杂工程技术问题,超过仪器调试鉴定操作维修时限,一项、次扣10分							
	2.4 c. 本科机器安装修配维护效率	20	定性					
	扣罚细则:负责本科机器的安装、修配、检查、保养和管理,督促本科人员遵守技术操作规程和安全规则,负责本科机器安装修配维护效率,一次效率不符合扣10分							
4 职业道德 30分	4.1 a. 严禁出具假诊断证明并盖章	20	定性					
	扣罚细则:严禁出具假诊断证明、假证据并盖章,符合要求,违规一项、次扣10分							
	4.2 严禁背后议论领导长短	10	定性	违规一次扣10分				
5 团队管理 30分	5.1 a. 廉洁工作、办事公道、收费透明	10	定性	一次不符合扣10分				
	5.1 b. 消毒、隔离、废物处理符合要求	20	定性			20	16	12	
6 满意测评 持续改进 100分	6.1 门诊病人住院患者满意度	50	定性			50	40	30	
	6.2 本科员工对科领导和科室满意度	20	定性			20	16	12	
	6.3 院领导、相关科室领导的满意度	10	定性			10	8	6	
	6.4 针对问题缺陷持续改进实施方案	20	定性			20	16	12	
	扣罚细则:有持续改进计划、事实、流程、措施、效果,少一个环节扣5分							
科室		本表定性指标满分	450分	定性指标最后得分				

5.2 康复内科技师与技士卓越绩效考评定量标准(表三)

一级指标 (分值)	权重 %	二级指标		三级指标		绩效考评 扣分细则	得分
		考评内容	分值	考评内容	分值		
1 发展规划 20分	7	1.1 规划执行	10	b. 执行专科发展规划,年度工作计划	10	三年或五年规划年度计划执行好,执行不好扣5分	
		1.2 值班	10	b. 参加值班、交接班	10	一项不符合要求扣5分	
2 过程控制 工作数量 工作质量 工作效率 260分	26	2.1 核心制度	30	b. 国家规定"18项核心制度"落实与执行流程	30	核心制度执行与落实,一项制度不落实一次扣5分	
		2.2 工作数量	180	a. 本人治疗、检查患者总数量符合规定要求	50	本人和本组出院患者总数量,首诊负责,本人治疗指标完成达医院规定增长幅度,一项降低1%扣5分。在主任领导上级医师指导下工作不服从领导扣10分	
				b. 首诊负责本人工作指标完成符合要求	20		
				c. 在主任领导上级医师指导下工作	10		
				d. 承担并且配合医师较复杂的医疗业务技术操作符合规定要求	50	配合医师进行较复杂修复技术操作,参加相应诊疗工作,不符合要求扣10分	
				e. 负责仪器工具材料保管与请领符合要求	20	负责仪器工具材料保管与请领,不符要求扣5分	
				f. 技师治疗检查登记单符合要求符合要求	30	技师治疗检查登记单符合要求,一次不符合扣5分	
		2.3 工作质量	50	d. 病人无投诉无医疗缺陷事故符合要求	20	病人投诉一项、次并查实事实扣10分	
				e. 服从科室主任上级职称人员管理	30	一项、次服从科室主任上级职称人员管理扣10分	
3 教学带教 论文科研 80分	8	3.1 教学带教	40	a. 承担多学科疑难病例治疗检查工作	20	承担多学科疑难治疗检查工作,不符合要求扣5分	
				b. 钻研业务、虚心好学、创新意识符合要求	20	钻研业务、虚心好学、创新意识,不符合需求扣10分	
		3.2 论文科研	40	c. 发表论文学术活动	20	一项不符合要求扣10分	
				d. "三基"及心肺复苏考试	20	一项考试不及格扣10分	
4 职业道德 20分	2	4.1 职业道德	20	b. 严禁传播对医院不利消息,符合规定要求	20	严禁传播对医院不利消息,违规一次扣10分	
5 社会责任 20分	2	5.2 病人服务	20	协助上级医师技师管理病人工作符合要求	20	没有协助上级医师技师管理病人工作,一次扣10分	
7 科室 绩效结果 150分	20	7.1 病人结果	50	出院病人与上年度同月比并达增长幅度	50	达到规定增长幅度,降低1%扣10分,增加1%奖5分	
		7.2 安全结果	20	科室当月无医疗缺陷纠纷与事故符合要求	20	与上年度比较,降低1%扣10分,增加1%奖5分	
		7.3 质量 安全结果	80	质量安全与上年度同月比较并达增长幅度	80	达到规定增长幅度,降低1%扣10分,增加1%奖5分	
科室		**本表定量指标满分**			550 分	定量指标合计得分	

五、精神疾病科护理人员卓越绩效考评标准

1.精神疾病科护士长卓越绩效考评标准(表一)

一级指标 (分值)	权重 %	二级指标		三级指标		得分	考核 方式
		考评内容	分值	绩效考评扣分细则	分值		
1 领导能力 管理水平 100分	10	1.1领导能力 执行能力	80	a.领导与管理能力、同事之间团结	20		定性
				b."18项核心制度"与相关规定执行力	60		定量
		1.2 工作计划	20	a.护理规划,年、月、周工作计划与总结	10		定量
				b.精神科护理应急预案与执行效果	10		定性
2 过程控制 工作数量 工作质量 工作效率 420分	42	2.1 工作流程	30	a.按照PDCA循环管理制度与流程	20		定量
				b.按时填写并上报护士长手册	10		定量
		2.2 工作数量	160	a.科室质量管理组织健全履行职责	30		定量
				b."三查七对"与医嘱执行与落实	40		定量
				c.落实护理临床路径单病种管理	30		定量
				d.按时参加各种会议上报数据正确	20		定量
				e.办公物品请领、物资账物相符	20		定量
				f.专科护理管理评价标准落实	20		定性
		2.3 工作质量	120	a.基础、专科、责任护理落实	30		定量
				b.有完整的护士职责与岗位说明书	20		定性
				c.有危重患者安全护理制度和措施	30		定量
				d."三基"考试、心肺复苏与培训	20		定性
				e.专科护理质量管理评价标准	20		定性
		2.4 工作效率	110	a.执行预防患者跌倒坠床压疮制度	20		定性
				b.成本支出、药品、耗材占比	40		定性
				c.护理质量关键环节管理标准措施	30		定性
				d.专科特色护理查房会诊病例讨论	20		定性
3 教学带教 论文科研 80分	8	3.1 教学带教	40	a.按照规定完成教学人数和课时	20		定量
				b.完成带教任务与规定培训内容	20		定量
		3.2 论文科研	40	c.发表论文与学术活动符合要求	20		定量
				d.按照规定完成科研课题与成果	20		定量
4 职业道德 社会责任 50分	5	4.1 职业道德	30	a.严禁出具假诊断证明并盖章	10		定性
				b.严禁乱收费与接受吃、请和红包	20		定量
		4.2 社会责任	20	a.按规定时间上报相关数据并准确	10		定性
				b.心肺复苏、技术操作与流程	10		定量
5 团队精神 沟通协调 50分	5	5.1 团队管理	30	a.科室奖金分配透明护士同工同酬	10		定性
				b.消毒、隔离、废物处理符合要求	20		定性
		5.2 沟通协调	20	a.工作不推诿不拖延不制造矛盾	10		定量
				b.与相关科室与院外相关单位沟通	10		定量
6 满意测评 100分	10	6.1满意度	60	门诊病人住院患者满意度	60		定性
		6.2本科满意度	20	本科员工的满意度	20		定性
		6.3持续改进	20	针对问题缺陷有持续改进计划	20		定性
7 绩效结果 200分	20	7.1病人结果	70	科室当月住院病人出院量	70		定量
		7.2质量结果	30	当月科室质量安全达到要求	30		定量
		7.3财务结果	100	当月医疗利润上年度同月增加比较	100		定量
满分	**1000分**	**定性指标得分**		**定量指标得分**		**最后得分**	

1.1 精神疾病科护士长卓越绩效考评定性标准(表二)

被考评者姓名		岗位			部门				
一级指标	三级定性指标内容测评		本项满分	测评方式	卓越	优秀	良好	一般	得分
1 **管理能力** **30分**	1.1 a.领导管理能力、领导之间团结		20	定性		20	16	12	
	1.2 b 精神科护理应急预案执行效果		10	定性					
	扣罚细则:没有精神科护理应急预案扣10分,没有执行流程效评价扣10分								
2 **过程控制** **工作数量** **工作质量** **工作效率** **190分**	2.2 f.专科护理管理评价标准落实		20	定性	一项不落实扣5分				
	2.3 b.有完整的护士职责岗位说明书		20	定性	少一人次扣5分				
	2.3 d.“三基”考试、心肺复苏与培训		20	定性	一人次不合格扣5分				
	2.3 e.专科护理质量管理评价标准		20	定性					
	奖罚细则:由护理部、科室及相关部门检查,包括,安全用药、输血、分级护理、中医护理文书、不良事件、服务质量、护理投诉、护理培训、护理业务与技术管理、手卫生、院感、消毒隔离、废物处理等,符合规定要求,一项、次不符合要求扣5分								
	2.4 a.执行预防患者跌倒坠床压疮		20	定性					
	奖罚细则:执行预防患者跌倒坠床压疮制度,符合管理要求,少执行评价一项扣5分								
	2.4 b.成本支出、药品、耗材占比		40	定性					
	奖罚细则:成本支出药品耗材占比,与上年度比一项、次不符合要求增加1%扣10分								
	2.4 c.质量关键环节管理标准措施		30	定性					
	奖罚细则:针对精神科护理有护理质量关键环节管理标准与措施符合要求,没有精神科护理质量关键环节管理标准扣10分,没有护理质量关键环节管理措施扣10分								
	2.4 d.特色护理查房会诊与病例讨论		20	定性					
	奖罚细则:专科特色护理查房会诊病例讨论,一项、次不符合要求扣5分。护理每日晨会后交接班、病房专科特色护理查房、护理特色会诊、专科护理病例讨论,体现特色护理.符合业务技术管理的规定要求。没有体现传染科特色护理,一项、次扣10分								
4 **职业道德** **社会责任** **20分**	4.1 a.严禁出具假诊断证明并盖章		10	定性					
	奖罚细则:严禁出具假诊断证明并盖章,符合管理规定要求,违规一项、次扣10分								
	4.2 a.按规定时间上报数据并准确		10	定性	一次不规范扣5分				
	奖罚细则:按规定时间上报相关数据并准确,符合医院的业务与技术管理规定的相关要求。上报数据错误一项、次扣10分,规定的上报数据推迟一天扣10分								
5 **团队精神** **沟通协调** **30分**	5.1 a.科奖金分配透明护士同工同酬		10	定性					
	奖罚细则:科室奖金分配透明护士同工同酬,奖金不透明扣5分,不同工同酬扣5分								
	5.1 b.消毒、隔离、废物处理符合要求		20	定性					
	奖罚细则:有严格的消毒、隔离、废物处理制度与流程并且符合要求,消毒、隔离、灭菌、废物、废水处理,符合业务与技术管理规定要求,一项、次不符合要求扣5分								
6 **满意测评** **持续改进** **100分**	6.1 a.门诊病人住院患者满意度		60	定性					
	扣罚细则:门诊病人住院患者满意度达到95%,达不到标准,每降低1%扣10分								
	6.2 本科员工的满意度		20	定性		20	16	12	
	6.3 针对问题缺陷有持续改进计划		20	定性					
	扣罚细则:科室每月针对护理治疗、特色护理、护理质量、护理查房、用药、值班、疫情报告、登记、自查、门诊、抢救室设置、病人就诊流程等问题与缺陷和投诉及纠纷符合要求,有持续改进计划、事实、流程、措施、效果,少一个环节扣5分								
科室		本表定性指标满分	370分		定性指标最后得分				

1.2 精神疾病科护士长卓越绩效考评定量标准(表三)

一级指标 (分值)	权重 %	二级指标		三级指标		绩效考评 扣分细则	得分
		考评内容	分值	考评内容	分值		
1 **管理能力** **70分**	7	1.1 执行能力	60	b."18项核心制度"与相关规定执行力符合要求	60	核心制度一项执行不好扣10分,其他执行不好扣5分	
		1.2 工作计划	10	a.护理规划,年、月、周工作计划	10	少一项扣10分	
2 **过程控制** **工作数量** **工作质量** **工作效率** **230分**	23	2.1 工作流程	30	a.按照PDCA循环管理	20	没流程各扣5分。护士长手册推迟上报一天扣10分	
				b.上报护士长手册	10		
		2.2 工作数量	140	a.质量管理组织健全	30	质量管理组织健全,不履行科室质量管理小组职责扣10分。"三查七对"、医嘱差错一次扣5分。落实护理临床路径单病种管理,没落实临床路径单病种管理一项、次扣10分。会议迟到或早退一次扣5分,缺席一次扣10分。上报数据推迟一天扣5分。科室账、物不符扣10分	
				b."三查七对"医嘱执行	40		
				c.落实护理临床路径单病种管理符合规定要求	30		
				d.按时参加各种会议上报数据正确符合要求	20		
				e.科室办公物品请领符合规定要求,科室物资、库房管理的账物相符,一项、次不符合扣分	20		
		2.3 工作质量	60	a.专科特色基础、专科、整体责任护理落实	30	一项、次专科护理不落实扣10分	
				c.落实护理管理目标和质量控制符合规定要求	30	一项、次不落实护理管理目标和质量控制扣10分	
3 **教学带教** **论文科研** **80分**	8	3.1 教学带教	40	a.按照规定完成教学人数和课时符合规定要求	20	少一人次教学扣5分,少一个学时课程扣5分	
				b.完成带教任务与规定培训内容符合规定要求	20	与去年同月比,并达到规定增长幅度减少1%扣5分	
		3.2 论文科研	40	c.论文学术符合要求	20	一项不符合扣10分	
				d.完成科研课题与成果	20	一项不符合扣20分	
4 **职业道德** **社会责任** **30分**	3	4.1 职业道德	20	b.严禁乱收费与接受吃、请和红包	20	乱收费接受吃、请和红包,违规一项或一人次扣20分	
		4.2 社会责任	10	b.心肺复苏、技术操作与流程符合规定要求	10	心肺复苏、技术操作与流程,一项不符合扣10分	
5 团队精神 **20分**	2	5.2 团队管理	20	a.工作不推诿不拖延不制造矛盾符合规定要求	10	工作不推诿不拖延不制造矛盾,一项不符合扣5分	
				b.与院内外单位沟通	10	一项不符合要求扣5分	
7 **科室** **绩效结果** **200分**	20	7.1 病人结果	70	当月出院病人与上年度同月比较并达到增长幅度	70	达到规定增长幅度,降低1%扣10分,增加1%奖5分	
		7.2 质量安全结果	30	当月质量安全与上年度同月比较并达到增长幅度	30	达到规定增长幅度,降低1%扣10分,增加1%奖5分	
		7.3 财务结果	100	医疗收入利润与上年度同月比,并达增长幅度	100	达到规定增长幅度得满分,降低1%扣10分,增加1%奖5分	
科室		本表定量指标满分			630分	定量指标合计得分	

2.精神疾病科副护士长与正副主任护师卓越绩效考评标准(表一)

一级指标 (分值)	权重 %	二级指标 考评内容	分值	三级指标 绩效考评扣分细则	分值	得分	考核 方式
1 领导能力 执行能力 80分	8	1.1 领导能力 执行能力	60	a. 领导与管理能力、领导之间团结	10		定性
				b. 医护核心制度与相关规定执行力	50		定量
		1.2 工作计划	20	a. 执行护理发展规划,月度工作计划	10		定量
				b. 规定患者的逐日床头交接班	10		定性
2 过程控制 工作数量 工作质量 工作效率 440分	44	2.1 工作流程	40	a. 护理工作流程参加各种护理值班	20		定量
				b. 按时参加各种会议上报数据正确	20		定量
		2.2 工作数量	140	a. 质量管理组织健全、履行职责	30		定量
				b. 护理查房与病历讨论制度落实	30		定量
				c. "三基"考试、临床护理技术操作考核	20		定量
				d. 掌握科室抢救仪器设备使用方法	20		定量
				e. 主动设计科室护理业务科研工作	20		定量
				f. 服从护士长领导与管理	20		定性
		2.3 工作质量	140	a. 基础、专科、责任护理落实	30		定量
				b. 执行质量关键环节管理标准措施	20		定性
				c. 重点监督检查指导监护室工作	20		定量
				d. 承担护理部检查、考试与教学	20		定性
				e. 协助护士长管理,履行分管职责	20		定性
				f. 科室护理管理目标与质量控制	30		定量
		2.4 工作效率	120	a. 护理文件书写符合标准	30		定性
				b. 担任护理教学,带教实习进修生	20		定性
				c. 成本支出、药品、耗材占比	30		定性
				d. 上班尊重劳动纪律,尽职尽责	20		定性
				e. 疫情报告登记核对自查符合要求	20		定性
3 论文科研 80分	8	论文科研 业务技术	80	a. 教学、带教、学术、培训	20		定性
				b. 护理论文与科研成果	40		定性
				c. 本人专科护理理论与技术水平	20		定性
4 职业道德 50分	5	4.1 团队管理	10	关心护士生活,随护士长查房	10		定性
		4.2 问题解决	40	a. 能够解决护理疑难问题	20		定性
				b. 在护理学科建设中的作用	20		定性
5 社会责任 50分	5	5.1 社会责任	30	a. 参加公益活动、护士同工同酬	10		定性
				b. 手卫生院感消毒隔离废物处理	20		定量
		5.2 指导工作	20	参加患者抢救、指导护士技术操作	20		定量
6 满意测评 持续改进 100分	10	6.1 满意度 健康指导	60	a. 门诊病人住院患者满意度	50		定性
				b. 患者健康与出院指导制度与流程	10		定性
		6.2 本科满意度	20	本科室员工的满意度	20		定性
		6.3 持续改进	20	针对问题缺陷有持续改进计划	20		定性
7 科室 绩效结果 200分	20	7.1 病人结果	80	a. 科室当月门诊急诊就诊病人量	20		定量
				b. 科室当月住院病人出院量	60		定量
		7.2 质量结果	20	当月科室质量与安全达到要求	20		定量
		7.3 财务结果	100	当月医疗利润较上年度同月比较	100		定量
满分	1000分	定性指标得分		定量指标得分		最后得分	

2.1 精神疾病科副护士长与正副主任护师卓越绩效考评定性标准(表二)

被考评者姓名		岗位				部门			
职能部门领导·定性指标·满意度测评内容					满意度测评等级				
一级指标	三级定性指标内容测评		本项满分	测评方式	卓越	优秀	良好	一般	得分
1 管理能力 **20分**	1.1 a.领导管理能力、领导之间团结		10	定性		10	8	6	
	1.2 b.规定患者的逐日床头交接班		10	定性					
	扣罚细则:危重症、新入、单病种质量管理病人每日床头交班,少一次扣5分								
2 过程控制 工作数量 工作质量 工作效率 **200分**	2.2 f.服从护士长领导与管理		20	定性		20	16	12	
	2.3 b.有质量关键环节管理标准措施		20	定性					
	奖罚细则:无质量关键环节管理标准扣10分,无质量关键环节管理措施扣10分								
	2.3 d.承担护理部检查、考试与教学		20	定性					
	扣罚细则:承担护理部安排的每月检查、招聘护士考试及相关考试与护理教学工作符合业务与技术管理规定的要求。不能够完成护理部交给的任务,一项、一次扣10分								
	2.3 e.协助护士长管理履行分管职责		20	定性		20	16	12	
	2.4 a.护理文件书写符合标准		30	定性	一处不符合标准扣5分				
	2.4 b.担任护理教学带教实习进修生		20	定性					
	奖罚细则:担任护理教学带教实习进修生,少一次教学扣5分,少带一名学生扣5分								
	2.4 c.成本支出、药品、耗材占比		30	定性					
	奖罚细则:成本支出药品耗材占比,与上年度比一项、次不符合要求增加1%扣10分								
	2.4 d.上班尊重劳动纪律,尽职尽责		20	定性					
	奖罚细则:上班不接收快递包裹、发现接收一次扣5分,上班时带熟人检查、看病一次扣5分,上班干私活吃零食一次扣5分,进入病房治疗关手机一次不关扣5分,上班上网、玩手机微信查资料打游戏发现一次扣10分,上班相互闲扯一次扣5分								
	2.4 e.疫情报告登记核对自查符合		20	定性	一项不符合扣10分				
3 论文科研 **80分**	3. a.教学、带教、学术、培训		20	定性		20	16	12	
	3. b.护理论文与科研成果		40	定性	不落实科研流程扣10分				
	3. c.本人专科护理理论与技术水平		20	定性		20	16	12	
4 职业道德 **50分**	4.1 关心护士生活,随主任大查房		10	定性					
	奖罚细则:符合管理要求,不关心护士生活扣5分,随主任大查房,少一次扣2分								
	4.2 a.能够解决护理疑难问题		20	定性		20	16	12	
	4.2 b.护理学科建设与业务管理培训		20	定性					
	奖罚细则:护理学科建设不好扣10分、护士培训无计划扣2分,不落实计划扣5分								
5 社会责任 **10分**	5.2 a.参加公益活动、护士同工同酬		10	定性					
	奖罚细则:参加公益活动满分少一次扣5分,没有实施护士同工同酬扣10分								
6 满意测评 持续改进 **100分**	6.1 a.门诊病人住院患者满意度		50	定性		50	40	30	
	6.1 b.患者健康与出院指导制度流程		10	定性		10	8	6	
	6.2 本科室员工的满意度		20	定性		20	16	12	
	6.3 针对问题缺陷有持续改进计划		20	定性		20	16	12	
	扣罚细则:科室每月针对护理治疗、特色护理、护理质量、护理查房、用药、值班、疫情报告、登记、自查、门诊、抢救室设置、病人就诊流程等问题与缺陷和投诉及纠纷符合规定要求,有持续改进计划、事实、流程、措施、效果,少一个环节扣5分								
科室		本表定性指标满分	460 分	定性指标最后得分					

2.2 精神疾病科副护士长与正副主任护师卓越绩效考评定量标准(表三)

一级指标 (分值)	权重 %	二级指标		三级指标		绩效考评 扣分细则	得分
		考评内容	分值	考评内容	分值		
1 管理能力 执行能力 60分	6	1.1 执行能力	50	b.医护核心制度与相关规定执行力符合要求	50	核心制度一项不执行扣10分,其他不执行扣5分	
		1.2 规划计划	10	a.执行科室护理发展规划,月度工作计划	10	执行规划、月度计划满分,少执行一项扣10分	
2 过程控制 工作数量 工作质量 工作效率 240分	24	2.1 工作流程	40	a.执行护理工作流程,参加各种护理值班	20	少一项流程扣5分,少一次值班扣5分。会议迟到或早退一次扣5分,缺席一次扣6分。上报各种数据,推迟一天扣5分,上报数据不准确一次扣5分	
				b.按时按规定参加各种会议,按时按照规定上报负责的数据工作,并保证上报数据正确	20		
		2.2 工作数量	120	a.质量管理组织健全,履行职责符合规定要求	30	不履行质量管理小组职责扣5分。主持护理查房与病历讨论,少一次扣10分。组织"三基"和技术操作考试,少一次扣10分。不能精确掌握抢救仪器操作并指导护士扣5分。没有主动设计科室护理新业务开展、查房、护理科研课题、科研工作扣20分	
				b.主持护理查房与病历讨论制度落实符合要求	30		
				c.参加"三基"考试、临床护理技术操作考核	20		
				d.精确掌握科室抢救仪器设备使用方法	20		
				e.主动设计科室护理业务科研工作符合要求	20		
		2.3 工作质量	80	a.执行基础、专科、责任护理落实符合要求	30	基础、专科、责任护理不落实到每一个护士,少一人次扣5分。重点监督检查指导监护室工作不到位扣5分。不执行护理管理目标及无护理质量控制与管理流程扣10分,不落实到位扣10分	
				c.负责重点监督检查监护室及相关护理工作	20		
				f.负责执行本科室护理管理目标及护理质量实施控制内容与管理标准,符合规定要求	30		
5 社会责任 40分	2	5.1 社会责任	20	b.监督手卫生、院感、消毒、隔离、废物处理	20	手卫生、院感、消毒隔离不落实和不按规定处理医疗废物一次扣5分。抢救、指导一项做不到扣10分	
		5.2 指导工作	20	参加患者抢救工作、指导护士技术操作	20		
7 科室 绩效结果 200分	20	7.1科室 病人结果	80	a.当月门诊就诊病人	20	达到规定增长幅度,降低1%扣10分,增加1%奖5分	
				b.住院病人出院数量	60		
		7.2质量 安全结果	20	科室当月医疗质量与安全与上年度比达到要求	20	达到规定增长幅度,降低1%扣10分,增加1%奖5分	
		7.3 科室 财务结果	100	科室当月医疗利润收入与上年度同月比较并达到规定增长幅度指标	100	达到去年指标水平并达到医院规定增长幅度得满分,降低1%扣10分,增加1%奖5分	
科室		本表定量指标满分			540分	定量指标合计得分	

3. 精神疾病科主管护师及中级职称人员卓越绩效考评标准 (表一)

一级指标 （分值）	权重 %	二级指标		三级指标		得分	考核 方式
		考评内容	分值	绩效考评扣分细则	分值		
1 管理能力 执行能力 100分	10	1.1 管理能力 执行能力	80	a. 工作与管理能力、同事之间团结	10		定性
				b. 医护核心制度与相关规定执行力	70		定量
		1.2 工作计划	20	a. 执行护理发展规划，月度工作计划	10		定量
				b. 上班尊重劳动纪律，尽职尽责	10		定性
2 过程控制 工作数量 工作质量 工作效率 430分	43	2.1 工作流程	40	a. 护理工作流程参加各种护理值班	20		定量
				b. 按时参加各种会议上报数据正确	20		定量
		2.2 工作数量	150	a. 承担质量管理职责胜任护理班次	30		定量
				b. 参加护理查房与护理病历讨论	30		定量
				c. "三基"考试、临床护理技术操作考核	40		定量
				d. 掌握常规抢救仪器使用方法	30		定量
				e. 履行科室绩效考核与管理职责	20		定量
		2.3 工作质量	140	a. 基础、专科、责任护理落实	30		定量
				b. 执行质量关键环节管理标准措施	20		定性
				c. 针对技术操作应急预案的执行	20		定量
				d. 执行预防患者跌倒坠床压疮制度	20		定性
				e. 成本支出、药品、耗材占比	20		定性
				f. 执行护理管理目标与质量控制	30		定量
		2.4 工作效率	100	a. 护理文件书写符合标准	20		定性
				b. 带教护理实习、进修生	20		定性
				c. 协助处理病人和家属的问题	20		定性
				d. 护理日常质量管理落实并记录	20		定性
				e. 处理问题考虑全面遵循伦理原则	20		定性
3 论文科研 60分	6	论文科研 业务技术	60	a. 敬业奉献、钻研业务、优质服务	20		定性
				b. 参加科室护理培训与科研	20		定性
				c. 本人专科护理理论与技术水平	20		定性
4 职业道德 40分	4	4.1 团队管理	10	关心同事、自觉合作、乐于助人	10		定性
		4.2 问题解决	30	a. 能够解决护理疑难问题	20		定性
				b. 在护理学科建设中的作用	10		定性
5 社会责任 50分	5	5.1 社会责任	30	a. 参加公益活动愿意承担额外工作	10		定性
				b. 手卫生院感消毒隔离废物处理	20		定量
		5.2 指导工作	20	参加患者抢救、指导护士技术操作	20		定量
6 满意测评 持续改进 120分	12	6.1 满意度 健康指导	80	a. 门诊病人住院患者满意度	60		定性
				b. 患者健康与出院指导制度与流程	20		定性
		6.2 本科满意	20	本科室员工的满意度	20		定性
		6.3 持续改进	20	针对问题缺陷有持续改进计划	20		定性
7 科室 绩效结果 200分	20	7.1 病人结果	50	a. 科室当月门诊急诊就诊病人量	20		定量
				b. 科室当月住院病人出院量	30		定量
		7.2 质量结果	50	a. 当月科室质量达到要求	30		定量
				b. 当月科室安全无事故	20		定量
		7.3 财务结果	100	当月医疗利润较上年度同月比较	100		定量
满分	1000分	定性指标得分		定量指标得分		最后得分	

3.1 精神疾病科主管护师及中级职称人员卓越绩效考评定性标准(表二)

被考评者姓名		岗位					部门		
职能部门领导·定性指标·满意度测评内容						满意度测评等级			
一级指标	三级定性指标内容测评			本项满分	测评方式	卓越	优秀	良好	一般	得分

一级指标	三级定性指标内容测评	本项满分	测评方式	卓越	优秀	良好	一般	得分
1 **管理能力** **20分**	1.1 a.工作管理能力、同事之间团结	10	定性		10	8	6	
	1.2 d.上班尊重劳动纪律,尽职尽责	10	定性					
	奖罚细则:上班不接收快递包裹,发现接收一次扣5分,上班时带熟人检查、看病一次扣5分,上班干私活吃零食一次扣5分,进入病房治疗关手机一次不关扣5分,上班上网、玩手机微信查资料打游戏发现一次扣10分,上班相互闲扯一次扣5分							
2 **过程控制** **工作数量** **工作质量** **工作效率** **160分**	2.3 b.执行质量关键环节标准措施	20	定性					
	奖罚细则:按规定执行质量关键环节标准措施,少执行一个关键质量环节扣5分							
	2.3 d.患者预防跌倒坠床压疮制度	20	定性					
	扣罚细则:有预防患者跌倒、坠床、压疮制度和高危患者跌倒、坠床、压疮风险评估,有患者跌倒、坠床、压疮处理流程符合要求。制度、流程、评估,少一项扣10分							
	2.3 e.成本支出、药品、耗材占比	20	定性	增加1%扣10分				
	2.4 a.护理文件书写符合标准	20	定性	一处不符合标准扣5分				
	2.4 b.担任护理教学带教实习进修生	20	定性					
	奖罚细则:担任护理带教实习、进修生工作,少带一名实习、进修生扣5分							
	2.4 c.协助处理病人和家属的问题	20	定性					
	奖罚细则:协助处理病人和家属的问题,因处理不及时扣5分,问题严重扣10分							
	2.4 d.护理日常质量管理落实并记录	20	定性					
	奖罚细则:护理日常质量管理落实并有记录,不落实扣10分,少一次记录扣5分							
	2.4 e.处理问题考虑全面遵循伦理原则	20	定性		20	16	12	
3 **论文科研** **60分**	3.a.敬业奉献、钻研业务、优质服务	20	定性		20	16	12	
	3.b.参加科室护理培训与科研	20	定性		20	16	12	
	3.c.本人专科护理理论与技术水平	20	定性		20	16	12	
4 **职业道德** **40分**	4.1 关心同事、自觉合作、乐于助人	10	定性		10	8	6	
	4.2 a.能够解决护理一般问题	20	定性		20	16	12	
	4.2 b.在护理学科建设中的作用	10	定性					
	奖罚细则:在护理学科建设中的作用,符合医院的业务与技术管理规定的相关要求,护理学科建设不好扣10分,护士培训无计划扣2分,不落实计划扣5分							
5 社会责任 **10分**	5.2 a.参加公益活动,承担额外工作	10	定性					
	奖罚细则:参加公益活动符合规定要求,少一次扣5分,没有承担额外工作扣5分							
6 **满意测评** **持续改进** **120分**	6.1 a.门诊病人住院患者满意度	60	定性		60	48	36	
	6.1 b.患者健康与出院指导制度流程	20	定性					
	奖罚细则:无患者健康与出院指导制度、流程,少执行一项扣5分							
	6.2 本科室员工的满意度	20	定性		20	16	12	
	6.3 针对问题缺陷有持续改进计划	20	定性					
	扣罚细则:科室每月针对护理治疗、特色护理、护理质量、护理查房、用药、值班、疫情报告、登记、自查、门诊、抢救室设置、病人就诊流程等问题与缺陷和投诉与纠纷处理符合要求,有持续改进计划、事实、流程、措施、效果,少一个环节扣5分							
科室		本表定性指标满分	410分	定性指标最后得分				

3.2 精神疾病科主管护师及中级职称人员卓越绩效考评定量标准(表三)

一级指标 (分值)	权重 %	二级指标		三级指标		绩效考评 扣分细则	得分
		考评内容	分值	考评内容	分值		
1 管理能力 执行能力 **80分**	8	1.1 执行能力	70	b.医护核心制度与相关规定执行力符合要求	70	核心制度一项不执行扣10分,其他不执行扣5分	
		1.2 规划计划	10	a.执行科室护理发展规划,月度工作计划	10	执行规划、月度计划满分,少执行一项扣10分	
2 过程控制 工作数量 工作质量 工作效率 **270分**	25	2.1 工作流程	40	a.执行护理工作流程,参加各种护理值班	20	少一项流程扣5分,少一次值班扣5分。会议迟到或早退一次扣5分,缺席一次扣6分。上报各种数据,推迟一天扣5分,上报数据不准确一次扣5分	
				b.按时按规定参加各种会议,按时按照规定上报负责的数据工作,并保证上报数据正确	20		
		2.2 工作数量	150	a.承担质量管理职责,胜任护理各种班次	30	不履行质量管理小组职责扣5分。少参加一次查房与病历讨论扣10分。三基、技术操作考试不及格,一次扣20分。不能掌握抢救仪器操作并指导护士扣5分。没有承担实施绩效考核扣10分,考核结果不与工资挂钩扣10分	
				b.参加护理查房与护理病历讨论符合规定要求	30		
				c.参加"三基"考试、临床护理技术操作考核	40		
				d.掌握常规抢救仪器使用方法符合规定要求	30		
				e.履行绩效考核职责	20		
		2.3 工作质量	80	a.执行基础、专科、责任护理落实符合要求	30	基础、专科、责任护理不落实到每一个护士,少一人次扣5分。应急预案执行不到位扣5分,影响工作扣10分。不执行护理管理目标及无护理质量控制与管理流程扣10分,不落实到位扣10分	
				c.针对技术操作应急预案的执行符合规定要求	20		
				f.执行本科室护理管理目标及护理质量实施控制与管理标准,符合规定要求符合要求	30		
5 社会责任 **40分**	2	5.1 社会责任	20	b.监督手卫生、院感、消毒、隔离、废物处理	20	手卫生、院感、消毒隔离不落实和不按规定处理医疗废物一次扣5分。抢救、指导一项做不到扣10分	
		5.2 患者抢救	20	参加患者抢救工作、指导护士技术操作	20		
7 科室 绩效结果 **200分**	20	7.1 科室 病人结果	50	a.当月门诊就诊病人	20	达到去年指标水平并达到医院规定增长幅度得满分,降低1%扣10分,增加1%奖5分	
				b.出院病人与上年度同月比较并达增长幅度	30		
		7.2 质量结果	50	a.医疗质量达到要求	30	达不到标准,降低1%扣10分,增加1%奖5分	
				b.当月科室安全无事故	20		
		7.3 科室 财务结果	100	科室当月医疗利润收入与上年度同月比较并达到规定增长幅度指标	100	达到去年指标水平并达到医院规定增长幅度得满分,降低1%扣10分,增加1%奖5分	
科室		本表定量指标满分			590分	定量指标合计得分	

4.精神疾病科护师及初级职称人员卓越绩效考评标准(表一)

一级指标 (分值)	权重 %	二级指标		三级指标		得分	考核 方式
		考评内容	分值	绩效考评扣分细则	分值		
1 管理能力 执行能力 100分	10	1.1管理能力 执行能力	80	a.工作与管理能力、同事之间团结	10		定性
				b.医护核心制度与相关规定执行力	70		定量
		1.2 工作计划	20	a.执行护理发展规划,月度工作计划	10		定量
				b.上班尊重劳动纪律,尽职尽责	10		定性
2 过程控制 工作数量 工作质量 工作效率 450分	45	2.1 工作流程	40	a.护理工作流程参加各种护理值班	20		定量
				b.按时参加各种会议上报数据正确	20		定量
		2.2 工作数量	140	a.承担质量管理职责胜任护理班次	30		定量
				b.参加护理查房与护理病历讨论	30		定量
				c.“三基”考试、临床护理技术操作考核	30		定量
				d.掌握常规抢救仪器使用方法	30		定量
				e.履行科室绩效考核与管理职责	20		定量
		2.3 工作质量	150	a.基础、专科、责任护理落实	30		定量
				b.执行质量关键环节管理标准措施	20		定性
				c.针对技术操作应急预案的执行	20		定量
				d.执行预防患者跌倒坠床压疮制度	30		定性
				e.参加病人抢救、病人费用情况	20		定性
				f.执行护理管理目标与质量控制	30		定量
		2.4 工作效率	120	a.护理文件书写符合标准	30		定性
				b.参加每日医嘱查对工作	20		定性
				c.成本支出、药品、耗材占比	20		定性
				d.护理日常质量管理落实并记录	30		定性
				e.处理问题考虑全面遵循伦理原则	20		定性
3 论文科研 40分	4	论文科研 业务技术	40	a.发表论文与护理科研符合规定	20		定性
				b.带教实习生与学习培训	10		定性
				c.本人专科护理理论与技术水平	10		定性
4 职业道德 40分	4	4.1职业素质	10	关心同事、自觉合作、乐于助人	10		定性
		4.2 问题解决	30	a.处理患者和家属的相关问题	20		定性
				b.在护理学科建设中的作用	10		定性
5 社会责任 50分	5	5.1 社会责任	30	a.参加公益活动愿意承担额外工作	10		定性
				b.手卫生院感消毒隔离废物处理	20		定量
		5.2学术科研	20	科室护理培训与科研、带教护士	20		定量
6 满意测评 持续改进 120分	12	6.1满意度 健康指导	80	a.门诊病人住院患者满意度	60		定性
				b.患者健康与出院指导制度与流程	20		定性
		6.2本科满意	20	本科室员工的满意度	20		定性
		6.3持续改进	20	针对问题缺陷有持续改进计划	20		定性
7 科室 绩效结果 200分	20	7.1 病人结果	50	a.科室当月门诊急诊就诊病人量	20		定量
				b.科室当月住院病人出院量	30		定量
		7.2 质量结果	50	a.当月科室质量达到要求	30		定量
				b.当月科室安全无事故	20		定量
		7.3财务结果	100	当月医疗利润较上年度同月比较	100		定量
满分	1000分	定性指标得分		定量指标得分		最后得分	

4.1 精神疾病科护师及初级职称人员卓越绩效考评定性标准(表二)

被考评者姓名		岗位			部门			
职能部门领导·定性指标·满意度测评内容					满意度测评等级			
一级指标	三级定性指标内容测评	本项满分	测评方式	卓越	优秀	良好	一般	得分
1 **管理能力** **20分**	1.1 a.工作管理能力、同事之间团结	10	定性		10	8	6	
	1.2 d.上班尊重劳动纪律,尽职尽责	10	定性					
	奖罚细则:上班不接收快递包裹,发现接收一次扣5分,上班时带熟人检查、看病一次扣5分,上班干私活吃零食一次扣5分,进入病房治疗关手机一次不关扣5分,上班上网、玩手机微信查资料打游戏发现一次扣10分,上班相互闲扯一次扣5分							
2 **过程控制** **工作数量** **工作质量** **工作效率** **190分**	2.3 b.执行质量关键环节标准措施	20	定性					
	奖罚细则:按规定执行质量关键环节标准措施,少执行一个关键质量环节扣5分							
	2.3 d.患者预防跌倒坠床压疮制度	30	定性					
	扣罚细则:有预防患者跌倒、坠床、压疮制度和高危患者跌倒、坠床、压疮风险评估,有患者跌倒、坠床、压疮处理流程符合要求。制度、流程、评估,少一项扣10分							
	2.3 e.参加病人抢救、病人费用情况	20	定性					
	扣罚细则:参加病人抢救、病人费用情况,参加并指导护士病人抢救工作、病人费用情况,符合医院的业务与技术管理规定的相关要求,一项工作做不好扣5分							
	2.4 a.护理文件书写符合标准	30	定性	一处不符合标准扣5分				
	2.4 b.参加每日医嘱查对工作	20	定性					
	奖罚细则:参加每日医嘱查对工作,一日不查对扣5分							
	2.4 c.成本支出、药品、耗材占比	20	定性					
	奖罚细则:成本支出药品耗材占比,与上年度比一项、次不符合要求增加1%扣10分							
	2.4 d.护理日常质量管理落实并记录	30	定性					
	奖罚细则:护理日常质量管理落实并有记录,不落实扣10分,少一次记录扣5分							
	2.4 e 处理问题考虑全面遵循伦理原则	20	定性		20	16	12	
3 **论文科研** **40分**	3. a.发表论文与护理科研符合规定	20	定性		20	16	12	
	3. b.带教实习生与学习培训	10	定性		10	8	6	
	3. c.本人专科护理理论与技术水平	10	定性		10	8	6	
4 **职业道德** **40分**	4.1 关心同事、自觉合作、乐于助人	10	定性		10	8	6	
	4.2 a.处理患者和家属的相关问题	20	定性		20	16	12	
	4.2 b.在护理学科建设中的作用	10	定性		10	8	6	
5 社会责任 **10分**	5.2 a.参加公益活动,承担额外工作	10	定性					
	奖罚细则:参加公益活动满分,少一次扣5分,没有承担额外工作扣5分							
6 **满意测评** **持续改进** **120分**	6.1 a.门诊病人住院患者满意度	60	定性		60	48	36	
	6.1 b.患者健康与出院指导制度流程	20	定性					
	奖罚细则:无患者健康与出院指导制度、流程,少执行一项扣5分							
	6.2 本科室员工的满意度	20	定性		20	16	12	
	6.3 针对问题缺陷有持续改进计划	20	定性					
	扣罚细则:科室每月针对护理治疗、特色护理、护理质量、护理查房、用药、值班、疫情报告、登记、自查、门诊、抢救室设置、病人就诊流程等问题与缺陷和投诉及纠纷,符合规定要求,有持续改进计划、事实、流程、措施、效果,少一个环节扣5分							
科室	本表定性指标满分	420 分	定性指标最后得分					

4.2 精神疾病科护师及初级职称人员卓越绩效考评定量标准(表三)

一级指标 (分值)	权重 %	二级指标 考评内容	分值	三级指标 考评内容	分值	绩效考评 扣分细则	得分
1 管理能力 执行能力 **80分**	8	1.1 执行能力	70	b.医护核心制度与相关规定执行力符合要求	70	核心制度一项不执行扣10分,其他不执行扣5分	
		1.2 规划计划	10	a.执行科室护理发展规划,月度工作计划	10	执行规划、月度计划满分,少执行一项扣10分	
2 过程控制 工作数量 工作质量 工作效率 **260分**	26	2.1 工作流程	40	a.执行护理工作流程,参加各种护理值班	20	少一项流程扣5分,少一次值班扣5分。会议迟到或早退一次扣5分,缺席一次扣6分。上报各种数据,推迟一天扣5分,上报数据不准确一次扣5分	
				b.按时按规定参加各种会议,按时按照规定上报负责的数据工作,并保证上报数据正确	20		
		2.2 工作数量	140	a.承担质量管理职责,胜任护理各种班次	30	不履行质量管理小组职责扣5分。少参加一次查房与病历讨论扣10分。"三基"及技术操作考试不及格,一次扣20分。不能掌握抢救仪器操作并指导护士扣5分。没有承担实施绩效考核扣10分,考核结果不与工资挂钩扣10分	
				b.参加护理查房与护理病历讨论符合规定要求	30		
				c.参加"三基"考试、临床护理技术操作考核	30		
				d.掌握常规抢救仪器使用方法符合规定要求	30		
				e.履行绩效考核职责	20		
		2.3 工作质量	80	a.执行基础、专科、责任护理落实符合要求	30	基础、专科、责任护理不落实到每一个护士,少一人次扣5分。应急预案执行不到位扣5分,影响工作扣10分。不执行护理管理目标及无护理质量控制与管理流程扣10分,不落实到位扣10分	
				c.针对技术操作应急预案的执行符合规定要求	20		
				f.执行本科室护理管理目标及护理质量实施控制与管理标准,符合业务与技术管理规定要求	30		
5 社会责任 **40分**	2	5.1 社会责任	20	b.监督手卫生、院感、消毒、隔离、废物处理	20	手卫生、院感、消毒隔离不落实和不按规定处理医疗废物一次扣5分。培训、带教一项做不好扣10分	
		5.2 学术科研	20	科室护理培训与科研、带教实习、进修护士	20		
7 科室 绩效结果 **200分**	20	7.1 科室 病人结果	50	a.当月门诊就诊病人	20	达到去年指标水平并达到医院规定增长幅度得满分,降低1%扣10分,增加1%奖5分	
				b.科室当月住院病人出院数量与上年度比较	30		
		7.2 质量结果	50	a.医疗质量达到要求	30	达不到增长标准,降低1%扣10分,增加1%奖5分	
				b.当月科室安全无事故	20		
		7.3 科室 财务结果	100	科室当月医疗利润收入与上年度同月比较并达到规定增长幅度指标	100	达到去年指标水平并达到医院规定增长幅度得满分,降低1%扣10分,增加1%奖5分	
科室		**本表定量指标满分**			580分	定量指标合计得分	

5. 精神性疾病科办公班护士卓越绩效考评标准 (表一)

一级指标 (分值)	权重 %	二级指标		三级指标		得分	考核 方式
		考评内容	分值	绩效考评扣分细则	分值		
1 管理能力 执行能力 100分	10	1.1 管理能力 执行能力	60	a. 管理病人、工作的能力	20		定性
				b. 规章制度、医护常规执行能力	50		定性
		1.2 岗位职责	20	a. 工作主动性、积极性、责任心	20		定性
				b. 上班尊重劳动纪律,尽职尽责	10		定性
2 过程控制 工作数量 工作质量 工作效率 460分	46	2.1 工作流程	90	a. 按照护理流程工作	20		定性
				b. 按规定时间参加院内各种会议	20		定量
				c. 值班、交接班物品核对签字落实	20		定量
				d. 按时安排病人医技检查	30		定量
		2.2 工作数量	130	a. 正确时间转抄处理医嘱	40		定量
				b. 没有迟到早退和旷工	20		定量
				c. 每日查对每周大查对一次	30		定量
				d. 掌握病人动态费用情况	20		定性
				e. 正确书写交班报告并签字	20		定量
		2.3 工作质量	130	a. 根据规定及时填写病人床头牌	20		定量
				b. 正确安排病人饮食	20		定性
				c. 办理出入院手续无差错	40		定性
				d. 负责办公室请领物品与管理	20		定性
				e. 保障电脑办公等用品使用	30		定性
		2.4 工作效率	110	a. 第一时间接待入院病人	20		定性
				b. 处理问题考虑全面遵循伦理原则	20		定量
				c. 护理文件书写合格率	40		定量
				d. 正确记账、绘制体温单	30		定量
3 论文科研 50分	5	论文科研 业务技术	50	a. 发表论文与护理科研符合规定	20		定性
				b. 带教实习生与学习培训	20		定量
				c. 本人专科护理理论与技术水平	10		定性
4 职业道德 40分	4	4.1 职业素质	10	关心同事、自觉合作、乐于助人	10		定性
		4.2 问题解决	30	a. 处理患者和家属的相关问题	20		定性
				b. 在护理学科建设中的作用	10		定量
5 社会责任 50分	5	5.1 社会责任	30	a. 参加公益活动愿意承担额外工作	10		定性
				b. 手卫生院感消毒隔离废物处理	20		定量
		5.2 环境意识	20	工作的办公场所"7S管理"	20		定性
6 满意测评 持续改进 100分	10	6.1 病人满意度	60	每月最少测评一次科室出院病人的满意度,也可取测评几次的平均值	60		定性
		6.2 本科满意	20	本科医护人员对护士满意度	20		定性
		6.3 持续改进	20	针对问题与缺陷持续改进计划	20		定性
7 科室 绩效结果 200分	20	7.1 病人结果	50	a. 科室当月门诊就诊病人量	20		定量
				b. 科室当月住院病人出院量	30		定量
		7.2 质量结果	50	a. 当月科室质量达到要求	30		定量
				b. 当月科室安全无事故	20		定量
		7.3 财务结果	100	当月医疗利润较上年度同月比较	100		定量
满分	**1000分**	**定性指标得分**		**定量指标得分**		**最后得分**	

5.1 精神性疾病科办公班护士卓越绩效考评定性标准(表二)

被考评者姓名		岗位			部门		
职能部门领导·定性指标·满意度测评内容					满意度测评等级		
一级指标	三级定性指标内容测评	本项满分	测评方式	卓越	优秀	良好	一般	得分
1 **管理能力** **100分**	1.1 a. 管理病人、工作的能力	20	定性		20	16	12	
	1.1 b. 规章制度、医护常规执行能力	50	定性					
	扣罚细则:一次执行不到位扣3分							
	1.2 a. 工作主动性、积极性、责任心	20	定性		20	16	12	
	1.2 b. 上班尊重劳动纪律,尽职尽责	10	定性					
	奖罚细则:上班不接收快递包裹,发现接收一次扣5分,上班时带熟人检查、看病一次扣5分,上班干私活吃零食一次扣5分,进入病房治疗关手机一次不关扣5分,上班上网、玩手机微信查资料打游戏发现一次扣10分,上班相互闲扯一次扣5分							
2 **过程控制** **工作数量** **工作质量** **工作效率** **170分**	2.1 a. 按照护理流程工作	20	定性					
	扣罚细则:符合医院的业务与技术管理规定的要求,一项工作不按照流程操作扣3分							
	2.2 d. 掌握病人动态费用情况	20	定性					
	扣罚细则:掌握病人动态费用情况得满分,统计病人一人次差错扣5分							
	2.3 b. 正确安排病人饮食	20	定性					
	扣罚细则:符合医院的业务与技术管理规定的相关要求,漏掉一病人饮食扣2分							
	2.3 c. 办理出入院手续无差错	40	定性					
	扣罚细则:办理一病人出入院手续(一个内容、一个项目)差错扣5分							
	2.3 d. 负责办公室请领物品与管理	20	定性					
	扣罚细则:负责办公室请领物品与管理,符合医院的业务与技术管理规定的相关要求,请领办公物品不及时影响工作一次扣2分,管理不善扣3分							
	2.3 e. 保障电脑办公等用品使用	30	定性					
	扣罚细则:电脑、传真、电话机管理不好,影响工作扣5分							
	2.4 a. 第一时间接待入院病人	20	定性					
	扣罚细则:符合规定要求,不能第一时间接待病人,一个病人有意见扣5分							
3 论文科研 **30分**	3. a. 发表论文与护理科研符合规定	20	定性		20	16	12	
	3. c. 专科护理理论与知识和技能	10	定性		10	8	6	
4 **职业道德** **30分**	4.1 关心同事、自觉合作、乐于助人	10	定性		10	8	6	
	4.2 a. 处理患者和家属的相关问题	20	定性					
	扣罚细则:处理患者和家属的相关问题符合规定要求,一项、次不符合要求扣5分							
5 **社会责任** **30分**	5.1 a. 参加公益活动,承担额外工作	10	定性		10	8	6	
	5.2 工作办公场所"7S管理"	20	定性					
	扣罚细则:达到要求得满分,病房或走廊一次达不到要求扣5分							
6 **满意测评** **持续改进** **100分**	6.1 门诊病人住院患者满意度	60	定性		60	48	36	
	6.2 本科医护人员对护士满意度	20	定性		20	16	12	
	6.3 针对问题缺陷有持续改进计划	20	定性					
	扣罚细则:科室每月针对护理治疗、特色护理、护理质量、护理查房、用药、值班、疫情报告、登记、自查、门诊、抢救室设置、病人就诊流程等问题与缺陷和投诉及纠纷符合要求,有持续改进计划、事实、流程、措施、效果,少一个环节扣5分							
科室		本表定性指标满分	**460分**	定性指标最后得分				

5.2 精神性疾病科办公班护士卓越绩效考评定量标准(表三)

一级指标 (分值)	权重 %	二级指标		三级指标		绩效考评 扣分细则	得分
		考评内容	分值	考评内容	分值		
2 过程控制 工作数量 工作质量 工作效率 290分	29	2.1 工作流程	70	b.按规定时间参加院内、外相关会议,符合业务与技术规定要求	20	会议迟到一次扣5分,早退一次扣5分,缺席一次会议扣10分	
				c.值班、交接班、物品核对签字落实符合要求	20	值班、交接班物品核对不签字一次扣5分。不按时安排病人到医技科室检查一人次扣5分	
				d.按时安排病人到医技科室做检查符合要求	30		
		2.2 工作数量	110	a.正确执行处理医嘱	40	执行医嘱差错一人次扣5分,迟到或早退一次扣5分,旷工一次扣15分。少查对一次扣5分。不正确书写交班报告或内容不真实一次扣5分	
				b.没有迟到早退和旷工	20		
				c.按照规定每日查对、每周大查对一次	30		
				e.正确时间正确书写交班报告并签个人全称	20		
		2.3 工作质量	20	a.根据规定和要求及时填写病人床头牌及相关信息资料符合规定要求	20	根据规定及时填写病人床头牌达到满分,差错一人次扣5分	
		2.4 工作效率	90	b.处理问题考虑全面、遵循伦理法律原则	20	处理问题考虑不全面、未遵循伦理原则扣5分。护理文件书写合格率降低1%扣10分,提高1%奖5分。正确记账、绘制体温单差错一人次扣5分	
				c.护理文件书写合格率	40		
				d.正确给患者记账、按时按照规定绘制患者体温在病历体温单上	30		
3 论文科研 20分	2	3 持续学习	20	b.按照规定心肺复苏培训、操作考试、"三基"考试符合要求符合要求	20	心肺复苏、三基考试符合要求得满分,一项不符合要求扣5分	
4 职业道德 10分	1	4.2 继续教育	10	b.能够积极参加医院、科室规定的继续教育培训项目符合规定要求	10	积极参加继续教育培训符合要求得满分,一次不参加扣5分	
5 社会责任 20分	2	5.1 环境意识	20	b.手卫生、院感、消毒隔离、废物处理	20	按规定处理废物满分,不按规定处理一次扣5分	
7 科室 绩效结果 200分	20	7.1 科室 病人结果	50	a.当月门诊就诊病人	20	达到去年指标水平并达到医院规定增长幅度得满分,降低1%扣10分,增加1%奖5分	
				b.科室当月住院病人出院数量与上年度比较	30		
		7.2 质量结果	50	a.医疗质量达到要求	30	达到去年指标水平并达到医院规定增长幅度得满分,降低1%扣10分,增加1%奖5分	
				b.当月科室安全与上年度同月比较并达到标准	20		
		7.3 科室 财务结果	100	科室当月医疗利润收入与上年度同月比较并达到规定增长幅度指标	100	达到去年指标水平并达到医院规定增长幅度得满分,降低1%扣10分,增加1%奖5分	
科室		本表定量指标满分			540分	定量指标合计得分	

6.精神性疾病科治疗班护士卓越绩效考评标准(表一)

一级指标 (分值)	权重 %	二级指标		三级指标		得分	考核 方式
		考评内容	分值	绩效考评扣分细则	分值		
1 管理能力 执行能力 100分	10	1.1管理能力 执行能力	80	a.工作与管理能力、同事之间团结	10		定性
				b.医护核心制度与相关规定执行力	70		定量
		1.2 工作计划	20	a.执行护理发展规划,月度工作计划	10		定量
				b.上班尊重劳动纪律,尽职尽责	10		定性
2 过程控制 工作数量 工作质量 工作效率 440分	44	2.1 工作流程	40	a.护理工作流程参加各种护理值班	20		定量
				b.按时参加各种会议上报数据正确	20		定量
		2.2 工作数量	140	a.承担质量管理职责胜任护理班次	30		定量
				b.随医师查房,负责处理医嘱	40		定量
				c."三基"考试、临床护理技术操作考核	20		定量
				d.掌握常规抢救仪器使用方法	30		定量
				e.履行科室绩效考核与管理职责	20		定量
		2.3 工作质量	140	a.基础、专科、责任护理落实	20		定量
				b.正确实施患者治疗时间	10		定性
				c.针对技术操作应急预案的执行	20		定量
				d.执行预防患者跌倒坠床压疮制度	20		定性
				e.负责长期与短期医嘱的治疗工作	50		定性
				f.执行护理管理目标与质量控制	20		定量
		2.4 工作效率	120	a.护理文件书写符合标准	30		定性
				b.带教护理实习、进修生	10		定性
				c.按照规定执行查对制度	30		定性
				d.护理日常质量管理落实并记录	30		定性
				e.处理问题考虑全面遵循伦理原则	20		定性
3 论文科研 50分	5	论文科研 业务技术	50	a.发表论文与护理科研符合规定	20		定性
				b.带教实习生与学习培训	20		定性
				c.本人专科护理理论与技术水平	10		定性
4 职业道德 40分	4	4.1职业素质	10	关心同事、自觉合作、乐于助人	10		定性
		4.2 问题解决	30	a.处理患者和家属的相关问题	20		定性
				b.在护理学科建设中的作用	10		定性
5 社会责任 50分	5	5.1 社会责任	30	a.参加公益活动愿意承担额外工作	10		定性
				b.手卫生院感消毒隔离废物处理	20		定量
		5.2指导工作	20	参加患者抢救、指导护士技术操作	20		定量
6 满意测评 持续改进 120分	12	6.1满意度 健康指导	80	a.门诊病人住院患者满意度	70		定性
				b.患者健康与出院指导制度与流程	10		定性
		6.2本科满意	20	本科室员工的满意度	20		定性
		6.3持续改进	20	针对问题缺陷有持续改进计划	20		定性
7 科室 绩效结果 200分	20	7.1 病人结果	50	a.科室当月门诊急诊就诊病人量	20		定量
				b.科室当月住院病人出院量	30		定量
		7.2 质量结果	50	a.当月科室质量达到要求	30		定量
				b.当月科室安全无事故	20		定量
		7.3财务结果	100	当月医疗利润较上年度同月比较	100		定量
满分	1000分	定性指标得分		定量指标得分		最后得分	

6.1 精神性疾病科治疗班护士卓越绩效考评定性标准(表二)

被考评者姓名		岗位			部门			
	职能部门领导·定性指标·满意度测评内容		本项满分	测评方式	满意度测评等级			
一级指标	三级定性指标内容测评		本项满分	测评方式	卓越	优秀	良好	一般	得分
1 管理能力 20分	1.1 a.工作管理能力、同事之间团结		10	定性		10	8	6	
	1.2 d.上班尊重劳动纪律、尽职尽责		10	定性					
	奖罚细则:上班不接收快递包裹、发现接收一次扣5分,上班时带熟人检查、看病一次扣5分,上班干私活吃零食一次扣5分,进入病房治疗关手机一次不关扣5分,上班上网、玩手机微信查资料打游戏发现一次扣10分,上班相互闲扯一次扣5分								
2 过程控制 工作数量 工作质量 工作效率 200分	2.3 b.正确实施患者治疗时间		10	定性					
	奖罚细则:输液推迟2小时、注射推迟2小时、口服药推迟2小时,一人次扣5分								
	2.3 d.患者预防跌倒坠床压疮制度		20	定性					
	扣罚细则:有预防患者跌倒、坠床、压疮制度和高危患者跌倒、坠床、压疮风险评估,有患者跌倒、坠床、压疮处理流程。符合要求制度、流程、评估,少一项扣10分								
	2.3 e.负责长期短期医嘱的治疗工作		50	定性	错误一次扣5分				
	2.4 a.护理文件书写符合标准		30	定性	一处不符合标准扣5分				
	2.4 b.带教护理实习、进修生		10	定性					
	奖罚细则:带教护理实习、进修生,担任护理带教实习、进修生工作,符合医院的业务与技术管理规定的相关要求,少带一名实习、进修生扣5分								
	2.4 c.协助处理病人和家属的问题		30	定性					
	奖罚细则:协助处理病人和家属的问题,符合医院的业务与技术管理规定的相关要求,因处理不及时扣5分,处理结果问题严重病人意见大扣20分								
	2.4 d.护理日常质量管理落实并记录		30	定性					
	奖罚细则:护理日常质量管理落实并有记录,不落实扣10分,少一次记录扣5分								
	2.4 e 处理问题考虑全面遵循伦理原则		20	定性		20	16	12	
3 论文科研 50分	3.a.发表论文与护理科研符合规定		20	定性		20	16	12	
	3.b.带教实习生与学习培训		20	定性		20	16	12	
	3.c.本人专科护理理论与技术水平		10	定性		10	8	6	
4 职业道德 40分	4.1 关心同事、自觉合作、乐于助人		10	定性		10	8	6	
	4.2 a.处理患者和家属的相关问题		20	定性		20	16	12	
	4.2 b.在护理学科建设中的作用		10	定性		10	8	6	
5 社会责任 10分	5.2 a.参加公益活动,承担额外工作		10	定性					
	奖罚细则:参加公益活动符合规定要求、少一次扣5分,没有承担额外工作扣5分								
6 满意测评 持续改进 120分	6.1 a.门诊病人住院患者满意度		70	定性		70	56	42	
	6.1 b.患者健康与出院指导制度流程		10	定性					
	奖罚细则:无患者健康与出院指导制度、流程,少执行一项扣5分								
	6.2 本科室员工的满意度		20	定性		20	16	12	
	6.3 针对问题缺陷有持续改进计划		20	定性					
	扣罚细则:科室每月针对护理治疗、特色护理、护理质量、护理查房、用药、值班,疫情报告、登记、自查、门诊、抢救室设置、病人就诊流程等问题与缺陷和投诉及纠纷处理符合要求,有持续改进计划、事实、流程、措施、效果,少一个环节扣5分								
科室			本表定性指标满分	440分	定性指标最后得分				

6.2 精神性疾病科治疗班护士卓越绩效考评定量标准(表三)

一级指标 (分值)	权重 %	二级指标		三级指标		绩效考评 扣分细则	得分
		考评内容	分值	考评内容	分值		
1 管理能力 执行能力 80分	8	1.1 执行能力	70	b.医护核心制度与相关规定执行力符合要求	70	核心制度一项不执行扣10分,其他不执行扣5分	
		1.2 规划计划	10	a.执行科室护理发展规划、月度工作计划	10	执行规划、月度计划满分,少执行一项扣10分	
2 过程控制 工作数量 工作质量 工作效率 240分	24	2.1 工作流程	40	a.执行护理工作流程,参加各种护理值班	20	少执行一项流程扣5分少一次值班扣5分。会议迟到或早退一次扣5分缺席一次扣10分。上报各种数据,推迟一天扣5分,上报数据不准确一次扣5分	
				b.按时按规定参加各种会议,按时按照规定上报负责的数据工作,并保证上报数据正确	20		
		2.2 工作数量	140	a.承担质量管理职责,胜任护理各种班次	30	不履行质量管理小组职责扣5分。少参加一次查房扣5分处理医嘱错误一次扣10分。技术操作考试不及格一次扣10分。不能掌握抢救仪器操作并指导护士扣5分。没有承担实施绩效考核扣10分,考核结果不与工资挂钩扣10分	
				b.负责执行科室所有医师开写的医嘱符合要求	40		
				c.参加"三基"考试、临床护理技术操作考核	20		
				d.掌握常规抢救仪器使用方法符合规定要求	30		
				e.履行绩效考核职责	20		
		2.3 工作质量	60	a.执行基础护理、专科护理、责任护理落实	20	基础、专科、责任护理不落实到每一个护士,责任少一人次病人扣5分。应急预案执行不到位扣5分,影响工作扣10分。不执行护理管理目标及无护理质量控制与管理流程扣10分,不落实到位扣10分	
				c.针对护理技术操作应急预案的管理与执行	20		
				f.执行本科室制定的护理管理目标及护理质量实施控制与管理的制度、标准和流程	20		
5 社会责任 40分	4	5.1 社会责任	20	b.监督手卫生、院感、消毒、隔离、废物处理	20	手卫生、院感、消毒隔离不落实和不按规定处理医疗废物一次扣5分。抢救、指导一项做不到扣10分	
		5.2 患者抢救	20	参加患者抢救工作、指导护士技术操作	20		
7 科室 绩效结果 200分	20	7.1 科室 病人结果	50	a.当月门诊就诊病人	20	达到去年指标水平并达到医院规定增长幅度得满分,降低1%扣10分,增加1%奖5分	
				b.当月住院病人与上年度同月比并达增长幅度	30		
		7.2 质量结果	50	a.医疗质量达到要求	30	达不到增长标准,降低1%扣10分,增加1%奖5分	
				b.当月科室安全无事故	20		
		7.3 科室 财务结果	100	科室当月医疗利润收入与上年度同月比较并达到规定增长幅度指标	100	达到去年指标水平并达到医院规定增长幅度得满分,降低1%扣10分,增加1%奖5分	
科室		**本表定量指标满分**			**560分**	**定量指标合计得分**	

7.精神性疾病科行政班护士卓越绩效考评标准(表一)

一级指标(分值)	权重%	二级指标		三级指标		得分	考核方式
		考评内容	分值	绩效考评扣分细则	分值		
1 管理能力 执行能力 100分	10	1.1管理能力 执行能力	80	a.工作与管理能力、同事之间团结	20		定性
				b.医护核心制度与相关规定执行力	60		定量
		1.2 工作计划	20	a.执行护理发展规划,月度工作计划	10		定量
				b.上班尊重劳动纪律,尽职尽责	10		定性
2 过程控制 工作数量 工作质量 工作效率 440分	44	2.1 工作流程	40	a.护理工作流程参加各种护理值班	20		定量
				b.按时参加各种会议上报数据正确	20		定量
		2.2 工作数量	140	a.承担质量管理职责胜任护理班次	30		定量
				b.安排当日患者医技检查及结果	40		定量
				c."三基"考试、临床护理技术操作考核	20		定量
				d.掌握常规抢救仪器使用方法	30		定量
				e.履行科室绩效考核与管理职责	20		定量
		2.3 工作质量	140	a.基础、专科、责任护理落实	20		定量
				b.协助护士长护理行政管理	30		定性
				c.针对技术操作应急预案的执行	20		定量
				d.执行预防患者跌倒坠床压疮制度	20		定性
				e.督促检查患者各种治疗落实	30		定性
				f.执行护理管理目标与质量控制	20		定量
		2.4 工作效率	120	a.护理文件书写符合标准	30		定性
				b.强化护理实习、进修生管理	10		定性
				c.督促患者住院出院转科手续办理	30		定性
				d.护理日常质量管理落实并记录	30		定性
				e.处理问题考虑全面遵循伦理原则	20		定性
3 论文科研 50分	5	论文科研 业务技术	50	a.发表论文与护理科研符合规定	20		定性
				b.带教实习生与学习培训	20		定性
				c.本人专科护理理论与技术水平	10		定性
4 职业道德 40分	4	4.1职业素质	10	关心同事、自觉合作、乐于助人	10		定性
		4.2 问题解决	30	a.处理患者和家属的相关问题	20		定性
				b.在护理学科建设中的作用	10		定性
5 社会责任 50分	5	5.1 社会责任	30	a.参加公益活动愿意承担额外工作	10		定性
				b.手卫生院感消毒隔离废物处理	20		定量
		5.2协助工作	20	协助治疗班护士输液、肌注和发药	20		定量
6 满意测评 持续改进 120分	12	6.1满意度 健康指导	80	a.门诊病人住院患者满意度	60		定性
				b.患者健康与出院指导制度与流程	20		定性
		6.2本科满意	20	本科室员工的满意度	20		定性
		6.3持续改进	20	针对问题缺陷有持续改进计划	30		定性
7 科室 绩效结果 200分	20	7.1 病人结果	50	a.科室当月门诊急诊就诊病人量	20		定量
				b.科室当月住院病人出院量	30		定量
		7.2 质量结果	50	a.当月科室质量达到要求	30		定量
				b.当月科室安全无事故	20		定量
		7.3财务结果	100	当月医疗利润较上年度同月比较	100		定量
满分	1000分	定性指标得分		定量指标得分		最后得分	

7.1 精神性疾病科行政班护士卓越绩效考评定性标准(表二)

被考评者姓名		岗位			部门			
职能部门领导·定性指标·满意度测评内容					满意度测评等级			
一级指标	三级定性指标内容测评	本项满分	测评方式	卓越	优秀	良好	一般	得分
1 **管理能力** **30分**	1.1 a. 工作管理能力、同事之间团结	20	定性		20	16	12	
	1.2 d. 上班尊重劳动纪律,尽职尽责	10	定性					
	奖罚细则:上班不接收快递包裹、发现接收一次扣5分,上班时带熟人检查、看病一次扣5分,上班干私活吃零食一次扣5分,进入病房治疗关手机一次不关扣5分,上班上网、玩手机微信查资料打游戏发现一次扣10分,上班相互闲扯一次扣5分							
2 **过程控制** **工作数量** **工作质量** **工作效率** **200分**	2.3 b. 协助护士长护理行政管理	30	定性					
	奖罚细则:协助护士长护理行政管理,协助护士长护理、教学、科研管理,符合医院的业务与技术管理规定的相关要求,一项工作不落实扣5分							
	2.3 d. 患者预防跌倒坠床压疮制度	20	定性					
	扣罚细则:有预防患者跌倒、坠床、压疮制度和高危患者跌倒、坠床、压疮风险评估,有患者跌倒、坠床、压疮处理流程。制度、流程、评估,少一项扣10分							
	2.3 e. 督促检查患者各种治疗落实	30	定性	一项治疗不按时扣5分				
	2.4 a. 护理文件书写符合标准	30	定性	一处不符合标准扣5分				
	2.4 b. 强化护理实习、进修生管理	10	定性					
	奖罚细则:强化护理实习、进修生管理,一名实习、进修生管理不好扣5分							
	2.4 c. 督促患者住院出院转科办理	30	定性					
	奖罚细则:督促患者住院出院转科办理,督促患者住院、出院、转科手续办理,符合医院的业务与技术管理规定的相关要求,一项工作患者有意见扣5分							
	2.4 d. 护理日常质量管理落实并记录	30	定性					
	奖罚细则:护理日常质量管理落实并有记录,不落实扣10分,少一次记录扣5分							
	2.4 e 处理问题考虑全面遵循伦理原则	20	定性		20	16	12	
3 **论文科研** **50分**	3. a. 发表论文与护理科研符合规定	20	定性		20	16	12	
	3. b. 带教实习生与学习培训	20	定性		20	16	12	
	3. c. 本人专科护理理论与技术水平	10	定性		10	8	6	
4 **职业道德** **40分**	4.1 关心同事、自觉合作、乐于助人	10	定性		10	8	6	
	4.2 a. 处理患者和家属的相关问题	20	定性		20	16	12	
	4.2 b. 在护理学科建设中的作用	10	定性		10	8	6	
5 社会责任 **10分**	5.2 a. 参加公益活动,承担额外工作	10	定性					
	奖罚细则:参加公益活动符合规定要求、少一次扣5分,没有承担额外工作扣5分							
6 **满意测评** **持续改进** **120分**	6.1 a. 门诊病人住院患者满意度	60	定性		60	48	36	
	6.1 b. 患者健康与出院指导制度流程	20	定性					
	奖罚细则:无患者健康与出院指导制度、流程,少执行一项扣5分							
	6.2 本科室员工的满意度	20	定性		20	16	12	
	6.3 针对问题缺陷有持续改进计划	20	定性					
	扣罚细则:科室每月针对护理治疗、特色护理、护理质量、护理查房、用药、值班、疫情报告、登记、自查、门诊、抢救室设置、病人就诊流程等问题与缺陷和投诉及纠纷处理符合要求,有持续改进计划、事实、流程、措施、效果,少一个环节扣5分							
科室		本表定性指标满分	450分	定性指标最后得分				

7.2 精神性疾病科行政班护士卓越绩效考评定量标准(表三)

一级指标 (分值)	权重 %	二级指标		三级指标		绩效考评 扣分细则	得分
		考评内容	分值	考评内容	分值		
1 管理能力 执行能力 **70分**	7	1.1 执行能力	60	b.医护核心制度与相关规定执行力符合要求	60	核心制度一项不执行扣10分,其他不执行扣5分	
		1.2 规划计划	10	a.执行科室护理发展规划,月度工作计划	10	执行规划、月度计划满分,少执行一项扣10分	
2 过程控制 工作数量 工作质量 工作效率 **240分**	24	2.1 工作流程	40	a.执行护理工作流程,参加各种护理值班	20	少执行一项流程扣5分少一次值班扣5分。会议迟到或早退一次扣5分缺席一次扣10分。上报各种数据,推迟一天扣5分,上报数据不准确一次扣5分	
				b.按时按规定参加各种会议,按时按照规定上报负责的数据工作,并保证上报数据正确	20		
		2.2 工作数量	140	a.承担质量管理职责,胜任护理各种班次	30	不履行质量管理小组人员兼职职责扣5分。一个患者当日检查不落实一次扣10分。技术操作考试不及格一次扣10分。不能掌握抢救仪器操作并指导护士扣5分。没有承担实施绩效考核扣10分,考核结果不与工资挂钩扣10分	
				b.安排当日患者医技检查及结果符合规定要求	40		
				c.参加"三基"考试、临床护理技术操作考核	20		
				d.掌握常规抢救仪器使用方法符合规定的要求	30		
				e.履行绩效考核职责	20		
		2.3 工作质量	60	a.执行基础、专科、责任护理落实	20	基础、专科、责任护理不落实到每一个护士、责任少一人次病人扣5分。应急预案执行不到位扣5分,影响工作扣10分。不执行护理管理目标及无护理质量控制与管理流程扣10分,不落实到位扣10分	
				c.针对护理技术操作应急预案的管理与执行	20		
				f.执行本科室制定的护理管理目标及护理质量实施控制与管理的制度、标准和流程	20		
5 社会责任 **40分**	4	5.1 社会责任	20	b.监督手卫生、院感、消毒、隔离、废物处理	20	手卫生、院感、消毒隔离不落实和不按规定处理医疗废物一次扣5分。一人次治疗工作不落实扣5分	
		5.2 协助工作	20	协助治疗班护士输液、肌注、发药及相关工作	20		
7 科室 绩效结果 **200分**	20	7.1 科室 病人结果	50	a.当月门诊就诊病人	20	达到去年指标水平并达到医院规定增长幅度得满分,降低1%扣10分,增加1%奖5分	
				b.当月住院病人与上年度同月比并达增长幅度	30		
		7.2 质量结果	50	a.医疗质量达到要求	30	达不到增长标准,降低1%扣10分,增加1%奖5分	
				b.当月科室安全无事故	20		
		7.3 科室 财务结果	100	科室当月医疗利润收入与上年度同月比较并达到规定增长幅度指标	100	达到去年指标水平并达到医院规定增长幅度得满分,降低1%扣10分,增加1%奖5分	
科室			**本表定量指标满分**		**550分**	**定量指标合计得分**	

8. 精神性疾病科医嘱班护士卓越绩效考评标准(表一)

一级指标 (分值)	权重 %	二级指标		三级指标		得分	考核 方式
		考评内容	分值	绩效考评扣分细则	分值		
1 管理能力 执行能力 100分	10	1.1 管理能力 执行能力	80	a. 工作与管理能力、同事之间团结	20		定性
				b. 医护核心制度与相关规定执行力	60		定量
		1.2 工作计划	20	a. 执行护理发展规划,月度工作计划	10		定量
				b. 上班尊重劳动纪律,尽职尽责	10		定性
2 过程控制 工作数量 工作质量 工作效率 440分	44	2.1 工作流程	40	a. 护理工作流程参加各种护理值班	20		定量
				b. 按时参加各种会议上报数据正确	20		定量
		2.2 工作数量	140	a. 承担质量管理职责胜任护理班次	30		定量
				b. 通知医生患者欠费名单	30		定量
				c. "三基"考试、临床护理技术操作考核	30		定量
				d. 掌握常规抢救仪器使用方法	30		定量
				e. 履行科室绩效考核与管理职责	20		定量
		2.3 工作质量	140	a. 基础、专科、责任护理落实	20		定量
				b. 护士长不在时代理处理日常工作	30		定性
				c. 针对技术操作应急预案的执行	20		定量
				d. 执行预防患者跌倒坠床压疮制度	20		定性
				e. 按时、准确转抄医嘱	30		定性
				f. 执行护理管理目标与质量控制	20		定量
		2.4 工作效率	120	a. 护理文件书写符合标准	30		定性
				b. 核对医嘱转抄各种治疗卡并签字	30		定性
				c. 督促患者住院出院转科手续办理	20		定性
				d. 核对电脑记账与相关部门沟通	20		定性
				e. 处理问题考虑全面遵循伦理原则	20		定性
3 论文科研 50分	5	论文科研 业务技术	50	a. 发表论文与护理科研符合规定	20		定性
				b. 带教实习生与学习培训	20		定性
				c. 本人专科护理理论与技术水平	10		定性
4 职业道德 40分	4	4.1 职业素质	10	关心同事、自觉合作、乐于助人	10		定性
		4.2 问题解决	30	a. 处理患者和家属的相关问题	20		定性
				b. 在护理学科建设中的作用	10		定性
5 社会责任 50分	5	5.1 社会责任	30	a. 参加公益活动愿意承担额外工作	10		定性
				b. 手卫生院感消毒隔离废物处理	20		定量
		5.2 整理病历	20	整理出院病历、正确排序与装订	20		定量
6 满意测评 持续改进 120分	12	6.1 满意度 健康指导	80	a. 门诊病人住院患者满意度	60		定性
				b. 患者健康与出院指导制度与流程	20		定性
		6.2 本科满意	20	本科室员工的满意度	20		定性
		6.3 持续改进	20	针对问题缺陷有持续改进计划	20		定性
7 科室 绩效结果 200分	20	7.1 病人结果	50	a. 科室当月门诊急诊就诊病人量	20		定量
				b. 科室当月住院病人出院量	30		定量
		7.2 质量结果	50	a. 当月科室质量达到要求	30		定量
				b. 当月科室安全无事故	20		定量
		7.3 财务结果	100	当月医疗利润较上年度同月比较	100		定量
满分	**1000分**	定性指标得分		定量指标得分		最后得分	

8.1 精神性疾病科医嘱班护士卓越绩效考评定性标准(表二)

被考评者姓名		岗位			部门				
职能部门领导·定性指标·满意度测评内容					满意度测评等级				
一级指标	三级定性指标内容测评	本项满分	测评方式		卓越	优秀	良好	一般	得分
1 管理能力 30分	1.1 a. 工作管理能力、同事之间团结	20	定性			20	16	12	
	1.2 d. 上班尊重劳动纪律、尽职尽责	10	定性						
	奖罚细则:上班不接收快递包裹、发现接收一次扣5分,上班时带熟人检查、看病一次扣5分,上班干私活吃零食一次扣5分,进入病房治疗关手机一次不关扣5分,上班上网、玩手机微信查资料打游戏发现一次扣10分,上班相互闲扯一次扣5分								
2 过程控制 工作数量 工作质量 工作效率 200分	2.3 b. 护士长不在代理处理日常工作	30	定性						
	奖罚细则:护士长不在时代理处理日常工作符合规定要求,一项工作不落实扣5分								
	2.3 d. 患者预防跌倒坠床压疮制度	20	定性						
	扣罚细则:有预防患者跌倒、坠床、压疮制度和高危患者跌倒、坠床、压疮风险评估,有患者跌倒、坠床、压疮处理流程符合要求。制度、流程、评估,少一项扣10分								
	2.3 e. 按时、准确转抄医嘱	30	定性		一条医嘱不准确扣5分				
	2.4 a. 护理文件书写符合标准	30	定性		一处不符合标准扣5分				
	2.4 b. 核对医嘱转抄治疗本卡并签字	30	定性						
	奖罚细则:核对医嘱转抄各种治疗卡并签字,差错一处扣5分,一次不签字扣5分								
	2.4 c. 督促患者住院出院转科办理	20	定性						
	奖罚细则:督促患者住院、出院、转科手续办理,一项工作患者有意见扣5分								
	2.4 d. 核对电脑记账与相关部门沟通	20	定性						
	奖罚细则:核对电脑记账与相关部门沟通,核对医嘱、电脑记账、建立必要台账并与相关部门沟通,符合医院的业务与技术管理规定的相关要求,差错一次扣5分								
	2.4 e 处理问题考虑全面遵循伦理原则	20	定性			20	16	12	
3 论文科研 50分	3. a. 发表论文与护理科研符合规定	20	定性			20	16	12	
	3. b. 带教实习生与学习培训	20	定性			20	16	12	
	3. c. 本人专科护理理论与技术水平	10	定性			10	8	6	
4 职业道德 40分	4.1 关心同事、自觉合作、乐于助人	10	定性			10	8	6	
	4.2 a. 处理患者和家属的相关问题	20	定性			20	16	12	
	4.2 b. 在护理学科建设中的作用	10	定性			10	8	6	
5 社会责任 10分	5.2 a. 参加公益活动,承担额外工作	10	定性						
	奖罚细则:参加公益活动,承担额外工作,参加公益活动符合医院的业务与技术管理规定的相关要求,少一次扣5分,没有承担额外工作扣5分								
6 满意测评 持续改进 120分	6.1 a. 门诊病人住院患者满意度	60	定性			60	48	36	
	6.1 b. 患者健康与出院指导制度流程	20	定性						
	奖罚细则:无患者健康与出院指导制度、流程,少执行一项扣5分								
	6.2 本科室员工的满意度	20	定性			20	16	12	
	6.3 针对问题缺陷有持续改进计划	20	定性						
	扣罚细则:科室每月针对护理存治疗、特色护理、护理质量、护理查房、用药、值班、疫情报告、登记、自查、门诊、抢救室设置、病人就诊流程等问题与缺陷和投诉及纠纷处理符合要求,有持续改进计划、事实、流程、措施、效果,少一个环节扣5分								
科室		本表定性指标满分	450分		定性指标最后得分				

8.2 精神性疾病科医嘱班护士卓越绩效考评定量标准(表三)

一级指标 （分值）	权重 %	二级指标		三级指标		绩效考评 扣分细则	得分
		考评内容	分值	考评内容	分值		
1 管理能力 执行能力 **70 分**	7	1.1 执行能力	60	b.医护核心制度与相关规定执行力符合要求	60	核心制度一项不执行扣 10 分，其他不执行扣 5 分	
		1.2 规划计划	10	a.执行科室护理发展规划,月度工作计划	10	执行规划、月度计划满分,少执行一项扣 10 分	
2 过程控制 工作数量 工作质量 工作效率 **240 分**	24	2.1 工作流程	40	a.执行护理工作流程,参加各种护理值班	20	少执行一项流程扣 5 分少一次值班扣 5 分。会议迟到或早退一次扣 5 分缺席一次扣 10 分。上报各种数据,推迟一天扣 5 分,上报数据不准确一次扣 5 分	
				b.按时按规定参加各种会议,按时按照规定上报负责的数据工作,并保证上报数据正确	20		
		2.2 工作数量	140	a.承担质量管理职责,胜任护理各种班次	30	不履行质量管理小组人员兼职职责扣 5 分。因为及时通知,欠费影响治疗一次扣 10 分。技术操作考试不及格一次扣 10 分。不能掌握抢救仪器操作并指导护士扣 5 分。没有承担实施绩效考核扣 10 分,考核结果不与工资挂钩扣 10 分	
				b.通知相关医生患者欠费名单符合规定要求	30		
				c.参加"三基"考试、临床护理技术操作考核	20		
				d.掌握常规抢救仪器使用方法符合规定要求	30		
				e.履行绩效考核职责	30		
		2.3 工作质量	60	a.执行基础、专科、责任护理落实	20	基础、专科、责任护理不落实到每一个护士、责任少一人次病人扣 5 分。应急预案执行不到位扣 5 分,影响工作扣 10 分。不执行护理管理目标及无护理质量控制与管理流程扣 10 分,不落实到位扣 10 分	
				c.针对护理技术操作应急预案的管理与执行	20		
				f.执行本科室制定的护理管理目标及护理质量实施控制与管理的制度、标准和流程	20		
5 社会责任 **40 分**	4	5.1 社会责任	20	b.监督手卫生、院感、消毒、隔离、废物处理	20	手卫生、院感、消毒隔离不落实和不按规定处理医疗废物一次扣 5 分。一份病历发生差错扣 5 分	
		5.2 整理病历	20	整理出院病历、正确排序与装订符合规定要求	20		
7 科室 绩效结果 **200 分**	20	7.1 科室 病人结果	50	a.当月门诊就诊病人	20	达到去年指标水平并达到医院规定增长幅度得满分,降低 1% 扣 10 分,增加 1% 奖 5 分	
				b.当月住院病人与上年度同月比并达增长幅度	30		
		7.2 质量结果	50	a.医疗质量达到要求	30	达不到增长标准,降低 1% 扣 10 分,增加 1% 奖 5 分	
				b.当月科室安全无事故	20		
		7.3 科室 财务结果	100	科室当月医疗利润收入与上年度同月比较并达到规定增长幅度指标	100	达到去年指标水平并达到医院规定增长幅度得满分,降低 1% 扣 10 分,增加 1% 奖 5 分	
科室				本表定量指标满分	550 分	定量指标合计得分	

9.精神性疾病科责任班护士卓越绩效考评标准(表一)

一级指标 (分值)	权重 %	二级指标		三级指标		得分	考核 方式
		考评内容	分值	绩效考评扣分细则	分值		
1 管理能力 执行能力 100分	10	1.1管理能力 执行能力	70	a.工作与管理能力、同事之间团结	10		定性
				b.医护核心制度与相关规定执行力	60		定量
		1.2 工作计划	30	a.执行护理发展规划,月度工作计划	10		定量
				b.上班尊重劳动纪律,尽职尽责	20		定性
2 过程控制 工作数量 工作质量 工作效率 440分	44	2.1 工作流程	40	a.护理工作流程参加各种护理值班	20		定量
				b.按时参加各种会议上报数据正确	20		定量
		2.2 工作数量	140	a.承担质量管理职责胜任护理班次	30		定量
				b.跟随医生查房、了解护理重点	30		定量
				c.“三基”考试、临床护理技术操作考核	30		定量
				d.掌握常规抢救仪器使用方法	30		定量
				e.履行科室绩效考核与管理职责	20		定量
		2.3 工作质量	140	a.基础、专科、责任护理落实	20		定量
				b.负责患者各种管道的管理与计量	30		定性
				c.针对技术操作应急预案的执行	20		定量
				d.执行预防患者跌倒坠床压疮制度	20		定性
				e.巡视病房,负责更换输液瓶	30		定性
				f.执行护理管理目标与质量控制	20		定量
		2.4 工作效率	120	a.护理文件书写符合标准	30		定性
				b.检查早班治疗护理落实情况	30		定性
				c.督促患者住院出院转科手续办理	20		定性
				d.抢救药品的检查补充与管理	20		定性
				e.处理问题考虑全面遵循伦理原则	20		定性
3 论文科研 50分	5	论文科研 业务技术	50	a.发表论文与护理科研符合规定	20		定性
				b.带教实习生与学习培训	20		定性
				c.本人专科护理理论与技术水平	10		定性
4 职业道德 40分	4	4.1职业素质	10	关心同事、自觉合作、乐于助人	10		定性
		4.2 问题解决	30	a.处理患者和家属的相关问题	20		定性
				b.在护理学科建设中的作用	10		定性
5 社会责任 50分	5	5.1 社会责任	30	a.参加公益活动愿意承担额外工作	10		定性
				b.手卫生院感消毒隔离废物处理	20		定量
		5.2整理病历	20	护理病历记录,粘贴化验单	20		定量
6 满意测评 持续改进 120分	12	6.1满意度 健康指导	80	a.门诊病人住院患者满意度	60		定性
				b.患者健康与出院指导制度与流程	20		定性
		6.2本科满意	20	本科室员工的满意度	20		定性
		6.3持续改进	20	针对问题缺陷有持续改进计划	20		定性
7 科室 绩效结果 200分	20	7.1 病人结果	50	a.科室当月门诊急诊就诊病人量	20		定量
				b.科室当月住院病人出院量	30		定量
		7.2 质量结果	50	a.当月科室质量达到要求	30		定量
				b.当月科室安全无事故	20		定量
		7.3财务结果	100	当月医疗利润较上年度同月比较	100		定量
满分	1000分	定性指标得分		定量指标得分		最后得分	

9.1 精神性疾病科责任班护士卓越绩效考评定性标准(表二)

被考评者姓名		岗位			部门			
职能部门领导·定性指标·满意度测评内容					满意度测评等级			
一级指标	三级定性指标内容测评	本项满分	测评方式	卓越	优秀	良好	一般	得分
1 **管理能力** **30分**	1.1 a.工作管理能力、同事之间团结	10	定性		10	8	6	
	1.2 d.上班尊重劳动纪律、尽职尽责	20	定性					
	奖罚细则:上班不接收快递包裹、发现接收一次扣5分,上班时带熟人检查、看病一次扣5分,上班干私活吃零食一次扣5分,进入病房治疗关手机一次不关扣5分,上班上网、玩手机微信查资料打游戏发现一次扣10分,上班相互闲扯一次扣5分							
2 **过程控制** **工作数量** **工作质量** **工作效率** **200分**	2.3 b.负责患者各种管道管理与计量	30	定性					
	奖罚细则:输液推迟2小时、注射推迟2小时、口服药推迟2小时,一人次扣5分							
	2.3 d.患者预防跌倒坠床压疮制度	20	定性					
	扣罚细则:有预防患者跌倒、坠床、压疮制度和高危患者跌倒、坠床、压疮风险评估,有患者跌倒、坠床、压疮处理流程。符合要求制度、流程、评估,少一项扣10分							
	2.3 e.巡视病房,负责更换输液瓶	30	定性		一次更换不及时扣5分			
	2.4 a.护理文件书写符合标准	30	定性		一处不符合标准扣5分			
	2.4 b.检查早班治疗护理落实情况	30	定性					
	奖罚细则:检查早班治疗护理落实情况,差错一处扣5分,不落实一次扣5分							
	2.4 c.督促患者住院出院转科办理	20	定性					
	奖罚细则:督促患者住院、出院、转科手续办理,一项工作患者有意见扣5分							
	2.4 d.抢救药品的检查补充与管理	20	定性					
	奖罚细则:抢救药品的检查补充与管理符合医院的业务与技术管理规定的相关要求,抢救药品的检查补充与管理不好,差错一次、一项扣5分							
	2.4 e 处理问题考虑全面遵循伦理原则	20	定性		20	16	12	
3 **论文科研** **50分**	3.a.发表论文与护理科研符合规定	20	定性		20	16	12	
	3.b.带教实习生与学习培训	20	定性		20	16	12	
	3.c.本人专科护理理论与技术水平	10	定性		10	8	6	
4 **职业道德** **40分**	4.1 关心同事、自觉合作、乐于助人	10	定性		10	8	6	
	4.2 a.处理患者和家属的相关问题	20	定性		20	16	12	
	4.2 b.在护理学科建设中的作用	10	定性		10	8	6	
5 **社会责任** **10分**	5.2 a.参加公益活动,承担额外工作	10	定性					
	奖罚细则:参加公益活动,承担额外工作,参加公益活动符合医院的业务与技术管理规定的相关要求,少一次扣5分,没有承担额外工作扣5分							
6 **满意测评** **持续改进** **120分**	6.1 a.门诊病人住院患者满意度	60	定性		60	48	36	
	6.1 b.患者健康与出院指导制度流程	20	定性					
	奖罚细则:无患者健康与出院指导制度、流程,少执行一项扣5分							
	6.2 本科室员工的满意度	20	定性		20	16	12	
	6.3 针对问题缺陷有持续改进计划	20	定性					
	扣罚细则:科室每月针对护理治疗、特色护理、护理质量、护理查房、用药、值班、疫情报告、登记、自查、门诊、抢救室设置、病人就诊流程等问题与缺陷和投诉及纠纷处理符合要求,有持续改进计划、事实、流程、措施、效果,少一个环节扣5分							
科室		本表定性指标满分	450分	定性指标最后得分				

9.2 精神性疾病科责任班护士卓越绩效考评定量标准(表三)

一级指标 (分值)	权重 %	二级指标		三级指标		绩效考评 扣分细则	得分
		考评内容	分值	考评内容	分值		
1 管理能力 执行能力 **70分**	7	1.1 执行能力	60	b.医护核心制度与相关规定执行力符合要求	60	核心制度一项不执行扣10分,其他不执行扣5分	
		1.2 规划计划	10	a.执行科室护理发展规划,月度工作计划	10	执行规划、月度计划满分,少执行一项扣10分	
2 过程控制 工作数量 工作质量 工作效率 **240分**	24	2.1 工作流程	40	a.执行护理工作流程,参加各种护理值班	20	少执行一项流程扣5分少一次值班扣5分。会议迟到或早退一次扣5分缺席一次扣10分。上报各种数据,推迟一天扣5分,上报数据不准确一次扣5分	
				b.按时按规定参加各种会议,按时按照规定上报负责的数据工作,并保证上报数据正确	20		
		2.2 工作数量	140	a.承担质量管理职责,胜任护理各种班次	30	不履行质量管理人员兼职职责扣5分。少一次查房扣5分,不清楚护理重点扣5分。技术操作考试不及格一次扣10分。不能掌握抢救仪器操作并指导护士扣5分。没有承担实施绩效考核扣10分,考核结果不与工资挂钩扣10分	
				b.跟随医生查房、了解护理重点符合规定要求	30		
				c.参加"三基"考试、临床护理技术操作考核	20		
				d.掌握常规抢救仪器使用方法符合规定要求	30		
				e.履行绩效考核职责	30		
		2.3 工作质量	60	a.执行基础、专科、责任护理落实	20	基础、专科、责任护理不落实到每一个护士,责任少一人次病人扣5分。应急预案执行不到位扣5分,影响工作扣10分。不执行护理管理目标及无护理质量控制与管理流程扣10分,不落实到位扣10分	
				c.针对护理技术操作应急预案的管理与执行	20		
				f.执行本科室制定的护理管理目标及护理质量实施控制与管理的制度、标准和流程	20		
5 社会责任 消毒隔离 **40分**	4	5.1 社会责任	20	b.监督手卫生、院感、消毒、隔离、废物处理	20	手卫生院感消毒隔离废物处理不按规定落实一次扣5分。病历记录差错扣5分,粘贴化验单差错扣5分	
		5.2 整理病历	20	护理病历记录按时,当日粘贴患者化验单结果	20		
7 科室 绩效结果 **200分**	20	7.1 科室 病人结果	50	a.当月门诊就诊病人	20	达到去年指标水平并达到医院规定增长幅度得满分,降低1%扣10分,增加1%奖5分	
				b.当月住院病人与上年度同月比并达增长幅度	30		
		7.2 质量结果	50	a.医疗质量达到要求	20	达不到增长标准,降低1%扣10分,增加1%奖5分	
				b.当月科室安全无事故	20		
		7.3 科室 财务结果	100	科室当月医疗利润收入与上年度同月比较并达到规定增长幅度指标	100	达到去年指标水平并达到医院规定增长幅度得满分,降低1%扣10分,增加1%奖5分	
科室		本表定量指标满分			**550 分**	定量指标合计得分	

10.精神性疾病科优质护理责任组长卓越绩效考评标准(表一)

一级指标 (分值)	权重 %	二级指标 考评内容	分值	三级指标 绩效考评扣分细则	分值	得分	考核 方式
1 管理能力 执行能力 100分	10	1.1管理能力 执行能力	70	a.工作与管理能力、同事之间团结	10		定性
				b.医护核心制度与相关规定执行力	60		定量
		1.2 工作计划	30	a.执行护理发展规划、月度工作计划	10		定量
				b.上班尊重劳动纪律,尽职尽责	20		定性
2 过程控制 工作数量 工作质量 工作效率 440分	44	2.1 工作流程	40	a.掌握本组患者病情与护理重点	30		定量
				b.按时参加各种会议上报数据正确	10		定量
		2.2 工作数量	140	a.承担质量管理职责并能够胜任	20		定量
				b.负责全面协调本组治疗及护理	40		定量
				c.“三基”考试、临床护理技术操作考核	20		定量
				d.掌握护理质控制度标准流程	40		定量
				e.履行科室绩效考核与管理职责	20		定量
		2.3 工作质量	140	a.基础、专科、责任护理落实	20		定量
				b.协助护士长检查急救物品器械	20		定性
				c.针对技术操作应急预案的执行	20		定量
				d.执行预防患者跌倒坠床压疮制度	10		定性
				e.参加本组危重病人抢救与护理	40		定性
				f.执行护理管理目标与质量控制	30		定量
		2.4 工作效率	120	a.护理文件书写符合标准	20		定性
				b.随医师查房、掌握患者护理重点	20		定性
				c.每月进行本组质控检查并总结	30		定性
				d.掌握护理质控的工具与方法	30		定性
				e.处理问题考虑全面遵循伦理原则	20		定性
3 论文科研 50分	5	论文科研 业务技术	50	a.发表论文与护理科研符合规定	20		定性
				b.带教实习生与学习培训	20		定性
				c.本人专科护理理论与技术水平	10		定性
4 职业道德 40分	4	4.1职业素质	10	关心同事、自觉合作、乐于助人	10		定性
		4.2 问题解决	30	a.处理患者和家属的相关问题	20		定性
				b.在护理学科建设中的作用	10		定性
5 社会责任 50分	5	5.1 社会责任	30	a.参加公益活动愿意承担额外工作	10		定性
				b.手卫生、院感、消毒隔离、废物处理	20		定量
		5.2工作责任	20	工作主动性、积极性、责任心	20		定量
6 满意测评 持续改进 120分	12	6.1满意度 健康指导	80	a.门诊病人住院患者满意度	60		定性
				b.患者健康与出院指导制度与流程	20		定性
		6.2本科满意	20	本科室员工的满意度	20		定性
		6.3持续改进	20	针对问题缺陷有持续改进计划	20		定性
7 科室 绩效结果 200分	20	7.1 病人结果	50	a.科室当月门诊急诊就诊病人量	20		定量
				b.科室当月住院病人出院量	30		定量
		7.2 质量结果	50	a.当月科室质量达到要求	30		定量
				b.当月科室安全无事故	20		定量
		7.3财务结果	100	当月医疗利润较上年度同月比较	100		定量
满分	**1000分**	**定性指标得分**		**定量指标得分**		**最后得分**	

10.1 精神性疾病科优质护理责任组长卓越绩效考评定性标准(表二)

被考评者姓名		岗位				部门			
职能部门领导·定性指标·满意度测评内容					满意度测评等级				
一级指标	三级定性指标内容测评		本项满分	测评方式	卓越	优秀	良好	一般	得分
1 **管理能力** **30分**	1.1 a.工作管理能力、同事之间团结		10	定性		10	8	6	
	1.2 d.上班尊重劳动纪律,尽职尽责		20	定性					
	奖罚细则:上班不接收快递包裹、发现接收一次扣5分,上班时带熟人检查、看病一次扣5分,上班干私活吃零食一次扣5分,进入病房治疗关手机一次不关扣5分,上班上网、玩手机微信查资料打游戏发现一次扣10分,上班相互闲扯一次扣5分								
2 **过程控制** **工作数量** **工作质量** **工作效率** **190分**	2.3 b.协助护士长检查急救物品器械		20	定性					
	奖罚细则:协助护士长检查急救物品器械,协助护士长检查急救物品、器械及相关抢救设备,符合医院的业务与技术管理规定的相关要求,差错一次扣10分								
	2.3 d.患者预防跌倒坠床压疮制度		10	定性					
	扣罚细则:有预防患者跌倒、坠床、压疮制度和高危患者跌倒、坠床、压疮风险评估,有患者跌倒、坠床、压疮处理流程。符合要求,制度、流程、评估,少一项扣10分								
	2.3 e.参加本组危重病人抢救与护理		40	定性	没有参加一例扣5分				
	2.4 a.护理文件书写符合标准		20	定性	一处不符合标准扣5分				
	2.4 b.随医师查房掌握患者护理重点		20	定性					
	奖罚细则:随医师查房掌握护理重点,少一次查房扣5分,不掌握护理重点扣5分								
	2.4 c.每月进行本组质控检查并总结		30	定性					
	奖罚细则:每月科室质控检查并有总结,符合业务技术管理要求,无总结扣10分								
	2.4 d.掌握护理质控的工具与方法		30	定性					
	奖罚细则:掌握护理质控的工具与方法,符合要求,不能够正确应用一次扣5分								
	2.4 e 处理问题考虑全面遵循伦理原则		20	定性		20	16	12	
3 **论文科研** **50分**	3. a.发表论文与护理科研符合规定		20	定性		20	16	12	
	3. b.带教实习生与学习培训		20	定性		20	16	12	
	3. c.本人专科护理理论与技术水平		10	定性		10	8	6	
4 **职业道德** **40分**	4.1 关心同事、自觉合作、乐于助人		10	定性		10	8	6	
	4.2 a.处理患者和家属的相关问题		20	定性		20	16	12	
	4.2 b.在护理学科建设中的作用		10	定性		10	8	6	
5 **社会责任** **10分**	5.2 a.参加公益活动,承担额外工作		10	定性					
	奖罚细则:参加公益活动,承担额外工作,参加公益活动符合医院的业务与技术管理规定的相关要求,少一次扣5分,没有承担额外工作扣5分								
6 **满意测评** **持续改进** **120分**	6.1 a.门诊病人住院患者满意度		60	定性		60	48	36	
	6.1 b.患者健康与出院指导制度流程		20	定性					
	奖罚细则:无患者健康与出院指导制度、流程,符合规定要求,少执行一项扣5分								
	6.2 本科室员工的满意度		20	定性		20	16	12	
	6.3 针对问题缺陷有持续改进计划		20	定性					
	扣罚细则:科室每月针对护理治疗、特色护理、护理质量、护理查房、用药、值班、疫情报告、登记、自查、门诊、抢救室设置、病人就诊流程等问题与缺陷和投诉及纠纷,符合规定要求,有持续改进计划、事实、流程、措施、效果,少一个环节扣5分								
科室		本表定性指标满分		**440分**		定性指标最后得分			

10.2 精神性疾病科优质护理责任组长卓越绩效考评定量标准(表三)

一级指标 (分值)	权重 %	二级指标		三级指标		绩效考评 扣分细则	得分
		考评内容	分值	考评内容	分值		
1 管理能力 执行能力 70分	7	1.1 执行能力	60	b.医护核心制度与相关规定执行力符合要求	60	核心制度一项不执行扣10分,其他不执行扣5分	
		1.2 规划计划	10	a.执行科室护理发展规划,月度工作计划	10	执行规划、月度计划满分,少执行一项扣10分	
2 过程控制 工作数量 工作质量 工作效率 250分	25	2.1 工作流程	40	a.掌握本组患者病情与护理重点符合规定要求	20	不掌握本组患者病情与护理重点扣5分。会议迟到或早退一次扣5分缺席一次扣10分。上报各种数据,推迟一天扣5分,上报数据不准确一次扣5分	
				b.按时按规定参加各种会议,按时按照规定上报负责的数据工作,并保证上报数据正确	20		
		2.2 工作数量	140	a.承担质量管理职责并能够胜任符合规定要求	30	不履行质量管理人员兼职职责扣5分。不能够全面协调本组治疗及护理扣5分。技术操作考试不及格一次扣10分。不掌握护理质控制度、标准与流程扣5分。没有承担实施绩效考核扣10分,考核结果不与工资挂钩扣10分	
				b.负责全面协调本组治疗及护理符合规定要求	30		
				c.参加"三基"考试、临床护理技术操作考核	20		
				d.掌握护理质控制度、标准流程符合规定要求	30		
				e.履行绩效考核职责	30		
		2.3 工作质量	70	a.执行基础、专科、责任护理落实	20	基础、专科、责任护理不落实到每一个护士,责任少一人次病人扣5分。应急预案执行不到位扣5分,影响工作扣10分。不执行护理管理目标及无护理质量控制与管理流程扣10分,不落实到位扣10分	
				c.针对护理技术操作应急预案的管理与执行	20		
				f.执行本科室制定的护理管理目标及护理质量实施控制与管理的制度、标准和流程	30		
5 社会责任 消毒隔离 40分	4	5.1 社会责任	20	b.监督手卫生、院感、消毒、隔离、废物处理	20	手卫生院感消毒隔离废物处理不按规定落实一次扣5分。工作主动性、积极性和责任心不强扣10分	
		5.2 工作责任	20	工作主动性、积极性、责任心,符合规定要求	20		
7 科室 绩效结果 200分	20	7.1 科室 病人结果	50	a.当月门诊就诊病人	20	达到去年指标水平并达到医院规定增长幅度得满分,降低1%扣10分,增加1%奖5分	
				b.当月住院病人与上年度同月比并达增长幅度	30		
		7.2 质量结果	50	a.医疗质量达到要求	30	达不到增长标准,降低1%扣10分,增加1%奖5分	
				b.当月科室安全无事故	20		
		7.3 科室 财务结果	100	科室当月医疗利润收入与上年度同月比较并达到规定增长幅度指标	100	达到去年指标水平并达到医院规定增长幅度得满分,降低1%扣10分,增加1%奖5分	
科室		本表定量指标满分			560分	定量指标合计得分	

11.精神性疾病科质控班护士卓越绩效考评标准(表一)

一级指标 (分值)	权重 %	二级指标		三级指标		得分	考核 方式
		考评内容	分值	绩效考评扣分细则	分值		
1 管理能力 执行能力 100分	10	1.1管理能力 执行能力	70	a.工作与管理能力、同事之间团结	10		定性
				b.医护核心制度与相关规定执行力	60		定量
		1.2 工作计划	30	a.执行护理发展规划,月度工作计划	10		定量
				b.上班尊重劳动纪律,尽职尽责	20		定性
2 过程控制 工作数量 工作质量 工作效率 440分	44	2.1 工作流程	40	a.护理工作流程参加各种护理值班	20		定量
				b.按时参加各种会议上报数据正确	20		定量
		2.2 工作数量	140	a.承担质量管理职责并能够胜任	30		定量
				b.协助护士长检查各班工作质量	30		定量
				c."三基"考试、临床护理技术操作考核	20		定量
				d.掌握护理质控制度标准流程	40		定量
				e.履行科室绩效考核与管理职责	20		定量
		2.3 工作质量	140	a.基础、专科、责任护理落实	20		定量
				b.协助护士长检查急救物品器械	30		定性
				c.针对技术操作应急预案的执行	20		定量
				d.执行预防患者跌倒坠床压疮制度	10		定性
				e.出院病历护理质控达到要求	40		定性
				f.执行护理管理目标与质量控制	20		定量
		2.4 工作效率	120	a.护理文件书写符合标准	20		定性
				b.护士长不在时负责科室管理工作	30		定性
				c.每月进行科室质控检查上报结果	30		定性
				d.掌握护理质控的工具与方法	20		定性
				e.处理问题考虑全面遵循伦理原则	20		定性
3 论文科研 50分	5	论文科研 业务技术	50	a.发表论文与护理科研符合规定	20		定性
				b.带教实习生与学习培训	20		定性
				c.本人专科护理理论与技术水平	10		定性
4 职业道德 40分	4	4.1职业素质	10	关心同事、自觉合作、乐于助人	10		定性
		4.2 问题解决	30	a.处理患者和家属的相关问题	20		定性
				b.在护理学科建设中的作用	10		定性
5 社会责任 50分	5	5.1 社会责任	30	a.参加公益活动愿意承担额外工作	10		定性
				b.手卫生、院感、消毒隔离、废物处理	20		定量
		5.2满意测评	20	负责出院患者满意度调查与测评	20		定量
6 满意测评 持续改进 120分	12	6.1满意度 健康指导	80	a.门诊病人住院患者满意度	60		定性
				b.患者健康与出院指导制度与流程	20		定性
		6.2本科满意	20	本科室员工的满意度	20		定性
		6.3持续改进	20	针对问题缺陷有持续改进计划	20		定性
7 科室 绩效结果 200分	20	7.1 病人结果	50	a.科室当月门诊急诊就诊病人量	20		定量
				b.科室当月住院病人出院量	30		定量
		7.2 质量结果	50	a.当月科室质量达到要求	30		定量
				b.当月科室安全无事故	20		定量
		7.3财务结果	100	当月医疗利润较上年度同月比较	100		定量
满分	1000分	定性指标得分		定量指标得分		最后得分	

11.1 精神性疾病科质控班护士卓越绩效考评定性标准(表二)

被考评者姓名		岗位				部门				
职能部门领导·定性指标·满意度测评内容					满意度测评等级					
一级指标	三级定性指标内容测评		本项满分	测评方式	卓越	优秀	良好	一般	得分	
1 **管理能力** **30分**	1.1 a.工作管理能力、同事之间团结		10	定性		10	8	6		
	1.2 d.上班尊重劳动纪律,尽职尽责		20	定性						
	奖罚细则:上班不接收快递包裹、发现接收一次扣5分,上班时带熟人检查、看病一次扣5分,上班干私活吃零食一次扣5分,进入病房治疗关手机一次不关扣5分,上班上网、玩手机微信查资料打游戏发现一次扣10分,上班相互闲扯一次扣5分									
2 **过程控制** **工作数量** **工作质量** **工作效率** **200分**	2.3 b.协助护士长检查急救物品器械		30	定性						
	奖罚细则:协助护士长检查急救物品器械,协助护士长检查急救物品、器械及相关抢救设备,符合业务与技术管理的规定要求。差错一次扣10分									
	2.3 d.患者预防跌倒坠床压疮制度		10	定性						
	扣罚细则:有预防患者跌倒、坠床、压疮制度和高危患者跌倒、坠床、压疮风险评估,有患者跌倒、坠床、压疮处理流程符合要求。制度、流程、评估,少一项扣10分									
	2.3 e.出院病历护理质控达到要求		40	定性	一处差错扣5分					
	2.4 a.护理文件书写符合标准		20	定性	一处不符合标准扣5分					
	2.4 b.护士长不在时负责科室管理工作		30	定性						
	奖罚细则:护士长不在时负责科室管理工作,一项工作不按照流程一次扣5分									
	2.4 c.每月科室质控检查上报结果		30	定性						
	奖罚细则:每月科室质控检查上报结果,少检查一次扣5分,上报结果延误扣5分									
	2.4 d.掌握护理质控的工具与方法		20	定性						
	奖罚细则:掌握护理质控的工具与方法,符合规定要求,不能够正确应用一次扣5分									
	2.4 e 处理问题考虑全面遵循伦理原则		20	定性		20	16	12		
3 **论文科研** **50分**	3.a.发表论文与护理科研符合规定		20	定性		20	16	12		
	3.b.带教实习生与学习培训		20	定性		20	16	12		
	3.c.本人专科护理理论与技术水平		10	定性		10	8	6		
4 **职业道德** **40分**	4.1 关心同事、自觉合作、乐于助人		10	定性		10	8	6		
	4.2 a.处理患者和家属的相关问题		20	定性		20	16	12		
	4.2 b.在护理学科建设中的作用		10	定性		10	8	6		
5 **社会责任** **10分**	5.2 a.参加公益活动,承担额外工作		10	定性						
	奖罚细则:参加公益活动,承担额外工作,参加公益活动,符合医院的业务与技术管理规定的相关要求,少一次扣5分,没有承担额外工作扣5分									
6 **满意测评** **持续改进** **120分**	6.1 a.门诊病人住院患者满意度		60	定性		60	48	36		
	6.1 b.患者健康与出院指导制度流程		20	定性						
	奖罚细则:无患者健康与出院指导制度、流程,少执行一项扣5分									
	6.2 本科室员工的满意度		20	定性		20	16	12		
	6.3 针对问题缺陷有持续改进计划		20	定性						
	扣罚细则:科室每月针对护理治疗、特色护理、护理质量、护理查房、用药、值班、疫情报告、登记、自查、门诊、抢救室设置、病人就诊流程等问题与缺陷和投诉及纠纷处理符合要求,有持续改进计划、事实、流程、措施、效果,少一个环节扣5分									
科室		本表定性指标满分		450分		定性指标最后得分				

11.2 精神性疾病科质控班护士卓越绩效考评定量标准(表三)

一级指标 (分值)	权重 %	二级指标		三级指标		绩效考评 扣分细则	得分
		考评内容	分值	考评内容	分值		
1 管理能力 执行能力 70分	7	1.1 执行能力	60	b.医护核心制度与相关规定执行力符合要求	60	核心制度一项不执行扣10分,其他不执行扣5分	
		1.2 规划计划	10	a.执行科室护理发展规划,月度工作计划	10	执行规划、月度计划满分,少执行一项扣10分	
2 过程控制 工作数量 工作质量 工作效率 240分	24	2.1 工作流程	40	a.执行护理工作流程,参加各种护理值班	20	少执行一项流程扣5分少一次值班扣5分。会议迟到或早退一次扣5分缺席一次扣10分。上报各种数据,推迟一天扣5分,上报数据不准确一次扣5分	
				b.按时按规定参加各种会议,按时按照规定上报负责的数据工作,并保证上报数据正确	20		
		2.2 工作数量	140	a.承担质量管理职责并能够胜任符合规定要求	30	不履行质量管理人员兼职职责扣5分。协助护士长检查各班工作质量一次不符扣5分。技术操作考试不及格一次扣10分。仪器与设备清洁、保养和维护不好扣5分。没有承担实施绩效考核扣10分,考核结果不与工资挂钩扣10分	
				b.协助护士长检查各班工作质量符合规定要求	30		
				c.参加"三基"考试、临床护理技术操作考核	20		
				d.掌握护理质控制度、标准与流程符合要求	30		
				e.履行绩效考核职责	30		
		2.3 工作质量	60	a.执行基础、专科、责任护理落实	20	基础、专科、责任护理不落实到每一个护士、责任少一人次病人扣5分。应急预案执行不到位扣5分,影响工作扣10分。不执行护理管理目标及无护理质量控制与管理流程扣10分,不落实到位扣10分	
				c.针对护理技术操作应急预案的管理与执行	20		
				f.执行本科室制定的护理管理目标及护理质量实施控制与管理的制度、标准和流程	20		
5 社会责任 消毒隔离 40分	4	5.1 社会责任	20	b.监督手卫生、院感、消毒、隔离、废物处理	20	手卫生院感消毒隔离废物处理不按规定落实一次扣5分。按照规定少一次出院患者满意度测评扣5分	
		5.2 满意测评	20	每月最少一次负责出院患者满意度调查与测评	20		
7 科室 绩效结果 200分	20	7.1 科室 病人结果	50	a.当月门诊就诊病人	20	达到去年指标水平并达到医院规定增长幅度得满分,降低1%扣10分,增加1%奖5分	
				b.当月住院病人与上年度同月比并达增长幅度	30		
		7.2 质量结果	50	a.医疗质量达到要求	30	达不到增长标准,降低1%扣10分,增加1%奖5分	
				b.当月科室安全无事故	20		
		7.3 科室 财务结果	100	科室当月医疗利润收入与上年度同月比较并达到规定增长幅度指标	100	达到去年指标水平并达到医院规定增长幅度得满分,降低1%扣10分,增加1%奖5分	
科室			**本表定量指标满分**		**550分**	**定量指标合计得分**	

12. 精神性疾病科白天帮班护士卓越绩效考评标准(表一)

一级指标 (分值)	权重 %	二级指标		三级指标		得分	考核 方式
		考评内容	分值	绩效考评扣分细则	分值		
1 管理能力 执行能力 100分	10	1.1 管理能力 执行能力	70	a. 工作与管理能力、同事之间团结	10		定性
				b. 医护核心制度与相关规定执行力	60		定量
		1.2 工作计划	30	a. 执行护理发展规划,月度工作计划	10		定量
				b. 上班尊重劳动纪律,尽职尽责	20		定性
2 过程控制 工作数量 工作质量 工作效率 440分	44	2.1 工作流程	40	a. 护理工作流程参加各种护理值班	20		定量
				b. 按时参加各种会议上报数据正确	20		定量
		2.2 工作数量	140	a. 承担质量管理职责胜任护理班次	30		定量
				b. 参加晨会,掌握夜班交班内容	30		定量
				c. "三基"考试、临床护理技术操作考核	20		定量
				d. 在主班护士指导下执行医嘱	40		定量
				e. 履行科室绩效考核与管理职责	20		定量
		2.3 工作质量	140	a. 基础、专科、责任护理落实	20		定量
				b. 负责病区药品检查、请领与管理	20		定性
				c. 针对技术操作应急预案的执行	20		定量
				d. 执行预防患者跌倒坠床压疮制度	20		定性
				e. 负责输液肌注用药的配置工作	40		定性
				f. 执行护理管理目标与质量控制	20		定量
		2.4 工作效率	120	a. 护理文件书写符合标准	30		定性
				b. 巡视病区掌握患者病情动态变化	20		定性
				c. 按照规定执行医嘱查对制度	30		定性
				d. 护理日常质量管理落实并记录	20		定性
				e. 处理问题考虑全面遵循伦理原则	20		定性
3 论文科研 50分	5	论文科研 业务技术	50	a. 发表论文与护理科研符合规定	20		定性
				b. 带教实习生与学习培训	20		定性
				c. 本人专科护理理论与技术水平	10		定性
4 职业道德 40分	4	4.1 职业素质	10	关心同事、自觉合作、乐于助人	10		定性
		4.2 问题解决	30	a. 处理患者和家属的相关问题	20		定性
				b. 在护理学科建设中的作用	10		定性
5 社会责任 50分	5	5.1 社会责任	30	a. 参加公益活动愿意承担额外工作	10		定性
				b. 手卫生、院感、消毒隔离、废物处理	20		定量
		5.2 交班报告	20	完成护理交班报告书写任务	20		定量
6 满意测评 持续改进 120分	12	6.1 满意度 健康指导	80	a. 门诊病人住院患者满意度	60		定性
				b. 患者健康与出院指导制度与流程	20		定性
		6.2 本科满意	20	本科室员工的满意度	20		定性
		6.3 持续改进	20	针对问题缺陷有持续改进计划	20		定性
7 科室 绩效结果 200分	20	7.1 病人结果	50	a. 科室当月门诊急诊就诊病人量	20		定量
				b. 科室当月住院病人出院量	30		定量
		7.2 质量结果	50	a. 当月科室质量达到要求	30		定量
				b. 当月科室安全无事故	20		定量
		7.3 财务结果	100	当月医疗利润较上年度同月比较	100		定量
满分	1000分	定性指标得分		定量指标得分		最后得分	

12.1 精神性疾病科白天帮班护士卓越绩效考评定性标准(表二)

被考评者姓名		岗位			部门			
职能部门领导·定性指标·满意度测评内容					满意度测评等级			
一级指标	三级定性指标内容测评		本项满分	测评方式	卓越	优秀	良好	一般	得分
1 **管理能力** **30分**	1.1 a. 工作管理能力、同事之间团结	10	定性		10	8	6	
	1.2 d. 上班尊重劳动纪律,尽职尽责	20	定性					
	奖罚细则:上班不接收快递包裹、发现接收一次扣5分,上班时带熟人检查、看病一次扣5分,上班干私活吃零食一次扣5分,进入病房治疗关手机一次不关扣5分,上班上网、玩手机微信查资料打游戏发现一次扣10分,上班相互闲扯一次扣5分							
2 **过程控制** **工作数量** **工作质量** **工作效率** **200分**	2.3 b. 负责病区药品检查请领与管理	30	定性					
	奖罚细则:负责病区药品检查请领与管理,符合医院的业务与技术管理规定的相关要求,负责病区抢救药品检查、补充、请领与管理不好,一次检查不到位扣2分							
	2.3 d. 患者预防跌倒坠床压疮制度	20	定性					
	扣罚细则:有预防患者跌倒、坠床、压疮制度和高危患者跌倒、坠床、压疮风险评估,有患者跌倒、坠床、压疮处理流程。制度、流程、评估,少一项扣10分							
	2.3 e. 负责输液肌注用药的配制工作	40	定性	错误一次扣5分				
	2.4 a. 护理文件书写符合标准	30	定性	一处不符合标准扣5分				
	2.4 b. 巡视患者掌握病情动态变化	20	定性					
	奖罚细则:巡视患者,掌握病区患者病情动态变化,不能够掌握病情一次扣5分							
	2.4 c. 按照规定执行医嘱查对制度	30	定性					
	奖罚细则:按照规定执行医嘱查对制度符合管理规定要求,一次不查对扣5分							
	2.4 d. 护理日常质量管理落实并记录	20	定性					
	奖罚细则:护理日常质量管理落实并有记录,不落实扣10分,少一次记录扣5分							
	2.4 e 处理问题考虑全面遵循伦理原则	20	定性		20	16	12	
3 **论文科研** **50分**	3. a. 发表论文与护理科研符合规定	20	定性		20	16	12	
	3. b. 带教实习生与学习培训	20	定性		20	16	12	
	3. c. 本人专科护理理论与技术水平	10	定性		10	8	6	
4 **职业道德** **40分**	4.1 关心同事、自觉合作、乐于助人	10	定性		10	8	6	
	4.2 a. 处理患者和家属的相关问题	20	定性		20	16	12	
	4.2 b. 在护理学科建设中的作用	10	定性		10	8	6	
5 **社会责任** **10分**	5.2 a. 参加公益活动,承担额外工作	10	定性					
	奖罚细则:参加公益活动,承担额外工作,参加公益活动符合医院的业务与技术管理规定的相关要求,少一次扣5分,没有承担额外工作扣5分							
6 **满意测评** **持续改进** **120分**	6.1 a. 门诊病人住院患者满意度	60	定性		60	48	36	
	6.1 b. 患者健康与出院指导制度流程	20	定性					
	奖罚细则:无患者健康与出院指导制度、流程,少执行一项扣5分							
	6.2 本科室员工的满意度	20	定性		20	16	12	
	6.3 针对问题缺陷有持续改进计划	20	定性					
	扣罚细则:科室每月针对护理治疗、特色护理、护理质量、护理查房、用药、值班、疫情报告、登记、自查、门诊、抢救室设置、病人就诊流程等问题与缺陷和投诉及纠纷处理符合要求,有持续改进计划、事实、流程、措施、效果,少一个环节扣5分							
科室		本表定性指标满分	450分	定性指标最后得分				

12.2 精神性疾病科白天帮班护士卓越绩效考评定量标准(表三)

一级指标 (分值)	权重 %	二级指标		三级指标		绩效考评 扣分细则	得分
		考评内容	分值	考评内容	分值		
1 管理能力 执行能力 **70 分**	7	1.1 执行能力	60	b.医护核心制度与相关规定执行力符合要求	60	核心制度一项不执行扣 10 分,其他不执行扣 5 分	
		1.2 规划计划	10	a.执行科室护理发展规划,月度工作计划	10	执行规划、月度计划满分,少执行一项扣 10 分	
2 过程控制 工作数量 工作质量 工作效率 **240 分**	24	2.1 工作流程	40	a.执行护理工作流程,参加各种护理值班	20	少执行一项流程扣 5 分少一次值班扣 5 分。会议迟到或早退一次扣 5 分缺席一次扣 10 分。上报各种数据,推迟一天扣 5 分,上报数据不准确一次扣 5 分	
				b.按时按规定参加各种会议,按时按照规定上报负责的数据工作,并保证上报数据正确	20		
		2.2 工作数量	140	a.承担质量管理职责,胜任护理各种班次	30	不履行质量管理小组职责扣 5 分。不能够掌握夜班护士交班内容一次扣 10 分。技术操作考试不及格一次扣 10 分。不能执行主班护士并完成任务一次扣 5 分。没有承担实施绩效考核扣 10 分,考核结果不与工资挂钩扣 10 分	
				b.参加晨会,掌握夜班护士交班内容符合要求	30		
				c.参加"三基"考试、临床护理技术操作考核	20		
				d.在主班护士指导下执行医嘱与治疗项目	30		
				e.履行绩效考核职责	30		
		2.3 工作质量	60	a.执行基础、专科、责任护理落实	20	基础、专科、责任护理不落实到每一个护士、责任少一人次病人扣 5 分。应急预案执行不到位扣 5 分,影响工作扣 10 分。不执行护理管理目标及无护理质量控制与管理流程扣 10 分,不落实到位扣 10 分	
				c.针对护理技术操作应急预案的管理与执行	20		
				f.执行本科室制定的护理管理目标及护理质量实施控制与管理的制度、标准和流程	20		
5 社会责任 消毒隔离 **40 分**	4	5.1 社会责任	20	b.监督手卫生、院感、消毒、隔离、废物处理	20	手卫生、院感、消毒隔离不落实和不按规定处理医疗废物一次扣 5 分。完不成交班报告书写扣 10 分	
		5.2 交班报告	20	完成当班护理交班报告书写任务符合规定要求	20		
7 科室 绩效结果 **200 分**	20	7.1 科室 病人结果	50	a.当月门诊就诊病人	20	达到去年指标水平并达到医院规定增长幅度得满分,降低 1%扣 10 分,增加 1%奖 5 分	
				b.当月住院病人与上年度同月比并达增长幅度	30		
		7.2 质量结果	50	a.医疗质量达到要求	30	达不到增长标准,降低 1%扣 10 分,增加 1%奖 5 分	
				b.当月科室安全无事故	20		
		7.3 科室 财务结果	100	科室当月医疗利润收入与上年度同月比较并达到规定增长幅度指标	100	达到去年指标水平并达到医院规定增长幅度得满分,降低 1%扣 10 分,增加 1%奖 5 分	
科室				**本表定量指标满分**	**550 分**	**定量指标合计得分**	

13. 精神性疾病科晚班帮班护士卓越绩效考评标准（表一）

一级指标 （分值）	权重 %	二级指标		三级指标		得分	考核 方式
		考评内容	分值	绩效考评扣分细则	分值		
1 管理能力 执行能力 100分	10	1.1 管理能力 执行能力	70	a. 工作与管理能力、同事之间团结	10		定性
				b. 医护核心制度与相关规定执行力	60		定量
		1.2 工作计划	30	a. 执行护理发展规划，月度工作计划	10		定量
				b. 上班尊重劳动纪律，尽职尽责	20		定性
2 过程控制 工作数量 工作质量 工作效率 440分	44	2.1 工作流程	40	a. 护理工作流程参加各种护理值班	20		定量
				b. 按时参加各种会议上报数据正确	20		定量
		2.2 工作数量	140	a. 承担质量管理职责胜任护理班次	30		定量
				b. 重点病人床头查看，掌握病情	30		定量
				c. "三基"考试、临床护理技术操作考核	20		定量
				d. 在主班护士指导下执行医嘱	40		定量
				e. 根据季节变化及时开、关门窗	20		定量
		2.3 工作质量	140	a. 基础、专科、责任护理落实	20		定量
				b. 协助主班护士执行 20:00 治疗	30		定性
				c. 针对技术操作应急预案的执行	20		定量
				d. 执行预防患者跌倒坠床压疮制度	20		定性
				e. 协助小夜班护士进行晚间护理	30		定性
				f. 执行护理管理目标与质量控制	20		定量
		2.4 工作效率	120	a. 护理文件书写符合标准	30		定性
				b. 巡视病区掌握患者病情动态变化	30		定性
				c. 探视人员管理督促病人按时休息	20		定性
				d. 办理新入手续做好宣教处置工作	20		定性
				e. 处理问题考虑全面遵循伦理原则	20		定性
3 论文科研 50分	5	论文科研 业务技术	50	a. 发表论文与护理科研符合规定	20		定性
				b. 带教实习生与学习培训	20		定性
				c. 本人专科护理理论与技术水平	10		定性
4 职业道德 40分	4	4.1 职业素质	10	关心同事、自觉合作、乐于助人	10		定性
		4.2 问题解决	30	a. 处理患者和家属的相关问题	20		定性
				b. 在护理学科建设中的作用	10		定性
5 社会责任 50分	5	5.1 社会责任	30	a. 参加公益活动愿意承担额外工作	10		定性
				b. 手卫生院感消毒隔离废物处理	20		定量
		5.2 交班报告	20	完成护理交班报告书写任务	20		定量
6 满意测评 持续改进 120分	12	6.1 满意度 晚间护理	50	a. 门诊病人住院患者满意度	30		定性
				b. 指导护理员做好晚间护理工作	20		定性
		6.2 本科满意	40	本科室员工的满意度	40		定性
		6.3 持续改进	30	针对问题缺陷有持续改进计划	30		定性
7 科室 绩效结果 200分	20	7.1 病人结果	50	a. 科室当月门诊急诊就诊病人量	20		定量
				b. 科室当月住院病人出院量	30		定量
		7.2 质量结果	50	a. 当月科室质量达到要求	30		定量
				b. 当月科室安全无事故	20		定量
		7.3 财务结果	100	当月医疗利润较上年度同月比较	100		定量
满分　1000分		定性指标得分		定量指标得分		最后得分	

13.1 精神性疾病科晚班帮班护士卓越绩效考评定性标准(表二)

被考评者姓名		岗位			部门			
职能部门领导·定性指标·满意度测评内容					满意度测评等级			
一级指标	三级定性指标内容测评	本项满分	测评方式	卓越	优秀	良好	一般	得分
1 管理能力 30分	1.1 a.工作管理能力、同事之间团结	10	定性		10	8	6	
	1.2 d.上班尊重劳动纪律,尽职尽责	20	定性					
	奖罚细则:上班不接收快递包裹、发现接收一次扣5分,上班时带熟人检查、看病一次扣5分,上班干私活吃零食一次扣5分,进入病房治疗关手机一次不关扣5分,上班上网、玩手机微信查资料打游戏发现一次扣10分,上班相互闲扯一次扣5分							
2 过程控制 工作数量 工作质量 工作效率 200分	2.3 b.协助护士执行20:00治疗护理	30	定性					
	奖罚细则:协助小夜班主班护士执行20:00的治疗与护理,一次执行不到位扣2分							
	2.3 d.患者预防跌倒坠床压疮制度	20	定性					
	扣分细则:有预防患者跌倒、坠床、压疮制度和高危患者跌倒、坠床、压疮风险评估,有患者跌倒、坠床、压疮处理流程符合要求。制度、流程、评估,少一项扣10分							
	2.3 e 协助护士晚间护理及安全检查	30	定性	一项工作不到位扣5分				
	2.4 a.护理文件书写符合标准	30	定性	一处不符合标准扣5分				
	2.4 b.巡视患者掌握病情动态变化	30	定性					
	奖罚细则:巡视患者、掌握病区患者病情动态变化,不能够掌握病情一次扣5分							
	2.4 c.探视人员管理督促病人休息	20	定性					
	奖罚细则:探视人员管理督促病人休息,保持病区、护理单元清洁、肃静,按照规定清理与管理探视人员,督促病人按时休息,护理员不在时负责分担病区的卫生工作,符合医院的业务与技术管理规定的相关要求,一项工作做不到扣5分							
	2.4 d.办理新入手续做好处置工作	20	定性					
	奖罚细则:热情接待新入院病人,做好入院宣教及处置工作,处置不及时扣5分							
	2.4 e 处理问题考虑全面遵循伦理原则	20	定性		20	16	12	
3 论文科研 50分	3.a.发表论文与护理科研符合规定	20	定性		20	16	12	
	3.b.带教实习生与学习培训	20	定性		20	16	12	
	3.c.本人专科护理理论与技术水平	10	定性		10	8	6	
4 职业道德 40分	4.1 关心同事、自觉合作、乐于助人	10	定性		10	8	6	
	4.2 a.处理患者和家属的相关问题	20	定性	一项、次处理不好扣10分				
	4.2 b.在护理学科建设中的作用	10	定性		10	8	6	
5 社会责任 10分	5.2 a.参加公益活动,承担额外工作	10	定性					
	奖罚细则:参加公益活动,承担额外工作,参加公益活动符合医院的业务与技术管理规定的相关要求,少一次扣5分,没有承担额外工作扣5分							
6 满意测评 持续改进 120分	6.1 a.门诊病人住院患者满意度	60	定性		60	48	36	
	6.1 b.指导护理员做好晚间护理工作	20	定性		20	16	12	
	6.2 本科室员工的满意度	20	定性		20	16	12	
	6.3 针对问题缺陷有持续改进计划	20	定性					
	扣罚细则:科室每月针对护理治疗、特色护理、护理质量、护理查房、用药、值班、疫情报告、登记、自查、门诊、抢救室设置、病人就诊流程等问题与缺陷和投诉及纠纷处理符合要求,有持续改进计划、事实、流程、措施、效果,少一个环节扣5分							
科室		本表定性指标满分	450分	定性指标最后得分				

13.2 精神性疾病科晚班帮班护士卓越绩效考评定量标准（表三）

一级指标 （分值）	权重 %	二级指标		三级指标		绩效考评 扣分细则	得分
		考评内容	分值	考评内容	分值		
1 管理能力 执行能力 70分	7	1.1 执行能力	60	b.医护核心制度与相关规定执行力符合要求	60	核心制度一项不执行扣10分，其他不执行扣5分	
		1.2 规划计划	10	a.执行科室护理发展规划，月度工作计划	10	执行规划、月度计划满分，少执行一项扣10分	
2 过程控制 工作数量 工作质量 工作效率 240分	24	2.1 工作流程	40	a.接班的常备药品、器械、物品做好记录	20	接常备药品、器械物品无记录签字扣5分。会议迟到或早退一次扣5分缺席一次扣10分。上报各种数据，推迟一天扣5分，上报数据不准确一次扣5分	
				b.按时按规定参加各种会议，按时按照规定上报负责的数据工作，并保证上报数据正确	20		
		2.2 工作数量	140	a.承担质量管理职责，胜任护理各种班次	30	不履行质量管理小组职责扣5分。不能够掌握重点病人的治疗与病情情况一次扣5分。参加技术操作考试不及格一次扣10分。不能执行主班护士并完不成任务一次扣5分。没有承担实施绩效考核扣10分，考核结果不与工资挂钩扣10分。开关门窗不及时扣5分	
				b.重点病人床头查看，掌握治疗与病情	30		
				c.参加"三基"考试、临床护理技术操作考核	20		
				d.在主班护士指导下执行医嘱与治疗项目	40		
				e.根据季节变化及时开、关门窗。符合业务与技术管理的规定要求	20		
		2.3 工作质量	60	a.执行基础、专科、责任护理落实	20	基础专科责任护理不落实到每一个护士，责任少一人次病人扣5分。应急预案执行不到位扣5分，影响工作扣10分。不执行管理目标，无质量控制流程扣10分。不落实到位扣10分	
				c.针对护理技术操作应急预案的管理与执行	20		
				f.执行科室制定护理管理目标及质量控制与管理的制度、标准和流程	20		
5 社会责任 消毒隔离 40分	4	5.1 社会责任	20	b.监督手卫生、院感、消毒、隔离、废物处理	20	手卫生、院感、消毒隔离不落实和不按规定处理医疗废物一次扣5分。完不成交班报告书写扣10分	
		5.2 交班报告	20	完成当班护理交班报告书写任务符合规定要求	20		
7 科室 绩效结果 200分	20	7.1 病人结果	50	a.当月门诊就诊病人	20	达不到规定标准，降低1%扣10分，增加1%奖5分	
				b.与上年同月比达规定	30		
		7.2 质量结果	50	a.医疗质量达到要求	30	达不到增长标准，降低1%扣10分，增加1%奖5分	
				b.当月科室安全无事故	20		
		7.3 科室 财务结果	100	科室当月医疗利润收入与上年度同月比较并达到规定增长幅度指标	100	达到去年指标水平并达到医院规定增长幅度得满分，降低1%扣10分，增加1%奖5分	
科室		本表定量指标满分			550分	定量指标合计得分	

14.精神性疾病科护理班护士卓越绩效考评标准(表一)

一级指标 (分值)	权重 %	二级指标 考评内容	分值	三级指标 绩效考评扣分细则	分值	得分	考核 方式
1 管理能力 执行能力 100分	10	1.1管理能力 执行能力	70	a.工作与管理能力、同事之间团结	10		定性
				b.医护核心制度与相关规定执行力	60		定量
		1.2 工作计划	30	a.执行护理发展规划、月度工作计划	10		定量
				b.上班尊重劳动纪律,尽职尽责	20		定性
2 过程控制 工作数量 工作质量 工作效率 440分	44	2.1 工作流程	40	a.护理工作流程参加各种护理值班	30		定量
				b.按时参加各种会议上报数据正确	10		定量
		2.2 工作数量	140	a.承担质量管理职责胜任护理班次	30		定量
				b.跟随医师查房、了解护理重点	30		定量
				c."三基"考试、临床护理技术操作考核	30		定量
				d.负责仪器设备清洁保养和维护	30		定量
				e.履行科室绩效考核与管理职责	20		定量
		2.3 工作质量	140	a.基础、专科、责任护理落实	20		定量
				b.负责患者各种管道的管理与计量	30		定性
				c.针对技术操作应急预案的执行	20		定量
				d.执行预防患者跌倒坠床压疮制度	20		定性
				e.护理班首先负责安置住院患者	30		定性
				f.执行护理管理目标与质量控制	20		定量
		2.4 工作效率	120	a.护理文件书写符合标准	10		定性
				b.护理班护士单独查房	50		定性
				c.护理班负责临时患者采血标本	20		定性
				d.负责患者体温测温与体温单划计	20		定性
				e.处理问题考虑全面遵循伦理原则	20		定性
3 论文科研 50分	5	论文科研 业务技术	50	a.发表论文与护理科研符合规定	20		定性
				b.带教实习生与学习培训	20		定性
				c.本人专科护理理论与技术水平	10		定性
4 职业道德 40分	4	4.1职业素质	10	关心同事、自觉合作、乐于助人	10		定性
		4.2 问题解决	30	a.处理患者和家属的相关问题	20		定性
				b.在护理学科建设中的作用	10		定性
5 社会责任 50分	5	5.1 社会责任	30	a.参加公益活动愿意承担额外工作	10		定性
				b.手卫生、院感、消毒隔离、废物处理	20		定量
		5.2整理病历	20	护理班负责收回出院患者用品	20		定量
6 满意测评 持续改进 120分	12	6.1满意度 健康指导	80	a.门诊病人住院患者满意度	60		定性
				b.患者健康与出院指导制度与流程	20		定性
		6.2本科满意	20	本科室员工的满意度	20		定性
		6.3持续改进	20	针对问题缺陷有持续改进计划	20		定性
7 科室 绩效结果 200分	20	7.1 病人结果	50	a.科室当月门诊急诊就诊病人量	20		定量
				b.科室当月住院病人出院量	30		定量
		7.2 质量结果	50	a.当月科室质量达到要求	30		定量
				b.当月科室安全无事故	20		定量
		7.3财务结果	100	当月医疗利润较上年度同月比较	100		定量
满分	**1000分**	**定性指标得分**		**定量指标得分**		**最后得分**	

14.1 精神性疾病科护理班护士卓越绩效考评定性标准(表二)

被考评者姓名		岗位				部门			
职能部门领导·定性指标·满意度测评内容					满意度测评等级				
一级指标	三级定性指标内容测评		本项满分	测评方式	卓越	优秀	良好	一般	得分
1 **管理能力** **30分**	1.1 a. 工作管理能力、同事之间团结		10	定性		10	8	6	
	1.2 d. 上班尊重劳动纪律,尽职尽责		20	定性					
	奖罚细则:上班不接收快递包裹,发现接收一次扣5分,上班时带熟人检查、看病一次扣5分,上班干私活吃零食一次扣5分,进入病房治疗关手机一次不关扣5分,上班上网、玩手机微信查资料打游戏发现一次扣10分,上班相互闲扯一次扣5分								
2 **过程控制** **工作数量** **工作质量** **工作效率** **200分**	2.3 b. 负责患者各种管道管理与计量		30	定性					
	奖罚细则:输液推迟2小时、注射推迟2小时、口服药推迟2小时,一人次扣5分								
	2.3 d. 患者预防跌倒坠床压疮制度		20	定性					
	扣罚细则:有预防患者跌倒、坠床、压疮制度和高危患者跌倒、坠床、压疮风险评估,有患者跌倒、坠床、压疮处理流程。符合要求制度、流程、评估,少一项扣10分								
	2.3 e. 护理班首先负责安置住院患者		30	定性	一次患者不及时扣5分				
	2.4 a. 护理文件书写符合标准		10	定性	一处不符合标准扣5分				
	2.4 b. 护理班护士单独查房		50	定性					
	奖罚细则:重点负责整理床单位,检查病房卫生,督促家属保持病房卫生,避免使用电器,发现物品损坏,及时通知后勤维修更换。护理查房未发现问题一次扣5分								
	2.4 c. 护理班负责临时患者采血标本		20	定性					
	奖罚细则:护理班负责临时患者采血标本,采血不及时患者有意见扣5分								
	2.4 d. 负责患者体温测温与体温单划计		20	定性					
	奖罚细则:负责患者体温测温与体温单划计符合管理规定要求,差错一次扣5分								
	2.4 e 处理问题考虑全面遵循伦理原则		20	定性		20	16	12	
3 **论文科研** **50分**	3. a. 发表论文与护理科研符合规定		20	定性		20	16	12	
	3. b. 带教实习生与学习培训		20	定性		20	16	12	
	3. c. 本人专科护理理论与技术水平		10	定性		10	8	6	
4 **职业道德** **40分**	4.1 关心同事、自觉合作、乐于助人		10	定性		10	8	6	
	4.2 a. 处理患者和家属的相关问题		20	定性		20	16	12	
	4.2 b. 在护理学科建设中的作用		10	定性		10	8	6	
5 **社会责任** **10分**	5.2 a. 参加公益活动,承担额外工作		10	定性					
	奖罚细则:参加公益活动,承担额外工作,参加公益活动符合医院的业务与技术管理规定的相关要求,少一次扣5分,没有承担额外工作扣5分								
6 **满意测评** **持续改进** **120分**	6.1 a. 门诊病人住院患者满意度		60	定性		60	48	36	
	6.1 b. 患者健康与出院指导制度流程		20	定性					
	奖罚细则:无患者健康与出院指导制度、流程,少执行一项扣5分								
	6.2 本科室员工的满意度		20	定性		20	16	12	
	6.3 针对问题缺陷有持续改进计划		20	定性					
	扣罚细则:科室每月针对护理治疗、特色护理、护理质量、护理查房、用药、值班、疫情报告、登记、自查、门诊、抢救室设置、病人就诊流程等问题与缺陷和投诉及纠纷处理符合要求,有持续改进计划、事实、流程、措施、效果,少一个环节扣5分								
科室		本表定性指标满分		450分	定性指标最后得分				

14.2 精神性疾病科护理班护士卓越绩效考评定量标准(表三)

一级指标 (分值)	权重 %	二级指标		三级指标		绩效考评 扣分细则	得分
		考评内容	分值	考评内容	分值		
1 管理能力 执行能力 **70分**	7	1.1 执行能力	60	b.医护核心制度与相关规定执行力	60	核心制度一项不执行扣10分,其他不执行扣5分	
		1.2 规划计划	10	a.执行科室护理发展规划,月度工作计划	10	执行规划、月度计划满分,少执行一项扣10分	
2 过程控制 工作数量 工作质量 工作效率 **240分**	24	2.1 工作流程	40	a.执行护理工作流程,参加各种护理值班	20	少执行一项流程扣5分少一次值班扣5分。会议迟到或早退一次扣5分缺席一次扣10分。上报各种数据,推迟一天扣5分,上报数据不准确一次扣5分	
				b.按时按规定参加各种会议,按时按照规定上报负责的数据工作,并保证上报数据正确	20		
		2.2 工作数量	140	a.承担质量管理职责,胜任护理各种班次	30	不履行质量管理人员兼职职责扣5分。少一次查房扣5分,不清楚护理重点扣5分。技术操作考试不及格一次扣10分。仪器与设备的清洁、保养和维护不好扣5分。没有承担实施绩效考核扣10分,考核结果不与工资挂钩扣10分	
				b.必要时跟随医师查房、了解护理重点	30		
				c.参加"三基"考试、临床护理技术操作考核	20		
				d.负责科室仪器与设备的清洁、保养和维护	30		
				e.履行绩效考核职责	30		
		2.3 工作质量	60	a.执行基础、专科、责任护理落实	20	基础、专科、责任护理不落实到每一个护士,责任少一人次病人扣5分。应急预案执行不到位扣5分,影响工作扣10分。不执行护理管理目标及无护理质量控制与管理流程扣10分,不落实到位扣10分	
				c.针对护理技术操作应急预案的管理与执行	20		
				f.执行本科室制定的护理管理目标及护理质量实施控制与管理的制度,标准和流程	20		
5 社会责任 消毒隔离 **40分**	4	5.1 社会责任	20	b.监督手卫生、院感、消毒、隔离、废物处理	20	手卫生院感消毒隔离废物处理不按规定落实一次扣5分。收回出院患者用品不及时丢掉一样用品扣5分	
		5.2 整理用品	20	护理班负责收回出院患者用品符合规定要求	20		
7 科室 绩效结果 **200分**	20	7.1 科室 病人结果	50	a.当月门诊就诊病人	20	达到去年指标水平并达到医院规定增长幅度得满分,降低1%扣10分,增加1%奖5分	
				b.当月住院病人与上年度同月比并达增长幅度	30		
		7.2 质量结果	50	a.医疗质量达到要求	30	达不到增长标准,降低1%扣10分,增加1%奖5分	
				b.当月科室安全无事故	20		
		7.3 科室 财务结果	100	科室当月医疗利润收入与上年度同月比较并达到规定增长幅度指标	100	达到去年指标水平并达到医院规定增长幅度得满分,降低1%扣10分,增加1%奖5分	
科室		本表定量指标满分			550分	定量指标合计得分	

15.精神性疾病科晚班与后夜护士卓越绩效考评标准(表一)

一级指标 (分值)	权重 %	二级指标		三级指标		得分	考核 方式
		考评内容	分值	绩效考评扣分细则	分值		
1 管理能力 执行能力 **80分**	8	1.1 管理能力 执行能力	60	a.岗位工作能力、管理病人	10		定性
				b.核心制度与相关制度执行能力	50		定性
		1.2 岗位职责	20	a.工作主动性、积极性,责任心	10		定性
				b.上班尊重劳动纪律,尽职尽责	10		定性
2 过程控制 工作数量 工作质量 工作效率 **470分**	47	2.1 工作流程	90	a.掌握业务与管理应急预案和流程	20		定量
				b.按规定时间参加院内各种会议	20		定量
				c.值班、交接班物品核对签字	20		定量
				d.按规定上夜班和晚班次数	30		定量
		2.2 工作数量	140	a.护理危重和一级护理病人数量	30		定量
				b.掌握科室夜、晚病房动态情况	30		定量
				c.处理问题考虑全面遵循伦理原则	30		定性
				d.按规定开关电源和气候开关门窗	20		定量
				e.责任护理患者数量	30		定量
		2.3 工作质量	130	a.掌握常规抢救仪器使用方法	30		定量
				b.督促病人按时休息,病情观察	30		定性
				c.第一时间接待入院患者	20		定量
				d.履行科室绩效考核与管理职责	20		定性
				e.护理文件书写合格率	30		定性
		2.4 工作效率	110	a.病人疼痛的治疗与评估	30		定性
				b.正确时间执行正确病人医嘱	30		定量
				c.正确准备下一班治疗药品	20		定量
				d.输液治疗患者数量	30		定量
3 论文科研 **50分**	5	论文科研 业务技术	50	a.发表论文与护理科研符合规定	20		定性
				b.带教实习生与学习培训	20		定性
				c.本人专科护理理论与技术水平	10		定性
4 职业道德 **40分**	4	4.1 职业素质	10	关心同事、自觉合作、乐于助人	10		定性
		4.2 问题解决	30	a.处理患者和家属的相关问题	20		定性
				b.在护理学科建设中的作用	10		定量
5 社会责任 **60分**	6	5.1 社会责任	40	a.参加公益活动愿意承担额外工作	20		定性
				b.手卫生院感消毒隔离废物处理	20		定量
		5.2 环境意识	20	办公场所、病房"7S管理"	20		定性
6 满意测评 持续改进 **100分**	10	6.1 满意度	60	门诊病人住院患者满意度	60		定性
		6.2 本科满意	20	本科医护人员对该护士的满意度	20		定性
		6.3 持续改进	20	针对问题与缺陷持续改进计划	20		定性
7 科室 绩效结果 **200分**	20	7.1 病人结果	50	a.科室当月门诊就诊病人量	20		定量
				b.科室当月住院病人出院量	30		定量
		7.2 质量结果	50	a.当月科室质量达到要求	30		定量
				b.当月科室安全无事故	20		定量
		7.3 财务结果	100	科室当月医疗利润收入较上年度同月增加比较(减少按照相关规定办)	100		定量
满分	1000分	定性指标得分		定量指标得分		最后得分	

15.1 精神性疾病科晚班与后夜护士卓越绩效考评定性标准(表二)

被考评者姓名		岗位				部门		
职能部门领导·定性指标·满意度测评内容					满意度测评等级			
一级指标	三级定性指标内容测评	本项满分	测评方式	卓越	优秀	良好	一般	得分
1 **管理能力** **80分**	1.1 a. 岗位工作能力、管理病人	10	定性		10	8	6	
	1.1 b. 核心制度与相关制度执行能力	50	定性					
	扣罚细则:一项制度或一次执行不到位扣3分							
	1.2 a. 工作主动性、积极性、责任心	10	定性		10	8	6	
	1.2 b. 上班尊重劳动纪律、尽职尽责	10	定性					
	奖罚细则:上班不接收快递包裹,发现接收一次扣5分,上班时带熟人检查、看病一次扣5分,上班干私活吃零食一次扣5分,进入病房治疗关手机一次不关扣5分,上班上网、玩手机微信查资料打游戏发现一次扣10分,上班相互闲扯一次扣5分							
2 **过程控制** **工作数量** **工作质量** **工作效率** **140分**	2.2 c 处理问题考虑全面遵循伦理原则	30	定性					
	扣罚细则:处理护理问题考虑全面、遵循伦理法律原则,违规一次扣5分							
	2.3 b. 督促病人按时休息,病情观察	30	定性					
	扣罚细则:督促病人按时休息,病情观察,符合业务与技术管理的规定要求,病人不能按时休息一人次扣5分病情观察不认真病人有问题一次扣10分							
	2.3 d. 履行科室绩效考核与管理职责	20	定性					
	扣罚细则:符合医院管理要求,没有履行科室绩效考核与管理兼职职责扣10分							
	2.3 e. 护理文件书写合格率	30	定性	一处不合格扣5分				
	2.4 a. 病人疼痛的治疗与评估	30	定性					
	扣罚细则:病人疼痛的治疗与评估,正确处理病人疼痛,符合医院、科室业务与技术管理规定的相关标准要求,不正确评估病人疼痛,一次扣1分							
3 **论文科研** **50分**	3. a. 发表论文与护理科研符合规定	20	定性		20	16	12	
	3. b. 带教实习生与学习培训	20	定性		20	16	12	
	3. c. 本人专科护理理论与技术水平	10	定性		10	8	6	
4 **职业道德** **30分**	4.1 关心同事、自觉合作、乐于助人	10	定性		10	8	6	
	4.2 a. 处理患者和家属的相关问题	20	定性					
	扣罚细则:处理患者和家属的相关问题符合规定要求,一项、次不符合要求扣5分							
5 **社会责任** **40分**	5.2 a. 参加公益活动,承担额外工作	20	定性					
	扣罚细则:达到要求得满分,病房或走廊一次达不到要求扣5分							
	5.2 办公场所、病房"7S管理"	20	定性					
	扣罚细则:达到要求得满分,病房患者走廊一处或者一次达不到要求扣5分							
6 **满意测评** **持续改进** **100分**	6.1 门诊病人住院患者满意度	60	定性					
	扣罚细则:门诊病人住院患者满意度达到规定的95%,达不到标准,降低1%扣10分							
	6.2 本科医护人员对护士满意度	20	定性					
	扣罚细则:达去年同月医院规定增长幅度满分,增加1%加1分,降低1%扣5分							
	6.3 针对问题缺陷有持续改进计划	20	定性					
	扣罚细则:科室每月针对护理治疗、特色护理、护理质量、护理查房、用药、值班、疫情报告、登记、自查、门诊、抢救室设置、病人就诊流程等问题与缺陷和投诉及纠纷处理符合要求,有持续改进计划、事实、流程、措施、效果,少一个环节扣5分							
科室		本表定性指标满分	440分	定性指标最后得分				

15.2 精神性疾病科晚班与后夜护士卓越绩效考评定量标准(表三)

一级指标 (分值)	权重 %	二级指标		三级指标		绩效考评	得分
		考评内容	分值	考评内容	分值	扣分细则	
2 过程控制 工作数量 工作质量 工作效率 330 分	33	2.1 工作流程	90	a.掌握应急预案制度和措施及处理流程	20	掌握应急预案制度流程,一次项处理不符合扣5分。 会议迟到或早退一次扣5分,缺席一次会议扣10分。值班、交班一次不清楚或不签字扣5分。按规定少上一次夜班或晚班扣5分	
				b.按规定时间参加院内、外相关会议	20		
				c.值班、交接班、物品核对、签字落实	20		
				d.按规定上夜班和晚班	30		
		2.2 工作数量	110	a.护理危重和一级护理病人数量符合规定要求	30	与上年度同月比较少一人次扣5分。不掌握科室夜晚病房动态情况发生问题一次扣10分。不按规定开关电源和气候开关门窗,发生问题一次扣5分。护理患者数与上年度同月比较少一人次患者扣5分	
				b.掌握科室夜、晚病房动态情况符合规定要求	30		
				d.按规定开关电源和根据气候变化开、关门窗	20		
				e.按照分配,承担责任制护理患者数量	30		
		2.3 工作质量	50	a.掌握本科室常规抢救仪器使用的方法	30	不能掌握仪器使用方法,发生问题一次扣10分 不能第一时间接待入院患者和办理手续扣5分	
				c.值班时间,第一时间接待入院患者并办手续	20		
		2.4 工作效率	80	b.正确时间,执行正确的病人医嘱符合要求	30	执行医嘱不正确扣5分,执行病人医嘱错误一次扣6分。准备下一班治疗药品差错一次5分。与上年度同月比较少一人次扣5分	
				c.正确准备下一班次治疗药品和相关物品	20		
				d.输液治疗患者数量	30		
4 职业素质 10 分	1	4.2 继续教育	10	b.在护理学科建设中的作用,符合要求规定满分,一项、次不符扣分	10	在护理学科建设中的作用,符合要求规定满分,一项、次不符合要求扣5分	
5 社会责任 20 分	2	5.1 环境意识	20	b.手卫生、院感、消毒隔离、废物处理	20	不按规定、达不到要求一次或者一项扣5分	
7 科室 绩效结果 200 分	20	7.1 科室 病人结果	60	a.当月门诊就诊病人	20	达到去年指标水平并达到医院规定增长幅度得满分,降低1%扣10分,增加1%奖5分	
				b.当月本科室住院病人出院数量与上年度比较	40		
		7.2 科室医疗 质量结果	40	a.医疗质量达到要求	20	达到去年指标水平并达到医院规定增长幅度得满分,降低1%扣10分,增加1%奖5分	
				b.当月科室工作安全无纠纷事故与上年度比	20		
		7.3 科室 财务结果	100	科室当月医疗利润收入与上年度同月比较并达到规定增长幅度指标	100	达到去年指标水平并达到医院规定增长幅度得满分,降低1%扣10分,增加1%奖5分	
科室		**本表定量指标满分**			**560 分**	**定量指标合计得分**	

16.精神性疾病科总务班护士卓越绩效考评标准(表一)

一级指标 (分值)	权重 %	二级指标		三级指标		得分	考核 方式
		考评内容	分值	绩效考评扣分细则	分值		
1 管理能力 执行能力 100分	8	1.1管理能力 执行能力	60	a.管理病人、工作的能力	10		定性
				b.规章制度、医护常规执行能力	50		定性
		1.2 岗位职责	40	a.工作主动性、积极性、责任性	20		定性
				b.上班尊重劳动纪律,尽职尽责	20		定性
2 过程控制 工作数量 工作质量 工作效率 460分	46	2.1 工作流程	90	a.参加晨间,听取夜间病情报告	20		定性
				b.按规定时间参加院内各种会议	20		定量
				c.交接班物品药品核对签字落实	20		定量
				d.协助护士安排病人医技检查	30		定量
		2.2 工作数量	140	a.保证科室各种物资物品的使用	50		定量
				b.没有迟到早退和旷工	20		定量
				c.保证科室仪器设备使用状态	20		定量
				d.定期清点科室物品的使用与管理	30		定性
				e.正确与供应室洗浆房交换物品	20		定量
		2.3 工作质量	120	a.负责物品报损与维修,做好登记	20		定量
				b.协助护士长管理工作	20		定性
				c.科室物资没有丢失、账物相符	20		定性
				d.重视科室成本管理	30		定性
				e.病人住院中的床铺管理	30		定性
		2.4 工作效率	110	a.第一时间为新入院病人铺好床	20		定性
				b.监护室与交换敷料室物品管理	20		定量
				c.护理文件书写合格率	40		定量
				d.一次性物品请领使用符合要求	30		定量
3 论文科研 50分	5	论文科研 业务技术	50	a.发表论文与护理科研符合规定	20		定性
				b.带教实习生与学习培训	20		定量
				c.本人专科护理理论与技术水平	10		定性
4 职业道德 40分	4	4.1职业素质	10	关心同事、自觉合作、乐于助人	10		定性
		4.2 问题解决	30	a.处理患者和家属的相关问题	20		定性
				b.在护理学科建设中的作用	10		定量
5 社会责任 50分	5	5.1 社会责任	30	a.参加公益活动愿意承担额外工作	10		定性
				b.手卫生院感消毒隔离废物处理	20		定量
		5.2环境意识	20	库房及相关场所"7S管理"	20		定性
6 满意测评 持续改进 100分	10	6.1 病人满意度	60	每月最少测评一次科室出院病人的满意度,也可取测评几次的平均值	60		定性
		6.2本科满意	20	本科医护人员对护士满意度	20		定性
		6.3持续改进	20	针对问题与缺陷持续改进计划	20		定性
7 科室 绩效结果 200分	20	7.1 病人结果	50	a.科室当月门诊就诊病人量	20		定量
				b.科室当月住院病人出院量	30		定量
		7.2 质量结果	50	a.当月科室质量达到要求	30		定量
				b.当月科室安全无事故	20		定量
		7.3财务结果	100	当月医疗利润较上年度同月比较	100		定量
满分	**1000分**	定性指标得分		定量指标得分		最后得分	

16.1 精神性疾病科总务班护士卓越绩效考评定性标准(表二)

被考评者姓名		岗位				部门			
职能部门领导·定性指标·满意度测评内容					满意度测评等级				
一级指标	三级定性指标内容测评		本项满分	测评方式	卓越	优秀	良好	一般	得分
1 管理能力 100分	1.1 a.管理病人、工作的能力		10	定性		10	8	6	
	1.1 b.规章制度、医护常规执行能力		50	定性					
	扣罚细则:符合业务与技术管理的规定要求,一次执行不到位扣3分								
	1.2 a.工作主动性、积极性、责任心		20	定性		20	16	12	
	1.2 b.上班尊重劳动纪律,尽职尽责		20	定性					
	奖罚细则:上班不接收快递包裹,发现接收一次扣5分,上班时带熟人检查、看病一次扣5分,上班干私活吃零食一次扣5分,进入病房治疗关手机一次不关扣5分,上班上网、玩手机微信查资料打游戏发现一次扣10分,上班相互闲扯一次扣5分								
2 过程控制 工作数量 工作质量 工作效率 170分	2.1 a.参加晨间听取夜间病情报告		20	定性					
	扣罚细则:参加晨间听取夜间病情报告,不参加晨间交班,不听取夜间病情报告,符合医院、科室业务与技术管理规定要求,没有随后参加晨间护理,一次不到扣5分								
	2.2 d.定期清点科室物品使用与管理		30	定性					
	扣罚细则:定期清点科室物品的使用与管理符合要求,一次缺物影响使用扣5分								
	2.3 b.协助护士长管理工作		20	定性					
	扣罚细则:协助护士长管理工作,不能够正确安排工作一次扣5分								
	2.3 c.科室物资没有丢失、账物相符		20	定性					
	扣罚细则:科室物资没有丢失、账、物相符,差错一项、次扣5分								
	2.3 d.重视科室成本管理		30	定性					
	扣罚细则:重视科室成本管理符合管理要求,科室总成本较上年度增加1%扣10分								
	2.3 e.病人住院中的床铺管理		30	定性					
	扣罚细则:病人住院中的床铺管理,床铺管理,患者不满意一次扣5分								
	2.4 a.第一时间接待入院病人		20	定性					
	扣罚细则:符合管理规定的要求,不能第一时间接待病人,一个病人有意见扣5分								
3 论文科研 30分	3.a.发表论文与护理科研符合规定		20	定性		20	16	12	
	3.c.专科护理理论与知识和技能		10	定性		10	8	6	
4 职业道德 30分	4.1 关心同事、自觉合作、乐于助人		10	定性		10	8	6	
	4.2 a.处理患者和家属的相关问题		20	定性					
	扣罚细则:处理患者和家属的相关问题符合规定要求,一项、次不符合要求扣5分								
5 社会责任 30分	5.1 a.参加公益活动,承担额外工作		10	定性		10	8	6	
	5.2 库房及相关场所"7S管理"		20	定性					
	扣罚细则:达到要求符合规定要求,病房或走廊一次达不到要求扣5分								
6 满意测评 持续改进 100分	6.1 门诊病人住院患者满意度		60	定性		60	48	36	
	6.2 本科医护人员对护士满意度		20	定性		20	16	12	
	6.3 针对问题缺陷有持续改进计划		20	定性					
	扣罚细则:科室每月针对护理治疗、特色护理、护理质量、护理查房、用药、值班、疫情报告、登记、自查、门诊、抢救室设置、病人就诊流程等问题与缺陷和投诉及纠纷处理符合要求,有持续改进计划、事实、流程、措施、效果,少一个环节扣5分								
科室		本表定性指标满分	460分	定性指标最后得分					

16.2 精神性疾病科总务班护士卓越绩效考评定量标准(表三)

一级指标 (分值)	权重 %	二级指标		三级指标		绩效考评 扣分细则	得分
		考评内容	分值	考评内容	分值		
2 过程控制 工作数量 工作质量 工作效率 290分	29	2.1 工作流程	70	b.按规定时间参加院内、外相关会议,包括业务学习,行政会议等	20	会议迟到一次扣5分,早退一次扣5分,缺席一次会议扣10分	
				c.交接班物品、药品、清点、核对签字落实	20	值班、交接班物品核对不签字一次扣5分。不按时安排病人到医技科室检查一人次扣5分	
				d.协助护士按时安排病人到医技科室做检查	30		
		2.2 工作数量	110	a.保证科室各种物资物品的请领、维护与使用	50	不能保证各种物资物品的使用一次扣5分,迟到或早退一次扣5分,旷工一次扣10分。不能保证科室仪器设备完好一次扣5分。不正确与供应室洗浆房交换物品差错一次扣5分	
				b.没有迟到或早退和旷工	20		
				c.保证科室仪器设备完好状态,有维护记录	20		
				e.正确及时与供应室人员洗浆房交换物品	20		
		2.3 工作质量	20	a.负责物品报损与维修,做好登记	20	负责物品报损与维修,做好登记一次不记录扣5分	
		2.4 工作效率	90	b.监护室与交换敷料室物品管理符合规定要求	20	监护室与交换敷料室管理,差错一次扣5分。护理文件书写合格率降低1%扣10分,提高1%奖5分。一次性物品请领使用符合要求差错一人次扣5分	
				c.护理文件书写合格率	40		
				d.一次性物品请领使用,符合要求并建立完善的登记制度	30		
3 论文科研 20分	2	3 持续学习	20	b.按照规定心肺复苏培训、操作考试、三基考试符合要求	20	心肺复苏、三基考试符合要求得满分,一项不符合要求扣5分	
4 职业道德 10分	1	4.2 继续教育	10	b.能够积极参加医院、科室规定的继续教育培训项目符合规定要求	10	积极参加继续教育培训符合要求得满分,一次不参加扣5分	
5 社会责任 20分	2	5.1 环境意识	20	b.手卫生、院感、消毒隔离、废物处理	20	按规定处理废物满分,不按规定处理一次扣5分	
7 科室 绩效结果 200分	20	7.1 科室 病人结果	50	a.当月门诊就诊病人	20	达到去年指标水平并达到医院规定增长幅度得满分,降低1%扣10分,增加1%奖5分	
				b.科室当月住院病人出院数量与上年度比较	30		
		7.2 质量结果	50	a.医疗质量达到要求	30	达到去年指标水平并达到医院规定增长幅度得满分,降低1%扣10分,增加1%奖5分	
				b.当月科室安全与上年度同月比较并达到标准	20		
		7.3 科室 财务结果	100	科室当月医疗利润收入与上年度同月比较并达到规定增长幅度指标	100	达到去年指标水平并达到医院规定增长幅度得满分,降低1%扣10分,增加1%奖5分	
科室				本表定量指标满分	540分	定量指标合计得分	

六、心身医学科护理人员卓越绩效考评标准

1.心身医学科护士长卓越绩效考评标准(表一)

一级指标 (分值)	权重 %	二级指标 考评内容	分值	三级指标 绩效考评扣分细则	分值	得分	考核 方式
1 领导能力 执行能力 **100分**	10	1.1领导能力 执行能力	70	a.领导与管理能力、领导之间团结	20		定性
				b."18项核心制度"与相关规定执行力	50		定量
		1.2 工作计划	30	a.护理规划年月周工作计划与总结	20		定量
				b.护理应急预案与执行效果	10		定性
2 过程控制 工作数量 工作质量 工作效率 **400分**	40	2.1 工作流程	30	a.按照PDCA循环管理制度与流程	20		定量
				b.按时填写并上报护士长手册	10		定量
		2.2 工作数量	150	a.质量管理组织健全,履行职责	20		定量
				b."三查七对"与医嘱执行与落实	30		定量
				c.按时参加各种会议上报数据正确	20		定量
				d.办公物品请领、物资账物相符	20		定量
				e.执行护理管理评价标准	40		定量
				f.严禁利用职务之便牟取私利	20		定量
		2.3 工作质量	110	a.基础专科责任整体护理落实	30		定量
				b.有完整的护士职责与岗位说明书	10		定性
				c.落实护理管理目标和质量控制	20		定量
				d."三基"考试、心肺复苏与培训	10		定性
				e.有危重患者安全护理制度和措施	20		定性
				f.护理质量管理评价标准符合要求	20		定性
		2.4 工作效率	110	a.专科特色护理提供诊疗康复服务	20		定性
				b.专科护理常规操作护理技术项目	20		定性
				c.科室成本、药占比、耗材占比	40		定性
				d.入院资料评估体现专科护理内容	10		定性
				e.专科特色护理查房会诊病例讨论	20		定性
3 教学带教 **100分**	10	3.1 教学带教	50	a.按规定完成教学与带教任务	20		定性
				b.护士继续教育与学术活动落实	30		定性
		3.2论文科研	50	发表论文与护理科研成果	50		定性
4 职业道德 **50分**	5	4.1 职业道德	40	a.关心护士生活,随主任大查房	20		定性
				b.按照医院规定考评护士绩效标准	20		定性
		4.2社会责任	10	与院内科室院外相关单位沟通好	10		定性
5 团队管理 **50分**	5	5.1 团队管理	30	a.病区病房优质服务覆盖率≥85%	10		定性
				b.消毒、隔离、废物处理符合要求	20		定量
		5.2沟通协调	20	奖金福利透明公开、护士同工同酬	20		定量
6 满意测评 **100分**	10	6.1满意度	60	门诊病人住院患者满意度	60		定性
		6.2本科满意度	20	本科员工的满意度	20		定性
		6.3持续改进	20	针对问题缺陷有持续改进计划	20		定性
7 绩效结果 **200分**	20	7.1病人结果	100	科室当月住院病人出院量	100		定量
		7.2质量结果	20	当月科室质量安全达到要求	20		定量
		7.3财务结果	80	当月医疗利润上年度同月增加比较	80		定量
满分	**1000分**	定性指标得分		定量指标得分		最后得分	

1.1心身医学科护士长卓越绩效考评定性标准(表二)

被考评者姓名		岗位			部门				
职能部门领导·定性指标·满意度测评内容					满意度测评等级				
一级指标	三级定性指标内容测评	本项满分	测评方式	卓越	优秀	良好	一般	得分	
1 管理能力 30分	1.1 a.领导管理能力、领导之间团结	20	定性		20	16	12		
	1.2 b.护理应急预案与执行效果	10	定性						
	扣罚细则:符合业务与技术管理的规定要求,没有护理应急预案扣10分								
2 过程控制 工作数量 工作质量 工作效率 170分	2.3 b.有完整护士职责与岗位说明书	10	定性	缺一项扣5分					
	2.3 d."三基"考试、心肺复苏与培训	10	定性	一人次不合格扣10分					
	2.3 e.有危重患者安全护理制度措施	20	定性	少一制度或措施扣5分					
	2.3 f.护理质量管理评价标准完整	20	定性						
	奖罚细则:按本院常规护理检查文件,由护理部及相关部门检查,包括,安全用药、输血、分级护理、专科护理文书、不良事件、服务质量、护理投诉、护理培训、护理业务与技术管理、手卫生、院感、消毒隔离、废物处理等、一项、次不符合要求扣5分								
	2.4 a.专科特色护理提供康复服务	20	定性						
	奖罚细则:不能体现专科特色护理、专科诊疗与健康指导服务,少一项扣5分								
	2.4 b.专科护理常规操作技术项目	20	定性						
	奖罚细则:未开展专科护理常规操作、未开展专科护理技术项目,少一项、次扣10分								
	2.4 c.成本支出、药品、耗材占比	40	定性						
	扣罚细则:科室总成本支出、药占比、耗材占比,达去年同月水平并达到医院规定月度减少幅度,成本支出、药占、耗材占比符合医院规定,一项、次增加1%扣15分								
	2.4 d.入院资料评估体现专科护理	10	定性						
	奖罚细则:入院护理记录资料等评估体现专科护理内容,一病人未体现扣5分								
	2.4 e.特色护理查房、会诊、病例讨论	20	定性						
	奖罚细则:护理每日晨会后交接班、病房专科特色护理查房、专科护理特色会诊、专科护理病例讨论,体现专科特色护理,没有体现专科特色查房,一项、次扣10分								
3 教学科研 100分	3.1 a.按规定完成教学与带教任务	20	定性						
	扣罚细则:按规定完成教学与带教任务,一项、次内容完不成扣10分								
	3.1 b.护士继续教育与学术活动落实	30	定性	一项、次不落实扣10分					
	3.2 发表论文与护理新技术、新业务	50	定性	一项不符合要求扣10分					
4 职业道德 50分	4.1 关心护士生活,随主任大查房	20	定性						
	奖罚细则:不关心护士生活扣10分,随科室主任大查房,少一次查房扣5分								
	4.1 b.按照医院规定考评护士绩效标准	20	定性	不按照标准考评扣20分					
	4.2 b.院内科室院外相关单位沟通好	10	定性		10	8	6		
5 团队管理 10分	5.1 a.病区病房优质服务覆盖率≥85%	10	定性						
	奖罚细则:病区病房优质服务覆盖率≥85%,达不到标准要求、降低1%扣5分								
6 满意测评 持续改进 100分	6.1 a.门诊病人住院患者满意度	60	定性						
	扣罚细则:门诊病人住院患者满意度达到规定的95%,达不到标准,降低1%扣10分								
	6.2 本科员工的满意度达到要求	20	定性		20	16	12		
	6.3 针对问题缺陷有持续改进计划	20	定性						
	扣罚细则:针对每月护理管理工作、护理人员业务技术存在的问题、缺陷、投诉等符合管理规定的要求,有持续改进计划、事实、流程、措施、效果,少一个环节扣5分								
科室		**本表定性指标满分**	**460分**	**定性指标最后得分**					

1.2 心身医学科护士长卓越绩效考评定量标准(表三)

一级指标 (分值)	权重 %	二级指标 考评内容	分值	三级指标 考评内容	分值	绩效考评 扣分细则	得分
1 管理能力 执行能力 **70分**	7	1.1 执行能力	50	b."18项核心制度"与相关制度 与规定执行力	50	核心制度一项执行不好扣5分, 其他执行不好扣5分	
		1.2 规划计划	20	a.护理规划,年、月、周工作计划 与总结	20	规划,年、月、周计划与总结,少 一项扣10分	
2 过程控制 工作数量 工作质量 工作效率 **230分**	23	2.1 工作流程	30	a.按照PDCA循环管理管理规 范与流程,掌握PDCA管理方法	20	没有PDCA计划、制度、流程,一 项、次各扣5分	
		2.2 工作数量	150	a.科室质量管理组织健全,履行 职责	20	不履行科室质量管理小组职责 扣10分。"三查七对"、医嘱差 错一次扣5分。会议迟到或早 退一次扣5分,缺席一次扣10 分。上报数据差错一次扣5分, 推迟一天扣5分。科室账、物不 符扣10分	
				b."三查七对"、医嘱执行	30		
				c.按时参加各种会议上报数据 正确	20		
				d.在护理学科建设中的作用,符 合要求规定满分,一项、次不符 扣分	20		
				e.护理管理评价标准:患者身份 识别、跌倒、坠床、抢救车、仪器 设备、人力资源、科室病区环境、 行政、护理人员行为规范、手卫 生院感消毒隔离废物处理等	40	按本院常规护理检查文件,由护 理部检查考核,患者身份识别、 跌倒坠床、规范管理抢救车仪 器、病区环境行为规范手卫生院 感消毒隔离废物处理等,一项、 次不符合要求扣5分	
				f.严禁利用职务之便牟取私利符 合规定要求	20	严禁利用职务之便牟取私利,违 规一项、次扣10分	
		2.3 工作质量	50	a.专科基础、专科、整体责任护 理落实	30	一项、次专科护理不落实扣 10分	
				c.落实护理管理目标和质量控 制标准	20	一项、次不落实护理管理目标和 质量控制扣10分	
5 团队管理 **40分**	4	5.1 优质服务	20	b.消毒、隔离、废物处理符合 要求	20	消毒、隔离、废物处理符合要求, 不符合扣10分	
		5.2 奖金管理	20	奖金福利透明公开,护士同工 同酬	20	奖金福利不透明、不公开、不同 工同酬扣20分	
7 科室 绩效结果 **200分**	20	7.1 病人结果	70	当月出院病人总数量与上年度 同月比并达标准	70	达到规定月度增长幅度降低1% 扣10分,增加1%奖5分	
		7.2质量 安全结果	30	医疗质量安全与上年度同月比 较并达规定标准	30	达到规定月度增长幅度降低1% 扣10分,增加1%奖5分	
		7.3 财务结果	100	当月医疗利润收入与上年度同 月比较并达到医院规定增长幅 度指标	100	达到去年指标水平并达到医院 规定增长幅度得满分,降低1% 扣10分,增加1%奖5分	
科室		本表定量指标满分			540分	定量指标合计得分	

2．心身医学科副护士长正副主任护师卓越绩效考评标准(表一)

一级指标 (分值)	权重 %	二级指标		三级指标		得分	考核 方式
		考评内容	分值	绩效考评扣分细则	分值		
1 领导能力 执行能力 100分	10	1.1 领导能力 执行能力	70	a.领导与管理能力、同事之间团结	20		定性
				b."18项核心制度"与相关规定执行力	50		定量
		1.2 工作计划	30	a.护理规划,年、月、周工作计划与总结	20		定量
				b.护理应急预案反应能力执行效果	10		定性
2 过程控制 工作数量 工作质量 工作效率 420分	42	2.1 工作流程	30	a.按照 PDCA 循环管理与工作流程	20		定量
				b.服从机关抽调检查绩效考核工作	10		定量
		2.2 工作数量	150	a.科室质量管理组织健全履行职责	20		定量
				b."三查七对"与医嘱执行与落实	20		定量
				c.落实护理临床路径与单病种管理	20		定量
				d.按时参加各种会议上报数据正确	20		定量
				e.能够解决护理疑难问题的能力	20		定量
				f.护理管理评价标准:患者身份识别、跌倒、抢救车、仪器、行政等	50		定量
		2.3 工作质量	130	a.基础专科责任整体护理落实	30		定量
				b.协助护士长管理履行分管职责	10		定性
				c.落实护理目标管理和质量控制	20		定量
				d."三基"考试、心肺复苏与培训	20		定性
				e.落实关键护理质量环节标准措施	20		定性
				f.护理质量管理评价标准符合要求	30		定性
		2.4 工作效率	110	a.护理文书书写符合指标与标准	20		定性
				b.组织并参加危重病人抢救工作	30		定性
				c.科室成本、药占比、耗材占比	30		定性
				d.记录证明检查护士各班工作情况	10		定性
				e.专科护理查房、会诊、病例讨论	20		定性
3 教学科研 80分	8	3.1 教学带教	40	a.按规定完成教学与带教任务	20		定性
				b.组织护士培训与学术活动落实	20		定性
		3.2 论文科研	40	设计科室护理科研计划并落实	40		定性
4 职业道德 50分	5	4.1 职业道德	40	a.关心护士生活,随科主任大查房	20		定性
				b.按照医院规定标准考评护士绩效	10		定性
		4.2 社会责任	10	工作场所病区"7S管理"符合要求	10		定性
5 团队管理 协调沟通 50分	5	5.1 团队管理	30	a.病区病房优质服务覆盖率≥85%	10		定性
				b.消毒、隔离、废物处理符合要求	20		定量
		5.2 奖金福利	20	a.关心护士生活,主持护理查房	10		定量
				b.与院内科室院外相关单位沟通好	10		定性
6 满意测评 100分	10	6.1 满意度	60	门诊病人住院患者满意度	60		定性
		6.2 本科满意	20	本科室员工的满意度	20		定性
		6.3 持续改进	20	针对问题缺陷有持续改进计划	20		定性
7科室 绩效结果 200分	20	7.1 病人结果	70	科室当月住院病人出院量	70		定量
		7.2 质量结果	30	当月科室质量安全达到要求	30		定量
		7.3 财务结果	100	当月医疗利润上年度同月增加比较	100		定量
满分	1000 分	定性指标得分		定量指标得分		最后得分	

2.1 心身医学科副护士长正副主任护师卓越绩效考评定性标准(表二)

| 被考评者姓名 | | 岗位 | | | | 部门 | | | | |

职能部门领导·定性指标·满意度测评内容				满意度测评等级				
一级指标	三级定性指标内容测评	本项满分	测评方式	卓越	优秀	良好	一般	得分
1 **管理能力** **30分**	1.1 a. 领导管理能力、同事之间团结	20	定性		20	16	12	
	1.2 b. 应急预案反应能力执行效果	10	定性					
	扣罚细则:没有护理应急预案扣10分,没有执行效评价扣10分							
2 **过程控制** **工作数量** **工作质量** **工作效率** **190分**	2.3 b. 协助护士长管理履行分管职责	10	定性	不符合要求扣5分				
	2.3 d. 三基考试、心肺复苏与培训	20	定性	一人次不及格扣10分				
	2.3 e. 落实关键护理质量环节标准措施	20	定性	少一标准或措施扣5分				
	2.3 f. 护理质量管理评价标准完整	30	定性					
	奖罚细则:按本院常规护理检查文件,由护理部及相关部门检查,包括,安全用药、输血、分级护理、专科护理文书、不良事件、服务质量、护理投诉、护理培训、护理业务与技术管理、手卫生、院感、消毒隔离、废物处理等,一项、次不符合要求扣5分							
	2.4 a. 护理文书书写符合指标与标准	20	定性					
	奖罚细则:护理文书书写符合指标与标准要求,一项、次不符合要求扣5分							
	2.4 b. 组织并参加危重病人抢救工作	30	定性					
	奖罚细则:组织并参加危重病人抢救工作,组织不好,发生矛盾纠纷扣20分							
	2.4 c. 科室成本、药占比、耗材占比	30	定性					
	奖罚细则:科室成本、药占比、耗材占比,达规定增长幅度,降低1%扣10分							
	2.4 d. 记录证明检查护士各班工作情况	10	定性					
	奖罚细则:有记录证明检查抽查护士各班工作过程与结果情况,没有记录扣10分							
	2.4 e. 特色护理查房、会诊、病例讨论	20	定性					
	奖罚细则:护理每日晨会后交接班、病房专科特色护理查房、专科护理特色会诊、专科护理病例讨论,体现专科特色护理,没有体现专科特色查房,一项、次扣10分							
3 **教学科研** **80分**	3.1 a. 按规定完成教学与带教任务	20	定性					
	扣罚细则:按规定完成教学与带教任务,一项、次内容完不成扣10分							
	3.1 b. 组织护士培训与学术活动落实	20	定性					
	扣罚细则:组织护士培训与学术活动落实,一项、次完不成、不落实扣10分							
	3.2 设计科室护理科研计划并落实	40	定性	一项不符合要求扣10分				
4 **职业道德** **50分**	4.1 关心护士生活,随科主任大查房	20	定性					
	奖罚细则:不关心护士生活扣10分,随科室主任大查房、少一次查房扣5分							
	4.1 b. 按照医院规定标准考评护士绩效	20	定性	不按照标准考评扣20分				
	4.2 b. 工作场所病区"7S管理"符合要求	10	定性		10	8	6	
5 团队管理 **20分**	5.1 a. 病区病房优质服务覆盖率≥85%	10	定性		10	8	6	
	5.2 b. 与院内科室院外相关单位沟通好	10	定性		10	8	6	
6 **满意测评** **持续改进** **100分**	6.1 a. 门诊病人住院患者满意度	60	定性					
	扣罚细则:门诊病人住院患者满意度达到规定的95%,达不到标准,降低1%扣10分							
	6.2 本科员工的满意度达到要求	20	定性		20	16	12	
	6.3 针对问题缺陷有持续改进计划	20	定性					
	扣罚细则:针对每月护理管理工作、护理人员业务技术存在的问题、缺陷、投诉等符合管理规定的要求,有持续改进计划、事实、流程、措施、效果,少一个环节扣5分							
科室		本表定性指标满分	470分	定性指标最后得分				

2.2心身医学科副护士长正副主任护师卓越绩效考评定量标准(表三)

一级指标 (分值)	权重 %	二级指标		三级指标		绩效考评 扣分细则	得分
		考评内容	分值	考评内容	分值		
1 管理能力 执行能力 70分	7	1.1 执行能力	50	b."18项核心制度"与相关制度与规定执行力	50	核心制度一项执行不好扣5分,其他执行不好扣5分	
		1.2 规划计划	20	a.护理规划,年、月、周工作计划与总结	20	规划,年、月、周计划与总结,少一项扣10分	
2 过程控制 工作数量 工作质量 工作效率 230分	23	2.1 工作流程	30	a.按照PDCA循环管理与工作流程符合要求	20	没有按照PDCA循环管理与工作流程扣5分。服从护理部检查与考核等工作,一项、次扣5分	
				b.服从职能部门抽调的检查与绩效考核等工作	10		
		2.2 工作数量	150	a.科室质量管理组织健全,履行职责符合要求	20	不健全、不履行小组职责扣10分。"三查七对"、医嘱差错一次扣5分。会议迟到或早退一次扣5分,缺席一次扣10分。上报数据推迟一天扣5分。不能解决护理中的疑难问题一项、次扣10分	
				b."三查七对"、医嘱执行	20		
				c.临床路径单病种管理	20		
				d.按时参加各种会议上报数据正确符合要求	20		
				e.能够解决护理疑难问题的能力符合规定要求	20		
				f.护理管理评价标准:患者身份识别、跌倒、坠床、规范管理、抢救车、仪器设备、人力资源、科室病区环境、行政、护理人员行为规范、手卫生院感消毒隔离废物处理等符合规定要求	50	按本院常规护理检查文件,由护理部及相关部门检查考核,患者身份识别、跌倒坠床、规范管理、抢救车仪器、病区环境、行为规范、手卫生、院感、消毒隔离废物处理等,一项、次不符合要求扣5分	
		2.3 工作质量	50	a.专科基础、专科、整体责任护理落实	30	一项、次专科、责任、整体护理不落实扣10分	
				c.落实护理目标管理和质量控制标准符合要求	20	一项、次不落实护理管理目标和质量控制扣10分	
5 团队管理 30分	3	5.1服务	20	b.消毒隔离废物处理	20	一项、次不符合要求扣10分	
		5.2 护理查房	10	关心护士生活,主持护理查房符合规定要求	10	关心护士生活,主持护理查房,少一次查房扣5分	
7 科室 绩效结果 200分	20	7.1 病人结果	70	出院病人总数量与上年度同月比较并达规定	70	达到规定增长幅度,降低1%扣10分,增加1%奖5分	
		7.2 科室 质量结果	30	科室当月质量安全与上年度同月比较并且达到医院规定增长指标	30	达到去年指标水平并达到医院规定增长幅度得满分,降低1%扣10分,增加1%奖5分	
		7.3 科室 财务结果	100	科室当月医疗利润收入与上年度同月比较并达到医院规定增长指标	100	达到去年指标水平并达到医院规定增长幅度得满分,降低1%扣10分,增加1%奖5分	
科室		本表定量指标满分			530分	定量指标合计得分	

3.心身医学科主管护师卓越绩效考评标准(表一)

一级指标 (分值)	权重 %	二级指标		三级指标		得分	考核 方式
		考评内容	分值	绩效考评扣分细则	分值		
1 管理能力 执行能力 100分	10	1.1 管理能力 执行能力	80	a.岗位管理能力、同事之间团结	20		定性
				b."18项核心制度"与相关规定执行力	60		定量
		1.2 工作计划	20	a.执行护理规划,年、月、周工作计划	10		定量
				b.护理应急预案反应能力执行效果	10		定性
2 过程控制 工作数量 工作质量 工作效率 440分	44	2.1 工作流程	30	a.按照 PDCA 循环管理与工作流程	20		定量
				b.服从上级领导承担各种护理班次	10		定量
		2.2 工作数量	150	a.科室质量管理组织健全履行职责	20		定量
				b."三查七对"与医嘱执行与落实	20		定量
				c.落实护理临床路径与单病种管理	20		定量
				d.工作不推诿不拖延不制造矛盾	20		定量
				e.能够解决护理常见问题的能力	20		定量
				f.护理管理评价标准:患者身份识别、跌倒、抢救车、仪器、行政等	50		定量
		2.3 工作质量	140	a.基础、专科、整体责任护理落实	30		定量
				b.协助护士长管理履行分管职责	10		定性
				c.落实护理目标管理和质量控制	20		定量
				d."三基"考试、心肺复苏与培训	20		定性
				e.执行关键护理质量环节标准措施	30		定性
				f.执行护理质量管理评价标准	30		定性
		2.4 工作效率	120	a.护理文书书写符合指标与标准	20		定性
				b.熟练参加危重病人抢救工作	30		定性
				c.严禁利用职务之便牟取私利	30		定性
				d.科室成本、药占比、耗材占比	20		定性
				e.参加专科护理查房会诊病例讨论	20		定性
3 教学科研 60分	6	3.1 教学带教	30	a.按规定完成临床带教工作任务	20		定性
				b.参加护士培训与学术活动落实	10		定性
		3.2 论文科研	30	参加科室护理科研计划并落实	30		定性
4 职业道德 50分	5	4.1 职业素质	40	a.工作现场"7S管理"与环境维护	20		定性
				b.熟练掌握科室抢救仪器设备功能	20		定性
		4.2 社会责任	10	按规定参加医院科室组织公益活动	10		定性
5 团队管理 协调沟通 50分	5	5.1 卓越服务	30	a.能够起到承上启下"桥梁"作用	10		定性
				b.消毒、隔离、废物处理符合要求	20		定量
		5.2 团队管理	20	a.严禁背后议论领导长短	10		定量
				b.以病人、顾客为中心的思想好	10		定性
6 满意测评 100分	10	6.1 满意度	50	门诊病人住院患者满意度	50		定性
		6.2 本科满意	30	本科员工的满意度	30		定性
		6.3 持续改进	20	针对问题缺陷有持续改进计划	20		定性
7科室 绩效结果 200分	20	7.1 病人结果	70	科室当月住院病人出院量	70		定量
		7.2 质量结果	30	当月科室质量安全达到要求	30		定量
		7.3 财务结果	100	当月医疗利润上年度同月增加比较	100		定量
满分	1000分	定性指标得分		定量指标得分		最后得分	

3.1 心身医学科主管护师卓越绩效考评定性标准(表二)

被考评者姓名		岗位			部门			
职能部门领导·定性指标·满意度测评内容					满意度测评等级			
一级指标	三级定性指标内容测评	本项满分	测评方式	卓越	优秀	良好	一般	得分
1 管理能力 30分	1.1 a. 领导管理能力、同事之间团结	20	定性		20	16	12	
	1.2 b. 应急预案反应能力执行效果	10	定性					
	扣罚细则:没有护理应急预案扣10分,没有执行效果评价扣10分							
2 过程控制 工作数量 工作质量 工作效率 210分	2.3 b. 协助护士长管理履行分管职责	10	定性	不符合要求扣5分				
	2.3 d. "三基"考试、心肺复苏与培训	20	定性	考试不及格一次扣10分				
	2.3 e. 落实关键护理质量环节标准措施	30	定性	不执行标准措施扣5分				
	2.3 f. 执行护理质量管理评价标准	30	定性					
	奖罚细则:按本院常规护理检查文件,由护理部及相关部门检查,包括,安全用药、输血、分级护理、专科护理文书、不良事件、服务质量、护理投诉、护理培训、护理业务与技术管理、手卫生、院感、消毒隔离、废物处理等,一项、次不符合要求扣5分							
	2.4 a. 护理文书书写符合指标与标准	20	定性					
	奖罚细则:护理文书书写符合指标与标准,一项、次不符合要求扣5分							
	2.4 b. 熟练参加危重病人抢救工作	30	定性					
	奖罚细则:熟练参加危重病人抢救工作,不能够承担危重病人抢救工作扣10分							
	2.4 c. 严禁利用职务之便牟取私利	30	定性					
	奖罚细则:严禁利用职务之便牟取私利,违规一项、次扣10分							
	2.4 d. 科室成本、药占比、耗材占比	20	定性					
	奖罚细则:科室成本、药占比、耗材占比,达规定增长幅度,降低1%扣10分							
	2.4 e. 参加护理查房、会诊、病例讨论	20	定性					
	奖罚细则:护理每日晨会后交接班、病房专科特色护理查房、专科护理特色会诊、专科护理病例讨论,体现专科特色护理,没有参加专科特色查房,一项、次扣10分							
3 教学科研 60分	3.1 a. 按规定完成教学与带教任务	20	定性					
	扣罚细则:按规定的临床完成带教任务,少一人次扣5分							
	3.1 b. 参加护士培训与学术活动落实	10	定性		10	8	6	
	3.2 参加科室护理科研计划并落实	30	定性		30	24	18	
4 职业道德 50分	4.1 a. 工作现场5S管理与环境维护	20	定性					
	奖罚细则:工作现场、病区、办公室"7S管理"与环境维护,一项、次不符合要求扣5分							
	4.1 b. 熟练掌握科室抢救仪器设备功能	20	定性	不能够掌握扣10分				
	4.2 b. 按时参加医院科室组织公益活动	10	定性	少一次扣5分				
5 团队管理 20分	5.1 a. 能够起到承上启下"桥梁"作用	10	定性		10	8	6	
	5.2 b. 以病人、顾客为中心思想好	10	定性		10	8	6	
6 满意测评 持续改进 100分	6.1 a. 门诊病人住院患者满意度	60	定性					
	扣罚细则:门诊病人住院患者满意度达到规定的95%,达不到标准,降低1%扣10分							
	6.2 本科员工的满意度达到要求	20	定性		20	16	12	
	6.3 针对问题缺陷有持续改进计划	20	定性					
	扣罚细则:针对本科室护理、自己岗位工作流程、计划的实施、岗位工作质量、查对、制度执行、基础与专业能力、应该的绩效自查、患者服务等符合管理要求,对岗位存在的问题与缺陷有持续改进计划、事实、流程、措施、效果,少一个环节扣5分							
科室		本表定性指标满分	**470分**	定性指标最后得分				

3.2 心身医学科主管护师卓越绩效考评定量标准(表三)

一级指标(分值)	权重%	二级指标 考评内容	分值	三级指标 考评内容	分值	绩效考评扣分细则	得分
1 管理能力 执行能力 **70分**	7	1.1 执行能力	60	b."18项核心制度"与相关制度与规定执行力	60	核心制度一项执行不好扣5分,其他执行不好扣5分	
		1.2 规划计划	10	a.执行护理规划,年、月、周工作计划与总结	10	执行规划,年、月、周计划与总结,少一项扣10分	
2 过程控制 工作数量 工作质量 工作效率 **230分**	23	2.1 工作流程	30	a.按照PDCA循环管理与工作流程符合要求	20	没有按照PDCA循环管理与工作流程扣5分。不服从上级领导与管理、不能承担护理班次一项、次扣10分	
				b.服从上级领导承担各种护理班次符合要求	10		
		2.2 工作数量	150	a.科室质量管理组织健全,履行职责符合要求	20	不能够履行小组职责扣10分。"三查七对"、医嘱差错一次扣5分。临床路径单病种一项不符扣10分。工作推诿,制造工作矛盾一次扣10分。不能解决护理工作中的常见疑难问题,一项、次扣5分	
				b."三查七对"、医嘱执行	20		
				c.落实临床路径单病种	20		
				d.工作不推诿不拖延不制造矛盾符合要求	20		
				e.能够解决护理常见问题的能力符合规定要求	20		
				f.护理管理评价标准:患者身份识别、跌倒、坠床、规范管理、抢救车、仪器设备、人力资源、科室病区环境、行政、护理人员行为规范、手卫生院感消毒隔离废物处理等符合规定要求	50	按本院常规护理检查文件,由护理部及相关部门检查考核,患者身份识别、跌倒坠床、规范管理、抢救车仪器、病区环境、行为规范、手卫生、院感、消毒隔离废物处理等,一项、次不符合要求扣5分	
		2.3 工作质量	50	a.基础、专科、整体、责任护理落实符合要求	30	一项、次基础、专科、责任、整体护理不落实扣10分	
				c.落实护理目标管理和质量控制标准符合要求	20	一项、次不落实护理管理目标和质量控制扣10分	
5 团队管理 **30分**	3	5.1 服务	20	b.消毒隔离废物处理	20	一项、次不符合要求扣10分	
		5.2 团队精神	10	a.严禁背后议论领导长短,符合规定要求	10	严禁背后议论领导长短,违规一次扣5分	
7 科室 绩效结果 **200分**	20	7.1 科室病人结果	70	科室当月出院病人与上年度同月比较,并且达到医院规定增长幅度	70	达到上年度同月水平并且达到规定月度增长幅度降低1%扣10分,增加1%奖5分	
		7.2 质量结果	30	a.医疗质量安全指标与上年度同月比较	30	达到规定月度增长幅度降低1%扣10分,增加1%奖5分	
		7.3 科室财务结果	100	当月医疗收入利润与上年度同月利润比较,并且达到规定增长幅度	100	达到上年度同月水平并且达到规定月度增长幅度降低1%扣10分,增加1%奖5分	
科室		本表定量指标满分			**530分**	定量指标合计得分	

4.心身医学科护师与护士卓越绩效考评标准(表一)

一级指标 (分值)	权重 %	二级指标		三级指标		得分	考核 方式
		考评内容	分值	绩效考评扣分细则	分值		
1 工作能力 执行能力 100分	10	1.1 工作能力 执行能力	80	a.岗位工作能力、同事之间团结	20		定性
				b."18项核心制度"与相关规定执行力	60		定量
		1.2 工作计划	20	a.执行护理规划,年、月、周工作计划	10		定量
				b.护理应急预案反应能力执行效果	10		定性
2 过程控制 工作数量 工作质量 工作效率 460分	46	2.1 工作流程	30	a.按照 PDCA 循环管理与工作流程	20		定量
				b.服从上级领导承担护理重要班次	10		定量
		2.2 工作数量	150	a.科室质量管理组织健全履行职责	30		定量
				b."三查七对"与医嘱执行与落实	30		定量
				d.工作不推诿不拖延不制造矛盾	20		定量
				e.热情接待与服务每一位患者	20		定量
				f.护理管理评价标准:患者身份识别、跌倒、抢救车、仪器、行政等	50		定量
		2.3 工作质量	150	a.基础、专科、整体责任护理落实	30		定量
				b.协助护士长管理履行岗位职责	20		定性
				c.落实护理目标管理和质量控制	20		定量
				d."三基"考试、心肺复苏与培训	20		定量
				e.执行关键护理质量环节标准措施	30		定性
				f.执行护理质量管理评价指标标准	30		定性
		2.4 工作效率	130	a.护理文书书写符合指标标准要求	20		定性
				b.积极参加危重病人抢救工作	30		定性
				c.严禁利用职务之便牟取私利	30		定性
				d.科室成本、药占比、耗材占比	20		定性
				e.参加专科护理查房会诊病例讨论	30		定性
3 教学科研 40分	4	3.1 教学带教	30	a.按规定参加继续教育学术活动	20		定性
				b.钻研业务、虚心学习、认真工作	10		定性
		3.2 论文科研	10	参加科室护理科研计划并实施	10		定性
4 职业道德 50分	5	4.1 职业素质	40	a.工作现场"7S 管理"与环境维护	20		定性
				b.掌握科室抢救仪器设备功能	20		定性
		4.2 社会责任	10	按规定参加医院科室组织公益活动	10		定性
5 团队管理 协调沟通 50分	5	5.1 卓越服务	30	a.值班巡视、巡查、没有纠纷事故	10		定性
				b.消毒、隔离、废物处理符合要求	20		定量
		5.2 团队管理	20	a.严禁背后议论领导长短	10		定量
				b.以病人、顾客为中心的思想好	10		定性
6 满意测评 100分	10	6.1 满意度	60	门诊病人住院患者满意度	60		定性
		6.2 本科满意	20	本科员工的满意度	20		定性
		6.3 持续改进	20	针对问题缺陷有持续改进计划	20		定性
7 科室 绩效结果 200分	20	7.1 病人结果	70	科室当月出院病人出院量	70		定量
		7.2 质量结果	30	当月科室质量安全达到要求	30		定量
		7.3 财务结果	100	当月医疗利润上年度同月增加比较,并且达到医院规定的增长幅度	100		定量
满分	1000分	定性指标得分		定量指标得分		最后得分	

4.1 心身医学科护师与护士卓越绩效考评定性标准(表二)

被考评者姓名		岗位			部门				
一级指标	三级定性指标内容测评	本项满分	测评方式	卓越	优秀	良好	一般	得分
1 **工作能力** **30分**	1.1 a.岗位工作能力、同事之间团结	20	定性		20	16	12	
	1.2 b.应急预案反应能力执行效果	10	定性					
	扣罚细则:没有护理应急预案扣10分,没有执行效果评价扣10分							
2 **过程控制** **工作数量** **工作质量** **工作效率** **230分**	2.3 b.协助护士长管理履行岗位职责	20	定性	不符合要求扣5分				
	2.3 d."三基"考试、心肺复苏与培训	20	定性	考试不及格一次扣10分				
	2.3 e.执行关键护理质量环节标准措施	30	定性	不执行标准措施扣5分				
	2.3 f.执行护理质量管理评价指标标准	30	定性					
	奖罚细则:按本院常规护理检查文件,由护理部及相关部门检查,包括,安全用药、输血、分级护理、专科护理文书、不良事件、服务质量、护理投诉、护理培训、护理业务与技术管理、手卫生、院感、消毒隔离、废物处理等,一项、次不符合要求扣5分							
	2.4 a.护理文书书写符合标准要求	20	定性					
	奖罚细则:护理文书书写符合常规规定的指标与标准,一项、次不符合要求扣5分							
	2.4 b.积极参加危重病人抢救工作	30	定性					
	奖罚细则:积极参加危重病人抢救工作,不能够积极参加危重病人抢救工作扣10分							
	2.4 c.严禁利用职务之便牟取私利	30	定性					
	奖罚细则:严禁利用职务之便牟取私利,违规一项、次扣10分							
	2.4 d.科室成本、药占比、耗材占比	20	定性					
	奖罚细则:科室成本、药占比、耗材占比,达规定增长幅度,降低1%扣5分							
	2.4 e.参加护理查房、会诊、病例讨论	30	定性					
	奖罚细则:护理每日晨会后交接班、病房专科特色护理查房、专科护理特色会诊、专科护理病例讨论,体现专科特色护理,没有参加专科特色查房,一项、次扣10分							
3 **教学科研** **40分**	3.1 a.按规定参加继续教育学术活动	20	定性					
	扣罚细则:按规定参加继续教育学术活动,少参加一项、次扣5分							
	3.1 b.钻研业务、虚心学习、认真工作	10	定性					
	扣罚细则:钻研业务、虚心学习、认真工作,一项、次不符合要求扣5分							
	3.2 参加科室护理科研计划并落实	10	定性	一项不符合要求扣10分				
4 **职业道德** **50分**	4.1 a.工作现场"5S管理"与环境维护	20	定性					
	奖罚细则:工作现场、病区、办公室"7S管理"与环境维护,一项、次不符合要求扣5分							
	4.1 b.掌握科室抢救仪器设备功能	20	定性	不能够掌握扣10分				
	4.2 b.按时参加医院科室组织公益活动	10	定性	少一次扣5分				
5 团队管理 **20分**	5.1 a.值班巡视、巡查、没有纠纷事故	10	定性		10	8	6	
	5.2 b.以病人、顾客为中心思想好	10	定性		10	8	6	
6 **满意测评** **持续改进** **100分**	6.1 a.门诊病人住院患者满意度	60	定性					
	扣罚细则:门诊病人住院患者满意度达到规定的95%,达不到标准,降低1%扣10分							
	6.2 本科员工的满意度达到要求	20	定性		20	16	12	
	6.3 针对问题缺陷有持续改进计划	20	定性					
	扣罚细则:针对每月护理管理工作、护理人员业务技术存在问题、缺陷、投诉等,符合规定要求,有持续改进计划、事实、流程、措施、效果,少一个环节扣5分							
科室		本表定性指标满分	**470分**	定性指标最后得分				

4.2 心身医学科护师与护士卓越绩效考评定量标准(表三)

一级指标 (分值)	权重 %	二级指标 考评内容	分值	三级指标 考评内容	分值	绩效考评 扣分细则	得分
1 工作能力 执行能力 70 分	7	1.1 执行能力	60	b. "18 项核心制度"与相关制度与规定执行力	60	核心制度一项执行不好扣 5 分,其他执行不好扣 5 分	
		1.2 规划计划	10	a. 执行护理规划,年、月、周工作计划与总结	10	执行规划,年、月、周计划与总结,少一项扣 10 分	
2 过程控制 工作数量 工作质量 工作效率 230 分	23	2.1 工作流程	30	a. 按照 PDCA 循环管理与工作流程符合要求	20	没有按照 PDCA 循环管理与工作流程扣 5 分。不服从上级领导与管理、不能承担护理班次一项、次扣 10 分	
				b. 服从上级领导承担护理重要班次符合要求	10		
		2.2 工作数量	150	a. 科室质量管理组织健全,履行职责符合要求	30	不能够履行小组职责扣 10 分。"三查七对"、医嘱差错一次扣 5 分。工作不推诿不拖延不制造矛盾,制造工作矛盾一次扣 10 分。不能热情接待与服务每一位患者扣 5 分	
				b. "三查七对"、医嘱执行	30		
				d. 工作不推诿不拖延不制造矛盾符合规定要求	20		
				e. 热情接待与服务每一位患者符合规定要求	20		
				f. 护理管理评价标准:患者身份识别、跌倒、坠床、规范管理、抢救车、仪器设备、人力资源、科室病区环境、行政、护理人员行为规范、手卫生院感消毒隔离废物处理等符合规定要求	50	按本院常规护理检查文件,由护理部及相关部门检查考核,患者身份识别、跌倒坠床、规范管理、抢救车仪器、病区环境、行为规范、手卫生、院感、消毒隔离废物处理等,一项、次不符合要求扣 5 分	
		2.3 工作质量	50	a. 基础、专科、整体、责任护理落实符合要求	30	一项、次基础、专科、责任、整体护理不落实扣 10 分	
				c. 落实护理目标管理和质量控制标准符合要求	20	一项、次不落实护理管理目标和质量控制扣 10 分	
5 团队管理 30 分	4	5.1 服务	20	b. 消毒隔离废物处理	20	一项、次不符合要求扣 10 分	
		5.2 团队精神	10	a. 严禁背后议论领导长短,符合规定要求	10	严禁背后议论领导长短,违规一次扣 5 分	
7 科室 绩效结果 200 分	20	7.1 科室 病人结果	70	科室当月出院病人与上年度同月比较,并且达到医院规定增长幅度	70	达到上年度同月水平并且达到规定月度增长幅度降低 1% 扣 10 分,增加 1% 奖 5 分	
		7.2 科室 质量结果	30	科室当月质量安全与上年度同月比较,并且达到医院规定增长幅度	30	达到上年度同月水平并且达到规定月度增长幅度降低 1% 扣 10 分,增加 1% 奖 5 分	
		7.3 科室 财务结果	100	当月医疗收入利润与上年度同月利润比较,并且达到规定增长幅度	100	达到上年度同月水平并且达到规定月度增长幅度降低 1% 扣 10 分,增加 1% 奖 5 分	
科室		本表定量指标满分			530 分	定量指标合计得分	

七、治疗未病科护理人员卓越绩效考评标准

1.治疗未病科护士长卓越绩效考评标准(表一)

一级指标 (分值)	权重 %	二级指标		三级指标		得分	考核 方式
		考评内容	分值	绩效考评扣分细则	分值		
1 领导能力 执行能力 100分	10	1.1 领导能力 执行能力	80	a.领导与管理能力、领导之间团结	20		定性
				b."18项核心制度"与相关规定执行力	60		定量
		1.2 工作计划	20	a.护理规划,年、月、周工作计划与总结	10		定量
				b.护理应急预案与执行效果	10		定性
2 过程控制 工作数量 工作质量 工作效率 400分	40	2.1 工作流程	30	a.按照PDCA循环管理制度与流程	20		定量
				b.按时填写并上报护士长手册	10		定量
		2.2 工作数量	150	a.质量管理组织健全,履行职责	20		定量
				b."三查七对"与医嘱执行与落实	30		定量
				c.按时参加各种会议上报数据正确	20		定量
				d.办公物品请领、物资账物相符	20		定量
				e.执行护理管理评价标准	40		定量
				f.严禁利用职务之便牟取私利	20		定量
		2.3 工作质量	110	a.基础专科责任整体护理落实	30		定量
				b.有完整的护士职责与岗位说明书	10		定性
				c.落实护理管理目标和质量控制	20		定量
				d."三基"考试、心肺复苏与培训	10		定性
				e.有危重患者安全护理制度和措施	20		定性
				f.护理质量管理评价标准符合要求	20		定性
		2.4 专科 护理特色	110	a.专科特色护理提供诊疗康复服务	20		定性
				b.专科护理常规操作护理技术项目	20		定性
				c.科室成本、药占比、耗材占比	40		定性
				d.入院资料评估体现专科护理内容	10		定性
				e.专科特色护理查房会诊病例讨论	20		定性
3 教学科研 100分	10	3.1 教学带教	50	a.按规定完成教学与带教任务	20		定性
				b.护士继续教育与学术活动落实	30		定性
		3.2 论文科研	50	发表论文与护理科研成果	50		定性
4 职业道德 50分	5	4.1 职业素质	40	a.关心护士生活,随主任大查房	20		定性
				b.按照医院规定考评护士绩效标准	20		定性
		4.2 社会责任	10	与院内科室院外相关单位沟通好	10		定性
5 团队管理 50分	5	5.1 团队管理	30	a.病区病房优质服务覆盖率≥85%	10		定性
				b.消毒、隔离、废物处理符合要求	20		定量
		5.2 奖金福利	20	奖金福利透明公开,护士同工同酬	20		定量
6 满意测评 100分	10	6.1 满意度	60	门诊病人住院患者满意度	60		定性
		6.2 本科满意	20	本科员工的满意度	20		定性
		6.3 持续改进	20	针对问题缺陷有持续改进计划	20		定性
7 绩效结果 200分	20	7.1 病人结果	100	科室当月住院病人出院量	100		定量
		7.2 质量结果	30	当月科室质量安全达到要求	30		定量
		7.3 财务结果	70	当月医疗利润上年度同月增加比较	70		定量
满分	1000分	定性指标得分		定量指标得分		最后得分	

1.1 治疗未病科护士长卓越绩效考评定性标准(表二)

被考评者姓名		岗位				部门				
一级指标	三级定性指标内容测评			本项满分	测评方式	卓越	优秀	良好	一般	得分
1 **管理能力** **30分**	1.1 a. 领导管理能力、领导之间团结			20	定性		20	16	12	
	1.2 b. 护理应急预案与执行效果			10	定性					
	扣罚细则:符合医院管理规定的要求,没有护理应急预案扣10分									
2 **过程控制** **工作数量** **工作质量** **工作效率** **170分**	2.3 b. 有完整护士职责与岗位说明书			10	定性	缺一项扣5分				
	2.3 d. "三基"考试、心肺复苏与培训			10	定性	一人次不合格扣10分				
	2.3 e. 有危重患者安全护理制度措施			20	定性	少一制度或措施扣5分				
	2.3 f. 护理质量管理评价标准完整			20	定性					
	奖罚细则:按本院常规护理检查文件,由护理部及相关部门检查,包括,安全用药、输血、分级护理、专科护理文书、不良事件、服务质量、护理投诉、护理培训、护理业务与技术管理、手卫生、院感、消毒隔离、废物处理等,一项、次不符合要求扣5分									
	2.4 a. 专科特色护理提供康复服务			20	定性					
	奖罚细则:不能体现专科特色护理、专科诊疗与健康指导服务,少一项扣5分									
	2.4 b. 专科护理常规操作技术项目			20	定性					
	奖罚细则:未开展专科护理常规操作、未开展专科护理技术项目,少一项、次扣10分									
	2.4 c. 科室成本、药占比、耗材占比			40	定性					
	奖罚细则:科室总成本支出、药占比、耗材占比达去年同月水平并达到医院规定月度减少幅度,成本支出、药占、耗材占比符合医院规定,一项、次增加1%扣15分									
	2.4 d. 入院资料评估体现专科护理			10	定性					
	奖罚细则:入院护理记录资料等评估体现专科护理内容,一病人未体现扣5分									
	2.4 e. 特色护理查房、会诊、病例讨论			20	定性					
	奖罚细则:护理每日晨会后交接班、病房专科特色护理查房、专科护理特色会诊、专科护理病例讨论,体现专科特色护理,没有体现专科特色查房,一项、次扣10分									
3 **教学科研** **100分**	3.1 a. 按规定完成教学与带教任务			20	定性					
	扣罚细则:按规定完成教学与带教任务,一项、次内容完不成扣10分									
	3.1 b. 护士继续教育与学术活动落实			30	定性	一项、次不落实扣10分				
	3.2 发表论文与护理新技术、新业务			50	定性	一项不符合要求扣10分				
4 **职业道德** **50分**	4.1 关心护士生活、随主任大查房			20	定性					
	奖罚细则:不关心护士生活扣10分,随科室主任大查房,少一次查房扣5分									
	4.1 b. 按照医院规定考评护士绩效标准			20	定性	不按照标准考评扣20分				
	4.2 b. 院内科室院外相关单位沟通好			10	定性		10	8	6	
5 团队管理 **10分**	5.1 a. 病区病房优质服务覆盖率≥85%			10	定性		10	8	6	
	奖罚细则:病区病房优质服务覆盖率≥85%,达不到标准要求、降低1%扣5分									
6 **满意测评** **持续改进** **100分**	6.1 a. 门诊病人住院患者满意度			60	定性					
	扣罚细则:门诊病人住院患者满意度达到规定的95%,达不到标准,降低1%扣10分									
	6.2 本科员工的满意度达到要求			20	定性		20	16	12	
	6.3 针对问题缺陷有持续改进计划			20	定性					
	扣罚细则:针对每月护理管理工作,护理人员业务技术存在的问题、缺陷、投诉等符合管理规定的要求,有持续改进计划、事实、流程、措施、效果,少一个环节扣5分									
科室			本表定性指标满分	**460分**	定性指标最后得分					

1.2 治疗未病科护士长卓越绩效考评定量标准(表三)

一级指标（分值）	权重 %	二级指标 考评内容	分值	三级指标 考评内容	分值	绩效考评 扣分细则	得分
1 管理能力 执行能力 **70分**	7	1.1 执行能力	60	b."18项核心制度"与相关制度与规定执行力	60	核心制度一项执行不好扣5分，其他执行不好扣5分	
		1.2 规划计划	10	a.护理规划，年、月、周工作计划与总结	10	规划，年、月、周计划与总结，少一项扣10分	
2 过程控制 工作数量 工作质量 工作效率 **230分**	23	2.1 工作流程	30	a.按照PDCA循环管理管理规范与流程，掌握PDCA管理方法	30	没有PDCA工作计划、制度、流程，一项、次各扣5分	
		2.2 工作数量	150	a.科室质量管理组织健全，履行职责符合要求	20	不履行科室质量管理小组职责扣10分。三查七对、医嘱差错一次扣5分。会议迟到或早退一次扣5分，缺席一次扣10分。上报数据差错一次扣5分，推迟一天扣5分。科室账、物不符扣10分	
				b."三查七对"、医嘱执行	30		
				c.按时参加各种会议上报数据正确符合要求	20		
				d.科室物资、库房管理的账物相符，一项、次不符合扣分符合要求	20		
				e.护理管理评价标准：患者身份识别、跌倒、坠床、抢救车、仪器设备、人力资源、科室病区环境、行政、护理人员行为规范、手卫生院感消毒隔离废物处理等	40	按本院常规护理检查文件，由护理部检查考核，患者身份识别、跌倒坠床、规范管理抢救车仪器、病区环境行为规范手卫生院感消毒隔离废物处理等，一项、次不符合要求扣5分	
				f.严禁利用职务之便牟取私利，符合规定要求	20	严禁利用职务之便牟取私利，违规一项、次扣10分	
		2.3 工作质量	50	a.专科基础、专科、整体责任护理落实	30	一项、次专科护理不落实扣10分	
				c.落实护理管理目标和质量控制标准符合要求	20	一项、次不落实护理管理目标和质量控制扣10分	
5 团队管理 **40分**	4	5.1 优质服务	20	b.消毒、隔离、废物处理符合要求符合要求	20	消毒、隔离、废物处理符合要求，不符合扣10分	
		5.2 奖金管理	20	奖金福利透明公开，护士同工同酬符合要求	20	奖金福利不透明、不公开、不同工同酬扣20分	
7 科室 绩效结果 **200分**	20	7.1 病人结果	100	当月出院病人总数量与上年度同月比并达标准	100	达到规定月度增长幅度降低1%扣10分增加1%奖5分	
		7.2 质量安全结果	30	医疗质量安全与上年度同月比较并达规定标准	30	达到规定月度增长幅度降低1%扣10分增加1%奖5分	
		7.3 科室财务结果	70	科室当月医疗利润收入与上年度同月比较，并且达到医院规定指标	70	达到去年指标水平并达到医院规定增长幅度得满分，降低1%扣10分，增加1%奖5分	
科室		**本表定量指标满分**			**540分**	**定量指标合计得分**	

2.治疗未病科副护士长正副主任护师卓越绩效考评标准(表一)

一级指标 (分值)	权重 %	二级指标		三级指标		得分	考核 方式
		考评内容	分值	绩效考评扣分细则	分值		
1 领导能力 执行能力 100分	10	1.1 领导能力 执行能力	70	a. 领导与管理能力、同事之间团结	20		定性
				b. "18项核心制度"与相关规定执行力	50		定量
		1.2 工作计划	30	a. 护理规划,年、月、周工作计划与总结	20		定量
				b. 护理应急预案反应能力执行效果	10		定性
2 过程控制 工作数量 工作质量 工作效率 420分	42	2.1 工作流程	30	a. 按照PDCA循环管理与工作流程	20		定量
				b. 服从机关抽调检查绩效考核工作	10		定量
		2.2 工作数量	150	a. 科室质量管理组织健全履行职责	20		定量
				b. "三查七对"与医嘱执行与落实	20		定量
				c. 落实护理临床路径与单病种管理	20		定量
				d. 按时参加各种会议上报数据正确	20		定量
				e. 能够解决护理疑难问题的能力	20		定量
				f. 护理管理评价标准:患者身份识别、跌倒、抢救车、仪器、行政等	50		定量
		2.3 工作质量	130	a. 基础专科责任整体护理落实	30		定量
				b. 协助护士长管理履行分管职责	10		定性
				c. 落实护理目标管理和质量控制	20		定量
				d. "三基"考试、心肺复苏与培训	20		定性
				e. 落实关键护理质量环节标准措施	20		定性
				f. 护理质量管理评价标准符合要求	30		定性
		2.4 工作效率	110	a. 护理文书书写符合指标与标准	20		定性
				b. 组织并参加危重病人抢救工作	30		定性
				c. 科室成本、药占比、耗材占比	30		定性
				d. 记录证明检查护士各班工作情况	10		定性
				e. 专科护理查房、会诊、病例讨论	20		定性
3 教学科研 80分	8	3.1 教学带教	40	a. 按规定完成教学与带教任务	20		定性
				b. 组织护士培训与学术活动落实	20		定性
		3.2 论文科研	40	设计科室护理科研计划并落实	40		定性
4 职业道德 50分	5	4.1 职业道德	40	a. 关心护士生活,随科主任大查房	20		定性
				b. 按照医院规定标准考评护士绩效	20		定性
		4.2 社会责任	10	工作场所病区"7S管理"符合要求	10		定性
5 团队管理 协调沟通 50分	5	5.1 团队管理	30	a. 病区病房优质服务覆盖率≥80%	10		定性
				b. 消毒、隔离、废物处理符合要求	20		定量
		5.2 奖金福利	20	a. 关心护士生活,主持护理查房	10		定量
				b. 与院内科室院外相关单位沟通好	10		定性
6 满意测评 100分	10	6.1 满意度	60	门诊病人住院患者满意度	60		定性
		6.2 本科满意	20	本科员工的满意度	20		定性
		6.3 持续改进	20	针对问题缺陷有持续改进计划	20		定性
7 科室 绩效结果 200分	20	7.1 病人结果	70	科室当月住院病人出院量	70		定量
		7.2 质量结果	30	当月科室质量安全达到要求	30		定量
		7.3 财务结果	100	当月医疗利润上年度同月增加比较	100		定量
满分	**1000分**	定性指标得分		定量指标得分		最后得分	

2.1 治疗未病科副护士长正副主任护师卓越绩效考评定性标准(表二)

被考评者姓名			岗位			部门				
一级指标	三级定性指标内容测评			本项满分	测评方式	卓越	优秀	良好	一般	得分
1 管理能力 30分	1.1 a. 领导管理能力、同事之间团结			20	定性		20	16	12	
	1.2 b. 应急预案反应能力执行效果			10	定性					
	扣罚细则:符合管理规定要求,没有护理应急预案扣10分,没有执行效评价扣10分									
2 过程控制 工作数量 工作质量 工作效率 190分	2.3 b. 协助护士长管理履行分管职责			10	定性	不符合要求扣5分				
	2.3 d. "三基"考试、心肺复苏与培训			20	定性	一人次不及格扣10分				
	2.3 e. 落实关键护理质量环节标准措施			20	定性	少一标准或措施扣5分				
	2.3 f. 护理质量管理评价标准完整			30	定性					
	奖罚细则:按本院常规护理检查文件,由护理部及相关部门检查,包括,安全用药、输血、分级护理、专科护理文书、不良事件、服务质量、护理投诉、护理培训、护理业务与技术管理、手卫生、院感、消毒隔离、废物处理等,一项、次不符合要求扣5分									
	2.4 a. 护理文书书写符合指标与标准			20	定性					
	奖罚细则:护理文书书写符合指标与标准符合要求,一项、次不符合要求扣5分									
	2.4 b. 组织并参加危重病人抢救工作			30	定性					
	奖罚细则:组织参加危重病人抢救工作符合要求,组织不好,发生矛盾纠纷扣20分									
	2.4 c. 科室成本、药占比、耗材占比			30	定性					
	奖罚细则:科室成本、药占比、耗材占比,达规定增长幅度,降低1%扣10分									
	2.4 d. 记录证明检查护士各班工作情况			10	定性					
	奖罚细则:有记录证明检查抽查护士各班工作过程与结果情况,没有记录扣10分									
	2.4 e. 特色护理查房、会诊、病例讨论			20	定性					
	奖罚细则:护理每日晨会后交接班、病房专科特色护理查房、专科护理特色会诊、专科护理病例讨论,体现专科特色护理,没有体现专科特色查房,一项、次扣10分									
3 教学科研 80分	3.1 a. 按规定完成教学与带教任务			20	定性					
	扣罚细则:按规定完成教学与带教任务,一项、次内容完不成扣10分									
	3.1 b. 组织护士培训与学术活动落实			20	定性					
	扣罚细则:组织护士培训与学术活动落实,一项、次完不成、不落实扣10分									
	3.2 设计科室护理科研计划并落实			40	定性	一项不符合要求扣10分				
4 职业道德 50分	4.1 关心护士生活,随科主任大查房			20	定性					
	奖罚细则:不关心护士生活扣10分,随科室主任大查房,少一次查房扣5分									
	4.1 b. 按照医院规定标准考评护士绩效			20	定性	不按照标准考评扣20分				
	4.2 b. 工作场所病区"7S管理"符合要求			10	定性		10	8	6	
5 团队管理 20分	5.1 a. 病区病房优质服务覆盖率≥80%			10	定性		10	8	6	
	5.2 b. 与院内科室院外相关单位沟通好			10	定性		10	8	6	
6 满意测评 持续改进 100分	6.1 a. 门诊病人住院患者满意度			60	定性					
	扣罚细则:门诊病人住院患者满意度达到规定的95%,达不到标准,降低1%扣10分									
	6.2 本科员工的满意度达到要求			20	定性		20	16	12	
	6.3 针对问题缺陷有持续改进计划			20	定性					
	扣罚细则:针对每月护理管理工作、护理人员业务技术存在的问题、缺陷、投诉等符合管理规定的要求,有持续改进计划、事实、流程、措施、效果,少一个环节扣5分									
科室			本表定性指标满分	470分		定性指标最后得分				

2.2 治疗未病科副护士长正副主任护师卓越绩效考评定量标准（表三）

一级指标 （分值）	权重 %	二级指标		三级指标		绩效考评	得分
		考评内容	分值	考评内容	分值	扣分细则	
1 管理能力 执行能力 70分	7	1.1 执行能力	50	b."18项核心制度"与相关制度与规定执行力	50	核心制度一项执行不好扣5分，其他执行不好扣5分	
		1.2 规划计划	20	a.护理规划，年、月、周工作计划与总结	20	规划，年、月、周计划与总结，少一项扣10分	
2 过程控制 工作数量 工作质量 工作效率 230分	23	2.1 工作流程	30	a.按照PDCA循环管理与工作流程符合要求	20	没有按照PDCA循环管理与工作流程扣5分。服从护理部检查与考核等工作，一项、次扣5分	
				b.服从职能部门抽调的检查与绩效考核等工作	10		
		2.2 工作数量	150	a.科室质量管理组织健全，履行职责符合要求	20	不健全、不履行小组职责扣10分。"三查七对"、医嘱差错一次扣5分。不落实护理临床路径与单病种管理扣10分。会议迟到或早退一次扣5分，缺席一次扣10分。上报数据推迟一天扣5分。不能解决护理疑难问题扣10分	
				b."三查七对"、医嘱执行	20		
				c.落实护理临床路径与单病种管理符合要求	20		
				d.按时参加各种会议上报数据正确符合要求	20		
				e.能够解决护理疑难问题的能力符合规定要求	20		
				f.护理管理评价标准：患者身份识别、跌倒、坠床、规范管理、抢救车、仪器设备、人力资源、科室病区环境、行政、护理人员行为规范、手卫生院感消毒隔离废物处理等符合规定要求	50	按本院常规护理检查文件，由护理部及相关部门检查考核，患者身份识别、跌倒坠床、规范管理、抢救车仪器、病区环境、行为规范、手卫生、院感、消毒隔离废物处理等，一项、次不符合要求扣5分	
		2.3 工作质量	50	a.专科基础、专科、整体责任护理落实	30	一项、次专科、责任、整体护理不落实扣10分	
				c.落实护理目标管理和质量控制标准符合要求	20	一项、次不落实护理管理目标和质量控制扣10分	
5 团队管理 30分	4	5.1服务	20	b.消毒隔离废物处理	20	一项、次不符合要求扣10分	
		5.2 护理查房	10	关心护士生活，主持护理查房符合规定要求	10	关心护士生活，主持护理查房，少一次查房扣5分	
7 科室 绩效结果 200分	20	7.1 病人结果	70	当月出院病人总数量与上年度同月比并达标准	70	达到规定月度增长幅度降低1%扣10分，增加1%奖5分	
		7.2质量 安全结果	30	医疗质量安全与上年度同月比较并达规定标准	30	达到规定月度增长幅度降低1%扣10分，增加1%奖5分	
		7.3 科室 财务结果	100	科室当月医疗利润收入较上年度同月比较并达到规定指标	100	达到去年指标水平并达到医院规定增长幅度得满分，降低1%扣10分，增加1%奖5分	
科室		本表定量指标满分			530分	定量指标合计得分	

3.治疗未病科主管护师卓越绩效考评标准(表一)

一级指标 (分值)	权重 %	二级指标		三级指标		得分	考核 方式
		考评内容	分值	绩效考评扣分细则	分值		
1 管理能力 执行能力 100分	10	1.1管理能力 执行能力	80	a.岗位管理能力、同事之间团结	20		定性
				b."18项核心制度"与相关规定执行力	60		定量
		1.2 工作计划	20	a.执行护理规划,年、月、周工作计划	10		定量
				b.护理应急预案反应能力执行效果	10		定性
2 过程控制 工作数量 工作质量 工作效率 440分	44	2.1 工作流程	30	a.按照PDCA循环管理与工作流程	20		定量
				b.服从上级领导承担各种护理班次	10		定量
		2.2 工作数量	150	a.科室质量管理组织健全履行职责	20		定量
				b."三查七对"与医嘱执行与落实	20		定量
				c.落实护理临床路径与单病种管理	20		定量
				d.工作不推诿不拖延不制造矛盾	20		定量
				e.能够解决护理常见问题的能力	20		定量
				f.护理管理评价标准:患者身份识别、跌倒、抢救车、仪器、行政等	50		定量
		2.3 工作质量	140	a.基础、专科、整体责任护理落实	30		定量
				b.协助护士长管理履行分管职责	10		定性
				c.落实护理目标管理和质量控制	20		定量
				d."三基"考试、心肺复苏与培训	20		定性
				e.执行关键护理质量环节标准措施	30		定性
				f.执行护理质量管理评价标准	30		定性
		2.4 工作效率	120	a.护理文书书写符合指标与标准	20		定性
				b.熟练参加危重病人抢救工作	30		定性
				c.严禁利用职务之便牟取私利	30		定性
				d.科室成本、药占比、耗材占比	20		定性
				e.参加专科护理查房会诊病例讨论	20		定性
3 教学科研 60分	6	3.1 教学带教	30	a.按规定完成临床带教工作任务	20		定性
				b.参加护士培训与学术活动落实	10		定性
		3.2论文科研	30	参加科室护理科研计划并落实	30		定性
4 职业道德 50分	5	4.1 职业素质	40	a.工作现场"7S管理"与环境维护	20		定性
				b.熟练掌握科室抢救仪器设备功能	20		定性
		4.2社会责任	10	按规定参加医院科室组织公益活动	10		定性
5 团队管理 协调沟通 50分	5	5.1 卓越服务	30	a.能够起到承上启下"桥梁"作用	10		定性
				b.消毒、隔离、废物处理符合要求	20		定量
		5.2 团队管理	20	a.严禁背后议论领导长短	10		定量
				b.以病人、顾客为中心的思想好	10		定性
6 满意测评 100分	10	6.1满意度	50	门诊病人住院患者满意度	50		定性
		6.2本科满意	30	本科员工的满意度	30		定性
		6.3持续改进	20	针对问题缺陷有持续改进计划	20		定性
7科室 绩效结果 200分	20	7.1病人结果	70	科室当月住院病人出院量	70		定量
		7.2质量结果	30	当月科室质量安全达到要求	30		定量
		7.3财务结果	100	当月医疗利润上年度同月增加比较	100		定量
满分	1000分	定性指标得分		定量指标得分		最后得分	

3.1 治疗未病科主管护师卓越绩效考评定性标准(表二)

被考评者姓名		岗位				部门			
一级指标	三级定性指标内容测评		本项满分	测评方式	卓越	优秀	良好	一般	得分
1 **管理能力** **30分**	1.1 a.岗位管理能力、同事之间团结		20	定性		20	16	12	
	1.2 b.应急预案反应能力执行效果		10	定性					
	扣罚细则:没有护理应急预案扣10分,没有执行效果评价扣10分								
2 **过程控制** **工作数量** **工作质量** **工作效率** **210分**	2.3 b.协助护士长管理履行分管职责		10	定性	不符合要求扣5分				
	2.3 d."三基"考试、心肺复苏与培训		20	定性	考试不及格一次扣10分				
	2.3 e.执行关键护理质量环节标准措施		30	定性	不执行标准措施扣5分				
	2.3 f.执行护理质量管理评价标准		30	定性					
	奖罚细则:按本院常规护理检查文件,由护理部及相关部门检查,包括:安全用药、输血、分级护理、专科护理文书、不良事件、服务质量、护理投诉、护理培训、护理业务与技术管理、手卫生、院感、消毒隔离、废物处理等,一项、次不符合要求扣5分								
	2.4 a.护理文书书写符合指标与标准		20	定性					
	奖罚细则:护理文书书写符合指标与标准符合要求,一项、次不符合要求扣5分								
	2.4 b.熟练参加危重病人抢救工作		30	定性					
	奖罚细则:熟练参加危重病人抢救工作,不能够承担危重病人抢救工作扣10分								
	2.4 c.严禁利用职务之便牟取私利		30	定性					
	奖罚细则:严禁利用职务之便牟取私利,违规一项、次扣10分								
	2.4 d.科室成本、药占比、耗材占比		20	定性					
	奖罚细则:科室成本、药占比、耗材占比,达规定增长幅度,降低1%扣10分								
	2.4 e.参加护理查房、会诊、病例讨论		20	定性					
	奖罚细则:护理每日晨会后交接班、病房专科特色护理查房、专科护理特色会诊、专科护理病例讨论,体现专科特色护理,没有参加专科特色查房,一项、次不符合扣10分								
3 **教学科研** **60分**	3.1 a.按规定完成临床带教工作任务		20	定性					
	扣罚细则:按规定的临床完成带教任务,少一人次扣5分								
	3.1 b.参加护士培训与学术活动落实		10	定性		10	8	6	
	3.2 参加科室护理科研计划并落实		30	定性		30	24	18	
4 **职业道德** **50分**	4.1 a.工作现场"7S管理"与环境维护		20	定性					
	奖罚细则:工作现场、病区、办公室"7S管理"与环境维护,一项、次不符合要求扣5分								
	4.1 b.熟练掌握科室抢救仪器设备功能		20	定性	不能够掌握扣10分				
	4.2 b.按时参加医院科室组织公益活动		10	定性	少一次扣5分				
5 团队管理 **20分**	5.1 a.能够起到承上启下"桥梁"作用		10	定性		10	8	6	
	5.2 b.以病人、顾客为中心思想好		10	定性		10	8	6	
6 **满意测评** **持续改进** **100分**	6.1 a.门诊病人住院患者满意度		60	定性					
	扣罚细则:门诊病人住院患者满意度达到规定的95%,达不到标准,降低1%扣10分								
	6.2 本科员工的满意度达到要求		20	定性		20	16	12	
	6.3 针对问题缺陷有持续改进计划		20	定性					
	扣罚细则:针对本科室护理、自己岗位工作流程、计划的实施、岗位工作质量、查对、制度执行、基础与专业能力、应该的绩效自查、患者服务等,对岗位存在的问题与缺陷有持续改进计划、事实、流程、措施、效果,少一个环节扣5分								
科室		**本表定性指标满分**	**470分**		**定性指标最后得分**				

3.2 治疗未病科主管护师卓越绩效考评定量标准(表三)

一级指标 (分值)	权重 %	二级指标		三级指标		绩效考评 扣分细则	得分
		考评内容	分值	考评内容	分值		
1 管理能力 执行能力 **70分**	7	1.1 执行能力	40	b."18项核心制度"与相关制度 与规定执行力	40	核心制度一项执行不好扣5分, 其他执行不好扣5分	
		1.2 规划计划	30	a.执行护理规划,年、月、周工作 计划与总结	30	执行规划,年、月、周计划与总 结,少一项扣10分	
2 过程控制 工作数量 工作质量 工作效率 **230分**	23	2.1 工作流程	30	a.按照PDCA循环管理与工作 流程符合要求	20	没有按照PDCA循环管理与工 作流程扣5分。不服从上级领 导与管理、不能承担护理班次一 项、次扣10分	
				b.服从上级领导承担各种护理 班次符合要求	10		
		2.2 工作数量	150	a.科室质量管理组织健全,履行 职责符合要求	20	不能够履行小组职责扣10分。 "三查七对"、医嘱差错一次扣5 分。一项、次不落实扣5分。工 作不推诿不拖延不制造矛盾,制 造工作矛盾一次扣10分。不能 解决护理工作中的常见问题一 项、次扣5分	
				b."三查七对"、医嘱执行	20		
				c.落实临床路径单病种	20		
				d.工作不推诿不拖延不制造矛 盾符合要求	20		
				e.能够解决护理常见问题的能 力符合规定要求	20		
				f.护理管理评价标准:患者身份 识别、跌倒、坠床、规范管理、抢 救车、仪器设备、人力资源、科室 病区环境、行政、护理人员行为 规范、手卫生院感消毒隔离废物 处理等符合规定要求	50	按本院常规护理检查文件,由护 理部及相关部门检查考核,患者 身份识别、跌倒坠床、规范管理、 抢救车仪器、病区环境、行为规 范、手卫生、院感、消毒隔离废物 处理等,一项、次不符合要求扣5分	
		2.3 工作质量	50	a.基础、专科、整体、责任护理落 实符合要求	30	一项、次基础、专科、责任、整体 护理不落实扣10分	
				c.落实护理目标管理和质量控 制标准符合要求	20	一项、次不落实护理管理目标和 质量控制扣10分	
5 团队管理 **30分**	4	5.1服务	20	b.消毒隔离废物处理	20	一项、次不符合要求扣10分	
		5.2 团队精神	10	a.严禁背后议论领导长短符合 规定要求	10	严禁背后议论领导长短,违规一 次扣5分	
7 科室 绩效结果 **200分**	20	7.1 科室 病人结果	70	科室当月出院病人与上年度同 月比较,并且达到医院规定增长 幅度	70	达到上年度同月水平并且达到 规定月度增长幅度降低1%扣 10分,增加1%奖5分	
		7.2 质量结果	30	医疗质量安全指标与上年度同 月比较符合要求	30	达到规定月度增长幅度降低1% 扣10分,增加1%奖5分	
		7.3 科室 财务结果	100	当月医疗收入利润与上年度同 月利润比较,并且达到规定增长 幅度	100	达到上年度同月水平并且达到 规定月度增长幅度降低1%扣 10分,增加1%奖5分	
科室		本表定量指标满分			530分	定量指标合计得分	

4.治疗未病科护师与护士卓越绩效考评标准(表一)

一级指标 (分值)	权重 %	二级指标 考评内容	分值	三级指标 绩效考评扣分细则	分值	得分	考核 方式
1 工作能力 执行能力 100分	10	1.1工作能力 执行能力	80	a.岗位工作能力、同事之间团结	20		定性
				b."18项核心制度"与相关规定执行力	60		定量
		1.2 工作计划	20	a.执行护理规划,年、月、周工作计划	10		定量
				b.护理应急预案反应能力执行效果	10		定性
2 过程控制 工作数量 工作质量 工作效率 460分	46	2.1 工作流程	30	a.按照PDCA循环管理与工作流程	20		定量
				b.服从上级领导承担护理重要班次	10		定量
		2.2 工作数量	150	a.科室质量管理组织健全履行职责	30		定量
				b."三查七对"与医嘱执行与落实	30		定量
				d.工作不推诿不拖延不制造矛盾	20		定量
				e.热情接待与服务每一位患者	20		定量
				f.护理管理评价标准:患者身份识别、跌倒、抢救车、仪器、行政等	50		定量
		2.3 工作质量	150	a.基础、专科、整体责任护理落实	30		定量
				b.协助护士长管理履行岗位职责	20		定性
				c.落实护理目标管理和质量控制	20		定量
				d."三基"考试,心肺复苏与培训	20		定性
				e.执行关键护理质量环节标准措施	30		定性
				f.执行护理质量管理评价指标标准	30		定性
		2.4 工作效率	130	a.护理文书书写符合指标标准要求	20		定性
				b.积极参加危重病人抢救工作	30		定性
				c.严禁利用职务之便牟取私利	30		定性
				d.科室成本、药占比、耗材占比	20		定性
				e.参加专科护理查房会诊病例讨论	30		定性
3 教学科研 40分	4	3.1 教学带教	30	a.按规定参加继续教育学术活动	20		定性
				b.钻研业务、虚心学习、认真工作	10		定性
		3.2论文科研	10	参加科室护理科研计划并实施	10		定性
4 职业道德 50分	5	4.1 职业素质	40	a.工作现场"7S管理"与环境维护	20		定性
				b.掌握科室抢救仪器设备功能	20		定性
		4.2社会责任	10	按规定参加医院科室组织公益活动	10		定性
5 团队管理 协调沟通 50分	5	5.1 卓越服务	30	a.值班巡视、巡查、没有纠纷事故	10		定性
				b.消毒、隔离、废物处理符合要求	20		定量
		5.2 团队管理	20	a.严禁背后议论领导长短	10		定量
				b.以病人、顾客为中心的思想好	10		定性
6 满意测评 100分	10	6.1满意度	60	门诊病人住院患者满意度	60		定性
		6.2本科满意	20	本科员工的满意度	20		定性
		6.3持续改进	20	针对问题缺陷有持续改进计划	20		定性
7 科室 绩效结果 200分	20	7.1病人结果	70	科室当月住院病人出院量	70		定量
		7.2质量结果	30	当月科室质量安全达到要求	30		定量
		7.3 财务结果	100	当月医疗利润上年度同月增加比较,并且达到医院规定的增长幅度	100		定量
满分	1000分	定性指标得分		定量指标得分		最后得分	

4.1 治疗未病科护师与护士卓越绩效考评定性标准(表二)

被考评者姓名		岗位			部门			
一级指标	三级定性指标内容测评	本项满分	测评方式	卓越	优秀	良好	一般	得分
1 工作能力 30分	1.1 a.岗位工作能力、同事之间团结	20	定性		20	16	12	
	1.2 b.应急预案反应能力执行效果	10	定性					
	扣罚细则: 没有护理应急预案扣10分,没有执行效果评价扣10分							
2 过程控制 工作数量 工作质量 工作效率 230分	2.3 b.协助护士长管理履行岗位职责	20	定性	不符合要求扣5分				
	2.3 d."三基"考试、心肺复苏与培训	20	定性	考试不及格一次扣10分				
	2.3 e.执行关键护理质量环节标准措施	30	定性	不执行标准措施扣5分				
	2.3 f.执行护理质量管理评价指标标准	30	定性					
	奖罚细则: 按本院常规护理检查文件,由护理部及相关部门检查,包括、安全用药、输血、分级护理、专科护理文书、不良事件、服务质量、护理投诉、护理培训、护理业务与技术管理、手卫生、院感、消毒隔离、废物处理等,一项、次不符合要求扣5分							
	2.4 a.护理文书书写符合标准要求	20	定性					
	奖罚细则: 护理文书书写符合常规规定的指标与标准,一项、次不符合要求扣5分							
	2.4 b.积极参加危重病人抢救工作	30	定性					
	奖罚细则: 积极参加危重病人抢救工作,不能够积极参加危重病人抢救工作扣10分							
	2.4 c.严禁利用职务之便牟取私利	30	定性					
	奖罚细则: 严禁利用职务之便牟取私利、符合规定要求,违规一项、次扣10分							
	2.4 d.科室成本、药占比、耗材占比	20	定性					
	奖罚细则: 科室成本、药占比、耗材占比,达规定增长幅度,降低1%扣10分							
	2.4 e.参加护理查房、会诊、病例讨论	30	定性					
	奖罚细则: 护理每日晨会后交接班、病房专科特色护理查房、专科护理特色会诊、专科护理病例讨论,体现专科特色护理,没有参加专科特色查房,一项、次扣10分							
3 教学科研 40分	3.1 a.按规定参加继续教育学术活动	20	定性					
	扣罚细则: 按规定参加继续教育学术活动符合规定要求,少参加一项、次扣5分							
	3.1 b.钻研业务、虚心学习、认真工作	10	定性					
	扣罚细则: 钻研业务、虚心学习、认真工作,一项、次不符合要求扣5分							
	3.2 参加科室护理科研计划并落实	10	定性	一项不符合要求扣10分				
4 职业道德 50分	4.1 a.工作现场"7S管理"与环境维护	20	定性					
	奖罚细则: 工作现场、病区、办公室"7S管理"与环境维护,一项、次不符合要求扣5分							
	4.1 b.掌握科室抢救仪器设备功能	20	定性	不能够掌握扣10分				
	4.2 b.按时参加医院科室组织公益活动	10	定性	少一次扣5分				
5 团队管理 20分	5.1 a.值班巡视、巡查、没有纠纷事故	10	定性		10	8	6	
	5.2 b.以病人、顾客为中心思想好	10	定性		10	8	6	
6 满意测评 持续改进 100分	6.1 a.门诊病人住院患者满意度	60	定性					
	扣罚细则: 门诊病人住院患者满意度达到规定的95%,达不到标准,降低1%扣10分							
	6.2 本科员工的满意度达到要求	20	定性		20	16	12	
	6.3 针对问题缺陷有持续改进计划	20	定性					
	扣罚细则: 针对每月护理管理工作、护理人员业务技术存在的问题、缺陷、投诉等符合规定的要求,有持续改进计划、事实、流程、措施、效果,少一个环节扣5分							
科室		本表定性指标满分	470分	定性指标最后得分				

4.2 治疗未病科护师与护士卓越绩效考评定量标准(表三)

一级指标 (分值)	权重 %	二级指标 考评内容	分值	三级指标 考评内容	分值	绩效考评 扣分细则	得分
1 工作能力 执行能力 **70分**	7	1.1 执行能力	60	b."18项核心制度"与相关制度与规定执行力	60	核心制度一项执行不好扣5分,其他执行不好扣5分	
		1.2 规划计划	10	a.执行护理规划,年、月、周工作计划与总结	10	执行规划,年、月、周计划与总结,少一项扣10分	
2 过程控制 工作数量 工作质量 工作效率 **230分**	23	2.1 工作流程	30	a.按照PDCA循环管理与工作流程符合要求	20	没有按照PDCA循环管理与工作流程扣5分。不服从上级领导与管理,不能承担护理班次一项、次扣10分	
				b.服从上级领导承担护理重要班次符合要求	10		
		2.2 工作数量	150	a.科室质量管理组织健全,履行职责符合要求	30	不能够履行小组职责扣10分。"三查七对"、医嘱差错一次扣5分。工作不推诿不拖延不制造矛盾,制造工作矛盾一次扣10分。不能热情接待与服务每一位患者扣5分	
				b."三查七对"、医嘱执行	30		
				d.工作不推诿不拖延不制造矛盾符合规定要求	20		
				e.热情接待与服务每一位患者符合规定要求	20		
				f.护理管理评价标准:患者身份识别、跌倒、坠床、规范管理、抢救车、仪器设备、人力资源、科室病区环境、行政、护理人员行为规范、手卫生院感消毒隔离废物处理等符合规定要求	50	按本院常规护理检查文件,由护理部及相关部门检查考核,患者身份识别、跌倒坠床、规范管理、抢救车仪器、病区环境、行为规范、手卫生、院感、消毒隔离废物处理等,一项、次不符合要求扣5分	
		2.3 工作质量	50	a.基础、专科、整体、责任护理落实符合要求	30	一项、次基础、专科、责任、整体护理不落实扣10分	
				c.落实护理目标管理和质量控制标准符合要求	20	一项、次不落实护理管理目标和质量控制扣10分	
5 团队管理 **30分**	4	5.1服务	20	b.消毒隔离废物处理	20	一项、次不符合要求扣10分	
		5.2 团队精神	10	a.严禁背后议论领导长短,符合规定要求	10	严禁背后议论领导长短,违规一次扣5分	
7 科室 绩效结果 **200分**	20	7.1 科室 病人结果	70	科室当月出院病人与上年度同月比较,并且达到医院规定增长幅度	70	达到上年度同月水平并且达到规定月度增长幅度降低1%扣10分,增加1%奖5分	
		7.2 科室 质量结果	30	科室当月质量安全与上年度同月比较,并且达到医院规定增长幅度	30	达到上年度同月水平并且达到规定月度增长幅度降低1%扣10分,增加1%奖5分	
		7.3 科室 财务结果	100	当月医疗收入利润与上年度同月利润比较,并且达到规定增长幅度	100	达到上年度同月水平并且达到规定月度增长幅度降低1%扣10分,增加1%奖5分	
科室		本表定量指标满分			530分	定量指标合计得分	

八、睡眠医学中心护理人员卓越绩效考评标准

1.睡眠医学中心护士长卓越绩效考评标准(表一)

一级指标 (分值)	权重 %	二级指标		三级指标		得分	考核 方式
		考评内容	分值	绩效考评扣分细则	分值		
1 领导能力 执行能力 **70分**	7	1.1 领导能力 执行能力	50	a.领导与管理能力、领导之间团结	10		定性
				b."18项核心制度"与相关规定执行力	40		定量
		1.2 工作计划	20	a.护理规划、年、月、周工作计划与总结	10		定量
				b.护理应急预案与执行效果	10		定性
2 过程控制 工作数量 工作质量 工作效率 **430分**	43	2.1 工作流程	30	a.按照PDCA循环管理制度与流程	20		定量
				b.按时填写并上报护士长手册	10		定量
		2.2 工作数量	150	a.质量管理组织健全,履行职责	30		定量
				b."三查七对"与医嘱执行与落实	30		定量
				c.按时参加各种会议上报数据正确	30		定量
				d.办公物品请领、物资账物相符	20		定量
				e.睡眠诊疗护理采用中西医结合	40		定量
		2.3 工作质量	140	a.基础专科责任整体护理落实	30		定量
				b.有完整的护士职责与岗位说明书	10		定性
				c.落实护理管理目标和质量控制	40		定量
				d."三基"考试、心肺复苏与培训	30		定量
				e.睡眠医疗的健康教育与宣传	10		定性
				f.护理质量管理评价标准符合要求	20		定性
		2.4 专科 护理特色	110	a.专科特色护理提供诊疗康复服务	10		定性
				b.专科护理常规操作护理技术项目	20		定性
				c.科室成本、药占比、耗材占比	50		定性
				d.专科特色护理查房会诊病例讨论	30		定性
3 教学带教 论文科研 **100分**	10	3.1 教学带教	30	a.按照规定完成教学课时和次数	10		定性
				b.带教医学生实习进修生人数内容	20		定性
		3.2 论文科研	70	a.论文学术活动培训内容符合要求	30		定性
				b.课题进展时间与完成科研成果	40		定性
4 职业道德 社会责任 **50分**	5	4.1 职业道德	30	a.严禁出具假诊断证明并盖章	10		定性
				b.严禁乱收费与接受吃、请和红包	20		定性
		4.2 社会责任	20	a.应急预案、外派工作、多点职业	10		定性
				b.心肺复苏考试、技术操作与流程	10		定性
5 团队精神 **50分**	5	5.1 团队管理	30	a.科室团队精神与团队管理	10		定性
				b.消毒、隔离、废物处理符合要求	20		定量
		5.2 协调沟通	20	与相关科室与院外相关单位沟通	20		定量
6 满意测评 **100分**	10	6.1 满意度	60	门诊病人住院患者满意度	60		定性
		6.2 本科满意度	20	本科员工的满意度	20		定性
		6.3 持续改进	20	针对问题缺陷有持续改进计划	20		定性
7 绩效结果 **200分**	20	7.1 病人结果	100	科室当月住院病人数量	100		定量
		7.2 安全结果	20	科室当月无医疗缺陷纠纷与事故	20		定量
		7.3 财务结果	80	科室与上年度同月利润收入比较	80		定量
满分	**1000分**	**定性指标得分**		**定量指标得分**		**最后得分**	

1.1 睡眠医学中心护士长卓越绩效考评定性标准(表二)

被考评者姓名		岗位				部门				
一级指标	三级定性指标内容测评		本项满分	测评方式	卓越	优秀	良好	一般	得分	
1 管理能力 20分	1.1 a.领导管理能力、领导之间团结		10	定性		10	8	6		
	1.2 b.护理应急预案与执行效果		10	定性						
	扣罚细则:没有护理应急预案扣10分,没有执行效评价扣10分									
2 过程控制 工作数量 工作质量 工作效率 150分	2.3 b.有完整护士职责与岗位说明书		10	定性	缺一项扣5分					
	2.3 e.睡眠医疗的健康教育与宣传		10	定性	一项不符合要求扣10分					
	2.3 f.护理质量管理评价标准完整		20	定性						
	奖罚细则:按本院常规护理检查文件,由护理部及相关部门检查,包括,安全用药、输血、分级护理、专科护理文书、不良事件、服务质量、护理投诉、护理培训、护理业务与技术管理、手卫生、院感、消毒隔离、废物处理等,一项、次不符合要求扣5分									
	2.4 a.专科特色护理提供康复服务		10	定性						
	奖罚细则:专科特色护理提供康复服务,不能体现专科特色护理、专科诊疗与健康指导服务,符合医院业务与技术管理的相关规定标准的要求,少一项扣5分									
	2.4 b.专科护理常规操作技术项目		20	定性						
	奖罚细则:未开展专科护理常规操作、未开展专科护理技术项目,少一项、次扣10分									
	2.4 c.科室成本、药占比、耗材占比		50	定性						
	扣罚细则:科室总成本支出、药占比、耗材占比,达去年同月水平并达到医院规定月度减少幅度,成本支出、药占、耗材占比符合医院规定,一项、次增加1%扣10分									
	2.4 e.特色护理查房、会诊、病例讨论		30	定性						
	奖罚细则:特色护理查房、会诊、病例讨论,护理每日晨会后交接班、病房专科特色护理查房、专科护理特色会诊、专科护理病例讨论,体现专科特色护理,符合医院业务与技术管理的相关规定要求,没有体现专科特色查房,一项、次扣10分									
3 教学带教 论文科研 100分	3.1 a.按照规定完成教学课时和次数		10	定性		10	8	6		
	3.1 b.带教实习进修生人数内容		20	定性	一项不符合要求扣10分					
	3.2 a.论文学术活动培训符合要求		30	定性	一项不落实扣10分					
	3.2 b.课题进展时间与完成科研成果		40	定性	一项不符合要求扣10分					
4 职业道德 社会责任 50分	4.1 a.严禁出具假诊断证明并盖章		10	定性	一项不符合要求扣10分					
	4.1 b.严禁乱收费接受吃请和红包		20	定性	一项不符合要求扣20分					
	4.2 a.应急预案、外派工作、多点职业		10	定性	一项不符合要求扣5分					
	4.2 b.心肺复苏考试、技术操作与流程		10	定性	一项不符合要求扣5分					
5 团队管理 10分	5.1 a.科室团队精神与团队管理		10	定性						
	奖罚细则:科室团队精神与团队管理符合医院管理规定的要求,不符合要求扣5分									
6 满意测评 持续改进 100分	6.1 a.门诊病人住院患者满意度		60	定性						
	扣罚细则:门诊病人住院患者满意度达到规定的95%,达不到标准,降低1%扣10分									
	6.2 本科员工的满意度达到要求		20	定性		20	16	12		
	6.3 针对问题缺陷有持续改进计划		20	定性						
	扣罚细则:针对本科室护理、自己岗位工作流程、计划的实施、岗位工作质量、查对、制度执行、基础与专业能力、应该的绩效自查、患者服务等符合规定要求,对岗位存在的问题与缺陷有持续改进计划、事实、流程、措施、效果,少一个环节扣5分									
科室		本表定性指标满分	430分	定性指标最后得分						

1.2 睡眠医学中心护士长卓越绩效考评定量标准(表三)

一级指标 (分值)	权重 %	二级指标		三级指标		绩效考评 扣分细则	得分
		考评内容	分值	考评内容	分值		
1 **管理能力** **执行能力** **50分**	5	1.1 执行能力	40	b."18项核心制度"与相关制度 与规定执行力	40	核心制度一项执行不好扣5分, 其他执行不好扣5分	
		1.2 规划计划	10	a.护理规划,年、月、周工作计划 与总结	10	规划,年、月、周计划与总结,少 一项扣10分	
2 **过程控制** **工作数量** **工作质量** **工作效率** **280分**	28	2.1 工作流程	30	a.按照PDCA循环管理管理规 范与流程	20	没有PDCA制度流程各扣5分。 护士长手册推迟上报一天一次 扣5分	
				b.上报护士长手册	10		
		2.2 工作数量	150	a.科室质量管理组织健全,履行 职责符合要求	30	科室质量管理组织健全,履行职 责,不履行科室质量管理小组职 责扣10分。"三查七对"、医嘱 执行,三查七对、医嘱差错一次 扣5分。按时参加各种会议上 报数据正确,会议迟到或早退一 次扣5分,缺席一次扣10分。 上报数据推迟一天扣5分。办 公物品请领,请领科室物资、账 物不相符扣10分	
				b."三查七对"、医嘱执行	30		
				c.按时参加各种会议上报数据 正确符合要求	30		
				d.科室办公物品、用品请领、物 资账物相符。办公物品请领、物 资账物相符,请领科室物资、账 物不相符,一项、次项目不符 合规定的要求,扣5分符合要求	20		
				e.睡眠诊疗护理采用中西医结 符合规定要求	40	睡眠诊疗护理采用中西医结,不 符合扣10分	
		2.3 工作质量	100	a.基础专科责任整体护理落实 符合规定要求	30	基础专科责任整体护理落实,一 项不符合扣5分	
				c.落实护理管理目标和质量控 制符合规定要求	40	落实护理管理目标和质量控制, 一项不落实扣10分	
				d."三基"考试、心肺复苏与培训 符合规定要求	30	"三基"考试、心肺复苏与培训, 一项不合格扣10分	
5 **团队管理** **40分**	4	5.1 优质服务	20	b.消毒、隔离、废物处理符合管 理规定要求	20	消毒、隔离、废物处理符合要求, 不符合扣10分	
		5.2 奖金管理	20	与相关科室与院外相关单位沟 通符合规定要求	20	奖金福利不透明、不公开、不同 工同酬扣20分	
7 **科室** **绩效结果** **200分**	20	7.1 科室 病人结果	100	科室当月出院病人与上年度同 月比较,并且达到医院规定增长 幅度	100	达到上年度同月水平并且达到 规定月度增长幅度降低1%扣 10分,增加1%奖5分	
		7.2质量 安全结果	20	当月医疗质量、安全与上年度比 并达到标准	20	达不到标准,降低1%扣10分, 增加1%奖5分	
		7.3 科室 财务结果	80	当月医疗收入利润与上年度同 月利润比较,并且达到规定增长 幅度	80	达到上年度同月水平并且达到 规定月度增长幅度降低1%扣 10分,增加1%奖5分	
科室		**本表定量指标满分**			**570分**	**定量指标合计得分**	

2.睡眠医学中心正副主任护师卓越绩效考评标准(表一)

一级指标 (分值)	权重 %	二级指标 考评内容	分值	三级指标 绩效考评扣分细则	分值	得分	考核 方式
1 领导能力 执行能力 100分	10	1.1 领导能力 执行能力	80	a. 领导与管理能力、同事之间团结	10		定性
				b. "18项核心制度"与相关规定执行力	70		定量
		1.2 工作计划	20	a. 护理规划,年、月、周工作计划与总结	10		定量
				b. 护理应急预案反应能力执行效果	10		定性
2 过程控制 工作数量 工作质量 工作效率 450分	45	2.1 工作流程	30	a. 按照PDCA循环管理与工作流程	20		定量
				b. 服从机关抽调检查绩效考核工作	10		定量
		2.2 工作数量	180	a. 科室质量管理组织健全履行职责	20		定量
				b. "三查七对"与医嘱执行与落实	40		定量
				c. 睡眠诊疗护理采用中西医结合	40		定量
				d. 按时参加各种会议上报数据正确	20		定量
				e. 能够解决护理疑难问题的能力	20		定量
				f. 护理管理评价标准:患者身份识别、跌倒、抢救车、仪器、行政等	40		定量
		2.3 工作质量	130	a. 基础专科责任整体护理落实	30		定量
				b. 协助护士长管理履行分管职责	10		定性
				c. 落实护理目标管理和质量控制	20		定量
				d. "三基"考试、心肺复苏与培训	20		定性
				e. 落实关键护理质量环节标准措施	20		定性
				f. 护理质量管理评价标准符合要求	30		定性
		2.4 工作效率	110	a. 护理文书书写符合指标与标准	20		定性
				b. 体现睡眠医学中心病人护理特色	20		定性
				c. 成本支出、耗材、药占收入比例	30		定性
				d. 标准的门诊检查、治疗、研究室	20		定性
				e. 专科护理查房、会诊、病例讨论	20		定性
3 教学科研 80分	8	3.1 教学带教	40	a. 按规定完成教学与带教任务	20		定性
				b. 组织护士培训与学术活动落实	20		定性
		3.2 论文科研	40	设计科室护理科研计划并落实	40		定性
4 职业道德 70分	5	4.1 职业道德	60	a. 关心护士生活,随科主任大查房	40		定性
				b. 按照医院规定标准考评护士绩效	20		定性
		4.2 社会责任	10	工作场所病区"7S管理"符合要求	10		定性
5 团队管理 协调沟通 70分	5	5.1 团队管理	30	a. 注重睡眠环境的设计与管理	10		定性
				b. 消毒、隔离、废物处理符合要求	20		定量
		5.2 奖金福利	40	a. 科室团队精神与团结	20		定量
				b. 与院内科室院外相关单位沟通好	20		定性
6 满意测评 100分	10	6.1 满意度	60	门诊病人住院患者满意度	60		定性
		6.2 本科满意	20	本科员工的满意度	20		定性
		6.3 持续改进	20	针对问题缺陷有持续改进计划	20		定性
7科室 绩效结果 130分	13	7.1 病人结果	60	出院病人数量	60		定量
		7.2 质量结果	20	当月科室质量安全达到要求	20		定量
		7.3 财务结果	50	当月医疗利润上年度同月增加比较	50		定量
满分	1000分	定性指标得分		定量指标得分		最后得分	

2.1 睡眠医学中心正副主任护师卓越绩效考评定性标准(表二)

被考评者姓名		岗位			部门				
一级指标	三级定性指标内容测评		本项满分	测评方式	卓越	优秀	良好	一般	得分
1 **管理能力** **20分**	1.1 a.领导管理能力、同事之间团结		10	定性		10	8	6	
	1.2 b.应急预案反应能力执行效果		10	定性					
	扣罚细则:符合管理规定要求,没有护理应急预案扣10分,没有执行效评价扣10分								
2 **过程控制** **工作数量** **工作质量** **工作效率** **190分**	2.3 b.协助护士长管理履行分管职责		10	定性		不符合要求扣5分			
	2.3 d."三基"考试、心肺复苏与培训		20	定性		一人次不及格扣10分			
	2.3 e.落实关键护理质量环节标准措施		20	定性		少一标准或措施扣5分			
	2.3 f.护理质量管理评价标准完整		30	定性					
	奖罚细则:按本院常规护理检查文件,由护理部及相关部门检查,包括:安全用药、输血、分级护理、专科护理文书、不良事件、服务质量、护理投诉、护理培训、护理业务与技术管理、手卫生、院感、消毒隔离、废物处理等,一项、次不符合要求扣5分								
	2.4 a.护理文书书写符合指标与标准		20	定性					
	奖罚细则:护理文书书写符合指标与标准符合规定要求,一项、次不符合要求扣5分								
	2.4 b.体现睡眠医学中心护理特色		20	定性					
	奖罚细则:体现睡眠医学中心病人护理特色符合要求,没有体现护理特色扣10分								
	2.4 c.成本支出、耗材药占收入比例		30	定性					
	奖罚细则:成本支出、耗材、药占收入比例符合规定要求,一项、次增加1%扣10分								
	2.4 d.标准的门诊检查、治疗、研究室		20	定性					
	奖罚细则:标准的门诊检查、治疗、研究室符合规定要求,一项、次不符合要求扣5分								
	2.4 e.特色护理查房、会诊、病例讨论		20	定性					
	奖罚细则:护理每日晨会后交接班、病房专科特色护理查房、专科护理特色会诊、专科护理病例讨论,体现专科特色护理,没有体现专科特色查房,一项、次扣10分								
3 **教学科研** **80分**	3.1 a.按规定完成教学与带教任务		20	定性					
	扣罚细则:按规定完成教学与带教任务,一项、次内容完不成扣10分								
	3.1 b.组织护士培训与学术活动落实		20	定性					
	扣罚细则:组织护士培训与学术活动落实,一项、次完不成、不落实扣10分								
	3.2 设计科室护理科研计划并落实		40	定性		一项不符合要求扣10分			
4 **职业道德** **70分**	4.1 关心护士生活,随科主任大查房		40	定性					
	奖罚细则:不关心护士生活扣10分,随科室主任大查房、少一次查房扣5分								
	4.1 b.按照医院规定标准考评护士绩效		20	定性		不按照标准考评扣20分			
	4.2 b.工作场所病区"7S管理"符合要求		10	定性		10	8	6	
5团队管理 **30分**	5.1 a.注重睡眠环境的设计与管理		10	定性		10	8	6	
	5.2 b.与院内科室院外相关单位沟通好		20	定性		20	16	12	
6 **满意测评** **持续改进** **100分**	6.1 a.门诊病人住院患者满意度		60	定性					
	扣罚细则:门诊病人住院患者满意度达到规定的95%,达不到标准,降低1%扣10分								
	6.2 本科员工的满意度达到要求		20	定性		20	16	12	
	6.3 针对问题缺陷有持续改进计划		20	定性					
	扣罚细则:针对每月护理管理工作、护理人员业务技术存在的问题、缺陷、投诉等符合规定的要求,有持续改进计划、事实、流程、措施、效果,少一个环节扣5分								
科室		本表定性指标满分	490分	定性指标最后得分					

2.2 睡眠医学中心正副主任护师卓越绩效考评定量标准(表三)

一级指标 (分值)	权重 %	二级指标		三级指标		绩效考评 扣分细则	得分
		考评内容	分值	考评内容	分值		
1 管理能力 执行能力 80分	8	1.1 执行能力	70	b."18项核心制度"与相关制度 与规定执行力	70	核心制度一项执行不好扣5分, 其他执行不好扣5分	
		1.2 规划计划	10	a.护理规划,年、月、周工作计划 与总结	10	规划,年、月、周计划与总结,少 一项扣10分	
2 过程控制 工作数量 工作质量 工作效率 260分	26	2.1 工作流程	30	a.按照PDCA循环管理与工作 流程符合要求	20	没有按照PDCA循环管理与工 作流程扣5分。服从护理部检 查与考核等工作,一项、次扣 5分	
				b.服从职能部门抽调的检查与 绩效考核等工作	10		
		2.2 工作数量	180	a.科室质量管理组织健全,履行 职责符合要求	20	不健全、不履行小组职责扣10 分。"三查七对"、医嘱差错一次 扣5分。睡眠诊疗护理采用中西 医结合,一项、次不落实扣10分。 会议迟到或早退一次扣5分,缺 席一次扣10分。上报数据推迟 一天扣5分。不能解决护理疑难 问题扣10分	
				b."三查七对"、医嘱执行	40		
				c.睡眠诊疗护理采用中西医结 合符合规定要求	40		
				d.按时参加各种会议上报数据 正确符合要求	20		
				e.能够解决护理疑难问题的能 力符合规定要求	20		
				f.护理管理评价标准:患者身份 识别、跌倒、坠床、规范管理、抢 救车、仪器设备、人力资源、科室 病区环境、行政、护理人员行为 规范、手卫生院感消毒隔离废物 处理等符合规定要求	40	按本院常规护理检查文件,由护 理部及相关部门检查考核,患者 身份识别、跌倒坠床、规范管理、 抢救车仪器、病区环境、行为规 范、手卫生、院感、消毒隔离废物处理 等,一项、次不符合要求扣5分	
		2.3 工作质量	50	a.专科基础、专科、整体责任护 理落实	30	一项、次专科、责任、整体护理不 落实扣10分	
				c.落实护理目标管理和质量控 制标准符合要求	20	一项、次不落实护理管理目标和 质量控制扣10分	
5 团队管理 40分	4	5.1服务	20	a.科室团队精神与团结	20	一项、次不符合要求扣10分	
		5.2 护理查房	20	关心护士生活,主持护理查房符 合规定要求	20	关心护士生活,主持护理查房, 少一次查房扣5分	
7 科室 绩效结果 130分	13	7.1 病人结果	60	当月出院病人总数量与上年度 同月比较达标准	60	达到规定月度增长幅度降低1% 扣10分,增加1%奖5分	
		7.2 质量结果	20	医疗质量安全有上年度比较并 且达到规定要求	20	达到规定月度增长幅度降低1% 扣10分增加1%奖5分	
		7.3 科室 财务结果	50	当月医疗收入利润与上年度同 月利润比较,并且达到规定增长 幅度	50	达到上年度同月水平并且达到 规定月度增长幅度降低1%扣 10分,增加1%奖5分	
科室		本表定量指标满分			510分	定量指标合计得分	

3.睡眠医学中心主管护师卓越绩效考评标准(表一)

一级指标 (分值)	权重 %	二级指标		三级指标		得分	考核 方式
		考评内容	分值	绩效考评扣分细则	分值		
1 管理能力 执行能力 100分	10	1.1管理能力 执行能力	80	a.岗位管理能力、同事之间团结	20		定性
				b."18项核心制度"与相关规定执行力	60		定量
		1.2 工作计划	20	a.执行护理规划,年、月、周工作计划	10		定量
				b.护理应急预案反应能力执行效果	10		定性
2 过程控制 工作数量 工作质量 工作效率 440分	44	2.1 工作流程	30	a.按照PDCA循环管理与工作流程	20		定量
				b.服从上级领导承担各种护理班次	10		定量
		2.2 工作数量	180	a.科室质量管理组织健全履行职责	20		定量
				b."三查七对"与医嘱执行与落实	40		定量
				c.睡眠诊疗护理采用中西医结合	30		定量
				d.工作不推诿不拖延不制造矛盾	20		定量
				e.能够解决护理常见问题的能力	20		定量
				f.护理管理评价标准:患者身份识别、跌倒、抢救车、仪器、行政等	50		定量
		2.3 工作质量	140	a.基础、专科、整体责任护理落实	30		定量
				b.协助护士长管理履行分管职责	10		定性
				c.落实护理目标管理和质量控制	20		定量
				d."三基"考试、心肺复苏与培训	20		定性
				e.执行关键护理质量环节标准措施	30		定性
				f.执行护理质量管理评价标准	30		定性
		2.4 工作效率	120	a.护理文书书写符合指标与标准	20		定性
				b.熟练参加危重病人抢救工作	30		定性
				c.体现睡眠医学中心病人护理特色	30		定性
				d.成本支出、耗材、药占收入比例	20		定性
				e.参加专科护理查房会诊病例讨论	20		定性
3 教学科研 60分	6	3.1 教学带教	30	a.按规定完成临床带教工作任务	20		定性
				b.参加护士培训与学术活动落实	10		定性
		3.2论文科研	30	参加科室护理科研计划并落实	30		定性
4 职业道德 50分	5	4.1 职业素质	40	a.工作现场"7S管理"与环境维护	20		定性
				b.熟练掌握科室抢救仪器设备功能	20		定性
		4.2社会责任	10	注重睡眠环境的设计与管理	10		定性
5 团队管理 协调沟通 50分	5	5.1 卓越服务	30	a.能够起到承上启下"桥梁"作用	10		定性
				b.消毒、隔离、废物处理符合要求	20		定量
		5.2 团队管理	20	a.严禁背后议论领导长短	20		定量
				b.以病人、顾客为中心的思想好	20		定性
6 满意测评 100分	10	6.1满意度	60	门诊病人住院患者满意度	60		定性
		6.2本科满意	20	本科员工的满意度	20		定性
		6.3持续改进	20	针对问题缺陷有持续改进计划	20		定性
7科室 绩效结果 200分	20	7.1病人结果	70	出院病人数量	70		定量
		7.2质量结果	30	当月科室质量安全达到要求	30		定量
		7.3财务结果	100	当月医疗利润上年度同月增加比较	100		定量
满分	1000分	定性指标得分		定量指标得分		最后得分	

3.1 睡眠医学中心主管护师卓越绩效考评定性标准(表二)

被考评者姓名		岗位				部门			
一级指标	三级定性指标内容测评		本项满分	测评方式	卓越	优秀	良好	一般	得分
1 **管理能力** **30分**	1.1 a.岗位管理能力、同事之间团结		20	定性		20	16	12	
	1.2 b.应急预案反应能力执行效果		10	定性					
	扣罚细则:没有护理应急预案扣10分,没有执行效果评价扣10分								
2 **过程控制** **工作数量** **工作质量** **工作效率** **210分**	2.3 b.协助护士长管理履行分管职责		10	定性	不符合要求扣5分				
	2.3 d."三基"考试、心肺复苏与培训		20	定性	一人次不及格扣10分				
	2.3 e.执行关键护理质量环节标准措施		30	定性	不执行标准措施扣5分				
	2.3 f.执行护理质量管理评价标准		30	定性					
	奖罚细则:按本院常规护理检查文件,由护理部及相关部门检查,包括,安全用药、输血、分级护理、专科护理文书、不良事件、服务质量、护理投诉、护理培训、护理业务与技术管理、手卫生、院感、消毒隔离、废物处理等,一项、次不符合要求扣5分								
	2.4 a.护理文书书写符合指标与标准		20	定性					
	奖罚细则:护理文书书写符合指标与标准,一项、次不符合要求扣5分								
	2.4 b.熟练参加危重病人抢救工作		30	定性					
	奖罚细则:熟练参加危重病人抢救工作,不能够承担危重病人抢救工作扣10分								
	2.4 c.体现睡眠医学中心护理特色		30	定性					
	奖罚细则:体现睡眠医学中心病人护理特色,不能够体现护理特色扣10分								
	2.4 d.成本支出、耗材、药占收入比例		20	定性					
	奖罚细则:成本支出、耗材、药占收入比例,一项、次增加1%扣5分								
	2.4 e.参加护理查房、会诊、病例讨论		20	定性					
	奖罚细则:护理每日晨会后交接班、病房专科特色护理查房、专科护理特色会诊、专科护理病例讨论,体现专科特色护理,没有参加专科特色查房,一项、次扣10分								
3 **教学科研** **60分**	3.1 a.按规定完成临床带教工作任务		20	定性					
	扣罚细则:按规定的临床完成带教任务,少一人次扣5分								
	3.1 b.参加护士培训与学术活动落实		10	定性					
	扣罚细则:参加护士培训与学术活动落实,一项、次完不成、不落实扣10分								
	3.2 参加科室护理科研计划并落实		30	定性	一项不符合要求扣10分				
4 **职业道德** **50分**	4.1 a.工作现场"5S管理"与环境维护		20	定性					
	奖罚细则:工作现场、病区、办公室"7S管理"与环境维护,一项、次不符合要求扣5分								
	4.1 b.熟练掌握科室抢救仪器设备功能		20	定性	不能够掌握扣10分				
	4.2 b.注重睡眠环境的设计与管理		10	定性	不符合要求扣5分				
5 团队管理 **20分**	5.1 a.能够起到承上启下"桥梁"作用		10	定性		10	8	6	
	5.2 b.以病人、顾客为中心思想好		10	定性		10	8	6	
6 **满意测评** **持续改进** **100分**	6.1 a.门诊、住院患者满意度达到要求		60	定性					
	扣罚细则:门诊病人住院患者满意度达到规定的95%,达不到标准,降低1%扣10分								
	6.2 本科员工的满意度达到要求		20	定性		20	16	12	
	6.3 针对问题缺陷有持续改进计划		20	定性					
	扣罚细则:针对每月护理管理工作、护理人员业务技术存在的问题、缺陷、投诉等符合管理的规定要求,有持续改进计划、事实、流程、措施、效果,少一个环节扣5分								
科室			本表定性指标满分	470分	定性指标最后得分				

3.2 睡眠医学中心主管护师卓越绩效考评定量标准(表三)

一级指标 (分值)	权重 %	二级指标		三级指标		绩效考评 扣分细则	得分
		考评内容	分值	考评内容	分值		
1 **管理能力** **执行能力** **70分**	7	1.1 执行能力	60	b."18项核心制度"与相关制度与规定执行力	60	核心制度一项执行不好扣5分,其他执行不好扣5分	
		1.2 规划计划	10	a.执行护理规划,年、月、周工作计划与总结	10	执行规划,年、月、周计划与总结,少一项扣10分	
2 **过程控制** **工作数量** **工作质量** **工作效率** **280分**	23	2.1 工作流程	50	a.按照PDCA循环管理与工作流程符合要求	20	没有按照PDCA循环管理与工作流程扣5分。不服从上级领导与管理、不能承担护理班次一项、次扣10分	
				b.服从上级领导承担各种护理班次符合要求	30		
		2.2 工作数量	180	a.科室质量管理组织健全,履行职责符合要求	20	不能够履行小组职责扣10分。"三查七对"、医嘱差错一次扣5分。睡眠诊疗护理采用中西医结合,不符合要求扣10分。工作不推诿不拖延不制造矛盾,制造工作矛盾一次扣10分。不能解决护理工作中的常见问题扣5分	
				b."三查七对"、医嘱执行	40		
				c.睡眠诊疗护理采用中西医结合符合规定要求	30		
				d.工作不推诿不拖延不制造矛盾符合规定要求	20		
				e.能够解决护理常见问题的能力符合规定要求	20		
				f.护理管理评价标准:患者身份识别、跌倒、坠床、规范管理、抢救车、仪器设备、人力资源、科室病区环境、行政、护理人员行为规范、手卫生院感消毒隔离废物处理等符合规定要求	50	按本院常规护理检查文件,由护理部及相关部门检查考核,患者身份识别、跌倒坠床、规范管理、抢救车仪器、病区环境、行为规范、手卫生、院感、消毒隔离废物处理等,一项、次不符合要求扣5分	
		2.3 工作质量	50	a.基础、专科、整体、责任护理落实符合要求	30	一项、次基础、专科、责任、整体护理不落实扣10分	
				c.落实护理目标管理和质量控制标准符合要求	20	一项、次不落实护理管理目标和质量控制扣10分	
5 **团队管理** **50分**	4	5.1 服务	20	b.消毒隔离废物处理	20	一项、次不符合要求扣10分	
		5.2 团队精神	30	a.严禁背后议论领导长短,符合规定要求	30	严禁背后议论领导长短,违规一次扣5分	
7 **科室** **绩效结果** **200分**	20	7.1 病人结果	70	当月出院病人总数量与上年度同月比较达标准	70	达到规定月度增长幅度降低1%扣10分,增加1%奖5分	
		7.2 质量结果	30	医疗质量安全指标与上年度同月比较达到标准	30	达到规定月度增长幅度降低1%扣10分,增加1%奖5分	
		7.3 科室 财务结果	100	当月医疗收入利润与上年度同月利润比较,并且达到规定增长幅度	100	达到上年度同月水平并且达到规定月度增长幅度降低1%扣10分,增加1%奖5分	
科室		本表定量指标满分			600分	定量指标合计得分	

4.睡眠医学中心护师与护士卓越绩效考评标准(表一)

一级指标 (分值)	权重 %	二级指标		三级指标		得分	考核 方式
		考评内容	分值	绩效考评扣分细则	分值		
1 工作能力 执行能力 100分	10	1.1 工作能力 执行能力	80	a.岗位工作能力、同事之间团结	20		定性
				b."18项核心制度"与相关规定执行力	60		定量
		1.2 工作计划	20	a.执行护理规划,年、月、周工作计划	10		定量
				b.护理应急预案反应能力执行效果	10		定性
2 过程控制 工作数量 工作质量 工作效率 450分	45	2.1 工作流程	30	a.按照PDCA循环管理与工作流程	20		定量
				b.服从上级领导承担护理重要班次	10		定量
		2.2 工作数量	150	a.科室质量管理组织健全履行职责	20		定量
				b."三查七对"与医嘱执行与落实	20		定量
				c.睡眠诊疗护理采用中西医结合	20		定量
				d.工作不推诿不拖延不制造矛盾	20		定量
				e.热情接待与服务每一位患者	20		定量
				f.护理管理评价标准:患者身份识别、跌倒、抢救车、仪器、行政等	50		定量
		2.3 工作质量	140	a.基础、专科、整体责任护理落实	30		定量
				b.协助护士长管理履行岗位职责	10		定性
				c.落实护理目标管理和质量控制	20		定量
				d."三基"考试,心肺复苏与培训	20		定性
				e.专科门诊与病房管理的能力	30		定性
				f.执行护理质量管理评价指标标准	30		定性
		2.4 工作效率	130	a.护理文书书写符合指标标准要求	20		定性
				b.积极参加危重病人抢救工作	30		定性
				c.睡眠医疗病人的健康教育与宣传	30		定性
				d.成本支出、耗材、药占收入比例	20		定性
				e.参加专科护理查房会诊病例讨论	30		定性
3 教学科研 50分	5	3.1 教学带教	40	a.按规定参加继续教育学术活动	20		定性
				b.钻研业务、虚心学习、认真工作	20		定性
		3.2 论文科研	10	参加科室护理科研计划并实施	10		定性
4 职业道德 50分	5	4.1 职业道德	40	a.工作现场"7S管理"与环境维护	20		定性
				b.掌握科室抢救仪器设备功能	20		定性
		4.2 社会责任	10	注重睡眠环境的设计与管理	10		定性
5 团队管理 协调沟通 50分	5	5.1 卓越服务	30	a.值班巡视、巡查、没有纠纷事故	10		定性
				b.消毒、隔离、废物处理符合要求	20		定量
		5.2 团队管理	20	a.严禁背后议论领导长短	10		定量
				b.以病人、顾客为中心的思想好	10		定性
6 满意测评 100分	10	6.1 满意度	60	门诊病人住院患者满意度	60		定性
		6.2 本科满意	20	本科员工的满意度	20		定性
		6.3 持续改进	20	针对问题缺陷有持续改进计划	20		定性
7科室 绩效结果 200分	20	7.1 病人结果	70	科室当月住院病人出院量	70		定量
		7.2 质量结果	30	当月科室质量安全达到要求	30		定量
		7.3 财务结果	100	当月医疗利润上年度同月增加比较	100		定量
满分	**1000分**	定性指标得分		定量指标得分		最后得分	

4.1 睡眠医学中心护师与护士卓越绩效考评定性标准(表二)

被考评者姓名		岗位				部门				
一级指标	三级定性指标内容测评		本项满分	测评方式	卓越	优秀	良好	一般	得分	
1 **工作能力** **30分**	1.1 a.岗位工作能力、同事之间团结		20	定性		20	16	12		
	1.2 b.应急预案反应能力执行效果		10	定性						
	扣罚细则:符合规定要求,没有护理应急预案扣10分,没有执行效果评价扣10分									
2 **过程控制** **工作数量** **工作质量** **工作效率** **220分**	2.3 b.协助护士长管理履行岗位职责		10	定性	不符合要求扣5分					
	2.3 d."三基"考试、心肺复苏与培训		20	定性	一人次不及格扣10分					
	2.3 e.专科门诊与病房管理的能力		30	定性		30	24	18		
	2.3 f.执行护理质量管理评价指标标准		30	定性						
	奖罚细则:按本院常规护理检查文件,由护理部及相关部门检查,包括,安全用药、输血、分级护理、专科护理文书、不良事件、服务质量、护理投诉、护理培训、护理业务与技术管理、手卫生、院感、消毒隔离、废物处理等,一项、次不符合要求扣5分									
	2.4 a.护理文书书写符合标准要求		20	定性						
	奖罚细则:护理文书书写符合常规规定的指标与标准,一项、次不符合要求扣5分									
	2.4 b.积极参加危重病人抢救工作		30	定性						
	奖罚细则:积极参加危重病人抢救工作,不能够积极参加危重病人抢救工作扣10分									
	2.4 c.睡眠医疗病人的健康教育宣传		30	定性						
	奖罚细则:睡眠医疗病人的健康教育与宣传,一项、次不符合要求扣10分									
	2.4 d.成本支出、耗材、药占收入比例		20	定性						
	奖罚细则:成本支出、耗材、药占收入比例符合管理规定的要求,增加1%扣5分									
	2.4 e.参加护理查房、会诊、病例讨论		30	定性						
	奖罚细则:护理每日晨会后交接班、病房专科特色护理查房、专科护理特色会诊、专科护理病例讨论,体现专科特色护理,没有参加专科特色查房,一项、次扣10分									
3 **教学科研** **50分**	3.1 a.按规定参加继续教育学术活动		20	定性						
	扣罚细则:按规定参加继续教育学术活动符合管理规定要求,少参加一项、次扣5分									
	3.1 b.钻研业务、虚心学习、认真工作		20	定性						
	扣罚细则:钻研业务、虚心学习、认真工作,一项、次不符合要求扣10分									
	3.2 参加科室护理科研计划并落实		10	定性	一项不符合要求扣10分					
4 **职业道德** **50分**	4.1 a.工作现场"7S管理"与环境维护		20	定性						
	奖罚细则:工作现场、病区、办公室"7S管理"与环境维护,一项、次不符合要求扣5分									
	4.1 b.掌握科室抢救仪器设备功能		20	定性	不能够掌握扣10分					
	4.2 b.注重睡眠环境的设计与管理		10	定性	不符合要求扣5分					
5 团队管理 **20分**	5.1 a.值班巡视、巡查、没有纠纷事故		10	定性		10	8	6		
	5.2 b.以病人、顾客为中心的思想好		10	定性		10	8	6		
6 **满意测评** **持续改进** **100分**	6.1 a.门诊病人住院患者满意度		60	定性						
	扣罚细则:门诊病人住院患者满意度达到规定的95%,达不到标准,降低1%扣10分									
	6.2 本科员工的满意度达到要求		20	定性		20	16	12		
	6.3 针对问题缺陷有持续改进计划		20	定性						
	扣罚细则:针对每月护理管理工作、护理人员业务技术存在问题、缺陷、投诉等符合规定管理的要求,有持续改进计划、事实、流程、措施、效果,少一个环节扣5分									
科室		**本表定性指标满分**	**470分**	**定性指标最后得分**						

4.2 睡眠医学中心护师与护士卓越绩效考评定量标准(表三)

一级指标 (分值)	权重 %	二级指标		三级指标		绩效考评 扣分细则	得分
		考评内容	分值	考评内容	分值		
1 工作能力 执行能力 70分	7	1.1 执行能力	40	b. "18项核心制度"与相关制度与规定执行力	40	核心制度一项执行不好扣5分,其他执行不好扣5分	
		1.2 规划计划	30	a. 执行护理规划,年、月、周工作计划与总结	30	执行规划,年、月、周计划与总结,少一项扣10分	
2 过程控制 工作数量 工作质量 工作效率 230分	23	2.1 工作流程	30	a. 按照PDCA循环管理与工作流程符合要求	20	没有按照PDCA循环管理与工作流程扣5分。不服从上级领导与管理、不能承担护理班次一项、次扣10分	
				b. 服从上级领导承担护理重要班次符合要求	10		
		2.2 工作数量	150	a. 科室质量管理组织健全,履行职责符合要求	20	不能够履行小组职责扣10分。"三查七对"、医嘱差错一次扣5分。睡眠诊疗护理采用中西医结合,不符合要求扣5分。工作不推诿不拖延不制造矛盾,制造工作矛盾一次扣10分。不能热情接待与服务每一位患者扣5分	
				b. "三查七对"、医嘱执行	20		
				c. 睡眠诊疗护理采用中西医结合符合规定要求	20		
				d. 工作不推诿不拖延不制造矛盾符合规定要求	20		
				e. 热情接待与服务每一位患者符合规定要求	20		
				f. 护理管理评价标准:患者身份识别、跌倒、坠床、规范管理、抢救车、仪器设备、人力资源、科室病区环境、行政、护理人员行为规范、手卫生院感消毒隔离废物处理等符合规定要求	50	按本院常规护理检查文件,由护理部及相关部门检查考核,患者身份识别、跌倒坠床、规范管理、抢救车仪器、病区环境、行为规范、手卫生、院感、消毒隔离废物处理等,一项、次不符合要求扣5分	
		2.3 工作质量	50	a. 基础、专科、整体、责任护理落实符合要求	30	一项、次基础、专科、责任、整体护理不落实扣10分	
				c. 落实护理目标管理和质量控制标准符合要求	20	一项、次不落实护理管理目标和质量控制扣10分	
5 团队管理 30分	4	5.1服务	20	b. 消毒隔离废物处理	20	一项、次不符合要求扣10分	
		5.2 团队精神	10	a. 严禁背后议论领导长短,符合规定要求	10	严禁背后议论领导长短,违规一次扣5分	
7 科室 绩效结果 200分	20	7.1 病人结果	70	当月出院病人总数量与上年度同月比较达标准	70	达到规定月度增长幅度降低1%扣10分,增加1%奖5分	
		7.2 质量结果	30	医疗质量安全指标与上年度同月比达到标准	30	达到规定月度增长幅度降低1%扣10分,增加1%奖5分	
		7.3 科室 财务结果	100	当月医疗收入利润与上年度同月利润比较,并且达到规定增长幅度	100	达到上年度同月水平并且达到规定月度增长幅度降低1%扣10分,增加1%奖5分	
科室		本表定量指标满分			530分	定量指标合计得分	

九、急诊科护理人员卓越绩效考评标准

1.急诊科护士长卓越绩效考评标准(表一)

一级指标 (分值)	权重 %	二级指标		三级指标		得分	考核 方式
		考评内容	分值	绩效考评扣分细则	分值		
1 领导能力 执行能力 90分	9	1.1领导能力 执行能力	70	a.领导与管理能力、领导之间团结	20		定性
				b."18项核心制度"与相关规定执行力	50		定量
		1.2 工作计划	20	a.护理规划,年、月、周工作计划与总结	10		定量
				b.护理应急预案与执行效果	10		定性
2 过程控制 工作数量 工作质量 工作效率 420分	42	2.1 工作流程	40	a.按照PDCA循环管理制度与流程	20		定量
				b.按时填写并上报护士长手册	20		定量
		2.2 工作数量	150	a.质量管理组织健全,履行职责	20		定量
				b.急诊院前急救管理	30		定量
				c.急诊留观病人管理	30		定量
				d.急诊绿色通道的管理	30		定量
				e.危重病人抢救优先就诊原则	20		定量
				f.急诊各个诊室物品准备	20		定量
		2.3 工作质量	120	a.有完整的护士职责与岗位说明书	10		定量
				b."三基"考试、心肺复苏与培训	20		定性
				c.成本、耗材、药品收入占入比例	30		定量
				d.急诊各种护理记录本登记完善	20		定性
				e.急诊医疗证明存根管理符合要求	20		定性
				f.急诊护理质量管理、导医服务	20		定性
		2.4 专科 护理特色	110	a.健康资料准备、健康知识宣教	10		定性
				b.轮椅、饮水等便民服务措施	20		定性
				c.急诊病房等清洁管理	20		定性
				d.抢救设备处于良好状态	20		定性
				e.急诊药品等各资料逐日登记完善	20		定性
				f.急诊病历本管理符合要求	20		定性
3 论文科研 100分	10	论文科研 "三基"考试	100	a.个人理论知识与临床带教工作	20		定性
				b.心肺复苏、"三基"考试	20		定性
				c.参加科室护理科研计划并落实	60		定性
4 职业道德 40分	4	4.1团队精神	20	关心同事、自觉合作、乐于助人	20		定性
		4.2 有效沟通	20	a.按照规定着装、医患沟通	10		定性
				b.工作积极性、主动性、责任心	10		定性
5 社会责任 50分	5	5.1 社会责任	30	a.按照规定参加公益活动	10		定性
				b.爱心服务、关心护士	20		定性
		5.2奖金管理	20	奖金福利透明公开,护士同工同酬	20		定量
6 满意测评 100分	10	6.1满意度	60	急诊病人与留观病人满意度	60		定性
		6.2本科满意	20	本科员工的满意度	20		定性
		6.3持续改进	20	针对问题缺陷有持续改进计划	20		定性
7科室 绩效结果 200分	20	7.1病人结果	70	急诊科接诊病人与留观病人总数量	70		定量
		7.2质量结果	30	当月科室质量安全达到要求	30		定量
		7.3财务结果	100	当月医疗利润上年度同月增加比较	100		定量
满分	**1000分**	**定性指标得分**		**定量指标得分**		**最后得分**	

1.1 急诊科护士长卓越绩效考评定性标准(表二)

被考评者姓名		岗位			部门				
一级指标	三级定性指标内容测评		本项满分	测评方式	卓越	优秀	良好	一般	得分
1 **管理能力** **30分**	1.1 a.领导管理能力、领导之间团结		20	定性		20	16	12	
	1.2 b.护理应急预案与执行效果		10	定性					
	扣罚细则:没有护理应急预案扣10分,没有执行效果和评价扣10分								
2 **过程控制** **工作数量** **工作质量** **工作效率** **190分**	2.3 b."三基"考试、心肺复苏与培训		20	定性	一人次不及格扣10分				
	2.3 d.急诊各种护理记录本登记完善		20	定性	一项、次符合要求扣5分				
	2.3 e.急诊证明存根管理符合要求		20	定性	一项、次不符要求扣5分				
	2.3 f.急诊诊护理质量管理导医服务		20	定性					
	奖罚细则:护理文件书写合格率,按照本医院常规检查、考核文件,由护理部及相关部门检查,包括:护理质量、专科护理文书、不良事件、服务质量、护理投诉、护理培训、护理业务与技术管理、手卫生、院感、抽血室管理、导医服务等符合医院业务与技术管理的相关规定标准的要求,一项、次不符合要求扣5分								
	2.4 a.健康资料准备、健康知识宣教		10	定性					
	奖罚细则:不能体现专科特色宣传、专科业务技术服务宣教,少一项扣5分								
	2.4 b.轮椅、饮水等便民服务措施		20	定性					
	奖罚细则:轮椅、饮水等便民服务措施不落实,一项、次不符合要求扣10分								
	2.4 c.急诊病房等清洁管理		20	定性					
	奖罚细则:急诊病房、急诊走廊、区域等管理符合规定要求,不符合要求扣10分								
	2.4 d.抢救设备处于最佳状态		20	定性					
	奖罚细则:抢救设备处于最佳状态符合管理规定的要求、影响抢救患者一次扣20分								
	2.4 e.急诊药品各资料逐日登记完善		20	定性	一项不符合要求扣10分				
	2.4 f.急诊病历本管理符合要求		20	定性					
	奖罚细则:急诊病历本管理符合要求符合规定要求,一项、次不符合要求扣10分								
3 **带教培训** **论文科研** **100分**	3.a.个人理论知识与临床带教工作		20	定性					
	扣扣罚细则:个人理论知识与临床带教工作,一项、次不符合要求扣10分								
	3.b.本人专科护理理论与技术水平		20	定性	一人次不合格扣5分				
	3.c.护理学术、论文、科研与管理		60	定性	一项不符合要求扣10分				
4 **职业道德** **50分**	4.1 关心同事、自觉合作、乐于助人		20	定性		20	16	12	
	4.2 a.按照规定着装、医患沟通		10	定性	一次不规范扣5分				
	4.2 b.工作积极性、主动性、责任心		20	定性		20	16	12	
5 社会责任 **30分**	5.1 a.按照规定参加公益活动		10	定性		10	8	6	
	5.1 b.爱心服务、关心护士		20	定性		20	16	12	
6 **满意测评** **持续改进** **100分**	6.1 a.急诊病人与留观病人满意度		60	定性					
	扣罚细则:急诊病人与留观病人满意度达到规定95%,达不到标准,降低1%扣10分								
	6.2 本科员工的满意度		20	定性		20	16	12	
	6.3 针对问题缺陷有持续改进计划		20	定性					
	扣罚细则:针对每月急诊科室患者排队挂号、排队就诊、排队缴费、抢救设备维护、护士值班在位、巡视留观患者等存在问题、缺陷、投诉等符合医院业务与技术管理的相关规定要求,有持续改进计划、事实、流程、措施、效果,少一个环节扣5分								
科室		本表定性指标满分	500 分	定性指标最后得分					

1.2急诊科护士长卓越绩效考评定量标准(表三)

一级指标 (分值)	权重 %	二级指标		三级指标		绩效考评 扣分细则	得分
		考评内容	分值	考评内容	分值		
1 **管理能力** **执行能力** **60分**	6	1.1 执行能力	50	b."18项核心制度"与相关规定 执行力符合要求	50	核心制度一项执行不好扣5分, 其他执行不好扣5分	
		1.2 规划计划	10	a.护理规划,年、月、周工作计划 与总结	10	规划,年、月、周计划与总结,少 一项扣10分	
2 **过程控制** **工作数量** **工作质量** **工作效率** **230分**	23	2.1 工作流程	40	a.按照PDCA循环管理制度与 流程符合要求	20	没有PDCA制度或流程各扣5 分。护士长手册推迟上报一天 一次扣10分	
				b.上报护士长手册	20		
		2.2 工作数量	150	a.质量管理组织健全,履行职责 符合管理要求	20	质量管理组织健全,履行职责, 质量管理组织不健全,履行职责 不健全扣10分,不履行科室质 量管理小组组员职责扣10分。 急诊院前急救管理、急诊留观病 人管理、急诊绿色通道的管理、 危重病人抢救优先就诊原则,一 项、次不符合要求扣20分	
				b.急诊院前急救管理	30		
				c.急诊留观病人管理	30		
				d.急诊绿色通道的管理	30		
				e.畅通急诊绿色通道的管理、危 重病人抢救优先就诊原则,一 项、次不符合急诊优先措施要 求,按照规定扣分	20		
				f.急诊各个诊室物品准备,物资/ 账物相符,不符要求按规定扣分	20	急诊各个诊室物品准备,门诊诊 室物品准备物资账物相符,不符 要求扣10分	
		2.3 工作质量	40	a.有完整的护士职责与岗位说 明书,无完整的护士职责与岗位 说明书	10	有完整的护士职责与岗位说明 书,无完整的护士职责与岗位说 明书扣10分	
				c.与上年同月比较,并达到医院 规定成本减少幅度,增加按规定 扣分	30	与上年同月比较,并达到医院规 定成本减少幅度,增加1%扣 10分	
5 **团队管理** **社会责任** **20分**	2	5.2 奖金管理	20	科室没有每月实施绩效考核扣 分。奖金福利不透明、不公开扣 分、护士不同工同酬扣分	20	科室没有每月实施绩效考核,扣 10分。奖金福利不透明、不公开 扣10分、护士不同工同酬扣 100分	
7 **科室** **绩效结果** **200分**	20	7.1 科室 病人结果	70	急诊科当月接诊急诊病人总数 量与留观病人总数量符合规定 要求	70	达到去年指标水平并达到医院 规定增长幅度得满分,降低1% 扣10分,增加1%奖5分	
		7.2 科室 质量结果	30	当月医疗质量安全与上年度同 月比较,并且达到医院规定增长 幅度	30	达到去年指标水平并达到医院 规定增长幅度得满分,降低1% 扣10分,增加1%奖5分	
		7.3 科室 财务结果	100	当月医疗收入利润与上年度同 月比较,并且达到医院规定增长 幅度	100	达到去年同月水平并达到医院 规定增长幅度得满分,降低1% 扣10分,增加1%奖5分	
科室		本表定量指标满分			510分	定量指标合计得分	

2.急诊科副护士长副主任和主任护师卓越绩效考评标准(表一)

一级指标 (分值)	权重 %	二级指标		三级指标		得分	考核 方式
		考评内容	分值	绩效考评扣分细则	分值		
1 管理能力 执行能力 **90分**	9	1.1 管理能力 执行能力	70	a.管理能力、同事之间团结	10		定性
				b."18项核心制度"与相关规定执行力	60		定量
		1.2 工作计划	20	a.参加夜班与各种护理班班次	10		定量
				b.护理应急预案与执行效果	10		定性
2 过程控制 工作数量 工作质量 工作效率 **440分**	44	2.1 工作流程	30	a.按照PDCA循环管理制度与流程	20		定量
				b.按照急诊护理工作流程工作	10		定量
		2.2 工作数量	170	a.质量管理组织兼职职责履行	20		定量
				b.急诊院前急救管理	20		定量
				c.急诊留观病人管理	20		定量
				d.急诊绿色通道的管理	20		定量
				e.岗位病人抽血、输液、诊疗人次	50		定量
				f.协助护士长门诊部行政管理	20		定量
				g.按时参加各种会议上报数据正确	20		定量
		2.3 工作质量	130	a.有完整的护士职责与岗位说明书	30		定量
				b."三基考试"、心肺复苏与培训	20		定性
				c.成本、耗材、药品收入占入比例	20		定量
				d.急诊各种护理记录本登记完善	10		定性
				e.急诊医疗证明存根管理符合要求	10		定性
				f.急诊护理质量管理、导医服务	40		定性
		2.4 专科 护理特色	110	a.工作主动性、积极性、责任心	20		定性
				b.轮椅、饮水等便民服务措施	20		定性
				c.护理文件书写合格率	20		定性
				d.急诊秩序与卫生间管理	10		定性
				e.首接、首问、首管患者负责制	20		定性
				f.服从护理部指派科室检查工作	20		定性
3 论文科研 **80分**	8	论文科研 业务技术	80	a.发表论文与护理科研符合规定	40		定性
				b.带教实习生与学习培训	20		定性
				c.本人专科护理理论与技术水平	20		定性
4 职业道德 **40分**	4	4.1 职业素质	10	关心同事、自觉合作、乐于助人	10		定性
		4.2 问题解决	30	a.处理患者和家属的相关问题	10		定性
				b.在护理学科建设中的作用	20		定性
5 社会责任 **50分**	5	5.1 社会责任	30	a.按照规定参加公益活动	10		定性
				b.按照规定处理门诊部医疗废物	20		定量
		5.2 绩效考核	20	积极参与绩效考核与管理	20		定量
6 满意测评 **100分**	10	6.1 满意度	60	急诊病人与留观病人满意度	60		定性
		6.2 本科满意	20	本科员工的满意度	20		定性
		6.3 持续改进	20	针对问题缺陷有持续改进计划	20		定性
7科室 绩效结果 **200分**	20	7.1 病人结果	70	急诊科接诊病人与留观病人总数量	70		定量
		7.2 质量结果	30	当月科室质量安全达到要求	30		定量
		7.3 财务结果	100	当月医疗利润上年度同月增加比较	100		定量
满分	**1000分**	**定性指标得分**		**定量指标得分**		**最后得分**	

2.1 急诊科副护士长副主任和主任护师卓越绩效考评定性标准（表二）

被考评者姓名		岗位				部门			
一级指标	三级定性指标内容测评		本项满分	测评方式	卓越	优秀	良好	一般	得分
1 管理能力 20分	1.1 a.管理能力、同事之间团结		10	定性		10	8	6	
	1.2 b.护理应急预案与执行效果		10	定性					
	扣罚细则：没有护理应急预案扣10分，没有执行效评价扣10分								
2 过程控制 工作数量 工作质量 工作效率 190分	2.3 b."三基"考试、心肺复苏与培训		20	定性		一人次不及格扣10分			
	2.3 d.急诊各种护理记录本登记完善		10	定性		一项、次不合格扣5分			
	2.3 e.急诊医疗证明存根管理符合		10	定性		一项、次不符要求扣5分			
	2.3 f.急诊护理质量管理、导医服务		40	定性					
	奖罚细则：护理文件书写合格率，按照本医院常规检查、考核文件，由护理部及相关部门检查，包括，护理质量、专科护理文书、不良事件、服务质量、护理投诉、护理培训、护理业务与技术管理、手卫生、院感、抽血室管理、导医服务等符合医院业务与技术管理的相关规定标准的要求，一项、次不符合要求扣5分								
	2.4 a.工作主动性、积极性、责任心		20	定性					
	2.4 b.轮椅、饮水等便民服务措施		20	定性					
	奖罚细则：轮椅、饮水等便民服务措施，符合管理要求，一项、次不符合要求扣10分								
	2.4 c.护理文件书写合格率		20	定性					
	奖罚细则：护理文件书写合格率符合医院业务与技术管理的相关规定标准的要求，专科护理方案执行率达要求降低1%扣10分，护理技术没有应用扣10分								
	2.4 d.急诊秩序与卫生间管理		10	定性					
	奖罚细则：急诊秩序混乱扣10分，卫生间管理不洁净、不符合要求扣10分								
	2.4 e.首接、首问、首管患者负责制		20	定性		20	16	12	
	2.4 f.服从护理部指派科室检查工作		20	定性					
	奖罚细则：不服从护理部指派科室检查考核工作符合管理要求，少一项、次扣10分								
3 带教培训 论文科研 80分	3. a.发表论文与护理科研符合规定		40	定性					
	扣罚细则：发表论文与护理科研符合管理规定，一项、次不符合要求扣10分								
	3. b.带教实习生与学习培训		20	定性		一人次不合格扣3分			
	3. c.本人专科护理理论与技术水平		20	定性		一项不符合要求扣10分			
4 职业道德 40分	4.1 医护人员团结，愿意承担额外工作		10	定性		10	8	6	
	4.2 a.按照规定着装注重科内外沟通		10	定性		一次不规范扣5分			
	4.2 b.本人在护理学科建设中的作用		20	定性		20	16	12	
5 社会责任 10分	5.1 a.按照规定参加公益活动		10	定性					
	奖罚细则：按照规定参加医院、科室组织的公益活动满分，少参加一次扣5分								
6 满意测评 持续改进 100分	6.1 a.急诊病人与留观病人满意度		60	定性					
	扣罚细则：急诊病人与留观病人满意度达到规定95%，达不到标准，降低1%扣10分								
	6.2 本科员工的满意度		20	定性		20	16	12	
	6.3 针对问题缺陷有持续改进计划		20	定性					
	扣罚细则：针对每月患者对急诊科急诊挂号、排队就诊、排队缴费、抢救、环境卫生、卫生间洁净等存在问题、缺陷，投诉等符合医院业务与技术管理的相关规定标准的要求，有持续改进计划、事实、流程、措施、效果，少一个环节扣5分								
科室		本表定性指标满分	**440分**		定性指标最后得分				

2.2 急诊科副护士长副主任和主任护师卓越绩效考评定量标准(表三)

一级指标 (分值)	权重 %	二级指标		三级指标		绩效考评 扣分细则	得分
		考评内容	分值	考评内容	分值		
1 管理能力 执行能力 **70分**	7	1.1 执行能力	60	b."18项核心制度"与相关规定执行力符合要求	60	核心制度一项执行不好扣5分,其他执行不好扣5分	
		1.2 规划计划	10	a.参加夜班与各种护理班班次符合规定要求	10	参加夜班与各种护理班班次,少一项、次扣10分	
2 过程控制 工作数量 工作质量 工作效率 **250分**	25	2.1 工作流程	30	a.按照PDCA循环管理制度与流程符合要求	20	没有PDCA制度或流程各扣5分。不按照急诊护理工作流程工作扣10分	
				b.按急诊流程工作	10		
		2.2 工作数量	170	a.质量管理组织健全,履行职责符合规定要求	20	不履行科室质量管理小组职责扣10分。急诊院前急救管理、急诊留观病人管理、急诊绿色通道的管理、危重病人抢救优先就诊原则,一项不符合要求扣20分。岗位病人抽血、输液、诊疗人次数量与上年度同月比较并达到医院规定增长幅度,降低1%扣5分	
				b.急诊院前急救管理	20		
				c.急诊留观病人管理	20		
				d.急诊绿色通道的管理和危重患者优先原则	20		
				e.岗位病人抽血、输液、诊疗人次数量与上年度同月比较并达到医院规定增长幅度符合要求	40		
				f.协助护士长急诊行政管理符合规定要求	30	协助护士长门诊部行政管理,不符要求扣10分	
				g.按时参加会议,月度上报数据正确,上报数据推迟按规定扣分	20	会议迟到或早退一次扣5分,月度上报数据正确,上报数据推迟一天扣5分	
		2.3 工作质量	50	a.有完整的护士职责与岗位说明书符合要求	30	无完整的护士职责与岗位说明书扣10分	
				c.成本、耗材、药品收入占入比例符合要求	20	与上年同月比达到规定减少幅度,增加1%扣5分	
5 团队管理 社会责任 **40分**	4	5.1 优质服务	20	b.按照规定处理急诊医疗废物符合规定要求	20	不按照规定处理急诊医疗废物扣10分。积极参与急诊绩效考核与管理,不积极参加扣10分	
		5.2 绩效管理	20	积极参与急诊绩效考核与管理符合规定要求	20		
7 科室 绩效结果 **200分**	20	7.1 科室 病人结果	70	急诊科当月接诊急诊病人总数量与留观病人总数量符合规定要求	70	达到去年指标水平并达到医院规定增长幅度得满分,降低1%扣10分,增加1%奖5分	
		7.2 科室 质量结果	30	当月医疗质量安全与上年度同月比较,并且达到医院规定增长幅度	30	达到去年指标水平并达到医院规定增长幅度得满分,降低1%扣10分,增加1%奖5分	
		7.3 科室 财务结果	100	当月医疗收入利润与上年度同月比较,并且达到医院规定增长幅度	100	达到去年同月水平并达到医院规定增长幅度得满分,降低1%扣10分,增加1%奖5分	
科室		本表定量指标满分			560分	定量指标合计得分	

3. 急诊科主管护师与护师卓越绩效考评标准(表一)

一级指标 (分值)	权重 %	二级指标		三级指标		得分	考核 方式
		考评内容	分值	绩效考评扣分细则	分值		
1 管理能力 执行能力 100分	10	1.1管理能力 执行能力	80	a.管理能力、同事之间团结	20		定性
				b.“18项核心制度”与相关规定执行力	60		定量
		1.2 工作计划	20	a.参加夜班与各种护理班班次	10		定量
				b.护理应急预案与执行效果	10		定性
2 过程控制 工作数量 工作质量 工作效率 450分	45	2.1 工作流程	30	a.胜任急诊岗位工作与流程	20		定量
				b.值班、交接班物品核对签字落实	10		定量
		2.2 工作数量	170	a.质量管理组织兼职职责履行	20		定量
				b.急诊院前急救与留观病人管理	20		定量
				c.成本、耗材、药品收入占入比例	10		定量
				d.急诊绿色通道的管理	20		定量
				e.岗位病人抽血、输液、诊疗人次	60		定量
				f.医疗证明及相关证件盖章合格率	20		定量
				g.按时参加各种会议上报数据正确	20		定量
		2.3 工作质量	130	a.服从护士长领导与职称人员指导	20		定量
				b.“三基”考试、心肺复苏与培训	20		定性
				c.合理控制科室支出、医疗成本	30		定量
				d.急诊各种护理记录本登记完善	10		定性
				e.岗位工作“三查七对”并签字	10		定性
				f.急诊护理质量管理、导医服务	40		定性
		2.4 专科 护理特色	120	a.工作主动性、积极性、责任心	20		定性
				b.轮椅、饮水等便民服务措施	20		定性
				c.护理文件书写合格率	20		定性
				d.急诊秩序与卫生间管理	20		定性
				e.首接、首问、首管患者负责制	20		定性
				f.社区卫生工作参与与管理	20		定性
3 论文科研 60分	6	论文科研 业务技术	60	a.发表论文与护理科研符合规定	30		定性
				b.带教实习生与学习培训	20		定性
				c.本人专科护理理论与技术水平	10		定性
4 职业道德 40分	4	4.1团队精神	10	医护人员团结,愿意承担额外工作	10		定性
		4.2 学科建设	30	a.按照规定着装、注重科内外沟通	10		定性
				b.在护理学科建设中的作用	20		定性
5 社会责任 50分	5	5.1 社会责任	30	a.按照规定参加公益活动	10		定性
				b.按照规定处理急诊医疗废物	20		定量
		5.2绩效考核	20	积极参与急诊绩效考核与管理	20		定量
6 满意测评 100分	10	6.1满意度	60	急诊病人与留观病人满意度	60		定性
		6.2本科满意	20	本科员工的满意度	20		定性
		6.3持续改进	20	针对问题缺陷有持续改进计划	20		定性
7科室 绩效结果 200分	20	7.1病人结果	70	急诊科接诊病人与留观病人总数量	70		定量
		7.2质量结果	30	当月科室质量安全达到要求	30		定量
		7.3财务结果	100	当月医疗利润上年度同月增加比较	100		定量
满分	1000分	定性指标得分		定量指标得分		最后得分	

3.1 急诊科主管护师与护师卓越绩效考评定性标准(表二)

被考评者姓名		岗位			部门			
一级指标	三级定性指标内容测评	本项满分	测评方式	卓越	优秀	良好	一般	得分
1 **管理能力** **30分**	1.1 a.管理能力、同事之间团结	20	定性		20	16	12	
	1.2 b.护理应急预案与执行效果	10	定性					
	扣罚细则:没有护理应急预案扣10分,没有执行效评价扣10分							
2 **过程控制** **工作数量** **工作质量** **工作效率** **200分**	2.3 b."三基"考试、心肺复苏与培训	20	定性	一人次不及格扣10分				
	2.3 d.急诊各种护理记录本登记完善	10	定性	一项、次不合格扣5分				
	2.3 e.岗位工作"三查七对"并签字	10	定性	一项、次不签字扣5分				
	2.3 f.急诊护理质量管理、导医服务	40	定性					
	奖罚细则:护理文件书写合格率,按照本医院常规检查、考核文件,由护理部及相关部门检查,包括,护理质量、专科护理文书、不良事件、服务质量、护理投诉、护理培训、护理业务与技术管理、手卫生、院感、抽血室管理、导医服务等符合医院业务与技术管理的相关规定标准的要求,一项、次不符合要求扣5分							
	2.4 a.工作主动性、积极性、责任心	20	定性					
	2.4 b.轮椅、饮水等便民服务措施	20	定性					
	奖罚细则:轮椅、饮水等便民服务措施符合规定要求,一项、次不符合要求扣10分							
	2.4 c.护理文件书写合格率	20	定性					
	奖罚细则:护理文件书写合格率符合医院业务与技术管理的相关规定标准的要求,专科护理方案执行率达要求降低1%扣10分,护理技术没有应用扣10分							
	2.4 d.急诊秩序与卫生间管理	20	定性					
	奖罚细则:急诊秩序混乱扣10分,卫生间管理不洁净、不符合要求扣10分							
	2.4 e.首接、首问、首管患者负责制	20	定性		20	16	12	
	2.4 f.社区卫生工作参与与管理	20	定性					
	奖罚细则:社区卫生工作参与与管理符合要求,按规定少参加一次社区活动扣10分							
3 **带教培训** **论文科研** **60分**	3.a.发表论文与护理科研符合规定	30	定性					
	扣罚细则:发表论文与护理科研符合管理的规定,一项、次不符合要求扣10分							
	3.b.带教实习生与学习培训	20	定性	一人次不合格扣3分				
	3.c.本人专科护理理论与技术水平	10	定性	一项不符合要求扣5分				
4 **职业道德** **40分**	4.1 医护人员团结、愿意承担额外工作	10	定性		10	8	6	
	4.2 a.按照规定着装注重科内外沟通	10	定性	一次不规范扣5分				
	4.2 b.本人在护理学科建设中的作用	20	定性		20	16	12	
5 社会责任 **10分**	5.1 a.按照规定参加公益活动	10	定性					
	奖罚细则:按照规定参加医院、科室组织的公益活动满分,少参加一次扣5分							
6 **满意测评** **持续改进** **100分**	6.1 a.急诊病人与留观病人满意度	60	定性					
	扣罚细则:急诊病人与留观病人满意度达到规定95%,达不到标准,降低1%扣10分							
	6.2 本科员工的满意度	20	定性		20	16	12	
	6.3 针对问题缺陷有持续改进计划	20	定性					
	扣罚细则:针对每月患者急诊挂号、排队就诊、排队缴费、环境卫生、卫生间洁净等存在的问题、缺陷、投诉等符合医院业务与技术管理的相关规定标准的要求,有持续改进计划、事实、流程、措施、效果,少一个环节扣5分							
科室	**本表定性指标满分**	**440分**	**定性指标最后得分**					

3.2 急诊科主管护师与护师卓越绩效考评定量标准(表三)

一级指标 (分值)	权重 %	二级指标		三级指标		绩效考评 扣分细则	得分
		考评内容	分值	考评内容	分值		
1 管理能力 执行能力 **70分**	7	1.1 执行能力	60	b."18项核心制度"与相关规定执行力符合要求	60	核心制度一项执行不好扣5分,其他执行不好扣5分	
		1.2 规划计划	10	a.参加夜班与各种护理班班次符合规定要求	10	参加夜班与各种护理班班次,少一项、次扣10分	
2 过程控制 工作数量 工作质量 工作效率 **250分**	25	2.1 工作流程	30	a.胜任急诊岗位工作与流程符合规定要求	20	不胜任岗位工作扣10分。值班、交接班物品核对签字落实,不签字一项、次扣10分	
				b.值班、交接班物品核对签字落实符合要求	10		
		2.2 工作数量	170	a.质量管理组织健全,履行职责符合要求	20	不履行质量管理小组职责扣10分。院前急救留观病人不符扣10分、成本耗材药品收入降低1%扣5分、危重病人抢救优先就诊原则一项不符合要求扣20分。岗位病人抽血、输液、诊疗人次数量与上年度同月比较并达到医院规定增长幅度,降低1%扣5分	
				b.急诊院前急救与留观病人管理符合要求	20		
				c.成本、耗材、药品收入占入比例符合要求	10		
				d.急诊绿色通道的管理和危重患者优先原则	20		
				e.岗位病人抽血、输液、诊疗人次符合要求	60		
				f.医疗证明及相关证件盖章合格率符合要求	20	医疗证明及相关证件盖章合格率,差错一次扣10分	
				g.按时参加医院、科室各种会议、按照规定上报数据正确符合要求	20	会议迟到或早退一次扣5分,月度上报数据正确,上报数据推迟一天扣5分	
		2.3 工作质量	50	a.服从护士长领导与上一职称人员指导	20	不服从护士长领导与上一职称人员指导扣10分	
				c.合理控制科室支出、医疗成本符合规定要求	30	与上年同月比达规定成本减少幅度,增加1%扣10分	
5 团队管理 社会责任 **40分**	4	5.1 优质服务	20	b.按照规定处理急诊医疗废物符合规定要求	20	不按照规定处理急诊医疗废物扣10分。积极参与急诊绩效考核与管理,不积极参加扣10分	
		5.2 绩效管理	20	积极参与急诊绩效考核管理工作符合规定要求	20		
7 科室 绩效结果 **200分**	20	7.1 病人结果	70	急诊科当月接诊急病人总量与留观病人总数量符合规定要求	70	达到去年同月水平并达到医院规定增长幅度得满分,降低1%扣10分,增加1%奖5分	
		7.2 质量结果	30	科室医疗质量安全达到规定要求并且达到标准	30	达到去年同月水平达到规定增长幅度,降低1%扣10分	
		7.3 科室 财务结果	100	科室当月医疗利润收入与上年度同月比较并且达到医院规定增长指标	100	达到去年同月水平并达到医院规定增长幅度得满分,降低1%扣10分,增加1%奖5分	
科室		本表定量指标满分			560分	定量指标合计得分	

4.急诊科 120 担架员卓越绩效考评标准(表一)

一级指标 (分值)	权重 %	二级指标		三级指标		得分	考核 方式
		考评内容	分值	绩效考评扣分细则	分值		
1 管理能力 执行能力 100分	10	1.1 管理能力 执行能力	60	a.工作与管理能力、同事之间团结	20		定性
				b.医院科室制度与相关规定执行力	40		定量
		1.2 工作计划	40	a.在护士长领导护士指导下工作	10		定量
				b.上班尊重劳动纪律,尽职尽责	30		定性
2 过程控制 工作数量 工作质量 工作效率 500分	50	2.1 工作流程	50	a.按照担架员的工作流程工作	40		定量
				b.按规定参加科室相关会议	10		定量
		2.2 工作数量	150	a.担任担架救护车的清洁卫生工作	30		定量
				b.跟随急救人员了解患者情况	30		定量
				c.保持担架物品的清洁与卫生	30		定量
				d.需要时仪器与设备卫生清洁工作	30		定量
				e.履行担架员岗位职责与任务	30		定量
		2.3 工作质量	150	a.保持担架卫生清洁无臭味	30		定量
				b.随时巡视病房,应接病人呼唤	30		定性
				c.保持救护车卫生清洁无臭味	30		定量
				d.执行预防患者跌倒坠床压疮制度	20		定性
				e.担任救护车的门、窗、地面、抢救仪器、被褥的清洁工作	40		定性
		2.4 工作效率	150	a.按照规定或者根据病人需要及时做好病房病员饮用水供应	50		定性
				b.消毒病人脸盆茶具痰盂便器用具	60		定性
				c.担架员独立工作能力	20		定性
				d.护送病人、领送物品及外勤工作	20		定性
3 职业素质 60分	6	职业素质 卫生清洁	60	a.优质服务、任劳任怨	10		定性
				b.工作主动性、积极性与责任心	40		定性
				c.保持救护车空床的卫生与整洁	10		定性
4 团队管理 60分	6	4.1 团队精神	20	关心同事、自觉合作、乐于助人	20		定性
		4.2 问题解决	40	a.处理患者和家属的相关问题	20		定性
				b.上班时手卫生符合要求	20		定性
5 社会责任 60分	6	5.1 社会责任	40	a.参加公益活动愿意承担额外工作	20		定性
				b.院感、消毒隔离、废物处理	20		定量
		5.2 整理用品	20	负责保管患者生活级相关用品	20		定量
6 满意测评 持续改进 120分	12	6.1 满意度 患者饮食	70	a.急诊病人与留观病人满意度	60		定性
				b.需要时协助配餐员做好配膳工作	10		定性
		6.2 本科满意	20	本科员工的满意度	20		定性
		6.3 持续改进	30	针对问题缺陷有持续改进计划	30		定性
7 科室 绩效结果 100分	10	7.1 病人结果	40	急诊科急诊就诊接诊病人数量	30		定量
				急诊科留观病人总数量	10		定量
		7.2 质量结果	30	a.当月科室质量达到要求	10		定量
				b.当月科室安全无事故	20		定量
		7.3 财务结果	30	医疗利润与上年度同月增加比较	30		定量
满分	1000 分	定性指标得分		定量指标得分		最后得分	

4.1 急诊科 120 担架员卓越绩效考评定性标准(表二)

被考评者姓名		岗位			部门			
职能部门领导·定性指标·满意度测评内容					满意度测评等级			
一级指标	三级定性指标内容测评	本项满分	测评方式	卓越	优秀	良好	一般	得分
1 **管理能力** **50分**	1.1 a. 工作管理能力、同事之间团结	20	定性		20	16	12	
	1.2 d. 上班尊重劳动纪律,尽职尽责	30	定性					
	扣罚细则:上班不接收快递包裹,发现接收一次扣 10 分,上班时带熟人检查看病一次扣 10 分,上班干私活吃零食一次扣 5 分,进入病房不关手机一次扣 5 分,上班上网、玩手机微信查资料打游戏发现一次扣 10 分,上班相互闲扯一次扣 5 分							
2 **过程控制** **工作数量** **工作质量** **工作效率** **240分**	2.3 b. 随时巡视病房,应接病人呼唤	30	定性					
	奖罚细则:随时巡视病房卫生,应接病人生活呼唤,一次服务不到位扣 10 分							
	2.3 d. 患者预防跌倒坠床压疮制度	20	定性					
	扣罚细则:熟悉预防患者跌倒、坠床、压疮制度和高危患者跌倒、坠床、压疮风险评估,熟悉患者跌倒、坠床、压疮处理流程。不执行制度、流程、一项、次扣 10 分							
	2.3 e. 担任病房清洁工作、保持整洁	40	定性					
	扣罚细则:担任救护车的门、窗、地面、抢救仪器、桌椅、被褥的清洁工作符合医院业务与技术管理的相关规定标准的要求,一项工作做不好扣 5 分							
	2.4 a. 做好保障病房病员饮用水供应	50	定性					
	扣罚细则:及时做好病房和病员的饮用水供应工作,一项工作做不到扣 5 分							
	2.4 b. 清洁消毒病人生活用具	60	定性					
	奖罚细则:负责病房的清洁和消毒病人的脸盆、茶具、痰盂、便器、桌登、床头、床头柜等用具,病人生活用具符合管理要求,一个用具清洁和消毒不符合要求扣 10 分							
	2.4 c. 担架员独立工作解决问题能力	20	定性		20	16	12	
	2.4 d. 护送病人领送物品及外勤工作	20	定性					
	奖罚细则:护送病人领送物品、送病理检验标本及外勤工作,一项工作做不好扣 5 分							
3 **职业素质** **60分**	3. a. 优质服务、任劳任怨	10	定性		10	8	6	
	3. b. 工作主动性、积极性与责任心	40	定性		40	32	24	
	3. c. 保持救护车空床的卫生与整洁	10	定性		10	8	6	
4 **团队管理** **60分**	4.1 关心同事、自觉合作、乐于助人	20	定性		20	16	12	
	4.2 a. 处理患者和家属的相关问题	20	定性		20	16	12	
	4.2 b. 上班时手卫生符合要求	20	定性		20	16	12	
5 社会责任 **20分**	5.2 a. 参加公益活动,承担额外工作	20	定性		20	16	12	
	奖罚细则:参加公益活动满分,少参加一次扣 5 分,没有承担额外工作扣 5 分							
6 **满意测评** **持续改进** **120分**	6.1 a. 急诊病人与留观病人满意度	60	定性		60	48	36	
	6.1 b. 需要时协助留观患者饮食工作	10	定性					
	奖罚细则:需要时协助留观患者饮食工作,一人次患者没有饮食或者开水扣 5 分							
	6.2 本科室员工的满意度	20	定性		20	16	12	
	6.3 针对问题缺陷有持续改进计划	30	定性					
	扣罚细则:针对本科室护理、自己岗位工作、工作质量、查对、制度执行、基础与专业能力、应该的绩效检查、督导、患者服务等符合业务与技术管理的规定要求,对存在的问题与缺陷有持续改进计划、事实、流程、措施、效果,少一个环节扣 5 分							
科室		本表定性指标满分	550 分	定性指标最后得分				

4.2 急诊科 120 担架员卓越绩效考评定量标准(表三)

一级指标 (分值)	权重 %	二级指标		三级指标		绩效考评 扣分细则	得分
		考评内容	分值	考评内容	分值		
1 **管理能力** **执行能力** **50 分**	5	1.1 执行能力	40	b.医院与科室制度与相关规定的执行能力	40	制度一项不执行扣 5 分,影响不好扣 20 分	
		1.2 规划计划	10	a.在护士长领导与护士指导下进行工作	10	在护士长领导护士指导下工作,工作不好扣 10 分	
2 **过程控制** **工作数量** **工作质量** **工作效率** **260 分**	26	2.1 工作流程	50	a.按照担架员的工作流程工作符合规定要求	40	按照担架员的工作流程工作,执行不好、一项、次不符合要求扣 5 分。会议迟到或早退一次扣 5 分缺席一次扣 10 分	
				b.按时、按照规定参加医院或者科室召开的相关会议符合规定要求	10		
		2.2 工作数量	150	a.担任担架救护车的清洁卫生工作符合要求	30	担任担架救护车的清洁卫生工作,一项、次不符合要求扣 5 分。跟随急救人员了解患者情况,不符合要求一次扣 5 分。不能够保持科室各种物品的清洁与卫生扣 10 分。仪器与设备的清洁、保养不好扣 5 分。不能够履行科室担架员的岗位职责与任务,一项职责不履行扣 10 分	
				b.跟随急救人员了解患者情况符合管理要求	30		
				c.保持科室物品的清洁与卫生符合规定要求	30		
				d.需要时做好科室仪器与设备的卫生清洁工作	30		
				e.上班时间能够履行科室担架员的岗位职责与规定任务符合规定要求	30		
		2.3 工作质量	60	a.保持担架卫生清洁无臭味符合规定要求	30	不能够保持担架卫生清洁并做不到无臭味扣 5 分。不能够保持科室救护车的物品卫生清洁并做不到无臭味,不符合要求扣 5 分	
				c.保持救护车、相关物品卫生清洁无臭味、并做到整洁无臭味	30		
5 **社会责任** **40 分**	4	5.1 社会责任	20	b.协助护士院感、消毒隔离、废物处理工作	20	协助护士院感、消毒隔离、废物处理工作,一次不落实扣 5 分。负责保管救护车患者的生活及相关用品并登记以防差错发生,患者物品丢失一次扣 5 分	
		5.2 整理用品	20	负责保管抢救、救护车患者的生活及相关用品并登记以防差错发生,不符合要求按规定扣分	20		
7 **科室** **绩效结果** **100 分**	10	7.1 科室 病人结果	40	接诊就诊病人总数量	30	达到去年指标水平并达到医院规定增长幅度得满分,降低 1% 扣 10 分,增加 1% 奖 5 分	
				急诊科当月留观病人总数量符合规定要求	10		
		7.2 质量结果	30	a.医疗质量达到要求	10	达不到标准,降低 1% 扣 10 分,增加 1% 奖 5 分	
				b.当月科室安全无事故	20		
		7.3 科室 财务结果	30	当月医疗利润达到上年度同月水平并达到医院规定的增长幅度	30	达到去年指标水平并达到医院规定增长幅度得满分,降低 1% 扣 10 分,增加 1% 奖 5 分	
科室		本表定量指标满分			450 分	定量指标合计得分	

5.急诊科 120 司机卓越绩效考评标准(表一)

一级指标 (分值)	权重 %	二级指标		三级指标		得分	考核 方式
		考评内容	分值	绩效考评扣分细则	分值		
1 工作能力 执行能力 **90 分**	9	1.1 工作能力 服务理念	40	a.岗位独立工作能力	20		定性
				b.树立岗位工作急救思想	10		定性
				c.按规定参加值班、相关会议	10		定性
		1.2 执行能力	50	a.各项规章制度执行力	30		定性
				b.完成交办的各项临时性任务	20		定量
2 过程控制 工作数量 工作质量 工作效率 **430 分**	43	2.1 工作流程	30	a.按照急救车规定流程工作	10		定性
				b.无迟到、早退、旷工	20		定量
		2.2 岗位职责	160	a.协助急救医师完成急救任务	40		定性
				b.服从上级领导及工作分配	30		定性
				c.上班时不干私活、不玩手机	20		定量
				d.急救车内"7S 管理"	20		定量
				e.协助医生抬送患者上下车	50		定性
		2.3 服务质量	160	a.严格交接班并做好记录	20		定量
				b.检修、保养和清洗消毒工作	30		定量
				c.24 小时随叫随到	50		定性
				d.掌握常见心肺复苏技术	40		定性
				e.接班人未到当班人不得离岗	20		定性
		2.4 服务效率	80	a.接到呼叫 5 分钟内出车	20		定性
				b.不准私自出车和绕道办私事	40		定量
				c.服务热情、工作无投诉	20		定性
3 职业道德 **60 分**	6	3.1 职业道德	40	a.严禁背后议论领导长短	20		定性
				b.严禁传播对医院不利消息	20		定量
		3.2 公物管理	20	公用物品不随意外借	20		定性
4 团队管理 **60 分**	6	4.1 团队精神	40	a.严禁利用职务之便牟取私利	20		定性
				b.负责急救车辆的维护和检修保养,以保证车辆安全行驶	20		定量
		4.2 成本管理	20	a.控制岗位工作成本	10		定量
				b.不得把车辆转借他用	10		定性
5 社会责任 设施管理 **60 分**	6	5.1 社会责任	10	a.按照规定参加公益活动	10		定性
		5.2 工作管理	50	a.没有交通违章记录	20		定性
				b.爱护公物,保管好车上的器材和工具,并做好防火工作	30		定量
6 科室满意 **100 分**	10	6.1 医院领导科室部门的满意度	50	领导、临床、医技科室主任、护士长、职能部门领导满意度	50		定性
		6.2 科室满意度	50	急诊科人员的满意度	50		定性
7 绩效结果 **200 分**	20	7.1 急诊病人结果	60	a.急诊科接诊急诊病人数量	40		定量
				b.急诊科留观病人数量	20		定量
		7.2 医疗质量结果	40	a.当月医疗质量达到要求	20		定量
				b.当月急诊科室安全无事故	20		定量
		7.3 财务结果	100	当月利润收入较上月增减情况	100		定量
被考评者		标准满分		1000 分	最后定量指标和定性指标合计得分		

5.1 急诊科 120 司机卓越绩效考评定性标准(表二)

被考评者姓名			岗位			部门		
职能部门领导·定性指标·满意度测评内容					满意度测评等级			
一级指标	三级定性指标内容测评		本项满分	方式	卓越	优秀	良好	一般	得分
1 工作能力 执行能力 70分	1.1 a.岗位独立工作能力		20	定性		20	16	12	
	1.1 b.树立岗位工作急救思想		10	定性		10	8	6	
	1.2 c.按规定参加值班、相关会议		10	定性					
	考核细则:值班形象不好一次扣2分,少一次值班扣5分,缺席会议一次扣6分								
	1.2. a.各项规章制度执行力		30	定性					
	考核细则:符合管理规定要求,违反一项制度一次扣5分,问题严重扣20分								
2 过程控制 工作数量 工作质量 工作效率 280分	2.1 a.按照急救车规定流程工作		10	定性					
	考核细则:符合规定要求,不按照流程工作,一次扣5分								
	2.2 b.术前物品和器械准备齐全		40	定性					
	考核细则:符合规定要求,不协助急救医师完成急救任务,一次扣10分								
	2.2 b.服从上级领导及工作分配		30	定性					
	考核细则:符合规定管理要求,不服从领导一次扣5分,与领导顶撞一次扣20分								
	2.2 e.协助医生抬送患者上下车		50	定性					
	考核细则:符合规定要求,少协助一次或一个病人扣3分,引起严重后果扣20分								
	2.3 c.24 小时随叫随到		50	定性		50	40	30	
	2.3 d.掌握常见心肺复苏技术		40	定性					
	考核细则:不能掌握常见心肺复苏技术扣10分,抢救不及时引起严重后果扣30分								
	2.3 e.接班人未到当班人不得离岗		20	定性					
	考核细则:符合医院业务与技术管理的相关规定标准的要求,违反一次扣5分								
	2.4 a.接到呼叫5分钟内出车		20	定性	超时一次扣2分				
	2.4 c.服务热情、工作无投诉		20	定性					
	考核细则:符合管理规定要求,服务不热情一次扣3分,工作投诉一次扣10分								
3 职业道德 40分	3.1 a.严禁背后议论领导长短		20	定性		20	16	12	
	3.2 公用物品不随意外借		20	定性					
	考核细则:符合管理规定要求,不经过领导同意随意外借一次公物扣10分								
4 团队管理 30分	4.1 a.严禁利用职务之便车取私利		20	定性		20	16	12	
	4.2. b.不得把车辆转借他用		10	定性					
	考核细则:符合医院业务与技术管理的相关规定标准的要求,违反一次扣10分								
5 社会责任 30分	5.1 a.按照规定参加公益活动		10	定性	少参加一次扣5分				
	5.2 a.没有交通违章记录		20	定性					
	考核细则:符合医院业务与技术管理的相关规定标准的要求,违章一次扣5分								
6 科室满意 100分	6.1 领导科室部门对本人满意度		50	定性					
	考核细则:达到去年同月水平并达到医院规定月度增长幅度得满分,降低1%扣2分								
	6.2 后勤人员的满意度与持续改进		50	定性					
	扣罚细则:针对每月急救出车、时间把握、心肺复苏技术操作、安全行驶、规范运行、救护车内卫生洁净等存在问题、缺陷、投诉等符合医院业务与技术管理的相关规定标准的要求,有持续改进计划、事实、流程、措施、效果,少一个环节扣5分								
本表定性指标满分		550 分	定性指标最后得分						

5.2 急诊科 120 司机卓越绩效考评定量标准(表三)

一级指标 (分值)	权重 %	二级指标 考评内容	分值	三级指标 考评内容	分值	绩效考评 扣分细则	得分
1 工作能力 20 分	2	1.2 履行职责	20	b.完成交办的各项临时性任务	20	完成交办的各项临时性任务满分,一次完不成扣 5 分	
2 过程控制 工作数量 工作质量 工作效率 150 分	15	2.1 劳动纪律	20	b.无迟到、早退、旷工符合要求	20	无迟到早退旷工满分,迟到或早退扣 5 分,旷工半天扣 15 分	
		2.2 工作数量	40	c.上班时不干私活、不玩手机	20	上班干私活一次扣 5 分,上班玩手机微信一次扣 10 分	
				d.车内"7S 管理"	20	一项(次)不合格扣 5 分	
		2.3 工作质量	50	a.严格交接班并做好记录	20	交接班并做好一次记录不正确扣 5 分。检修、保养和清洗消毒工作得满分,一项工作不符合要求扣 5 分	
				b.检修、保养和清洗消毒工作	30		
		2.4 工作效率	40	b.不准私自出车和绕道办私事	40	私自出车一次扣 20 分,出车绕道办理私事一次扣 10 分	
3 职业道德 20 分	2	3.1 维护荣誉	20	b.严禁传播对医院不利消息	20	传播一次对医院不利消息、资料等消息扣 5 分	
4 团队管理 30 分	3	4.1 车辆管理	20	b.负责车辆维护和检修保养,以保证车辆安全行驶	20	负责车辆维护和检修保养,以保证车辆安全行驶得满分,一次、一项工作做不好扣 5 分	
		4.2 成本管理	10	a.控制岗位工作成本符合要求	10	控制岗位成本好满分,成本超过 1% 扣 5 分	
5 社会责任 行车安全 30 分	3	5.2 爱护公物	30	b.爱护公物,保管好车上的器材和工具,并做好防火工作	30	爱护公物,保管好车上的器材和工具,并做好防火工作得满分。一项工作做不好一次扣 10 分,当月自己的问题严重扣 30 分	
7 急诊科 绩效结果 200 分	20	7.1 科室 病人结果	60	a.急诊当月急诊就诊病人量与上年度比并达指标	40	达到去年同期同月指标水平并达到医院规定上升幅度满分,下降 1% 扣 10 分,上升 1% 加 5 分	
				b.急诊当月留观病人量与上年度比并且达到指标	20	达到去年同期同月指标水平并达到医院规定上升幅度满分,下降 1% 扣 10 分,上升 1% 加 5 分	
		7.2 急诊 质量结果	40	a.急诊当月就诊病人质量与上年度比并达指标	20	达到去年同期同月指标水平并达到医院规定上升幅度满分,下降 1% 扣 10 分,上升 1% 加 5 分	
				b.当月急诊就诊病人安全与上年度比并达指标	20	达到去年同期同月指标水平并达到医院规定上升幅度满分,下降 1% 扣 10 分,上升 1% 加 5 分	
		7.3 科室 财务结果	100	当月医疗利润同上年度同月增加或减少比较	100	达到去年同期同月指标水平并达到医院规定上升幅度满分,下降 1% 扣 10 分,上升 1% 加 5 分	
被考核者		本表定量指标满分		450 分		定量指标合计得分	

第十三章 临床外科系统科室护理人员卓越绩效考评标准

一、外科系统科室护理人员卓越绩效考评标准

1. 外科系统科室护士长卓越绩效考评标准(表一)

一级指标(分值)	权重%	二级指标		三级指标		得分	考核方式
		考评内容	分值	绩效考评扣分细则	分值		
1 领导能力 执行能力 80分	8	1.1 领导能力 执行能力	60	a. 领导与管理能力、领导之间团结	10		定性
				b. "18项核心制度"与相关规定执行力	50		定量
		1.2 工作计划	20	a. 护理规划,年、月、周工作计划与总结	10		定量
				b. 护理应急预案与执行效果	10		定性
2 过程控制 工作数量 工作质量 工作效率 420分	42	2.1 工作流程	30	a. 按照PDCA循环管理制度与流程	20		定量
				b. 按时填写并上报护士长手册	10		定量
		2.2 工作数量	130	a. 质量管理组织健全,履行职责	20		定量
				b. "三查七对"与医嘱执行与落实	20		定量
				c. 落实护理临床路径单病种管理	20		定量
				d. 按时参加各种会议上报数据正确	20		定量
				e. 办公物品请领,物资账物相符	20		定量
				f. 执行好护理管理评价标准	30		定量
		2.3 工作质量	130	a. 基础专科责任整体护理落实	30		定量
				b. 围术期病人记录讨论符合要求	20		定量
				c. "三基"考试,心肺复苏与培训	20		定性
				d. 有危重患者安全护理制度和措施	20		定性
				e. 护理质量管理评价标准符合要求	40		定性
		2.4 专科 护理特色	130	a. 专科特色护理提供诊疗康复服务	20		定性
				b. 每一病人有术后服务计划	30		定性
				c. 围术期管道通畅按时更换没脱落	20		定性
				d. 成本支出、药占比、耗材占比	40		定性
				e. 专科特色护理查房会诊病例讨论	20		定性
3 教学科研 100分	10	3.1 教学带教	50	a. 按规定完成教学与带教任务	20		定性
				b. 护士继续教育与学术活动落实	30		定性
		3.2 论文科研	50	发表论文与护理科研成果	50		定性
4 职业道德 50分	5	4.1 职业道德	40	a. 关心护士生活,随主任大查房	20		定性
				b. 按照医院规定考评护士绩效标准	20		定性
		4.2 社会责任	10	与院内科室院外相关单位沟通好	10		定性
5 团队管理 50分	5	5.1 团队管理	30	a. 病区病房优质服务覆盖率≥85%	10		定性
				b. 消毒、隔离、废物处理符合要求	20		定量
		5.2 奖金福利	20	奖金福利透明公开,护士同工同酬	20		定量
6 满意测评 100分	10	6.1 满意度	60	门诊病人、住院患者的满意度	60		定性
		6.2 本科满意	20	本科员工的满意度	20		定性
		6.3 持续改进	20	针对问题缺陷有持续改进计划	20		定性
7 科室 绩效结果 200分	20	7.1 病人结果	100	a. 当月出院病人、手术病人总数量	100		定量
		7.2 质量结果	20	当月科室质量与安全达到要求	20		定量
		7.3 财务结果	80	当月医疗利润上年度同月增加比较	80		定量
满分	1000分	定性指标得分		定量指标得分		最后得分	

1.1 外科系统科室护士长卓越绩效考评定性标准(表二)

被考评者姓名		岗位			部门				
一级指标	三级定性指标内容测评	本项满分	测评方式	卓越	优秀	良好	一般	得分
1 管理能力 20分	1.1 a.领导管理能力、领导之间团结	10	定性		10	8	6	
	1.2 b.护理应急预案与执行效果	10	定性					
	扣罚细则:没有护理应急预案扣10分,没有执行效果评价扣10分							
2 过程控制 工作数量 工作质量 工作效率 210分	2.3 c."三基"考试、心肺复苏与培训	20	定性	一人次不合格扣10分				
	2.3 d.有危重患者安全护理制度措施	20	定性	少一制度或措施扣5分				
	2.3 e.护理质量管理评价标准完整	40	定性					
	奖罚细则:护理质量管理评价标准完整,按本院常规护理检查文件,由护理部及相关部门检查,包括,安全用药、输血、分级护理、专科护理文书、不良事件、服务质量、护理投诉、护理培训、护理业务与技术管理、手卫生、院感、消毒隔离、废物处理等符合医院业务与技术管理的相关规定要求,一项、次不符合要求扣5分							
	2.4 a.专科特色护理提供康复服务	20	定性					
	奖罚细则:不能体现专科特色护理、专科诊疗与健康指导服务,少一项扣5分							
	2.4 b.每一病人有术后服务计划	30	定性					
	奖罚细则:每一病人有术后服务计划符合规定要求,少一个术后服务计划扣5分							
	2.4 c.围术期管道通畅更换没脱落	20	定性					
	奖罚细则:围术期各种管道通畅按时更换没脱落,不符合要求扣5分脱落一次扣5分							
	2.4 d.成本支出、药占比、耗材占比	40	定性					
	奖罚细则:与上年度同期、同月比较,达到规定指标满分,支出成本增长幅度、药占比、耗材占比降低幅度达到医院规定标准,符合规定减少幅度,增加1%扣15分							
	2.4 e.特色护理查房、会诊、病例讨论	20	定性					
	奖罚细则:体现专科特色护理符合要求,没有体现专科特色查房,一项、次扣10分							
3 教学科研 100分	3.1 a.按规定完成教学与带教任务	20	定性					
	扣罚细则:按规定完成教学与带教任务,一项、次内容完不成扣10分							
	3.1 b.护士继续教育与学术活动落实	30	定性					
	扣罚细则:护士继续教育与学术活动落实,一项、次完不成、不落实扣10分							
	3.2 发表论文与护理科研成果	50	定性	一项不符合要求扣10分				
4 职业道德 50分	4.1 关心护士生活,随主任大查房	20	定性					
	扣罚细则:不关心护士生活扣10分,随科室主任大查房,少一次查房扣5分							
	4.1 b.按照医院规定考评护士绩效标准	20	定性	不按照标准考评扣20分				
	4.2 b.院内科室院外相关单位沟通好	10	定性		10	8	6	
5 团队管理 10分	5.1 a.病区病房优质服务覆盖率≥85%	10	定性					
	奖罚细则:病区病房优质服务覆盖率≥85%,达不到标准要求、降低1%扣5分							
6 满意测评 持续改进 100分	6.1 a.门诊病人、住院患者的满意度	60	定性					
	扣罚细则:门诊病人、住院患者满意度达到规定95%,达不到标准,降低1%扣10分							
	6.2 本科员工的满意度达到要求	20	定性		20	16	12	
	6.3 针对问题缺陷有持续改进计划	20	定性					
	扣罚细则:针对每月护理管理工作、人员业务技术存在的问题、缺陷、投诉等,制订月度护理持续改进计划,有持续改进计划、事实、流程、措施、效果,少一个环节扣5分							
科室		本表定性指标满分	**490分**	定性指标最后得分				

1.2 外科系统科室护士长卓越绩效考评定量标准(表三)

一级指标 (分值)	权重 %	二级指标		三级指标		绩效考评 扣分细则	得分
		考评内容	分值	考评内容	分值		
1 管理能力 执行能力 **60 分**	6	1.1 执行能力	50	b."18 项核心制度"与相关制度 与规定执行力	50	核心制度一项执行不好扣 5 分, 其他执行不好扣 5 分	
		1.2 规划计划	10	a.护理规划,年、月、周工作计划 与总结	10	规划,年、月、周计划与总结,少 一项扣 10 分	
2 过程控制 工作数量 工作质量 工作效率 **210 分**	21	2.1 工作流程	30	a.按照 PDCA 循环管理管理规 范与流程	20	没有 PDCA 制度流程各扣 5 分。 护士长手册推迟上报一天一次 扣 5 分	
				b.上报护士长手册	10		
		2.2 工作数量	130	a.科室质量管理组织健全,履行 职责符合要求	20	不履行科室质量管理小组职责 扣 10 分。"三查七对"、医嘱差 错一次扣 5 分。没有落实护理 临床路径单病种管理,一项、次 扣 10 分。会议迟到或早退一次 扣 5 分,缺席一次扣 10 分。上 报数据推迟一天扣 5 分。科室 账物不符扣 10 分	
				b."三查七对"、医嘱执行	20		
				c.落实护理临床路径单病种管 理符合规定要求	20		
				d.按时参加各种会议上报数据 正确符合要求	20		
				e.办公物品请领、物资账物相符 符合规定要求	20		
				f.护理管理评价标准:患者身份 识别、跌倒、坠床、规范管理、抢 救车、仪器设备、人力资源、科室 病区环境、行政、护理人员行为 规范、手卫生、院感、消毒隔离、 废物处理等符合规定要求	30	按本院常规护理检查文件,由护理 部及相关部门检查考核,患者身份 识别、跌倒坠床、规范管理、抢救车 仪器、病区环境、行为规范、手卫 生、院感、消毒隔离废物处理等,一 项、次不符合要求扣 5 分	
		2.3 工作质量	50	a.专科基础、专科、整体责任护 理落实	30	一项、次专科护理不落实扣 10 分	
				c.围术期手术管理记录讨论符 合要求符合要求	20	围术期记录讨论符合要求一项 不符合要求扣 10 分	
5 团队管理 **40 分**	4	5.1 优质服务	20	b.消毒、隔离、废物处理符合要 求符合要求	20	消毒、隔离、废物处理符合要求, 不符合扣 10 分	
		5.2 奖金管理	20	奖金福利透明公开,护士同工同 酬符合要求	20	奖金福利不透明、不公开、不同 工同酬扣 20 分	
7 科室 绩效结果 **200 分**	20	7.1 病人结果	100	出院病人、手术病人数与上年同 月比并达到标准	100	达到规定月度增长幅度,降低 1%扣 10 分,增加 1%奖 5 分	
		7.2 质量 安全结果	20	医疗质量安全与上年度同月比 较并达到规定标准	20	达到规定月度增长幅度,降低 1%扣 10 分,增加 1%奖 5 分	
		7.3 科室 财务结果	80	当月医疗利润收入与上年度同 月比较并达到医院规定增长幅 度指标	80	达到去年指标水平并达到医院 规定增长幅度得满分,降低 1% 扣 10 分,增加 1%奖 5 分	
科室		本表定量指标满分			510 分	定量指标合计得分	

2.外科系统科室病区护士长卓越绩效考评标准(表一)

一级指标 (分值)	权重 %	二级指标		三级指标		得分	考核 方式
		考评内容	分值	绩效考评扣分细则	分值		
1 **领导能力** **执行能力** **80分**	6	1.1 领导能力 执行能力	60	a. 领导与管理能力、同事之间团结	10		定性
				b. "18项核心制度"与相关规定执行力	50		定量
		1.2 工作计划	20	a. 护理规划,年、月、周工作计划与总结	10		定量
				b. 护理应急预案反应能力执行效果	10		定性
2 **过程控制** **工作数量** **工作质量** **工作效率** **440分**	44	2.1 工作流程	30	a. 按照PDCA循环管理与工作流程	20		定量
				b. 按时填写并上报护士长手册	10		定量
		2.2 工作数量	150	a. 科室质量管理组织健全履行职责	20		定量
				b. "三查七对"与医嘱执行与落实	20		定量
				c. 落实护理临床路径与单病种管理	20		定量
				d. 大、中、小手术总数量	20		定量
				e. 每一病人有术后服务计划	20		定量
				f. 护理管理评价标准:患者身份识别、跌倒、抢救车、仪器、行政等	50		定量
		2.3 工作质量	130	a. 基础专科责任整体护理落实	30		定量
				b. 有完整的护士职责与岗位说明书	10		定性
				c. 落实护理目标管理质量控制标准	20		定量
				d. "三基"考试、心肺复苏与培训	20		定性
				e. 关键环节护理质量管理标准措施	20		定性
				f. 护理质量管理评价标准完整	30		定性
		2.4 工作效率	130	a. 护理文书书写符合指标与标准	20		定性
				b. 组织并参加危重病人抢救工作	20		定性
				c. 成本支出、药占比、耗材占比	40		定性
				d. 记录证明检查护士各班工作情况	20		定性
				e. 专科护理查房、会诊、病例讨论	30		定性
3 **教学科研** **80分**	8	3.1 教学带教	40	a. 按规定完成教学与带教任务	20		定性
				b. 护士继续教育与学术活动落实	20		定性
		3.2 论文科研	40	发表论文与设计护理科研成果实施	40		定性
4 **职业道德** **50分**	5	4.1 职业道德	40	a. 关心护士生活,随科主任大查房	20		定性
				b. 按照医院规定标准考评护士绩效	20		定性
		4.2 社会责任	10	工作场所病区"7S管理"符合要求	10		定性
5 **团队管理** **协调沟通** **50分**	5	5.1 团队管理	30	a. 病区病房优质服务覆盖率≥85%	10		定性
				b. 消毒、隔离、废物处理符合要求	20		定量
		5.2 奖金福利	20	a. 奖金福利透明公开护士同工同酬	10		定量
				b. 与院内科室院外相关单位沟通好	10		定性
6 **满意测评** **100分**	10	6.1 满意度	60	门诊病人、住院患者的满意度	60		定性
		6.2 本科满意	20	本科员工的满意度	20		定性
		6.3 持续改进	20	针对问题缺陷有持续改进计划	20		定性
7科室 **绩效结果** **200分**	20	7.1 病人结果	100	当月出院病人、手术病人总数量	100		定量
		7.2 质量结果	20	当月科室质量与安全达到要求	20		定量
		7.3 财务结果	80	当月医疗利润上年度同月增加比较	80		定量
满分	**1000分**	**定性指标得分**		**定量指标得分**		**最后得分**	

2.1 外科系统科室病区护士长卓越绩效考评定性标准(表二)

被考评者姓名		岗位			部门				
一级指标	三级定性指标内容测评		本项满分	测评方式	卓越	优秀	良好	一般	得分
1 **管理能力** **20分**	1.1 a.领导管理能力、同事之间团结		10	定性		10	8	6	
	1.2 b.应急预案反应能力执行效果		10	定性					
	扣罚细则:符合管理要求,没有护理应急预案扣10分,没有执行效评价扣10分								
2 **过程控制** **工作数量** **工作质量** **工作效率** **210分**	2.3 b.有完整护士职责与岗位说明书		10	定性	缺一项扣5分				
	2.3 d."三基"考试、心肺复苏与培训		20	定性	一人次不及格扣10分				
	2.3 e.关键环节护理质量管理标准措施		20	定性	少一标准或措施扣5分				
	2.3 f.护理质量管理评价标准完整		30	定性					
	奖罚细则:按本院常规护理检查文件,由护理部及相关部门检查,包括,安全用药、输血、分级护理、专科护理文书、不良事件、服务质量、护理投诉、护理培训、护理业务与技术管理、手卫生、院感、消毒隔离、废物处理等,一项、次不符合要求扣5分								
	2.4 a.护理文书书写符合指标与标准		20	定性					
	奖罚细则:护理文书书写符合指标与标准,一项、次不符合要求扣5分								
	2.4 b.组织并参加危重病人抢救工作		20	定性					
	奖罚细则:组织并参加危重病人抢救工作,组织不好,发生矛盾纠纷扣20分								
	2.4 c.成本支出、药占比、耗材占比		40	定性					
	奖罚细则:与上年度同期、同月比较,达到规定指标满分,支出成本增长幅度、药占比、耗材占比降低幅度达到医院规定标准,符合规定减少幅度,增加1%扣15分								
	2.4 d.记录证明检查护士各班工作情况		20	定性					
	奖罚细则:有记录证明检查抽查护士各班工作过程与结果情况,没有记录扣10分								
	2.4 e.特色护理查房、会诊、病例讨论		30	定性					
	奖罚细则:体现专科特色护理符合要求,没有体现专科特色查房,一项、次扣10分								
3 **教学科研** **80分**	3.1 a.按规定完成教学与带教任务		20	定性					
	扣罚细则:按规定完成教学与带教任务符合要求,一项、次内容完不成扣10分								
	3.1 b.护士继续教育与学术活动落实		20	定性					
	扣罚细则:护士继续教育与学术活动落实,一项、次完不成、不落实扣10分								
	3.2 发表论文设计护理科研成果实施		40	定性	一项不符合要求扣10分				
4 **职业道德** **50分**	4.1 a.关心护士生活,随科主任大查房		20	定性					
	奖罚细则:不关心护士生活扣10分,随科室主任大查房、少一次查房扣5分								
	4.1 b.按照医院规定标准考评护士绩效		20	定性	不按照标准考评扣20分				
	4.2 b.工作场所病区"7S管理"符合要求		10	定性		10	8	6	
5 团队管理 **20分**	5.1 a.病区病房优质服务覆盖率≥85%		10	定性		10	8	6	
	5.2 b.与院内科室院外相关单位沟通好		10	定性		10	8	6	
6 **满意测评** **持续改进** **100分**	6.1 a.门诊病人住院患者的满意度		60	定性					
	扣罚细则:门诊病人住院患者的满意度达到规定95%,达不到标准,降低1%扣10分								
	6.2 本科员工的满意度达到要求		20	定性		20	16	12	
	6.3 针对问题缺陷有持续改进计划		20	定性					
	扣罚细则:针对每月护理管理工作、护理人员业务技术存在的问题、缺陷、投诉等符合规定管理要求,有持续改进计划、事实、流程、措施、效果,少一个环节扣5分								
科室			本表定性指标满分		**480分**	定性指标最后得分			

2.2 外科系统科室病区护士长卓越绩效考评定量标准（表三）

一级指标（分值）	权重 %	二级指标 考评内容	分值	三级指标 考评内容	分值	绩效考评 扣分细则	得分
1 管理能力 执行能力 60分	6	1.1 执行能力	50	b."18项核心制度"与相关制度与规定执行力	50	核心制度一项执行不好扣5分，其他执行不好扣5分	
		1.2 规划计划	10	a.护理规划，年、月、周工作计划与总结	10	规划，年、月、周计划与总结，少一项扣10分	
2 过程控制 工作数量 工作质量 工作效率 230分	23	2.1 工作流程	30	a.按照PDCA循环管理与工作流程符合要求	20	没有按照PDCA循环管理与工作流程。护士长手册推迟上报一天一次扣5分	
				b.上报护士长手册	10		
		2.2 工作数量	150	a.科室质量管理组织健全，履行职责符合要求	20	不健全、不履行小组职责扣10分。"三查七对"、医嘱差错一次扣5分。没有落实护理临床路径与单病种管理一项、次扣10分。大、中、小手术，减少一例分别扣15、10、5分。上报数据推迟一天扣10分。少一个服务计划扣10分	
				b."三查七对"、医嘱执行	20		
				c.落实护理临床路径与单病种管理符合要求	20		
				d.当月科室大、中、小手术总数量符合要求	20		
				e.每一住院病人有术后服务计划符合要求	20		
				f.护理管理评价标准：患者身份识别、跌倒、坠床、规范管理、抢救车、仪器设备、人力资源、科室病区环境、行政、护理人员行为规范、手卫生院感消毒隔离废物处理等符合规定要求	50	按本院常规护理检查文件，由护理部及相关部门检查考核，患者身份识别、跌倒坠床、规范管理、抢救车仪器、病区环境、行为规范、手卫生、院感、消毒隔离废物处理等，一项、次不符合要求扣5分	
		2.3 工作质量	50	a.专科基础、专科、整体责任护理落实	30	一项、次专科、责任、整体护理不落实扣10分	
				c.落实护理目标管理质量控制标准符合要求	20	一项、次不落实护理管理目标和质量控制扣10分	
5 团队管理 社会责任 30分	3	5.1 优质服务	20	b.消毒、隔离、废物处理符合要求符合要求	20	消毒、隔离、废物处理符合要求，不符合扣10分	
		5.2 奖金管理	10	奖金福利透明公开，护士同工同酬符合要求	10	奖金福利不透明、不公开、不同工同酬扣20分	
7 科室 绩效结果 200分	20	7.1 病人结果	100	出院病人、手术病人数与上年同月比并达到标准	100	达到规定月度增长幅度，降低1%扣10分，增加1%奖5分	
		7.2 质量安全结果	20	医疗质量安全与上年度同月比较并达到规定标准	20	达到规定月度增长幅度，降低1%扣10分，增加1%奖5分	
		7.3 科室财务结果	80	当月医疗利润收入与上年度同月比较并达到医院规定增长幅度指标	80	达到去年指标水平并达到医院规定增长幅度得满分，降低1%扣10分，增加1%奖5分	
科室		本表定量指标满分			520分	定量指标合计得分	

3.外科系统科室副护士长正副主任护师卓越绩效考评标准(表一)

一级指标 (分值)	权重 %	二级指标		三级指标		得分	考核 方式
		考评内容	分值	绩效考评扣分细则	分值		
1 领导能力 执行能力 100分	10	1.1 领导能力 执行能力	80	a.领导与管理能力、同事之间团结	20		定性
				b."18项核心制度"与相关规定执行力	60		定量
		1.2 工作计划	20	a.护理规划,年、月、周工作计划与总结	10		定量
				b.护理应急预案反应能力执行效果	10		定性
2 过程控制 工作数量 工作质量 工作效率 420分	42	2.1 工作流程	30	a.按照 PDCA 循环管理与工作流程	20		定量
				b.服从机关抽调检查绩效考核工作	10		定量
		2.2 工作数量	150	a.科室质量管理组织健全履行职责	20		定量
				b."三查七对"与医嘱执行与落实	20		定量
				c.落实护理临床路径与单病种管理	20		定量
				d.围术期病人管道按时更换没脱落	20		定量
				e.能够解决护理疑难问题的能力	20		定量
				f.护理管理评价标准:患者身份识别、跌倒、抢救车、仪器、行政等	50		定量
		2.3 工作质量	130	a.基础专科责任整体护理落实	30		定量
				b.协助护士长管理履行分管职责	10		定性
				c.落实护理目标管理和质量控制	20		定量
				d."三基"考试,心肺复苏与培训	20		定性
				e.落实关键护理质量环节标准措施	20		定性
				f.护理质量管理评价标准符合要求	30		定性
		2.4 工作效率	110	a.护理文书书写符合指标与标准	20		定性
				b.组织并参加危重病人抢救工作	20		定性
				c.成本支出、药占比、耗材占比	30		定性
				d.每一病人有术后服务计划	10		定性
				e.专科护理查房、会诊、病例讨论	30		定性
3 教学科研 80分	8	3.1 教学带教	40	a.按规定完成教学与带教任务	20		定性
				b.组织护士培训与学术活动落实	20		定性
		3.2 论文科研	40	设计科室护理科研计划并落实	40		定性
4 职业道德 50分	5	4.1 职业道德	40	a.关心护士生活,随科主任大查房	20		定性
				b.按照医院规定标准考评护士绩效	20		定性
		4.2 社会责任	10	工作场所病区"7S管理"符合要求	10		定性
5 团队管理 协调沟通 50分	5	5.1 团队管理	30	a.病区病房优质服务覆盖率≥85%	10		定性
				b.消毒、隔离、废物处理符合要求	20		定量
		5.2 奖金福利	20	a.关心护士生活,主持护理查房	10		定量
				b.与院内科室院外相关单位沟通好	10		定性
6 满意测评 100分	10	6.1 满意度	60	门诊病人住院患者的满意度	60		定性
		6.2 本科满意	20	本科员工的满意度	20		定性
		6.3 持续改进	20	针对问题缺陷有持续改进计划	20		定性
7科室 绩效结果 200分	20	7.1 病人结果	100	当月出院病人、手术病人总数量	100		定量
		7.2 质量结果	20	当月科室质量与安全达到要求	20		定量
		7.3 财务结果	80	当月医疗利润上年度同月增加比较	80		定量
满分	**1000分**	**定性指标得分**		**定量指标得分**		**最后得分**	

3.1 外科系统科室副护士长正副主任护师卓越绩效考评定性标准(表二)

被考评者姓名		岗位				部门				
一级指标	三级定性指标内容测评		本项满分	测评方式	卓越	优秀	良好	一般	得分	
1 管理能力 30分	1.1 a.领导管理能力、同事之间团结		20	定性		20	16	12		
	1.2 b.应急预案反应能力执行效果		10	定性						
	扣罚细则:没有护理应急预案扣10分,没有执行效评价扣10分									
2 过程控制 工作数量 工作质量 工作效率 190分	2.3 b.协助护士长管理履行分管职责		10	定性		不符合要求扣5分				
	2.3 d."三基"考试、心肺复苏与培训		20	定性		一人次不及格扣10分				
	2.3 e.落实关键护理质量环节标准措施		20	定性		少一标准或措施扣5分				
	2.3 f.护理质量管理评价标准完整		30	定性						
	奖罚细则:按本院常规护理检查文件,由护理部及相关部门检查,包括,安全用药、输血、分级护理、专科护理文书、不良事件、服务质量、护理投诉、护理培训、护理业务与技术管理、手卫生、院感、消毒隔离、废物处理等,一项、次不符合要求扣5分									
	2.4 a.护理文书书写符合指标与标准		20	定性						
	奖罚细则:护理文书书写符合指标与标准符合规定要求,一项、次不符合要求扣5分									
	2.4 b.组织并参加危重病人抢救工作		20	定性						
	奖罚细则:组织并参加危重病人抢救工作,组织不好,发生矛盾纠纷扣20分									
	2.4 c.成本支出、药占比、耗材占比		30	定性						
	奖罚细则:与上年度同期、同月比较,达到规定指标满分,支出成本增长幅度、药占比、耗材占比降低幅度达到医院规定标准,符合规定减少幅度,增加1%扣10分									
	2.4 d.每一病人有术后服务计划		10	定性						
	奖罚细则:每一病人有术后服务计划符合管理规定要求,缺一次病人服务计划扣5分									
	2.4 e.特色护理查房、会诊、病例讨论		30	定性						
	奖罚细则:护理每日晨会后交接班、病房专科特色护理查房、专科护理特色会诊、专科护理病例讨论,体现专科特色护理,没有体现专科特色查房,一项、次扣10分									
3 教学科研 80分	3.1 a.按规定完成教学与带教任务		20	定性						
	扣罚细则:按规定完成教学与带教任务,一项、次内容完不成扣10分									
	3.1 b.组织护士培训与学术活动落实		20	定性		一项完不成扣10分				
	3.2 设计科室护理科研计划并落实		40	定性		一项不符合要求扣10分				
4 职业道德 50分	4.1 关心护士生活,随科主任大查房		20	定性						
	奖罚细则:不关心护士生活扣10分,随科室主任大查房、少一次查房扣5分									
	4.1 b.按照医院规定标准考评护士绩效		20	定性		不按照标准考评扣20分				
	4.2 b.工作场所病区"7S管理"符合要求		10	定性		10	8	6		
5 团队管理 20分	5.1 a.病区病房优质服务覆盖率≥85%		10	定性		10	8	6		
	5.2 b.与院内科室院外相关单位沟通好		10	定性		10	8	6		
6 满意测评 持续改进 100分	6.1 a.门诊病人住院患者的满意度		60	定性						
	扣罚细则:门诊病人住院患者的满意度达到规定95%,达不到标准,降低1%扣10分									
	6.2 本科员工的满意度达到要求		20	定性		20	16	12		
	6.3 针对问题缺陷有持续改进计划		20	定性						
	扣罚细则:针对每月护理管理工作、护理人员业务技术存在的问题、缺陷、投诉等符合管理规定要求,有持续改进计划、事实、流程、措施、效果,少一个环节扣5分									
科室		本表定性指标满分	470分		定性指标最后得分					

3.2 外科系统科室副护士长正副主任护师卓越绩效考评定量标准(表三)

一级指标 (分值)	权重 %	二级指标		三级指标		绩效考评 扣分细则	得分
		考评内容	分值	考评内容	分值		
1 管理能力 执行能力 **70分**	7	1.1 执行能力	60	b."18项核心制度"与相关制度与规定执行力	60	核心制度一项执行不好扣5分,其他执行不好扣5分	
		1.2 规划计划	10	a.护理规划,年、月、周工作计划与总结	10	规划,年、月、周计划与总结,少一项扣10分	
2 过程控制 工作数量 工作质量 工作效率 **230分**	23	2.1 工作流程	30	a.按照PDCA循环管理与工作流程符合要求	20	没有按照PDCA循环管理与工作流程扣5分。服从护理部检查与考核等工作,一项、次扣5分	
				b.服从职能部门抽调的检查与绩效考核等工作	10		
		2.2 工作数量	150	a.科室质量管理组织健全,履行职责符合要求	20	不健全、不履行小组职责扣10分。"三查七对"、医嘱差错一次扣5分。没有落实护理临床路径与单病种管理一项、次扣10分。围术期病人管道不按时更换脱落一次扣10分。上报数据推迟一天扣5分。不能解决护理疑难问题扣10分	
				b."三查七对"、医嘱执行	20		
				c.落实护理临床路径与单病种管理符合要求	20		
				d.围术期病人管道按时更换没脱落符合要求	20		
				e.能够解决护理疑难问题的能力符合规定要求	20		
				f.护理管理评价标准:患者身份识别、跌倒、坠床、规范管理、抢救车、仪器设备、人力资源、科室病区环境、行政、护理人员行为规范、手卫生、院感、消毒隔离、废物处理等符合规定要求	50	按本院常规护理检查文件,由护理部及相关部门检查考核,患者身份识别、跌倒坠床、规范管理、抢救车仪器、病区环境、行为规范、手卫生、院感、消毒隔离、废物处理等,一项、次不符合要求扣5分	
		2.3 工作质量	50	a.专科基础、专科、整体责任护理落实	30	一项、次专科、责任、整体护理不落实扣10分	
				c.落实护理目标管理和质量控制标准符合要求	20	一项、次不落实护理管理目标和质量控制扣10分	
5 团队管理 **30分**	3	5.1 服务	20	b.消毒隔离废物处理	20	一项、次不符合要求扣10分	
		5.2 护理查房	10	关心护士生活,主持护理查房符合管理要求	10	关心护士生活,主持护理查房,少一次查房扣5分	
7 科室 绩效结果 **200分**	20	7.1 病人结果	100	出院病人、手术病人数与上年同月比并达到标准	100	达到规定月度增长幅度,降低1%扣10分,增加1%奖5分	
		7.2 质量安全结果	20	医疗质量安全与上年度同月比较并达到规定标准	20	达到规定月度增长幅度,降低1%扣10分,增加1%奖5分	
		7.3 科室 财务结果	80	当月医疗利润收入与上年度同月比较并达到医院规定增长幅度指标	80	达到去年指标水平并达到医院规定增长幅度得满分,降低1%扣10分,增加1%奖5分	
科室				本表定量指标满分	**530分**	定量指标合计得分	

4.外科系统科室主管护师卓越绩效考评标准(表一)

一级指标(分值)	权重%	二级指标 考评内容	分值	三级指标 绩效考评扣分细则	分值	得分	考核方式
1 管理能力 执行能力 100分	10	1.1 管理能力 执行能力	80	a.岗位管理能力、同事之间团结	20		定性
				b."18项核心制度"与相关规定执行力	60		定量
		1.2 工作计划	20	a.执行护理规划、年、月、周工作计划	10		定量
				b.护理应急预案反应能力执行效果	10		定性
2 过程控制 工作数量 工作质量 工作效率 440分	44	2.1 工作流程	30	a.按照PDCA循环管理与工作流程	20		定量
				b.服从上级领导承担各种护理班次	10		定量
		2.2 工作数量	150	a.科室质量管理组织健全履行职责	20		定量
				b."三查七对"与医嘱执行与落实	20		定量
				c.落实护理临床路径与单病种管理	20		定量
				d.成本支出、药占比、耗材占比	20		定量
				e.能够解决护理常见问题的能力	20		定量
				f.护理管理评价标准:患者身份识别、跌倒、抢救车、仪器、行政等	50		定量
		2.3 工作质量	140	a.基础、专科、整体责任护理落实	30		定量
				b.协助护士长管理履行分管职责	10		定性
				c.围术期手术记录讨论符合要求	20		定性
				d."三基"考试、心肺复苏与培训	20		定量
				e.执行关键护理质量环节标准措施	30		定性
				f.执行护理质量管理评价标准	30		定性
		2.4 工作效率	120	a.护理文书书写符合指标与标准	20		定性
				b.熟练参加危重病人抢救工作	20		定性
				c.围术期病人管道按时更换没脱落	30		定性
				d.每一病人有术后服务计划	20		定性
				e.参加专科护理查房会诊病例讨论	30		定性
3 教学科研 60分	6	3.1 教学带教	30	a.按规定完成临床带教工作任务	20		定性
				b.参加护士培训与学术活动落实	10		定性
		3.2 论文科研	30	参加科室护理科研计划并落实	30		定性
4 职业道德 50分	5	4.1 职业素质	40	a.工作现场"7S管理"与环境维护	20		定性
				b.熟练掌握科室抢救仪器设备功能	20		定性
		4.2 社会责任	10	按规定参加医院科室组织公益活动	10		定性
5 团队管理 协调沟通 50分	5	5.1 卓越服务	30	a.能够起到承上启下"桥梁"作用	10		定性
				b.消毒、隔离、废物处理符合要求	20		定量
		5.2 团队管理	20	a.严禁背后议论领导长短	10		定量
				b.以病人、顾客为中心的思想好	10		定性
6 满意测评 100分	10	6.1 满意度	60	门诊病人住院患者的满意度	60		定性
		6.2 本科满意	20	本科员工的满意度	20		定性
		6.3 持续改进	20	针对问题缺陷有持续改进计划	20		定性
7 科室 绩效结果 200分	20	7.1 病人结果	100	当月出院病人、手术病人总数量	100		定量
		7.2 质量结果	20	当月科室质量与安全达到要求	20		定量
		7.3 财务结果	80	当月医疗利润上年度同月增加比较	80		定量
满分	1000分	定性指标得分		定量指标得分		最后得分	

4.1 外科系统科室主管护师卓越绩效考评定性标准(表二)

被考评者姓名		岗位			部门			
一级指标	三级定性指标内容测评	本项满分	测评方式	卓越	优秀	良好	一般	得分
1 **管理能力** **30分**	1.1 a. 岗位管理能力、同事之间团结	20	定性		20	16	12	
	1.2 b. 应急预案反应能力执行效果	10	定性					
	扣罚细则:没有护理应急预案扣10分,没有执行效果评价扣10分							
2 **过程控制** **工作数量** **工作质量** **工作效率** **210分**	2.3 b. 协助护士长管理履行分管职责	10	定性	不符合要求扣5分				
	2.3 d. "三基"考试,心肺复苏与培训	20	定性	一人次不及格扣10分				
	2.3 e. 执行关键护理质量环节标准措施	30	定性	不执行标准措施扣5分				
	2.3 f. 执行护理质量管理评价标准	30	定性					
	奖罚细则:按本院常规护理检查文件,由护理部及相关部门检查,包括,安全用药、输血、分级护理、专科护理文书、不良事件、服务质量、护理投诉、护理培训、护理业务与技术管理、手卫生、院感、消毒隔离、废物处理等,一项、次不符合要求扣5分							
	2.4 a. 护理文书书写符合指标与标准	20	定性					
	奖罚细则:护理文书书写符合指标与标准符合规定要求,一项、次不符合要求扣5分							
	2.4 b. 熟练参加危重病人抢救工作	20	定性					
	奖罚细则:熟练参加危重病人抢救工作,不能够承担危重病人抢救工作扣10分							
	2.4 c. 围术期管道按时更换没脱落	30	定性					
	奖罚细则:围术期病人管道按时更换没脱落,符合要求,一项、次不符合要求扣5分							
	2.4 d. 每一病人有术后服务计划	20	定性					
	奖罚细则:每一病人有术后服务计划符合要求,少一个病人术后服务计划扣5分							
	2.4 e. 参加护理查房、会诊、病例讨论	30	定性					
	奖罚细则:护理每日晨会后交接班、病房专科特色护理查房、专科护理特色会诊、专科护理病例讨论,体现专科特色护理,没有参加专科特色查房,一项、次扣10分							
3 **教学科研** **60分**	3.1 a. 按规定完成临床带教工作任务	20	定性					
	扣罚细则:按规定的临床完成带教任务,少一人次扣5分							
	3.1 b. 参加护士培训与学术活动落实	10	定性					
	扣罚细则:参加护士培训与学术活动落实,一项、次完不成、不落实扣10分							
	3.2 参加科室护理科研计划并落实	30	定性	一项不符合要求扣10分				
4 **职业道德** **50分**	4.1 a. 工作现场"7S管理"与环境维护	20	定性					
	奖罚细则:工作现场、病区、办公室"7S管理"与环境维护,一项、次不符合要求扣5分							
	4.1 b. 熟练掌握科室抢救仪器设备功能	20	定性	不能够掌握扣10分				
	4.2 b. 按时参加医院科室组织公益活动	10	定性	少一次扣5分				
5 团队管理 **20分**	5.1 a. 能够起到承上启下桥梁作用	10	定性		10	8	6	
	5.2 b. 以病人、顾客为中心思想好	10	定性		10	8	6	
6 **满意测评** **持续改进** **100分**	6.1 a. 门诊病人住院患者的满意度	60	定性					
	扣罚细则:门诊病人住院患者的满意度达到规定95%,达不到标准,降低1%扣10分							
	6.2 本科员工的满意度达到要求	20	定性		20	16	12	
	6.3 针对问题缺陷有持续改进计划	20	定性					
	扣罚细则:针对每月护理管理工作、护理人员业务技术存在的问题、缺陷、投诉等符合管理规定要求,有持续改进计划、事实、流程、措施、效果,少一个环节扣5分							
科室		本表定性指标满分	**470分**	定性指标最后得分				

4.2 外科系统科室主管护师卓越绩效考评定量标准(表三)

一级指标 (分值)	权重 %	二级指标		三级指标		绩效考评 扣分细则	得分
		考评内容	分值	考评内容	分值		
1 管理能力 执行能力 70分	7	1.1 执行能力	60	b."18项核心制度"与相关制度 与规定执行力	60	核心制度一项执行不好扣5分, 其他执行不好扣5分	
		1.2 规划计划	10	a.执行护理规划,年、月、周工作 计划与总结	10	执行规划,年、月、周计划与总 结,少一项扣10分	
2 过程控制 工作数量 工作质量 工作效率 230分	23	2.1 工作流程	30	a.按照PDCA循环管理与工作 流程符合要求	20	没有按照PDCA循环管理与工 作流程扣5分。不服从上级领 导与管理,不能承担护理班次一 项、次扣10分	
				b.服从上级领导承担各种护理 班次符合要求	10		
		2.2 工作数量	150	a.科室质量管理组织健全,履行 职责符合要求	20	不能够履行小组职责扣10分。 "三查七对"、医嘱差错一次扣5 分。没有落实护理临床路径与 单病种管理,一项、次扣5分。 成本支出、药占比、耗材占比每 降低1%扣10分。不能解决护 理工作中的常见问题扣5分	
				b."三查七对",医嘱执行	20		
				c.落实护理临床路径与单病种 管理符合要求	20		
				d.成本支出、药占比、耗材占比 符合管理要求	20		
				e.能够解决护理常见问题的能 力符合规定要求	20		
				f.护理管理评价标准:患者身份 识别、跌倒、坠床、规范管理、抢 救车、仪器设备、人力资源、科室 病区环境、行政、护理人员行为 规范、手卫生、院感、消毒隔离、 废物处理等符合规定要求	50	按本院常规护理检查文件,由护 理部及相关部门检查考核,患者 身份识别、跌倒坠床、规范管理、 抢救车仪器、病区环境、行为规 范、手卫生、院感、消毒隔离、废 物处理等,一项、次不符合要求 扣5分	
		2.3 工作质量	50	a.基础、专科、整体、责任护理落 实符合要求	30	一项、次基础、专科、责任、整体 护理不落实扣10分	
				c.围术期手术管理记录讨论符 合要求符合要求	20	围术期手术管理记录讨论不符 合要求一次扣5分	
5 团队管理 30分	3	5.1服务	20	b.消毒隔离废物处理	20	一项、次不符合要求扣10分	
		5.2 团队精神	10	a.严禁背后议论领导长短,符合 规定要求	10	严禁背后议论领导长短,违规一 次扣5分	
7 科室 绩效结果 200分	20	7.1 病人结果	100	出院病人、手术病人数与上年同 月比并达到标准	100	达到规定月度增长幅度,降低 1%扣10分,增加1%奖5分	
		7.2质量 安全结果	20	医疗质量安全与上年度同月比 较并达到规定标准	20	达到规定月度增长幅度,降低 1%扣10分,增加1%奖5分	
		7.3 科室 财务结果	80	当月医疗利润收入与上年度同 月比较并达到医院规定增长幅 度指标	80	达到去年指标水平并达到医院 规定增长幅度得满分,降低1% 扣10分,增加1%奖5分	
科室		本表定量指标满分			530分	定量指标合计得分	

5.外科系统科室护师与护士卓越绩效考评标准(表一)

一级指标 (分值)	权重 %	二级指标 考评内容	分值	三级指标 绩效考评扣分细则	分值	得分	考核 方式
1 工作能力 执行能力 100分	10	1.1 工作能力 执行能力	80	a.岗位工作能力、同事之间团结	20		定性
				b."18项核心制度"与相关规定执行力	60		定量
		1.2 工作计划	20	a.执行护理规划,年、月、周工作计划	10		定量
				b.护理应急预案反应能力执行效果	10		定性
2 过程控制 工作数量 工作质量 工作效率 460分	46	2.1 工作流程	30	a.按照PDCA循环管理与工作流程	20		定量
				b.服从上级领导承担护理重要班次	10		定量
		2.2 工作数量	150	a.科室质量管理组织健全履行职责	20		定量
				b."三查七对"与医嘱执行与落实	20		定量
				c.落实护理临床路径与单病种管理	20		定量
				d.成本支出、药占比、耗材占比	20		定量
				e.热情接待与服务每一位患者	20		定量
				f.护理管理评价标准:患者身份识别、跌倒、抢救车、仪器、行政等	50		定量
		2.3 工作质量	150	a.基础、专科、整体责任护理落实	30		定量
				b.协助护士长管理履行岗位职责	10		定性
				c.落实护理目标管理和质量控制	20		定量
				d."三基"考试、心肺复苏与培训	30		定性
				e.执行关键护理质量环节标准措施	30		定性
				f.执行护理质量管理评价指标标准	30		定性
		2.4 工作效率	130	a.护理文书书写符合指标标准要求	20		定性
				b.积极参加危重病人抢救工作	30		定性
				c.严禁利用职务之便牟取私利	30		定性
				d.严禁传播对医院不利消息	20		定性
				e.参加专科护理查房会诊病例讨论	30		定性
3 教学科研 40分	4	3.1 教学带教	30	a.按规定参加继续教育学术活动	20		定性
				b.钻研业务、虚心学习、认真工作	10		定性
		3.2 论文科研	10	参加科室护理科研计划并实施	10		定性
4 职业道德 50分	5	4.1 职业素质	40	a.工作现场"7S管理"与环境维护	20		定性
				b.掌握科室抢救仪器设备功能	20		定性
		4.2 社会责任	10	按规定参加医院科室组织公益活动	10		定性
5 团队管理 协调沟通 50分	5	5.1 卓越服务	30	a.值班巡视、巡查、没有纠纷事故	10		定性
				b.消毒、隔离、废物处理符合要求	20		定量
		5.2 团队管理	20	a.严禁背后议论领导长短	10		定量
				b.以病人、顾客为中心的思想好	10		定性
6 满意测评 100分	10	6.1 满意度	60	门诊病人住院患者的满意度	60		定性
		6.2 本科满意	20	本科员工的满意度	20		定性
		6.3 持续改进	20	针对问题缺陷有持续改进计划	20		定性
7 科室 绩效结果 200分	20	7.1 病人结果	100	当月出院病人、手术病人总数量	100		定量
		7.2 质量结果	20	当月科室质量与安全达到要求	20		定量
		7.3 财务结果	80	当月医疗利润上年度同月增加比较	80		定量
满分	**1000分**	**定性指标得分**		**定量指标得分**		**最后得分**	

5.1 外科系统科室护师与护士卓越绩效考评定性标准(表二)

被考评者姓名		岗位				部门				
一级指标	三级定性指标内容测评		本项满分	测评方式	卓越	优秀	良好	一般	得分
1 **工作能力** **30分**	1.1 a. 岗位工作能力、同事之间团结		20	定性		20	16	12	
	1.2 b. 应急预案反应能力执行效果		10	定性					
	扣罚细则:符合规定要求。没有护理应急预案扣10分,没有执行效果评价扣10分								
2 **过程控制** **工作数量** **工作质量** **工作效率** **230分**	2.3 b. 协助护士长管理履行岗位职责		10	定性	不符合要求扣5分				
	2.3 d. "三基"考试、心肺复苏与培训		30	定性	一人次不及格扣10分				
	2.3 e. 执行关键护理质量环节标准措施		30	定性	不执行标准措施扣5分				
	2.3 f. 执行护理质量管理评价指标标准		30	定性					
	奖罚细则:按本院常规护理检查文件,由护理部及相关部门检查,包括:安全用药、输血、分级护理、专科护理文书、不良事件、服务质量、护理投诉、护理培训、护理业务与技术管理、手卫生、院感、消毒隔离、废物处理等,一项、次不符合要求扣5分								
	2.4 a. 护理文书书写符合标准要求		20	定性					
	奖罚细则:护理文书书写符合常规规定的指标与标准,一项、次不符合要求扣5分								
	2.4 b. 积极参加危重病人抢救工作		30	定性					
	奖罚细则:积极参加危重病人抢救工作,不能够积极参加危重病人抢救工作扣10分								
	2.4 c. 严禁利用职务之便牟取私利		30	定性					
	奖罚细则:符合规定要求,严禁利用职务之便牟取私利,违规一项、次扣10分								
	2.4 d. 严禁传播对医院不利消息		20	定性					
	奖罚细则:符合管理规定的要求,严禁传播对医院不利消息,违规一项、次扣10分								
	2.4 e. 参加护理查房、会诊、病例讨论		30	定性					
	奖罚细则:护理每日晨会后交接班、病房专科特色护理查房、专科护理特色会诊、专科护理病例讨论,体现专科特色护理,没有参加专科特色查房,一项、次扣10分								
3 **教学科研** **40分**	3.1 a. 按规定参加继续教育学术活动		20	定性					
	扣罚细则:按规定参加继续教育学术活动,少参加一项、次扣5分								
	3.1 b. 钻研业务、虚心学习、认真工作		10	定性					
	扣罚细则:钻研业务、虚心学习、认真工作,符合要求,一项、次不符合要求扣10分								
	3.2 参加科室护理科研计划并落实		10	定性	一项不符合要求扣10分				
4 **职业道德** **50分**	4.1 a. 工作现场"7S管理"与环境维护		20	定性					
	奖罚细则:工作现场、病区、办公室"7S管理"与环境维护,一项、次不符合要求扣5分								
	4.1 b. 掌握科室抢救仪器设备功能		20	定性	不能够掌握扣10分				
	4.2 b. 按时参加医院科室组织公益活动		10	定性	少一次扣5分				
5 团队管理 **20分**	5.1 a. 值班巡视、巡查、没有纠纷事故		10	定性		10	8	6	
	5.2 b. 以病人、顾客为中心的思想好		10	定性		10	8	6	
6 **满意测评** **持续改进** **100分**	6.1 a. 门诊病人住院患者的满意度		60	定性					
	扣罚细则:门诊病人住院患者的满意度达到规定95%,达不到标准,降低1%扣10分								
	6.2 本科员工的满意度达到要求		20	定性		20	16	12	
	6.3 针对问题缺陷有持续改进计划		20	定性					
	扣罚细则:针对每月护理管理工作、护理人员业务技术存在的问题、缺陷、投诉等符合管理规定要求,有持续改进计划、事实、流程、措施、效果,少一个环节扣5分								
科室		本表定性指标满分	470分		定性指标最后得分				

5.2 外科系统科室护师与护士卓越绩效考评定量标准(表三)

一级指标 (分值)	权重 %	二级指标		三级指标		绩效考评	得分
		考评内容	分值	考评内容	分值	扣分细则	
1 工作能力 执行能力 70分	7	1.1 执行能力	60	b."18项核心制度"与相关制度与规定执行力	60	核心制度一项执行不好扣5分,其他执行不好扣5分	
		1.2 规划计划	10	a.执行护理规划,年、月、周工作计划与总结	10	执行规划,年、月、周计划与总结,少一项扣10分	
2 过程控制 工作数量 工作质量 工作效率 230分	23	2.1 工作流程	30	a.按照PDCA循环管理与工作流程符合要求	20	没有按照PDCA循环管理与工作流程扣5分。不服从上级领导与管理、不能承担护理班次一项、次扣10分	
				b.服从上级领导承担护理重要班次符合要求	10		
		2.2 工作数量	150	a.科室质量管理组织健全,履行职责符合要求	20	不能够履行小组职责扣10分。"三查七对"、医嘱差错一次扣5分。没有落实护理临床路径与单病种管理,一项、次扣5分。成本支出、药占比、耗材占比每降低1%扣10分。扣10分。不能热情接待与服务每一位患者扣5分	
				b."三查七对"、医嘱执行	20		
				c.落实护理临床路径与单病种管理符合要求	20		
				d.成本支出、药占比、耗材占比符合要求	20		
				e.热情接待与服务每一位患者符合规定要求	20		
				f.护理管理评价标准:患者身份识别、跌倒、坠床、规范管理、抢救车、仪器设备、人力资源、科室病区环境、行政、护理人员行为规范、手卫生、院感、消毒隔离、废物处理等符合规定要求	50	按本院常规护理检查文件,由护理部及相关部门检查考核,患者身份识别、跌倒坠床、规范管理、抢救车仪器、病区环境、行为规范、手卫生、院感、消毒隔离、废物处理等,一项、次不符合要求扣5分	
		2.3 工作质量	50	a.基础、专科、整体、责任护理落实符合要求	30	一项、次基础、专科、责任、整体护理不落实扣10分	
				c.落实护理目标管理和质量控制标准符合要求	20	一项、次不落实护理管理目标和质量控制扣10分	
5 团队管理 30分	3	5.1服务	20	b.消毒隔离废物处理	20	一项、次不符合要求扣10分	
		5.2 团队精神	10	a.严禁背后议论医院科室领导长短	10	严禁背后议论领导长短,违规一次扣5分	
7 科室 绩效结果 200分	20	7.1 病人结果	100	出院病人、手术病人数与上年同月比并达到标准	100	达到规定月度增长幅度,降低1%扣10分,增加1%奖5分	
		7.2质量 安全结果	20	医疗质量安全与上年度同月比较并达到规定标准	20	达到规定月度增长幅度,降低1%扣10分,增加1%奖5分	
		7.3科室 财务结果	80	当月医疗利润收入与上年度同月比较并达到医院规定增长幅度指标	80	达到去年指标水平并达到医院规定增长幅度得满分,降低1%扣10分,增加1%奖5分	
科室			本表定量指标满分		530分	定量指标合计得分	

6.外科系统科室办公班护士卓越绩效考评标准(表一)

一级指标 (分值)	权重 %	二级指标		三级指标		得分	考核 方式
		考评内容	分值	绩效考评扣分细则	分值		
1 管理能力 执行能力 80分	8	1.1管理能力 执行能力	60	a.管理病人、办公班工作的能力	10		定性
				b.规章制度、医护常规执行能力	50		定性
		1.2 岗位职责	20	a.工作主动性、积极性、责任心	10		定性
				b.上班尊重劳动纪律,尽职尽责	10		定性
2 过程控制 工作数量 工作质量 工作效率 470分	47	2.1 工作流程	90	a.按照外科办公班护理流程工作	20		定性
				b.按规定时间参加院内各种会议	20		定量
				c.值班、交接班物品核对签字落实	20		定量
				d.按时安排病人医技检查	30		定量
		2.2 工作数量	130	a.正确时间转抄处理正确医嘱	50		定量
				b.掌握术前术后患者医嘱的落实	20		定量
				c.每日查对每周大查对一次医嘱	20		定量
				d.掌握病人动态费用情况	20		定性
				e.正确书写交班报告并签字	20		定量
		2.3 工作质量	130	a.根据规定及时填写病人床头牌	20		定量
				b.正确安排落实围手术期病人饮食	20		定性
				c.办理出入院手续无差错	40		定量
				d.负责办公室请领物品与管理	20		定性
				e.保障电脑办公等用品使用	30		定性
		2.4 工作效率	120	a.第一时间接待入院病人	30		定性
				b.处理问题考虑全面遵循伦理原则	20		定量
				c.护理文件书写合格率	40		定量
				d.正确记账、绘制体温单	30		定量
3 论文科研 50分	5	论文科研 "三基"考试	50	a.个人理论知识与临床带教工作	10		定性
				b.心肺复苏、"三基"考试	20		定量
				c.参加科室护理科研计划并落实	20		定性
4 职业道德 50分	5	4.1职业素质	20	关心同事、自觉合作、乐于助人	20		定性
		4.2 有效沟通	30	a.按照规定着装、医患沟通	20		定性
				b.工作积极性、主动性、责任心	10		定量
5 团队管理 50分	5	5.1 社会责任	30	a.参加公益活动愿意承担额外工作	10		定性
				b.手卫生、院感、消毒隔离、废物处理	20		定量
		5.2环境意识	20	办公与相关工作场所"7S管理"	20		定性
6 满意测评 持续改进 100分	10	6.1满意度	40	门诊病人住院患者的满意度	40		定性
		6.2满意度	20	相关领导与相关科室的满意度	20		定性
		6.3本科满意	20	本科医护人员对护士满意度	20		定性
		6.4持续改进	20	针对问题与缺陷持续改进计划	20		定性
7 科室 绩效结果 200分	20	7.1 病人结果	80	a.科室当月出院病人总数量	40		定量
				b.科室当月大、中、小手术总数量	40		定量
		7.2质量结果	50	a.当月科室质量达到要求	30		定量
				b.当月科室安全无事故	20		定量
		7.3财务结果	70	医疗利润与上年度同月增加比较	70		定量
满分	1000分	定性指标得分		定量指标得分		最后得分	

6.1 外科系统科室办公班护士卓越绩效考评定性标准(表二)

被考评者姓名		岗位				部门			
职能部门领导·定性指标·满意度测评内容					满意度测评等级				
一级指标	三级定性指标内容测评		本项满分	测评方式	卓越	优秀	良好	一般	得分
1 **管理能力** **80分**	1.1 a. 管理病人、办公班工作的能力		10	定性		10	8	6	
	1.1 b. 规章制度、医护常规执行能力		50	定性					
	扣罚细则:一次执行不到位扣5分								
	1.2 a. 工作主动性、积极性、责任心		10	定性		10	8	6	
	1.2 b. 上班尊重劳动纪律,尽职尽责		10	定性					
	扣罚细则:上班不接收快递包裹,发现一次扣5分;科室早会、进入病房护理、穿刺打针发药、技术操作等直接服务患者时关手机,一次不关扣5分;上班上网玩游戏发现一次扣10分;值班时间干私活带人看病、外出不请示离开岗位,发现一次扣10分								
2 **过程控制** **工作数量** **工作质量** **工作效率** **180分**	2.1 a. 按照外科办公班护理流程工作		20	定性					
	扣罚细则:一项工作不按照流程操作扣5分								
	2.2 d. 掌握病人动态费用情况		20	定性					
	扣罚细则:掌握病人动态费用情况得满分,统计病人一人次差错加5分								
	2.3 b. 正确安落实围手术期病人饮食		20	定性					
	扣罚细则:正确安排落实围手术期病人饮食,漏掉一病人饮食一次扣5分								
	2.3 c. 办理出入院手续无差错		40	定性					
	扣罚细则:办理一病人出入院手续(一个内容、一个项目)差错扣5分								
	2.3 d. 负责办公室请领物品与管理		20	定性					
	扣罚细则:请领办公物品不及时,影响工作一次扣5分,管理不善扣5分								
	2.3 e. 保障电脑办公等用品使用		30	定性					
	扣罚细则:符合规定要求,电脑、传真、电话机管理不好,影响工作扣5分								
	2.4 a. 第一时间接待入院病人		30	定性					
	扣罚细则:不能第一时间接待病人,一个病人有意见扣5分								
3 论文科研 **30分**	3.1 a. 个人理论知识与临床带教工作		10	定性		10	8	6	
	3.2 c. 参加科室护理科研计划并落实		20	定性	一项不符合要求扣10分				
4 **职业道德** **40分**	4.1 关心同事、自觉合作、乐于助人		20	定性		20	16	12	
	4.2 a. 按照规定着装、医患沟通		20	定性					
	扣罚细则:达到要求得满分,一次着装不整齐扣1分,医患沟通不好一次扣5分								
5 **团队管理** **30分**	5.1 a. 公益活动愿意承担额外工作		10	定性		10	8	6	
	5.2 办公与相关工作场所"7S管理"		20	定性					
	扣罚细则:符合规定,达到要求得满分,病房或走廊一次达不到要求扣5分								
6 **满意测评** **持续改进** **100分**	6.1 门诊病人住院患者的满意度		40	定性		40	32	24	
	6.2 相关领导与相关科室的满意度		20	定性		20	16	12	
	6.3 本科医护人员对护士满意度		20	定性		20	16	12	
	6.4 针对问题缺陷有持续改进计划		20	定性		20	16	12	
	扣罚细则:针对本科室护理、自己岗位工作、工作质量、查对、制度执行、基础与专业能力、应该的绩效检查、督导、患者服务等符合要求,对存在的问题与缺陷提出控制措施改进意见,有持续改进计划、事实、流程、措施、效果,少一个环节扣5分								
科室		**本表定性指标满分**	**460分**		**定性指标最后得分**				

6.2 外科系统科室办公班护士卓越绩效考评定量标准(表三)

一级指标（分值）	权重 %	二级指标 考评内容	分值	三级指标 考评内容	分值	绩效考评 扣分细则	得分
2 过程控制 工作数量 工作质量 工作效率 290分	29	2.1 工作流程	70	b.按规定时间参加院内、外相关会议，一项、次不符要求按规定扣分	20	会议迟到一次扣5分，早退一次扣5分，缺席一次会议扣10分	
				c.值班、交接班、物品核对签字落实符合要求	20	值班、交接班物品核对不签字一次扣5分。不按时安排病人到医技科室检查一人次扣5分	
				d.按时安排病人到医技科室做检查符合要求	30		
		2.2 工作数量	110	a.正确执行处理医嘱	50	执行医嘱差错一人次扣5分，迟到早退一次扣5分，旷工一次扣10分。少查对一次扣5分。正确时间书写交班报告并签个人全称，不正确书写交班报告或内容不真实一次扣5分	
				b.掌握术前术后患者医嘱的落实符合规定要求	20		
				c.按照规定每日查对、每周大查对一次医嘱	20		
				e.正确时间正确书写交班报告并签个人全称	20		
		2.3 工作质量	20	a.按要求及时填写病人床头牌及相关信息资料	20	按填写病人床头牌达到满分，差错一人次扣5分	
		2.4 工作效率	90	b.处理问题考虑全面、遵循伦理法律原则	20	处理问题考虑不全面、未遵循伦理原则扣5分。护理文件书写合格率降低1%扣10分，提高1%奖5分。正确记账、绘制体温单差错一人次扣5分	
				c.护理文件书写合格率	40		
				d.正确给患者记账、按时按照规定绘制患者体温在病历体温单上	30		
3 论文科研 20分	2	3 持续学习	20	b.按照规定心肺复苏培训、操作考试、"三基"考试符合要求符合要求	20	心肺复苏、"三基"考试符合要求得满分，一项不符合要求扣5分	
4 职业道德 10分	1	4.2 敬业奉献	10	b.工作积极性、主动性、责任心达到要求，一项、次不符合按规定扣分	10	工作积极性、主动性、责任心，达不到相关规定要求扣5分	
5 团队管理 20分	2	5.1 环境意识	20	b.手卫生、院感、消毒隔离、废物处理	20	按规定满分，不安规定一项、次扣5分	
7 科室 绩效结果 200分	20	7.1 科室 病人结果	80	a.当月出院病人总数量	40	达到去年指标水平并达到医院规定增长幅度得满分，降低1%扣10分，增加1%奖5分	
				b.科室当月大、中、小手术总数量与上年度比	40		
		7.2 科室 质量结果	50	a.医疗质量达到要求	30	达到去年指标水平并达到医院规定增长幅度得满分，降低1%扣10分，增加1%奖5分	
				b.当月科室质量安全与上年度比较并达到规定指标	20		
		7.3 科室 财务结果	70	当月医疗收入利润达到上年度同月水平并达到医院规定的增长幅度	70	达到去年指标水平并达到医院规定增长幅度得满分，降低1%扣10分，增加1%奖5分	
科室		本表定量指标满分			540分	定量指标合计得分	

7. 外科系统科室护士组长卓越绩效考评标准 (表一)

一级指标 （分值）	权重 %	二级指标		三级指标		得分	考核 方式
		考评内容	分值	绩效考评扣分细则	分值		
1 管理能力 执行能力 **100 分**	10	1.1 管理能力 执行能力	80	a. 工作与管理能力、同事之间团结	10		定性
				b. 医护核心制度与相关规定执行力	70		定量
		1.2 工作计划	20	a. 执行护理发展规划，月度工作计划	10		定量
				b. 上班尊重劳动纪律，尽职尽责	10		定性
2 过程控制 工作数量 工作质量 工作效率 **450 分**	45	2.1 工作流程	40	a. 护理工作流程参加各种护理值班	20		定量
				b. 按时参加各种会议上报数据正确	20		定量
		2.2 工作数量	140	a. 承担质量管理职责胜任护理班次	30		定量
				b. 参加护理查房与护理病历讨论	30		定量
				c. 围手术期患者各种管道畅通	30		定量
				d. 掌握常规抢救仪器使用方法	30		定量
				e. 履行科室绩效考核与管理职责	20		定量
		2.3 工作质量	140	a. 围手术期患者护理落实	30		定量
				b. 执行质量关键环节管理标准措施	20		定性
				c. 针对技术操作应急预案的执行	20		定量
				d. 执行预防患者跌倒、坠床、压疮制度	20		定性
				e. 参加病人抢救、病人费用情况	20		定性
				f. 执行护理管理目标与质量控制	30		定量
		2.4 工作效率	130	a. 护理文件书写符合标准	30		定性
				b. 围手术期患者疼痛处理与评价	30		定性
				c. 掌握分管小组患者的病情	20		定性
				d. 患者术后刀口观察与渗血处理	30		定性
				e. 处理问题考虑全面遵循伦理原则	20		定性
3 论文科研 **50 分**	5	论文科研 "三基"考试	50	a. 个人理论知识与临床带教工作	10		定性
				b. 心肺复苏、"三基"考试	20		定性
				c. 发表论文与护理科研计划并落实	20		定性
4 职业道德 **50 分**	5	4.1 职业素质	20	关心同事、自觉合作、乐于助人	20		定性
		4.2 有效沟通	30	a. 按照规定着装、医患沟通	20		定性
				b. 工作积极性、主动性、责任心	10		定性
5 团队管理 **50 分**	5	5.1 社会责任	30	a. 参加公益活动愿意承担额外工作	10		定性
				b. 手卫生、院感、消毒隔离、废物处理	20		定量
		5.2 环境意识	20	办公与相关工作场所"7S 管理"	20		定量
6 满意测评 持续改进 **100 分**	10	6.1 满意度	40	门诊病人住院患者的满意度	40		定性
		6.2 满意度	20	相关领导与相关科室的满意度	20		定性
		6.3 本科满意	20	本科医护人员对护士满意度	20		定性
		6.4 持续改进	20	针对问题与缺陷持续改进计划	20		定性
7 科室 绩效结果 **200 分**	20	7.1 病人结果	80	a. 科室当月出院病人总数量	40		定量
				b. 科室当月大、中、小手术总数量	40		定量
		7.2 质量结果	50	a. 当月科室质量达到要求	30		定量
				b. 当月科室安全无事故	20		定量
		7.3 财务结果	70	医疗利润与上年度同月增加比较	70		定量
满分	**1000 分**	**定性指标得分**		**定量指标得分**		**最后得分**	

7.1 外科系统科室护士组长卓越绩效考评定性标准(表二)

被考评者姓名		岗位				部门			
职能部门领导·定性指标·满意度测评内容					满意度测评等级				
一级指标	三级定性指标内容测评	本项满分	测评方式	卓越	优秀	良好	一般	得分	
1 管理能力 20分	1.1 a.工作管理能力、同事之间团结	10	**定性**		10	8	6		
	1.2 d.上班尊重劳动纪律,尽职尽责	10	**定性**						
	扣罚细则:上班不接收快递包裹,发现一次扣5分;科室早会、进入病房护理、穿刺打针发药、技术操作等直接服务患者时关手机,一次不关扣5分;上班上网玩游戏发现一次扣10分;值班时间干私活带人看病、外出不请示离开岗位,发现一次扣10分								
2 过程控制 工作数量 工作质量 工作效率 190分	2.3 b.执行质量关键环节标准措施	20	**定性**						
	奖罚细则:按规定执行质量关键环节标准措施,少执行一个关键质量环节扣5分								
	2.3 d.患者预防跌倒、坠床、压疮制度	20	**定性**						
	扣罚细则:有预防患者跌倒、坠床、压疮制度和高危患者跌倒、坠床、压疮风险评估,有患者跌倒、坠床、压疮处理流程符合要求。制度、流程、评估,少一项扣10分								
	2.3 e.参加病人抢救、病人费用情况	20	**定性**						
	扣罚细则:参加并指导护士病人抢救工作、病人费用情况,一项工作做不好扣5分								
	2.4 a.护理文件书写符合标准	30	**定性**		一处不符合标准扣2分				
	2.4 b.围手术期患者疼痛处理与评价	30	**定性**						
	奖罚细则:围手术期患者疼痛处理与评价符合业务与技术管理的规定要求,围手术期患者疼痛处理不及时,一次扣5分;没有围手术期患者疼痛处理与评价扣10分								
	2.4 c.掌握分管小组患者的病情	20	**定性**						
	奖罚细则:掌握分管小组患者的病情及临床护理工作重点,病人情况不清楚扣10分								
	2.4 d.患者术后刀口观察与渗血处理	30	**定性**						
	奖罚细则:患者术后刀口观察与渗血处理不及时扣5分,敷料脱落固定不及时扣5分								
	2.4 e 处理问题考虑全面遵循伦理原则	20	**定性**		20	16	12		
3 论文科研 50分	3.1 a.个人理论知识与临床带教工作	10	**定性**		10	8	6		
	3.2 b.心肺复苏、"三基"考试	20	**定性**		20	16	12		
	3.3 c.发表论文与护理科研计划并落实	20	**定性**		一项不符合要求扣10分				
4 职业素质 50分	4.1 关心同事、自觉合作、乐于助人	20	**定性**		20	16	12		
	4.2 a.按照规定着装、医患沟通	20	**定性**		20	16	12		
	4.2 b.工作积极性、主动性、责任心	10	**定性**		10	8	6		
5 团队管理 10分	5.2 a.参加公益活动、承担额外工作	10	**定性**						
	奖罚细则:按照规定参加公益活动、愿意承担额外工作。按规定参加公益活动、愿意承担额外工作满分,少参加一次公益活动扣5分,不愿意承担额外工作扣10分								
6 满意测评 持续改进 100分	6.1 门诊病人住院患者的满意度	40	**定性**		40	32	24		
	6.2 患者健康与出院指导制度流程	20	**定性**		20	16	12		
	6.3 本科室员工的满意度	20	**定性**		20	16	12		
	6.4 针对问题缺陷有持续改进计划	20	**定性**		20	16	12		
	扣罚细则:针对本科室护理、自己岗位工作、工作质量、查对、制度执行、基础与专业能力、应该的绩效检查、督导、患者服务等符合业务与技术管理的规定要求,对存在的问题与缺陷有持续改进计划、事实、流程、措施、效果,少一个环节扣5分								
科室		本表定性指标满分	**420分**	定性指标最后得分					

7.2 外科系统科室护士组长卓越绩效考评定量标准(表三)

一级指标 (分值)	权重 %	二级指标		三级指标		绩效考评		得分
		考评内容	分值	考评内容	分值	扣分细则		
1 管理能力 执行能力 80分	8	1.1 执行能力	70	b.医护核心制度与相关规定执行力	70	核心制度一项不执行扣5分,其他不执行扣5分		
		1.2 规划计划	10	a.执行科室护理发展规划,月度工作计划	10	执行规划、月度计划满分,少执行一项扣10分		
2 过程控制 工作数量 工作质量 工作效率 260分	26	2.1 工作流程	40	a.执行护理工作流程,参加各种护理值班	20	少一项流程扣5分,少一次值班扣5分。会议迟到或早退一次扣5分,缺席一次扣10分。上报各种数据,推迟一天扣5分,上报数据不准确一次扣5分		
				b.按时按规定参加各种会议,按时按照规定上报负责的数据工作,并保证上报数据正确	20			
		2.2 工作数量	140	a.承担质量管理职责,胜任护理各种班次	30	不履行质量管理小组职责扣5分。少参加一次查房与病历讨论扣10分。围手术期患者各种管道不畅通,一次扣20分。不能掌握抢救仪器操作并指导护士扣5分。没有承担实施绩效考核扣10分,考核结果不与工资挂钩扣10分		
				b.参加护理查房与护理病历讨论符合要求	30			
				c.围手术期患者各种管道畅通符合规定要求	30			
				d.掌握常规抢救仪器使用方法符合规定要求	30			
				e.履行绩效考核职责	20			
		2.3 工作质量	80	a.围手术期患者护理制度标准落实符合要求	30	当月所有围手术期患者护理落实,一个环节不落实一人次扣5分。应急预案执行不到位扣5分,影响工作扣10分。不执行护理管理目标及无护理质量控制与管理流程扣10分,不落实到位扣10分		
				c.针对技术操作应急预案的执行符合规定要求	20			
				f.执行本科室护理管理目标及护理质量实施控制与管理标准,一项、次不符合要求按规定扣分	30			
5 社会责任 消毒隔离 40分	4	5.1 社会责任	20	b.监督手卫生、院感、消毒、隔离、废物处理	20	手卫生、院感、消毒、隔离不按规定处理医疗废物一次扣5分。办公相关工作场所"7S管理"不到位扣10分		
		5.2 "7S管理"	20	办公与相关工作场所"7S管理"符合规定要求	20			
7 科室 绩效结果 200分	20	7.1 科室 病人结果	80	a.当月出院病人总数量	40	达到去年指标水平并达到医院规定增长幅度得满分,降低1%扣10分,增加1%奖5分		
				b.科室当月大、中、小手术总数量与上年度比	40			
		7.2 质量结果	50	a.医疗质量达到指标	30	达到医院规定指标,降低1%扣10分,增加1%奖5分		
				b.医疗安全达到指标	20			
		7.3 科室 财务结果	70	当月医疗收入利润达到上年度同月水平并达到医院规定的增长幅度	70	达到去年指标水平并达到医院规定增长幅度得满分,降低1%扣10分,增加1%奖5分		
科室				本表定量指标满分	580分	定量指标合计得分		

8.外科系统科室治疗班护士卓越绩效考评标准(表一)

一级指标 (分值)	权重 %	二级指标		三级指标		得分	考核 方式
		考评内容	分值	绩效考评扣分细则	分值		
1 管理能力 执行能力 100分	10	1.1 管理能力 执行能力	80	a.工作与管理能力、同事之间团结	10		定性
				b.医护核心制度与相关规定执行力	70		定量
		1.2 工作计划	20	a.执行护理发展规划,月度工作计划	10		定量
				b.上班尊重劳动纪律,尽职尽责	10		定性
2 过程控制 工作数量 工作质量 工作效率 440分	44	2.1 工作流程	40	a.护理工作流程参加各种护理值班	20		定量
				b.按时参加各种会议上报数据正确	20		定量
		2.2 工作数量	140	a.承担质量管理职责胜任护理班次	30		定量
				b.围手术期患者疼痛处理与评价	30		定量
				c.正确及时更换患者输液瓶	30		定量
				d.正确记录危重患者出入量	30		定量
				e.履行科室绩效考核与管理职责	20		定量
		2.3 工作质量	140	a.保证围手术期患者各种管道通畅	20		定量
				b.正确执行医嘱实施患者治疗时间	20		定性
				c.针对技术操作应急预案的执行	20		定量
				d.执行预防患者跌倒坠床压疮制度	20		定性
				e.负责长期与短期医嘱的治疗工作	40		定性
				f.执行护理管理目标与质量控制	20		定量
		2.4 工作效率	120	a.护理文件书写符合标准	30		定性
				b.带教护理实习、进修生	10		定性
				c.观察患者刀口正确处理刀口渗血	20		定性
				d.正确按时落实患者用药时间	40		定性
				e.处理问题考虑全面遵循伦理原则	20		定性
3 论文科研 50分	5	论文科研 业务技术	50	a.敬业奉献、钻研业务、优质服务	10		定性
				b.发表论文与护理科研计划并落实	30		定性
				c.本人专科护理理论与技术水平	10		定性
4 职业道德 40分	4	4.1 职业素质	10	关心同事、自觉合作、乐于助人	10		定性
		4.2 职责履行	30	a.圆满完成岗位职责工作	20		定性
				b.在护理学科建设中的作用	10		定性
5 团队管理 50分	5	5.1 团队管理	30	a.参加公益活动愿意承担额外工作	10		定性
				b.手卫生、院感、消毒隔离、废物处理	20		定量
		5.2 指导工作	20	参加患者抢救、指导护士技术操作	20		定量
6 满意测评 持续改进 120分	12	6.1 满意度 健康指导	80	a.门诊病人住院患者的满意度	60		定性
				b.患者健康与出院指导制度与流程	20		定性
		6.2 本科满意	20	本科室员工的满意度	20		定性
		6.3 持续改进	20	针对问题缺陷有持续改进计划	20		定性
7 科室 绩效结果 200分	20	7.1 病人结果	80	a.科室当月出院病人总数量	40		定量
				b.科室当月大、中、小手术总数量	40		定量
		7.2 质量结果	50	a.当月科室质量达到要求	30		定量
				b.当月科室安全无事故	20		定量
		7.3 财务结果	70	医疗利润与上年度同月增加比较	70		定量
满分	1000分	定性指标得分		定量指标得分		最后得分	

8.1外科系统科室治疗班护士卓越绩效考评定性标准(表二)

被考评者姓名		岗位			部门			
职能部门领导·定性指标·满意度测评内容					满意度测评等级			
一级指标	三级定性指标内容测评	本项满分	测评方式	卓越	优秀	良好	一般	得分
1 管理能力 20分	1.1 a.工作管理能力、同事之间团结	10	定性		10	8	6	
	1.2 d.上班尊重劳动纪律、尽职尽责	10	定性					
	扣罚细则:上班不接收快递包裹,发现一次扣5分;科室早会、进入病房护理、穿刺打针发药、技术操作等直接服务患者时关手机,一次不关扣5分;上班上网玩游戏发现一次扣10分;值班时间干私活带人看病、外出不请示离开岗位,发现一次扣10分							
2 过程控制 工作数量 工作质量 工作效率 200分	2.3 b.正确执行医嘱和患者治疗时间	20	定性					
	奖罚细则:输液推迟2小时、注射推迟2小时、口服药推迟2小时,一人次扣5分							
	2.3 d.患者预防跌倒、坠床、压疮制度	20	定性					
	奖罚细则:有预防患者跌倒、坠床、压疮制度和高危患者跌倒、坠床、压疮风险评估,有患者跌倒、坠床、压疮处理流程。制度、流程、评估,少一项扣10分							
	2.3 e.负责长期短期医嘱的治疗工作	40	定性		错误一次扣5分			
	2.4 a.护理文件书写符合标准	30	定性		一处不符合标准扣5分			
	2.4 b.带教护理实习、进修生	10	定性					
	奖罚细则:担任护理带教实习、进修生工作,少带一名实习、进修生扣5分							
	2.4 c.观察患者正确处理刀口渗血	20	定性					
	奖罚细则:观察患者正确处理刀口渗血,因处理不及时扣5分,问题严重扣10分							
	2.4 d.正确按时落实患者用药时间	40	定性					
	奖罚细则:正确按时落实患者静脉、肌注、口服药时间,不落实一人次扣5分							
	2.4 e.处理问题考虑全面遵循伦理原则	20	定性		20	16	12	
3 论文科研 50分	3.1 a.敬业奉献、钻研业务、优质服务	10	定性		10	8	6	
	3.2 b 发表论文与护理科研计划并落实	30	定性		一项不符要求扣10分			
	3.3 c.本人专科护理理论与技术水平	10	定性		10	8	6	
4 职业道德 40分	4.1 关心同事、自觉合作、乐于助人	10	定性		10	8	6	
	4.2 a.圆满完成岗位职责工作	20	定性					
	扣罚细则:圆满完成岗位职责工作,符合医院管理规定的要求,一次完不成扣5分							
	4.2 b.在护理学科建设中的作用	10	定性					
	奖罚细则:护理学科建设不好扣10分、护士培训无计划扣5分,不落实计划扣5分							
5 团队管理 10分	5.2 a.参加公益活动,承担额外工作	10	定性					
	奖罚细则:按照规定参加公益活动,愿意承担额外工作。按规定参加公益活动、愿意承担额外工作满分,少参加一次公益活动扣5分,不愿意承担额外工作扣10分							
6 满意测评 持续改进 120分	6.1 a.门诊病人住院患者的满意度	60	定性		60	48	36	
	6.1 b.患者健康与出院指导制度流程	20	定性					
	奖罚细则:无患者健康与出院指导制度、流程,少执行一项扣5分							
	6.2 本科室员工的满意度	20	定性		20	16	12	
	6.3 针对问题缺陷有持续改进计划	20	定性					
	奖罚细则:解决病人投诉,处理护理纠纷,评价纠纷,发现工作中的问题,针对护理工作的问题与缺陷制订持续改进计划、事实、流程、措施、效果,少一个环节扣5分							
科室		本表定性指标满分	440分	定性指标最后得分				

8.2 外科系统科室治疗班护士卓越绩效考评定量标准（表三）

一级指标（分值）	权重%	二级指标 考评内容	分值	三级指标 考评内容	分值	绩效考评 扣分细则	得分
1 管理能力 执行能力 **80分**	8	1.1 执行能力	70	b.医护核心制度与相关规定执行力符合要求	70	核心制度一项不执行扣5分,其他不执行扣5分	
		1.2 规划计划	10	a.执行科室护理发展规划,月度工作计划	10	执行规划、月度计划满分,少执行一项扣10分	
2 过程控制 工作数量 工作质量 工作效率 **240分**	24	2.1 工作流程	40	a.执行护理工作流程,参加各种护理值班	20	少执行一项流程扣5分,少一次值班扣5分。会议迟到或早退一次扣5分缺席一次扣10分。上报各种数据,推迟一天扣5分,上报数据不准确一次扣5分	
				b.按时按规定参加各种会议,按时按照规定上报负责的数据工作,并保证上报数据正确	20		
		2.2 工作数量	140	a.承担质量管理职责,胜任护理各种班次	30	不履行质量管理职责扣5分。围手术期患者疼痛处理不及时一次扣5分,没评价扣5分。更换输液瓶一次不及时扣5分。不能正确记录患者出入量,一次扣5分。没有承担实施绩效考核扣10分,考核结果不与工资挂钩扣10分	
				b.围手术期患者疼痛处理与评价符合要求	30		
				c.正确及时更换患者输液瓶符合规定要求	30		
				d.正确记录危重患者出入量符合规定要求	30		
				e.履行绩效考核职责	20		
		2.3 工作质量	60	a.保证围手术期患者各种管道通畅符合要求	20	不能保证围手术期患者各种管道通畅,患者一次管道脱落扣5分。应急预案执行不到位扣5分,影响工作扣10分。不执行护理管理目标及无护理质量控制与管理流程扣10分,不落实到位扣10分	
				c.针对护理技术操作应急预案的管理与执行	20		
				f.执行本科室制定的护理管理目标及护理质量实施控制与管理的制度、标准和流程	20		
5 团队管理 社会责任 **40分**	4	5.1 社会责任	20	b.监督手卫生、院感、消毒、隔离、废物处理	20	手卫生、院感、消毒隔离不落实和不按规定处理医疗废物一次扣5分。抢救、指导一项做不到扣10分	
		5.2 患者抢救	20	参加患者抢救工作、指导护士技术操作	20		
7 科室 绩效结果 **200分**	20	7.1 科室 病人结果	80	a.当月出院病人总数量	40	达到去年指标水平并达到医院规定增长幅度得满分,降低1%扣10分,增加1%奖5分	
				b.科室当月大、中、小手术总数量与上年度比	40		
		7.2 质量结果	50	a.医疗质量达到指标	30	达到医院规定指标,降低1%扣10分,增加1%奖5分	
				b.医疗安全达到指标	20		
		7.3 科室 财务结果	70	当月医疗收入利润达到上年度同月水平并达到医院规定的增长幅度	70	达到去年指标水平并达到医院规定增长幅度得满分,降低1%扣10分,增加1%奖5分	
科室		**本表定量指标满分**			**560分**	**定量指标合计得分**	

9.外科系统科室行政班护士卓越绩效考评标准(表一)

一级指标 (分值)	权重 %	二级指标		三级指标		得分	考核 方式
		考评内容	分值	绩效考评扣分细则	分值		
1 管理能力 执行能力 100分	10	1.1 管理能力 执行能力	80	a.工作与管理能力、同事之间团结	10		定性
				b.医护核心制度与相关规定执行力	70		定量
		1.2 工作计划	20	a.执行护理发展规划,月度工作计划	10		定量
				b.上班尊重劳动纪律,尽职尽责	10		定性
2 过程控制 工作数量 工作质量 工作效率 440分	44	2.1 工作流程	40	a.护理工作流程参加各种护理值班	20		定量
				b.按时参加各种会议上报数据正确	20		定量
		2.2 工作数量	140	a.承担质量管理职责胜任护理班次	30		定量
				b.安排当日患者医技检查及结果	30		定量
				c.安排当日患者手术接送手术室	30		定量
				d.掌握常规抢救仪器使用方法	30		定量
				e.履行科室绩效考核与管理职责	20		定量
		2.3 工作质量	140	a.基础、专科、责任护理落实	20		定量
				b.协助护士长护理行政管理	30		定性
				c.针对技术操作应急预案的执行	20		定量
				d.执行预防患者跌倒坠床压疮制度	20		定性
				e.督促检查患者各种治疗落实	30		定性
				f.执行护理管理目标与质量控制	20		定量
		2.4 工作效率	120	a.护理文件书写符合标准	30		定性
				b.强化护理实习、进修生管理	10		定性
				c.督促患者住院出院转科手续办理	30		定性
				d.手术患者床铺准备与护理	30		定性
				e.处理问题考虑全面遵循伦理原则	20		定性
3 论文科研 50分	5	论文科研 业务技术	50	a.带教实习进修生符合要求	10		定性
				b.业务培训、论文、科研	20		定性
				c.本人专科护理理论与技术水平	20		定性
4 职业道德 40分	4	4.1职业素质	10	协助护士长物品请领抢救设备检查	10		定性
		4.2 问题解决	30	a.处理患者和家属的问题	20		定性
				b.在护理学科建设中的作用	10		定性
5 团队管理 50分	5	5.1 团队管理	30	a.参加公益活动愿意承担额外工作	10		定性
				b.手卫生、院感、消毒隔离、废物处理	20		定量
		5.2协助工作	20	协助治疗班护士输液、肌注和发药	20		定量
6 满意测评 持续改进 120分	12	6.1满意度 健康指导	80	a.门诊病人住院患者的满意度	60		定性
				b.患者健康与出院指导制度与流程	20		定性
		6.2 本科满意	20	本科室员工的满意度	20		定性
		6.3 持续改进	20	针对问题缺陷有持续改进计划	20		定性
7 科室 绩效结果 200分	20	7.1 病人结果	80	a.科室当月出院病人总数量	40		定量
				b.科室当月大、中、小手术总数量	40		定量
		7.2 质量结果	50	a.当月科室质量达到要求	30		定量
				b.当月科室安全无事故	20		定量
		7.3财务结果	70	医疗利润与上年度同月增加比较	70		定量
满分	**1000分**	定性指标得分		定量指标得分		最后得分	

9.1 外科系统科室行政班护士卓越绩效考评定性标准(表二)

被考评者姓名		岗位			部门			
职能部门领导·定性指标·满意度测评内容					满意度测评等级			
一级指标	三级定性指标内容测评	本项满分	测评方式	卓越	优秀	良好	一般	得分
1 **管理能力** **20分**	1.1 a.工作管理能力、同事之间团结	10	定性		10	8	6	
	1.2 d.上班尊重劳动纪律,尽职尽责	10	定性					
	扣罚细则:上班不接收快递包裹,发现一次扣5分;科室早会、进入病房护理、穿刺打针发药、技术操作等直接服务患者时关手机,一次不关扣5分;上班上网玩游戏发现一次扣10分;值班时间干私活带人看病,外出不请示离开岗位,发现一次扣10分							
2 **过程控制** **工作数量** **工作质量** **工作效率** **200分**	2.3 b.协助护士长护理行政管理	30	定性					
	奖罚细则:协助护士长护理、教学、科研管理,一项工作不落实扣5分							
	2.3 d.患者预防、跌倒、坠床、压疮制度	20	定性					
	扣罚细则:有预防患者跌倒、坠床、压疮制度和高危患者跌倒、坠床、压疮风险评估,有患者跌倒、坠床、压疮处理流程符合要求。制度、流程、评估,少一项扣10分							
	2.3 e.督促检查患者各种治疗落实	30	定性	一项治疗不按时扣5分				
	2.4 a.护理文件书写符合标准	30	定性	一处不符合标准扣5分				
	2.4 b.强化护理实习、进修生管理	10	定性					
	奖罚细则:强化护理实习、进修生管理,一名实习、进修生管理不好扣5分							
	2.4 c.督促患者住院出院转科办理	30	定性					
	奖罚细则:督促患者住院、出院、转科手续办理,一项工作患者有意见扣5分							
	2.4 d.手术患者床铺准备与护理	30	定性					
	奖罚细则:手术患者床铺准备与护理,不落实一次扣50分,少一次记录扣5分							
	2.4 e.处理问题考虑全面遵循伦理原则	20	定性		20	16	12	
3 **论文科研** **50分**	3.a.带教实习进修生符合要求	10	定性		10	8	6	
	3.b.业务培训、论文、科研	20	定性	一项不符合要求扣10分				
	3.c.本人专科护理理论与技术水平	20	定性		20	16	12	
4 **职业道德** **40分**	4.1 协助护士长物品抢救设备检查	10	定性		20	16	12	
	4.2 a.处理患者和家属的问题	20	定性		20	16	12	
	4.2 b.在护理学科建设中的作用	10	定性					
	奖罚细则:护理学科建设不好扣10分、护士培训无计划扣2分,不落实计划扣5分							
5 团队管理 **10分**	5.2 a.参加公益活动,承担额外工作	10	定性					
	奖罚细则:按照规定参加公益活动,愿意承担额外工作。按规定参加公益活动、愿意承担额外工作满分,少参加一次公益活动扣5分,不愿意承担额外工作扣10分							
6 **满意测评** **持续改进** **120分**	6.1 a.门诊病人住院患者的满意度	60	定性					
	奖罚细则:门诊病人住院患者的满意度达到规定95%,达不到标准,降低1%扣10分							
	6.1 b.患者健康与出院指导制度流程	20	定性					
	奖罚细则:无患者健康与出院指导制度、流程,少执行一项扣5分							
	6.2 本科室员工的满意度	20	定性		20	16	12	
	6.3 针对问题缺陷有持续改进计划	20	定性					
科室		本表定性指标满分	440分	定性指标最后得分				

9.2 外科系统科室行政班护士卓越绩效考评定量标准(表三)

一级指标 (分值)	权重 %	二级指标		三级指标		绩效考评 扣分细则	得分
		考评内容	分值	考评内容	分值		
1 管理能力 执行能力 80 分	8	1.1 执行能力	70	b.医护核心制度与相关规定执行力	70	核心制度一项不执行扣 5 分,其他不执行扣 5 分	
		1.2 规划计划	10	a.执行科室护理发展规划,月度工作计划	10	执行规划、月度计划满分,少执行一项扣 10 分	
2 过程控制 工作数量 工作质量 工作效率 240 分	24	2.1 工作流程	40	a.执行护理工作流程,参加各种护理值班	20	少执行一项流程扣 5 分,少一次值班扣 5 分。会议迟到或早退一次扣 5 分缺席一次扣 10 分。上报各种数据,推迟一天扣 5 分,上报数据不准确一次扣 5 分	
				b.按时按规定参加各种会议,按时按照规定上报负责的数据工作,并保证上报数据正确	20		
		2.2 工作数量	140	a.承担质量管理职责,胜任护理各种班次	30	不履行质量管理小组人员兼职职责扣 5 分。一个患者当日检查不落实一次扣 10 分。少安排一人次手术患者扣 5 分。不能掌握抢救仪器操作并指导护士扣 5 分。没有承担实施绩效考核扣 10 分,考核结果不与工资挂钩扣 10 分	
				b.安排当日患者医技检查及结果符合规定要求	30		
				c.安排当日患者手术接送手术室符合规定要求	30		
				d.掌握常规抢救仪器使用方法符合规定要求	30		
				e.履行绩效考核职责	20		
		2.3 工作质量	60	a.执行基础护理、专科护理、责任护理落实	20	基础、专科、责任护理不落实到每一个护士,责任少一人次病人扣 5 分。应急预案执行不到位扣 5 分,影响工作扣 10 分。不执行护理管理目标及无护理质量控制与管理流程扣 10 分,不落实到位扣 10 分	
				c.针对护理技术操作应急预案的管理与执行	20		
				f.执行本科室制定的护理管理目标及护理质量实施控制与管理的制度、标准和流程	20		
5 团队管理 社会责任 40 分	4	5.1 社会责任	20	b.监督手卫生、院感、消毒、隔离、废物处理	20	手卫生、院感、消毒隔离不落实和不安规定处理医疗废物一次扣 5 分。一人次治疗工作不落实扣 5 分	
		5.2 协助工作	20	协助治疗班护士输液、肌注、发药及相关工作	20		
7 科室 绩效结果 200 分	20	7.1 科室 病人结果	80	a.当月出院病人总数量	40	达到去年指标水平并达到医院规定增长幅度得满分,降低 1% 扣 10 分,增加 1% 奖 5 分	
				b.科室当月大、中、小手术总数量与上年度比	40		
		7.2 质量结果	50	a.医疗质量达到指标	30	达到医院规定指标,降低 1% 扣 10 分,增加 1% 奖 5 分	
				b.医疗安全达到指标	20		
		7.3科室 财务结果	70	当月医疗收入利润达到上年度同月水平并达到医院规定的增长幅度	70	达到去年指标水平并达到医院规定增长幅度得满分,降低 1% 扣 10 分,增加 1% 奖 5 分	
科室		本表定量指标满分			560 分	定量指标合计得分	

10. 外科系统科室医嘱班护士卓越绩效考评标准 (表一)

一级指标 (分值)	权重 %	二级指标		三级指标		得分	考核 方式
		考评内容	分值	绩效考评扣分细则	分值		
1 管理能力 执行能力 100分	10	1.1 管理能力 执行能力	80	a. 工作与管理能力、同事之间团结	10		定性
				b. 医护核心制度与相关规定执行力	70		定量
		1.2 工作计划	20	a. 执行护理发展规划, 月度工作计划	10		定量
				b. 上班尊重劳动纪律, 尽职尽责	10		定性
2 过程控制 工作数量 工作质量 工作效率 440分	44	2.1 工作流程	40	a. 护理工作流程参加各种护理值班	20		定量
				b. 按时参加各种会议上报数据正确	20		定量
		2.2 工作数量	140	a. 承担质量管理职责胜任护理班次	30		定量
				b. 通知医生患者欠费名单	30		定量
				c. 围术期患者临时医嘱的执行	20		定量
				d. 手术患者手术前后更改及时	30		定量
				e. 履行科室绩效考核与管理职责	30		定量
		2.3 工作质量	140	a. 围手术期患者出入量记录	20		定量
				b. 护士长不在时代理处理日常工作	30		定性
				c. 针对技术操作应急预案的执行	20		定量
				d. 执行预防患者跌倒、坠床、压疮制度	20		定性
				e. 按时、准确转抄医嘱	30		定性
				f. 执行护理管理目标与质量控制	20		定量
		2.4 工作效率	120	a. 护理文件书写符合标准	30		定性
				b. 核对医嘱转抄各种治疗卡并签字	30		定性
				c. 督促患者住院出院转科手续办理	20		定性
				d. 核对电脑记账与相关部门沟通	20		定性
				e. 处理问题考虑全面遵循伦理原则	20		定性
3 论文科研 50分	5	论文科研 业务技术	50	a. 敬业奉献、钻研业务、优质服务	10		定性
				b. 业务培训、论文、科研	30		定性
				c. 本人专科护理理论与技术水平	10		定性
4 职业道德 40分	4	4.1 职业素质	10	关心同事、自觉合作、乐于助人	10		定性
		4.2 问题解决	30	a. 处理患者和家属的问题	20		定性
				b. 在护理学科建设中的作用	10		定性
5 团队管理 50分	5	5.1 社会责任	30	a. 参加公益活动愿意承担额外工作	10		定性
				b. 手卫生、院感、消毒隔离、废物处理	20		定量
		5.2 整理病历	20	整理出院病历、正确排序与装订	20		定量
6 满意测评 持续改进 120分	12	6.1 满意度 健康指导	80	a. 门诊病人住院患者的满意度	60		定性
				b. 患者健康与出院指导制度与流程	20		定性
		6.2 本科满意	20	本科室员工的满意度	20		定性
		6.3 持续改进	20	针对问题缺陷有持续改进计划	20		定性
7 科室 绩效结果 200分	20	7.1 病人结果	80	a. 科室当月出院病人总数量	40		定量
				b. 科室当月大、中、小手术总数量	40		定量
		7.2 质量结果	50	a. 当月科室质量达到要求	30		定量
				b. 当月科室安全无事故	20		定量
		7.3 财务结果	70	医疗利润与上年度同月增加比较	70		定量
满分	**1000分**	定性指标得分		定量指标得分		最后得分	

10.1 外科系统科室医嘱班护士卓越绩效考评定性标准(表二)

被考评者姓名		岗位			部门			
职能部门领导·定性指标·满意度测评内容				满意度测评等级				
一级指标	三级定性指标内容测评	本项满分	测评方式	卓越	优秀	良好	一般	得分
1 **管理能力** **20分**	1.1 a.工作管理能力、同事之间团结	10	定性		10	8	6	
	1.2 d.上班尊重劳动纪律,尽职尽责	10	定性					
	扣罚细则:上班不接收快递包裹,发现一次扣5分;科室早会、进入病房护理、穿刺打针发药、技术操作等直接服务患者时关手机,一次不关扣5分;上班上网玩游戏发现一次扣10分;值班时间干私活带人看病、外出不请示离开岗位,发现一次扣10分							
2 **过程控制** **工作数量** **工作质量** **工作效率** **200分**	2.3 b.护士长不在代理处理日常工作	30	定性					
	奖罚细则:护士长不在时代理处理日常工作符合要求,一项工作不落实扣5分							
	2.3 d.患者预防跌倒、坠床、压疮制度	20	定性					
	扣罚细则:有预防患者跌倒、坠床、压疮制度和高危患者跌倒、坠床、压疮风险评估,有患者跌倒、坠床、压疮处理流程符合要求。制度、流程、评估,少一项扣10分							
	2.3 e.按时、准确转抄医嘱	30	定性	一条医嘱不准确扣5分				
	2.4 a.护理文件书写符合标准	30	定性	一处不符合标准扣5分				
	2.4 b.核对医嘱转抄治疗本卡并签字	30	定性					
	奖罚细则:核对医嘱转抄各种治疗卡并签字,差错一处扣5分,一次不签字扣5分							
	2.4 c.督促患者住院出院转科办理	20	定性					
	奖罚细则:督促患者住院、出院、转科手续办理,一项工作患者有意见扣5分							
	2.4 d.核对电脑记账与相关部门沟通	20	定性					
	奖罚细则:核对医嘱、电脑记账、建立必要台账并与相关部门沟通,差错一次扣5分							
	2.4 e 处理问题考虑全面遵循伦理原则	20	定性		20	16	12	
3 **论文科研** **50分**	3.a.敬业奉献、钻研业务、优质服务	10	定性		10	8	6	
	3.b.业务培训、论文、科研	30	定性	一项不符合要求扣10分				
	3.c.本人专科护理理论与技术水平	10	定性		10	8	6	
4 **职业道德** **40分**	4.1 关心同事、自觉合作、乐于助人	10	定性		10	8	6	
	4.2 a.处理患者和家属的问题	20	定性		20	16	12	
	4.2 b.在护理学科建设中的作用	10	定性					
	奖罚细则:护理学科建设不好扣10分、护士培训无计划扣2分,不落实计划扣5分							
5 团队管理 **10分**	5.2 a.参加公益活动,承担额外工作	10	定性					
	奖罚细则:按照规定参加公益活动,愿意承担额外工作。按规定参加公益活动、愿意承担额外工作满分,少参加一次公益活动扣5分,不愿意承担额外工作扣10分							
6 **满意测评** **持续改进** **120分**	6.1 a.门诊病人住院患者的满意度	60	定性					
	奖罚细则:门诊病人住院患者的满意度达到规定95%,达不到标准,降低1%扣10分							
	6.1 b.患者健康与出院指导制度流程	20	定性					
	奖罚细则:无患者健康与出院指导制度、流程,少执行一项扣5分							
	6.2 本科室员工的满意度	20	定性		20	16	12	
	6.3 针对问题缺陷有持续改进计划	20	定性					
	奖罚细则:解决病人投诉,处理护理纠纷,评价纠纷,发现工作中的问题,针对护理工作的问题与缺陷有持续改进计划、事实、流程、措施、效果,少一个环节扣5分							
科室		本表定性指标满分	**440分**	定性指标最后得分				

10.2 外科系统科室医嘱班护士卓越绩效考评定量标准(表三)

一级指标(分值)	权重 %	二级指标		三级指标		绩效考评	得分
		考评内容	分值	考评内容	分值	扣分细则	
1 管理能力 执行能力 **80分**	8	1.1 执行能力	70	b.医护核心制度与相关规定执行力符合要求	70	核心制度一项不执行扣5分,其他不执行扣5分	
		1.2 规划计划	10	a.执行科室护理发展规划,月度工作计划	10	执行规划、月度计划满分,少执行一项扣10分	
2 过程控制 工作数量 工作质量 工作效率 **240分**	24	2.1 工作流程	40	a.执行护理工作流程,参加各种护理值班	20	少执行一项流程扣5分少一次值班扣5分。会议迟到或早退一次扣5分缺席一次扣10分。上报各种数据,推迟一天扣5分,上报数据不准确一次扣5分	
				b.按时按规定参加各种会议,按时按照规定上报负责的数据工作,并保证上报数据正确	20		
		2.2 工作数量	140	a.承担质量管理职责,胜任护理各种班次	30	不履行质量管理小组人员兼职职责扣5分。因为及时通知,欠费影响治疗一次扣10分。围术期患者临时医嘱执行不及时扣5分。手术患者手术前后更改不及时扣5分。没有承担绩效考核扣10分,考核结果不与工资挂钩扣10分	
				b.通知相关医生患者欠费名单符合规定要求	30		
				c.围术期患者临时医嘱的执行符合规定要求	20		
				d.手术患者手术前后更改及时符合规定要求	30		
				e.履行绩效考核职责	30		
		2.3 工作质量	60	a.围手术期患者出入量执行与记录符合要求	20	围手术期患者出、入量执行与记录准确,少一人次病人记录扣5分。应急预案执行不到位扣5分,影响工作扣10分。不执行护理管理目标及无护理质量控制与管理流程扣10分,不落实到位扣10分	
				c.针对护理技术操作应急预案的管理与执行	20		
				f.执行本科室制定的护理管理目标及护理质量实施控制与管理的制度、标准和流程	20		
5 团队管理 社会责任 **40分**	4	5.1 社会责任	20	b.监督手卫生、院感、消毒、隔离、废物处理	20	手卫生、院感、消毒隔离不落实和不按规定处理医疗废物一次扣5分。一份病历发生差错扣5分	
		5.2 整理病历	20	整理出院病历、正确排序与装订符合规定要求	20		
7 科室 绩效结果 **200分**	20	7.1 科室病人结果	80	a.当月出院病人总数量	40	达到去年指标水平并达到医院规定增长幅度得满分,降低1%扣10分,增加1%奖5分	
				b.科室当月大、中、小手术总数量与上年度比	40		
		7.2 质量结果	50	a.医疗质量达到指标	30	达到医院规定指标,降低1%扣10分,增加1%奖5分	
				b.医疗安全达到指标	20		
		7.3 科室财务结果	70	当月医疗收入利润达到上年度同月水平并达到医院规定的增长幅度	70	达到去年指标水平并达到医院规定增长幅度得满分,降低1%扣10分,增加1%奖5分	
科室				**本表定量指标满分**	**560分**	**定量指标合计得分**	

11.外科系统科室责任班护士卓越绩效考评标准(表一)

一级指标 (分值)	权重 %	二级指标 考评内容	分值	三级指标 绩效考评扣分细则	分值	得分	考核 方式
1 管理能力 执行能力 100分	10	1.1 管理能力 执行能力	80	a.工作与管理能力、同事之间团结	10		定性
				b.医护核心制度与相关规定执行力	70		定量
		1.2 工作计划	20	a.执行护理发展规划,月度工作计划	10		定量
				b.上班尊重劳动纪律,尽职尽责	10		定性
2 过程控制 工作数量 工作质量 工作效率 440分	44	2.1 工作流程	40	a.护理工作流程参加各种护理值班	20		定量
				b.按时参加各种会议上报数据正确	20		定量
		2.2 工作数量	140	a.承担质量管理职责胜任护理班次	30		定量
				b.跟随医生查房、了解护理重点	20		定量
				c.检查患者治疗与护理落实	30		定量
				d.掌握常规抢救仪器使用方法	30		定量
				e.履行科室绩效考核与管理职责	30		定量
		2.3 工作质量	140	a.基础、专科、责任护理落实	20		定量
				b.负责患者各种管道的管理与计量	30		定性
				c.针对技术操作应急预案的执行	20		定量
				d.执行预防患者跌倒、坠床、压疮制度	20		定性
				e.巡视病房,负责更换输液瓶	30		定性
				f.执行护理管理目标与质量控制	20		定量
		2.4 工作效率	120	a.护理文件书写符合标准	30		定性
				b.检查早班治疗护理落实情况	30		定性
				c.观察手术患者刀口渗出情况	20		定性
				d.围术期患者的饮食落实	20		定性
				e.处理问题考虑全面遵循伦理原则	20		定性
3 论文科研 50分	5	论文科研 业务技术	50	a.敬业奉献、钻研业务、优质服务	10		定性
				b.业务培训、论文、科研	30		定性
				c.本人专科护理理论与技术水平	10		定性
4 职业道德 40分	4	4.1职业素质	10	关心同事、自觉合作、乐于助人	10		定性
		4.2 问题解决	30	a.处理患者和家属的相关问题	20		定性
				b.在护理学科建设中的作用	10		定性
5 团队管理 50分	5	5.1 社会责任	30	a.参加公益活动愿意承担额外工作	10		定性
				b.手卫生、院感、消毒隔离、废物处理	20		定量
		5.2整理病历	20	护理病历记录,粘贴化验单	20		定量
6 满意测评 持续改进 120分	12	6.1满意度 健康指导	80	a.门诊病人住院患者的满意度	60		定性
				b.患者健康与出院指导制度与流程	20		定性
		6.2本科满意	20	本科室员工的满意度	20		定性
		6.3持续改进	20	针对问题缺陷有持续改进计划	20		定性
7 科室 绩效结果 200分	20	7.1 病人结果	80	a.科室当月出院病人总数量	40		定量
				b.科室当月大、中、小手术总数量	40		定量
		7.2 质量结果	50	a.当月科室质量达到要求	30		定量
				b.当月科室安全无事故	20		定量
		7.3 财务结果	70	医疗利润与上年度同月增加比较	70		定量
满分	1000分	定性指标得分		定量指标得分		最后得分	

11.1 外科系统科室责任班护士卓越绩效考评定性标准(表二)

被考评者姓名		岗位			部门				
职能部门领导·定性指标·满意度测评内容					满意度测评等级				
一级指标	三级定性指标内容测评		本项满分	测评方式	卓越	优秀	良好	一般	得分
1 **管理能力** **20分**	1.1 a.工作管理能力、同事之间团结		10	定性		10	8	6	
	1.2 d.上班尊重劳动纪律、尽职尽责		10	定性					
	扣罚细则:上班不接收快递包裹,发现一次扣5分;科室早会、进入病房护理、穿刺打针发药、技术操作等直接服务患者时关手机,一次不关扣5分;上班上网玩游戏发现一次扣10分;值班时间干私活带人看病、外出不请示离开岗位,发现一次扣10分								
2 **过程控制** **工作数量** **工作质量** **工作效率** **200分**	2.3 b.负责患者各种管道管理与计量		30	定性					
	奖罚细则:负责输液引流胃管导尿吸氧管的管理,脱落一次扣5分,计量不准扣5分								
	2.3 d.患者预防跌倒、坠床、压疮制度		20	定性					
	扣罚细则:有预防患者跌倒、坠床、压疮制度和高危患者跌倒、坠床、压疮风险评估,有患者跌倒、坠床、压疮处理流程符合要求。制度、流程、评估,少一项扣10分								
	2.3 e.巡视病房,负责更换输液瓶		30	定性	一次更换不及时扣5分				
	2.4 a.护理文件书写符合标准		30	定性	一处不符合标准扣5分				
	2.4 b.检查早班治疗护理落实情况		30	定性					
	奖罚细则:检查早班治疗护理落实情况,差错一处扣5分,不落实一次扣10分								
	2.4 c.观察手术患者刀口渗出情况		20	定性					
	奖罚细则:观察手术患者刀口渗出情况,患者刀口渗出交换敷料不及时扣5分								
	2.4 d.围术期患者的饮食落实		20	定性					
	奖罚细则:围术期患者的饮食落实符合业务与技术管理要求,一人次不落实扣10分								
	2.4 e 处理问题考虑全面遵循伦理原则		20	定性		20	16	12	
3 **论文科研** **50分**	3. a.敬业奉献、钻研业务、优质服务		10	定性		10	8	6	
	3.b 业务培训、论文、科研		30	定性		30	24	18	
	3. c.本人专科护理理论与技术水平		10	定性		10	8	6	
4 **职业道德** **40分**	4.1 关心同事、自觉合作、乐于助人		10	定性		10	8	6	
	4.2 a.处理患者和家属的相关问题		20	定性		20	16	12	
	4.2 b.在护理学科建设中的作用		10	定性					
	奖罚细则:护理学科建设不好扣10分、护士培训无计划扣5分,不落实计划扣5分								
5 团队管理 **10分**	5.2 a.参加公益活动,承担额外工作		10	定性					
	奖罚细则:按照规定参加公益活动,愿意承担额外工作。按规定参加公益活动、愿意承担额外工作满分,少参加一次公益活动扣5分,不愿意承担额外工作扣10分								
6 **满意测评** **持续改进** **120分**	6.1 a.门诊病人住院患者的满意度		60	定性					
	奖罚细则:门诊病人住院患者的满意度达到规定95%,达不到标准,降低1%扣10分								
	6.1 b.患者健康与出院指导制度流程		20	定性					
	奖罚细则:无患者健康与出院指导制度、流程,少执行一项扣5分								
	6.2 本科室员工的满意度		20	定性		20	16	12	
	6.3 针对问题缺陷有持续改进计划		20	定性					
	奖罚细则:解决病人投诉,处理护理纠纷,评价纠纷,发现工作中的问题,针对护理工作的问题与缺陷有持续改进计划、事实、流程、措施、效果,少一个环节扣5分								
科室		本表定性指标满分		440分	定性指标最后得分				

11.2 外科系统科室责任班护士卓越绩效考评定量标准(表三)

一级指标 (分值)	权重 %	二级指标 考评内容	分值	三级指标 考评内容	分值	绩效考评 扣分细则	得分
1 管理能力 执行能力 80分	8	1.1 执行能力	70	b.医护核心制度与相关规定执行力符合要求	70	核心制度一项不执行扣5分,其他不执行扣10分	
		1.2 规划计划	10	a.执行科室护理发展规划,月度工作计划	10	执行规划、月度计划满分,少执行一项扣10分	
2 过程控制 工作数量 工作质量 工作效率 240分	24	2.1 工作流程	40	a.执行护理工作流程,参加各种护理值班	20	少执行一项流程扣5分少一次值班扣5分。会议迟到或早退一次扣5分缺席一次扣10分。上报各种数据,推迟一天扣5分,上报数据不准确一次扣5分	
				b.按时按规定参加各种会议,按时按照规定上报负责的数据工作,并保证上报数据正确	20		
		2.2 工作数量	140	a.承担质量管理职责,胜任护理各种班次	30	不履行质量管理人员兼职职责扣5分。少一次查房扣5分,不清楚护理重点扣5分。患者治疗与护理不落实一次扣5分。不能掌握抢救仪器操作并指导护士扣5分。没有承担实施绩效考核扣10分,考核结果不与工资挂钩扣10分	
				b.跟随医生查房、了解护理重点符合要求	20		
				c.检查患者治疗与护理落实符合规定要求	30		
				d.掌握常规抢救仪器使用方法符合规定要求	30		
				e.履行绩效考核职责	30		
		2.3 工作质量	60	a.执行基础、专科、责任护理落实	20	基础、专科、责任护理不落实到每一个护士,责任少一人次病人扣5分。应急预案执行不到位扣5分,影响工作扣10分。不执行护理管理目标及无护理质量控制与管理流程扣10分,不落实到位扣10分	
				c.针对护理技术操作应急预案的管理与执行	20		
				f.执行本科室制定的护理管理目标及护理质量实施控制与管理的制度、标准和流程	20		
5 团队管理 社会责任 40分	4	5.1 社会责任	20	b.监督手卫生、院感、消毒、隔离、废物处理	20	手卫生、院感、消毒、隔离、废物处理不按规定落实一次扣5分。病历记录差错扣5分,粘贴化验单差错扣2分	
		5.2 整理病历	20	护理病历记录按时,当日粘贴患者化验单结果	20		
7 科室 绩效结果 200分	20	7.1 科室 病人结果	80	a.当月出院病人总数量	40	达到去年指标水平并达到医院规定增长幅度得满分,降低1%扣10分,增加1%奖5分	
				b.科室当月大、中、小手术总数量与上年度比	40		
		7.2 质量结果	50	a.医疗质量达到指标	30	达到医院规定指标,降低1%扣10分,增加1%奖5分	
				b.医疗安全达到指标	20		
		7.3 科室 财务结果	70	当月医疗收入利润达到上年度同月水平并达到医院规定的增长幅度	70	达到去年指标水平并达到医院规定增长幅度得满分,降低1%扣10分,增加1%奖5分	
科室		本表定量指标满分			560分	定量指标合计得分	

12. 外科系统科室优质护理责任组长卓越绩效考评标准（表一）

一级指标（分值）	权重 %	二级指标		三级指标		得分	考核方式
		考评内容	分值	绩效考评扣分细则	分值		
1 管理能力 执行能力 100分	10	1.1 管理能力 执行能力	80	a. 工作与管理能力、同事之间团结	10		定性
				b. 医护核心制度与相关规定执行力	70		定量
		1.2 工作计划	20	a. 执行护理发展规划，月度工作计划	10		定量
				b. 上班尊重劳动纪律，尽职尽责	10		定性
2 过程控制 工作数量 工作质量 工作效率 440分	44	2.1 工作流程	40	a. 掌握本组患者病情与护理重点	30		定量
				b. 按时参加各种会议上报数据正确	10		定量
		2.2 工作数量	140	a. 承担质量管理职责并能够胜任	20		定量
				b. 负责全面协调本组治疗及护理	30		定量
				c. 手术患者术前与术后护理计划	30		定量
				d. 掌握护理质控制度标准流程	40		定量
				e. 履行科室绩效考核与管理职责	20		定量
		2.3 工作质量	140	a. 基础、专科、责任护理落实	20		定量
				b. 协助护士长检查急救物品器械	20		定性
				c. 针对技术操作应急预案的执行	20		定量
				d. 执行预防患者跌倒、坠床、压疮制度	10		定性
				e. 参加本组危重病人抢救与护理	40		定性
				f. 执行护理管理目标与质量控制	30		定量
		2.4 工作效率	120	a. 护理文件书写符合标准	20		定性
				b. 保持围手术期患者各种管道畅通	20		定性
				c. 每月进行本组质控检查并总结	30		定性
				d. 掌握护理质控的工具与方法	30		定性
				e. 精确掌握本组危重患者出入量	20		定性
3 论文科研 50分	5	论文科研 业务技术	50	a. 敬业奉献、钻研业务、优质服务	10		定性
				b. 业务培训、论文、科研	30		定性
				c. 本人专科护理理论与技术水平	10		定性
4 职业道德 40分	4	4.1 职业道德	10	关心同事、自觉合作、乐于助人	10		定性
		4.2 问题解决	30	a. 处理患者和家属的相关问题	20		定性
				b. 在护理学科建设中的作用	10		定性
5 团队管理 50分	5	5.1 社会责任	30	a. 参加公益活动愿意承担额外工作	10		定性
				b. 手卫生院感消毒隔离废物处理	20		定量
		5.2 工作责任	20	工作主动性、积极性、责任心	20		定量
6 满意测评 持续改进 120分	12	6.1 满意度 健康指导	80	a. 门诊病人住院患者的满意度	60		定性
				b. 患者健康与出院指导制度与流程	20		定性
		6.2 本科满意	20	本科室员工的满意度	20		定性
		6.3 持续改进	20	针对问题缺陷有持续改进计划	20		定性
7 科室 绩效结果 200分	20	7.1 病人结果	80	a. 科室当月出院病人总数量	40		定量
				b. 科室当月大、中、小手术总数量	40		定量
		7.2 质量结果	50	a. 当月科室质量达到要求	30		定量
				b. 当月科室安全无事故	20		定量
		7.3 财务结果	70	医疗利润与上年度同月增加比较	70		定量
满分	**1000分**	**定性指标得分**		**定量指标得分**		**最后得分**	

12.1 外科系统科室优质护理责任组长卓越绩效考评定性标准(表二)

被考评者姓名		岗位			部门			
一级指标	三级定性指标内容测评	本项满分	测评方式	卓越	优秀	良好	一般	得分
1 管理能力 20分	1.1 a.工作管理能力、同事之间团结	10	定性		10	8	6	
	1.2 d.上班尊重劳动纪律,尽职尽责	10	定性					
	扣罚细则:上班不接收快递包裹,发现一次扣5分;科室早会、进入病房护理、穿刺打针发药、技术操作等直接服务患者时关手机,一次不关扣5分;上班上网玩游戏发现一次扣10分;值班时间干私活带人看病,外出不请示离开岗位,发现一次扣10分							
2 过程控制 工作数量 工作质量 工作效率 190分	2.3 b.协助护士长检查急救物品器械	20	定性					
	奖罚细则:协助护士长检查急救物品、器械及相关抢救设备,差错一次扣10分							
	2.3 d.患者预防跌倒坠床压疮制度	10	定性					
	扣罚细则:有预防患者跌倒、坠床、压疮制度和高危患者跌倒、坠床、压疮风险评估,有患者跌倒、坠床、压疮处理流程符合要求。制度、流程、评估,少一项扣10分							
	2.3 e.参加本组危重病人抢救与护理	40	定性	没有参加一例扣5分				
	2.4 a.护理文件书写符合标准	20	定性	一处不符合标准扣5分				
	2.4 b.保持手术患者各种管道畅通	20	定性					
	奖罚细则:保持围手术期患者各种管道畅通符合管理规定要求,脱落一次扣5分							
	2.4 c.每月进行本组质控检查并总结	30	定性					
	奖罚细则:每月科室质控检查并有总结,无总结扣10分							
	2.4 d.掌握护理质控的工具与方法	30	定性					
	奖罚细则:掌握护理质控的工具与方法符合管理要求,不能够正确应用一次扣5分							
	2.4 e精确掌握本组危重患者出入量	20	定性					
3 论文科研 50分	3.a.敬业奉献、钻研业务、优质服务	10	定性		10	8	6	
	3.b.业务培训、论文、科研	30	定性					
	奖罚细则:业务培训、论文、科研,符合医院业务与技术管理的相关规定标准的要求,少一次业务培训扣5分,论文、科研不符合要求一项扣10分							
	3.c.本人专科护理理论与技术水平	10	定性		10	8	6	
4 职业道德 40分	4.1 关心同事、自觉合作、乐于助人	10	定性		10	8	6	
	4.2 a.处理患者和家属的问题	20	定性		20	16	12	
	4.2 b.在护理学科建设中的作用	10	定性		10	8	6	
5 团队管理 10分	5.2 a.参加公益活动,承担额外工作	10	定性					
	奖罚细则:按照规定参加公益活动,愿意承担额外工作。按规定参加公益活动、愿意承担额外工作满分,少参加一次公益活动扣5分,不愿意承担额外工作扣10分							
6 满意测评 持续改进 120分	6.1 a.门诊病人住院患者的满意度	60	定性					
	奖罚细则:门诊病人住院患者的满意度达到规定95%,达不到标准,降低1%扣10分							
	6.1 b.患者健康与出院指导制度流程	20	定性					
	奖罚细则:无患者健康与出院指导制度、流程,少执行一项扣5分							
	6.2 本科室员工的满意度	20	定性		20	16	12	
	6.3 针对问题缺陷有持续改进计划	20	定性					
	奖罚细则:解决病人投诉,处理护理纠纷,评价纠纷,发现工作中的问题,针对护理工作的问题与缺陷有持续改进计划、事实、流程、措施、效果,少一个环节扣5分							
科室		本表定性指标满分	430分	定性指标最后得分				

12.2 外科系统科室优质护理责任组长卓越绩效考评定量标准(表三)

一级指标 (分值)	权重 %	二级指标 考评内容	分值	三级指标 考评内容	分值	绩效考评 扣分细则	得分
1 管理能力 执行能力 80分	8	1.1 执行能力	70	b.医护核心制度与相关规定执行力符合要求	70	核心制度一项不执行扣5分,其他不执行扣5分	
		1.2 规划计划	10	a.执行科室护理发展规划,月度工作计划	10	执行规划、月度计划满分,少执行一项扣10分	
2 过程控制 工作数量 工作质量 工作效率 260分	25	2.1 工作流程	40	a.掌握本组患者病情与护理重点符合规定要求	30	不掌握本组患者病情与护理重点扣5分。会议迟到或早退一次扣5分缺席一次扣10分。上报各种数据,推迟一天扣5分,上报数据不准确一次扣5分	
				b.按时按规定参加各种会议,按时按照规定上报负责的数据工作,并保证上报数据正确	10		
		2.2 工作数量	150	a.承担质量管理职责并能够胜任符合规定要求	30	不履行质量管理职责扣5分。不能够全面协调本组治疗及护理扣5分。手术患者术前术后护理计划不落实扣5分。没有掌握护理质控制度、标准与流程扣5分。没承担履行绩效考核工作扣5分,考核结果不与工资挂钩扣5分	
				b.负责全面协调本组治疗及护理符合规定要求	30		
				c.手术患者术前护理计划与术后护理服务计划	30		
				d.掌握护理质控制度、标准与流程符合要求	40		
				e.履行绩效考核职责	20		
		2.3 工作质量	70	a.执行基础、专科、责任护理落实	20	基础、专科、责任护理不落实到每一个护士,责任少一人次病人扣5分。应急预案执行不到位扣5分,影响工作扣10分。不执行护理管理目标及无护理质量控制与管理流程扣10分,不落实到位扣10分	
				c.针对护理技术操作应急预案的管理与执行	20		
				f.执行本科室制定的护理管理目标及护理质量实施控制与管理的制度、标准和流程	30		
5 团队管理 社会责任 40分	4	5.1 社会责任	20	b.监督手卫生、院感、消毒、隔离、废物处理	20	手卫生、院感、消毒、隔离、废物处理不按规定落实一次扣5分。工作主动性、积极性和责任心不强扣10分	
		5.2 工作责任	20	工作主动性、积极性、责任心符合规定要求	20		
7 科室 绩效结果 200分	20	7.1 科室 病人结果	80	a.当月出院病人总数量	40	达到去年指标水平并达到医院规定增长幅度得满分,降低1%扣10分,增加1%奖5分	
				b.科室当月大、中、小手术总数量与上年度比	40		
		7.2 质量结果	50	a.医疗质量达到指标	30	达到医院规定指标,降低1%扣10分,增加1%奖5分	
				b.医疗安全达到指标	20		
		7.3 科室 财务结果	70	当月医疗收入利润达到上年度同月水平并达到医院规定的增长幅度	70	达到去年指标水平并达到医院规定增长幅度得满分,降低1%扣10分,增加1%奖5分	
科室		本表定量指标满分			580 分	定量指标合计得分	

13.外科系统科室质控班护士卓越绩效考评标准(表一)

一级指标 （分值）	权重 ％	二级指标		三级指标		得分	考核 方式
		考评内容	分值	绩效考评扣分细则	分值		
1 管理能力 执行能力 100分	10	1.1 管理能力 执行能力	80	a.工作与管理能力、同事之间团结	10		定性
				b.医护核心制度与相关规定执行力	70		定量
		1.2 工作计划	20	a.执行护理发展规划，月度工作计划	10		定量
				b.上班尊重劳动纪律，尽职尽责	10		定性
2 过程控制 工作数量 工作质量 工作效率 440分	44	2.1 工作流程	40	a.护理工作流程参加各种护理值班	20		定量
				b.按时参加各种会议上报数据正确	20		定量
		2.2 工作数量	140	a.承担质量管理职责并能够胜任	30		定量
				b.协助护士长检查各班工作质量	30		定量
				c.落实术前术后护理计划	20		定量
				d.掌握护理质控制度标准流程	40		定量
				e.履行科室绩效考核与管理职责	20		定量
		2.3 工作质量	140	a.基础、专科、责任护理落实	20		定量
				b.观察术后患者刀口渗血敷料固定	30		定性
				c.针对技术操作应急预案的执行	20		定量
				d.执行预防患者跌倒、坠床、压疮制度	10		定性
				e.出院病历护理质控达到要求	40		定性
				f.执行护理管理目标与质量控制	20		定量
		2.4 工作效率	120	a.护理文件书写符合标准	20		定性
				b.护士长不在时负责科室管理工作	30		定性
				c.每月进行科室质控检查上报结果	30		定性
				d.掌握护理质控的工具与方法	20		定性
				e.处理问题考虑全面遵循伦理原则	20		定性
3 论文科研 50分	5	论文科研 业务技术	50	a.敬业奉献、钻研业务、优质服务	10		定性
				b.业务培训、论文、科研	30		定性
				c.本人专科护理理论与技术水平	10		定性
4 职业道德 40分	4	4.1 职业道德	10	关心同事、自觉合作、乐于助人	10		定性
		4.2 问题解决	30	a.处理患者和家属的问题	20		定性
				b.在护理学科建设中的作用	10		定性
5 团队管理 50分	5	5.1 社会责任	30	a.参加公益活动愿意承担额外工作	10		定性
				b.手卫生院感消毒隔离废物处理	20		定量
		5.2 满意测评	20	负责出院患者满意度调查与测评	20		定量
6 满意测评 持续改进 120分	12	6.1 满意度 健康指导	80	a.门诊病人住院患者的满意度	60		定性
				b.患者健康与出院指导制度与流程	20		定性
		6.2 本科满意	20	本科室员工的满意度	20		定性
		6.3 持续改进	20	针对问题缺陷有持续改进计划	20		定性
7 科室 绩效结果 200分	20	7.1 病人结果	80	a.科室当月出院病人总数量	40		定量
				b.科室当月大、中、小手术总数量	40		定量
		7.2 质量结果	50	a.当月科室质量达到要求	30		定量
				b.当月科室安全无事故	20		定量
		7.3 财务结果	70	医疗利润与上年度同月增加比较	70		定量
满分	**1000 分**	**定性指标得分**		**定量指标得分**		**最后得分**	

13.1 外科系统科室质控班护士卓越绩效考评定性标准(表二)

被考评者姓名		岗位			部门			
职能部门领导·定性指标·满意度测评内容					满意度测评等级			
一级指标	三级定性指标内容测评	本项满分	测评方式	卓越	优秀	良好	一般	得分
1 **管理能力** **20分**	1.1 a. 工作管理能力、同事之间团结	10	定性		10	8	6	
	1.2 d. 上班尊重劳动纪律,尽职尽责	10	定性					
	扣罚细则:上班不接收快递包裹,发现一次扣5分;科室早会、进入病房护理、穿刺打针发药、技术操作等直接服务患者时关手机,一次不关扣5分;上班上网玩游戏发现一次扣10分;值班时间干私活带人看病、外出不请示离开岗位,发现一次扣10分							
2 **过程控制** **工作数量** **工作质量** **工作效率** **200分**	2.3 b. 术后患者刀口渗血敷料固定	30	定性					
	奖罚细则:观察术后患者刀口渗血敷料固定符合管理要求,一次处理不及时扣5分							
	2.3 d. 患者预防跌倒、坠床、压疮制度	10	定性					
	扣罚细则:有预防患者跌倒、坠床、压疮制度和高危患者跌倒、坠床、压疮风险评估,有患者跌倒、坠床、压疮处理流程符合要求。制度、流程、评估,少一项扣10分							
	2.3 e. 出院病历护理质控达到要求	40	定性		一处差错扣5分			
	2.4 a. 护理文件书写符合标准	20	定性		一处不符合标准扣5分			
	2.4 b. 护士长不在时负责科室管理工作	30	定性					
	奖罚细则:护士长不在时负责科室管理工作,一项工作不按照流程一次扣5分							
	2.4 c. 每月科室质控检查上报结果	30	定性					
	奖罚细则:每月科室质控检查上报结果,少检查一次扣5分,上报结果延误扣5分							
	2.4 d. 掌握护理质控的工具与方法	20	定性					
	奖罚细则:掌握护理质控的工具与方法符合规定要求,不能够正确应用一次扣5分							
	2.4 e. 处理问题考虑全面遵循伦理原则	20	定性		20	16	12	
3 **论文科研** **50分**	3. a. 敬业奉献、钻研业务、优质服务	10	定性		10	8	6	
	3. b. 业务培训、论文、科研	30	定性					
	奖罚细则:少一次业务培训扣5分,论文、科研不符合要求一项扣10分							
	3. c. 本人专科护理理论与技术水平	10	定性		10	8	6	
4 **职业道德** **40分**	4.1 关心同事、自觉合作、乐于助人	10	定性		10	8	6	
	4.2 a. 处理患者和家属的问题	20	定性		20	16	12	
	4.2 b. 在护理学科建设中的作用	10	定性		10	8	6	
5 团队管理 **10分**	5.2 a. 参加公益活动,承担额外工作	10	定性					
	奖罚细则:按照规定参加公益活动,愿意承担额外工作。按规定参加公益活动、愿意承担额外工作满分,少参加一次公益活动扣5分,不愿意承担额外工作扣10分							
6 **满意测评** **持续改进** **120分**	6.1 a. 门诊病人住院患者的满意度	60	定性					
	奖罚细则:门诊病人住院患者的满意度达到规定95%,达不到标准,降低1%扣10分							
	6.1 b. 患者健康与出院指导制度流程	20	定性					
	奖罚细则:无患者健康与出院指导制度、流程,少执行一项扣5分							
	6.2 本科室员工的满意度	20	定性		20	16	12	
	6.3 针对问题缺陷有持续改进计划	20	定性					
	奖罚细则:解决病人投诉,处理护理纠纷,评价纠纷,发现工作中的问题,针对护理工作的问题与缺陷有持续改进计划、事实、流程、措施、效果,少一个环节扣5分							
科室		**本表定性指标满分**	**440分**	**定性指标最后得分**				

13.2 外科系统科室质控班护士卓越绩效考评定量标准(表三)

一级指标 (分值)	权重 %	二级指标 考评内容	分值	三级指标 考评内容	分值	绩效考评 扣分细则	得分
1 管理能力 执行能力 **80分**	8	1.1 执行能力	70	b.医护核心制度与相关规定执行力符合要求	70	核心制度一项不执行扣5分,其他不执行扣5分	
		1.2 规划计划	10	a.执行科室护理发展规划,月度工作计划	10	执行规划、月度计划满分,少执行一项扣10分	
2 过程控制 工作数量 工作质量 工作效率 **240分**	24	2.1 工作流程	40	a.执行护理工作流程,参加各种护理值班	20	少执行一项流程扣5分,少一次值班扣5分。会议迟到或早退一次扣5分缺席一次扣10分。上报各种数据,推迟一天扣5分,上报数据不准确一次扣5分	
				b.按时按规定参加各种会议,按时按照规定上报负责的数据工作,并保证上报数据正确	20		
		2.2 工作数量	140	a.承担质量管理职责并能够胜任符合规定要求	30	不履行质量管理人员兼职职责扣5分。检查各班工作质量,不达要求扣5分。不落实术前术后护理计划扣5分。仪器与设备的清洁、保养和维护不好扣5分。没有承担实施绩效考核扣10分,考核结果不与工资挂钩扣10分	
				b.协助护士长检查各班工作质量符合规定要求	30		
				c.落实术前术后护理计划并有记录符合要求	20		
				d.掌握护理质控制度、标准与流程符合要求	40		
				e.履行绩效考核职责	20		
		2.3 工作质量	60	a.执行基础护理、专科护理、责任护理落实	20	基础、专科、责任护理不落实到每一个护士、责任少一人次病人扣5分。应急预案执行不到位扣5分,影响工作扣10分。不执行护理管理目标及无护理质量控制与管理流程扣10分,不落实到位扣10分	
				c.针对护理技术操作应急预案的管理与执行	20		
				f.执行本科室制定的护理管理目标及护理质量实施控制与管理的制度、标准和流程	20		
5 团队管理 社会责任 **40分**	4	5.1 社会责任	20	b.监督手卫生、院感、消毒、隔离、废物处理	20	手卫生、院感、消毒、隔离、废物处理不按规定落实一次扣5分。按照规定少一次出院患者满意度测评扣5分	
		5.2 满意测评	20	每月最少一次负责出院患者满意度调查与测评	20		
7 科室 绩效结果 **200分**	20	7.1 科室 病人结果	80	a.当月出院病人总数量	40	达到去年指标水平并达到医院规定增长幅度得满分,降低1%扣10分,增加1%奖5分	
				b.科室当月大、中、小手术总数量与上年度比	40		
		7.2 质量结果	50	a.医疗质量达到指标	30	达到医院规定指标,降低1%扣10分,增加1%奖5分	
				b.医疗安全达到指标	20		
		7.3 科室 财务结果	70	当月医疗收入利润达到上年度同月水平并达到医院规定的增长幅度	70	达到去年指标水平并达到医院规定增长幅度得满分,降低1%扣10分,增加1%奖5分	
科室		本表定量指标满分			560分	定量指标合计得分	

14. 外科系统科室白天帮班护士卓越绩效考评标准（表一）

一级指标 （分值）	权重 %	二级指标 考评内容	分值	三级指标 绩效考评扣分细则	分值	得分	考核 方式
1 管理能力 执行能力 100分	10	1.1 管理能力 执行能力	80	a. 工作与管理能力、同事之间团结	10		定性
				b. 医护核心制度与相关规定执行力	70		定量
		1.2 工作计划	20	a. 执行护理发展规划，月度工作计划	10		定量
				b. 上班尊重劳动纪律，尽职尽责	10		定性
2 过程控制 工作数量 工作质量 工作效率 440分	44	2.1 工作流程	40	a. 护理工作流程参加各种护理值班	20		定量
				b. 按时参加各种会议上报数据正确	20		定量
		2.2 工作数量	140	a. 承担质量管理兼职职责	30		定量
				b. 参加晨会，掌握夜班交班内容	30		定量
				c. 按照规定时间及时接送手术患者	20		定量
				d. 在主班护士指导下执行医嘱	40		定量
				e. 履行科室绩效考核与管理职责	20		定量
		2.3 工作质量	140	a. 基础、专科、责任护理落实	20		定量
				b. 授权药品检查、请领与管理	20		定性
				c. 针对技术操作应急预案的执行	20		定量
				d. 执行预防患者跌倒、坠床、压疮制度	20		定性
				e. 授权输液肌注用药配置执行工作	40		定性
				f. 保证围手术期患者各种管道通畅	20		定量
		2.4 工作效率	120	a. 护理文件书写符合标准	30		定性
				b. 巡视病区掌握患者病情动态变化	20		定性
				c. 严格执行医嘱和查对制度	30		定性
				d. 密切观察患者术后与刀口情况	20		定性
				e. 处理问题考虑全面遵循伦理原则	20		定性
3 论文科研 50分	5	论文科研 业务技术	50	a. 敬业奉献、钻研业务、优质服务	10		定性
				b. 论文、科研符合要求	30		定性
				c. 本人专科护理理论与技术水平	10		定性
4 职业道德 40分	4	4.1 职业道德	10	关心同事、自觉合作、乐于助人	10		定性
		4.2 问题解决	30	a. 正确管理患者陪护	20		定性
				b. 在护理学科建设中的作用	10		定性
5 团队管理 50分	5	5.1 社会责任	30	a. 参加公益活动愿意承担额外工作	10		定性
				b. 手卫生院感消毒隔离废物处理	20		定量
		5.2 交班报告	20	完成护理交班报告书写任务	20		定量
6 满意测评 持续改进 120分	12	6.1 满意度 健康管理	80	a. 门诊病人住院患者的满意度	60		定性
				b. 患者健康与出院指导制度与流程	20		定性
		6.2 本科满意	20	本科室员工的满意度	20		定性
		6.3 持续改进	20	针对问题缺陷有持续改进计划	20		定性
7 科室 绩效结果 200分	20	7.1 病人结果	80	a. 科室当月出院病人总数量	40		定量
				b. 科室当月大、中、小手术总数量	40		定量
		7.2 质量结果	50	a. 当月科室质量达到要求	30		定量
				b. 当月科室安全无事故	20		定量
		7.3 财务结果	70	医疗利润与上年度同月增加比较	70		定量
满分	1000分	定性指标得分		定量指标得分		最后得分	

14.1 外科系统科室白天帮班护士卓越绩效考评定性标准(表二)

被考评者姓名			岗位			部门			
职能部门领导·定性指标·满意度测评内容					满意度测评等级				
一级指标	三级定性指标内容测评		本项满分	测评方式	卓越	优秀	良好	一般	得分
1 管理能力 20分	1.1 a.工作管理能力、同事之间团结		10	定性		10	8	6	
	1.2 d.上班尊重劳动纪律、尽职尽责		10	定性					
	扣罚细则:上班不接收快递包裹,发现一次扣5分;科室早会、进入病房护理、穿刺打针发药、技术操作等直接服务患者时关手机,一次不关扣5分;上班上网玩游戏发现一次扣10分;值班时间干私活带人看病、外出不请示离开岗位,发现一次扣10分								
2 过程控制 工作数量 工作质量 工作效率 200分	2.3 b.授权药品检查、请领与管理		20	定性					
	奖罚细则:授权药品抢救药品检查、补充、请领与管理,一次检查不到位扣2分								
	2.3 d.患者预防跌倒、坠床、压疮制度		20	定性					
	扣罚细则:有预防患者跌倒、坠床、压疮制度和高危患者跌倒、坠床、压疮风险评估,有患者跌倒、坠床、压疮处理流程符合要求。制度、流程、评估,少一项扣10分								
	2.3 e.授权输液肌注用药执行工作		40	定性	错误一项、次扣10分				
	2.4 a.护理文件书写符合标准		30	定性	一处不符合标准扣5分				
	2.4 b.巡视患者掌握病情动态变化		20	定性					
	奖罚细则:巡视患者、掌握病区患者病情动态变化,不能够掌握病情一次扣5分								
	2.4 c.严格执行医嘱和查对制度		30	定性					
	奖罚细则:严格执行医嘱和查对制度符合规定要求,一次不查对或者执行错误扣5分								
	2.4 d.密切观察患者术后与刀口情况		20	定性					
	奖罚细则:密切观察患者术后与刀口情况,不落实一次扣5分,少一次记录扣5分								
	2.4 e 处理问题考虑全面遵循伦理原则		20	定性		20	16	12	
3 论文科研 50分	3.a.敬业奉献、钻研业务、优质服务		10	定性		10	8	6	
	3.b.论文、科研符合要求		30	定性	一项不符合要求扣10分				
	3.c.本人专科护理理论与技术水平		10	定性		10	8	6	
4 职业道德 40分	4.1 关心同事、自觉合作、乐于助人		10	定性		10	8	6	
	4.2 a.正确管理患者陪护		20	定性		20	16	12	
	4.2 b.在护理学科建设中的作用		10	定性					
	奖罚细则:护理学科建设不好扣10分、护士培训无计划扣5分,不落实计划扣5分								
5 团队管理 10分	5.2 a.参加公益活动,承担额外工作		10	定性					
	奖罚细则:按照规定参加公益活动,愿意承担额外工作。按规定参加公益活动、愿意承担额外工作满分,少参加一次公益活动扣5分,不愿意承担额外工作扣10分								
6 满意测评 持续改进 120分	6.1 a.门诊病人住院患者的满意度		60	定性					
	奖罚细则:门诊病人住院患者的满意度达到规定95%,达不到标准,降低1%扣10分								
	6.1 b.患者健康与出院指导制度流程		20	定性					
	奖罚细则:无患者健康与出院指导制度、流程,少执行一项扣5分								
	6.2 本科室员工的满意度		20	定性		20	16	12	
	6.3 针对问题缺陷有持续改进计划		20	定性					
	奖罚细则:解决病人投诉,处理护理纠纷,评价纠纷,发现工作中的问题,针对护理工作的问题与缺陷有持续改进计划、事实、流程、措施、效果,少一个环节扣5分								
科室		本表定性指标满分		440 分	定性指标最后得分				

14.2 外科系统科室白天帮班护士卓越绩效考评定量标准(表三)

一级指标 (分值)	权重 %	二级指标		三级指标		绩效考评 扣分细则	得分
		考评内容	分值	考评内容	分值		
1 管理能力 执行能力 **80分**	8	1.1 执行能力	70	b.医护核心制度与相关规定执行力符合要求	70	核心制度一项不执行扣5分,其他不执行扣5分	
		1.2 规划计划	10	a.执行科室护理发展规划,月度工作计划	10	执行规划、月度计划满分,少执行一项扣10分	
2 过程控制 工作数量 工作质量 工作效率 **240分**	24	2.1 工作流程	40	a.执行护理工作流程,参加各种护理值班	20	少执行一项流程扣5分少一次值班扣5分。会议迟到或早退一次扣5分缺席一次扣10分。上报各种数据,推迟一天扣5分,上报数据不准确一次扣5分	
				b.按时按规定参加各种会议,按时按照规定上报负责的数据工作,并保证上报数据正确	20		
		2.2 工作数量	140	a.承担科室规定的质量管理兼职职责符合要求	30	不履行质量管理小组兼职职责工作扣5分。不能够掌握夜班护士交班内容一次扣10分。一患者接送不及时扣5分。不能执行主班护士并完成任务一次扣5分。没有承担实施绩效考核扣10分,考核结果不与工资挂钩扣10分	
				b.参加晨会,掌握夜班护士交班内容符合要求	30		
				c.按照规定时间及时接送手术患者符合要求	20		
				d.在主班护士指导下执行医嘱与治疗项目	40		
				e.履行绩效考核职责	20		
		2.3 工作流程	60	a.执行基础、专科、责任护理落实	20	基础、专科、责任护理不落实到每一个护士、责任少一人次病人扣5分。应急预案执行不到位扣5分,影响工作扣10分。密切观察并保证围手术期患者各种管道通畅,其中一种管道脱落一次扣5分	
				c.针对护理技术操作应急预案的管理与执行	20		
				f.密切观察并保证围手术期患者各种管道通畅,包括输液、导尿、吸氧、引流、气管切开	20		
5 团队管理 社会责任 **40分**	4	5.1 社会责任	20	b.监督手卫生、院感、消毒、隔离、废物处理	20	手卫生、院感、消毒、隔离不落实和不按规定处理医疗废物一次扣5分。完不成交班报告书写扣10分	
		5.2 交班报告	20	完成当班护理交班报告书写任务符合要求	20		
7 科室 绩效结果 **200分**	20	7.1 科室 病人结果	80	a.当月出院病人总数量	40	达到去年指标水平并达到医院规定增长幅度得满分,降低1%扣10分,增加1%奖5分	
				b.科室当月大、中、小手术总数量与上年度比	40		
		7.2 质量结果	50	a.医疗质量达到指标	30	达到医院规定指标,降低1%扣10分,增加1%奖5分	
				b.医疗安全达到指标	20		
		7.3 科室 财务结果	70	当月医疗收入利润达到上年度同月水平并达到医院规定的增长幅度	70	达到去年指标水平并达到医院规定增长幅度得满分,降低1%扣10分,增加1%奖5分	
科室				**本表定量指标满分**	**560分**	**定量指标合计得分**	

15. 外科系统科室晚班帮班护士卓越绩效考评标准 (表一)

一级指标 (分值)	权重 %	二级指标 考评内容	分值	三级指标 绩效考评扣分细则	分值	得分	考核 方式
1 管理能力 执行能力 100分	10	1.1 管理能力 执行能力	80	a. 工作与管理能力、同事之间团结	10		定性
				b. 医护核心制度与相关规定执行力	70		定量
		1.2 工作计划	20	a. 执行护理发展规划、月度工作计划	10		定量
				b. 上班尊重劳动纪律、尽职尽责	10		定性
2 过程控制 工作数量 工作质量 工作效率 440分	44	2.1 工作流程	40	a. 接常备药品、器械物品做好记录	20		定量
				b. 按时参加各种会议上报数据正确	20		定量
		2.2 工作数量	140	a. 承担质量管理职责胜任护理班次	30		定量
				b. 重点病人床头查看,掌握病情	30		定量
				c. 三基、临床护理技术操作考核	20		定量
				d. 在主班护士指导下执行医嘱	40		定量
				e. 根据季节变化及时开、关门窗	20		定量
		2.3 工作质量	140	a. 重点掌握手术后病人情况并记录	20		定量
				b. 协助主班护士执行20:00治疗	30		定性
				c. 针对技术操作应急预案的执行	20		定量
				d. 执行预防患者跌倒、坠床、压疮制度	20		定性
				e. 保持围手术期患者各种管道通畅	30		定性
				f. 执行护理管理目标与质量控制	20		定量
		2.4 工作效率	120	a. 护理文件书写符合标准	30		定性
				b. 精准记录围手术期患者出入量	30		定性
				c. 探视人员管理督促病人按时休息	20		定性
				d. 办理新入手续做好宣教处置工作	20		定性
				e. 处理问题考虑全面遵循伦理原则	20		定性
3 论文科研 50分	5	论文科研 业务技术	50	a. 敬业奉献、钻研业务、优质服务	10		定性
				b. 论文、科研符合要求	20		定性
				c. 本人专科护理理论与技术水平	20		定性
4 职业道德 40分	4	4.1 职业道德	10	关心同事、自觉合作、乐于助人	10		定性
		4.2 问题解决	30	a. 总结本班重患者液体出入量	20		定性
				b. 在护理学科建设中的作用	10		定性
5 团队管理 50分	5	5.1 社会责任	30	a. 参加公益活动愿意承担额外工作	10		定性
				b. 手卫生、院感、消毒、隔离、废物处理	20		定量
		5.2 交班报告	20	完成护理交班报告书写任务	20		定量
6 满意测评 持续改进 120分	12	6.1 满意度 晚间护理	80	a. 门诊病人住院患者的满意度	60		定性
				b. 指导护理员做好晚间护理工作	20		定性
		6.2 本科满意	20	本科室员工的满意度	20		定性
		6.3 持续改进	20	针对问题缺陷有持续改进计划	20		定性
7 科室 绩效结果 200分	20	7.1 病人结果	80	a. 科室当月出院病人总数量	40		定量
				b. 科室当月大、中、小手术总数量	40		定量
		7.2 质量结果	50	a. 当月科室质量达到要求	30		定量
				b. 当月科室安全无事故	20		定量
		7.3 财务结果	70	医疗利润与上年度同月增加比较	70		定量
满分	1000分	定性指标得分		定量指标得分		最后得分	

15.1 外科系统科室晚班帮班护士卓越绩效考评定性标准 (表二)

被考评者姓名		岗位			部门			
职能部门领导·定性指标·满意度测评内容					满意度测评等级			
一级指标	三级定性指标内容测评	本项满分	测评方式	卓越	优秀	良好	一般	得分
1 **管理能力** **20分**	1.1 a. 工作管理能力、同事之间团结	10	定性		10	8	6	
	1.2 d. 上班尊重劳动纪律,尽职尽责	10	定性					
	扣罚细则:上班不接收快递包裹,发现一次扣5分;科室早会、进入病房护理、穿刺打针发药、技术操作等直接服务患者时关手机,一次不关扣5分;上班上网玩游戏发现一次扣10分;值班时间干私活带人看病、外出不请示离开岗位,发现一次扣10分							
2 **过程控制** **工作数量** **工作质量** **工作效率** **200分**	2.3 b. 协助护士执行20:00治疗护理	30	定性					
	奖罚细则:协助小夜班主班护士执行20:00的治疗与护理,一次执行不到位扣10分							
	2.3 d. 患者预防跌倒、坠床、压疮制度	20	定性					
	扣罚细则:有预防患者跌倒、坠床、压疮制度和高危患者跌倒、坠床、压疮风险评估,有患者跌倒、坠床、压疮处理流程符合要求。制度、流程、评估,少一项扣10分							
	2.3 e 保持手术患者各种管道通畅	30	定性	脱落一次管道扣5分				
	2.4 a. 护理文件书写符合标准	30	定性	一处不符合标准扣5分				
	2.4 b. 精准记录围手术期患者出入量	30	定性					
	奖罚细则:精准记录围手术期患者出入量符合规定要求,记录差错一人次扣5分							
	2.4 c. 探视人员管理督促病人休息	20	定性					
	奖罚细则:保持病区、护理单元清洁、肃静,按照规定清理与管理探视人员,督促病人按时休息,护理员不在时负责分担病区的卫生工作。一项工作做不到扣5分							
	2.4 d. 办理新入手续做好处置工作	20	定性					
	奖罚细则:热情接待新入院病人,做好入院宣教及处置工作,处置不及时扣5分							
	2.4 e. 处理问题考虑全面遵循伦理原则	20	定性		20	16	12	
3 **论文科研** **50分**	3.a. 敬业奉献、钻研业务、优质服务	10	定性		10	8	6	
	3.b 论文、科研符合要求	20	定性	一项不符合要求扣10分				
	3.c. 本人专科护理理论与技术水平	20	定性		20	16	12	
4 **职业道德** **40分**	4.1 关心同事、自觉合作、乐于助人	10	定性		10	8	6	
	4.2 a. 总结本班重患者液体出、入量	20	定性	一人记录不准确扣5分				
	4.2 b. 在护理学科建设中的作用	10	定性					
	奖罚细则:护理学科建设不好扣10分、护士培训无计划扣5分,不落实计划扣5分							
5 团队管理 **10分**	5.2 a. 参加公益活动,承担额外工作	10	定性					
	奖罚细则:按照规定参加公益活动,愿意承担额外工作。按规定参加公益活动、愿意承担额外工作满分,少参加一次公益活动扣5分,不愿意承担额外工作扣10分							
6 **满意测评** **持续改进** **120分**	6.1 a. 门诊病人住院患者的满意度	60	定性					
	奖罚细则:门诊病人住院患者的满意度达到规定95%,达不到标准,降低1%扣10分							
	6.1 b. 指导护理员做好晚间护理工作	20	定性		20	16	12	
	6.2 本科室员工的满意度	20	定性		20	16	12	
	6.3 针对问题缺陷有持续改进计划	20	定性					
	奖罚细则:解决病人投诉,处理护理纠纷,评价纠纷,发现工作中的问题,针对护理工作的问题与缺陷有持续改进计划、事实、流程、措施、效果,少一个环节扣5分							
科室		本表定性指标满分	**440 分**	定性指标最后得分				

15.2 外科系统科室晚班帮班护士卓越绩效考评定量标准(表三)

一级指标 (分值)	权重 %	二级指标		三级指标		绩效考评	得分
		考评内容	分值	考评内容	分值	扣分细则	
1 管理能力 执行能力 80分	8	1.1 执行能力	70	b.医护核心制度与相关规定执行力符合要求	70	核心制度一项不执行扣5分,其他不执行扣5分	
		1.2 规划计划	10	a.执行科室护理发展规划,月度工作计划	10	执行规划、月度计划满分,少执行一项扣10分	
2 过程控制 工作数量 工作质量 工作效率 240分	24	2.1 工作流程	40	a.接班的常备药品、器械、物品做好记录	20	接常备药品、器械物品无记录签字扣5分。会议迟到或早退一次扣5分缺席一次扣10分。上报各种数据,推迟一天扣5分,上报数据不准确一次扣5分	
				b.按时按规定参加各种会议,按时按照规定上报负责的数据工作,并保证上报数据正确	20		
		2.2 工作数量	140	a.承担质量管理职责,胜任护理各种班次	30	不履行质量管理小组职责扣5分。不能够掌握重点病人的治疗与病情情况一次扣5分。参加技术操作考试不及格一次扣10分。不能执行主班护士并完不成任务一次扣5分。没有承担实施绩效考核扣10分,考核结果不与工资挂钩扣10分。开、关门窗不及时一次扣2分	
				b.重点病人床头查看,掌握治疗病情符合要求	30		
				c.参加"三基"考试、临床护理技术操作考核	20		
				d.在主班护士指导下执行医嘱与治疗项目	40		
				e.根据季节变化及时开、关门窗,一项、次不符合要求按规定扣分	20		
		2.3 工作流程	60	a.重点掌握手术后病人情况并记录符合要求	20	重点掌握手术后病人情况并记录,一次差错或少记录一次扣5分。应急预案执行不到位扣5分,影响工作扣10分。不执行管理目标无质量控制流程扣10分,不落实到位扣10分	
				c.针对护理技术操作应急预案的管理与执行	20		
				f.执行科室制定护理管理目标及质量控制与管理的制度、标准和流程	20		
5 团队管理 社会责任 40分	4	5.1 社会责任	20	b.监督手卫生、院感、消毒、隔离、废物处理	20	手卫生、院感、消毒、隔离不落实和不按规定处理医疗废物一次扣5分。完不成交班报告书写扣10分	
		5.2 交班报告	20	完成当班护理交班报告书写任务符合规定要求	20		
7 科室 绩效结果 200分	20	7.1 科室 病人结果	80	a.当月出院病人总数量	40	达到去年指标水平并达到医院规定增长幅度得满分,降低1%扣10分,增加1%奖5分	
				b.科室当月大、中、小手术总数量与上年度比	40		
		7.2 质量结果	50	a.医疗质量达到指标	30	达到医院规定指标,降低1%扣10分,增加1%奖5分	
				b.医疗安全达到指标	20		
		7.3 财务结果	70	达到上年度同月水平并达到医院规定的增长幅度	70	达到规定指标得满分,降低1%扣10分,增加1%奖5分	
科室		本表定量指标满分			560分	定量指标合计得分	

16.外科系统科室护理班护士卓越绩效考评标准(表一)

一级指标 (分值)	权重 %	二级指标		三级指标		得分	考核 方式
		考评内容	分值	绩效考评扣分细则	分值		
1 管理能力 执行能力 100分	10	1.1管理能力 执行能力	80	a.工作与管理能力、同事之间团结	10		定性
				b.医护核心制度与相关规定执行力	70		定量
		1.2 工作计划	20	a.执行护理发展规划,月度工作计划	10		定量
				b.上班尊重劳动纪律,尽职尽责	10		定性
2 过程控制 工作数量 工作质量 工作效率 440分	44	2.1 工作流程	40	a.护理工作流程参加各种护理值班	30		定量
				b.按时参加规定的相关会议	10		定量
		2.2 工作数量	140	a.承担质量管理职责胜任护理班次	30		定量
				b.跟随医师查房、了解护理重点	30		定量
				c."三基"考试、临床护理技术操作考核	20		定量
				d.重点护理围手术期患者床铺	30		定量
				e.履行科室绩效考核与管理职责	30		定量
		2.3 工作质量	140	a.基础、专科、责任护理落实	20		定量
				b.负责患者各种管道的管理与计量	30		定性
				c.针对技术操作应急预案的执行	20		定量
				d.执行预防患者跌倒、坠床、压疮、制度	20		定性
				e.护理班首先负责安置住院患者	30		定性
				f.需要时及时更换手术后患者床铺	20		定量
		2.4 工作效率	120	a.护理文件书写符合标准	20		定性
				b.护理班单独查房、保持床铺清洁	40		定性
				c.护理班负责临时患者采血标本	20		定性
				d.保证重危患者各种管道通畅	20		定性
				e.处理问题考虑全面遵循伦理原则	20		定性
3 论文科研 50分	5	论文科研 业务技术	50	a.敬业奉献、钻研业务、优质服务	10		定性
				b.论文、科研符合要求	20		定性
				c.本人专科护理理论与技术水平	20		定性
4 职业道德 40分	4	4.1职业素质	10	关心同事、自觉合作、乐于助人	10		定性
		4.2 问题解决	30	a.处理患者和家属的问题	20		定性
				b.在护理学科建设中的作用	10		定性
5 团队管理 50分	5	5.1 社会责任	30	a.参加公益活动愿意承担额外工作	10		定性
				b.手卫生院感消毒隔离废物处理	20		定量
		5.2整理用品	20	护理班负责收回出院患者用品	20		定量
6 满意测评 持续改进 120分	12	6.1满意度 健康指导	80	a.门诊病人住院患者的满意度	60		定性
				b.患者健康与出院指导制度与流程	20		定性
		6.2本科满意	20	本科室员工的满意度	20		定性
		6.3持续改进	20	针对问题缺陷有持续改进计划	20		定性
7 科室 绩效结果 200分	20	7.1 病人结果	80	a.科室当月出院病人总数量	40		定量
				b.科室当月大、中、小手术总数量	40		定量
		7.2质量结果	50	a.当月科室质量达到要求	30		定量
				b.当月科室安全无事故	20		定量
		7.3财务结果	70	医疗利润与上年度同月增加比较	70		定量
满分	**1000分**	定性指标得分		定量指标得分		最后得分	

16.1 外科系统科室护理班护士卓越绩效考评定性标准(表二)

被考评者姓名		岗位					部门		
职能部门领导·定性指标·满意度测评内容						**满意度测评等级**			
一级指标	三级定性指标内容测评			本项满分	测评方式	卓越	优秀	良好	一般	得分

一级指标	三级定性指标内容测评	本项满分	测评方式	卓越	优秀	良好	一般	得分
1 管理能力 20分	1.1 a.工作管理能力、同事之间团结	10	定性		10	8	6	
	1.2 d.上班尊重劳动纪律、尽职尽责	10	定性					
	扣罚细则:上班不接收快递包裹,发现一次扣5分;科室早会、进入病房护理、穿刺打针发药、技术操作等直接服务患者时关手机,一次不关扣5分;上班上网玩游戏发现一次扣10分;值班时间干私活带人看病、外出不请示离开岗位,发现一次扣10分							
2 过程控制 工作数量 工作质量 工作效率 200分	2.3 b.负责患者各种管道管理与计量	30	定性					
	奖罚细则:负责输液引流胃管导尿吸氧管的管理,脱落一次扣5分,计量不准扣5分							
	2.3 d.患者预防跌倒、坠床、压疮制度	20	定性					
	扣罚细则:有预防患者跌倒、坠床、压疮制度和高危患者跌倒、坠床、压疮风险评估,有患者跌倒、坠床、压疮处理流程符合要求。制度、流程、评估,少一项扣10分							
	2.3 e.护理班首先负责安置住院患者	30	定性		一次患者不及时扣5分			
	2.4 a.护理文件书写符合标准	20	定性		一处不符合标准扣5分			
	2.4 b.护理班单独查房保持床铺清洁	40	定性					
	奖罚细则:重点负责整理床单位,检查病房卫生,督促家属保持病房卫生,避免使用电器,发现物品损坏,及时通知后勤维修更换,护理查房未发现问题一次扣5分							
	2.4 c.护理班负责临时患者采血标本	20	定性					
	奖罚细则:护理班负责临时患者采血标本,采血不及时患者有意见扣5分							
	2.4 d.保证重危患者各种管道通畅	20	定性					
	奖罚细则:保证重危患者各种管道通畅,管道脱落一次扣5分,问题严重扣10分							
	2.4 e 处理问题考虑全面遵循伦理原则	20	定性		20	16	12	
3 论文科研 50分	3.a.敬业奉献、钻研业务、优质服务	10	定性		10	8	6	
	3.b 论文、科研符合要求	20	定性		一项不符合要求扣10分			
	3.c.本人专科护理理论与技术水平	20	定性		20	16	12	
4 职业道德 40分	4.1 关心同事、自觉合作、乐于助人	10	定性		10	8	6	
	4.2 a.处理患者和家属的问题	20	定性		20	16	12	
	4.2 b.在护理学科建设中的作用	10	定性		10	8	6	
5 团队管理 10分	5.2 a.参加公益活动,承担额外工作	10	定性					
	奖罚细则:按照规定参加公益活动,愿意承担额外工作。按规定参加公益活动、愿意承担额外工作满分,少参加一次公益活动扣5分,不愿意承担额外工作扣10分							
6 满意测评 持续改进 120分	6.1 a.门诊病人住院患者的满意度	60	定性					
	奖罚细则:门诊病人住院患者的满意度达到规定95%,达不到标准,降低1%扣10分							
	6.1 b.患者健康与出院指导制度流程	20	定性					
	奖罚细则:无患者健康与出院指导制度、流程,少执行一项扣5分							
	6.2 本科室员工的满意度	20	定性		20	16	12	
	6.3 针对问题缺陷有持续改进计划	20	定性					
	奖罚细则:解决病人投诉,处理护理纠纷,评价纠纷,发现工作中的问题,针对护理工作的问题与缺陷有持续改进计划、事实、流程、措施、效果,少一个环节扣5分							
科室		本表定性指标满分	**440分**	定性指标最后得分				

16.2 外科系统科室护理班护士卓越绩效考评定量标准(表三)

一级指标（分值）	权重 %	二级指标 考评内容	分值	三级指标 考评内容	分值	绩效考评 扣分细则	得分
1 **管理能力** **执行能力** **80分**	8	1.1 执行能力	70	b.医护核心制度与相关规定执行力符合要求	70	核心制度一项不执行扣5分,其他不执行扣5分	
		1.2 规划计划	10	a.执行科室护理发展规划,月度工作计划	10	执行规划、月度计划满分,少执行一项扣10分	
2 **过程控制** **工作数量** **工作质量** **工作效率** **240分**	24	2.1 工作流程	40	a.执行护理工作流程,参加各种护理值班	30	少执行一项流程扣5分少一次值班扣5分。会议迟到或早退一次扣5分缺席一次扣10分。上报相关数据,推迟一天扣5分,上报数据不准确一次扣5分	
				b.按时按规定参加各种会议,按时按照规定上报负责的数据工作,并保证上报数据正确	10		
		2.3 工作数量	140	a.承担质量管理职责,胜任护理各种班次	30	不履行质量管理人员兼职职责扣5分。少一次查房扣5分,不清楚护理重点扣5分。技术操作考试不及格一次扣10分。围手术期患者床铺不清洁,一次扣5分。没有承担实施绩效考核扣10分,考核结果不与工资挂钩扣10分	
				b.必要时跟随医生查房、了解护理重点	30		
				c.参加"三基"考试、临床护理技术操作考核	20		
				d.重点护理围手术期患者床铺符合规定要求	30		
				e.履行绩效考核职责	30		
		2.3 工作质量	60	a.执行基础、专科、责任护理落实	20	基础、专科、责任护理不落实到每一个护士,责任少一人次病人扣5分。应急预案执行不到位扣5分,影响工作扣10分。需要时没有及时更换手术后患者床铺,一次扣5分,影响到患者诊疗,一次扣10分	
				c.针对护理技术操作应急预案的管理与执行	20		
				f.需要时及时更换手术后患者床铺,如刀口渗血多渗透被子、床铺脏、乱,符合管理要求	20		
5 **团队管理** **社会责任** **40分**	4	5.1 社会责任	20	b.监督手卫生、院感、消毒、隔离、废物处理	20	手卫生、院感、消毒、隔离、废物处理不按规定落实一次扣5分。收回出院患者用品不及时丢掉一样用品扣5分	
		5.2 整理用品	20	护理班负责收回出院患者用品符合规定要求	20		
7 **科室** **绩效结果** **200分**	20	7.1 科室 病人结果	80	a.当月出院病人总数量	40	达到去年指标水平并达到医院规定增长幅度得满分,降低1%扣10分,增加1%奖5分	
				b.科室当月大、中、小手术总数量与上年度比	40		
		7.2 质量结果	50	a.医疗质量达到指标	30	达到医院规定指标,降低1%扣10分,增加1%奖5分	
				b.医疗安全达到指标	20		
		7.3 科室 财务结果	70	当月医疗收入利润达到上年度同月水平并达到医院规定的增长幅度	70	达到去年指标水平并达到医院规定增长幅度得满分,降低1%扣10分,增加1%奖5分	
科室		本表定量指标满分			**560分**	**定量指标合计得分**	

17. 外科系统科室晚班与后夜护士卓越绩效考评标准（表一）

一级指标 （分值）	权重 %	二级指标		三级指标		得分	考核 方式
		考评内容	分值	绩效考评扣分细则	分值		
1 管理能力 执行能力 80分	8	1.1 管理能力 执行能力	60	a. 岗位工作能力、管理病人	10		定性
				b. 核心制度与相关制度执行能力	50		定性
		1.2 岗位职责	20	a. 工作主动性、积极性、责任心	10		定性
				b. 上班尊重劳动纪律，尽职尽责	10		定性
2 过程控制 工作数量 工作质量 工作效率 460分	46	2.1 工作流程	90	a. 掌握业务与管理应急预案和流程	20		定量
				b. 按规定时间参加院内各种会议	20		定量
				c. 值班、交接班物品核对签字	20		定量
				d. 保证围手术期患者各种管道通畅	30		定量
		2.2 工作数量	140	a. 护理危重和一级护理病人数量	30		定量
				b. 掌握科室夜、晚病房动态情况	30		定量
				c. 术前准备术后服务计划100%落实	30		定性
				d. 按规定开关电源和气候开关门窗	20		定量
				e. 保证病房安全，正确管理陪护	30		定量
		2.3 工作质量	130	a. 掌握常规抢救仪器使用方法	30		定量
				b. 督促病人按时休息，病情观察	30		定性
				c. 第一时间接待入院患者	20		定量
				d. 履行科室绩效考核与管理职责	20		定性
				e. 护理文件书写合格率	30		定性
		2.4 工作效率	100	a. 病人疼痛的治疗处理与评估	20		定性
				b. 正确时间执行正确病人医嘱	30		定量
				c. 观察患者刀口渗血与敷料固定	20		定量
				d. 输液治疗患者数量	30		定量
3 论文科研 50分	5	论文科研 "三基"考试	50	a. 论文、科研符合要求	20		定性
				b. 心肺复苏、"三基"考试、技术操作	20		定性
				c. 专科护理理论与知识和技能	10		定性
4 职业道德 50分	5	4.1 职业素质	20	关心同事、自觉合作、乐于助人	20		定性
		4.2 有效沟通	30	a. 按照规定着装、医患沟通	20		定性
				b. 积极参加继续教育培训	10		定量
5 团队管理 60分	6	5.1 社会责任	40	a. 参加公益活动愿意承担额外工作	20		定性
				b. 手卫生、院感、消毒、隔离、废物处理	20		定量
		5.2 环境意识	20	办公场所、病房"7S管理"	20		定性
6 满意测评 100分	10	6.1 满意度	50	门诊病人住院患者的满意度	50		定性
		6.2 本科满意	20	本科医护人员对该护士的满意度	20		定性
		6.3 持续改进	30	针对问题与缺陷持续改进计划	30		定性
7 科室 绩效结果 200分	20	7.1 病人结果	80	a. 科室当月出院病人总数量	40		定量
				b. 科室当月大、中、小手术总数量	40		定量
		7.2 质量结果	50	a. 当月科室质量达到要求	30		定量
				b. 当月科室安全无事故	20		定量
		7.3 财务结果	70	科室当月医疗收入利润与上年度同月比较并且达到医院规定增长幅度	70		定量
满分	**1000分**	定性指标得分		定量指标得分		最后得分	

17.1 外科系统科室晚班与后夜护士卓越绩效考评定性标准(表二)

被考评者姓名		岗位				部门			
职能部门领导·定性指标·满意度测评内容					满意度测评等级				
一级指标	三级定性指标内容测评		本项满分	测评方式	卓越	优秀	良好	一般	得分
1 管理能力 80分	1.1 a. 岗位工作能力、管理病人		10	定性		10	8	6	
	1.1 b. 核心制度与相关制度执行能力		50	定性					
	扣罚细则:符合规定要求,一项制度或一次执行不到位扣5分								
	1.2 a. 工作主动性、积极性、责任心		10	定性		10	8	6	
	1.2 b. 上班尊重劳动纪律,尽职尽责		10	定性					
	扣罚细则:上班不接收快递包裹,发现一次扣5分;科室早会、进入病房护理、穿刺打针发药、技术操作等直接服务患者时关手机,一次不关扣5分;上班上网玩游戏发现一次扣10分;值班时间干私活带人看病、外出不请示离开岗位,发现一次扣10分								
2 过程控制 工作数量 工作质量 工作效率 130分	2.2 术前准备术后服务计划100%落实		30	定性					
	扣罚细则:术前护理准备与术后护理服务计划100%落实,一项或一次不落实扣5分								
	2.3 b. 督促病人按时休息,病情观察		30	定性					
	扣罚细则:病人不能按时休息一人次扣5分,病情观察不认真病人有问题一次扣10分								
	2.3 d. 履行科室绩效考核与管理职责		20	定性					
	扣罚细则:没有履行科室绩效考核与管理兼职职责扣10分								
	2.3 e. 护理文件书写合格率		30	定性	一处不合格扣5分				
	2.4 a. 病人疼痛的治疗处理与评估		20	定性					
	扣罚细则:正确处理病人疼痛得满分,不正确评估病人疼痛,一次扣5分								
3 论文科研 50分	3. a. 论文、科研符合要求		20	定性	一项不符合要求扣10分				
	3. b. 心肺复苏、三基考试、技术操作		20	定性		20	16	12	
	扣罚细则:心肺复苏、"三基"考试、技术操作,一项不及格扣10分								
	3. c. 专科护理理论与知识和技能		10	定性		10	8	6	
4 职业道德 40分	4.1 关心同事、自觉合作、乐于助人		20	定性		20	16	12	
	4.2 a. 按照规定着装、医患沟通		20	定性					
	扣罚细则:按照规定着装、医患沟通,符合医院业务与技术管理的相关规定标准的要求,达到要求得满分,一次着装不整齐扣1分,医患沟通不好一次扣5分								
5 团队管理 社会责任 40分	5.1 a. 参加公益活动,承担额外工作		20	定性					
	奖罚细则:按照规定参加公益活动,愿意承担额外工作。按规定参加公益活动、愿意承担额外工作满分,少参加一次公益活动扣5分,不愿意承担额外工作扣10分								
	5.2 办公场所、病房"5S管理"		20	定性					
	扣罚细则:达到要求得满分,病房患者走廊一处或者一次达不到要求扣2分								
6 满意测评 持续改进 100分	6.1 门诊病人住院患者的满意度		50	定性					
	奖罚细则:门诊病人住院患者的满意度达到规定95%,达不到标准,降低1%扣10分								
	6.2 本科医护人员对护士满意度		20	定性					
	扣罚细则:达去年同月医院规定增长幅度满分,增加1%加1分,降低1%扣3分								
	6.3 针对问题与缺陷持续改进		30	定性					
	奖罚细则:解决病人投诉,处理护理纠纷,评价纠纷,发现工作中的问题,针对护理工作的问题与缺陷有持续改进计划、事实、流程、措施、效果,少一个环节扣5分								
科室		本表定性指标满分	**440分**		定性指标最后得分				

17.2 外科系统科室晚班与后夜护士卓越绩效考评定量标准(表三)

一级指标 (分值)	权重 %	二级指标		三级指标		绩效考评 扣分细则	得分
		考评内容	分值	考评内容	分值		
2 过程控制 工作数量 工作质量 工作效率 330 分	33	2.1 工作流程	90	a.掌握业务与管理应急预案制度和措施及流程	20	一次或者一项处理不符合要求扣 5 分	
				b.按规定时间参加院内、外相关会议	20	会议迟到或早退一次扣 5 分,缺席一次会议扣 10 分。值班、交班一次不清楚或不签字扣 5 分。保证围手术期患者各种管道通畅,患者管道脱落一次扣 5 分	
				c.值班、交接班、物品核对、签字落实	20		
				d.保证围手术期患者各种管道通畅符合要求	30		
		2.2 工作数量	110	a.护理危重和一级护理病人数量符合规定要求	30	与上年度同月比较少一人次扣 5 分。不掌握科室夜晚病房动态情况发生问题一次扣 10 分。不按规定开关电源和气候开关门窗,发生问题一次扣 5 分。病房丢失东西一次扣 15 分,管理陪护不好扣 5 分	
				b.掌握科室夜、晚病房动态情况符合规定要求	30		
				d.按规定开关电源和根据气候变化开、关门窗	20		
				e.保证病房安全,正确管理陪护符合规定要求	30		
		2.3 工作质量	50	a.掌握本科室常规抢救仪器使用的方法	30	不能掌握仪器使用方法,发生问题一次扣 10 分	
				c.值班时间,第一时间接待入院患者并办手续	20	不能第一时间接待入院患者和办理手续扣 5 分	
		2.4 工作效率	80	b.正确时间,执行正确的病人的正确医嘱	30	执行医嘱不正确扣 5 分,病人医嘱错误一次扣 6 分。患者刀口渗血敷料脱落处理不及时 5 分。与上年度同月比较少一人次扣 5 分	
				c.观察术后患者刀口渗血与敷料固定情况	20		
				d.输液治疗患者数量	30		
4 职业道德 10 分	1	4.2 继续教育	10	b.能够积极参加医院、科室规定的继续教育培训项目符合规定要求	10	积极参加继续教育培训项目,符合要求得满分,一次不参加扣 5 分	
5 团队管理 20 分	2	5.2 环境意识	20	b.手卫生、院感、消毒隔离、废物处理	20	不按规定、达不到要求一次或者一项扣 5 分	
7 科室 绩效结果 200 分	20	7.1 科室 病人结果	80	a.当月出院病人总数量	40	达到去年指标水平并达到医院规定增长幅度得满分,降低 1%扣 10 分,增加 1%奖 5 分	
				b.科室当月大、中、小手术总数量与上年度比	40		
		7.2 科室 质量结果	50	a.医疗质量达到指标	30	达到去年指标水平并达到医院规定增长幅度得满分,降低 1%扣 10 分,增加 1%奖 5 分	
				b.医疗安全达到指标	20		
		7.3 科室 财务结果	70	当月医疗收入利润达到上年度同月水平并达到医院规定的增长幅度	70	达到去年指标水平并达到医院规定增长幅度得满分,降低 1%扣 10 分,增加 1%奖 5 分	
科室		本表定量指标满分			560 分	定量指标合计得分	

18. 外科系统科室交换敷料室护士卓越绩效考评标准 (表一)

一级指标 (分值)	权重 %	二级指标		三级指标		得分	考核 方式
		考评内容	分值	绩效考评扣分细则	分值		
1 管理能力 执行能力 100分	10	1.1 管理能力 执行能力	80	a. 工作与管理能力、同事之间团结	10		定性
				b. 医护核心制度与相关规定执行力	70		定量
		1.2 工作计划	20	a. 执行护理发展规划、月度工作计划	10		定量
				b. 上班尊重劳动纪律、尽职尽责	10		定性
2 过程控制 工作数量 工作质量 工作效率 440分	44	2.1 工作流程	40	a. 护理工作流程参加各种护理值班	20		定量
				b. 按时参加各种会议上报数据正确	20		定量
		2.2 工作数量	140	a. 承担质量管理职责胜任护理班次	30		定量
				b. 按照规定时间消毒交换敷料室	40		定量
				c. "三基"考试、临床护理技术操作考核	20		定量
				d. 执行预防患者跌倒、坠床、压疮制度	30		定量
				e. 履行科室绩效考核与管理职责	20		定量
		2.3 工作质量	140	a. 基础、专科、责任护理落实	20		定量
				b. 授权给患者交换伤口敷料	20		定性
				c. 针对技术操作应急预案的执行	20		定量
				d. 管理交换敷料室整洁卫生干净	20		定性
				e. 按照规定准备交换敷料消毒包	40		定性
				f. 主动接、送患者到交换敷料室	20		定量
		2.4 工作效率	120	a. 护理文件书写符合标准	30		定性
				b. 带教护理实习、进修生	10		定性
				c. 按照规定执行查对制度	30		定性
				d. 严格交换敷料室人员进出管理	30		定性
				e. 处理问题考虑全面遵循伦理原则	20		定性
3 论文科研 50分	5	论文科研 业务技术	50	a. 敬业奉献、钻研业务、优质服务	10		定性
				b. 论文、科研符合要求	20		定性
				c. 本人专科护理理论与技术水平	20		定性
4 职业道德 40分	4	4.1 职业素质	10	关心同事、自觉合作、乐于助人	10		定性
		4.2 问题解决	30	a. 协助处理患者和家属的问题	20		定性
				b. 在护理学科建设中的作用	10		定性
5 团队管理 50分	5	5.1 社会责任	30	a. 参加公益活动愿意承担额外工作	10		定性
				b. 手卫生、院感、消毒、隔离、废物处理	20		定量
		5.2 指导工作	20	参加患者抢救、指导护士技术操作	20		定量
6 满意测评 持续改进 120分	12	6.1 满意度 健康指导	80	a. 门诊病人住院患者的满意度	60		定性
				b. 患者健康与出院指导制度与流程	20		定性
		6.2 本科满意	20	本科员工的满意度	20		定性
		6.3 持续改进	20	针对问题缺陷有持续改进计划	20		定性
7 科室 绩效结果 200分	20	7.1 病人结果	80	a. 科室当月出院病人总数量	40		定量
				b. 科室当月大、中、小手术总数量	40		定量
		7.2 质量结果	50	a. 当月科室质量达到要求	30		定量
				b. 当月科室安全无事故	20		定量
		7.3 财务结果	70	医疗利润与上年度同月增加比较	70		定量
满分	**1000分**	定性指标得分		定量指标得分		最后得分	

18.1 外科系统科室交换敷料室护士卓越绩效考评定性标准(表二)

被考评者姓名		岗位			部门			
职能部门领导·定性指标·满意度测评内容					满意度测评等级			
一级指标	三级定性指标内容测评	本项满分	测评方式	卓越	优秀	良好	一般	得分
1 管理能力 20分	1.1 a. 工作管理能力、同事之间团结	10	定性		10	8	6	
	1.2 d. 上班尊重劳动纪律,尽职尽责	10	定性					
	扣罚细则:上班不接收快递包裹,发现一次扣5分;科室早会、进入病房护理、穿刺打针发药、技术操作等直接服务患者时关手机,一次不关扣5分;上班上网玩游戏发现一次扣10分;值班时间干私活带人看病、外出不请示离开岗位,发现一次扣10分							
2 过程控制 工作数量 工作质量 工作效率 200分	2.3 b. 授权给患者交换伤口敷料	20	定性					
	奖罚细则:医师工作需要授权护士给患者交换伤口敷料,少一人次扣5分							
	2.3 d. 管理交换敷料室整洁卫生干净	20	定性					
	扣罚细则:科室管理的交换敷料室整洁、卫生、干净。交换敷料的制度、流程、评估正确,清洁区、污染区、半污染区分区清楚,不符合要求,少一项或者一次扣5分							
	2.3 e. 按照规定准备交换敷料消毒包	40	定性	缺少一次消毒包扣5分				
	2.4 a. 护理文件书写符合标准	30	定性	一处不符合标准扣5分				
	2.4 b. 带教护理实习、进修生	10	定性					
	奖罚细则:担任护理带教实习、进修生工作,少带一名实习、进修生扣5分							
	2.4 c. 协助处理病人和家属的问题	30	定性					
	奖罚细则:协助处理病人和家属的问题,因处理不及时扣5分,问题严重扣10分							
	2.4 d. 严格交换敷料室人员进出管理	30	定性					
	奖罚细则:严格交换敷料室人员进出管理符合要求,发现无关人员进出一次扣5分							
	2.4 e 处理问题考虑全面遵循伦理原则	20	定性		20	16	12	
3 论文科研 50分	3. a. 敬业奉献、钻研业务、优质服务	10	定性		10	8	6	
	3. b. 论文、科研符合要求	20	定性		20	16	12	
	3. c. 本人专科护理理论与技术水平	20	定性		20	16	12	
4 职业道德 40分	4.1 关心同事、自觉合作、乐于助人	10	定性		10	8	6	
	4.2 a. 协助处理患者和家属的问题	20	定性		20	16	12	
	4.2 b. 在护理学科建设中的作用	10	定性					
	奖罚细则:护理学科建设不好扣10分、护士培训无计划扣5分,不落实计划扣5分							
5 团队管理 10分	5.2 a. 参加公益活动,承担额外工作	10	定性					
	奖罚细则:按照规定参加公益活动,愿意承担额外工作。按规定参加公益活动、愿意承担额外工作满分,少参加一次公益活动扣5分,不愿意承担额外工作扣10分							
6 满意测评 持续改进 120分	6.1 a. 门诊病人住院患者的满意度	60	定性					
	奖罚细则:门诊病人住院患者的满意度达到规定95%,达不到标准,降低1%扣10分							
	6.1 b. 患者健康与出院指导制度流程	20	定性					
	奖罚细则:无患者健康与出院指导制度、流程,少执行一项扣5分							
	6.2 本科室员工的满意度	20	定性		20	16	12	
	6.3 针对问题缺陷有持续改进计划	20	定性					
	奖罚细则:解决病人投诉,处理护理纠纷,评价纠纷,发现工作中的问题,针对护理工作的问题与缺陷有持续改进计划、事实、流程、措施、效果,少一个环节扣5分							
科室		本表定性指标满分	440分	定性指标最后得分				

18.2 外科系统科室交换敷料室护士卓越绩效考评定量标准(表三)

一级指标 (分值)	权重 %	二级指标		三级指标		绩效考评 扣分细则	得分
		考评内容	分值	考评内容	分值		
1 管理能力 执行能力 80分	8	1.1 执行能力	70	b.医护核心制度与相关规定执行力符合要求	70	核心制度一项不执行扣5分,其他不执行扣5分	
		1.2 规划计划	10	a.执行科室护理发展规划,月度工作计划	10	执行规划、月度计划满分,少执行一项扣10分	
2 过程控制 工作数量 工作质量 工作效率 240分	24	2.1 工作流程	40	a.执行护理工作流程,参加各种护理值班	20	少执行一项流程扣5分少一次值班扣5分。会议迟到或早退一次扣5分缺席一次扣10分。上报各种数据,推迟一天扣5分,上报数据不准确一次扣5分	
				b.按时按规定参加各种会议,按时按照规定上报负责的数据工作,并保证上报数据正确	20		
		2.2 工作数量	140	a.承担质量管理职责,胜任护理各种班次	30	不履行质量管理小组职责扣5分。少一次消毒扣10分,不正确消毒一次扣10分。技术操作考试不及格一次扣10分。不能掌握抢救仪器操作并指导护士扣5分。发生一次患者跌倒、坠床、压疮扣10分,考核结果不与工资挂钩扣10分	
				b.按照规定时间、材料消毒交换敷料室	40		
				c.参加"三基"考试、临床护理技术操作考核	20		
				d.执行预防患者跌倒、坠床、压疮制度符合要求	30		
				e.履行绩效考核职责	20		
		2.3 工作质量	60	a.执行基础、专科、责任护理落实	20	基础、专科、责任护理不落实到每一个护士,责任少一人次病人扣5分。应急预案执行不到位扣5分,影响工作扣10分。主动接、送患者到交换敷料室进行伤口敷料交换并保证患者安全,没有接送扣5分	
				c.针对护理技术操作应急预案的管理与执行	20		
				f.按照规定,主动接、送患者到交换敷料室进行伤口敷料交换并保证患者安全符合规定要求	20		
5 团队管理 社会责任 40分	4	5.1 社会责任	20	b.监督手卫生、院感、消毒、隔离、废物处理	20	手卫生、院感、消毒、隔离不落实和不按规定处理医疗废物一次扣5分。抢救、指导一项做不到扣10分	
		5.2 患者抢救	20	参加患者抢救工作、指导护士技术操作	20		
7 科室 绩效结果 200分	20	7.1 科室 病人结果	80	a.当月出院病人总数量	40	达到去年指标水平并达到医院规定增长幅度得满分,降低1%扣10分,增加1%奖5分	
				b.科室当月大、中、小手术总数量与上年度比	40		
		7.2 质量结果	50	a.医疗质量达到指标	30	达到医院规定指标,降低1%扣10分,增加1%奖5分	
				b.医疗安全达到指标	20		
		7.3 科室 财务结果	70	当月医疗收入利润达到上年度同月水平并达到医院规定的增长幅度	70	达到去年指标水平并达到医院规定增长幅度得满分,降低1%扣10分,增加1%奖5分	
科室		本表定量指标满分			560分	定量指标合计得分	

19.外科系统科室护理员卓越绩效考评标准(表一)

一级指标 (分值)	权重 %	二级指标		三级指标		得分	考核 方式
		考评内容	分值	绩效考评扣分细则	分值		
1 管理能力 执行能力 100分	10	1.1 管理能力 执行能力	80	a.工作与管理能力、同事之间团结	10		定性
				b.医院科室制度与相关规定执行力	70		定量
		1.2 工作计划	20	a.在护士长领导护士指导下工作	10		定量
				b.上班尊重劳动纪律,尽职尽责	10		定性
2 过程控制 工作数量 工作质量 工作效率 500分	50	2.1 工作流程	50	a.执行护理员的工作制度与流程	30		定量
				b.按时参加医院科室相关会议	20		定量
		2.2 工作数量	150	a.担任病人生活护理简单护理工作	30		定量
				b.跟随护士查房、了解护理重点	30		定量
				c.保持科室物品的清洁与卫生	30		定量
				d.仪器与设备卫生清洁工作	30		定量
				e.履行护理员岗位职责与任务	30		定量
		2.3 工作质量	150	a.保持洗漱间卫生清洁无臭味	30		定量
				b.随时巡视病房,应接病人呼唤	30		定性
				c.保持病房楼梯卫生清洁无臭味	30		定量
				d.执行预防患者跌倒、坠床、压疮制度	30		定性
				e.做好病人入院前的准备工作和出院后床单位整理和清洁工作	30		定性
		2.4 工作效率	150	a.及时收集病人、并送出临时化验标本和其他外送病人物品工作	40		定性
				b.护理员独立工作能力	40		定性
				c.帮助不方便的患者检查、出入院	40		定性
				d.工作主动性、积极性和责任心	30		定性
3 职业素质 60分	6	职业素质 卫生清洁	60	a.勤勤恳恳、任劳任怨、优质服务	20		定性
				b.保持重病人床单位卫生与整洁	20		定性
				c.保持病房空床的卫生与整洁	20		定性
4 团队管理 60分	6	4.1 团队管理	20	关心同事、自觉合作、乐于助人	20		定性
		4.2 问题解决	40	a.处理患者和家属的相关问题	20		定性
				b.协助患者缴费办理出入院手续	20		定性
5 社会责任 60分	6	5.1 社会责任	40	a.参加公益活动愿意承担额外工作	20		定性
				b.手卫生、院感、消毒、隔离、废物处理	20		定量
		5.2 整理用品	20	负责收回出院患者用品	20		定量
6 满意测评 持续改进 120分	12	6.1 满意度 患者饮食	80	a.门诊病人住院患者的满意度	60		定性
				b.饮食与开水落实到每位患者	20		定性
		6.2 本科满意	20	本科室员工的满意度	20		定性
		6.3 持续改进	20	针对问题缺陷有持续改进计划	20		定性
7 科室 绩效结果 100分	10	7.1 病人结果	40	a.科室当月出院病人总数量	20		定量
				b.科室当月大、中、小手术总数量	20		定量
		7.2 质量结果	20	a.当月科室质量达到要求	10		定量
				b.当月科室安全无事故	10		定量
		7.3 财务结果	40	医疗利润与上年度同月增加比较	40		定量
满分	**1000分**	**定性指标得分**		**定量指标得分**		**最后得分**	

19.1 外科系统科室护理员卓越绩效考评定性标准(表二)

被考评者姓名		岗位			部门			
职能部门领导·定性指标·满意度测评内容					满意度测评等级			
一级指标	三级定性指标内容测评	本项满分	测评方式	卓越	优秀	良好	一般	得分
1 **管理能力** **20分**	1.1 a.工作管理能力、同事之间团结	10	定性		10	8	6	
	1.2 d.上班尊重劳动纪律,尽职尽责	10	定性					
	扣罚细则:上班不接收快递包裹,发现一次扣5分;科室早会、进入病房护理、穿刺打针发药、技术操作等直接服务患者时关手机,一次不关扣5分;上班上网玩游戏发现一次扣10分;值班时间干私活带人看病、外出不请示离开岗位,发现一次扣10分							
2 **过程控制** **工作数量** **工作质量** **工作效率** **240分**	2.3 b.随时巡视病房,应接病人呼唤	30	定性					
	奖罚细则:随时巡视病房卫生,应接病人生活呼唤,协助生活不能自理的病人进食、起床活动及递送大、小便器,符合业务与技术管理规定要求,一次服务不到位扣5分							
	2.3 d.患者预防跌倒、坠床、压疮制度	30	定性					
	扣罚细则:熟悉预防患者跌倒、坠床、压疮制度和高危患者跌倒、坠床、压疮风险评估,熟悉患者跌倒、坠床、压疮处理流程。没执行制度、流程、一项、一次扣10分							
	2.3 e.做好病人入院前的准备工作	30	定性					
	扣罚细则:做好病人入院前的准备工作和出院后床单、铺位的整理以及终末消毒工作。协助护士搞好被服、家具清洁和管理工作符合规定要求。一项工作做不好扣5分							
	2.4 a.及时收集送出临时化验标本	40	定性					
	扣罚细则:及时收集送出临时化验标本和其他外送病人相关工作符合医院业务与技术管理的相关规定标准的要求,一项工作做不到或者顾客不满意扣5分							
	2.4 b.护理员独立工作能力	40	定性					
	奖罚细则:重点负责整理床单位,检查病房卫生,督促家属保持病房卫生,避免使用电器,发现物品损坏,及时通知后勤维修更换,在工作中未发现问题一次扣5分							
	2.4 c.帮助不方便的患者检查出入院	40	定性		40	32	24	
	2.4 d.工作主动性、积极性和责任心	30	定性		30	24	18	
3 **职业素质** **60分**	3.a.勤勤恳恳、任劳任怨、优质服务	20	定性		20	16	12	
	3.b.保持重病人床单位卫生与整洁	20	定性		20	16	12	
	3.c.保持病房空床的卫生与整洁	20	定性		20	16	12	
4 **团队管理** **60分**	4.1 关心同事、自觉合作、乐于助人	20	定性		20	16	12	
	4.2 a.处理患者和家属的相关问题	20	定性		20	16	12	
	4.2 b.协助患者缴费办理出入院手续	20	定性		20	16	12	
5 社会责任 **20分**	5.2 a.参加公益活动,承担额外工作	20	定性		20	16	12	
	奖罚细则:按照规定参加公益活动,愿意承担额外工作。按规定参加公益活动、愿意承担额外工作满分,少参加一次公益活动扣5分,不愿意承担额外工作扣10分							
6 **满意测评** **持续改进** **120分**	6.1 a.门诊病人住院患者的满意度	60	定性		60	48	36	
	6.1 b.协助患者饮食落实到每位患者	20	定性					
	奖罚细则:饮食与开水落实到每位患者,一人次患者没有饮食或者开水扣1分							
	6.2 本科室员工的满意度	20	定性		20	16	12	
	6.3 针对问题缺陷有持续改进计划	20	定性					
	奖罚细则:有持续改进计划、事实、流程、措施、效果符合要求,少一个环节扣5分							
科室		本表定性指标满分	520 分	定性指标最后得分				

19.2 外科系统科室护理员卓越绩效考评定量标准（表三）

一级指标 （分值）	权重 %	二级指标		三级指标		绩效考评	得分
		考评内容	分值	考评内容	分值	扣分细则	
1 管理能力 执行能力 **80分**	8	1.1 执行能力	70	b.医院与科室制度与相关规定的执行能力	70	制度一项不执行扣5分，影响不好扣10分	
		1.2 规划计划	10	a.在护士长领导与护士指导下进行工作	10	在护士长领导护士指导下工作，工作不好扣10分	
2 过程控制 工作数量 工作质量 工作效率 **260分**	26	2.1 工作流程	50	a.执行科室制定的护理员工作制度与流程	30	执行医院与科室制定的护理员工作制度与流程操作，执行不好一次扣5分。会议迟到或早退一次扣3分缺席一次扣6分	
				b.按时、按照规定参加医院或者科室召开的相关会议符合规定要求	20		
		2.2 工作数量	150	a.担任病人生活护理简单的护理工作符合要求	30	担任病人生活护理和简单的护理技术工作，工作不到位扣5分。跟随护士长或护士查房、了解护理重点，不能够掌握护理重点扣5分。不能够保持科室各种物品的清洁与卫生扣10分。仪器与设备的清洁、保养不好扣5分。不能够履行科室护理员的岗位职责与任务扣10分	
				b.跟随护士长或护士查房、了解护理重点	30		
				c.保持科室各种物品的清洁与卫生符合要求	30		
				d.负责科室仪器与设备的卫生清洁工作	30		
				e.上班时间能够履行科室护理员的岗位职责与规定任务符合规定要求	30		
		2.3 工作质量	60	a.保持洗漱间卫生清洁并做到无臭味符合要求	30	不能够保持洗漱间卫生清洁并做不到无臭味扣5分。不能够保持科室各个病房楼梯的卫生清洁并做不到无臭味，扣5分	
				c.保持科室各个病房、楼梯的卫生清洁并做到整洁无臭味符合要求	30		
5 社会责任 **40分**	4	5.1 社会责任	20	b.手卫生、院感、消毒、隔离、废物处理	20	协助护士院感、消毒、隔离、废物处理工作，一次不落实扣5分。负责科室当日出院病人物品收回，没有按时收回出院患者用品的，一位患者扣5分	
		5.2 整理用品	20	负责科室当日出院病人物品回收工作，不能够及时收回出院患者用品的按规定扣罚符合要求	20		
7 科室 绩效结果 **100分**	10	7.1 科室 病人结果	40	a.当月出院病人总数量	20	达到去年指标水平并达到医院规定增长幅度得满分，降低1%扣10分，增加1%奖5分	
				b.当月大、中、小手术总数量与上年度比较	20		
		7.2 质量结果	20	a.医疗质量达到要求	10	达不到规定标准，降低1%扣10分，增加1%奖5分	
				b.当月科室安全无事故	10		
		7.3 科室 财务结果	40	当月医疗收入利润达到上年度同月水平并达到医院规定的增长幅度	40	达到去年指标水平并达到医院规定增长幅度得满分，降低1%扣10分，增加1%奖5分	
科室				本表定量指标满分	480分	定量指标合计得分	

20.外科系统科室卫生员卓越绩效考评标准(表一)

一级指标 (分值)	权重 %	二级指标		三级指标		得分	考核 方式
		考评内容	分值	绩效考评扣分细则	分值		
1 管理能力 执行能力 100分	10	1.1管理能力 执行能力	60	a.工作与管理能力、同事之间团结	20		定性
				b.医院科室制度与相关规定执行力	40		定量
		1.2 工作计划	40	a.在护士长领导护士指导下工作	10		定量
				b.上班尊重劳动纪律,尽职尽责	30		定性
2 过程控制 工作数量 工作质量 工作效率 500分	50	2.1 工作流程	50	a.擦拖地板、擦洗抹布分隔存放	40		定量
				b.按规定参加科室相关会议	10		定量
		2.2 工作数量	150	a.担任病房的清洁卫生工作	50		定量
				b.跟随护士查房、了解卫生重点	10		定量
				c.及时清理围手术期患者生活废物	30		定量
				d.需要时仪器与设备卫生清洁工作	30		定量
				e.履行卫生员岗位职责与任务	30		定量
		2.3 工作质量	150	a.保持洗漱间卫生清洁无臭味	30		定量
				b.协助手术后患者进食与喝水	30		定性
				c.保持病房楼梯卫生清洁无臭味	30		定量
				d.执行预防患者跌倒、坠床、压疮制度	10		定性
				e.担任病房的门、窗、地面、床头桌椅及厕所、浴室的清洁工作	50		定性
		2.4 工作效率	150	a.按照规定或者根据病人需要及时做好病房病员饮用水供应	50		定性
				b.消毒病人脸盆茶具痰盂便器用具	60		定性
				c.帮助出、入院患者拿东西	20		定性
				d.护送病人、领送物品及外勤工作	20		定性
3 职业素质 60分	6	职业素质 卫生清洁	60	a.优质服务、任劳任怨	10		定性
				b.工作主动性、积极性与责任心	30		定性
				c.保持病房空床的卫生与整洁	20		定性
4 团队管理 60分	6	4.1团队精神	20	关心同事、自觉合作、乐于助人	20		定性
		4.2 问题解决	40	a.处理患者和家属的相关问题	20		定性
				b.上班时手卫生符合要求	20		定性
5 社会责任 60分	6	5.1 社会责任	40	a.参加公益活动愿意承担额外工作	20		定性
				b.院感、消毒、隔离、废物处理	20		定量
		5.2整理用品	20	负责收回出院患者生活用品	20		定量
6 满意测评 持续改进 120分	12	6.1满意度 患者饮食	80	a.门诊病人住院患者的满意度	60		定性
				b.协助配餐员做好配膳工作	20		定性
		6.2本科满意	20	本科室员工的满意度	20		定性
		6.3持续改进	20	针对问题缺陷有持续改进计划	20		定性
7 科室 绩效结果 100分	10	7.1 病人结果	40	a.科室当月出院病人总数量	20		定量
				b.科室当月大、中、小手术总数量	20		定量
		7.2质量结果	20	a.当月科室质量达到要求	10		定量
				b.当月科室安全无事故	10		定量
		7.3财务结果	40	医疗利润与上年度同月增加比较	40		定量
满分	1000分	定性指标得分		定量指标得分		最后得分	

20.1 外科系统科室卫生员卓越绩效考评定性标准(表二)

被考评者姓名		岗位			部门			
职能部门领导·定性指标·满意度测评内容					满意度测评等级			
一级指标	三级定性指标内容测评	本项满分	测评方式	卓越	优秀	良好	一般	得分
1 **管理能力** **50分**	1.1 a.工作管理能力、同事之间团结	20	定性		20	16	12	
	1.2 d.上班尊重劳动纪律,尽职尽责	30	定性					
	扣罚细则:上班不接收快递包裹,发现一次扣5分;科室早会、进入病房护理、打扫卫生、技术操作等直接服务患者时关手机,一次不关扣5分;上班上网玩游戏发现一次扣10分;值班时间干私活带人看病、外出不请示离开岗位,发现一次扣10分							
2 **过程控制** **工作数量** **工作质量** **工作效率** **240分**	2.3 b.协助手术后患者进食与喝水	30	定性					
	奖罚细则:协助手术后不能够自理的患者进食与喝水,一次服务不到位扣5分							
	2.3 d.患者预防跌倒、坠床、压疮制度	10	定性					
	扣罚细则:熟悉预防患者跌倒、坠床、压疮制度和高危患者跌倒、坠床、压疮风险评估,熟悉患者跌倒、坠床、压疮处理流程。不执行制度、流程、一项,次扣10分							
	2.3 e.担任病房清洁工作、保持整洁	50	定性					
	扣罚细则:担任科室病房的门、窗、地面、床头桌椅、洗漱间及厕所、浴室的清洁工作,并保持经常整洁,符合业务与技术管理的规定要求。一项工作做不好扣5分							
	2.4 a.做好保障病房病员饮用水供应	50	定性					
	扣罚细则:及时做好病房和病员的饮用水供应工作,一项工作做不到扣5分							
	2.4 b.清洁消毒病人生活用具	60	定性					
	奖罚细则:负责病房的清洁和消毒病人的脸盆、茶具、痰盂、便器、桌灯、床头、床头柜等用具,病人生活用具符合规定要求,一个用具清洁和消毒不符合要求扣5分							
	2.4 c.帮助出、入院患者拿东西	20	定性		40	32	24	
	2.4 d.护送病人领送物品及外勤工作	20	定性					
	扣罚细则:及时收集送出临时化验标本和其他外送病人相关工作,符合医院业务与技术管理的相关规定标准的要求,一项工作做不到或者顾客不满意扣5分							
3 **职业素质** **60分**	3.a.优质服务、任劳任怨	10	定性		10	8	6	
	3.b.工作主动性、积极性与责任心	30	定性		30	24	18	
	3.c.保持病房空床的卫生与整洁	20	定性		20	16	12	
4 **团队管理** **60分**	4.1 关心同事、自觉合作、乐于助人	20	定性		20	16	12	
	4.2 a.处理患者和家属的相关问题	20	定性		20	16	12	
	4.2 b.上班时手卫生符合要求	20	定性		20	16	12	
5 社会责任 **20分**	5.2 a.参加公益活动,承担额外工作	20	定性		20	16	12	
	奖罚细则:按照规定参加公益活动,愿意承担额外工作。按规定参加公益活动、愿意承担额外工作满分,少参加一次公益活动扣5分,不愿意承担额外工作扣10分							
6 **满意测评** **持续改进** **120分**	6.1 a.门诊病人住院患者的满意度	60	定性		60	48	36	
	6.1 b.协助配餐员做好配膳工作	20	定性					
	奖罚细则:饮食与开水落实到每位患者,一人次患者没有饮食或者开水扣2分							
	6.2 本科室员工的满意度	20	定性		20	16	12	
	6.3 针对问题缺陷有持续改进计划	20	定性					
	奖罚细则:有持续改进计划、事实、流程、措施、效果符合要求,少一个环节扣5分							
科室		本表定性指标满分	**550分**	定性指标最后得分				

20.2 外科系统科室卫生员卓越绩效考评定量标准(表三)

一级指标 (分值)	权重 %	二级指标		三级指标		绩效考评	得分
		考评内容	分值	考评内容	分值	扣分细则	
1 管理能力 执行能力 50分	5	1.1 执行能力	40	b.医院与科室制度与相关规定的执行能力	40	制度一项不执行扣5分,影响不好扣10分	
		1.2 规划计划	10	a.在护士长领导与护士指导下进行工作	10	在护士长领导护士指导下工作,工作不好扣10分	
2 过程控制 工作数量 工作质量 工作效率 260分	26	2.1 工作流程	50	a.擦拖地板、擦洗抹布分隔存放符合规定要求	40	按流程把擦拖地板、擦洗抹布分隔存放、分别晾晒、消毒,执行不好一次扣5分。会议迟到或早退一次扣3分缺席一次扣6分	
				b.按时、按照规定参加医院或者科室召开的相关会议符合规定要求	10		
		2.2 工作数量	150	a.担任病人生活护理简单的护理工作符合要求	50	担任病人生活护理和简单的护理技术工作,工作不到位扣5分。跟随护士长或护士查房、了解卫生重点,不能掌握重病人卫生重点扣5分。不能及时清理围手术期患者生活废物扣5分。仪器与设备的清洁、保养不好扣5分。不能够履行科室卫生员的岗位职责与任务扣10分	
				b.跟随护士长或护士查房、了解卫生重点	10		
				c.及时清理围手术期患者生活废物符合要求	30		
				d.需要时做好科室仪器与设备的卫生清洁工作	30		
				e.上班时间能够履行科室卫生员的岗位职责与规定任务符合规定要求	30		
		2.3 工作质量	60	a.保持洗漱间卫生清洁并做到无臭味符合要求	30	不能够保持洗漱间卫生清洁并做不到无臭味扣5分。不能够保持科室各个病房楼梯的卫生清洁并做不到无臭味,扣5分	
				c.保持科室各个病房、楼梯的卫生清洁并做到整洁无臭味要求	30		
5 社会责任 40分	4	5.1 社会责任	20	b.协助护士院感、消毒隔离、废物处理工作	20	协助护士院感、消毒隔离、废物处理工作,一次不落实扣5分。负责科室当日出院病人物品收回,没有按时收回出院患者用品的,一位患者扣5分	
		5.2 整理用品	20	负责科室当日出院病人生活物品回收工作,不能够及时收回出院患者用品的按规定扣罚	20		
7 科室 绩效结果 100分	10	7.1 科室 病人结果	40	a.当月出院病人总数量	20	达到去年指标水平并达到医院规定增长幅度得满分,降低1%扣10分,增加1%奖5分	
				b.当月大、中、小手术总数量与上年度比较	20		
		7.2 质量结果	20	a.医疗质量达到要求	10	达不到规定标准,降低1%扣10分,增加1%奖5分	
				b.当月科室安全无事故	10		
		7.3 科室 财务结果	40	当月医疗收入利润达到上年度同月水平并达到医院规定的增长幅度	40	达到去年指标水平并达到医院规定增长幅度得满分,降低1%扣10分,增加1%奖5分	
科室				本表定量指标满分	450分	定量指标合计得分	

二、妇产科护理人员卓越绩效考评标准

1.妇产科护士长卓越绩效考评标准(表一)

一级指标 (分值)	权重 %	二级指标		三级指标		得分	考核 方式
		考评内容	分值	绩效考评扣分细则	分值		
1 领导能力 执行能力 80分	8	1.1 领导能力 执行能力	50	a. 领导与管理能力、领导之间团结	20		定性
				b. "18项核心制度"与相关规定执行力	30		定量
		1.2 工作计划	30	a. 护理规划,年、月、周工作计划与总结	20		定量
				b. 围产期手术病人应急预案与执行	10		定性
2 过程控制 工作数量 工作质量 工作效率 430分	43	2.1 工作流程	30	a. 掌握围手术期病人流程与效果	20		定量
				b. 按时填写并上报护士长手册	10		定量
		2.2 工作数量	150	a. 质量管理组织健全,履行职责	20		定量
				b. "三查七对"与医嘱执行与落实	20		定量
				c. 大、中、小手术病人数量	20		定量
				d. 按时参加各种会议上报数据正确	20		定量
				e. 办公物品请领、物资账物相符	20		定量
				f. 护理管理评价标准	50		定量
		2.3 工作质量	130	a. 基础、专科、责任专科护理落实	30		定量
				b. 有完整的护士职责与岗位说明书	10		定性
				c. 成本控制、药占比、耗材占比	40		定量
				d. "三基"考试、心肺复苏与培训	10		定性
				e. 有危重患者安全护理制度和措施	10		定性
				f. 护理质量管理评价标准	30		定性
		2.4 专科 护理特色	120	a. 专科特色护理提供康复服务	20		定性
				b. 护理常规操作护理技术项目	20		定性
				c. 围手术期患者护理管理符合要求	20		定性
				d. 成本药占比耗材占比符合要求	40		定性
				e. 特色护理查房会诊病例讨论	20		定性
3 论文科研 教学带教 100分	10	科研管理 论文成果 学科建设	10	a. 执行年度科研课题设计与实施	20		定性
				b. 积极设计并参与护理学科建设	30		定性
				c. 参与学术、培训、论文、成果	30		定性
				d. 专科护理理论和技术水平	20		定性
4 团队管理 40分	4	4.1 团队管理	10	关心护士生活,随主任大查房	10		定性
		4.2 学科建设	30	a. 按照规定着装、注重科内外沟通	10		定性
				b. 护理学科建设与护理行政管理	20		定性
5 社会责任 50分	5	5.1 社会责任	30	a. 妇产科门诊护理服务功能齐全	10		定性
				b. 病区病房优质服务覆盖率≥85%	20		定量
		5.2 奖金管理	20	奖金福利透明公开,护士同工同酬	20		定量
6 满意测评 100分	10	6.1 满意度	60	门诊病人住院患者的满意度	60		定性
		6.2 本科满意	20	本科员工的满意度	20		定性
		6.3 持续改进	20	针对问题缺陷有持续改进计划	20		定性
7科室 绩效结果 200分	20	7.1 病人结果	100	当月出院病人、手术病人总数量	100		定量
		7.2 质量结果	20	当月科室质量与安全达到要求	20		定量
		7.3 财务结果	80	当月医疗利润上年度同月增加比较	80		定量
满分	**1000分**	定性指标得分		定量指标得分		最后得分	

1.1 妇产科护士长卓越绩效考评定性标准(表二)

被考评者姓名		岗位				部门			
一级指标	三级定性指标内容测评		本项满分	测评方式	卓越	优秀	良好	一般	得分
1 **管理能力** **30分**	1.1 a. 领导管理能力、领导之间团结		20	定性		20	16	12	
	1.2 b. 围产期手术病人应急预案执行		10	定性					
	扣罚细则:围产期手术病人应急预案与执行,一项、次不符合要求扣10分								
2 **过程控制** **工作数量** **工作质量** **工作效率** **200分**	2.1 a. 掌握围手术期病人流程与效果		20	定性					
	扣罚细则:围手术期病人流程齐全,如新生儿窒息抢救流程、子痫处理流程、产科出血处理、妊娠高血压处理、水栓塞抢救流程、剖宫产流程等,少掌握一个流程扣5分								
	2.3 b. 有完整护士职责与岗位说明书		10	定性	缺一项扣5分				
	2.3 d. "三基"考试、心肺复苏与培训		10	定性	一人次不合格扣10分				
	2.3 e. 有危重患者安全护理制度措施		10	定性	少一制度或措施扣5分				
	2.3 f. 护理质量管理评价标准		30	定性					
	奖罚细则:按本院以往相关的每月护理文件与检查考核标准,由护理部及相关部门检查,包括:安全用药、输血、分级护理、护理文书、不良事件、服务质量、护理投诉、护理培训、护理业务与技术管理、手卫生、院感、消毒隔离、废物处理等符合医院业务与技术管理的相关规定标准的要求,一项、次不符合要求扣5分								
	2.4 a. 专科特色护理提供康复服务		20	定性		20	16	12	
	2.4 b. 专科护理常规操作技术项目		20	定性					
	奖罚细则:未开展专科护理常规操作、未开展专科护理技术项目,少一项、次扣10分								
	2.4 c. 围手术期患者护理符合要求		20	定性					
	奖罚细则:围手术期患者手术前后专科护理、业务等符合要求,一项不符合扣10分								
	2.4 d. 成本药占比耗材占比符合要求		40	定性	增加1%扣15分				
	2.4 e. 特色护理查房、会诊、病例讨论		20	定性					
	奖罚细则:护理每日晨会后交接班、病房专科特色护理查房、专科特色会诊、专科护理病例讨论,体现专科特色护理,符合要求没有体现专科特色护理,一项、次扣10分								
3 **论文科研** **教学带教** **100分**	a. 执行年度科研课题设计与实施		20	定性		20	16	12	
	b. 积极设计并参与护理学科建设		30	定性		30	24	18	
	c. 参与学术、培训、论文、成果		30	定性	一项、次不合格扣5分				
	d. 专科护理理论和技术水平		20	定性	一项不符合要求扣10分				
4 **团队管理** **40分**	4.1 关心护士生活,随主任大查房		10	定性					
	奖罚细则:不关心护士生活扣5分,随科室主任大查房,少一次扣5分								
	4.2 a. 按照规定着装、注重沟通		10	定性	一次不规范扣5分				
	4.2 b. 护理学科建设与护理行政管理		20	定性		20	16	12	
5 社会责任 **10分**	5.1 a. 妇产科门诊护理服务功能齐全		10	定性					
	奖罚细则:妇产科门诊急诊护理服务功能齐全,门诊少一项、次护理服务功能扣5分								
6 **满意测评** **持续改进** **100分**	6.1 a. 门诊病人住院患者的满意度		60	定性		60	48	30	
	6.2 本科员工的满意度		20	定性		20	16	12	
	6.3 针对问题缺陷有持续改进计划		20	定性					
	扣罚细则:针对每月护理管理工作、护理人员业务技术存在的问题、缺陷、投诉等符合管理规定要求,有持续改进计划、事实、流程、措施、效果,少一个环节扣5分								
科室			**本表定性指标满分**	**480分**	**定性指标最后得分**				

1.2 妇产科护士长卓越绩效考评定量标准(表三)

一级指标 (分值)	权重 %	二级指标		三级指标		绩效考评	得分
		考评内容	分值	考评内容	分值	扣分细则	
1 管理能力 执行能力 **50分**	5	1.1 执行能力	30	b.“18项核心制度”与相关规定执行力符合要求	30	核心制度一项执行不好扣5分,其他执行不好扣5分	
		1.2 规划计划	20	a.护理规划,年、月、周工作计划与总结	20	规划,年、月、周计划与总结,少一项扣10分	
2 过程控制 工作数量 工作质量 工作效率 **230分**	23	2.1 工作流程	10	b.按时填写并上报护士长手册,一项、次不符合要求按规定扣分	10	按时填写并上报护士长手册,护士长手册推迟上报一天一次扣10分	
		2.2 工作数量	150	a.质量管理组织健全,履行职责符合管理要求	20	不履行科室质量管理小组职责扣10分。“三查七对”、医嘱差错一次扣5分。大、中、小手术数量达不到增加幅度,降低1%扣10分。会议迟到或早退一次扣5分,缺席一次扣10分。上报数据推迟一天扣5分。科室账物不符扣10分	
				b.“三查七对”医嘱执行	20		
				c.大、中、小手术病人总数量符合规定要求	20		
				d.按时参加各种会议上报数据正确符合要求	20		
				e.办公物品请领、物资账物相符符合规定要求	20		
				f.护理管理评价标准:患者身份识别、跌倒、坠床、约束管理、抢救车、仪器设备、人力资源、科室病区环境、行政、护理人员行为规范、手卫生、院感、消毒、隔离、废物处理等符合规定要求	50	按本院管理文件,由护理部及相关部门检查、考核,包括,身份识别、跌倒坠床、约束管理、抢救车仪器、病区环境、行为规范、手卫生、院感、消毒、隔离、废物处理等,一项、次不符合要求扣5分	
		2.3 工作质量	70	a.专科特色基础、专科、整体责任护理落实	30	一项、次专科护理不落实扣10分	
				c.成本控制、药占比、耗材占比符合规定要求	40	成本控制、药占比、耗材占比,增加1%扣15分	
5 社会责任 **40分**	4	5.1 优质服务	20	b.病区病房优质服务覆盖率≥85%符合要求	20	病区病房优质服务覆盖率≥85%,降低1%扣5分。奖金福利不透明、不公开、不同工同酬扣20分	
		5.2 奖金管理	20	奖金福利透明公开,护士同工同酬符合要求	20		
7 科室 绩效结果 **200分**	20	7.1 病人结果	70	当月住院病人出院总数量与上年度同月比较	70	达到规定增长幅度,降低1%扣10分,增加1%奖5分	
		7.2 质量结果	30	医疗质量安全有上年度同月北京达到规定要求	30	达不到标准,降低1%扣10分,增加1%奖5分	
		7.3 科室 财务结果	100	科室当月医疗利润收入与上年度同月比较并达到医院规定增长指标	100	达到去年指标水平并达到医院规定增长幅度得满分,降低1%扣10分,增加1%奖5分	
科室		**本表定量指标满分**			**520分**	**定量指标合计得分**	

2.妇产科产房护士长卓越绩效考评标准(表一)

一级指标 (分值)	权重 %	二级指标 考评内容	分值	三级指标 绩效考评扣分细则	分值	得分	考核 方式
1 领导能力 执行能力 80分	8	1.1领导能力 执行能力	50	a.领导与管理能力、领导之间团结	20		定性
				b.18项核心制度与相关规定执行力	30		定量
		1.2 工作计划	30	a.护理规划,年、月、周工作计划与总结	20		定量
				b.护理应急预案与执行效果	10		定性
2 过程控制 工作数量 工作质量 工作效率 420分	42	2.1 工作流程	30	a.按照PDCA循环管理制度与流程	20		定量
				b.按时填写并上报护士长手册	10		定量
		2.2 工作数量	130	a.质量管理组织健全,履行职责	20		定量
				b.“三查七对”与医嘱执行与落实	20		定量
				c.落实护理临床路径单病种管理	20		定量
				d.按时参加各种会议上报数据正确	20		定量
				e.办公物品请领、物资账物相符	20		定量
				f.护理管理评价标准:患者身份识别、跌倒、抢救车、仪器、行政等	30		定量
		2.3 工作质量	130	a.基础、专科、责任整体护理落实	30		定量
				b.有完整的护士职责与岗位说明书	10		定性
				c.围术期病人记录讨论符合要求	20		定量
				d.“三基”考试、心肺复苏与培训	20		定性
				e.有危重患者安全护理制度和措施	20		定性
				f.护理质量管理评价标准符合要求	30		定性
		2.4 专科 护理特色	130	a.严格的消毒隔离制度的执行	20		定性
				b.产房的术操作规范的执行情况	30		定性
				c.围术期管道通畅按时更换没脱落	20		定性
				d.成本支出、药占比、耗材占比	40		定性
				e.产房护士的合理排班符合要求	20		定性
3 教学科研 100分	10	3.1 教学带教	50	a.按规定完成教学与带教任务	20		定性
				b.护士继续教育与学术活动落实	30		定性
		3.2论文科研	50	发表论文与护理科研成果	50		定性
4 职业道德 50分	5	4.1职业道德	40	a.关心护士生活,随主任大查房	20		定性
				b.按照医院规定考评护士绩效标准	20		定性
		4.2社会责任	10	与院内科室院外相关单位沟通好	10		定性
5 团队管理 50分	5	5.1 设备管理	30	a.产房仪器设备在使用状态	10		定性
				b.亲自参加危重病人抢救工作	20		定量
		5.2奖金福利	20	奖金福利透明公开,护士同工同酬	20		定量
6 满意测评 100分	10	6.1满意度	60	门诊患者的满意度	60		定性
		6.2本科满意	20	本科员工的满意度	20		定性
		6.3持续改进	20	针对问题缺陷有持续改进计划	20		定性
7 科室 绩效结果 200分	20	7.1病人结果	100	当月出院病人、手术病人总数量	100		定量
		7.2质量结果	20	当月科室质量与安全达到要求	20		定量
		7.3财务结果	80	与上年度同月比较,当月医疗收入利润达到医院规定本年度增长幅度	80		定量
满分	1000分	定性指标得分		定量指标得分		最后得分	

2.1 妇产科产房护士长卓越绩效考评定性标准(表二)

被考评者姓名		岗位			部门			
一级指标	三级定性指标内容测评		本项满分	测评方式	卓越	优秀	良好	一般	得分
1 **管理能力** **30分**	1.1 a.领导管理能力、领导之间团结	20	定性		20	16	12	
	1.2 b.护理应急预案与执行效果	10	定性					
	扣罚细则:没有护理应急预案扣10分,没有执行效评价扣10分							
2 **过程控制** **工作数量** **工作质量** **工作效率** **210分**	2.3 b.有完整护士职责与岗位说明书	10	定性	缺一项扣5分				
	2.3 d."三基"考试、心肺复苏与培训	20	定性	一人次不合格扣10分				
	2.3 e.有危重患者安全护理制度措施	20	定性	少一制度或措施扣5分				
	2.3 f.护理质量管理评价标准完整	30	定性					
	奖罚细则:按本院常规护理检查文件,由护理部及相关部门检查,包括,安全用药、输血、分级护理、专科护理文书、不良事件、服务质量、护理投诉、护理培训、护理业务与技术管理、手卫生、院感、消毒隔离、废物处理等,一项、次不符合要求扣5分							
	2.4 a.严格的消毒隔离制度的执行	20	定性					
	奖罚细则:督促所属人员,严格执行消毒隔离无菌操作,按计划要求定期进行产房无菌区域空气物品和工作人员的细菌培养,并鉴定消毒结果,一项不符合要求扣10分							
	2.4 b.产房操作规范的执行情况	30	定性					
	奖罚细则:负责产房操作规范执行落实并及时总结讲评。一项不符合要求扣5分							
	2.4 c.围术期管道通畅更换没脱落	20	定性					
	奖罚细则:围术期各种管道通畅按时更换没脱落,不符合要求扣5分脱落一次扣5分							
	2.4 d.成本支出、药占比、耗材占比	40	定性					
	奖罚细则:与上年度同期、同月比较,达到规定指标满分,支出成本增长幅度、药占比、耗材占比降低幅度达到医院规定标准,符合规定减少幅度,增加1%扣15分							
	2.4 e.产房护士的合理排班符合要求	20	定性					
	奖罚细则:根据工作需要对护士进行科学合理的排班,一项、次不符合要求扣5分							
3 **教学科研** **100分**	3.1 a.按规定完成教学与带教任务	20	定性					
	扣罚细则:按规定完成教学与带教任务符合规定要求,一项、次内容完不成扣10分							
	3.1 b.护士继续教育与学术活动落实	30	定性					
	扣罚细则:护士继续教育与学术活动落实,一项、次完成、不落实扣10分							
	3.2 发表论文与护理科研成果	50	定性	一项不符合要求扣10分				
4 **职业道德** **50分**	4.1 关心护士生活,随主任大查房	20	定性		20	16	12	
	4.1 a.按照医院规定考评护士绩效标准	20	定性	不按照标准考评扣20分				
	4.2 b.院内科室院外相关单位沟通好	10	定性		10	8	6	
5 设备管理 **10分**	5.1 a.产房仪器设备在使用状态	10	定性					
	奖罚细则:产房仪器设备在使用状态,使用时一次有问题扣10分							
6 **满意测评** **持续改进** **100分**	6.1 a.门诊病人住院患者的满意度	60	定性					
	扣罚细则:门诊病人住院患者的满意度达到规定95%,达不到标准,降低1%扣10分							
	6.2 本科员工的满意度达到要求	20	定性		20	16	12	
	6.3 针对问题缺陷有持续改进计划	20	定性					
	扣罚细则:针对每月护理管理工作、护理人员业务技术存在的问题、缺陷、投诉等,制订月度护理持续改进计划,无持续改进计划、流程、事实、效果,少一个环节扣5分							
科室		本表定性指标满分	**500分**		定性指标最后得分			

2.2 妇产科产房护士长卓越绩效考评定量标准(表三)

一级指标 (分值)	权重 %	二级指标 考评内容	分值	三级指标 考评内容	分值	绩效考评 扣分细则	得分
1 管理能力 执行能力 50分	5	1.1 执行能力	30	b."18项核心制度"与相关制度与规定执行力	30	核心制度一项执行不好扣5分,其他执行不好扣5分	
		1.2 规划计划	20	a.护理规划,年、月、周工作计划与总结	20	规划,年、月、周计划与总结,少一项扣10分	
2 过程控制 工作数量 工作质量 工作效率 210分	21	2.1 工作流程	30	a.按照PDCA循环管理管理规范与流程	20	没有PDCA制度流程各扣5分。护士长手册推迟上报一天一次扣5分	
				b.上报护士长手册	10		
		2.2 工作数量	130	a.科室质量管理组织健全,履行职责符合要求	20	不履行科室质量管理小组职责扣10分。"三查七对"、医嘱差错一次扣5分。没有落实护理临床路径单病种管理,一项、次扣10分。会议迟到或早退一次扣5分,缺席一次扣10分。上报数据推迟一天扣5分。科室账物不符扣10分	
				b."三查七对"、医嘱执行	20		
				c.落实护理临床路径单病种管理符合规定要求	20		
				d.按时参加各种会议上报数据正确符合要求	20		
				e.办公物品请领、物资账物相符符合规定要求	20		
				f.护理管理评价标准:患者身份识别、跌倒、坠床、规范管理、抢救车、仪器设备、人力资源、科室病区环境、行政、护理人员行为规范、手卫生、院感、消毒隔离、废物处理等符合规定要求	30	按本院常规护理检查文件,由护理部及相关部门检查考核,患者身份识别、跌倒坠床、规范管理、抢救车仪器、病区环境、行为规范、手卫生、院感、消毒、隔离、废物处理等,一项、次不符合要求扣5分	
		2.3 工作质量	50	a.专科基础、专科、整体责任护理落实	30	一项、次专科护理不落实扣10分	
				c.围术期手术管理记录讨论符合要求符合要求	20	围术期记录讨论符合要求一项不符合要求扣10分	
5 团队管理 40分	4	5.1 病人抢救	20	b.亲自参加危重病人抢救工作符合规定要求	20	亲自参加危重病人抢救工作,一次不符合扣10分	
		5.2 奖金管理	20	奖金福利透明公开,护士同工同酬符合要求	20	奖金福利不透明、不公开、不同工同酬扣20分	
7 科室 绩效结果 200分	20	7.1 病人结果	100	当月出院病人、手术病人总数量与上年同月比	100	达到规定增长幅度,降低1%扣10分,增加1%奖5分	
		7.2 质量结果	20	医疗质量安全有上年度同月北京达到规定要求	20	达不到规定标准,降低1%扣10分,增加1%奖5分	
		7.3 科室 财务结果	80	科室当月医疗利润收入较上年度同月比较并达到医院规定增长指标	80	达到去年指标水平并达到医院规定增长幅度得满分,降低1%扣10分,增加1%奖5分	
科室		本表定量指标满分			500分	定量指标合计得分	

3.妇产科副护士长正、副主任护师卓越绩效考评标准(表一)

一级指标 (分值)	权重 %	二级指标 考评内容	分值	三级指标 绩效考评扣分细则	分值	得分	考核 方式
1 领导能力 执行能力 100分	10	1.1领导能力 执行能力	60	a.领导与管理能力、同事之间团结	20		定性
				b."18项核心制度"与相关规定执行力	40		定量
		1.2 工作计划	40	a.规定患者的逐日床头交接班	20		定量
				b.掌握围手术期护理工作流程	20		定性
2 过程控制 工作数量 工作质量 工作效率 450分	45	2.1 工作流程	40	a.工作不推诿不拖延不制造矛盾	20		定量
				b.服从护理部检查与考核等工作	20		定量
		2.2 工作数量	160	a.质量管理组织健全,履行职责	20		定量
				b."三查七对"与医嘱执行与落实	30		定量
				c.围手术期患者的手术前后管理	20		定量
				d.按时参加各种会议上报数据正确	20		定量
				e.协助护士长管理履行分管职责	30		定量
				f.护理管理评价标准	40		定量
		2.3 工作质量	150	a.基础、专科、责任专科护理落实	20		定量
				b.能够解决护理疑难问题的能力	20		定性
				c.成本控制、药占比、耗材占比	30		定量
				d.有质量关键环节管理标准与措施	20		定量
				e.掌握围手术期护理技术与管理	20		定性
				f.严禁利用职务之便牟取私利	20		定性
				g.服从护士长领导与管理	20		定量
		2.4 专科 护理特色	100	a.专科特色护理提供康复服务	20		定性
				b.专科护理常规操作护理技术项目	20		定性
				c.特别护理、一级护理患者数量	20		定性
				d.入院资料评估体现辨证施护内容	20		定性
				e.专科特色护理查房会诊病例讨论	20		定性
3 论文科研 教学带教 80分	8	科研管理 论文成果 学科建设	80	a.执行年度科研课题设计与实施	20		定性
				b.积极设计并参与护理学科建设	20		定性
				c.参与学术、培训、论文、成果	20		定性
				d.专科护理理论和技术水平	20		定性
4 团队管理 60分	6	4.1正确用权	20	严禁利用职务之便牟取私利	20		定性
		4.2 规范工作	40	a.严禁背后议论领导长短	20		定性
				b.担任护理教学带教实习进修生	20		定性
5 社会责任 60分	6	5.1 社会责任	40	a.消毒、隔离、废物处理符合要求	20		定性
				b.严禁传播对医院不利消息	20		定量
		5.2环境管理	20	现场"7S管理"与环境维护	20		定量
6 满意测评 100分	10	6.1满意度	60	门诊病人住院患者的满意度	60		定性
		6.2本科满意	20	本科员工对自己的满意度	20		定性
		6.3持续改进	20	针对问题缺陷有持续改进计划	20		定性
7科室 绩效结果 150分	15	7.1病人结果	60	当月出院病人、手术病人总数量	60		定量
		7.2质量结果	30	当月科室质量与安全达到要求	30		定量
		7.3财务结果	60	当月医疗利润上年度同月增加比较	60		定量
满分	**1000分**	定性指标得分		定量指标得分		最后得分	

3.1 妇产科副护士长正、副主任护师卓越绩效考评定性标准(表二)

被考评者姓名		岗位			部门				
一级指标	三级定性指标内容测评		本项满分	测评方式	卓越	优秀	良好	一般	得分
1 **管理能力** **40分**	1.1 a. 领导管理能力、同事之间团结		20	定性		20	16	12	
	1.2 b. 掌握围手术期护理工作流程		20	定性					
	扣罚细则:掌握围手术期病人护理流程,如新生儿窒息抢救、子痫处理、产科出血处理、妊娠高血压处理、水栓塞抢救、剖宫产护理流程等,少掌握一个流程扣5分								
2 **过程控制** **工作数量** **工作质量** **工作效率** **180分**	2.3 b. 能够解决护理疑难问题的能力		20	定性		20	16	12	
	2.3 d. 执行质量关键环节标准与措施		20	定性	不符合要求扣5分				
	2.3 e. 掌握围手术期技术与管理效果		20	定性					
	扣罚细则:掌握围手术期技术与管理效果,掌握围手术期病人护理技术,如新生儿窒息抢救、子痫处理、产科出血处理、妊娠高血压、水栓塞抢救剖宫产腹腔镜护理技术等符合医院业务与技术管理的相关规定标准的要求,少掌握一个护理技术扣5分								
	2.3 f. 严禁利用职务之便牟取私利		20	定性					
	奖罚细则:利用职务之便牟取私利,乱收费等现象,一项、次违规扣10分								
	2.4 a. 专科特色护理提供康复服务		20	定性					
	奖罚细则:专科特色护理提供康复服务,不能体现专科特色护理、专科护理与健康指导服务符合医院业务与技术管理的相关规定标准的要求,少一项扣5分								
	2.4 b. 专科护理常规操作技术项目		20	定性					
	奖罚细则:未开展专科护理常规操作、未开展专科护理技术项目,少一项、次扣10分								
	2.4 c. 特别护理、一级护理患者数量		20	定性					
	奖罚细则:与上年度同月比较符合要求,达到医院规定增长幅度,降低1扣5分								
	2.4 d. 入院资料评估体现辨证施护		20	定性	未体现辨证施护扣10分				
	2.4 e. 特色护理查房、会诊、病例讨论		20	定性					
	奖罚细则:护理每日晨会后交接班、病房专科特色护理查房、专科特色会诊、专科护理病例讨论,体现专科特色护理,没有体现专科特色护理,一项、次扣10分								
3 **论文科研** **教学带教** **80分**	a. 执行年度科研课题设计与实施		20	定性		20	16	12	
	b. 积极设计并参与护理学科建设		20	定性		20	16	12	
	c. 参与学术、培训、论文、成果		20	定性	一项、次不合格扣5分				
	d. 专科护理理论和技术水平		20	定性	一项不符合要求扣10分				
4 **团队管理** **60分**	4.1 严禁利用职务之便牟取私利		20	定性	违规一项、次扣10分				
	4.2 a. 严禁背后议论领导长短		20	定性	违规一项、次扣10分				
	4.2 b. 担任护理教学带教实习进修生		20	定性	当月不符合要求扣5分				
5 社会责任 **20分**	5.1 a. 消毒隔离废物处理符合要求		20	定性					
	奖罚细则:重点部位消毒、隔离、废物处理符合要求,一项、次不符合要求扣5分								
6 **满意测评** **持续改进** **100分**	6.1 a. 门诊病人住院患者的满意度		60	定性					
	扣罚细则:门诊病人住院患者的满意度达到规定95%,达不到标准,降低1%扣10分								
	6.2 本科员工的满意度		20	定性		20	16	12	
	6.3 针对问题缺陷有持续改进计划		20	定性					
	扣罚细则:针对每月护理管理工作、护理人员业务技术存在的问题、缺陷、投诉等符合规定要求,有持续改进计划、事实、流程、措施、效果,少一个环节扣5分								
科室		本表定性指标满分		**480 分**	定性指标最后得分				

3.2 妇产科副护士长正、副主任护师卓越绩效考评定量标准(表三)

一级指标 (分值)	权重 %	二级指标		三级指标		绩效考评 扣分细则	得分
		考评内容	分值	考评内容	分值		
1 管理能力 执行能力 60分	6	1.1 执行能力	40	b."18项核心制度"与相关规定执行力符合要求	40	核心制度一项执行不好扣5分,其他执行不好扣5分	
		1.2 规划计划	20	a.规定患者的逐日床头交接班符合规定要求	20	危重新入单病种质量管理每日床头交班少一扣5分	
2 过程控制 工作数量 工作质量 工作效率 260分	26	2.1 工作流程	40	a.工作不推诿不拖延不制造矛盾符合规定要求	20	工作不推诿不拖延不制造矛盾,推诿、拖延一次工作扣10分	
				b.服从护理部检查考核	20		
		2.2 工作数量	170	a.质量组织履行职责	20	科质量管理小组不健全扣10分。"三查七对"、医嘱差错一次扣5分。围手术期护理一项、次不符合要求扣5分。会议迟到或早退一次扣5分缺席一次扣10分。数据推迟上报一天扣5分。不协助护士长、不履行分管职责一次扣5分	
				b."三查七对"医嘱执行	30		
				c.围手术期患者的手术前后护理与管理	30		
				d.按时参加各种会议上报数据正确符合要求	20		
				e.协助护士长管理履行分管职责,一项、次不符合要求按规定扣分	30		
				f.患者身份识别跌倒坠床约束管理抢救车仪器设备人力资源科室病区环境、行政、护理人员行为规范、手卫生、院感、消毒、隔离、废物处理等	40	身份识别、跌倒坠床、约束管理、抢救车仪器、病区环境、行为规范、手卫生院感消毒隔离废物处理等,一项、次不符合要求扣5分	
		2.3 工作质量	70	a.专科特色基础、专科、整体责任护理落实	20	一项、次专科护理不落实扣10分	
				c.成本控制、药占比、耗材占比符合规定要求	30	成本控制、药占比、耗材占比,增加1%扣10分	
				g.服从护士长领导与管理符合规定要求	20	服从护士长领导与管理,一项、次不服从扣5分	
5 社会责任 40分	4	5.1 优质服务	20	b.严禁传播对医院不利消息符合规定要求	20	传播对医院不利消息一项、次扣10分。现场"7S管理"与环境维护,一项、次不符合要求扣10分	
		5.2 现场管理	20	现场"7S管理"与环境维护符合规定要求	20		
7 科室 绩效结果 150分	15	7.1 病人结果	60	当月出院病人、手术病人总数量与上年同月比	60	达到规定增长幅度,降低1%扣10分,增加1%奖5分	
		7.3 质量结果	30	医疗质量安全有上年度同月北京达到规定要求	30	达不到规定标准,降低1%扣10分,增加1%奖5分	
		7.3 科室 财务结果	60	科室当月医疗利润收入较上年度同月比较并达到医院规定增长指标	60	达到去年指标水平并达到医院规定增长幅度得满分,降低1%扣10分,增加1%奖5分	
科室		本表定性指标满分			520分	定性指标最后得分	

4.妇产科主管护师卓越绩效考评标准(表一)

一级指标 (分值)	权重 %	二级指标		三级指标		得分	考核 方式
		考评内容	分值	绩效考评扣分细则	分值		
1 管理能力 执行能力 **100分**	10	1.1 管理能力 执行能力	70	a.管理能力、同事之间团结	20		定性
				b."18项核心制度"与相关规定执行力	50		定量
		1.2 工作计划	30	a.参加患者的逐日床头交接班	20		定量
				b.护理应急预案与执行效果	10		定性
2 过程控制 工作数量 工作质量 工作效率 **470分**	47	2.1 工作流程	40	a.工作不推诿不拖延不制造矛盾	20		定量
				b.以病人、顾客为中心的思想好	20		定量
		2.2 工作数量	160	a.质量管理组织健全,履行职责	20		定量
				b."三查七对"与医嘱执行与落实	30		定量
				c.围手术期患者的手术前后管理	20		定量
				d.按时参加各种会议上报数据正确	20		定量
				e.协助护士长管理履行分管职责	30		定量
				f.护理管理评价标准:患者身份识别、跌倒、抢救车、仪器、行政等	40		定量
		2.3 工作质量	150	a.基础、专科、责任专科护理落实	20		定量
				b.能够解决护理一般问题的能力	20		定性
				c.成本控制、药占比、耗材占比	30		定量
				d.执行质量关键环节管理标准措施	20		定性
				e.掌握围手术期流程与管理效果	20		定性
				f.严禁利用职务之便牟取私利	20		定性
				g.服从护士长领导与上级职称管理	20		定量
		2.4 专科 护理特色	120	a.专科特色护理提供康复服务	20		定性
				b.专科护理常规操作护理技术项目	20		定性
				c.特别护理、一级护理患者数量	20		定性
				d.入院资料评估体现辨证施护内容	30		定性
				e.专科特色护理查房会诊病例讨论	30		定性
3 论文科研 **60分**	6	职业素质 护理科研	60	a.执行年度科研课题设计与实施	10		定性
				b.积极设计并参与护理学科建设	10		定性
				c.参与学术、培训、论文、成果	40		定性
4 团队管理 **60分**	6	4.1 团队管理	20	严禁背后议论领导长短	20		定性
		4.2 带教学生	40	a.工作现场"7S管理"与环境维护	20		定性
				b.担任护理带教与实习进修生任务	20		定性
5 社会责任 **60分**	6	5.1 团队管理	40	a.消毒、隔离、废物处理符合要求	20		定性
				b.严禁传播对医院不利消息	20		定量
		5.2 健康宣教	20	围产期保健,母乳喂养健康宣教	20		定量
6 满意测评 **100分**	10	6.1 满意度	60	门诊病人住院患者的满意度	60		定性
		6.2 本科满意	20	本科员工的满意度	20		定性
		6.3 持续改进	20	针对问题缺陷有持续改进计划	20		定性
7科室 绩效结果 **150分**	15	7.1 病人结果	60	当月出院病人、手术病人总数量	60		定量
		7.2 质量结果	30	当月科室质量与安全达到要求	30		定量
		7.3 财务结果	60	当月医疗利润上年度同月增加比较	60		定量
满分	1000分	定性指标得分		定量指标得分		最后得分	

4.1 妇产科主管护师卓越绩效考评定性标准(表二)

被考评者姓名			岗位				部门			
一级指标	三级定性指标内容测评			本项满分	测评方式	卓越	优秀	良好	一般	得分
1 **管理能力** **30分**	1.1 a.管理能力、同事之间团结			20	定性		20	16	12	
	1.2 b.护理应急预案与执行效果			10	定性					
	扣罚细则:没有护理应急预案扣10分,没有执行效评价扣10分									
2 **过程控制** **工作数量** **工作质量** **工作效率** **200分**	2.3 b.能够解决护理一般问题的能力			20	定性		20	16	12	
	2.3 d.执行质量关键环节标准措施			20	定性	不符合要求扣5分				
	2.3 e.掌握围手术期流程与管理效果			20	定性					
	扣罚细则:掌握围手术期流程与管理效果,围手术期病人流程齐全,如新生儿窒息抢救、子痫处理流程、产科出血处理、妊娠高血压处理、水栓塞抢救、剖宫产、腹腔镜流程等符合医院业务与技术管理的相关规定标准的要求,少掌握一个流程扣5分									
	2.3 f.严禁利用职务之便牟取私利			20	定性					
	奖罚细则:利用职务之便牟取私利,乱收费等现象,一项、次违规扣10分									
	2.4 a.专科特色护理提供护理服务			20	定性					
	奖罚细则:不能体现专科特色护理、专科护理与健康指导服务,少一项扣5分									
	2.4 b.专科护理常规操作技术项目			20	定性					
	奖罚细则:专科护理常规操作技术项目,未开展专科护理常规操作,未开展专科护理技术项目符合医院业务与技术管理的相关规定标准的要求,少一项、次扣10分									
	2.4 c.特别护理、一级护理患者数量			20	定性	不符合要求扣5分				
	奖罚细则:与上年度同月比较,达到医院规定增长幅度,降低扣1扣5分									
	2.4 d.入院资料评估体现辨证施护			30	定性	未体现辨证施护扣10分				
	2.4 e.特色护理查房、会诊、病例讨论			30	定性					
	奖罚细则:护理每日晨会后交接班、病房专科特色护理查房、专科特色会诊、专科护理病例讨论,体现专科特色护理,没有体现专科特色护理,一项、次扣10分									
3 **论文科研** **60分**	a.执行年度科研课题设计与实施			10	定性		10	8	6	
	b.积极设计并参与护理学科建设			10	定性		10	8	6	
	c.参与学术、培训、论文、成果			40	定性	一项、次不合格扣5分				
4 **团队管理** **60分**	4.1 严禁背后议论领导长短			20	定性	违规一项、次扣5分				
	4.2 a.工作现场"7S管理"与环境维护			20	定性		20	16	12	
	4.2 b.担任护理带教实习进修生任务			20	定性					
	奖罚细则:担任护理带教实习进修生任务,担任护理带教与实习进修生任务符合医院业务与技术管理的相关规定标准的要求,少一个带教学生或实习生扣3分									
5 社会责任 **20分**	5.1 a.消毒隔离废物处理符合要求			20	定性					
	奖罚细则:重点部位消毒、隔离、废物处理符合要求,一项、次不符合要求扣5分									
6 **满意测评** **持续改进** **100分**	6.1 a.门诊病人住院患者的满意度			60	定性					
	扣罚细则:门诊病人住院患者的满意度达到规定95%,达不到标准,降低1%扣10分									
	6.2 本科员工的满意度			20	定性		20	16	12	
	6.3 针对问题缺陷有持续改进计划			20	定性					
	扣罚细则:针对每月护理管理工作、护理人员业务技术存在的问题、缺陷、投诉等符合规定要求,有持续改进计划、事实、流程、措施、效果,少一个环节扣5分									
科室		本表定性指标满分	470分		定性指标最后得分					

4.2 妇产科主管护师卓越绩效考评定量标准(表三)

一级指标(分值)	权重%	二级指标考评内容	分值	三级指标考评内容	分值	绩效考评扣分细则	得分
1 管理能力 执行能力 **70分**	7	1.1 执行能力	50	b."18项核心制度"与相关规定执行力符合要求	50	核心制度一项执行不好扣5分,其他执行不好扣5分	
		1.2 规划计划	20	a.参加规定患者的逐日床头交接班符合要求	20	危重新入单病种质量管理每日床头交班少一扣5分	
2 过程控制 工作数量 工作质量 工作效率 **280分**	26	2.1 工作流程	40	a.工作不推诿不拖延不制造矛盾符合规定要求	20	工作推诿、拖延一次工作扣10分。以病人、顾客为中心思想态度不好扣10分	
				b.以病人为中心的思想好	20		
		2.2 工作数量	170	a.质量组织履行职责	20	科质量管理小组不健全扣10分。"三查七对"、医嘱差错一次扣5分。围手术期护理一项、次不符合要求扣5分。会议迟到或早退一次扣5分缺席一次扣10分。数据推迟上报一天扣5分。不协助护士长、不履行分管职责一次扣5分	
				b."三查七对"医嘱执行	30		
				c.围手术期患者的手术前后护理与管理	30		
				d.按时参加各种会议上报数据正确符合要求	20		
				e.协助护士长管理履行分管职责,一项、次不符合要求按规定扣分	30		
				f.患者身份识别跌倒坠床约束管理抢救车仪器设备人力资源科室病区环境、行政、护理人员行为规范、手卫生、院感、消毒、隔离、废物处理等	40	身份识别、跌倒坠床、约束管理、抢救车仪器、病区环境、行为规范、手卫生院感消毒隔离废物处理等,一项、次不符合要求扣5分	
		2.3 工作质量	70	a.专科特色基础、专科、整体责任护理落实	20	一项、次专科护理不落实扣10分	
				c.成本控制、药占比、耗材占比符合规定要求	30	成本控制、药占比、耗材占比,增加1%扣10分	
				g.服从护士长领导与上级职称人员管理	20	服从护士长上级职称人员管理,一次不服从扣5分	
5 社会责任 **40分**	4	5.1 医院为家	20	b.严禁传播对医院不利消息,符合规定要求	20	严禁传播对医院不利消息,违规一次扣5分。围产期保健,母乳喂养健康宣教不到位扣5分	
		5.2 健康宣教	20	围产期保健,母乳喂养健康宣教符合规定要求	20		
7 科室 绩效结果 **150分**	15	7.1 病人结果	60	出院病人、手术病人数与上年同月比并达标准	60	达到规定月度增长幅度,降低1%扣10分,增加1%奖5分	
		7.2质量 安全结果	30	医疗质量安全与上年度同月比较并达规定标准	30	达到规定月度增长幅度,降低1%扣10分,增加1%奖5分	
		7.3 科室 财务结果	60	当月医疗利润收入与上年度同月比较并达到医院规定增长幅度指标	60	达到去年指标水平并达到医院规定增长幅度得满分,降低1%扣10分,增加1%奖5分	
科室		本表定量指标满分			540分	定量指标合计得分	

5. 妇产科护师与护士卓越绩效考评标准(表一)

一级指标 (分值)	权重 %	二级指标		三级指标		得分	考核 方式
		考评内容	分值	绩效考评扣分细则	分值		
1 管理能力 执行能力 100分	10	1.1 管理能力 执行能力	70	a. 管理能力、同事之间团结	20		定性
				b. "18项核心制度"与相关规定执行力	50		定量
		1.2 工作计划	30	a. 参加患者的逐日床头交接班	20		定量
				b. 护理应急预案与执行效果	10		定性
2 过程控制 工作数量 工作质量 工作效率 460分	46	2.1 工作流程	40	a. 工作不推诿不拖延不制造矛盾	20		定量
				b. 参加危重疑难病人护理工作抢救	20		定量
		2.2 工作数量	160	a. 质量管理组织健全,履行职责	20		定量
				b. "三查七对"与医嘱执行与落实	30		定量
				c. 围手术期患者的手术前后管理	20		定量
				d. 按时参加各种会议上报数据正确	20		定量
				e. 协助护士长管理履行分管职责	10		定量
				f. 护理管理评价标准:患者身份识别、跌倒、抢救车、仪器、行政等	60		定量
		2.3 工作质量	150	a. 基础、专科、责任专科护理落实	20		定量
				b. 能够解决护理一般问题的能力	20		定性
				c. 落实护理管理目标和质量控制	30		定量
				d. 护理文书书写合格率	20		定性
				e. 掌握围手术期流程与管理效果	20		定性
				f. 严禁利用职务之便牟取私利	20		定性
				g. 服从护士长领导与上级职称管理	20		定量
		2.4 专科 护理特色	110	a. 专科特色护理提供康复服务	20		定性
				b. 观察产程进程,绘制产程图	20		定性
				c. 特别护理、一级护理患者数量	20		定性
				d. 入院资料评估体现辨证施护内容	20		定性
				e. 专科特色护理查房会诊病例讨论	30		定性
3 论文科研 50分	5	论文科研 业务技术	50	a. 发表论文与护理科研符合规定	20		定性
				b. 带教实习生与学习培训	20		定性
				c. 本人专科护理理论与技术水平	10		定性
4 职业道德 80分	8	4.1 职业素质	30	关心同事、自觉合作、乐于助人	30		定性
		4.2 问题解决	50	a. 处理患者和家属的相关问题	30		定性
				b. 在护理学科建设中的作用	20		定性
5 社会责任 60分	6	5.1 社会责任	40	a. 消毒隔离废物处理符合要求	20		定性
				b. 严禁传播对医院不利消息	20		定量
		5.2 环境管理	20	现场"7S管理"与环境维护	20		定量
6 满意测评 100分	10	6.1 满意度	60	门诊病人住院患者的满意度	60		定性
		6.2 本科满意	20	本科员工的满意度	20		定性
		6.3 持续改进	20	针对问题缺陷有持续改进计划	20		定性
7 科室 绩效结果 150分	15	7.1 病人结果	60	当月出院病人、手术病人总数量	60		定量
		7.2 质量结果	30	当月科室质量与安全达到要求	30		定量
		7.3 财务结果	60	当月医疗利润上年度同月增加比较	60		定量
满分	1000分	定性指标得分		定量指标得分		最后得分	

5.1 妇产科护师与护士卓越绩效考评定性标准(表二)

被考评者姓名		岗位			部门				
一级指标	三级定性指标内容测评		本项满分	测评方式	卓越	优秀	良好	一般	得分
1 **管理能力** **30分**	1.1 a. 管理能力、同事之间团结		20	定性		20	16	12	
	1.2 b. 护理应急预案与执行效果		10	定性					
	扣罚细则:没有护理应急预案扣10分,没有执行效评价扣10分								
2 **过程控制** **工作数量** **工作质量** **工作效率** **190分**	2.3 b. 能够解决护理一般问题的能力		20	定性		20	16	12	
	2.3 d. 护理文书书写合格率		20	定性	降低1%扣5分				
	2.3 e. 掌握围手术期流程与管理效果		20	定性					
	扣罚细则:围手术期病人流程齐全,如新生儿窒息抢救、子痫处理流程、产科出血处理、妊娠高血压处理、水栓塞抢救、剖宫产、腹腔镜流程等,少掌握一个流程扣5分								
	2.3 f. 严禁利用职务之便牟取私利		20	定性					
	奖罚细则:严禁利用职务之便牟取私利,乱收费等现象符合医院业务与技术管理的相关规定标准的要求,一项、次违规扣10分								
	2.4 a. 专科特色护理提供康复服务		20	定性					
	奖罚细则:专科特色护理提供康复服务,不能体现专科特色护理、专科护理与健康指导服务符合医院业务与技术管理的相关规定标准的要求,少一项扣5分								
	2.4 b. 观察产程进程,绘制产程图		20	定性					
	奖罚细则:观察产程进程,绘制产程图,一项、次不符合要求扣10分								
	2.4 c. 特别护理、一级护理患者数量		20	定性	降低1%扣5分				
	奖罚细则:特别护理、一级护理患者数量,与上年度同月比较,达到医院规定增长幅度符合医院业务与技术管理的相关规定标准的要求,降低扣1扣5分								
	2.4 d. 入院资料评估体现辨证施护		20	定性	未体现辨证施护扣10分				
	2.4 e. 特色护理查房、会诊、病例讨论		30	定性					
	奖罚细则:护理每日晨会后交接班、病房专科特色护理查房、专科特色会诊、专科护理病例讨论,体现专科特色护理符合要求,没有体现专科特色护理,一项、次扣10分								
3 **论文科研** **50分**	a. 发表论文与护理科研符合规定		20	定性					
	b. 带教实习生与学习培训		20	定性	一人次不合格扣5分				
	c. 本人专科护理理论与技术水平		10	定性	一项不符合要求扣10分				
4 **团队管理** **80分**	4.1 关心同事、自觉合作、乐于助人		30	定性	违规一项、次扣5分				
	4.2 a. 处理患者和家属的相关问题		30	定性		30	24	18	
	4.2 b. 在护理学科建设中的作用		20	定性		10	8	6	
	奖罚细则:在护理学科建设中的作用符合管理规定的要求,不符合要求扣10分								
5 社会责任 **20分**	5.2 现场"7S管理"与环境维护		20	定性					
	奖罚细则:现场"7S管理"与环境维护,一项、次不符合要求扣5分								
6 **满意测评** **持续改进** **100分**	6.1 a. 门诊病人住院患者的满意度		60	定性					
	扣罚细则:门诊病人住院患者的满意度达到规定95%,达不到标准,降低1%扣10分								
	6.2 本科员工的满意度		20	定性		20	16	12	
	6.3 针对问题缺陷有持续改进计划		20	定性					
	扣罚细则:针对每月护理管理工作、护理人员业务技术存在的问题、缺陷、投诉等符合管理规定的要求,有持续改进计划、事实、流程、措施、效果,少一个环节扣5分								
科室		本表定性指标满分	470分	定性指标最后得分					

5.2 妇产科护师与护士卓越绩效考评定量标准(表三)

一级指标 (分值)	权重 %	二级指标		三级指标		绩效考评 扣分细则	得分
		考评内容	分值	考评内容	分值		
1 管理能力 执行能力 **70分**	7	1.1 执行能力	50	b."18项核心制度"与相关规定执行力符合要求	50	核心制度一项执行不好扣5分,其他执行不好扣5分	
		1.2 规划计划	20	a.参加规定患者的逐日床头交接班符合要求	20	危重新入单病种质量管理每日床头交班少一扣5分	
2 过程控制 工作数量 工作质量 工作效率 **280分**	26	2.1 工作流程	40	a.工作不推诿不拖延不制造矛盾符合规定要求	20	推诿拖延一次工作扣10分。参与并胜任危重、疑难病人的护理工作及抢救工作,不符合要求扣10分	
				b.参加危重、疑难病人的护理工作及抢救工作	20		
		2.2 工作数量	170	a.质量组织履行职责	20	科质量管理小组不健全扣10分。"三查七对"及医嘱差错一次扣10分。围手术期护理一项、次不符合要求扣5分。数据推迟上报一天扣5分。不协助护士长、不履行分管职责一次扣5分	
				b."三查七对"医嘱执行	30		
				c.围手术期患者的手术前后护理与管理	30		
				d.按时参加各种会议上报数据正确符合要求	20		
				e.协助护士长管理履行分管职责符合规定要求	10		
				f.患者身份识别跌倒坠床约束管理抢救车仪器设备人力资源科室病区环境、行政、护理人员行为规范、手卫生院感消毒隔离废物处理等	60	身份识别、跌倒坠床、约束管理、抢救车仪器、病区环境、行为规范、手卫生院感消毒隔离废物处理等,一项、次不符合要求扣5分	
		2.3 工作质量	70	a.专科特色基础、专科、整体责任护理落实	20	一项、次专科护理不落实扣10分	
				c.落实护理管理目标和质量控制符合规定要求	30	一项、次不落实护理管理目标和质量控制扣10分	
				g.服从护士长领导与上级职称人员管理	20	服从护士长上级职称人员管理,一次不服从扣5分	
5 社会责任 **40分**	4	5.1 医院为家	20	b.严禁传播对医院不利消息,符合规定要求	20	严禁传播对医院不利消息,违规一次扣5分。现场"7S管理"与环境维护,一项、次不符合要求扣10分	
		5.2 现场管理	20	现场"7S管理"与环境维护,符合规定要求	20		
7 科室 绩效结果 **150分**	15	7.1 病人结果	60	出院病人、手术病人数与上年同月比并达标准	60	达到规定月度增长幅度,降低1%扣10分,增加1%奖5分	
		7.2质量 安全结果	30	医疗质量安全与上年度同月比较并达规定标准	30	达到规定月度增长幅度,降低1%扣10分,增加1%奖5分	
		7.3 科室 财务结果	60	当月医疗利润收入与上年度同月比较并达到医院规定增长幅度指标	60	达到去年指标水平并达到医院规定增长幅度得满分,降低1%扣10分,增加1%奖5分	
科室		本表定量指标满分			540分	定量指标合计得分	

6.妇产科助产师(士)卓越绩效考评标准(表一)

一级指标 (分值)	权重 %	二级指标 考评内容	分值	三级指标 绩效考评扣分细则	分值	得分	考核 方式
1 管理能力 执行能力 100分	10	1.1 管理能力 执行能力	70	a.当班工作管理能力、同事之间团结	20		定性
				b."18项核心制度"与相关规定执行力	50		定量
		1.2 工作计划	30	a.能独立接生和护理产妇的护士	20		定量
				b.分娩室应急预案与执行效果	10		定性
2 过程控制 工作数量 工作质量 工作效率 510分	51	2.1 工作流程	40	a.协助护士长病房管理	20		定量
				b.患者手术后刀口观察与处理	20		定量
		2.2 工作数量	180	a.质量管理组织健全,履行职责	20		定量
				b."三查七对"与医嘱执行与落实	30		定量
				c.按照正确时间实施治疗与护理	20		定量
				d.掌握常规抢救仪器使用方法	30		定量
				e.对病人一视同仁解决实际问题	20		定量
				f.承担分娩室所有的工作	30		定性
				g.负责新生儿的护理工作	30		定量
		2.3 工作质量	160	a.基础、专科、责任专科护理落实	30		定量
				b.能为科室发展提出建设性意见	20		定性
				c.落实护理管理目标和质量控制	20		定量
				d.护理日常质量管理落实并记录	20		定性
				e.围手术期患者的手术前后管理	20		定性
				f.保持分娩室清洁消毒预防感染	30		定量
				g.正确登记新生儿信息	20		定量
		2.4 专科 护理特色	130	a.专科特色护理提供康复服务	30		定性
				b.及时检查补充分娩室使用物品	30		定性
				c.做好围产期、新生儿保健宣传	30		定性
				d.入院资料评估体现辨证施护内容	20		定性
				e.根据需要外出的接产和产后随访	20		定性
3 论文科研 50分	5	论文科研 业务技术	50	a.发表论文与护理科研符合规定	20		定性
				b.带教实习生与学习培训	20		定性
				c.本人专科护理理论与技术水平	10		定性
4 职业道德 80分	8	4.1 职业素质	30	关心同事、自觉合作、乐于助人	30		定性
		4.2 问题解决	50	a.处理患者和家属的相关问题	30		定性
				b.在护理学科建设中的作用	20		定性
5 社会责任 60分	6	5.1 社会责任	40	a.参加公益活动,承担额外工作	10		定性
				b.能够独立处理值班时意外情况	30		定量
		5.2 工作协调	20	能与医师协作独立抢救病人	20		定量
6 满意测评 100分	10	6.1 满意度	60	门诊病人住院患者的满意度	60		定性
		6.2 本科满意	20	本科员工的满意度	20		定性
		6.3 持续改进	20	针对问题缺陷有持续改进计划	20		定性
7 科室 绩效结果 100分	10	7.1 病人结果	60	当月出院病人、手术病人总数量	60		定量
		7.2 质量结果	20	当月科室质量与安全达到要求	20		定量
		7.3 财务结果	20	当月医疗利润上年度同月增加比较	20		定量
满分	1000分	定性指标得分		定量指标得分		最后得分	

6.1 妇产科助产师(士)卓越绩效考评定性标准(表二)

被考评者姓名		岗位			部门			
一级指标	三级定性指标内容测评		本项满分	测评方式	卓越	优秀	良好	一般	得分
1 **管理能力** **30分**	1.1 a.领导管理能力、领导之间团结		20	定性		20	16	12	
	1.2 b.分娩室应急预案与执行效果		10	定性					
	扣罚细则:没有分娩室护理应急预案扣10分,没有执行效评价扣10分								
2 **过程控制** **工作数量** **工作质量** **工作效率** **220分**	2.2 f.承担分娩室所有的工作		30	定性					
	扣罚细则:承担分娩室所有的工作,分娩室工作环境、物品准备、难产急救、产程观察、新生儿管理、观察产妇回病房后子宫收缩情况及有无流血现象和预防交叉感染符合医院业务与技术管理的相关规定标准的要求,一项不符合要求扣10分								
	2.3 b.能为科室发展提出建设性意见		20	定性		20	16	12	
	2.3 d.护理日常质量管理落实并记录		20	定性	一次不记录扣5分				
	2.3 e.围手术期患者的手术前后管理		20	定性	一项不符合要求扣5分				
	2.4 a.专科特色护理提供康复服务		30	定性					
	奖罚细则:专科特色护理提供康复服务,不能体现专科特色护理、专科康复与健康指导服务符合医院业务与技术管理的相关规定标准的要求,少一项扣5分								
	2.4 b.及时检查补充分娩室使用物品		30	定性					
	奖罚细则:及时检查补充分娩室使用符合管理规定的要求,少一项使用物品扣10分								
	2.4 c.做好围产期、新生儿保健宣传		30	定性					
	奖罚细则:做好围产期、新生儿保健宣传,做好计生、围产期保健妇婴卫生宣教工作进行技术指导影响符合医院业务与技术管理的相关规定标准的要求,不符扣5分								
	2.4 d.入院资料评估体现辨证施护		20	定性					
	奖罚细则:入院护理记录资料等评估体现辨证施护内容,一病人未体现扣5分								
	2.4 e.根据需要外出的接产产后随访		20	定性					
	奖罚细则:根据需要外出的接产和产后随访符合规定要求,一项、次做不到扣10分								
3 **论文科研** **50分**	a.发表论文与护理科研符合规定		20	定性					
	b.带教实习生与学习培训		20	定性	一人次不合格扣5分				
	c.本人专科护理理论与技术水平		10	定性	一项不符合要求扣5分				
4 **团队管理** **80分**	4.1 关心同事、自觉合作、乐于助人		30	定性	违规一项、次扣5分				
	4.2 a.处理患者和家属的相关问题		30	定性	一项不符合要求扣10分				
	4.2 b.在护理学科建设中的作用		20	定性		10	8	6	
	奖罚细则:在护理学科建设中的作用符合医院管理规定要求,不符合要求扣10分								
5 社会责任 **10分**	5.1 a.参加公益活动,承担额外工作		10	定性					
	奖罚细则:按照规定参加医院、科室组织的公益活动满分,少参加一次扣5分								
6 **满意测评** **持续改进** **100分**	6.1 a.门诊病人住院患者的满意度		60	定性					
	奖罚细则:门诊病人住院患者的满意度与上年度同月的住院病人满意度相比较,住院病人的满意度达到规定的95%,符合管理规定要求,达不到标准,降低1%扣10分								
	6.2 本科员工的满意度		20	定性		20	16	12	
	6.3 针对问题缺陷有持续改进计划		20	定性					
	扣罚细则:针对每月护理管理工作、护理人员业务技术存在的问题、缺陷、投诉等符合管理规定的要求,有持续改进计划、事实、流程、措施、效果,少一个环节扣5分								
科室		本表定性指标满分	490 分		定性指标最后得分				

6.2 妇产科助产师(士)卓越绩效考评定量标准(表三)

一级指标 (分值)	权重 %	二级指标		三级指标		绩效考评 扣分细则	得分
		考评内容	分值	考评内容	分值		
1 管理能力 执行能力 70分	7	1.1 执行能力	50	b."18项核心制度"与相关规定执行力	50	核心制度一项执行不好扣5分,其他执行不好扣5分	
		1.2 规划计划	20	a.能够承担独立接生和护理产妇的护士工作	20	能独立接生和护理产妇的护士,一项不称职扣10分	
2 过程控制 工作数量 工作质量 工作效率 290分	29	2.1 工作流程	40	a.协助护士长病房管理	20	工作做不好扣5分。患者手术后刀口观察与处理,有问题处理不及时扣10分	
				b.患者手术后刀口观察与处理符合规定要求	20		
		2.2 工作数量	150	a.质量组织履行职责	20	不履行科室质量管理小组职责扣10分。"三查七对"、医嘱差错一次扣5分。按照正确时间实施治疗护理,推迟1小时一次扣5分。会议迟到早退一次扣5分缺席一次扣10分。不能掌握仪器使用方法扣5分。不一视同仁一次扣5分	
				b."三查七对"医嘱执行	30		
				c.按照正确时间实施治疗与护理符合规定要求	20		
				d.掌握常规抢救仪器使用方法符合规定要求	30		
				e.对病人一视同仁解决实际问题,不符合扣分	20		
				g.负责新生儿的护理工作及相关工作	30	负责新生儿护理工作,一项、次不符合要求扣5分	
		2.3 工作质量	100	a.专科特色基础、专科、整体责任护理落实	30	一项、次专科护理不落实扣10分	
				c.落实护理管理目标和质量控制符合规定要求	20	一项、次不落实护理管理目标和质量控制扣10分	
				f.保持分娩室清洁消毒预防感染,一项、次不符合要求按规定扣分	30	每日紫外线照射一次,每月空气细菌培养一次,少一次扣10分	
				g.正确登记新生儿信息,一项、次不符合要求按规定扣分	20	填写新生地及婴儿病案、产程记录和分娩、产后随访卡,一项差错扣10分	
5 社会责任 50分	5	5.1 优质服务	30	b.能够独立处理值班时意外情况符合规定要求	30	不能够独立处理值班时意外情况,扣20分。不能与医师协作、独立抢救病人,一次扣10分	
		5.2 工作协调	20	能与医师协作独立抢救病人符合规定要求	20		
7 科室 绩效结果 100分	10	7.1 病人结果	60	出院病人、手术病人数与上年同月比并达标准	60	达到规定月度增长幅度,降低1%扣10分,增加1%奖5分	
		7.2质量 安全结果	20	医疗质量安全与上年度同月比较并达规定标准	20	达到规定月度增长幅度,降低1%扣10分,增加1%奖5分	
		7.3 科室 财务结果	20	当月医疗利润收入与上年度同月比较并达到医院规定增长幅度指标	20	达到去年指标水平并达到医院规定增长幅度得满分,降低1%扣10分,增加1%奖5分	
科室				本表定量指标满分	510分	定量指标合计得分	

7.妇产科产房护师(士)卓越绩效考评标准(表一)

一级指标 (分值)	权重 %	二级指标 考评内容	分值	三级指标 绩效考评扣分细则	分值	得分	考核 方式
1 管理能力 执行能力 100分	10	1.1 管理能力 执行能力	70	a. 当班工作管理能力、同事之间团结	20		定性
				b. "18项核心制度"与相关规定执行力	50		定量
		1.2 岗位职责	30	a. 能独立管理产房护理产妇工作	10		定量
				b. 产房应急预案与执行效果	20		定性
2 过程控制 工作数量 工作质量 工作效率 510分	51	2.1 工作流程	40	a. 参加晨会交接班、床头交接班	20		定量
				b. 负责产房隔离产房产检室工作	20		定量
		2.2 工作数量	180	a. 质量管理组织健全,履行职责	20		定量
				b. "三查七对"与医嘱执行与落实	30		定量
				c. 按照正确时间实施治疗与护理	20		定量
				d. 掌握常规抢救仪器使用方法	30		定量
				e. 对病人一视同仁解决实际问题	20		定量
				f. 负责接待新产妇的接产工作	30		定性
				g. 负责正常产妇产房手术室接产	30		定量
		2.3 工作质量	160	a. 工作不推诿不拖延不制造矛盾	30		定量
				b. 严禁利用职务之便牟取私利	20		定量
				c. 落实护理管理目标和质量控制	20		定量
				d. 负责平产内的早接触、早吸吮	20		定性
				e. 围手术期患者的手术前后管理	20		定性
				f. 保持产房隔离产房清洁预防感染	30		定量
				g. 书写产时及产后护理记录单	20		定量
		2.4 专科特色	130	a. 专科特色护理提供康复服务	30		定性
				b. 及时检查补充产房使用物品	30		定性
				c. 负责72h后婴儿新生儿疾病筛查	30		定性
				d. 准备治疗中打产包送消毒并领回	20		定性
				e. 24h内的婴儿乙肝疫苗接种	20		定性
3 论文科研 50分	5	论文科研 业务技术	50	a. 发表论文与护理科研符合规定	20		定性
				b. 带教实习生与学习培训	20		定性
				c. 本人专科护理理论与技术水平	10		定性
4 职业道德 80分	8	4.1 职业素质	30	关心同事、自觉合作、乐于助人	30		定性
		4.2 问题解决	50	a. 处理患者和家属的相关问题	30		定性
				b. 在护理学科建设中的作用	20		定性
5 社会责任 60分	6	5.1 社会责任	40	a. 产房"7S管理"与环境维护	10		定性
				b. 消毒隔离废物处理符合要求	30		定量
		5.2 工作协调	20	能与医师协作独立抢救病人	20		定量
6 满意测评 100分	10	6.1 满意度	60	门诊病人住院患者的满意度	60		定性
		6.2 本科满意	20	本科员工的满意度	20		定性
		6.3 持续改进	20	针对问题缺陷有持续改进计划	20		定性
7 科室 绩效结果 100分	10	7.1 病人结果	60	当月出院病人、手术病人总数量	60		定量
		7.2 质量结果	20	当月科室质量与安全达到要求	20		定量
		7.3 财务结果	20	当月医疗利润上年度同月增加比较	20		定量
满分	**1000分**	**定性指标得分**		**定量指标得分**		**最后得分**	

7.1 妇产科产房护师(士)卓越绩效考评定性标准(表二)

被考评者姓名		岗位				部门			
一级指标	三级定性指标内容测评		本项满分	测评方式	卓越	优秀	良好	一般	得分
1 管理能力 40分	1.1 a.领导管理能力、领导之间团结		20	定性		20	16	12	
	1.2 b.产房应急预案与执行效果		20	定性					
	扣罚细则:没有产房护理应急预案扣10分,没有执行效评价扣10分								
2 过程控制 工作数量 工作质量 工作效率 220分	2.2 f.负责接待新产妇的接产工作		30	定性					
	扣罚细则:负责正常新产妇的接产工作,收集资料填写入院评估单及产时记录。发放宣传手册,宣传母乳喂养。产前的一切治疗及术前准备。严格床旁交接班制度,包括孕产妇、新产妇情况符合业务与技术管理的规定要求。一项不符合要求扣10分								
	2.3 b.严禁利用职务之便牟取私利		20	定性	违规一项、次扣20分				
	2.3 d.负责平产内的早接触、早吸吮		20	定性	一项不符合要求扣10分				
	2.3 e.围手术期患者的手术前后管理		20	定性	一项不符合要求扣5分				
	2.4 a.专科特色护理提供康复服务		30	定性					
	奖罚细则:专科特色护理提供康复服务,不能体现专科特色护理、专科护理与健康指导服务符合业务与技术管理的规定要求,少一项扣5分								
	2.4 b.及时检查补充产房使用物品		30	定性					
	奖罚细则:及时检查补充产房使用物品符合医院管理规定,少一项使用物品扣10分								
	2.4 c.72小时后婴儿新生儿疾病筛查		30	定性					
	奖罚细则:72小时后婴儿新生儿疾病筛查,负责72h后婴儿新生儿疾病筛查符合医院业务与技术管理的相关规定标准的要求,一项、次不符合要求扣10分								
	2.4 d.治疗中打产包,送消毒并领回		20	定性					
	奖罚细则:准备治疗中打产包,负责送消毒并领回,一项、次不符合要求扣10分								
	2.4 e.24小时内的婴儿乙肝疫苗接种		20	定性					
	奖罚细则:24小时内的婴儿乙肝疫苗接种及24小时后的卡介苗接种,一项、次不符扣10分								
3 论文科研 50分	a.发表论文与护理科研符合规定		20	定性					
	b.带教实习生与学习培训		20	定性	一人次不合格扣5分				
	c.本人专科护理理论与技术水平		10	定性	一项不符合要求扣10分				
4 团队管理 80分	4.1 关心同事、自觉合作、乐于助人		30	定性	违规一项、次扣5分				
	4.2 a.处理患者和家属的相关问题		30	定性	一项不符合要求扣10分				
	4.2 b.在护理学科建设中的作用		20	定性		10	8	6	
	奖罚细则:在护理学科建设中的作用符合管理的规定要求,不符合要求扣10分								
5 社会责任 10分	5.1 a.产房"7S管理"与环境维护		10	定性					
	奖罚细则:产房"7S管理"与环境维护符合管理的规定要求,一项、次不符合要求扣10分								
6 满意测评 持续改进 100分	6.1 a.门诊病人住院患者的满意度		60	定性					
	扣罚细则:门诊病人住院患者的满意度与上年度同月的住院病人满意度相比较,住院病人的满意度达到规定的95%,符合管理的规定要求,达不到标准,降低1%扣10分								
	6.2 本科员工的满意度		20	定性		20	16	12	
	6.3 针对问题缺陷有持续改进计划		20	定性					
	扣罚细则:针对每月护理管理工作、产房业务技术管理存在的问题、缺陷、投诉等符合管理的规定要求,有持续改进计划、事实、流程、措施、效果,少一个环节扣5分								
科室		本表定性指标满分	500分	定性指标最后得分					

7.2 妇产科产房护师(士)卓越绩效考评定量标准(表三)

一级指标 (分值)	权重 %	二级指标		三级指标		绩效考评 扣分细则	得分
		考评内容	分值	考评内容	分值		
1 管理能力 执行能力 **60分**	6	1.1 执行能力	50	b."18项核心制度"与相关规定执行力符合要求	50	核心制度一项执行不好扣5分,其他执行不好扣5分	
		1.2 岗位职责	10	a.能独立管理产房护理产妇的工作符合要求	10	能独立管理产房护理产妇工作,一项不称职扣10分	
2 过程控制 工作数量 工作质量 工作效率 **290分**	29	2.1 工作流程	40	a.参加晨会交接班,床头交接班,一项、次不符合要求按规定扣分	20	随同夜班床头交接班、晨间护理听胎心,了解产程情况,负责产房、隔离产房、产检室,一项、次工作不符合要求扣10分	
				b.负责产房、隔离产房、产检室的工作符合要求	20		
		2.2 工作数量	150	a.质量组织履行职责	20	不履行科室质量管理小组职责扣10分。"三查七对"、医嘱差错一次扣5分。按照正确时间实施治疗护理,推迟1小时一次扣5分。不能掌握仪器使用方法扣5分。不一视同仁一次扣5分	
				b."三查七对"医嘱执行	30		
				c.按照正确时间实施治疗与护理符合规定要求	20		
				d.掌握常规抢救仪器使用方法符合规定要求	30		
				e.对病人一视同仁解决实际问题符合规定要求	20		
				g.负责正常产妇的产房及手术室的接产工作	30	正常产妇产房与手术室的接产工作影响不符扣5分	
		2.3 工作质量	100	a.工作不推诿不拖延不制造矛盾符合规定要求	30	工作不推诿不拖延不制造矛盾,不符合要求扣10分	
				c.落实护理管理目标和质量控制符合规定要求	20	一项、次不落实护理管理目标和质量控制扣10分	
				f.保持产房、隔离产房、产检室清洁并预防感染,不符合扣分	30	保持产房、隔离产房、产检室清洁并预防感染,一项、次不符合要求扣10分	
				g.书写产时及产后护理记录单符合规定要求	20	书写产时及产后护理记录单,差错一项、次扣10分	
5 社会责任 **50分**	5	5.1 废物处理	30	b.消毒隔离废物处理符合要求符合规定要求	30	消毒隔离废物处理符合要求,一项、次不符合扣10分。不能与医师协作、独立抢救病人,一次扣10分	
		5.2 工作协调	20	能与医师协作独立抢救病人符合规定要求	20		
7 科室 绩效结果 **100分**	10	7.1 病人结果	60	出院病人、手术病人数与上年同月比并达标准	60	达到规定月度增长幅度,降低1%扣10分,增加1%奖5分	
		7.2质量 安全结果	20	医疗质量安全与上年度同月比较并达规定标准	20	达到规定月度增长幅度,降低1%扣10分,增加1%奖5分	
		7.3 财务结果	20	当月医疗利润收入与上年度同月比较达到指标	20	达到规定增长幅度,降低1%扣10分,增加1%奖5分	
科室		本表定量指标满分			500分	定量指标合计得分	

三、疼痛科护士长卓越绩效考评标准

1.疼痛科护士长卓越绩效考评标准（表一）

一级指标 （分值）	权重 %	二级指标		三级指标		得分	考核 方式
		考评内容	分值	绩效考评扣分细则	分值		
1 领导能力 执行能力 100分	10	1.1领导能力 执行能力	70	a.领导与管理能力、领导之间团结	20		定性
				b."18项核心制度"与相关规定执行力	50		定量
		1.2 工作计划	30	a.护理规划,年、月、周工作计划与总结	20		定量
				b.护理应急预案与执行效果	10		定性
2 过程控制 工作数量 工作质量 工作效率 400分	40	2.1 工作流程	30	a.按照PDCA循环管理制度与流程	20		定量
				b.按时填写并上报护士长手册	10		定量
		2.2 工作数量	150	a.质量管理组织健全、履行职责	20		定量
				b."三查七对"与医嘱执行与落实	20		定量
				c.落实护理临床路径单病种管理	20		定量
				d.按时参加各种会议上报数据正确	20		定量
				e.办公物品请领、物资账物相符	20		定量
				f.执行护理管理评价标准	50		定量
		2.3 工作质量	110	a.基础专科责任整体护理落实	30		定量
				b.有完整的护士职责与岗位说明书	10		定性
				c.围术期病人记录讨论符合要求	20		定量
				d."三基"考试、心肺复苏与培训	10		定性
				e.有危重患者安全护理制度和措施	10		定性
				f.护理质量管理评价标准符合要求	30		定性
		2.4 专科 护理特色	110	a.专科特色护理提供诊疗康复服	20		定性
				b.每一病人有术后服务计划	20		定性
				c.成本药占比耗材占比符合要求	30		定性
				d.入院资料评估体现专科护理内容	20		定性
				e.专科特色护理查房会诊病例讨论	20		定性
3 论文科研 教学带教 100分	10	科研管理 教学带教 论文成果 学科建设	100	a.执行年度科研课题设计与实施	30		定性
				b.完成教学、带教实习进修生	20		定性
				c.学术、培训、论文、成果	30		定性
				d.专科理论和技术水平	20		定性
4 职业道德 50分	5	4.1 职业道德	40	a.关心护士生活,随主任大查房	20		定性
				b.按照医院规定考评护士绩效标准	20		定性
		4.2社会责任	10	与院内科室院外相关单位沟通好	10		定性
5 团队管理 50分	5	5.1 团队管理	30	a.病区病房优质服务覆盖率≥85%	10		定性
				b.消毒、隔离、废物处理符合要求	20		定量
		5.2奖金福利	20	奖金福利透明公开,护士同工同酬	20		定量
6 满意测评 100分	10	6.1满意度	60	门诊病人和住院患者满意度	60		定性
		6.2本科满意	20	本科员工的满意度	20		定性
		6.3持续改进	20	针对问题缺陷有持续改进计划	20		定性
7科室 绩效结果 200分	20	7.1病人结果	80	当月出院病人、手术病人总数量	80		定量
		7.2质量结果	40	当月科室质量与安全达到要求	40		定量
		7.3财务结果	80	当月医疗利润上年度同月增加比较	80		定量
满分	1000分	定性指标得分		定量指标得分		最后得分	

1.1 疼痛科护士长卓越绩效考评定性标准(表二)

被考评者姓名		岗位				部门			
一级指标	三级定性指标内容测评		本项满分	测评方式	卓越	优秀	良好	一般	得分
1 **管理能力** **30分**	1.1 a.领导管理能力、领导之间团结		20	定性		20	16	12	
	1.2 b.护理应急预案与执行效果		10	定性					
	扣罚细则:没有护理应急预案扣10分,没有执行效评价扣10分								
2 **过程控制** **工作数量** **工作质量** **工作效率** **170分**	2.3 b.有完整护士职责与岗位说明书		10	定性	缺一项扣5分				
	2.3 d."三基"考试、心肺复苏与培训		10	定性	一人次不合格扣10分				
	2.3 e.有危重患者安全护理制度措施		10	定性	少一制度或措施扣5分				
	2.3 f.护理质量管理评价标准完整		30	定性					
	奖罚细则:按本院常规护理检查文件,由护理部及相关部门检查,包括,安全用药、输血、分级护理、专科护理文书、不良事件、服务质量、护理投诉、护理培训、护理业务与技术管理、手卫生、院感、消毒隔离、废物处理等,一项、次不符合要求扣5分								
	2.4 a.专科特色护理提供康复服务		20	定性					
	奖罚细则:不能体现专科特色护理、专科诊疗与健康指导服务,少一项扣5分								
	2.4 b.每一病人有术后服务计划		20	定性					
	奖罚细则:每一病人有术后服务计划符合规定要求,少一个术后服务计划扣5分								
	2.4 c.成本药占比耗材占比符合要求		30	定性					
	扣罚细则:科室成本、药占比、耗材占比,达去年同月水平并达到医院规定本年度月度减少幅度,成本支出、药占、耗材占比符合医院规定,一项、次增加1%扣15分								
	2.4 d.入院资料评估体现专科护理		20	定性					
	奖罚细则:入院护理记录资料等评估体现专科护理内容,一病人未体现扣5分								
	2.4 e.特色护理查房、会诊、病例讨论		20	定性					
	奖罚细则:护理每日晨会后交接班、病房专科特色护理查房、专科护理特色会诊、专科护理病例讨论,体现专科特色护理,没有体现专科特色查房,一项、次扣10分								
3 **论文科研** **教学带教** **100分**	a.执行年度科研课题设计与实施		30	定性					
	扣罚细则:执行年度科研课题设计与实施,一项、次内容完不成扣10分								
	b.完成教学、带教实习进修生		20	定性					
	c.学术、培训、论文、成果		30	定性					
	d.专科理论和技术水平		20	定性	一项不符合要求扣10分				
4 **职业道德** **50分**	4.1 关心护士生活、随主任大查房		20	定性					
	奖罚细则:不关心护士生活扣10分,随科室主任大查房,少一次查房扣5分								
	4.1 b.按照医院规定考评护士绩效标准		20	定性	不按照标准考评扣20分				
	4.2 b.院内科室院外相关单位沟通好		10	定性		20	16	12	
5 团队管理 **10分**	5.1 a.病区病房优质服务覆盖率≥85%		10	定性					
	奖罚细则:病区病房优质服务覆盖率≥85%,达不到标准规定要求、降低1%扣5分								
6 **满意测评** **持续改进** **100分**	6.1 a.门诊病人和住院患者满意度		60	定性		60	48	36	
	6.2 本科员工的满意度达到要求		20	定性		20	16	12	
	6.3 针对问题缺陷有持续改进计划		20	定性					
	扣罚细则:针对每月护理管理工作、护理人员业务技术存在的问题、缺陷、投诉等符合管理的规定要求,有持续改进计划、事实、流程、措施、效果,少一个环节扣5分								
科室		本表定性指标满分	460分		定性指标最后得分				

1.2 疼痛科护士长卓越绩效考评定量标准(表三)

一级指标 (分值)	权重 %	二级指标		三级指标		绩效考评 扣分细则	得分
		考评内容	分值	考评内容	分值		
1 管理能力 执行能力 70分	7	1.1 执行能力	50	b."18项核心制度"与相关制度 与规定执行力	50	核心制度一项执行不好扣5分, 其他执行不好扣5分	
		1.2 规划计划	20	a.护理规划,年、月、周工作计划 与总结	20	规划,年、月、周计划与总结,少 一项扣10分	
2 过程控制 工作数量 工作质量 工作效率 230分	23	2.1 工作流程	30	a.按照PDCA循环管理管理规 范与流程	20	没有PDCA制度流程各扣5分。 护士长手册推迟上报一天一次 扣5分	
				b.上报护士长手册	10		
		2.2 工作数量	150	a.科室质量管理组织健全,履行 职责符合要求	20	不履行科室质量管理小组职责 扣10分。"三查七对"、医嘱差 错一次扣5分。没有落实护理 临床路径单病种管理,一项、次 扣10分。会议迟到或早退一次 扣5分,缺席一次扣10分。上 报数据推迟一天扣5分。科室 账物不符扣10分	
				b."三查七对"、医嘱执行	20		
				c.落实护理临床路径单病种管 理符合管理要求	20		
				d.按时参加各种会议上报数据 正确符合要求	20		
				e.办公物品请领、物资账物相 符符合规定要求	20		
				f.护理管理评价标准:患者身份 识别、跌倒、坠床、规范管理、抢 救车、仪器设备、人力资源、科室 病区环境、行政、护理人员行为 规范、手卫生、院感、消毒隔离、 废物处理等符合规定要求	50	按本院常规护理检查文件,由护 理部及相关部门检查考核,患者 身份识别、跌倒坠床、规范管理、 抢救车仪器、病区环境、行为规 范、手卫生、院感、消毒隔离废物 处理等,一项、次不符合要求扣 5分	
		2.3 工作质量	50	a.专科基础、专科、整体责任护 理落实	30	一项、次专科护理不落实扣 10分	
				c.围术期手术管理记录讨论符 合要求符合要求	20	围术期记录讨论符合要求一项 不符合要求扣10分	
5 团队管理 40分	4	5.1 优质服务	20	b.消毒、隔离、废物处理符合管 理规定要求	20	消毒、隔离、废物处理符合要求, 不符合扣10分	
		5.2 奖金管理	20	奖金福利透明公开,护士同工同 酬符合要求	20	奖金福利不透明、不公开、不同 工同酬扣20分	
7 科室 绩效结果 200分	20	7.1 病人结果	80	出院病人、手术病人数与上年同 月比并达标准	80	达到规定月度增长幅度,降低 1%扣10分,增加1%奖5分	
		7.2质量 安全结果	40	医疗质量安全与上年度同月比 较并达规定标准	40	达到规定月度增长幅度,降低 1%扣10分,增加1%奖5分	
		7.3 科室 财务结果	80	当月医疗利润收入与上年度同 月比较并达到医院规定增长幅 度指标	80	达到去年指标水平并达到医院 规定增长幅度得满分,降低1% 扣10分,增加1%奖5分	
科室		本表定量指标满分			540分	定量指标合计得分	

2.疼痛科病区护士长卓越绩效考评标准(表一)

一级指标 (分值)	权重 %	二级指标		三级指标		得分	考核 方式
		考评内容	分值	绩效考评扣分细则	分值		
1 领导能力 执行能力 100 分	10	1.1 领导能力 执行能力	70	a. 领导与管理能力、同事之间团结	20		定性
				b. "18 项核心制度"与相关规定执行力	50		定量
		1.2 工作计划	30	a. 护理规划,年、月、周工作计划与总结	20		定量
				b. 护理应急预案反应能力执行效果	10		定性
2 过程控制 工作数量 工作质量 工作效率 420 分	42	2.1 工作流程	30	a. 按照 PDCA 循环管理与工作流程	20		定量
				b. 按时填写并上报护士长手册	10		定量
		2.2 工作数量	150	a. 科室质量管理组织健全履行职责	20		定量
				b. "三查七对"与医嘱执行与落实	20		定量
				c. 落实护理临床路径与单病种管理	20		定量
				d. 危重病人总数量总数量	20		定量
				e. 每一病人有术后服务计划	20		定量
				f. 护理管理评价标准:患者身份识别、跌倒、抢救车、仪器、行政等	50		定量
		2.3 工作质量	130	a. 基础、专科、责任、整体护理落实	30		定量
				b. 有完整的护士职责与岗位说明书	10		定性
				c. 落实护理目标管理质量控制标准	20		定量
				d. "三基"考试,心肺复苏与培训	20		定性
				e. 关键环节护理质量管理标准措施	20		定性
				f. 护理质量管理评价标准完整	30		定性
		2.4 工作效率	110	a. 护理文书书写符合指标与标准	20		定性
				b. 组织并参加危重病人抢救工作	20		定性
				c. 科成本药占比耗材占比符合要求	20		定性
				d. 记录证明检查护士各班工作情况	20		定性
				e. 专科护理查房、会诊、病例讨论	30		定性
3 论文科研 80 分	8	科研管理 教学带教 论文成果	80	a. 完成教学、带教实习进修生	30		定性
				b. 学术、培训、论文、成果	30		定性
				c. 专科理论和技术水平	20		定性
4 职业道德 50 分	5	4.1 职业道德	40	a. 关心护士生活,随主任大查房	20		定性
				b. 按照医院规定考评护士绩效标准	20		定性
		4.2 社会责任	10	与院内科室院外相关单位沟通好	10		定性
5 团队管理 协调沟通 50 分	5	5.1 团队管理	30	a. 病区病房优质服务覆盖率≥80%	10		定性
				b. 消毒、隔离、废物处理符合要求	20		定量
		5.2 奖金福利	20	a. 奖金福利透明公开护士同工同酬	10		定量
				b. 与院内科室院外相关单位沟通好	10		定性
6 满意测评 100 分	10	6.1 满意度	60	门诊病人和住院患者满意度	60		定性
		6.2 本科满意	20	本科员工的满意度	20		定性
		6.3 持续改进	20	针对问题缺陷有持续改进计划	20		定性
7 科室 绩效结果 200 分	20	7.1 病人结果	80	当月出院病人、手术病人总数量	100		定量
		7.2 质量结果	20	当月科室质量与安全达到要求	40		定量
		7.3 财务结果	80	当月医疗利润上年度同月增加比较	80		定量
满分	**1000 分**	定性指标得分		定量指标得分		最后得分	

2.1 疼痛科病区护士长卓越绩效考评定性标准(表二)

被考评者姓名		岗位			部门				
一级指标	三级定性指标内容测评		本项满分	测评方式	卓越	优秀	良好	一般	得分
1 管理能力 30分	1.1 a.领导管理能力、同事之间团结		20	定性		20	16	12	
	1.2 b.应急预案反应能力执行效果		10	定性					
	扣罚细则:没有护理应急预案扣10分,没有执行效评价扣10分								
2 过程控制 工作数量 工作质量 工作效率 190分	2.3 b.有完整护士职责与岗位说明书		20	定性		缺一项扣5分			
	2.3 d."三基"考试、心肺复苏与培训		20	定性		一人次不合格扣10分			
	2.3 e.关键环节护理质量管理标准措施		20	定性		少一标准或措施扣5分			
	2.3 f.护理质量管理评价标准完整		30	定性					
	奖罚细则:按本院常规护理检查文件,由护理部及相关部门检查,包括,安全用药、输血、分级护理、专科护理文书、不良事件、服务质量、护理投诉、护理培训、护理业务与技术管理、手卫生、院感、消毒隔离、废物处理等,一项、次不符合要求扣5分								
	2.4 a.护理文书书写符合指标与标准		20	定性					
	奖罚细则:护理文书书写符合医院规定指标与标准,一项、次不符合要求扣5分								
	2.4 b.组织并参加危重病人抢救工作		20	定性					
	奖罚细则:组织并参加危重病人抢救工作,组织不好,发生矛盾纠纷扣20分								
	2.4 c.成本药占比耗材占比符合要求		20	定性					
	扣罚细则:科室成本、药占比、耗材占比,达去年同月水平并达到医院规定本年度月度减少幅度,成本支出、药占、耗材占比符合医院规定,一项、次增加1%扣15分								
	2.4 d.记录证明检查护士各班工作情况		20	定性					
	奖罚细则:有记录证明检查抽查护士各班工作过程与结果情况,没有记录扣10分								
	2.4 e.特色护理查房、会诊、病例讨论		20	定性					
	奖罚细则:护理每日晨会后交接班、病房专科特色护理查房、专科护理特色会诊、专科护理病例讨论,体现专科特色护理,没有体现专科特色查房,一项、次扣10分								
3 教学科研 60分	a.完成教学、带教实习进修生		30	定性					
	奖罚细则:完成教学、带教实习进修生,一项、次不符合要求扣10分								
	b.学术、培训、论文、成果		30	定性					
	扣罚细则:学术、培训、论文、成果,一项、次完不成、不落实扣10分								
4 职业道德 50分	4.1 关心护士生活,随科主任大查房		20	定性					
	奖罚细则:不关心护士生活扣10分,随科室主任大查房、少一次查房扣5分								
	4.1 b.按照医院规定标准考评护士绩效		20	定性		不按照标准考评扣20分			
	4.2 b.与院内科室院外单位沟通好		10	定性		10	8	6	
5 团队管理 20分	5.1 a.病区病房优质服务覆盖率≥80%		10	定性		10	8	6	
	5.2 b.与院内科室院外相关单位沟通好		10	定性		10	8	6	
6 满意测评 持续改进 100分	6.1 a.门诊病人和住院患者满意度		60	定性		60	48	36	
	6.2 本科员工的满意度达到要求		20	定性		20	16	12	
	6.3 针对问题缺陷有持续改进计划		20	定性					
	扣罚细则:针对每月护理管理工作、护理人员业务技术存在的问题、缺陷、投诉等符合管理的规定要求,有持续改进计划、事实、流程、措施、效果,少一个环节扣5分								
科室			本表定性指标满分	**450分**	定性指标最后得分				

2.2 疼痛科病区护士长卓越绩效考评定量标准(表三)

一级指标 (分值)	权重 %	二级指标		三级指标		绩效考评 扣分细则	得分
		考评内容	分值	考评内容	分值		
1 管理能力 执行能力 70分	7	1.1 执行能力	40	b."18项核心制度"与相关制度 与规定执行力	40	核心制度一项执行不好扣5分, 其他执行不好扣5分	
		1.2 规划计划	30	a.护理规划,年、月、周工作计划 与总结	30	规划,年、月、周计划与总结,少 一项扣10分	
2 过程控制 工作数量 工作质量 工作效率 230分	23	2.1 工作流程	30	a.按照PDCA循环管理与工作 流程符合要求	20	没有按照PDCA循环管理与工 作流程。护士长手册推迟上报 一天一次扣5分	
				b.上报护士长手册	10		
		2.2 工作数量	150	a.科室质量管理组织健全,履行 职责符合要求	20	不健全、不履行小组职责扣10 分。"三查七对"、医嘱差错一次 扣5分。没有落实护理临床路 径与单病种管理一项、次扣10 分。危、重、急病人总数量,减少 一例分别扣15、10、5分。上报 数据推迟一天扣5分。少一个 服务计划扣10分	
				b."三查七对"、医嘱执行	20		
				c.落实护理临床路径与单病种 管理符合要求	20		
				d.危、重、急病人抢救、护理总数 量符合要求	20		
				e.每一病人有术后服务计划符 合规定要求	20		
				f.护理管理评价标准:患者身份 识别、跌倒、坠床、规范管理、抢 救车、仪器设备、人力资源、科室 病区环境、行政、护理人员行为 规范、手卫生院感消毒隔离、废 物处理等符合规定要求	50	按本院常规护理检查文件,由护理 部及相关部门检查考核,患者身份 识别、跌倒坠床、规范管理、抢救车 仪器、病区环境、行为规范、手卫 生、院感、消毒隔离废物处理等,一 项、次不符合要求扣5分	
		2.3 工作质量	50	a.专科基础、专科、整体责任护 理落实	30	一项、次专科、责任、整体护理不 落实扣10分	
				c.落实护理目标管理质量控制 标准符合要求	20	一项、次不落实护理管理目标和 质量控制扣10分	
5 团队管理 30分	3	5.1 优质服务	20	b.消毒、隔离、废物处理符合要 求符合要求	20	消毒、隔离、废物处理符合要求, 不符合扣10分	
		5.2 奖金管理	10	奖金福利透明公开,护士同工同 酬符合要求	10	奖金福利不透明、不公开、不同 工同酬扣20分	
7 科室 绩效结果 200分	20	7.1 病人结果	80	出院病人、手术病人数与上年同 月比并达标准	80	达到规定月度增长幅度,降低 1%扣10分,增加1%奖5分	
		7.2质量 安全结果	40	医疗质量安全与上年度同月比 较并达规定标准	40	达到规定月度增长幅度,降低 1%扣10分,增加1%奖5分	
		7.3 科室 财务结果	80	当月医疗利润收入与上年度同 月比较并达到医院规定增长幅 度指标	80	达到去年指标水平并达到医院 规定增长幅度得满分,降低1% 扣10分,增加1%奖5分	
科室				本表定量指标满分	530分	定量指标合计得分	

3.疼痛科副护士长正副主任护师卓越绩效考评标准(表一)

一级指标 (分值)	权重 %	二级指标 考评内容	分值	三级指标 绩效考评扣分细则	分值	得分	考核 方式
1 领导能力 执行能力 100分	10	1.1 领导能力 执行能力	70	a. 领导与管理能力、同事之间团结	20		定性
				b. "18项核心制度"与相关规定执行力	50		定量
		1.2 工作计划	30	a. 护理规划,年、月、周工作计划与总结	20		定量
				b. 护理应急预案反应能力执行效果	10		定性
2 过程控制 工作数量 工作质量 工作效率 420分	42	2.1 工作流程	30	a. 按照PDCA循环管理与工作流程	20		定量
				b. 服从机关抽调检查绩效考核工作	10		定量
		2.2 工作数量	150	a. 科室质量管理组织健全履行职责	20		定量
				b. "三查七对"与医嘱执行与落实	20		定量
				c. 落实护理临床路径与单病种管理	20		定量
				d. 围术期病人管道按时更换没脱落	20		定量
				e. 能够解决护理疑难问题的能力	20		定量
				f. 护理管理评价标准:患者身份识别、跌倒、抢救车、仪器、行政等	50		定量
		2.3 工作质量	130	a. 基础、专科、责任、整体护理落实	30		定量
				b. 协助护士长管理履行分管职责	10		定性
				c. 落实护理目标管理和质量控制	20		定量
				d. "三基"考试、心肺复苏与培训	20		定性
				e. 落实关键护理质量环节标准措施	20		定性
				f. 护理质量管理评价标准符合要求	30		定性
		2.4 工作效率	110	a. 护理文书书写符合指标与标准	20		定性
				b. 组织并参加危重病人抢救工作	20		定性
				c. 指导并规范护士技术操作	20		定性
				d. 每一病人有术后服务计划	20		定性
				e. 专科护理查房、会诊、病例讨论	30		定性
3 教学科研 80分	8	3.1 教学科研	40	a. 按规定完成教学与带教任务	20		定性
				b. 组织护士培训与学术活动落实	20		定性
		3.2 论文科研	40	设计科室护理科研计划并落实	40		定性
4 职业道德 50分	5	4.1 职业道德	40	a. 关心护士生活,随科主任大查房	20		定性
				b. 按照医院规定标准考评护士绩效	20		定性
		4.2 社会责任	10	工作场所病区"7S管理"符合要求	10		定性
5 团队管理 协调沟通 50分	5	5.1 团队管理	30	a. 病区病房优质服务覆盖率≥80%	10		定性
				b. 消毒、隔离、废物处理符合要求	20		定量
		5.2 奖金福利	20	a. 关心护士生活,主持护理查房	10		定量
				b. 与院内科室院外相关单位沟通好	10		定性
6 满意测评 100分	10	6.1 满意度	60	门诊病人和住院患者满意度	60		定性
		6.2 本科满意	20	本科员工的满意度	20		定性
		6.3 持续改进	20	针对问题缺陷有持续改进计划	20		定性
7科室 绩效结果 200分	20	7.1 病人结果	80	当月出院病人、手术病人总数量	80		定量
		7.2 质量结果	40	当月科室质量与安全达到要求	40		定量
		7.3 财务结果	80	当月医疗利润上年度同月增加比较	80		定量
满分	1000分	定性指标得分		定量指标得分		最后得分	

3.1 疼痛科副护士长正副主任护师卓越绩效考评定性标准(表二)

被考评者姓名		岗位				部门			
一级指标	三级定性指标内容测评		本项满分	测评方式	卓越	优秀	良好	一般	得分
1 **管理能力** **30分**	1.1 a.领导管理能力、同事之间团结		20	定性		20	16	12	
	1.2 b.应急预案反应能力执行效果		10	定性					
	扣罚细则:没有护理应急预案扣10分,没有执行效评价扣10分								
2 **过程控制** **工作数量** **工作质量** **工作效率** **200分**	2.3 b.协助护士长管理履行分管职责		20	定性	不符合要求扣5分				
	2.3 d."三基"考试、心肺复苏与培训		20	定性	一人次不及格扣10分				
	2.3 e.落实关键护理质量环节标准措施		20	定性	少一标准或措施扣5分				
	2.3 f.护理质量管理评价标准完整		30	定性					
	奖罚细则:按本院常规护理检查文件,由护理部及相关部门检查,包括,安全用药、输血、分级护理、专科护理文书、不良事件、服务质量、护理投诉、护理培训、护理业务与技术管理、手卫生、院感、消毒隔离、废物处理等,一项、次不符合要求扣5分								
	2.4 a.护理文书书写符合指标与标准		20	定性					
	奖罚细则:护理文书书写符合指标与标准符合规定要求,一项、次不符合要求扣5分								
	2.4 b.组织并参加危重病人抢救工作		20	定性					
	奖罚细则:组织并参加危重病人抢救工作,组织不好,发生矛盾纠纷扣20分								
	2.4 c.指导并规范护士技术操作		20	定性					
	奖罚细则:指导并规范护士技术操作,护士技术操作不规范、不符合要求扣10分								
	2.4 d.每一病人有术后服务计划		20	定性					
	奖罚细则:每一病人有术后服务计划符合规定要求,缺一次病人服务计划扣5分								
	2.4 e.特色护理查房、会诊、病例讨论		30	定性					
	奖罚细则:护理每日晨会后交接班、病房专科特色护理查房、专科护理特色会诊、专科护理病例讨论,体现专科特色护理,没有体现专科特色查房,一项、次扣10分								
3 **教学科研** **80分**	3.1 a.按规定完成教学与带教任务		20	定性					
	扣罚细则:按规定完成教学与带教任务,一项、次内容完不成扣10分								
	3.1 b.组织护士培训与学术活动落实		20	定性					
	扣罚细则:组织护士培训与学术活动落实,一项、次完不成、不落实扣10分								
	3.2 设计科室护理科研计划并落实		40	定性	一项不符合要求扣10分				
4 **职业道德** **50分**	4.1 关心护士生活,随科主任大查房		20	定性					
	奖罚细则:不关心护士生活扣10分,随科室主任大查房、少一次查房扣5分								
	4.1 b.按照医院规定标准考评护士绩效		20	定性	不按照标准考评扣20分				
	4.2 b.工作场所病区"7S管理"符合要求		10	定性		10	8	6	
5 团队管理 **20分**	5.1 a.病区病房优质服务覆盖率≥80%		10	定性		10	8	6	
	5.2 b.与院内科室院外相关单位沟通好		10	定性		10	8	6	
6 **满意测评** **持续改进** **100分**	6.1 a.门诊病人和住院患者满意度		60	定性					
	扣罚细则:门诊病人和住院患者满意度达到规定95%,达不到标准,降低1%扣10分								
	6.2 本科员工的满意度达到要求		20	定性		20	16	12	
	6.3 针对问题缺陷有持续改进计划		20	定性					
	扣罚细则:针对每月护理管理工作,护理人员业务技术存在的问题、缺陷、投诉等符合管理的规定要求,有持续改进计划、事实、流程、措施、效果,少一个环节扣5分								
科室		本表定性指标满分		480分	定性指标最后得分				

3.2 疼痛科副护士长正副主任护师卓越绩效考评定量标准(表三)

一级指标 (分值)	权重 %	二级指标		三级指标		绩效考评 扣分细则	得分
		考评内容	分值	考评内容	分值		
1 管理能力 执行能力 70分	7	1.1 执行能力	50	b."18项核心制度"与相关制度与规定执行力	50	核心制度一项执行不好扣5分,其他执行不好扣5分	
		1.2 规划计划	20	a.护理规划,年、月、周工作计划与总结	20	规划,年、月、周计划与总结,少一项扣10分	
2 过程控制 工作数量 工作质量 工作效率 230分	23	2.1 工作流程	30	a.按照PDCA循环管理与工作流程符合要求	20	没有按照PDCA循环管理与工作流程扣5分。服从护理部检查与考核等工作,一项、次扣5分	
				b.服从职能部门抽调的检查与绩效考核等工作	10		
		2.2 工作数量	150	a.科室质量管理组织健全,履行职责符合要求	20	不健全、不履行小组职责扣10分。"三查七对"、医嘱差错一次扣5分。没有落实护理临床路径与单病种管理一项、次扣10分。围术期病人管道不按时更换脱落一次扣10分。上报数据推迟一天扣5分。不能解决护理疑难问题扣10分	
				b."三查七对",医嘱执行	20		
				c.落实护理临床路径与单病种管理符合要求	20		
				d.围术期病人管道按时更换没脱落符合要求	20		
				e.能够解决护理疑难问题的能力符合规定要求	20		
				f.护理管理评价标准:患者身份识别、跌倒、坠床、规范管理、抢救车、仪器设备、人力资源、科室病区环境、行政、护理人员行为规范、手卫生院感消毒隔离废物处理等符合规定要求	50	按本院常规护理检查文件,由护理部及相关部门检查考核,患者身份识别、跌倒坠床、规范管理、抢救车仪器、病区环境、行为规范、手卫生、院感、消毒隔离废物处理等,一项、次不符合要求扣5分	
		2.3 工作质量	50	a.专科基础、专科、整体责任护理落实	30	一项、次专科、责任、整体护理不落实扣10分	
				c.落实护理目标管理和质量控制标准符合要求	20	一项、次不落实护理管理目标和质量控制扣10分	
5 团队管理 30分	4	5.1服务	20	b.消毒隔离废物处理	20	一项、次不符合要求扣10分	
		5.2 护理查房	10	关心护士生活,主持护理查房符合规定要求	10	关心护士生活,主持护理查房,少一次查房扣5分	
7 科室 绩效结果 200分	20	7.1 病人结果	80	出院病人、手术病人数与上年同月比并达到标准	80	达到规定月度增长幅度,降低1%扣10分,增加1%奖5分	
		7.2质量 安全结果	40	医疗质量安全与上年度同月比较并达到规定标准	40	达到规定月度增长幅度,降低1%扣10分,增加1%奖5分	
		7.3 科室 财务结果	80	当月医疗利润收入与上年度同月比较并达到医院规定增长幅度指标	80	达到去年指标水平并达到医院规定增长幅度得满分,降低1%扣10分,增加1%奖5分	
科室				**本表定量指标满分**	**530分**	**定量指标合计得分**	

4.疼痛科主管护师卓越绩效考评标准(表一)

一级指标 (分值)	权重 %	二级指标		三级指标		得分	考核 方式
		考评内容	分值	绩效考评扣分细则	分值		
1 管理能力 执行能力 100分	10	1.1 管理能力 执行能力	80	a.岗位管理能力、同事之间团结	20		定性
				b.18项核心制度与相关规定执行力	60		定量
		1.2 工作计划	20	a.执行护理规划,年、月、周工作计划	10		定量
				b.护理应急预案反应能力执行效果	10		定性
2 过程控制 工作数量 工作质量 工作效率 450分	44	2.1 工作流程	30	a.按照 PDCA 循环管理与工作流程	20		定量
				b.服从上级领导承担各种护理班次	10		定量
		2.2 工作数量	150	a.科室质量管理组织健全履行职责	20		定量
				b."三查七对"与医嘱执行与落实	20		定量
				c.落实护理临床路径与单病种管理	20		定量
				d.工作不推诿不拖延不制造矛盾	20		定量
				e.能够解决护理常见问题的能力	20		定量
				f.护理管理评价标准:患者身份识别、跌倒、抢救车、仪器、行政等	50		定量
		2.3 工作质量	140	a.基础、专科、整体责任护理落实	30		定量
				b.协助护士长管理履行分管职责	10		定性
				c.围术期手术记录讨论符合要求	20		定量
				d."三基"考试、心肺复苏与培训	20		定性
				e.执行关键护理质量环节标准措施	30		定性
				f.执行护理质量管理评价标准	30		定性
		2.4 工作效率	130	a.护理文书书写符合指标与标准	30		定性
				b.熟练参加危重病人抢救工作	30		定性
				c.围术期病人管道按时更换没脱落	30		定性
				d.每一病人有术后服务计划	20		定性
				e.参加专科护理查房会诊病例讨论	20		定性
3 教学科研 60分	6	3.1 教学带教	30	a.按规定完成临床带教工作任务	20		定性
				b.参加护士培训与学术活动落实	10		定性
		3.2 论文科研	30	参加科室护理科研计划并落实	30		定性
4 职业道德 50分	5	4.1 职业道德	40	a.工作现场"7S管理"与环境维护	20		定性
				b.熟练掌握科室抢救仪器设备功能	20		定性
		4.2 社会责任	10	按规定参加医院科室组织公益活动	10		定性
5 团队管理 协调沟通 50分	5	5.1 卓越服务	30	a.能够起到承上启下"桥梁"作用	10		定性
				b.消毒、隔离、废物处理符合要求	20		定量
		5.2 团队管理	20	a.严禁背后议论领导长短	10		定量
				b.以病人、顾客为中心的思想好	10		定性
6 满意测评 100分	10	6.1 满意度	60	门诊病人和住院患者满意度	60		定性
		6.2 本科满意	20	本科员工的满意度	20		定性
		6.3 持续改进	20	针对问题缺陷有持续改进计划	20		定性
7 科室 绩效结果 200分	20	7.1 病人结果	80	当月出院病人、手术病人总数量	80		定量
		7.2 质量结果	40	当月科室质量与安全达到要求	40		定量
		7.3 财务结果	80	当月医疗利润上年度同月增加比较	80		定量
满分	**1000分**	定性指标得分		定量指标得分		最后得分	

4.1 疼痛科主管护师卓越绩效考评定性标准(表二)

被考评者姓名		岗位				部门			
一级指标	三级定性指标内容测评		本项满分	测评方式	卓越	优秀	良好	一般	得分
1 **管理能力** **30分**	1.1 a.岗位管理能力、同事之间团结		20	定性		20	16	12	
	1.2 b.应急预案反应能力执行效果		10	定性					
	扣罚细则:没有护理应急预案扣10分,没有执行效果评价扣10分								
2 **过程控制** **工作数量** **工作质量** **工作效率** **210分**	2.3 b.协助护士长管理履行分管职责		10	定性	不符合要求扣5分				
	2.3 d."三基"考试、心肺复苏与培训		20	定性	一人次不合格扣10分				
	2.3 e.执行关键护理质量环节标准措施		30	定性	不执行标准措施扣5分				
	2.3 f.执行护理质量管理评价标准		30	定性					
	奖罚细则:按本院常规护理检查文件,由护理部及相关部门检查,包括:安全用药、输血、分级护理、专科护理文书、不良事件、服务质量、护理投诉、护理培训、护理业务与技术管理、手卫生、院感、消毒隔离、废物处理等,一项、次不符合要求扣5分								
	2.4 a.护理文书书写符合指标与标准		20	定性					
	奖罚细则:护理文书书写符合指标与标准符合规定要求,一项、次不符合要求扣5分								
	2.4 b.熟练参加危重病人抢救工作		30	定性					
	奖罚细则:熟练参加危重病人抢救工作,不能够承担危重病人抢救工作扣10分								
	2.4 c.围术期管道按时更换没脱落		30	定性					
	奖罚细则:围术期病人管道按时更换没脱落符合规定要求,一项、次不符合要求扣5分								
	2.4 d.每一病人有术后服务计划		20	定性					
	奖罚细则:每一病人有术后服务计划,少一个病人术后服务计划扣5分								
	2.4 e.参加护理查房、会诊、病例讨论		20	定性					
	奖罚细则:护理每日晨会后交接班、病房专科特色护理查房、专科护理特色会诊、专科护理病例讨论,体现专科特色护理,没有参加专科特色查房,一项、次扣10分								
3 **教学科研** **60分**	3.1 a.按规定完成临床带教工作任务		20	定性					
	扣罚细则:按规定的临床完成带教任务,少一人次扣5分								
	3.1 b.参加护士培训与学术活动落实		10	定性					
	扣罚细则:参加护士培训与学术活动落实,一项、次完不成、不落实扣10分								
	3.2 参加科室护理科研计划并落实		30	定性	一项不符合要求扣10分				
4 **职业道德** **50分**	4.1 a.工作现场"7S管理"与环境维护		20	定性					
	奖罚细则:工作现场、病区、办公室"7S管理"与环境维护,一项、次不符合要求扣5分								
	4.1 b.熟练掌握科室抢救仪器设备功能		20	定性	不能够掌握扣10分				
	4.2 b.按时参加医院科室组织公益活动		10	定性	少一次扣5分				
5 团队管理 **20分**	5.1 a.能够起到承上启下"桥梁"作用		10	定性		10	8	6	
	5.2 b.以病人、顾客为中心的思想好		10	定性		10	8	6	
6 **满意测评** **持续改进** **100分**	6.1 a.门诊病人和住院患者满意度		60	定性					
	扣罚细则:门诊病人和住院患者满意度达到规定95%,达不到标准,降低1%扣10分								
	6.2 本科员工的满意度达到要求		20	定性		20	16	12	
	6.3 针对问题缺陷有持续改进计划		20	定性					
	扣罚细则:针对每月护理管理工作、护理人员业务技术存在的问题、缺陷、投诉等符合管理的规定要求,有持续改进计划、事实、流程、措施、效果,少一个环节扣5分								
科室			本表定性指标满分	470分	定性指标最后得分				

4.2 疼痛科主管护师卓越绩效考评定量标准(表三)

一级指标 (分值)	权重 %	二级指标		三级指标		绩效考评 扣分细则	得分
		考评内容	分值	考评内容	分值		
1 管理能力 执行能力 70分	7	1.1 执行能力	60	b."18项核心制度"与相关制度与规定执行力	60	核心制度一项执行不好扣5分,其他执行不好扣5分	
		1.2 规划计划	10	a.执行护理规划,年、月、周工作计划与总结	10	执行规划,年、月、周计划与总结,少一项扣10分	
2 过程控制 工作数量 工作质量 工作效率 230分	23	2.1 工作流程	30	a.按照PDCA循环管理与工作流程符合要求	20	没有按照PDCA循环管理与工作流程扣5分。不服从上级领导与管理、不能承担护理班次一项、次扣10分	
				b.服从上级领导承担各种护理班次符合要求	10		
		2.2 工作数量	150	a.科室质量管理组织健全,履行职责符合要求	20	不能够履行小组职责扣10分。"三查七对"、医嘱差错一次扣5分。没有落实护理临床路径与单病种管理,一项、次扣5分。工作不推诿不拖延不制造矛盾,制造工作矛盾一次扣10分。不能解决护理工作中的常见问题扣5分	
				b."三查七对"、医嘱执行	20		
				c.落实护理临床路径与单病种管理符合要求	20		
				d.工作不推诿不拖延不制造矛盾符合规定要求	20		
				e.能够解决护理常见问题的能力符合规定要求	20		
				f.护理管理评价标准:患者身份识别、跌倒、坠床、规范管理、抢救车、仪器设备、人力资源、科室病区环境、行政、护理人员行为规范、手卫生院感消毒隔离废物处理等符合规定要求	50	按本院常规护理检查文件,由护理部及相关部门检查考核,患者身份识别、跌倒坠床、规范管理、抢救车仪器、病区环境、行为规范、手卫生、院感、消毒隔离废物处理等,一项、次不符合要求扣5分	
		2.3 工作质量	50	a.基础、专科、整体、责任护理落实符合要求	30	一项、次基础、专科、责任、整体护理不落实扣10分	
				c.围术期手术管理记录讨论符合要求符合要求	20	围术期手术管理记录讨论不符合要求一次扣5分	
5 团队管理 30分	3	5.1服务	20	b.消毒隔离废物处理	20	一项、次不符合要求扣10分	
		5.2 团队精神	10	a.严禁背后议论领导长短,符合规定要求	10	严禁背后议论领导长短,违规一次扣5分	
7 科室 绩效结果 200分	20	7.1 病人结果	80	出院病人、手术病人数与上年同月比并达标准	80	达到规定月度增长幅度,降低1%扣10分,增加1%奖5分	
		7.2质量 安全结果	40	医疗质量安全与上年度同月比较并达到规定标准	40	达到规定月度增长幅度,降低1%扣10分,增加1%奖5分	
		7.3 科室 财务结果	80	当月医疗利润收入与上年度同月比较并达到医院规定增长幅度指标	80	达到去年指标水平并达到医院规定增长幅度得满分,降低1%扣10分,增加1%奖5分	
科室		本表定量指标满分			530分	定量指标合计得分	

5. 疼痛科护师与护士卓越绩效考评标准(表一)

一级指标 (分值)	权重 %	二级指标		三级指标		得分	考核 方式
		考评内容	分值	绩效考评扣分细则	分值		
1 工作能力 执行能力 100分	10	1.1 工作能力 执行能力	80	a. 岗位工作能力、同事之间团结	20		定性
				b. "18项核心制度"与相关规定执行力	60		定量
		1.2 工作计划	20	a. 执行护理规划,年、月、周工作计划	10		定量
				b. 护理应急预案反应能力执行效果	10		定性
2 过程控制 工作数量 工作质量 工作效率 460分	46	2.1 工作流程	30	a. 按照PDCA循环管理与工作流程	20		定量
				b. 服从上级领导承担护理重要班次	10		定量
		2.2 工作数量	150	a. 科室质量管理组织健全履行职责	20		定量
				b. "三查七对"与医嘱执行与落实	20		定量
				c. 落实护理临床路径与单病种管理	20		定量
				d. 工作不推诿不拖延不制造矛盾	20		定量
				e. 热情接待与服务每一位患者	20		定量
				f. 护理管理评价标准:患者身份识别、跌倒、抢救车、仪器、行政等	50		定量
		2.3 工作质量	150	a. 基础、专科、整体责任护理落实	30		定量
				b. 协助护士长管理履行岗位职责	10		定性
				c. 落实护理目标管理和质量控制	20		定量
				d. "三基"考试、心肺复苏与培训	20		定性
				e. 执行关键护理质量环节标准措施	40		定性
				f. 执行护理质量管理评价指标标准	30		定性
		2.4 工作效率	130	a. 护理文书书写符合指标标准要求	20		定性
				b. 积极参加危重病人抢救工作	30		定性
				c. 严禁利用职务之便牟取私利	30		定性
				d. 严禁传播对医院不利消息	20		定性
				e. 参加专科护理查房会诊病例讨论	30		定性
3 教学科研 40分	4	3.1 教学带教	30	a. 按规定参加继续教育学术活动	20		定性
				b. 钻研业务、虚心学习、认真工作	10		定性
		3.2 论文科研	10	参加科室护理科研计划并实施	10		定性
4 职业道德 50分	5	4.1 职业道德	40	a. 工作现场"7S管理"与环境维护	20		定性
				b. 掌握科室抢救仪器设备功能	20		定性
		4.2 社会责任	10	按规定参加医院科室组织公益活动	10		定性
5 团队管理 协调沟通 50分	5	5.1 卓越服务	30	a. 值班巡视、巡查、没有纠纷事故	10		定性
				b. 消毒、隔离、废物处理符合要求	20		定量
		5.2 团队管理	20	a. 严禁背后议论领导长短	10		定量
				b. 以病人、顾客为中心的思想好	10		定性
6 满意测评 100分	10	6.1 满意度	60	门诊病人和住院患者满意度	60		定性
		6.2 本科满意	20	本科员工的满意度	20		定性
		6.3 持续改进	20	针对问题缺陷有持续改进计划	20		定性
7 科室 绩效结果 200分	20	7.1 病人结果	80	当月出院病人、手术病人总数量	80		定量
		7.2 质量结果	40	当月科室质量与安全达到要求	40		定量
		7.3 财务结果	80	当月医疗利润上年度同月增加比较	80		定量
满分	**1000分**	定性指标得分		定量指标得分		最后得分	

5.1 疼痛科护师与护士卓越绩效考评定性标准(表二)

被考评者姓名		岗位			部门				
一级指标	三级定性指标内容测评		本项满分	测评方式	卓越	优秀	良好	一般	得分
1 工作能力 30分	1.1 a. 岗位工作能力、同事之间团结		20	定性		20	16	12	
	1.2 b. 应急预案反应能力执行效果		10	定性					
	扣罚细则:没有护理应急预案扣10分,没有执行效果评价扣10分								
2 过程控制 工作数量 工作质量 工作效率 230分	2.3 b. 协助护士长管理履行岗位职责		10	定性	不符合要求扣5分				
	2.3 d. "三基"考试、心肺复苏与培训		20	定性	一人次不合格扣10分				
	2.3 e. 执行关键护理质量环节标准措施		40	定性	不执行标准措施扣5分				
	2.3 f. 执行护理质量管理评价指标标准		30	定性					
	奖罚细则:按本院常规护理检查文件,由护理部及相关部门检查,包括,安全用药、输血、分级护理、专科护理文书、不良事件、服务质量、护理投诉、护理培训、护理业务与技术管理、手卫生、院感、消毒隔离、废物处理等,一项、次不符合要求扣5分								
	2.4 a. 护理文书书写符合标准要求		20	定性					
	奖罚细则:护理文书书写符合常规规定的指标与标准,一项、次不符合要求扣5分								
	2.4 b. 积极参加危重病人抢救工作		30	定性					
	奖罚细则:积极参加危重病人抢救工作,不能够积极参加危重病人抢救工作扣10分								
	2.4 c. 严禁利用职务之便牟取私利		30	定性					
	奖罚细则:严禁利用职务之便牟取私利,违规一项、次扣10分								
	2.4 d. 严禁传播对医院不利消息		20	定性					
	奖罚细则:严禁传播对医院不利消息,违规一项、次扣10分								
	2.4 e. 参加护理查房、会诊、病例讨论		30	定性					
	奖罚细则:护理每日晨会后交接班、病房专科特色护理查房、专科护理特色会诊、专科护理病例讨论,体现专科特色护理,没有参加专科特色查房,一项、次扣10分								
3 教学科研 40分	3.1 a. 按规定参加继续教育学术活动		20	定性					
	扣罚细则:按规定参加继续教育学术活动,少参加一项、次扣5分								
	3.1 b. 钻研业务、虚心学习、认真工作		10	定性					
	扣罚细则:钻研业务、虚心学习、认真工作,一项、次不符合要求扣10分								
	3.2 参加科室护理科研计划并落实		10	定性	一项不符合要求扣10分				
4 职业道德 50分	4.1 a. 工作现场"7S管理"与环境维护		20	定性		10	8	6	
	奖罚细则:工作现场、病区、办公室"7S管理"与环境维护,一项、次不符合要求扣5分								
	4.1 b. 掌握科室抢救仪器设备功能		20	定性	不能够掌握扣10分				
	4.2 b. 按时参加医院科室组织公益活动		10	定性	少一次扣5分				
5 团队管理 20分	5.1 a. 值班巡视、巡查、没有纠纷事故		10	定性		10	8	6	
	5.2 b. 以病人、顾客为中心的思想好		10	定性		10	8	6	
6 满意测评 持续改进 100分	6.1 a. 门诊病人和住院患者满意度		60	定性					
	扣罚细则:门诊病人和住院患者满意度达到规定95%,达不到标准,降低1%扣10分								
	6.2 本科员工的满意度达到要求		20	定性		20	16	12	
	6.3 针对问题缺陷有持续改进计划		20	定性					
	扣罚细则:针对每月护理管理工作、护理人员业务技术存在的问题、缺陷、投诉等符合管理的规定要求,有持续改进计划、事实、流程、措施、效果,少一个环节扣5分								
科室		本表定性指标满分	470分	定性指标最后得分					

5.2 疼痛科护师与护士卓越绩效考评定量标准(表三)

一级指标 (分值)	权重 %	二级指标		三级指标		绩效考评 扣分细则	得分
		考评内容	分值	考评内容	分值		
1 工作能力 执行能力 70分	7	1.1 执行能力	60	b."18项核心制度"与相关制度与规定执行力	60	核心制度一项执行不好扣5分,其他执行不好扣5分	
		1.2 规划计划	10	a.执行护理规划,年、月、周工作计划与总结	10	执行规划,年、月、周计划与总结,少一项扣10分	
2 过程控制 工作数量 工作质量 工作效率 230分	23	2.1 工作流程	30	a.按照PDCA循环管理与工作流程符合要求	20	没有按照PDCA循环管理与工作流程扣5分。不服从上级领导与管理、不能承担护理班次一项、次扣10分	
				b.服从上级领导承担护理重要班次符合要求	10		
		2.2 工作数量	150	a.科室质量管理组织健全,履行职责符合要求	20	不能够履行小组职责扣10分。"三查七对"、医嘱差错一次扣5分。没有落实护理临床路径与单病种管理,一项、次扣5分。工作不推诿不拖延不制造矛盾,制造工作矛盾一次扣10分。不能热情接待与服务每一位患者扣5分	
				b."三查七对"、医嘱执行	20		
				c.落实护理临床路径与单病种管理符合要求	20		
				d.工作不推诿不拖延不制造矛盾符合管理要求	20		
				e.热情接待与服务每一位患者符合规定要求	20		
				f.护理管理评价标准:患者身份识别、跌倒、坠床、规范管理、抢救车、仪器设备、人力资源、科室病区环境、行政、护理人员行为规范、手卫生院感消毒隔离废物处理等符合规定要求	50	按本院常规护理检查文件,由护理部及相关部门检查考核,患者身份识别、跌倒坠床、规范管理、抢救车仪器、病区环境、行为规范、手卫生、院感、消毒隔离废物处理等,一项、次不符合要求扣5分	
		2.3 工作质量	50	a.基础、专科、整体、责任护理落实符合要求	30	一项、次基础、专科、责任、整体护理不落实扣10分	
				c.落实护理目标管理和质量控制标准符合要求	20	一项、次不落实护理管理目标和质量控制扣10分	
5 团队管理 30分	3	5.1 服务	20	b.消毒隔离废物处理	20	一项、次不符合要求扣10分	
		5.2 团队精神	10	a.严禁背后议论领导长短,符合规定要求	10	严禁背后议论领导长短,违规一次扣5分	
7 科室 绩效结果 200分	20	7.1 病人结果	80	出院病人、手术病人数与上年同月比并达到标准	80	达到规定月度增长幅度,降低1%扣10分,增加1%奖5分	
		7.2 质量安全结果	40	医疗质量安全与上年度同月比较并达到规定标准	40	达到规定月度增长幅度,降低1%扣10分,增加1%奖5分	
		7.3 科室 财务结果	80	当月医疗利润收入与上年度同月比较并达到医院规定增长幅度指标	80	达到去年指标水平并达到医院规定增长幅度得满分,降低1%扣10分,增加1%奖5分	
科室				本表定量指标满分	530分	定量指标合计得分	

四、肛肠外科护理人员卓越绩效考评标准

1.肛肠外科护士长卓越绩效考评标准(表一)

一级指标 (分值)	权重 %	二级指标 考评内容	分值	三级指标 绩效考评扣分细则	分值	得分	考核 方式
1 领导能力 执行能力 80分	8	1.1 领导能力 执行能力	50	a.领导与管理能力、领导之间团结	20		定性
				b."18项核心制度"与相关规定执行力	30		定量
		1.2 工作计划	30	a.护理规划,年、月、周工作计划与总结	20		定量
				b.护理应急预案与执行效果	10		定性
2 过程控制 工作数量 工作质量 工作效率 420分	42	2.1 工作流程	30	a.按照 PDCA 循环管理制度与流程	20		定量
				b.按时填写并上报护士长手册	10		定量
		2.2 工作数量	130	a.质量管理组织健全,履行职责	20		定量
				b."三查七对"与医嘱执行与落实	20		定量
				c.落实护理临床路径单病种管理	20		定量
				d.按时参加各种会议上报数据正确	20		定量
				e.办公物品请领、物资账物相符	20		定量
				f.执行护理管理评价标准	30		定量
		2.3 工作质量	130	a.基础专科责任整体护理落实	30		定量
				b.有完整的护士职责与岗位说明书	10		定性
				c.围术期病人记录讨论符合要求	20		定量
				d."三基"考试、心肺复苏与培训	20		定性
				e.有危重患者安全护理制度和措施	20		定性
				f.护理质量管理评价标准符合要求	30		定性
		2.4 专科 护理特色	130	a.专科特色护理提供诊疗康复服	20		定性
				b.每一病人有术后服务计划	30		定性
				c.术前肠道准备清洁	20		定性
				d.成本支出、耗材占比	40		定性
				e.专科特色护理查房会诊病例讨论	20		定性
3 教学科研 100分	10	3.1 教学带教	50	a.按规定完成教学与带教任务	30		定性
				b.护士继续教育与学术活动落实	20		定性
		3.2 论文科研	50	发表论文与护理科研成果	50		定性
4 职业道德 50分	5	4.1 职业道德	40	a.关心护士生活,随主任大查房	20		定性
				b.按照医院规定考评护士绩效标准	20		定性
		4.2 社会责任	10	与院内科室院外相关单位沟通好	10		定性
5 团队管理 50分	5	5.1 团队管理	30	a.病区病房优质服务覆盖率≥85%	10		定性
				b.消毒、隔离、废物处理符合要求	20		定量
		5.2 奖金福利	20	奖金福利透明公开、护士同工同酬	20		定量
6 满意测评 100分	10	6.1 满意度	60	门诊病人和住院患者满意度	60		定性
		6.2 本科满意	20	本科员工的满意度	20		定性
		6.3 持续改进	20	针对问题缺陷有持续改进计划	20		定性
7 科室 绩效结果 200分	20	7.1 病人结果	100	当月出院病人、手术病人总数量	100		定量
		7.2 质量结果	20	当月科室质量与安全达到要求	20		定量
		7.3 财务结果	80	医疗收入利润与上年度同月增加比较,并且达到医院规定增长幅度	80		定量
满分	1000分	定性指标得分		定量指标得分		最后得分	

1.1 肛肠外科护士长卓越绩效考评定性标准(表二)

被考评者姓名		岗位				部门			
一级指标	三级定性指标内容测评		本项满分	测评方式	卓越	优秀	良好	一般	得分
1 **管理能力** **30分**	1.1 a.领导管理能力、领导之间团结		20	定性		20	16	12	
	1.2 b.护理应急预案与执行效果		10	定性					
	扣罚细则:没有护理应急预案扣10分,没有执行效评价扣10分								
2 **过程控制** **工作数量** **工作质量** **工作效率** **210分**	2.3 b.有完整护士职责与岗位说明书		10	定性		缺一项扣5分			
	2.3 d."三基"考试、心肺复苏与培训		20	定性		一人次不合格扣10分			
	2.3 e.有危重患者安全护理制度措施		20	定性		少一制度或措施扣5分			
	2.3 f.护理质量管理评价标准完整		30	定性					
	奖罚细则:按本院常规护理检查文件,由护理部及相关部门检查,包括:安全用药、输血、分级护理、专科护理文书、不良事件、服务质量、护理投诉、护理培训、护理业务与技术管理、手卫生、院感、消毒隔离、废物处理等,一项、次不符合要求扣5分								
	2.4 a.专科特色护理提供康复服务		20	定性					
	奖罚细则:不能体现专科特色护理、专科诊疗与健康指导服务,少一项扣5分								
	2.4 b.每一病人有术后服务计划		30	定性					
	奖罚细则:每一病人有术后服务计划符合规定要求,少一个术后服务计划扣5分								
	2.4 c.术前肠道准备清洁		20	定性					
	奖罚细则:术前肠道准备清洁,符合规定要求,不符合要求扣5分脱落一次扣5分								
	2.4 d.成本支出、药占比、耗材占比		40	定性					
	奖罚细则:与上年度同期、同月比较,达到规定指标满分,支出成本增长幅度、耗材占比降低幅度符合医院业务与技术管理的要求,符合规定减少幅度,增加1%扣15分								
	2.4 e.特色护理查房、会诊、病例讨论		20	定性					
	奖罚细则:体现专科特色护理符合规定要求,没体现专科特色查房,一项、次扣10分								
3 **教学科研** **100分**	3.1 a.按规定完成教学与带教任务		30	定性					
	奖罚细则:按规定完成教学与带教任务,一项、次内容完不成扣10分								
	3.1 b.护士继续教育与学术活动落实		40	定性					
	扣罚细则:护士继续教育与学术活动落实,一项、次完不成、不落实扣15分								
	3.2 发表论文与护理科研成果		30	定性		一项不符合要求扣5分			
4 **职业道德** **50分**	4.1 关心护士生活,随主任大查房		20	定性					
	奖罚细则:不关心护士生活扣10分,随科室主任大查房,少一次查房扣5分								
	4.1 b.按照医院规定考评护士绩效标准		20	定性		不按照标准考评扣20分			
	4.2 b.院内科室院外相关单位沟通好		10	定性		20	16	12	
5 团队管理 **10分**	5.1 a.病区病房优质服务覆盖率≥85%		10	定性					
	奖罚细则:病区病房优质服务覆盖率≥85%,达不到标准要求、降低1%扣5分								
6 **满意测评** **持续改进** **100分**	6.1 a.门诊病人和住院患者满意度		60	定性					
	扣罚细则:门诊病人和住院患者满意度达到规定95%,达不到标准,降低1%扣10分								
	6.2 本科员工的满意度达到要求		20	定性		20	16	12	
	6.3 针对问题缺陷有持续改进计划		20	定性					
	扣罚细则:针对每月护理管理工作、护理人员业务技术存在的问题、缺陷、投诉等符合管理的规定要求,有持续改进计划、事实、流程、措施、效果,少一个环节扣5分								
科室		本表定性指标满分	**500分**	定性指标最后得分					

1.2 肛肠外科护士长卓越绩效考评定量标准(表三)

一级指标 (分值)	权重 %	二级指标		三级指标		绩效考评 扣分细则	得分
		考评内容	分值	考评内容	分值		
1 管理能力 执行能力 50分	5	1.1 执行能力	30	b."18项核心制度"与相关制度与规定执行力	30	核心制度一项执行不好扣5分,其他执行不好扣5分	
		1.2 规划计划	20	a.护理规划,年、月、周工作计划与总结	20	规划,年、月、周计划与总结,少一项扣10分	
2 过程控制 工作数量 工作质量 工作效率 210分	21	2.1 工作流程	30	a.按照PDCA循环管理管理规范与流程	20	没有PDCA制度流程各扣5分。护士长手册推迟上报一天一次扣5分	
				b.上报护士长手册	10		
		2.2 工作数量	130	a.科室质量管理组织健全,履行职责符合要求	20	不履行科室质量管理小组职责扣10分。"三查八对"、医嘱差错一次扣5分。没有落实护理临床路径单病种管理,一项、次扣10分。会议迟到或早退一次扣5分,缺席一次扣10分。上报数据推迟一天扣5分。科室账物不符扣10分	
				b."三查八对"、医嘱执行	20		
				c.落实护理临床路径单病种管理符合管理要求	20		
				d.按时参加各种会议上报数据正确非会员提前	20		
				e.办公物品请领、物资账物相符符合管理要求	20		
				f.护理管理评价标准:患者身份识别、跌倒、坠床、规范管理、抢救车、仪器设备、人力资源、科室病区环境、行政、护理人员行为规范、手卫生院感消毒隔离废物处理等符合规定要求	30	按本院常规护理检查文件,由护理部及相关部门检查考核,患者身份识别、跌倒坠床、规范管理、抢救车仪器、病区环境、行为规范、手卫生、院感、消毒隔离、废物处理等,一项、次不符合要求扣5分	
		2.3 工作质量	50	a.专科基础、专科、整体责任护理落实	30	一项、次专科护理不落实扣10分	
				c.围术期手术管理记录讨论符合要求符合要求	20	围术期记录讨论符合要求一项不符合要求扣10分	
5 团队管理 40分	4	5.1 优质服务	20	b.消毒、隔离、废物处理符合要求符合要求	20	消毒、隔离、废物处理符合要求,不符合扣10分	
		5.2 奖金管理	20	奖金福利透明公开,护士同工同酬符合要求	20	奖金福利不透明、不公开、不同工同酬扣20分	
7 科室 绩效结果 200分	20	7.1 病人结果	100	出院病人、手术病人数与上年同月比并达到标准	100	达到规定月度增长幅度,降低1%扣10分,增加1%奖5分	
		7.2质量 安全结果	20	医疗质量安全与上年度同月比较并达到规定标准	20	达到规定月度增长幅度,降低1%扣10分,增加1%奖5分	
		7.3 科室 财务结果	80	当月医疗利润收入与上年度同月比较并达到医院规定增长幅度指标	80	达到去年指标水平并达到医院规定增长幅度得满分,降低1%扣10分,增加1%奖5分	
科室		本表定量指标满分			500分	定量指标合计得分	

2.肛肠外科主管护师卓越绩效考评标准(表一)

一级指标 (分值)	权重 %	二级指标		三级指标		得分	考核 方式
		考评内容	分值	绩效考评扣分细则	分值		
1 管理能力 执行能力 100分	10	1.1管理能力 执行能力	80	a.岗位管理能力、同事之间团结	20		定性
				b."18项核心制度"与相关规定执行力	60		定量
		1.2 工作计划	20	a.执行护理规划,年、月、周工作计划	10		定量
				b.护理应急预案反应能力执行效果	10		定性
2 过程控制 工作数量 工作质量 工作效率 440分	44	2.1 工作流程	30	a.按照PDCA循环管理与工作流程	20		定量
				b.服从上级领导承担各种护理班次	10		定量
		2.2 工作数量	150	a.科室质量管理组织健全履行职责	20		定量
				b."三查七对"与医嘱执行与落实	20		定量
				c.落实护理临床路径与单病种管理	20		定量
				d.成本支出、耗材占比	20		定量
				e.能够解决护理常见问题的能力	20		定量
				f.护理管理评价标准:患者身份识别、跌倒、抢救车、仪器、行政等	50		定量
		2.3 工作质量	140	a.基础、专科、整体责任护理落实	30		定量
				b.协助护士长管理履行分管职责	10		定性
				c.围术期手术记录讨论符合要求	20		定量
				d."三基"考试、心肺复苏与培训	20		定性
				e.执行关键护理质量环节标准措施	30		定性
				f.执行护理质量管理评价标准	30		定性
		2.4 工作效率	120	a.护理文书书写符合指标与标准	20		定性
				b.熟练参加危重病人抢救工作	20		定性
				c.术前肠道准备清洁	30		定性
				d.每一病人有术后服务计划	20		定性
				e.参加专科护理查房会诊病例讨论	30		定性
3 教学科研 60分	6	3.1 教学带教	30	a.按规定完成临床带教工作任务	20		定性
				b.参加护士培训与学术活动落实	10		定性
		3.2论文科研	30	参加科室护理科研计划并落实	30		定性
4 职业道德 50分	5	4.1 职业道德	40	a.工作现场"7S管理"与环境维护	20		定性
				b.熟练掌握科室抢救仪器设备功能	20		定性
		4.2社会责任	10	按规定参加医院科室组织公益活动	10		定性
5 团队管理 协调沟通 50分	5	5.1 卓越服务	30	a.能够起到承上启下桥梁作用	10		定性
				b.消毒、隔离、废物处理符合要求	20		定量
		5.2团队管理	20	a.严禁背后议论领导长短	10		定量
				b.以病人、顾客为中心的思想好	10		定性
6 满意测评 100分	10	6.1满意度	60	门诊病人和住院患者满意度	60		定性
		6.2本科满意	20	本科员工的满意度	20		定性
		6.3持续改进	20	针对问题缺陷有持续改进计划	20		定性
7科室 绩效结果 200分	20	7.1病人结果	100	当月出院病人、手术病人总数量	100		定量
		7.2质量结果	20	当月科室质量与安全达到要求	20		定量
		7.3财务结果	80	当月医疗利润上年度同月增加比较	80		定量
满分	1000分	定性指标得分		定量指标得分		最后得分	

2.1 肛肠外科主管护师卓越绩效考评定性标准(表二)

被考评者姓名			岗位			部门			
一级指标	三级定性指标内容测评		本项满分	测评方式	卓越	优秀	良好	一般	得分
1 管理能力 30分	1.1 a.岗位管理能力、同事之间团结		20	定性		20	16	12	
	1.2 b.应急预案反应能力执行效果		10	定性					
	扣罚细则:没有护理应急预案扣10分,没有执行效果评价扣10分								
2 过程控制 工作数量 工作质量 工作效率 210分	2.3 b.协助护士长管理履行分管职责		10	定性	不符合要求扣5分				
	2.3 d."三基"考试、心肺复苏与培训		20	定性	一人次不合格扣10分				
	2.3 e.执行关键护理质量环节标准措施		30	定性	不执行标准措施扣5分				
	2.3 f.执行护理质量管理评价标准		30	定性					
	奖罚细则:按本院常规护理检查文件,由护理部及相关部门检查,包括:安全用药、输血、分级护理、专科护理文书、不良事件、服务质量、护理投诉、护理培训、护理业务与技术管理、手卫生、院感、消毒隔离、废物处理等,一项、次不符合要求扣5分								
	2.4 a.护理文书书写符合指标与标准		20	定性					
	奖罚细则:护理文书书写符合指标与标准,一项、次不符合要求扣5分								
	2.4 b.熟练参加危重病人抢救工作		20	定性					
	奖罚细则:熟练参加危重病人抢救工作,不能够承担危重病人抢救工作扣10分								
	2.4 c.术前肠道准备清洁		30	定性					
	奖罚细则:术前肠道准备清洁,一项、次不符合要求扣5分								
	2.4 d.每一病人有术后服务计划		20	定性					
	奖罚细则:每一病人有术后服务计划符合规定要求,少一个病人术后服务计划扣5分								
	2.4 e.参加护理查房、会诊、病例讨论		30	定性					
	奖罚细则:护理每日晨会后交接班、病房专科特色护理查房、专科护理特色会诊、专科护理病例讨论,体现专科特色护理,没有参加专科特色查房,一项、次扣10分								
3 教学科研 60分	3.1 a.按规定完成临床带教工作任务		20	定性					
	扣罚细则:按规定的临床完成带教任务,少一人次扣5分								
	3.1 b.参加护士培训与学术活动落实		10	定性					
	扣罚细则:参加护士培训与学术活动落实,一项、次完不成、不落实扣10分								
	3.2 参加科室护理科研计划并落实		30	定性	一项不符合要求扣10分				
4 职业道德 50分	4.1 a.工作现场"7S管理"与环境维护		20	定性					
	奖罚细则:工作现场、病区"7S管理"与环境维护,一项、次不符合要求扣5分								
	4.1 b.熟练掌握科室抢救仪器设备功能		20	定性	不能够掌握扣10分				
	4.2 b.按时参加医院科室组织公益活动		10	定性	少一次扣5分				
5 团队管理 20分	5.1 a.能够起到承上启下"桥梁"作用		10	定性		10	8	6	
	5.2 b.以病人、顾客为中心的思想好		10	定性		10	8	6	
6 满意测评 持续改进 100分	6.1 a.门诊病人和住院患者满意度		60	定性					
	扣罚细则:门诊病人和住院患者满意度达到规定95%,达不到标准,降低1%扣10分								
	6.2 本科员工的满意度达到要求		20	定性		20	16	12	
	6.3 针对问题缺陷有持续改进计划		20	定性					
	扣罚细则:针对每月护理管理工作、护理人员业务技术存在的问题、缺陷、投诉等符合管理的规定要求,有持续改进计划、事实、流程、措施、效果,少一个环节扣5分								
科室		本表定性指标满分	470分	定性指标最后得分					

2.2 肛肠外科主管护师卓越绩效考评定量标准(表三)

一级指标 (分值)	权重 %	二级指标 考评内容	分值	三级指标 考评内容	分值	绩效考评 扣分细则	得分
1 管理能力 执行能力 70分	7	1.1 执行能力	60	b."18项核心制度"与相关制度 与规定执行力	60	核心制度一项执行不好扣5分, 其他执行不好扣5分	
		1.2 规划计划	10	a.执行护理规划,年、月、周工作 计划与总结	10	执行规划,年、月、周计划与总 结,少一项扣10分	
2 过程控制 工作数量 工作质量 工作效率 230分	23	2.1 工作流程	30	a.按照PDCA循环管理与工作 流程符合要求	20	没有按照PDCA循环管理与工 作流程扣5分。不服从上级领 导与管理、不能承担护理班次一 项、次扣10分	
				b.服从上级领导承担各种护理 班次符合要求	10		
		2.2 工作数量	150	a.科室质量管理组织健全,履行 职责符合要求	20	不能够履行小组职责扣10分。 "三查八对"、医嘱差错一次扣5 分。没有落实护理临床路径与 单病种管理,一项、次扣5分。 成本支出,耗材占比每降低1% 扣10分。不能解决护理工作中 的常见问题扣5分	
				b."三查八对"、医嘱执行	20		
				c.落实护理临床路径与单病种 管理符合要求	20		
				d.成本支出、耗材占比	20		
				e.能够解决护理常见问题的能 力符合规定要求	20		
				f.护理管理评价标准:患者身份 识别、跌倒、坠床、规范管理、抢 救车、仪器设备、人力资源、科室 病区环境、行政、护理人员行为 规范、手卫生院感消毒隔离废物 处理等符合规定要求	50	按本院常规护理检查文件,由护理 部及相关部门检查考核,患者身份 识别、跌倒坠床、规范管理、抢救车 仪器、病区环境、行为规范、手卫 生、院感、消毒隔离废物处理等,一 项、次不符合要求扣5分	
		2.3 工作质量	50	a.基础、专科、整体、责任护理落 实符合要求	30	一项、次基础、专科、责任、整体 护理不落实扣10分	
				c.围术期手术管理记录讨论符 合管理规定要求	20	围术期手术管理记录讨论不符 合要求一次扣5分	
5 团队管理 30分	3	5.1 消毒隔离	20	b.消毒隔离废物处理符合规定 管理规定要求	20	消毒隔离废物处理,一项、次不 符合要求扣10分	
		5.2 团队精神	10	a.严禁背后议论领导长短,符合 管理规定要求	10	严禁背后议论领导长短,违规一 次扣5分	
7 科室 绩效结果 200分	20	7.1 病人结果	100	出院病人、手术病人数与上年同 月比并达到标准	100	达到规定月度增长幅度,降低 1%扣10分,增加1%奖5分	
		7.2质量 安全结果	20	医疗质量安全与上年度同月比 较并达到规定标准	20	达到规定月度增长幅度,降低 1%扣10分,增加1%奖5分	
		7.3 科室 财务结果	80	当月医疗利润收入与上年度同 月比较并达到医院规定增长幅 度指标	80	达到去年指标水平并达到医院 规定增长幅度得满分,降低1% 扣10分,增加1%奖5分	
科室		本表定量指标满分			530分	定量指标合计得分	

五、手足外科烧伤科护理人员卓越绩效考评标准

1. 手足外科烧伤科病区护士长卓越绩效考评标准(表一)

一级指标 (分值)	权重 %	二级指标 考评内容	分值	三级指标 绩效考评扣分细则	分值	得分	考核 方式
1 领导能力 执行能力 80分	8	1.1 领导能力 执行能力	50	a. 领导与管理能力、领导之间团结	20		定性
				b. "18项核心制度"与相关规定执行力	30		定量
		1.2 工作计划	30	a. 护理规划,年、月、周工作计划与总结	20		定量
				b. 护理应急预案与执行效果	10		定性
2 过程控制 工作数量 工作质量 工作效率 420分	42	2.1 工作流程	30	a. 按照PDCA循环管理制度与流程	20		定量
				b. 按时填写并上报护士长手册	10		定量
		2.2 工作数量	130	a. 质量管理组织健全,履行职责	20		定量
				b. "三查七对"与医嘱执行与落实	20		定量
				c. 落实护理临床路径单病种管理	20		定量
				d. 按时参加各种会议上报数据正确	20		定量
				e. 办公物品请领、物资账物相符	20		定量
				f. 执行护理管理评价标准	50		定量
		2.3 工作质量	130	a. 基础、专科、责任、整体护理落实	30		定量
				b. 有完整的护士职责与岗位说明书	10		定性
				c. 围术期病人记录讨论符合要求	20		定量
				d. "三基"考试、心肺复苏与培训	20		定性
				e. 有危重患者安全护理制度和措施	20		定性
				f. 护理质量管理评价标准符合要求	30		定性
		2.4 专科 护理特色	130	a. 专科特色护理提供诊疗康复服	20		定性
				b. 每一病人有术后服务计划	30		定性
				c. 围术期管道通畅按时更换没脱落	20		定性
				d. 成本支出、药占比、耗材占比	40		定性
				e. 专科特色护理查房会诊病例讨论	20		定性
3 教学科研 100分	10	3.1 教学带教	50	a. 按规定完成教学与带教任务	20		定性
				b. 护士继续教育与学术活动落实	30		定性
		3.2 论文科研	50	发表论文与护理科研成果	50		定性
4 职业道德 50分	5	4.1 职业道德	40	a. 关心护士生活、随主任大查房	20		定性
				b. 按照医院规定考评护士绩效标准	20		定性
		4.2 "7S管理"	10	工作场所病区"7S管理"符合要求	10		定性
5 团队管理 50分	5	5.1 团队管理	30	a. 病区病房优质服务覆盖率≥80%	10		定性
				b. 消毒、隔离、废物处理符合要求	20		定量
		5.2 奖金福利	20	奖金福利透明公开,护士同工同酬	20		定量
6 满意测评 100分	10	6.1 满意度	60	门诊病人和住院患者满意度	60		定性
		6.2 本科满意	20	本科员工的满意度	20		定性
		6.3 持续改进	20	针对问题缺陷有持续改进计划	20		定性
7 科室 绩效结果 200分	20	7.1 病人结果	100	当月出院病人、手术病人总数量	100		定量
		7.2 质量结果	20	当月科室质量与安全达到要求	20		定量
		7.3 财务结果	80	当月医疗收入利润与上年度同月比较,并且达到医院规定增长幅度	80		定量
满分	1000分	定性指标得分		定量指标得分		最后得分	

1.1 手足外科烧伤科病区护士长卓越绩效考评定性标准(表二)

被考评者姓名		岗位				部门				
一级指标	三级定性指标内容测评		本项满分	测评方式	卓越	优秀	良好	一般	得分
1 管理能力 30分	1.1 a.领导管理能力、同事之间团结		20	定性		20	16	12	
	1.2 b.应急预案反应能力执行效果		10	定性					
	扣罚细则:没有护理应急预案扣10分,没有执行效评价扣10分								
2 过程控制 工作数量 工作质量 工作效率 220分	2.3 b.有完整护士职责与岗位说明书		20	定性	缺一项扣5分				
	2.3 d."三基"考试、心肺复苏与培训		20	定性	一人次不合格扣10分				
	2.3 e.关键环节护理质量管理标准措施		20	定性	少一标准或措施扣5分				
	2.3 f.护理质量管理评价标准完整		30	定性					
	奖罚细则:按本院常规护理检查文件,由护理部及相关部门检查,包括:安全用药、输血、分级护理、专科护理文书、不良事件、服务质量、护理投诉、护理培训、护理业务与技术管理、手卫生、院感、消毒隔离、废物处理等,一项、次不符合要求扣5分								
	2.4 a.护理文书书写符合指标与标准		20	定性					
	奖罚细则:护理文书书写符合指标与标准符合规定要求,一项、次不符合要求扣5分								
	2.4 b.组织并参加危重病人抢救工作		30	定性					
	奖罚细则:组织并参加危重病人抢救工作,组织不好,发生矛盾纠纷扣20分								
	2.4 c.成本支出、药占比、耗材占比		20	定性					
	奖罚细则:与上年度同期、同月比较,达到规定指标满分,支出成本增长幅度、药占比、耗材占比降低幅度达到医院规定标准,符合规定减少幅度,增加1%扣15分								
	2.4 d.记录证明检查护士各班工作情况		40	定性					
	奖罚细则:有记录证明检查抽查护士各班工作过程与结果情况,没有记录扣10分								
	2.4 e.特色护理查房、会诊、病例讨论		20	定性					
	奖罚细则:体现专科特色护理符合规定要求,没体现专科特色查房,一项、次扣10分								
3 教学科研 80分	3.1 a.按规定完成教学与带教任务		20	定性					
	扣罚细则:按规定完成教学与带教任务,一项、次内容完不成扣10分								
	3.1 b.护士继续教育与学术活动落实		20	定性					
	扣罚细则:护士继续教育与学术活动落实,一项、次完不成、不落实扣10分								
	3.2 发表论文设计护理科研成果实施		40	定性	一项不符合要求扣10分				
4 职业道德 50分	4.1 关心护士生活,随科主任大查房		20	定性					
	奖罚细则:不关心护士生活扣10分,随科室主任大查房,少一次查房扣5分								
	4.1 b.按照医院规定标准考评护士绩效		20	定性	不按照标准考评扣20分				
	4.2 工作场所病区"7S管理"符合要求		10	定性		10	8	6	
5 团队管理 20分	5.1 a.病区病房优质服务覆盖率≥80%		10	定性		10	8	6	
	5.2 b.与院内科室院外相关单位沟通好		10	定性		10	8	6	
6 满意测评 持续改进 100分	6.1 a.门诊病人和住院患者满意度		60	定性					
	扣罚细则:门诊病人和住院患者满意度达到规定95%,达不到标准,降低1%扣10分								
	6.2 本科员工的满意度达到要求		20	定性		20	16	12	
	6.3 针对问题缺陷有持续改进计划		20	定性					
	扣罚细则:针对每月护理管理工作、护理人员业务技术存在的问题、缺陷、投诉等符合管理的规定要求,有持续改进计划、事实、流程、措施、效果,少一个环节扣5分								
科室		本表定性指标满分	**500分**	定性指标最后得分					

1.2 手足外科烧伤科病区护士长卓越绩效考评定量标准(表三)

一级指标 (分值)	权重 %	二级指标考评内容	分值	三级指标考评内容	分值	绩效考评 扣分细则	得分
1 管理能力 执行能力 **50分**	5	1.1 执行能力	30	b."18项核心制度"与相关制度与规定执行力	30	核心制度一项执行不好扣5分,其他执行不好扣5分	
		1.2 规划计划	20	a.护理规划,年、月、周工作计划与总结	20	规划,年、月、周计划与总结,少一项扣10分	
2 过程控制 工作数量 工作质量 工作效率 **230分**	23	2.1 工作流程	30	a.按照PDCA循环管理与工作流程符合要求	20	没有按照PDCA循环管理与工作流程。护士长手册推迟上报一天一次扣5分	
				b.上报护士长手册	10		
		2.2 工作数量	150	a.科室质量管理组织健全,履行职责符合要求	20	不健全、不履行小组职责扣10分。"三查七对"、医嘱差错一次扣5分。没有落实护理临床路径与单病种管理一项、次扣10分。大、中、小手术,减少一例分别扣15、10、5分。上报数据推迟一天扣5分。少一个服务计划扣5分	
				b."三查七对"、医嘱执行	20		
				c.落实护理临床路径与单病种管理符合要求	20		
				d.大、中、小手术病人总数量符合规定要求	20		
				e.每一病人有术后服务计划符合规定要求	20		
				f.护理管理评价标准:患者身份识别、跌倒、坠床、规范管理、抢救车、仪器设备、人力资源、科室病区环境、行政、护理人员行为规范、手卫生院感消毒隔离废物处理等符合规定要求	50	按本院常规护理检查文件,由护理部及相关部门检查考核,患者身份识别、跌倒坠床、规范管理、抢救车仪器、病区环境、行为规范、手卫生、院感、消毒隔离废物处理等,一项、次不符合要求扣5分	
		2.3 工作质量	50	a.专科基础、专科、整体责任护理落实	30	一项、次专科、责任、整体护理不落实扣10分	
				c.落实护理目标管理质量控制标准符合要求	20	一项、次不落实护理管理目标和质量控制扣10分	
5 团队管理 社会责任 **30分**	3	5.1 优质服务	20	b.消毒、隔离、废物处理符合要求符合要求	20	消毒、隔离、废物处理符合要求,不符合扣10分	
		5.2 奖金管理	10	奖金福利透明公开,护士同工同酬符合要求	10	奖金福利不透明、不公开、不同工同酬扣20分	
7 科室 绩效结果 **200分**	20	7.1 病人结果	100	出院病人、手术病人数与上年同月比并达到标准	100	达到规定月度增长幅度,降低1%扣10分,增加1%奖5分	
		7.2质量 安全结果	20	医疗质量安全与上年度同月比较并达到规定标准	20	达到规定月度增长幅度,降低1%扣10分,增加1%奖5分	
		7.3 科室 财务结果	80	当月医疗利润收入与上年度同月比较并达到医院规定增长幅度指标	80	达到去年指标水平并达到医院规定增长幅度得满分,降低1%扣10分,增加1%奖5分	
科室		**本表定量指标满分**			510分	定量指标合计得分	

2.手足外科烧伤科主管护师卓越绩效考评标准(表一)

一级指标 (分值)	权重 %	二级指标		三级指标		得分	考核 方式
		考评内容	分值	绩效考评扣分细则	分值		
1 管理能力 执行能力 100分	10	1.1管理能力 执行能力	80	a.岗位管理能力、同事之间团结	20		定性
				b."18项核心制度"与相关规定执行力	60		定量
		1.2 工作计划	20	a.执行护理规划,年、月、周工作计划	10		定量
				b.护理应急预案反应能力执行效果	10		定性
2 过程控制 工作数量 工作质量 工作效率 440分	44	2.1 工作流程	30	a.按照PDCA循环管理与工作流程	20		定量
				b.服从上级领导承担各种护理班次	10		定量
		2.2 工作数量	150	a.科室质量管理组织健全履行职责	20		定量
				b."三查七对"与医嘱执行与落实	20		定量
				c.落实护理临床路径与单病种管理	20		定量
				d.成本支出、药占比、耗材占比	20		定量
				e.能够解决护理常见问题的能力	20		定量
				f.护理管理评价标准:患者身份识别、跌倒、抢救车、仪器、行政等	50		定量
		2.3 工作质量	140	a.基础、专科、整体责任护理落实	30		定量
				b.协助护士长管理履行分管职责	10		定性
				c.围术期手术记录讨论符合要求	20		定量
				d."三基"考试,心肺复苏与培训	20		定性
				e.执行关键护理质量环节标准措施	30		定性
				f.执行护理质量管理评价标准	30		定性
		2.4 工作效率	120	a.护理文书书写符合指标与标准	20		定性
				b.熟练参加危重病人抢救工作	20		定性
				c.围术期病人管道按时更换没脱落	30		定性
				d.每一病人有术后服务计划	20		定性
				e.参加专科护理查房会诊病例讨论	30		定性
3 教学科研 60分	6	3.1 教学带教	30	a.按规定完成临床带教工作任务	20		定性
				b.参加护士培训与学术活动落实	10		定性
		3.2论文科研	30	参加科室护理科研计划并落实	30		定性
4 职业道德 50分	5	4.1 职业素质	40	a.工作现场"7S管理"与环境维护	20		定性
				b.熟练掌握科室抢救仪器设备功能	20		定性
		4.2社会责任	10	按规定参加医院科室组织公益活动	10		定性
5 团队管理 协调沟通 50分	5	5.1 卓越服务	30	a.能够起到承上启下桥梁作用	10		定性
				b.消毒、隔离、废物处理符合要求	20		定量
		5.2团队管理	20	a.严禁背后议论领导长短	10		定量
				b.以病人、顾客为中心的思想好	10		定性
6 满意测评 100分	10	6.1满意度	60	门诊病人和住院患者满意度	60		定性
		6.2本科满意	20	本科员工的满意度	20		定性
		6.3持续改进	20	针对问题缺陷有持续改进计划	20		定性
7科室 绩效结果 200分	20	7.1病人结果	100	当月出院病人、手术病人总数量	100		定量
		7.2质量结果	20	当月科室质量与安全达到要求	20		定量
		7.3财务结果	80	当月医疗利润上年度同月增加比较	80		定量
满分	1000分	定性指标得分		定量指标得分		最后得分	

2.1 手足外科烧伤科主管护师卓越绩效考评定性标准(表二)

被考评者姓名		岗位				部门			
一级指标	三级定性指标内容测评		本项满分	测评方式	卓越	优秀	良好	一般	得分
1 管理能力 30分	1.1 a.岗位管理能力、同事之间团结		20	定性		20	16	12	
	1.2 b.应急预案反应能力执行效果		10	定性					
	扣罚细则:没有护理应急预案扣10分,没有执行效果评价扣10分								
2 过程控制 工作数量 工作质量 工作效率 210分	2.3 b.协助护士长管理履行分管职责		10	定性	不符合要求扣5分				
	2.3 d."三基"考试、心肺复苏与培训		20	定性	一人次不合格扣10分				
	2.3 e.执行关键护理质量环节标准措施		30	定性	不执行标准措施扣5分				
	2.3 f.执行护理质量管理评价标准		30	定性					
	奖罚细则:按本院常规护理检查文件,由护理部及相关部门检查,包括,安全用药、输血、分级护理、专科护理文书、不良事件、服务质量、护理投诉、护理培训、护理业务与技术管理、手卫生、院感、消毒隔离、废物处理等,一项、次不符合要求扣5分								
	2.4 a.护理文书书写符合指标与标准		20	定性					
	奖罚细则:护理文书书写符合指标与标准符合规定要求,一项、次不符合要求扣5分								
	2.4 b.熟练参加危重病人抢救工作		20	定性					
	奖罚细则:熟练参加危重病人抢救工作,不能够承担危重病人抢救工作扣10分								
	2.4 c.围术期管道按时更换没脱落		30	定性					
	奖罚细则:围术期病人管道按时更换没脱落,符合要求,一项、次不符合要求扣5分								
	2.4 d.每一病人有术后服务计划		20	定性					
	奖罚细则:每一病人有术后服务计符合规定要求划,少一个病人术后服务计划扣5分								
	2.4 e.参加护理查房、会诊、病例讨论		30	定性					
	奖罚细则:护理每日晨会后交接班、病房专科特色护理查房、专科护理特色会诊、专科护理病例讨论,体现专科特色护理,没有参加专科特色查房,一项、次扣10分								
3 教学科研 60分	3.1 a.按规定完成临床带教工作任务		20	定性					
	扣罚细则:按规定的临床完成带教任务,少一人次扣5分								
	3.1 b.参加护士培训与学术活动落实		10	定性					
	扣罚细则:参加护士培训与学术活动落实,一项、次完不成、不落实扣10分								
	3.2 参加科室护理科研计划并落实		30	定性	一项不符合要求扣10分				
4 职业道德 50分	4.1 a.工作现场"7S管理"与环境维护		20	定性					
	奖罚细则:工作现场、病区、办公室"7S管理"与环境维护,一项、次不符合要求扣5分								
	4.1 b.熟练掌握科室抢救仪器设备功能		20	定性	不能够掌握扣10分				
	4.2 b.按时参加医院科室组织公益活动		10	定性	少一次扣5分				
5 团队管理 20分	5.1 a.能够起到承上启下桥梁作用		10	定性		10	8	6	
	5.2 b.以病人、顾客为中心的思想好		10	定性		10	8	6	
6 满意测评 持续改进 100分	6.1 a.门诊病人和住院患者满意度		60	定性					
	扣罚细则:门诊病人和住院患者满意度达到规定95%,达不到标准,降低1%扣10分								
	6.2 本科员工的满意度达到要求		20	定性		20	16	12	
	6.3 针对问题缺陷有持续改进计划		20	定性					
	扣罚细则:针对每月护理管理工作,护理人员业务技术存在的问题、缺陷、投诉等符合管理的规定要求,有持续改进计划、事实、流程、措施、效果,少一个环节扣5分								
科室		本表定性指标满分	470分		定性指标最后得分				

2.2 手足外科烧伤科主管护师卓越绩效考评定量标准(表三)

一级指标 (分值)	权重 %	二级指标		三级指标		绩效考评 扣分细则	得分
		考评内容	分值	考评内容	分值		
1 管理能力 执行能力 **70分**	7	1.1 执行能力	60	b."18项核心制度"与相关制度与规定执行力	60	核心制度一项执行不好扣5分,其他执行不好扣5分	
		1.2 规划计划	10	a.执行护理规划,年、月、周工作计划与总结	10	执行规划,年、月、周计划与总结,少一项扣10分	
2 过程控制 工作数量 工作质量 工作效率 **230分**	23	2.1 工作流程	30	a.按照PDCA循环管理与工作流程符合要求	20	没有按照PDCA循环管理与工作流程扣5分。不服从上级领导与管理、不能承担护理班次一项、次扣10分	
				b.服从上级领导承担各种护理班次符合要求	10		
		2.2 工作数量	150	a.科室质量管理组织健全,履行职责符合要求	20	不能够履行小组职责扣10分。"三查七对"、医嘱差错一次扣5分。没有落实护理临床路径与单病种管理,一项、次扣5分。成本支出、药占比、耗材占比每降低1%扣10分。不能解决护理工作中的常见问题扣5分	
				b."三查七对"、医嘱执行	20		
				c.落实护理临床路径与单病种管理符合要求	20		
				d.成本支出、药占比、耗材占比符合要求	20		
				e.能够解决护理常见问题的能力符合规定要求	20		
				f.护理管理评价标准:患者身份识别、跌倒、坠床、规范管理、抢救车、仪器设备、人力资源、科室病区环境、行政、护理人员行为规范、手卫生、院感、消毒隔离、废物处理等符合规定要求	50	按本院常规护理检查文件,由护理部及相关部门检查考核,患者身份识别、跌倒坠床、规范管理、抢救车仪器、病区环境、行为规范、手卫生、院感、消毒隔离废物处理等,一项、次不符合要求扣5分	
		2.3 工作质量	50	a.基础、专科、整体、责任护理落实符合要求	30	一项、次基础、专科、责任、整体护理不落实扣10分	
				c.围术期手术管理记录讨论符合管理规定要求	20	围术期手术管理记录讨论不符合要求一次扣5分	
5 团队管理 **30分**	4	5.1服务	20	b.消毒隔离废物处理	20	一项、次不符合要求扣10分	
		5.2 团队精神	10	a.严禁背后议论领导长短,符合规定要求	10	严禁背后议论领导长短,违规一次扣10分	
7 科室 绩效结果 **200分**	20	7.1 病人结果	100	出院病人、手术病人数与上年同月比并达标准	100	达规定月度增长幅度降低1%扣10分增加1%奖5分	
		7.2质量 安全结果	20	医疗质量安全与上年度同月比较并达规定标准	20	达规定月度增长幅度降低1%扣10分增加1%奖5分	
		7.3 科室 财务结果	80	当月医疗利润收入与上年度同月比较并达到医院规定增长幅度指标	80	达去年指标水平并达医院规定增长幅度满分,降低1%扣10分,增加1%奖5分	
科室		本表定量指标满分			530分	定量指标合计得分	

3.手足外科烧伤科护师与护士卓越绩效考评标准(表一)

一级指标 (分值)	权重 %	二级指标		三级指标		得分	考核 方式
		考评内容	分值	绩效考评扣分细则	分值		
1 工作能力 执行能力 100分	10	1.1 工作能力 执行能力	80	a.岗位工作能力、同事之间团结	20		定性
				b."18项核心制度"与相关规定执行力	60		定量
		1.2 工作计划	20	a.执行护理规划,年、月、周工作计划	10		定量
				b.护理应急预案反应能力执行效果	10		定性
2 过程控制 工作数量 工作质量 工作效率 460分	46	2.1 工作流程	30	a.按照PDCA循环管理与工作流程	20		定量
				b.服从上级领导承担护理重要班次	10		定量
		2.2 工作数量	150	a.科室质量管理组织健全履行职责	20		定量
				b."三查七对"与医嘱执行与落实	20		定量
				c.落实护理临床路径与单病种管理	20		定量
				d.成本支出、药占比、耗材占比	20		定量
				e.热情接待与服务每一位患者	20		定量
				f.护理管理评价标准:患者身份识别、跌倒、抢救车、仪器、行政等	50		定量
		2.3 工作质量	150	a.基础、专科、整体责任护理落实	30		定量
				b.协助护士长管理履行岗位职责	10		定性
				c.落实护理目标管理和质量控制	20		定量
				d."三基"考试、心肺复苏与培训	30		定性
				e.执行关键护理质量环节标准措施	30		定性
				f.执行护理质量管理评价指标标准	30		定性
		2.4 工作效率	130	a.护理文书书写符合指标标准要求	20		定性
				b.积极参加危重病人抢救工作	30		定性
				c.严禁利用职务之便牟取私利	30		定性
				d.严禁传播对医院不利消息	20		定性
				e.参加专科护理查房会诊病例讨论	30		定性
3 教学科研 40分	4	3.1 教学带教	30	a.按规定参加继续教育学术活动	20		定性
				b.钻研业务、虚心学习、认真工作	10		定性
		3.2 论文科研	10	参加科室护理科研计划并实施	10		定性
4 职业道德 50分	5	4.1 职业素质	40	a.工作现场"7S管理"与环境维护	20		定性
				b.掌握科室抢救仪器设备功能	20		定性
		4.2 社会责任	10	按规定参加医院科室组织公益活动	10		定性
5 团队管理 协调沟通 50分	5	5.1 卓越服务	30	a.值班巡视、巡查、没有纠纷事故	10		定性
				b.消毒、隔离、废物处理符合要求	20		定量
		5.2 团队管理	20	a.严禁背后议论领导长短	10		定量
				b.以病人、顾客为中心的思想好	10		定性
6 满意测评 100分	10	6.1 满意度	60	门诊病人和住院患者满意度	60		定性
		6.2 本科满意	20	本科员工的满意度	20		定性
		6.3 持续改进	20	针对问题缺陷有持续改进计划	20		定性
7科室 绩效结果 200分	20	7.1 病人结果	100	当月出院病人、手术病人总数量	100		定量
		7.2 质量结果	20	当月科室质量与安全达到要求	20		定量
		7.3 财务结果	80	当月医疗利润上年度同月增加比较	80		定量
满分	**1000分**	定性指标得分		定量指标得分		最后得分	

3.1 手足外科烧伤科护师与护士卓越绩效考评定性标准(表二)

被考评者姓名		岗位			部门				
一级指标	三级定性指标内容测评		本项满分	测评方式	卓越	优秀	良好	一般	得分
1 工作能力 30分	1.1 a.岗位工作能力、同事之间团结		20	定性		20	16	12	
	1.2 b.应急预案反应能力执行效果		10	定性					
	扣罚细则:符合管理要求,没有护理应急预案扣10分,没有执行效果评价扣10分								
2 过程控制 工作数量 工作质量 工作效率 230分	2.3 b.协助护士长管理履行岗位职责		10	定性	不符合要求扣5分				
	2.3 d."三基"考试、心肺复苏与培训		30	定性	一人次不合格扣10分				
	2.3 e.执行关键护理质量环节标准措施		30	定性	不执行标准措施扣5分				
	2.3 f.执行护理质量管理评价指标标准		30	定性					
	奖罚细则:按本院常规护理检查文件,由护理部及相关部门检查,包括:安全用药、输血、分级护理、专科护理文书、不良事件、服务质量、护理投诉、护理培训、护理业务与技术管理、手卫生、院感、消毒隔离、废物处理等,一项、次不符合要求扣5分								
	2.4 a.护理文书书写符合标准要求		20	定性					
	奖罚细则:护理文书书写符合常规规定的指标与标准,一项、次不符合要求扣5分								
	2.4 b.积极参加危重病人抢救工作		30	定性					
	奖罚细则:积极参加危重病人抢救工作,不能够积极参加危重病人抢救工作扣10分								
	2.4 c.严禁利用职务之便牟取私利		30	定性					
	奖罚细则:严禁利用职务之便牟取私利,违规一项、次扣10分								
	2.4 d.严禁传播对医院不利消息		20	定性					
	奖罚细则:符合管理规定的要求,严禁传播对医院不利消息,违规一项、次扣10分								
	2.4 e.参加护理查房、会诊、病例讨论		30	定性					
	奖罚细则:护理每日晨会后交接班、病房专科特色护理查房、专科护理特色会诊、专科护理病例讨论,体现专科特色护理,没有参加专科特色查房,一项、次扣10分								
3 教学科研 40分	3.1 a.按规定参加继续教育学术活动		20	定性					
	扣罚细则:按规定参加继续教育学术活动符合规定要求,少参加一项、次扣5分								
	3.1 b.钻研业务、虚心学习、认真工作		10	定性					
	扣罚细则:钻研业务、虚心学习、认真工作,一项、次不符合要求扣10分								
	3.2 参加科室护理科研计划并落实		10	定性	一项不符合要求扣10分				
4 职业道德 50分	4.1 a.工作现场"7S管理"与环境维护		20	定性					
	奖罚细则:工作现场、病区、办公室"7S管理"与环境维护,一项、次不符合要求扣5分								
	4.1 b.掌握科室抢救仪器设备功能		20	定性	不能够掌握扣10分				
	4.2 b.按时参加医院科室组织公益活动		10	定性	少一次扣5分				
5团队管理 20分	5.1 a.值班巡视、巡查、没有纠纷事故		10	定性		10	8	6	
	5.2 b.以病人、顾客为中心思想好		10	定性		10	8	6	
6 满意测评 持续改进 100分	6.1 a.门诊病人和住院患者满意度		60	定性					
	扣罚细则:门诊病人和住院患者满意度达到规定95%,达不到标准,降低1%扣10分								
	6.2 本科员工的满意度达到要求		20	定性		20	16	12	
	6.3 针对问题缺陷有持续改进计划		20	定性					
	扣罚细则:针对每月护理管理工作、护理人员业务技术存在的问题、缺陷、投诉等符合管理的规定要求,有持续改进计划、事实、流程、措施、效果,少一个环节扣5分								
科室		本表定性指标满分		470分	定性指标最后得分				

3.2 手足外科烧伤科护师与护士卓越绩效考评定量标准(表三)

一级指标 (分值)	权重 %	二级指标		三级指标		绩效考评 扣分细则	得分
		考评内容	分值	考评内容	分值		
1 工作能力 执行能力 **70分**	7	1.1 执行能力	60	b."18项核心制度"与相关制度与规定执行力	60	核心制度一项执行不好扣5分,其他执行不好扣5分	
		1.2 规划计划	10	a.执行护理规划,年、月、周工作计划与总结	10	执行规划,年、月、周计划与总结,少一项扣10分	
2 过程控制 工作数量 工作质量 工作效率 **230分**	23	2.1 工作流程	30	a.按照PDCA循环管理与工作流程符合要求	20	没有按照PDCA循环管理与工作流程扣5分。不服从上级领导与管理,不能承担护理班次一项、次扣10分	
				b.服从上级领导承担护理重要班次符合要求	10		
		2.2 工作数量	150	a.科室质量管理组织健全,履行职责符合要求	20	不能够履行小组职责扣10分。"三查七对"、医嘱差错一次扣5分。没有落实护理临床路径与单病种管理,一项、次扣5分。成本支出、药占比、耗材占比每降低1%扣10分。扣10分。不能热情接待与服务每一位患者扣5分	
				b."三查七对"、医嘱执行	20		
				c.落实护理临床路径与单病种管理符合要求	20		
				d.成本支出、药占比、耗材占比符合规定要求	20		
				e.热情接待与服务每一位患者符合规定要求	20		
				f.护理管理评价标准:患者身份识别、跌倒、坠床、规范管理、抢救车、仪器设备、人力资源、科室病区环境、行政、护理人员行为规范、手卫生院感消毒隔离废物处理等符合规定要求	50	按本院常规护理检查文件,由护理部及相关部门检查考核,患者身份识别、跌倒坠床、规范管理、抢救车仪器、病区环境、行为规范、手卫生、院感、消毒隔离废物处理等,一项、次不符合要求扣5分	
		2.3 工作质量	50	a.基础、专科、整体、责任护理落实符合要求	30	一项、次基础、专科、责任、整体护理不落实扣10分	
				c.落实护理目标管理和质量控制标准符合要求	20	一项、次不落实护理管理目标和质量控制扣10分	
5 团队管理 **30分**	3	5.1服务	20	b.消毒隔离废物处理	20	一项、次不符合要求扣10分	
		5.2 团队精神	10	a.严禁背后议论领导长短,符合规定要求	10	严禁背后议论领导长短,违规一次扣5分	
7 科室 绩效结果 **200分**	20	7.1 病人结果	100	出院病人、手术病人数与上年同月比并达标准	100	达规定月度增长幅度降低1%扣10分增加1%奖5分	
		7.2质量 安全结果	20	医疗质量安全与上年度同月比较并达规定标准	20	达规定月度增长幅度降低1%扣10分增加1%奖5分	
		7.3 科室 财务结果	80	当月医疗利润收入与上年度同月比较并达到医院规定增长幅度指标	80	达去年指标水平并达医院规定增长幅度满分,降低1%扣10分,增加1%奖5分	
科室		**本表定量指标满分**			**530分**	**定量指标合计得分**	

六、皮肤科护理人员卓越绩效考评标准

1.皮肤科护士长卓越绩效考评标准（表一）

一级指标（分值）	权重%	二级指标 考评内容	分值	三级指标 绩效考评扣分细则	分值	得分	考核方式
1 领导能力 执行能力 100分	10	1.1领导能力执行能力	60	a.领导与管理能力、同事之间团结 b.医护核心制度与相关规定执行力	20 40		定性 定量
		1.2 工作计划	40	a.护理发展规划,年、月度工作计划 b.护理查房、逐日床头交接班	20 20		定量 定性
2 过程控制 工作数量 工作质量 工作效率 380分	38	2.1 工作流程	30	a.护理工作流程,护士排班科学 b.遵守劳动纪律、职责履行	10 20		定量 定量
		2.2 工作数量	140	a.质量管理组织健全,履行职责 b."三查七对"与患者识别标识落实 c.科室办公、药品等物品请领 d.掌握科室抢救仪器设备使用方法 e.护士实施绩效考核并与结果挂钩	20 40 30 30 20		定量 定量 定量 定量 定量
		2.3 工作质量	120	a.基础、专科、责任中医护理落实 b.有质量关键环节管理标准与措施 c.临床路径单病种护理质量管理 d.患者需要时疼痛处理效果 e.病区病房优质服务覆盖率≥85%	40 20 30 10 20		定量 定性 定量 定性 定性
		2.4专科护理特色	90	a.专科特色护理提供康复服务 b.专科护理常规操作护理技术项目 c.专科护理方案执行率与技术应用 d.入院资料评估体现辨证施护内容 e.专科特色护理查房会诊病例讨论 f.有完整的护士职责与岗位说明书	20 20 10 10 10 20		定性 定性 定性 定性 定性 定性
3 论文科研 100分	10	论文科研业务技术	100	a.持续学习、创新能力 b.教学带教培训论文科研成果 c.本人专科护理理论与技术水平	20 50 30		定性 定性 定性
4 团队管理 技术操作 70分	7	4.1团队管理	20	关心护士生活,随主任大查房	20		定性
		4.2有效沟通	50	a.按照规定着装、注重沟通 b.护理学科建设与业务管理培训 c."三基"考试、心肺复苏、技术操作	10 20 20		定性 定性 定性
5 社会责任 50分	5	5.1 社会责任	30	a.参加公益活动、护士同工同酬 b.院感染、消毒隔离、废物处理	10 20		定性 定量
		5.2奖金管理	20	科室绩效奖金、福利透明公开	20		定量
6 满意测评 100分	10	6.1满意度	60	门诊病人和住院患者满意度	60		定性
		6.2本科满意	20	本科员工的满意度	20		定性
		6.3持续改进	20	针对问题缺陷有持续改进计划	20		定性
7 科室 绩效结果 200分	20	7.1病人结果	100	a.科室当月出院病人总数量 b.当月大、中、小手术病人数量	50 50		定量 定量
		7.2质量结果	30	当月医疗质量安全达到要求	30		定量
		7.3财务结果	70	与去年同月比并达到增长幅度	70		定量
满分	1000分	定性指标得分		定量指标得分		最后得分	

1.1 皮肤科护士长卓越绩效考评定性标准(表二)

被考评者姓名			岗位					部门			
一级指标	三级定性指标内容测评			本项满分	测评方式	卓越	优秀	良好	一般	得分
1 **管理能力** **40分**	1.1 a.领导管理能力、领导之间团结			20	定性		20	16	12	
	1.2 b.护理查房、逐日床头交接班			20	定性					
	扣罚细则:每月护理查房<1次扣10分,重病人每日床头交班,少一次扣5分									
2 **过程控制** **工作数量** **工作质量** **工作效率** **160分**	2.1 b.遵守劳动纪律、职责履行			20	定性					
	扣罚细则:上班不接收私人快递包裹,发现一次扣5分;科室早会、进入病房护理、穿刺、打针发药、技术操作等直接服务患者时关手机,一次不关扣5分;上班上网玩打游戏发现一次扣10分;按规定参加会议迟到或早退一次扣5分,缺席一次扣10分									
	2.3 b.有质量关键环节管理标准措施			20	定性					
	奖罚细则:无质量关键环节管理标准扣10分,无质量关键环节管理措施扣10分									
	2.3 d.患者需要时疼痛处理效果			10	定性	一次不处理扣5分				
	2.3 e.病房优质服务覆盖率≥85%			20	定性	降低1%扣5分				
	2.4 a.专科特色护理康复服务			20	定性	一处不符合标准扣5分				
	2.4 b.专科护理常规操作护理技术			20	定性					
	奖罚细则:专科护理常规操作护理技术项目落实,符合要求,一项、次不落实扣10分									
	2.4 c.专科护理方案执行率技术应用			10	定性					
	奖罚细则:护理方案执行率与技术应用符合规定要求,一项、次不符合要求扣5分									
	2.4 d.入院资料评估体现辨证施护			10	定性					
	奖罚细则:入院资料评估体现辨证施护内容,不能够体现辨证施护一例次扣5分									
	2.4 e.专科特色护理查房会诊病例			10	定性					
	奖罚细则:专科特色护理查房会诊病例讨论符合规定要求,一项不符合规定扣5分									
	2.4 f.有完整护士职责与岗位说明书			20	定性	缺一人次扣5分				
3 **论文科研** **100分**	3. a.持续学习、创新能力			20	定性		20	16	12	
	3. b.教学带教培训论文科研成果			50	定性					
	奖罚细则:教学、带教、培训、论文、科研成果,一项、次不符合要求扣10分									
	3. c.本人专科护理理论与技术水平			30	定性		30	24	18	
4 **团队管理** **业务建设** **70分**	4.1 关心护士生活,随主任大查房			20	定性					
	奖罚细则:符合规定要求,不关心护士生活一项、次5分,随主任大查房少一次扣5分									
	4.2 a.按照规定着装、注重沟通			10	定性		10	8	6	
	4.2 b.护理学科建设与业务管理培训			20	定性		20	16	12	
	4.2 c."三基"考试、心肺复苏技术操作			20	定性					
	奖罚细则:"三基"考试一人次不合格扣5分、心肺复苏、技术操作一人次不合格扣5分									
5 社会责任 **10分**	5.2 a.参加公益活动、护士同工同酬			10	定性					
	奖罚细则:参加公益活动少一次扣5分、没有实施护士同工同酬扣10分									
6 **科室满意** **持续改进** **100分**	6.1 门诊病人和住院患者满意度			60	定性		60	48	36	
	6.2 本科员工对本人满意度			20	定性		20	16	12	
	6.3 科室护理工作持续改进与实施			20	定性					
	扣罚细则:针对科室护理质量、查对、医嘱执行、基础、专科护理、服务等符合规定要求,对存在的问题有持续改进计划、事实、流程、措施、效果,少一个环节扣5分									
科室			本表定性指标满分		480分	定性指标最后得分				

1.2 皮肤科护士长卓越绩效考评定量标准(表三)

一级指标 (分值)	权重 %	二级指标		三级指标		绩效考评 扣分细则	得分
		考评内容	分值	考评内容	分值		
1 管理能力 执行能力 **60分**	6	1.1 执行能力	40	b.医护核心制度与相关规定执行力符合要求	40	核心制度一项不执行扣5分,其他制度不执行扣5分	
		1.2 规划计划	20	a.科室护理发展规划,年、月度工作计划	20	有护理规划,年、月度计划满分,少一项扣10分	
2 过程控制 工作数量 工作质量 工作效率 **220分**	22	2.1 工作流程	10	a.按照护理工作流程工作,护士排班科学	10	少一项护理工作流程扣5分,排班不科学一次扣5分	
		2.2 工作数量	140	a.质量管理组织健全,履行职责符合规定要求	20	质量管理组织健全,履行职责,不履行科室质量管理小组职责扣10分。"三查七对"差错一次扣5分。患者识别、标识不准确一人次扣5分。请领物资不及时一项、次扣5分。不能精确掌握抢救仪器操作影响病人抢救一例次扣10分。科室绩效考核并实施,没有实施绩效考核扣10分。考核结果不与工资挂钩扣10分	
				b."三查七对"与患者识别标识落实符合规定要求	40		
				c.科室办公、药品等物品请领符合规定要求	30		
				d.掌握科室抢救仪器设备使用方法符合要求	30		
				e.科室绩效考核并实施,没有实施绩效考核扣10分。考核结果不与工资挂钩扣分符合要求	20		
		2.3 工作质量	70	a.基础、专科、责任护理落实符合规定要求	40	基础、专科、责任护理落实,责任护理不落实到每一个护士扣5分。少一个临床路径护理方案扣5分。少一个单病种质量管理计划扣5分,不落实一个单病种质量管理措施扣10分	
				c.临床路径与单病种护理质量控制和管理,临床路径、单病种一项、次不符合要求按医院规定扣分符合规定要求	30		
5 社会责任 感染管理 **40分**	4	5.1 社会责任	20	b.院感染、消毒隔离、医疗废物处理符合要求	20	院感染、消毒隔离、医疗废物处理,一项、次不符合要求扣10分。科室护理人员奖金、福利透明公开,一项、次不符合要求扣10分	
		5.2 福利管理	20	奖金、福利透明公开,一项、次不符合要求按规定扣分符合规定要求	20		
7 科室 绩效结果 **200分**	20	7.1 科室 病人结果	100	a.当月出院病人总数量	50	达到去年同月数量并依据规定达到增长幅度得满分,降低1%扣10分,增加1%奖5分	
				b.当月大、中、小手术病人总数量与上年度比	50		
		7.2 科室 质量结果	30	当月医疗质量安全达到上年度同月水平并达到医院规定的增长幅度	30	达到去年同月数量并依据规定达到增长幅度得满分,降低1%扣10分,增加1%奖5分	
		7.3 科室 财务结果	70	当月医疗收入利润达到上年度同月水平并达到医院规定的增长幅度	70	达到去年同月数量并依据规定达到增长幅度得满分,降低1%扣10分,增加1%奖5分	
科室		本表定量指标满分			520分	定量指标合计得分	

2.皮肤科副护士长与正副主任护师卓越绩效考评标准(表一)

一级指标 (分值)	权重 %	二级指标 考评内容	分值	三级指标 绩效考评扣分细则	分值	得分	考核 方式
1 领导能力 执行能力 100分	10	1.1领导能力 执行能力	60	a.领导与管理能力、同事之间团结 b.医护核心制度与相关规定执行力	20 40		定性 定量
		1.2 工作计划	40	a.执行护理发展规划,年、月度计划 b.护理查房、逐日床头交接班	20 20		定量 定性
2 过程控制 工作数量 工作质量 工作效率 400分	40	2.1 工作流程	30	a.按照护理工作流程工作 b.遵守劳动纪律、职责履行	10 20		定量 定量
		2.2 工作数量	140	a.质量管理组织健全,履行职责 b."三查七对"与患者识别标识落实 c.服从护理部绩效办抽调检查考核 d.掌握科室抢救仪器设备使用方法 e.参与亲自指导护士病人抢救工作 f.服从护士长领导与管理	20 30 30 30 20 10		定量 定量 定量 定量 定量 定量
		2.3 工作质量	120	a.基础、专科、责任专科护理落实 b.有质量关键环节管理标准与措施 c.临床路径单病种护理质量管理 d.患者需要时疼痛处理效果 e.病区病房优质服务覆盖率≥85%	40 20 30 10 20		定量 定性 定量 定性 定性
		2.4 中医 护理特色	110	a.主持护理查房与护理病历讨论 b.专科护理常规操作护理技术项目 c.专科护理方案执行率与技术应用 d.入院资料评估体现辨证施护内容 e.专科特色护理查房会诊病例讨论 f.能够承担与担任各种护理班次	30 20 20 10 10 20		定性 定性 定性 定性 定性 定性
3 论文科研 80分	8	论文科研 业务技术	80	a.持续学习、创新能力 b.教学带教培训论文科研成果 c.本人专科护理理论与技术水平	20 40 20		定性 定性 定性
4 团队管理 技术操作 70分	7	4.1团队管理	20	高级职称的表率作用	20		定性
		4.2有效沟通	50	a.严禁利用职务之便牟取私利 b.在护理学科建设中的地位与作用 c."三基"考试、心肺复苏、技术操作	10 20 20		定性 定性 定性
5 社会责任 50分	5	5.1 社会责任	30	a.参加公益活动、护士同工同酬 b.院感染、消毒隔离、废物处理	10 20		定性 定量
		5.2工作协调	20	工作不推诿拖延不制造矛盾	20		定量
6 满意测评 100分	10	6.1满意度	60	门诊病人和住院患者满意度	60		定性
		6.2满意度	20	本科员工对自己的满意度	20		定性
		6.3持续改进	20	护理工作持续改进计划与实施	20		定性
7 科室 绩效结果 200分	20	7.1病人结果	100	a.科室当月出院病人总数量 b.当月大、中、小手术病人数量	50 50		定量 定量
		7.2质量结果	30	当月医疗质量安全达到要求	30		定量
		7.3财务结果	70	与去年同月比并达到增长幅度	70		定量
满分	1000分	定性指标得分		定量指标得分		最后得分	

2.1 皮肤科副护士长与正副主任护师卓越绩效考评定性标准(表二)

被考评者姓名		岗位				部门				
一级指标	三级定性指标内容测评		本项满分	测评方式	卓越	优秀	良好	一般	得分	
1 **管理能力** **40分**	1.1 a.领导管理能力、领导之间团结		20	定性		20	16	12		
	1.2 b.护理查房、逐日床头交接班		20	定性						
	扣罚细则:每月护理查房<1次扣10分,重病人每日床头交班,少一次扣5分									
2 **过程控制** **工作数量** **工作质量** **工作效率** **180分**	2.1 b.遵守劳动纪律、职责履行		20	定性						
	扣罚细则:上班不接收私人快递包裹,发现一次扣5分;科室早会、进入病房护理、穿刺、打针发药、技术操作等直接服务患者时关手机,一次不关扣5分;上班上网玩打游戏发现一次扣10分;按规定参加会议迟到或早退一次扣5分,缺席一次扣10分									
	2.3 b.有质量关键环节管理标准措施		20	定性						
	奖罚细则:无质量关键环节管理标准扣10分,无质量关键环节管理措施扣10分									
	2.3 d.患者需要时疼痛处理效果		10	定性		一次不处理扣2分				
	2.3 e.病房优质服务覆盖率≥85%		20	定性		降低1%扣5分				
	2.4 a.主持护理查房与护理病历讨论		30	定性		一项、次不符合要求扣5分				
	2.4 b.专科护理常规操作护理技术		20	定性						
	奖罚细则:专科护理常规操作护理技术项目落实,符合要求,一项、次不落实扣10分									
	2.4 c.专科护理方案执行率技术应用		20	定性						
	奖罚细则:专科护理方案执行率与技术应用,一项、次不符合要求扣5分									
	2.4 d.入院资料评估体现辨证施护		10	定性						
	奖罚细则:入院资料评估体现辨证施护内容,不能够体现辨证施护一例次扣5分									
	2.4 e.专科特色护理查房会诊病例		10	定性						
	奖罚细则:专科特色护理查房会诊病例讨论,符合管理要求,一项不符合规定扣5分									
	2.4 f.能够承担与担任各种护理班次		20	定性		不能够承担扣10分				
3 **论文科研** **80分**	3. a.持续学习、创新能力		20	定性		20	16	12		
	3. b.教学带教培训论文科研成果		40	定性						
	奖罚细则:教学、带教、培训、论文、科研成果,一项、次不符合要求扣10分									
	3. c.本人专科护理理论与技术水平		20	定性		20	16	12		
4 **团队管理** **业务建设** **70分**	4.1 高级职称的表率作用		20	定性						
	奖罚细则:符合管理的规定要求,在岗位工作以工作职位牟取私利,一次扣20分									
	4.2 a.严禁利用职务之便牟取私利		10	定性		违规一次扣10分				
	4.2 b.在护理学科建设中的地位作用		20	定性		20	16	12		
	4.2 c."三基"考试、心肺复苏技术操作		20	定性						
	奖罚细则:"三基"考试一人次不合格扣5分,心肺复苏、技术操作一人次不合格扣5分									
5 社会责任 **10分**	5.2 a.参加公益活动、护士同工同酬		10	定性						
	奖罚细则:参加公益活动少一次扣5分,没有实施护士同工同酬扣10分									
6 **科室满意** **持续改进** **100分**	6.1 门诊病人和住院患者满意度		60	定性		60	48	36		
	6.2 本科员工对本人满意度		20	定性		20	16	12		
	6.3 科室护理工作持续改进与实施		20	定性						
	扣罚细则:针对科室护理质量、查对、医嘱执行、基础、专科护理、服务等符合规定要求,对存在的问题有持续改进计划、事实、流程、措施、效果,少一个环节扣5分									
科室		本表定性指标满分		480 分	定性指标最后得分					

2.2 皮肤科副护士长与正副主任护师卓越绩效考评定量标准（表三）

一级指标（分值）	权重%	二级指标 考评内容	分值	三级指标 考评内容	分值	绩效考评 扣分细则	得分
1 管理能力 执行能力 60分	6	1.1 执行能力	40	b.医护核心制度与相关规定执行力符合要求	40	核心制度一项不执行扣5分,其他制度不执行扣5分	
		1.2 规划计划	20	a.执行护理发展规划,年度、月度工作	20	执行规划,年度、月度计划满分,少执行一项扣10分	
2 过程控制 工作数量 工作质量 工作效率 220分	22	2.1 工作流程	10	a.按照护理工作流程工作符合规定要求	10	少一项护理工作流程扣2分,不按照流程一次扣5分	
		2.2 工作数量	140	a.质量管理组织健全,履行职责符合规定要求	20	不履行科室质量管理小组职责扣10分。"三查七对"差错一次扣5分。患者识别、标识不准确一人次扣5分。一次不服从抽调的检查与考核工作扣5分。不能精确掌握抢救仪器操作影响病人抢救一例次扣10分。科室绩效考核并实施,没有实施绩效考核扣10分。抢救病人不负责任指导扣10分。不服从护士长领导与管理一次扣5分	
				b."三查七对"与患者识别标识落实符合规定要求	30		
				c.服从护理部、医院绩效办抽调的检查与考核工作符合规定要求	30		
				d.掌握科室抢救仪器设备使用方法符合要求	30		
				e.参与亲自指导护士病人抢救工作符合要求	20		
				f.服从护士长领导管理	10		
		2.3 工作质量	70	a.基础、专科、责任护理落实符合规定要求	40	基础、专科、责任护理落实,责任护理不落实到每一个护士扣5分。少一个临床路径护理方案扣5分。少一个单病种质量管理计划扣5分,不落实一个单病种质量管理措施扣10分	
				c.科室临床路径与单病种护理质量控制和管理符合规定要求,一项、次不符合要求按照规定的标准扣分符合要求	30		
5 社会责任 40分	4	5.1 社会责任	20	b.院感染、消毒、隔离、医疗废物处理符合要求	20	院感染、消毒、隔离、医疗废物处理,一项、次不符合要求扣10分。工作不推诿、不拖延、不制造矛盾,推诿拖延、制造矛盾一次扣20分	
		5.2 工作协调	20	工作推诿、拖延、制造矛盾,推诿拖延一项、次按规定扣分符合要求	20		
7 科室 绩效结果 200分	20	7.1科室病人结果	100	a.当月出院病人总数量	50	达到去年同月数量并依据规定达到增长幅度得满分,降低1%扣10分,增加1%奖5分	
				b.当月大、中、小手术病人总数量与上年度比	50		
		7.2科室质量结果	30	当月医疗质量安全达到上年度同月水平并达到医院规定的增长幅度	30	达到去年同月数量并依据规定达到增长幅度得满分,降低1%扣10分,增加1%奖5分	
		7.3科室财务结果	70	当月医疗收入利润达到上年度同月水平并达到医院规定的增长幅度	70	达到去年同月数量并依据规定达到增长幅度得满分,降低1%扣10分,增加1%奖5分	
科室		本表定量指标满分			520分	定量指标合计得分	

3.皮肤科中级职称护师卓越绩效考评标准(表一)

一级指标 (分值)	权重 %	二级指标		三级指标		得分	考核 方式
		考评内容	分值	绩效考评扣分细则	分值		
1 领导能力 执行能力 100分	10	1.1领导能力 执行能力	80	a.领导与管理能力、同事之间团结	10		定性
				b.医护核心制度与相关规定执行力	70		定量
		1.2 工作计划	20	a.执行护理发展规划、年度、月度计划	10		定量
				b.严禁背后议论领导长短	10		定性
2 过程控制 工作数量 工作质量 工作效率 420分	42	2.1 工作流程	30	a.按照护理工作流程工作	10		定量
				b.遵守劳动纪律、职责履行	20		定量
		2.2 工作数量	140	a.质量管理组织健全、履行职责	20		定量
				b."三查七对"与患者识别标识落实	30		定量
				c.严禁传播对医院不利消息	30		定量
				d.掌握科室抢救仪器设备使用方法	30		定量
				e.参与亲自指导护士病人抢救工作	20		定量
				f.服从护士长领导与上级职称管理	10		定量
		2.3 工作质量	130	a.基础、专科、责任专科护理落实	40		定量
				b.有质量关键环节管理标准与措施	20		定性
				c.临床路径单病种护理质量管理	30		定量
				d.患者需要时疼痛处理效果	20		定性
				e.病区病房优质服务覆盖率≥85%	20		定性
		2.4 中医 护理特色	120	a.主持护理查房与护理病历讨论	30		定性
				b.专科护理常规操作护理技术项目	20		定性
				c.专科护理方案执行率与技术应用	20		定性
				d.入院资料评估体现辨证施护内容	20		定性
				e.专科特色护理查房会诊病例讨论	10		定性
				f.能够承担与担任各种护理班次	20		定性
3 论文科研 60分	6	论文科研 业务技术	60	a.持续学习、创新能力	20		定性
				b.教学带教培训论文科研成果	20		定性
				c.本人专科护理理论与技术水平	20		定性
4 团队管理 技术操作 70分	7	4.1团队管理	20	严禁利用职务之便牟取私利	20		定性
		4.2有效沟通	50	a.按照规定着装、注重沟通	10		定性
				b.在护理学科建设中的地位与作用	20		定性
				c."三基"考试、心肺复苏、技术操作	20		定性
5 社会责任 50分	5	5.1 社会责任	30	a.现场"7S管理"与环境维护	10		定性
				b.院感染、消毒隔离、废物处理	20		定量
		5.2工作协调	20	工作不推诿拖延不制造矛盾	20		定量
6 满意测评 100分	10	6.1满意度	60	门诊病人和住院患者满意度	60		定性
		6.2本科满意	20	本科员工对自己的满意度	20		定性
		6.3持续改进	20	护理工作持续改进计划与实施	20		定性
7 科室 绩效结果 200分	20	7.1病人结果	100	a.科室当月出院病人总数量	50		定量
				b.当月大、中、小手术病人数量	50		定量
		7.2质量结果	30	当月医疗质量安全达到要求	30		定量
		7.3财务结果	70	与去年同月比并达到增长幅度	70		定量
满分	1000分	定性指标得分		定量指标得分		最后得分	

3.1 皮肤科中级职称护师卓越绩效考评定性标准(表二)

被考评者姓名		岗位			部门			
一级指标	三级定性指标内容测评	本项满分	测评方式	卓越	优秀	良好	一般	得分
1 管理能力 20分	1.1 a.领导管理能力、领导之间团结	10	定性		10	8	6	
	1.2 b.严禁背后议论领导长短	10	定性					
	扣罚细则:严禁背后议论领导长短,违规一项、次扣10分							
2 过程控制 工作数量 工作质量 工作效率 200分	2.1 b.遵守劳动纪律、职责履行	20	定性					
	扣罚细则:上班不接收私人快递包裹,发现一次扣5分;科室早会、进入病房护理、穿刺、打针发药、技术操作等直接服务患者时关手机,一次不关扣5分;上班上网玩打游戏发现一次扣10分;按规定参加会议迟到或早退一次扣5分,缺席一次扣10分							
	2.3 b.有质量关键环节管理标准措施	20	定性					
	奖罚细则:无质量关键环节管理标准扣10分,无质量关键环节管理措施扣10分							
	2.3 d.患者需要时疼痛处理效果	20	定性	一次不处理扣5分				
	2.3 e.病房优质服务覆盖率≥85%	20	定性	降低1%扣5分				
	2.4 a.主持护理查房与护理病历讨论	30	定性	一项、次不符合要求扣5分				
	2.4 b.专科护理常规操作护理技术	20	定性					
	奖罚细则:专科护理常规操作护理技术项目落实,符合要求,一项、次不落实扣10分							
	2.4 c.专科护理方案执行率技术应用	20	定性					
	奖罚细则:专科护理方案执行率与技术应用,符合要求,一项、次不符合要求扣5分							
	2.4 d.入院资料评估体现辨证施护	20	定性					
	奖罚细则:入院资料评估体现辨证施护内容,不能够体现辨证施护一例次扣5分							
	2.4 e.专科特色护理查房会诊病例	10	定性					
	奖罚细则:中医特色护理查房会诊病例讨论符合规定要求,一项不符合规定扣5分							
	2.4 f.能够承担与担任各种护理班次	20	定性	不能够承担扣10分				
3 论文科研 60分	3.1 a.持续学习、创新能力	20	定性		20	16	12	
	3.2 b.教学带教培训论文科研成果	20	定性					
	奖罚细则:教学、带教、培训、论文、科研成果,一项、次不符合要求扣10分							
	3.3 c.本人专科护理理论与技术水平	20	定性		20	16	12	
4 团队管理 业务建设 70分	4.1 a.严禁利用职务之便牟取私利	20	定性	违规一次扣10分				
	奖罚细则:符合管理的规定要求,在岗位工作以工作职位牟取私利,一次扣20分							
	4.2 a.按照规定着装、注重沟通	10	定性		10	8	6	
	4.2 b.在护理学科建设中的地位作用	20	定性		20	16	12	
	4.2 c."三基"考试、心肺复苏技术操作	20	定性					
	奖罚细则:"三基"考试一人次不合格扣2分、心肺复苏、技术操作一人次不合格扣2分							
5 社会责任 10分	5.2 a.现场"7S管理"与环境维护	10	定性					
	奖罚细则:现场"7S管理"与环境维护符合规定要求,一项、次不符合要求扣5分							
6 科室满意 持续改进 100分	6.1 门诊病人和住院患者满意度	60	定性		60	48	36	
	6.2 本科员工对本人满意度	20	定性		20	16	12	
	6.3 科室护理工作持续改进与实施	20	定性					
	扣罚细则:针对科室护理质量、查对、医嘱执行、基础、专科护理、服务等符合规定要求,对存在的问题有持续改进计划、事实、流程、措施、效果,少一个环节扣5分							
科室		本表定性指标满分	460分	定性指标最后得分				

3.2 皮肤科中级职称护师卓越绩效考评定量标准(表三)

一级指标 (分值)	权重 %	二级指标		三级指标		绩效考评 扣分细则	得分
		考评内容	分值	考评内容	分值		
1 管理能力 执行能力 80分	8	1.1 执行能力	70	b.医护核心制度与相关规定执行力符合要求	70	核心制度一项不执行扣5分,其他制度不执行扣5分	
		1.2 规划计划	10	a.执行护理发展规划,年度、月度工作	10	执行规划,年度、月度计划满分,少执行一项扣10分	
2 过程控制 工作数量 工作质量 工作效率 220分	21	2.1 工作流程	10	a.按照护理工作流程工作符合规定要求	10	少一项护理工作流程扣2分,不按照流程一次扣5分	
		2.2 工作数量	140	a.质量管理组织健全,履行职责符合规定要求	20	不履行科室质量管理小组职责扣10分。"三查七对"差错一次扣5分。患者识别、标识不准确一人次扣5分。传播对医院不利消息一项、次扣10分。不能精确掌握抢救仪器操作影响病人抢救一例次扣10分。科室绩效考核并实施,没有实施绩效考核扣10分。抢救病人不负责任指导扣10分。不服从护士长领导与管理一次扣5分	
				b."三查七对"与患者识别标识落实符合规定要求	30		
				c.严禁传播对医院不利消息,符合规定要求	30		
				d.掌握科室抢救仪器设备使用方法符合要求	30		
				e.参与亲自指导护士病人抢救工作符合要求	20		
				f.服从护士长领导管理,符合规定要求	10		
		2.3 工作质量	70	a.基础、专科、责任护理落实符合规定要求	40	基础、专科、责任护理落实,责任护理不落实到每一个护士扣5分。少一个临床路径护理方案扣5分。少一个单病种质量管理计划扣5分,不落实一个单病种质量管理措施扣10分	
				c.科室临床路径与单病种护理质量控制和管理符合管理规定的要求,一项、次不符合要求按照规定的标准扣分	30		
5 社会责任 40分	4	5.1 社会责任	20	b.院感染、消毒隔离、医疗废物处理符合要求	20	院感染、消毒隔离、医疗废物处理,一项、次不符合要求扣10分。工作不推诿、不拖延、不制造矛盾,推诿拖延、制造矛盾一次扣20分	
		5.2 工作协调	20	工作不推诿、拖延、不制造矛盾,一项、次不符合要求按规定扣分	20		
7 科室 绩效结果 200分	20	7.1 科室 病人结果	100	a.当月出院病人总数量	50	达到去年同月数量并依据规定达到增长幅度得满分,降低1%扣10分,增加1%奖5分	
				b.当月大、中、小手术病人总数量与上年度比	50		
		7.2 科室 质量结果	30	当月医疗质量安全达到上年度同月水平并达到医院规定的增长幅度	30	达到去年同月数量并依据规定达到增长幅度得满分,降低1%扣10分,增加1%奖5分	
		7.3 科室 财务结果	70	当月医疗收入利润达到上年度同月水平并达到医院规定的增长幅度	70	达到去年同月数量并依据规定达到增长幅度得满分,降低1%扣10分,增加1%奖5分	
科室		本表定量指标满分			540分	定量指标合计得分	

4.皮肤科初级职称护士卓越绩效考评标准(表一)

一级指标（分值）	权重 %	二级指标		三级指标		得分	考核方式
		考评内容	分值	绩效考评扣分细则	分值		
1 管理能力 执行能力 100分	10	1.1 管理能力 执行能力	80	a.管理能力、同事之间团结	10		定性
				b.医护核心制度与相关规定执行力	70		定量
		1.2 工作计划	20	a.执行护理发展规划,年度、月度计划	10		定量
				b.严禁背后议论领导长短	10		定性
2 过程控制 工作数量 工作质量 工作效率 440分	44	2.1 工作流程	30	a.按照护理工作流程工作	10		定量
				b.遵守劳动纪律、职责履行	20		定量
		2.2 工作数量	150	a.质量管理组织健全、履行职责	20		定量
				b."三查七对"与患者识别标识落实	30		定量
				c.严禁传播对医院不利消息	30		定量
				d.掌握科室抢救仪器设备使用方法	30		定量
				e.严禁背后议论领导长短	20		定量
				f.服从护士长领导与上级职称管理	20		定量
		2.3 工作质量	130	a.基础、专科、责任中医护理落实	40		定量
				b.有质量关键环节管理标准与措施	20		定性
				c.临床路径单病种护理质量管理	30		定量
				d.患者需要时疼痛处理效果	20		定量
				e.病区病房优质服务覆盖率≥85%	20		定性
		2.4 专科 护理特色	130	a.主持护理查房与护理病历讨论	30		定性
				b.专科护理常规操作护理技术项目	20		定性
				c.专科护理方案执行率与技术应用	20		定性
				d.入院资料评估体现辨证施护内容	20		定性
				e.专科特色护理查房会诊病例讨论	20		定性
				f.能够承担与担任各种护理班次	20		定性
3 论文科研 40分	4	论文科研 业务技术	40	a.持续学习、创新能力	10		定性
				b.教学带教培训论文科研成果	20		定性
				c.本人专科护理理论与技术水平	10		定性
4 团队管理 技术操作 70分	7	4.1 团队管理	20	严禁利用职务之便牟取私利	20		定性
		4.2 有效沟通	50	a.按照规定着装、注重沟通	10		定性
				b.在护理学科建设中的地位与作用	20		定性
				c."三基"考试、心肺复苏、技术操作	20		定性
5 社会责任 50分	5	5.1 社会责任	30	a.现场"7S管理"与环境维护	10		定性
				b.院感染、消毒隔离、废物处理	20		定量
		5.2 工作协调	20	工作不推诿拖延不制造矛盾	20		定量
6 满意测评 100分	10	6.1 满意度	60	门诊病人和住院患者满意度	60		定性
		6.2 满意度	20	本科员工对自己的满意度	20		定性
		6.3 持续改进	20	护理工作持续改进计划与实施	20		定性
7 科室 绩效结果 200分	20	7.1 病人结果	100	a.科室当月出院病人总数量	50		定量
				b.当月大、中、小手术病人数量	50		定量
		7.2 质量结果	30	当月医疗质量安全达到要求	30		定量
		7.3 财务结果	70	与去年同月比并达到增长幅度	70		定量
满分	1000分	定性指标得分		定量指标得分		最后得分	

4.1 皮肤科初级职称护士卓越绩效考评定性标准(表二)

被考评者姓名		岗位				部门			
一级指标	三级定性指标内容测评		本项满分	测评方式	卓越	优秀	良好	一般	得分
1 管理能力 20分	1.1 a. 管理能力、同事之间团结		10	定性		10	8	6	
	1.2 b. 严禁背后议论领导长短		10	定性					
	扣罚细则:符合管理规定的要求,严禁背后议论领导长短,违规一项、次扣10分								
2 过程控制 工作数量 工作质量 工作效率 210分	2.1 b. 遵守劳动纪律、职责履行		20	定性					
	扣罚细则:上班不接收私人快递包裹,发现一次扣5分;科室早会、进入病房护理、穿刺、打针发药、技术操作等直接服务患者时关手机,一次不关扣5分;上班上网玩打游戏发现一次扣10分;按规定参加会议迟到或早退一次扣5分,缺席一次扣10分								
	2.3 b. 有质量关键环节管理标准措施		20	定性					
	奖罚细则:无质量关键环节管理标准扣10分,无质量关键环节管理措施扣10分								
	2.3 d. 患者需要时疼痛处理效果		20	定性	一次不处理扣2分				
	2.3 e. 病房优质服务覆盖率≥85%		20	定性	降低1%扣5分				
	2.4 a. 主持护理查房与护理病历讨论		30	定性	一项、次不符合要求扣5分				
	2.4 b. 专科护理常规操作护理技术		20	定性					
	奖罚细则:专科护理常规操作护理技术项目落实符合要求,一项、次不落实扣10分								
	2.4 c. 专科护理方案执行率技术应用		20	定性					
	奖罚细则:专科护理方案执行率与技术应用,一项、次不符合要求扣5分								
	2.4 d. 入院资料评估体现辨证施护		20	定性					
	奖罚细则:入院资料评估体现辨证施护内容,不能够体现辨证施护一例次扣2分								
	2.4 e. 专科特色护理查房会诊病例		20	定性					
	奖罚细则:专科特色护理查房会诊病例讨论符合规定要求,一项不符合规定扣5分								
	2.4 f. 能够承担与担任各种护理班次		20	定性	不能够承担扣10分				
3 论文科研 40分	3. a. 持续学习、创新能力		10	定性		10	8	6	
	3. b. 教学带教培训论文科研成果		20	定性					
	奖罚细则:教学、带教、培训、论文、科研成果,一项、次不符合要求扣10分								
	3. c. 本人专科护理理论与技术水平		10	定性		10	8	6	
4 团队管理 业务建设 70分	4.1 a. 严禁利用职务之便牟取私利		20	定性	违规一次扣10分				
	奖罚细则:符合不过来规定要求,在岗位工作以工作职位牟取私利,一次扣20分								
	4.2 a. 按照规定着装、注重沟通		10	定性		10	8	6	
	4.2 b. 在护理学科建设中的地位作用		20	定性		20	16	12	
	4.2 c. "三基"考试、心肺复苏技术操作		20	定性					
	奖罚细则:"三基"考试一人次不合格扣2分,心肺复苏、技术操作一人次不合格扣2分								
5 社会责任 10分	5.2 a. 现场"7S管理"与环境维护		10	定性					
	奖罚细则:现场"7S管理"与环境维护,符合管理的要求,一项、次不符合要求扣5分								
6 科室满意 持续改进 100分	6.1 门诊病人和住院患者满意度		60	定性		60	48	36	
	6.2 本科员工对本人满意度		20	定性		20	16	12	
	6.3 科室护理工作持续改进与实施		20	定性					
	扣罚细则:针对科室护理质量、查对、医嘱执行、基础、专科护理、服务等符合要求,对存在的问题有持续改进计划、事实、流程、措施、效果,少一个环节扣5分								
科室		本表定性指标满分		**450分**	定性指标最后得分				

4.2 皮肤科初级职称护士卓越绩效考评定量标准(表三)

一级指标 (分值)	权重 %	二级指标		三级指标		绩效考评 扣分细则	得分
		考评内容	分值	考评内容	分值		
1 管理能力 执行能力 80分	8	1.1 执行能力	70	b.医护核心制度与相关规定执行力符合要求	70	核心制度一项不执行扣5分,其他制度不执行扣5分	
		1.2 规划计划	10	a.执行护理发展规划,年度、月度工作	10	执行规划,年度、月度计划满分,少执行一项扣10分	
2 过程控制 工作数量 工作质量 工作效率 230分	22	2.1 工作流程	10	a.按照护理工作流程工作符合规定要求	10	少一项护理工作流程扣2分,不按照流程一次扣5分	
		2.2 工作数量	150	a.质量管理组织健全,履行职责符合规定要求	20	不履行科室质量管理小组职责扣10分。"三查七对"差错一次扣5分。患者识别、标识不准确一人次扣5分。传播对医院不利消息一项、次扣10分。不能精确掌握抢救仪器操作影响病人抢救一例次扣10分。科室绩效考核并实施,没有实施绩效考核扣10分。背后议论领导长短一项、次扣10分。不服从护士长领导与管理一次扣5分	
				b."三查七对"与患者识别标识落实符合规定要求	30		
				c.严禁传播对医院不利消息。符合规定要求	30		
				d.掌握科室抢救仪器设备使用方法符合要求	30		
				e.严禁背后议论领导长短。符合规定要求	20		
				f.服从护士长领导管理。符合规定要求	20		
		2.3 工作质量	70	a.基础、专科、责任护理落实符合规定要求	40	基础、专科、责任护理落实,责任护理不落实到每一个护士扣5分。少一个临床路径护理方案扣5分。少一个单病种质量管理计划扣5分,不落实一个单病种质量管理措施扣10分	
				c.科室临床路径与单病种护理质量控制和管理符合要求,一项、次不符合要求按照规定的标准扣分符合管理规定要求	30		
5 社会责任 40分	4	5.1 社会责任	20	b.院感染、消毒隔离、医疗废物处理	20	院感染、消毒隔离、医疗废物处理,一项、次不符合要求扣10分。工作不推诿、不拖延、不制造矛盾,推诿拖延、制造矛盾一次扣20分	
		5.2 工作协调	20	工作不推诿、拖延、不制造矛盾,一项、次不符合要求按规定扣分	20		
7 科室 绩效结果 200分	20	7.1 科室 病人结果	100	a.当月出院病人总数量	50	达到去年同月数量并依据规定达到增长幅度得满分,降低1%扣10分,增加1%奖5分	
				b.当月大、中、小手术病人总数量与上年度比	50		
		7.2 科室 质量结果	30	当月医疗质量安全达到上年度同月水平并达到医院规定的增长幅度	30	达到去年同月数量并依据规定达到增长幅度得满分,降低1%扣10分,增加1%奖5分	
		7.3 科室 财务结果	70	当月医疗收入利润达到上年度同月水平并达到医院规定的增长幅度	70	达到去年同月数量并依据规定达到增长幅度得满分,降低1%扣10分,增加1%奖5分	
科室		**本表定量指标满分**			**550分**	**定量指标合计得分**	

七、麻醉手术科护理人员卓越绩效考评标准

1. 麻醉手术科护士长卓越绩效考评标准(表一)

一级指标 (分值)	权重 %	二级指标		三级指标		得分	考核 方式
		考评内容	分值	绩效考评扣分细则	分值		
1 领导能力 管理能力 **70分**	7	1.1 领导能力 执行能力	50	a. 领导和管理能力、领导之间团结	20		定性
				b. 核心制度及相关规章制度执行力	30		定量
		1.2 工作计划 会议落实	20	a. 五年规划与年度、月度工作计划	10		定量
				b. 业务会议、行政会议及相关会议	10		定性
2 过程控制 工作数量 工作质量 工作效率 **460分**	46	2.1 工作责任	50	a. 工作积极性、主动性、责任心	30		定量
				b. 有手术应急预案与风险管理制度	20		定量
		2.2 工作数量	160	a. 按照规定实施绩效考核工作	30		定量
				b. 工作制度岗位职责操作常规	30		定性
				c. 证明使用药品器材是合格的	10		定性
				d. 每台手术有安全核查制度记录	20		定性
				e. 有手术物品清点制定与记录	30		定量
				f. 有定期手术安全与风险评估制度	20		定量
				g. 手术室工作2年护士≤10%	20		定量
		2.3 工作质量	140	a. 手术质量管理组织健全职责履行	30		定量
				b. 有明确的手术室质量安全指标	20		定性
				c. 定期感染检测与管理	20		定性
				d. 遵守劳动纪律、尽职尽责	30		定性
				e. 有手术等候室便民措施并落实	20		定量
				f. 有手卫生管理制度	20		定量
		2.4 工作效率	110	a. 工作区每24小时清洁消毒1次	30		定性
				b. 手术器械及物品规范存放无过期	50		定量
				c. 针对问题持续改进计划与实施	30		定性
3 论文科研 **60分**	6	论文科研 业务技术	60	a. 发表论文与护理科研符合规定	30		定性
				b. 带教实习生与学习培训	20		定性
				c. 本人专科护理理论与技术水平	10		定性
4 职业道德 **60分**	6	4.1 职业素质	20	关心同事、自觉合作、乐于助人	20		定性
		4.2 问题解决	40	a. 处理患者和家属的相关问题	20		定性
				b. 在护理学科建设中的作用	20		定量
5 社会责任 **50分**	5	5.1 社会责任	40	a. 感染管理、消毒隔离、废水废物	20		定性
				b. 手术室"7S管理"与安全管理	20		定量
		5.2 公益活动	10	公益活动、援外任务完成好	10		定量
6 满意测评 **100分**	10	6.1 满意度	60	手术病人及家属的满意度	60		定性
		6.2 本科满意	20	手术室护士对护士长的满意度	20		定性
		6.3 持续改进	20	相关科室领导的满意度	20		定性
7 手术室 绩效结果 **200分**	20	7.1 病人结果	100	a. 当月手术病人总例数	70		定量
				b. 大手术、急诊手术例数	30		定量
		7.2 质量结果	30	a. 当月手术室工作质量达到要求	20		定量
				b. 当月无医疗缺陷纠纷与事故	10		定量
		7.3 财务结果	70	当月收入利润与上年度同月比较	70		定量
满分	**1000分**	**定性指标得分**		**定量指标得分**		**最后得分**	

1.1 麻醉手术科护士长卓越绩效考评定性标准(表二)

被考评者姓名		岗位			部门				
职能部门领导·定性指标·满意度测评内容					**满意度测评等级**				
一级指标	三级定性指标内容测评		本项满分	测评方式	卓越	优秀	良好	一般	得分
1 领导能力 20分	1.1 a. 领导管理能力领导之间团结		20	定性		20	16	12	
	打分说明:请在上格最后得分一栏内打分,下同								
2 过程控制 工作数量 工作质量 工作效率 220分	2.1 a. 工作积极、主动性、责任心		30	定性		30	24	18	
	2.2 b. 工作制度岗位职责操作常规		30	定性					
	扣罚细则:有手术室工作制度、岗位职责、操作常规符合管理要求。没有手术室工作制度扣10分,没有手术室各类人员岗位职责扣10分,没有手术室操作常规扣10分								
	2.2 c. 证明使用药品器材是合格的		10	定性					
	扣罚细则:没有证明使用的药品、器材、器械、耗材等是合格的文件,一项扣10分								
	2.2 d. 每台手术有安全核查制度		20	定性	少一个核查记录扣10分				
	2.3 b. 有明确的质量与安全指标		20	定性					
	扣罚细则:没有明确质量安全指标、定期评价记录扣20分,一项指标不达标扣5分								
	2.3 c. 定期感染检测与管理		20	定性					
	扣罚细则:定期有效感染检测、空气质量控制、环境清洁管理。每月少一次感染检测扣10分。每月少一次空气质量检测扣10分。每月少一次清洁管理扣10分								
	2.3 d. 遵守劳动纪律、尽职尽责		30	定性					
	扣罚细则:上班时不接收快递包裹,发现接收一次扣5分。上班时去带熟人检查、看病一次扣5分。上班干私活吃零食一次扣5分。工作时间关手机、一次不关扣5分。上班上网玩手机微信、打游戏发现一次扣10分。上班时间相互闲扯一次一人扣5分								
	2.4 a. 工作区每24小时消毒一次		30	定性					
	扣罚细则:手术室工作区域,每24小时清洁消毒一次。连台手术之间、当天手术全部完成后,对手术间及时进行清洁消毒,每日少一个手术间或区域清洁消毒扣10分								
	2.4 d. 针对问题持续改进与实施		30	定性					
	扣罚细则:每月有针对问题与缺陷持续改进计划,没计划扣5分计划不执行扣10分								
3 论文科研 60分	3.1 a. 发表论文与护理科研符合规定		30	定性		30	24	18	
	3.2 b. 带教实习生与学习培训		20	定性		20	16	12	
	3.3 c. 本人专科护理理论与技术水平		10	定性	一项不符合要求扣5分				
4 职业道德 40分	4.1 a. 关心同事自觉合作、乐于助人		20	定性		20	16	12	
	4.2 b. 处理患者和家属的相关问题		20	定性		20	16	12	
5 社会责任 40分	5.1 a. 感染管理消毒隔离废水废物		20	定性	一项不符合要求扣5分				
	5.1 b. 手术室"7S管理"与安全管理		20	定性					
	扣罚细则:手术室"7S管理"与安全管理符合规定要求,一项、次不符合要求扣10分								
6 满意测评 100分	6.1 手术病人及家属的满意度		60	定性		60	48	30	
	扣罚细则:手术病人及家属的满意度达到规定的90%,达不到标准,降低1%扣10分								
	6.2 护士对护士长的满意度		20	定性		20	16	12	
	6.3 相关科室领导的满意度		20	定性					
	扣罚细则:针对每月护理工作、护理人员业务技术存在的问题、缺陷、投诉等符合管理的规定要求,有持续改进计划、事实、流程、措施、效果,少一个环节扣5分								
科室			本表定性指标满分	480分	定性指标最后得分				

1.2 麻醉手术科护士长卓越绩效考评定量标准（表三）

一级指标 （分值）	权重 %	二级指标		三级指标		绩效考评 扣分细则	得分
		考评内容	分值	考评内容	分值		
1 领导能力 管理能力 **50分**	5	1.1 执行能力	30	b.核心制度及相关规章制度执行力	30	核心制度一项、次执行不好扣5分，其余一项扣5分	
		1.2 工作计划 制度落实	20	a.五年规划与年度、月度工作计划符合要求	10	有五年规划，年度、月度计划满分，少一项扣5分	
				b.业务会议、行政会议及相关会议符合要求	10	迟到或者早退一次扣5分，缺席一次会议扣10分	
2 过程控制 工作数量 工作质量 工作效率 **240分**	24	2.1 应急预案	20	b.有手术应急预案与风险管理符合要求	20	无应急预案与风险管理扣10分，不落实一次扣15分	
		2.2 工作数量	100	a.按照规定实施绩效考核工作符合要求	30	没有实施每月绩效考核扣10分。缺一台手术物品清点记录扣5分。没有定期手术安全核查与手术风险评估制度扣10分，缺少评估记录扣10分。在职2年护士＞10%，一人次扣5分	
				e.有手术物品清点制定与记录符合要求	30		
				f.有定期手术安全与风险评估制度	20		
				g.在职2年护士≤10%	20		
		2.3 工作质量	70	a.手术室质量管理组织健全职责履行，符合规定要求	30	手术室开展全面质量管理，质量管理少一组织扣5分，不履行职责扣10分	
				e.有手术患者等候室，便民服务措施并落实	40	座椅、开水不能满足要求扣10分，服务不配套扣10分	
		2.4 工作效率	50	b.手术器械及物品规范存放，没有过期的已经消毒的包裹，发现一个消毒日期包裹或者器械过期的，按照医院规定扣分符合要求	50	手术器械及物品规范存放，没有过期的已经消毒的包裹，手术器械及物品不规范存放扣5分，发现一个消毒日期包裹或器械过期扣5分，少一个器械扣10分	
4 职业道德 **20分**	2	3 学科建设	20	b.在护理学科建设中的作用符合规定要求	20	在护理学科建设中的作用，一次不符合要求扣10分	
5 社会责任 **10分**	1	5.2 公益活动	10	公益活动、援外任务完成好符合规定要求	10	不履行公益活动扣5分，援外任务完成不好扣10分	
7 手术室 绩效结果 **200分**	20	7.1 手术室 病人结果	100	a.手术病人总例数	70	达到去年同月数量并依规定达到增长幅度得满分，降低1%扣10分，增加1%奖5分	
				b.当月大手术、急诊手术例数与上年度比较	30		
		7.2 手术室 质量结果	30	a.当月手术室工作质量与安全达指标要求	20	达到去年同月数量并依规定达到增长幅度得满分，降低1%扣10分，增加1%奖5分	
				b.无医疗纠纷与事故	10		
		7.3 财务结果	70	收入利润与上年度同月比较并达增长幅度	70	达到规定增长幅度得满分，降低1%扣10分，增加1%奖5分	
科室		本表定量指标满分			520分	定量指标合计得分	

2.麻醉手术科副护士长、正副高主任护师卓越绩效考评标准(表一)

一级指标 （分值）	权重 %	二级指标		三级指标		得分	考核 方式
		考评内容	分值	绩效考评扣分细则	分值		
1 领导能力 管理能力 70分	7	1.1 领导能力 执行能力	50	a.领导和管理能力、领导之间团结	20		定性
				b.核心制度及相关规章制度执行力	30		定量
		1.2 工作计划 会议落实	20	a.协助护士长制订规划与计划	10		定量
				b.业务会议、行政会议及相关会议	10		定性
2 过程控制 工作数量 工作质量 工作效率 480分	48	2.1 工作责任	50	a.工作积极性、主动性、责任心	30		定性
				b.有手术应急预案与风险管理制度	20		定量
		2.2 工作数量	170	a.按照规定实施绩效考核工作	20		定量
				b.手术组术前物品和器械准备	20		定性
				c.遵守劳动纪律、尽职尽责	30		定性
				d.每台手术有安全核查制度记录	30		定性
				e.参加科室各种手术护理值班	20		定量
				f.有定期手术安全与风险评估制度	20		定量
				g.掌握抢救仪器设备使用方法	30		定量
		2.3 工作质量	160	a.手术室质量管理组织健全职责履行	40		定量
				b.患者术后复苏室管理	20		定性
				c.定期感染检测与管理	20		定性
				d.有质量关键环节管理标准措施	30		定性
				e.有手术等候室便民措施并落实	20		定量
				f.有手卫生管理制度	30		定量
		2.4 工作效率	100	a.担任护理教学,带教实习进修生	20		定性
				b.正确执行手术开台时间	20		定量
				c.协助护理部学习培训考试晋升	30		定量
				d.针对问题缺陷有持续改进计划	30		定性
3 论文科研 60分	6	论文科研 业务技术	60	a.发表论文与护理科研符合规定	30		定性
				b.带教实习生与学习培训	20		定性
				c.本人专科护理理论与技术水平	10		定性
4 职业道德 60分	6	4.1 职业素质	20	关心同事、自觉合作、乐于助人	20		定性
		4.2 问题解决	40	a.处理患者和家属的相关问题	20		定性
				b.在护理学科建设中的作用	20		定量
5 团队管理 协调沟通 50分	5	5.1 社会责任	40	a.感染管理、消毒隔离、废水废物	20		定性
				b.手术室"7S管理"与安全管理	20		定性
		5.2 公益活动	20	a.公益活动、援外任务完成好	10		定量
				b.关心护士生活,指导护士工作	10		定性
6 满意测评 80分	8	6.1 满意度	50	手术病人及家属的满意度	50		定性
		6.2 满意度	30	手术室护士的满意度	30		定性
7 手术室 绩效结果 200分	20	7.1 病人结果	100	a.当月手术病人总例数	70		定量
				b.大手术、急诊手术例数	30		定量
		7.2 质量结果	30	a.当月手术室工作质量达到要求	20		定量
				b.当月无医疗缺陷纠纷与事故	10		定量
		7.3 财务结果	70	当月收入利润与上年度同月比较	70		定量
满分	**1000分**	定性指标得分		定量指标得分		最后得分	

2.1 麻醉手术科副护士长正副高主任护师卓越绩效考评定性标准(表二)

被考评者姓名		岗位				部门			
职能部门领导·定性指标·满意度测评内容					满意度测评等级				
一级指标	三级定性指标内容测评		本项满分	测评方式	卓越	优秀	良好	一般	得分
1 领导能力 20 分	1.1 a. 领导管理能力领导之间团结		20	定性		20	16	12	
	打分说明:请在上格最后得分一栏内打分,下同								
2 过程控制 工作数量 工作质量 工作效率 230 分	2.1 a. 工作积极、主动性,责任心		30	定性		30	24	18	
	2.2 b. 手术组术前物品和器械准备		20	定性					
	扣罚细则:手术组术前物品和器械准备齐全,符合医院业务与技术管理的规定标准的相关要求,手术护理组术前消毒物品准备缺一包裹扣 5 分。缺一个手术器械扣 5 分。术前缺一次三方(术者、麻醉医师、护师)查对扣 5 分。手术区少一次消毒扣 5 分								
	2.2 c. 遵守劳动纪律,尽职尽责		30	定性					
	扣罚细则:上班时不接收快递包裹,发现接收一次扣 5 分。上班时去带熟人检查、看病一次扣 5 分。上班干私活吃零食一次扣 5 分。工作时间关手机,一次不关扣 5 分。上班上网玩手机微信,打游戏发现一次扣 10 分。上班时间相互闲扯一次一人扣 5 分								
	2.2 d. 每台手术有安全核查制度		30	定性	少一个核查记录扣 10 分				
	2.3 b. 患者术后复苏室管理		20	定性					
	扣罚细则:护理管理不符合要求扣 5 分,复苏室护理一次差错扣 5 分								
	2.3 c. 定期感染检测与管理		20	定性					
	扣罚细则:定期有效感染检测、空气质量控制、环境清洁管理。每月少一次感染检测扣 5 分。每月少一次空气质量检测扣 5 分。每月少一次清洁管理扣 5 分。看记录								
	2.3 d. 质量关键环节管理标准措施		30	定性					
	扣罚细则:无质量关键环节管理标准,符合医院业务与技术管理的规定标准的相关要求,少一个标准扣 5 分,无质量关键环节管理措施,少一个措施扣 10 分								
	2.4 a. 护理教学带教实习进修生		20	定性					
	扣罚细则:与上年度同月比较,带教实习、进修生、少一人次扣 5 分								
	2.4 d. 针对问题持续改进与实施		30	定性					
	扣罚细则:针对每月护理工作、护理人员业务技术存在的问题、缺陷、投诉等符合要求,制定月度护理有持续改进计划、事实、流程、措施、效果,少一个环节扣 5 分								
3 论文科研 60 分	3.1 a. 发表论文与护理科研符合规定		30	定性		30	24	18	
	3.2 b. 带教实习生与学习培训		20	定性		20	16	12	
	3.3 c. 本人专科护理理论与技术水平		10	定性	一项不符合要求扣 5 分				
4 职业道德 40 分	4.1 a. 关心同事自觉合作、乐于助人		20	定性		20	16	12	
	4.2 b. 处理患者和家属的相关问题		20	定性		20	16	12	
5 社会责任 50 分	5.1 a. 感染管理消毒隔离废水废物		20	定性	一项不符合要求扣 5 分				
	5.1 b. 手术室"7S 管理"与安全管理		20	定性	不落实一项措施扣 5 分				
	5.2 b. 关心护士生活指导护士工作		10	定性		10	8	6	
6 满意测评 80 分	6.1 手术病人及家属的满意度		50	定性					
	扣罚细则:手术病人及家属的满意度达到规定的 90%,达不到标准,降低 1% 扣 10 分								
	6.2 护士对该同事的满意度		30	定性					
	扣罚细则:达到去年同月水平并达到规定年度月度指标增长幅度得满分,降低 1% 扣 5 分								
科室		本表定性指标满分	480 分	定性指标最后得分					

2.2 麻醉手术科副护士长正副高主任护师卓越绩效考评定量标准(表三)

一级指标 (分值)	权重 %	二级指标		三级指标		绩效考评	得分
		考评内容	分值	考评内容	分值	扣分细则	
1 **领导能力** **管理能力** **50分**	5	1.1 执行能力	30	b.核心制度及相关规章制度执行力	30	核心制度一项、次执行不好扣5分,其余一项扣5分	
		1.2 工作计划 制度落实	20	a.协助护士长制订规划与计划符合要求	10	有五年规划,年度、月度计划满分,少一项扣5分	
				b.业务会议、行政会议及相关会议符合要求	10	迟到或者早退一次扣5分,缺席一次会议扣10分	
2 **过程控制** **工作数量** **工作质量** **工作效率** **250分**	25	2.1 应急预案	20	b.有手术应急预案与风险管理符合要求	20	无应急预案与风险管理扣10分,不落实一次扣15分	
		2.2 工作数量	90	a.按照规定实施绩效考核工作符合要求	20	没有实施每月绩效考核扣10分。少值班一次扣5分。没有定期手术安全核查与手术风险评估制度扣10分,缺少评估记录扣10分。掌握仪器不好一次扣10分,没有指导护士扣5分	
				e.参加科室护理值班	20		
				f.有定期手术安全与风险评估制度	20		
				g.掌握抢救仪器设备使用方法并指导护士	30		
		2.3 工作质量	90	a.手术室质量管理组织健全职责履行,一项、次不符合要求扣分	40	手术室开展全面质量管理,质量管理少一组织扣5分,不履行职责扣10分	
				e.有手术患者等候室,便民服务措施并落实	20	座椅、开水不能满足要求扣10分,服务不配套扣10分	
				f.有手卫生管理制度	30	手卫生不符合要求扣10分	
		2.4 工作效率	50	b.正确执行手术开台时间符合规定要求	20	按照规定,手术开台时间延长10分钟扣5分	
				c.协助护理部学习培训考试晋升,一项、次不符合要求扣分	30	少参加一次护理部组织的活动扣5分,护理部交代的任务完不成一次扣10分	
4 职业道德 **20分**	2	3 学科建设	20	b.在护理学科建设中的作用符合规定要求	20	在护理学科建设中的作用,一次不符合要求扣10分	
5 社会责任 **10分**	1	5.2 公益活动	10	a.公益活动、援外任务完成好符合规定要求	10	不履行公益活动扣5分,援外任务完成不好扣10分	
7 **手术室** **绩效结果** **200分**	20	7.1 手术室 病人结果	100	a.手术病人总例数	70	达到去年同月数量并依规定达到增长幅度得满分,降低1%扣10分,增加1%奖5分	
				b.当月大手术、急诊手术例数与上年度比较	30		
		7.2 手术室 质量结果	30	a.当月手术室工作质量与安全达指标要求	20	达到去年同月数量并依规定达到增长幅度得满分,降低1%扣10分,增加1%奖5分	
				b.无医疗纠纷与事故	10		
		7.3 财务结果	70	收入利润与上年度同月比较并达增长幅度	70	达到规定增长幅度得满分,降低1%扣10分,增加1%奖5分	
科室				**本表定量指标满分**	**530分**	**定量指标合计得分**	

3.麻醉手术科主管护师卓越绩效考评标准(表一)

一级指标 (分值)	权重 %	二级指标		三级指标		得分	考核 方式
		考评内容	分值	绩效考评扣分细则	分值		
1 **管理能力** **70分**	7	1.1 管理能力 执行能力	50	a. 管理能力、同事之间团结	20		定性
				b. 核心制度及相关规章制度执行力	30		定量
		1.2 工作计划 会议落实	20	a. 协助护士长制订规划与计划	10		定量
				b. 业务会议、行政会议及相关会议	10		定性
2 **过程控制** **工作数量** **工作质量** **工作效率** **480分**	48	2.1 工作责任	50	a. 工作积极性、主动性、责任心	30		定性
				b. 执行手术应急预案风险管理制度	20		定量
		2.2 工作数量	160	a. 参与手术室绩效考核工作	20		定量
				b. 手术组术前物品和器械准备	30		定性
				c. 遵守劳动纪律、尽职尽责	30		定性
				d. 执行每台手术安全核查制度	30		定性
				e. 参加手术室各种班次值班	20		定量
				f. 执行手术安全与风险评估制度	10		定量
				g. 掌握抢救仪器设备使用方法	20		定量
		2.3 工作质量	150	a. 手术质量管理组织、职责履行	20		定量
				b. 患者术后复苏室管理	20		定性
				c. 负责手术台相关护理工作	30		定性
				d. 执行质量关键环节标准措施	30		定性
				e. 手术家属等候室、等候区管理	20		定量
				f. 执行手卫生管理制度	30		定量
		2.4 工作效率	120	a. 带教实习生和进修生	20		定性
				b. 正确执行手术开台时间	30		定量
				c. 掌握手术室护理基本技术	30		定量
				d. 针对问题缺陷有持续改进计划	40		定性
3 **论文科研** **50分**	5	论文科研 业务技术	50	a. 发表论文与护理科研符合规定	20		定性
				b. 带教实习生与学习培训	20		定性
				c. 本人专科护理理论与技术水平	10		定性
4 **职业道德** **60分**	6	4.1 职业素质	20	关心同事、自觉合作、乐于助人	20		定性
		4.2 问题解决	40	a. 处理患者和家属的相关问题	20		定性
				b. 在护理学科建设中的作用	20		定量
5 **社会责任** **60分**	6	5.1 社会责任	40	a. 感染管理、消毒隔离、废水废物	20		定性
				b. 手术室"7S管理"与安全管理	20		定性
		5.2 公益活动	20	a. 公益活动、援外任务完成好	10		定量
				b. 关心护士生活,指导护士工作	10		定性
6 满意测评 **80分**	8	6.1 满意度	50	手术病人及家属的满意度	50		定性
		6.2 满意度	30	手术室护士的满意度	30		定性
7 **手术室** **绩效结果** **200分**	20	7.1 病人结果	100	a. 当月手术病人总例数	70		定量
				b. 大手术、急诊手术例数	30		定量
		7.2 质量结果	30	a. 当月手术室工作质量达到要求	20		定量
				b. 当月无医疗缺陷纠纷与事故	10		定量
		7.3 财务结果	70	当月收入利润与上年度同月比较	70		定量
满分	1000分	定性指标得分		定量指标得分		最后得分	

3.1麻醉手术科主管护师卓越绩效考评定性标准(表二)

被考评者姓名			岗位			部门			
职能部门领导·定性指标·满意度测评内容					满意度测评等级				
一级指标	三级定性指标内容测评		本项满分	测评方式	卓越	优秀	良好	一般	得分
1 管理能力 20分	1.1 a.管理能力、同事之间团结		20	定性		20	16	12	
	打分说明:请在上格最后得分一栏内打分,下同								
2 过程控制 工作数量 工作质量 工作效率 260分	2.1 a.工作积极、主动性、责任心		30	定性		30	24	18	
	2.2 b.手术组术前物品和器械准备		30	定性					
	扣罚细则:手术护理组术前消毒物品准备缺一个包裹扣5分。缺一个手术器械扣2分。术前缺一次三方(术者麻醉医师护师)查对扣5分。手术区少一次消毒扣5分								
	2.2 c.遵守劳动纪律、尽职尽责		30	定性					
	扣罚细则:上班时不接收快递包裹、发现接收一次扣5分。上班时去带熟人检查、看病一次扣5分。上班干私活吃零食一次扣5分。工作时间关手机,一次不关扣5分。上班上网玩手机微信、打游戏发现一次扣10分。上班时间相互闲扯一次一人扣5分								
	2.2 d.执行每台手术安全核查制度		30	定性	少一个核查记录扣10分				
	2.3 b.患者术后复苏室管理		20	定性					
	扣罚细则:患者术后复苏室管理符合医院业务与技术管理的规定标准的相关要求,值班时护理管理不符合要求扣5分,复苏室护理一次差错扣5分								
	2.3 c.负责手术台相关护理工作		30	定性					
	扣罚细则:符合医院管理要求,负责的手术台手术物品准备不齐一次扣10分。查对不认真遗漏物品找不到一次扣10分。查对不认真遗漏物品在患者体内一次扣20分								
	2.3 d.执行质量关键环节标准措施		30	定性					
	扣罚细则:无执行质量关键环节标准扣5分,无执行质量关键环节管理措施扣10分								
	2.4 a.带教实习生和进修生		20	定性					
	扣罚细则:与上年度同月比较,带教实习、进修生、少一人次扣2分								
	2.4 d.针对问题持续改进与实施		40	定性					
	扣罚细则:针对科室接台病人、自己岗位工作流程、手术查对、岗位工作质量、物品准备、制度执行、手术室专业能力、应该的绩效自查、患者服务等符合医院业务与技术管理的要求,有持续改进计划、事实、流程、措施、效果,少一个环节扣5分								
3 论文科研 50分	3.a.发表论文与护理科研符合规定		20	定性		20	16	12	
	3.b.带教实习生与学习培训		20	定性		20	16	12	
	3.c.本人专科护理理论与技术水平		10	定性	一项不符合要求扣5分				
4 职业道德 40分	4.1 a.关心同事自觉合作、乐于助人		20	定性		20	16	12	
	4.2 b.处理患者和家属的相关问题		20	定性		20	16	12	
5 社会责任 50分	5.1 a.感染管理消毒隔离废水废物		20	定性	一项不符合要求扣5分				
	5.1 b.手术室"7S管理"与安全管理		20	定性	不落实一项措施扣5分				
6 满意测评 80分	6.1手术病人及家属的满意度		50	定性					
	扣罚细则:手术病人及家属的满意度达到规定的90%,达不到标准,降低1%扣10分								
	6.2护士对该主管护师的满意度		30	定性					
	扣罚细则:达到去年同月水平并达到规定年度月度指标增长幅度得满分,降低1%扣5分								
科室		本表定性指标满分		500 分	定性指标最后得分				

3.2 麻醉手术科主管护师卓越绩效考评定量标准(表三)

一级指标 (分值)	权重 %	二级指标		三级指标		绩效考评 扣分细则	得分
		考评内容	分值	考评内容	分值		
1 管理能力 50分	5	1.1 执行能力	30	b.核心制度及相关规章制度执行力	30	核心制度一项、次执行不好扣5分,其余一项扣5分	
		1.2 工作计划制度落实	20	a.协助护士长制订规划与计划符合要求	10	没有协助护士长制订规划与计划扣5分	
				b.业务会议、行政会议及相关会议符合要求	10	迟到或者早退一次扣5分,缺席一次会议扣10分	
2 过程控制 工作数量 工作质量 工作效率 220分	22	2.1 应急预案	20	b.有手术应急预案与风险管理符合要求	20	无执行手术应急预案与风险管理,一次扣15分	
		2.2 工作数量	70	a.按照规定参与实施绩效考核工作	20	没有参与每月绩效考核扣10分。少值班一次扣5分。没有执行手术安全核查与手术风险评估制度扣10分,缺少评估记录扣10分。不能使用仪器一次扣10分,没有指导护士扣5分	
				e.参加各种班次值班	20		
				f.执行定期手术安全与风险评估制度	10		
				g.掌握抢救仪器设备使用方法并指导护士	20		
		2.3 工作质量	70	a.执行手术室质量管理组织,兼职职责履行,不符合要求扣分	20	手术室开展全面质量管理,质量管理少参与一组织扣5分,不履行职责扣10分	
				e.手术家属等候室、等候区管理符合要求	20	座椅、开水不能满足要求扣5分,服务不配套扣5分	
				f.有手卫生管理制度	30	不符合要求一次扣10分	
		2.4 工作效率	60	b.正确执行手术开台时间符合规定要求	30	按照规定,手术开台时间延长10分钟扣5分	
				c.掌握手术室护理基本技术符合要求,一项、次不符合要求扣分	30	掌握手术室护理基本技术满分,一项技术掌握不好扣10分	
4 职业道德 20分	2	3 学科建设	20	在护理学科建设中的作用符合规定要求	20	在护理学科建设中的作用,不符合要求扣10分	
5 社会责任 10分	1	5.2 公益活动	10	a.公益活动、援外任务完成好符合规定要求	10	不履行公益活动扣5分,援外任务完成不好扣10分	
7 手术室 绩效结果 200分	20	7.1 手术室病人结果	100	a.手术病人总例数	70	达到去年同月数量并依规定达到增长幅度得满分,降低1%扣10分,增加1%奖5分	
				b.当月大手术、急诊手术例数与上年度比较	30		
		7.2 手术室质量结果	30	a.当月手术室工作质量与安全达到指标要求	20	达到去年同月数量并依规定达到增长幅度得满分,降低1%扣10分,增加1%奖5分	
				b.无医疗纠纷与事故	10		
		7.3 财务结果	70	收入利润与上年度同月比较并达到增长幅度	70	达到规定增长幅度得满分,降低1%扣10分,增加1%奖5分	
科室				本表定量指标满分	500分	定量指标合计得分	

4.麻醉手术科护士卓越绩效考评标准(表一)

一级指标 (分值)	权重 %	二级指标		三级指标		得分	考核 方式
		考评内容	分值	绩效考评扣分细则	分值		
1 工作能力 70分	7	1.1 工作能力 执行能力	50	a.工作能力、同事之间团结	20		定性
				b.核心制度及相关规章制度执行力	30		定量
		1.2 工作计划 会议落实	20	a.在护士长领导下工作	10		定量
				b.业务会议、行政会议及相关会议	10		定量
2 过程控制 工作数量 工作质量 工作效率 490分	49	2.1 工作责任	50	a.工作积极性、主动性、责任心	30		定性
				b.掌握手术室应急预案操作程序	20		定量
		2.2 工作数量	160	a.负责做好清洁卫生工作	20		定量
				b.患者术前物品和器械准备齐全	30		定性
				c.遵守劳动纪律、尽职尽责	30		定性
				d.手术家属等候室、等候区管理	20		定性
				e.参加手术室各种班次值班	20		定量
				f.负责手术病员术前的访视	20		定量
				g.掌握抢救仪器设备使用方法	20		定量
		2.3 工作质量	170	a.负责高压蒸汽灭菌锅使用管理	20		定量
				b.做好相关登记统计工作	30		定性
				c.执行每台手术安全核查制度	40		定性
				d.执行质量关键环节标准措施	30		定性
				e.负责手术台相关护理工作	20		定量
				f.执行手卫生管理制度	30		定量
		2.4 工作效率	110	a.负责标本的登记、送检工作	20		定性
				b.正确执行手术开台时间	30		定量
				c.掌握手术室护理基本技术	30		定量
				d.针对问题缺陷有持续改进计划	30		定性
3 论文科研 40分	4	论文科研 业务技术	40	a.发表论文与护理科研符合规定	20		定性
				b.带教实习生与学习培训	10		定性
				c.本人专科护理理论与技术水平	10		定性
4 职业道德 60分	6	4.1 职业素质	20	关心同事、自觉合作、乐于助人	20		定性
		4.2 问题解决	40	a.处理患者和家属的相关问题	20		定性
				b.在护理学科建设中的作用	20		定量
5 团队管理 社会责任 60分	6	5.1 社会责任	40	a.感染管理、消毒隔离、废水废物	20		定性
				b.严格的查对制度与落实	20		定性
		5.2 工作指导	20	a.指导进修实习护士卫生员工作	10		定量
				b.负责毒、麻、限制性剧毒药保管	10		定性
6 满意测评 80分	8	6.1 满意度	50	手术病人及家属的满意度	50		定性
		6.2 满意度	30	手术室人员的满意度	30		定性
7 手术室 绩效结果 200分	20	7.1 病人结果	100	a.当月手术病人总例数	70		定量
				b.大手术、急诊手术例数	30		定量
		7.2 质量结果	30	a.当月手术室工作质量达到要求	20		定量
				b.当月无医疗缺陷纠纷与事故	10		定量
		7.3 财务结果	70	当月收入利润与上年度同月比较	70		定量
满分	1000分	定性指标得分		定量指标得分		最后得分	

4.1 麻醉手术科护士卓越绩效考评定性标准(表二)

被考评者姓名		岗位			部门			
职能部门领导·定性指标·满意度测评内容					满意度测评等级			
一级指标	三级定性指标内容测评	本项满分	测评方式	卓越	优秀	良好	一般	得分
1 工作能力 20分	1.1 a.管理能力、同事之间团结	20	定性		20	16	12	
	打分说明:请在上格最后得分一栏内打分,下同							
2 过程控制 工作数量 工作质量 工作效率 260分	2.1 a.工作积极、主动性、责任心	30	定性		30	24	18	
	2.2 b.术前物品和器械准备齐全	30	定性					
	扣罚细则:手术护理组术前消毒物品准备缺一个包裹扣5分。缺一个手术器械扣2分。术前缺一次三方(术者麻醉医师护师)查对扣5分。手术区少一次消毒扣5分							
	2.2 c.遵守劳动纪律、尽职尽责	30	定性					
	扣罚细则:上班时不接收快递包裹,发现接收一次扣5分。上班时去带熟人检查、看病一次扣5分。上班干私活吃零食一次扣5分。工作时间关手机,一次不关扣5分。上班上网玩手机微信,打游戏发现一次扣10分。上班时间相互闲扯一次一人扣5分							
	2.2 d.手术家属等候室、等候区管理	20	定性		20	16	12	
	2.3 b.做好相关登记统计工作	30	定性					
	扣罚细则:按时上报规定资料符合管理要求,迟一天扣5分,差错一项资料扣5分							
	2.3 c.执行每台手术安全核查制度	40	定性					
	扣罚细则:负责的手术台手术物品准备不齐一次扣10分。查对不认真遗漏物品找不到一次扣10分。查对不认真遗漏物品在患者体内一次扣20分							
	2.3 d.执行质量关键环节标准措施	30	定性					
	扣罚细则:无执行质量关键环节标准扣5分,无执行质量关键环节管理措施扣10分							
	2.4 a.负责标本的登记、送检工作	20	定性					
	扣罚细则:标本送检不及时扣5分,损坏一次标本扣20分							
	2.4 d.针对问题持续改进与实施	30	定性					
	扣罚细则:针对科室接台病人、自己岗位工作流程、手术查对、岗位工作质量、物品准备、制度执行、手术室专业能力、应该的绩效自查、患者服务等符合医院业务与技术管理的要求,有持续改进计划、事实、流程、措施、效果,少一个环节扣5分							
3 论文科研 40分	3.1 a.发表论文与护理科研符合规定	20	定性		20	16	12	
	3.2 b.带教实习生与学习培训	10	定性					
	扣罚细则:带教实习生与学习培训符合管理的要求,一项、次不符合要求一次扣5分							
	3.3 c.本人专科护理理论与技术水平	10	定性		10	8	6	
4 职业道德 40分	4.1 a.关心同事自觉合作乐于助人	20	定性		20	16	12	
	4.2 b.在护理学科建设中的作用	20	定性		20	16	12	
5 社会责任 50分	5.1 a.感染管理消毒隔离废水废物	20	定性	一项不符合要求扣5分				
	5.1 b.严格的查对制度与落实	20	定性	不落实一项查对扣5分				
	5.2 b.负责毒麻限制性剧毒药保管	10	定性		10	8	6	
6 满意测评 80分	6.1 手术病人及家属的满意度	50	定性					
	扣罚细则:手术病人及家属的满意度达到规定的90%,达不到标准,降低1%扣10分							
	6.2 手术室人员对该护士的满意度	30	定性					
	扣罚细则:达到去年同月水平并达到规定年度月度指标增长幅度得满分,降低1%扣5分							
科室		本表定性指标满分	**490分**	定性指标最后得分				

4.2 麻醉手术科护士卓越绩效考评定量标准(表三)

一级指标 (分值)	权重 %	二级指标		三级指标		绩效考评 扣分细则	得分
		考评内容	分值	考评内容	分值		
1 工作能力 **50分**	5	1.1 执行能力	30	b.核心制度及相关规章制度执行力	30	核心制度一项、次执行不好扣5分,其余一项扣5分	
		1.2 工作计划制度落实	20	a.在护士长领导下工作符合规定要求	10	不服从护士长领导一次扣5分,顶撞领导一次扣10分	
				b.业务会议、行政会议及相关会议符合要求	10	迟到或者早退一次扣5分,缺席一次会议扣10分	
2 过程控制 工作数量 工作质量 工作效率 **230分**	23	2.1 应急预案	20	b.掌握手术应急预案与风险管理符合要求	20	不掌握手术应急预案与风险管理程序,一次扣5分	
		2.2 工作数量	80	a.负责做好清洁卫生工作符合规定要求	20	按规定少清扫消毒一次扣10分,清洁消毒不符合要求一次扣5分。少值班一次扣5分。少访问一次术前患者扣5分。不能正确使用仪器设备一次扣10分,因为仪器影响工作一次扣5分	
				e.参加各种班次值班	20		
				f.负责手术病员术前的访视符合规定要求	20		
				g.掌握抢救仪器设备使用方法并指导护士	20		
		2.3 工作质量	70	a.负责高压蒸汽灭菌锅使用管理,一项、次不符合要求按规定扣分	20	负责高压蒸汽灭菌锅使用管理,管理不好一次扣5分,问题严重扣10分	
				e.负责手术台相关护理工作符合规定要求	20	一项工作不按照流程操作扣5分	
				f.有手卫生管理制度	30	不符合要求一次扣10分	
		2.4 工作效率	60	b.正确执行手术开台时间符合规定要求	30	按照规定,手术开台时间延长10分钟扣5分	
				c.掌握手术室护理基本技术,一项、次不符合要求按照规定扣分	30	掌握手术室护理基本技术满分,一项技术掌握不好扣10分,影响工作扣15分	
4职业道德 **20分**	2	3 处理问题	20	b.处理患者和家属的相关问题符合要求	20	处理患者和家属的相关问题,一次不符合要求扣5分	
5社会责任 **10分**	1	5.2 指导工作	10	a.指导进修实习护士卫生员工作符合要求	10	不能按照规定要求指导实习进修护士扣5分	
7 手术室 绩效结果 **200分**	20	7.1 手术室病人结果	100	a.手术病人总例数	70	达到去年同月数量并依规定达到增长幅度得满分,降低1%扣10分,增加1%奖5分	
				b.当月大手术、急诊手术例数与上年度比较	30		
		7.2 手术室质量结果	30	a.当月手术室工作质量与安全达指标要求	20	达到去年同月数量并依规定达到增长幅度得满分,降低1%扣10分,增加1%奖5分	
				b.无医疗纠纷与事故	10		
		7.3 财务结果	70	收入利润与上年度同月比较并达到增长幅度	70	达到规定增长幅度得满分,降低1%扣10分,增加1%奖5分	
科室				本表定量指标满分	510分	定量指标合计得分	

5.麻醉手术科器械护士卓越绩效考评标准(表一)

一级指标 (分值)	权重 %	二级指标 考评内容	分值	三级指标 绩效考评扣分细则	分值	得分	考核 方式
1 工作能力 **70分**	7	1.1 领导能力 执行能力	50	a. 工作能力、同事之间团结	20		定性
				b. 核心制度及相关规章制度执行力	30		定量
		1.2 工作计划 会议落实	20	a. 在护士长领导下工作	10		定量
				b. 业务会议、行政会议及相关会议	10		定量
2 过程控制 工作数量 工作质量 工作效率 **490分**	49	2.1 工作责任	50	a. 工作积极性、主动性、责任心	30		定性
				b. 掌握手术室应急预案操作程序	20		定量
		2.2 工作数量	160	a. 掌握无菌物品质量要求和时间	30		定量
				b. 患者术前物品和器械准备齐全	20		定性
				c. 遵守劳动纪律、尽职尽责	30		定性
				d. 掌握器械室工作操作流程	20		定性
				e. 参加手术室各种班次值班	20		定量
				f. 手术时器械选择递送准确无误	20		定量
				g. 掌握抢救仪器设备使用方法	20		定量
		2.3 工作质量	170	a. 掌握信息管理准确安排手术房间	30		定量
				b. 做好相关登记统计工作	30		定性
				c. 执行每台手术安全核查制度	30		定性
				d. 执行质量关键环节标准措施	30		定性
				e. 手术台面摆放物品符合要求	20		定量
				f. 执行手卫生管理制度	30		定量
		2.4 工作效率	110	a. 负责器械准备维修保管与应用	20		定性
				b. 正确执行手术开台时间	30		定量
				c. 掌握手术室护理基本技术	30		定量
				d. 针对问题缺陷有持续改进计划	30		定性
3 论文科研 **50分**	5	论文科研 业务技术	50	a. 发表论文与护理科研符合规定	20		定性
				b. 带教实习生与学习培训	20		定性
				c. 本人专科护理理论与技术水平	10		定性
4 职业道德 **50分**	5	4.1 职业素质	20	关心同事、自觉合作、乐于助人	20		定性
		4.2 问题解决	30	a. 处理患者和家属的相关问题	20		定性
				b. 在护理学科建设中的作用	10		定量
5 社会责任 **60分**	6	5.1 社会责任	40	a. 感染管理、消毒隔离、废水废物	20		定性
				b. 严格的查对制度与落实	20		定性
		5.2 工作指导	20	a. 指导进修实习护士卫生员工作	10		定量
				b. 正确保管手术留取的标本	10		定性
6 满意测评 **80分**	8	6.1 满意度	50	手术病人及家属的满意度	50		定性
		6.2 满意度	30	手术室人员的满意度	30		定性
7 手术室 绩效结果 **200分**	20	7.1 病人结果	100	a. 当月手术病人总例数	70		定量
				b. 大手术、急诊手术例数	30		定量
		7.2 质量结果	30	a. 当月手术室工作质量达到要求	20		定量
				b. 当月无医疗缺陷纠纷与事故	10		定量
		7.3 财务结果	70	当月收入利润与上年度同月比较	70		定量
满分	**1000分**	定性指标得分		定量指标得分		最后得分	

5.1 麻醉手术科器械护士卓越绩效考评定性标准(表二)

被考评者姓名		岗位			部门			
职能部门领导·定性指标·满意度测评内容					满意度测评等级			
一级指标	三级定性指标内容测评	本项满分	测评方式	卓越	优秀	良好	一般	得分
1 工作能力 20分	1.1 a.管理能力、同事之间团结	20	定性		20	16	12	
	打分说明:请在上格最后得分一栏内打分,下同							
2 过程控制 工作数量 工作质量 工作效率 240分	2.1 a.工作积极、主动性、责任心	30	定性		30	24	18	
	2.2 b.术前物品和器械准备齐全	20	定性					
	扣罚细则:手术术前消毒物品准备缺一个包裹扣5分。缺一个手术器械扣5分。术前缺一次三方(术者麻醉医师护师)查对扣5分。器械间管理不好扣5分							
	2.2 c.遵守劳动纪律、尽职尽责	30	定性					
	扣罚细则:上班时不接收快递包裹,发现接收一次扣5分。上班时去带熟人检查、看病一次扣5分。上班干私活吃零食一次扣5分。工作时间关手机、一次不关扣5分。上班上网玩手机微信、打游戏发现一次扣10分。上班时间相互闲扯一次一人扣5分							
	2.2 d.掌握器械室工作操作流程	20	定性	不按规定操作流程扣5分				
	2.3 b.做好相关登记统计工作	30	定性					
	扣罚细则:按时上报规定资料符合规定要求,迟一天扣5分,差错一项资料扣5分							
	2.3 c.执行每台手术安全核查制度	30	定性					
	扣罚细则:符合要求,负责的手术台手术物品准备不齐一次扣10分。查对不认真遗漏物品找不到一次扣10分。查对不认真遗漏物品(异物)在患者体内一次扣20分							
	2.3 d.执行质量关键环节标准措施	30	定性					
	扣罚细则:无执行质量关键环节标准扣5分,无执行质量关键环节管理措施扣10分							
	2.4 a.负责器械准备维修保管应用	20	定性					
	扣罚细则:准备不完全、维修不正确、保管不好、不能应用,一项扣5分							
	2.4 d.针对问题持续改进与实施	30	定性					
	扣罚细则:针对科室接台病人、自己岗位工作流程、手术查对、岗位工作质量、物品准备、制度执行、手术室专业能力、应该的绩效自查、患者服务等,对岗位存在的问题与缺陷有持续改进计划、事实、流程、措施、效果,少一个环节扣5分							
3 带教培训 论文科研 50分	3. a.发表论文与护理科研符合规定	20	定性		20	16	12	
	3. b.带教实习生与学习培训	30	定性					
	扣罚细则:带教实习生与学习培训,一项、次不符合要求一次扣5分							
4 职业道德 40分	4.1 a.关心同事、自觉合作、乐于助人	20	定性		20	16	12	
	4.2 b.处理患者和家属的相关问题	20	定性		20	16	12	
5 社会责任 50分	5.1 a.感染管理消毒隔离废水废物	20	定性	一项不符合要求扣5分				
	5.1 b.严格的查对制度与落实	20	定性	不落实一项查对扣5分				
	5.2 b.正确保管手术留取的标本	10	定性	保管一次不正确扣5分				
6 满意测评 80分	6.1 手术病人及家属的满意度	50	定性					
	扣罚细则:手术病人及家属的满意度达到规定的90%,达不到标准,降低1%扣10分							
	6.2 手术室人员对该护士的满意度	30	定性					
	扣罚细则:达到去年同月水平并达到规定年度月度指标增长幅度得满分,降低1%扣5分							
科室		本表定性指标满分	480分	定性指标最后得分				

5.2 麻醉手术科器械护士卓越绩效考评定量标准(表三)

一级指标 (分值)	权重 %	二级指标		三级指标		绩效考评 扣分细则	得分
		考评内容	分值	考评内容	分值		
1 **工作能力** **50分**	5	1.1 执行能力	30	b.核心制度及相关规章制度执行力	30	核心制度一项、次执行不好扣5分,其余一项扣5分	
		1.2 工作计划 制度落实	20	a.在护士长领导下工作符合管理规定要求	10	不服从护士长领导一次扣5分,顶撞领导一次扣10分	
				b.业务会议、行政会议及相关会议符合要求	10	迟到或者早退一次扣5分,缺席一次会议扣10分	
2 **过程控制** **工作数量** **工作质量** **工作效率** **250分**	25	2.1 应急预案	20	b.掌握手术应急预案与风险管理符合要求	20	不掌握手术应急预案与风险管理程序,一次扣5分	
		2.2 工作数量	90	a.掌握无菌物品质量要求和时间符合要求	30	无菌物品不符合要求一次扣10分,消毒时间过期一次扣5分。少值班一次扣5分。传递器械不准确一次扣5分。不能正确使用仪器设备一次扣5分,因为仪器影响工作一次扣10分	
				e.参加各种班次值班	20		
				f.手术时器械选择递送准确无误符合要求	20		
				g.掌握抢救仪器设备使用方法并指导护士	20		
		2.3 工作质量	80	a.掌握信息管理准确安排手术房间,一项、次不符要求按规定扣分	30	信息不准确一次扣5分安排手术房间不正确一次扣10分	
				e.手术台面摆放物品符合要求符合要求	20	手术台面摆放物品不符合要求一次扣5分	
				f.有手卫生管理制度	30	不符合要求一次扣10分	
		2.4 工作效率	60	b.正确执行手术开台时间符合规定要求	30	按照规定,手术开台时间延长10分钟扣5分	
				c.掌握手术室护理基本技术,一项、次不符合要求按规定扣分	30	掌握手术室护理基本技术满分,一项技术掌握不好扣10分,影响工作扣15分	
4 职业素质 **20分**	2	4.2 学科建设	20	在护理学科建设中的作用符合规定要求	20	在护理学科建设中的作用,不符合要求一次扣10分	
5 社会责任 **10分**	1	5.2 指导工作	10	a.指导进修实习护士卫生员工作符合要求	10	不能按照规定要求指导实习进修护士扣5分	
7 **手术室** **绩效结果** **200分**	20	7.1 手术室 病人结果	100	a.手术病人总例数	70	达到去年同月数量并依规定达到增长幅度得满分,降低1%扣10分,增加1%奖5分	
				b.当月大手术、急诊手术例数与上年度比较	30		
		7.2 手术室 质量结果	30	a.当月手术室工作质量与安全达到指标要求	20	达到去年同月数量并依规定达到增长幅度得满分,降低1%扣10分,增加1%奖5分	
				b.无医疗纠纷与事故	10		
		7.3 财务结果	70	收入利润与上年度同月比较并达到增长幅度	70	达到规定增长幅度得满分,降低1%扣10分,增加1%奖5分	
科室		**本表定量指标满分**			**530分**	**定量指标合计得分**	

6.麻醉手术科巡回护士卓越绩效考评标准(表一)

一级指标 (分值)	权重 %	二级指标 考评内容	分值	三级指标 绩效考评扣分细则	分值	得分	考核 方式
1 工作能力 70分	7	1.1 工作能力 执行能力	50	a.工作能力、同事之间团结	20		定性
				b.核心制度及相关规章制度执行力	30		定量
		1.2 工作计划 会议落实	20	a.在护士长领导下工作	10		定量
				b.业务会议、行政会议及相关会议	10		定性
2 过程控制 工作数量 工作质量 工作效率 500分	50	2.1 工作责任	50	a.工作积极性、主动性、责任心	30		定性
				b.按手术要求准确摆放手术体位	20		定量
		2.2 工作数量	170	a.及时供应手术台上所需无菌物品	30		定量
				b.清点核对手术间物品符合要求	20		定性
				c.遵守劳动纪律、尽职尽责	30		定性
				d.核对手术患者规定信息	20		定性
				e.参加手术室各种班次值班	20		定量
				f.术中能密切观察病情,防止意外	20		定量
				g.掌握手术室应急预案操作程序	30		定量
		2.3 工作质量	170	a.保持静脉、吸引等管导通畅	30		定量
				b.做好相关登记、统计工作	30		定性
				c.执行每台手术安全核查制度	30		定性
				d.执行质量关键环节标准措施	30		定性
				e.能够独立完成岗位职责	20		定量
				f.执行手卫生管理制度	30		定量
		2.4 工作效率	110	a.术后把患者送至病房并带全物品	20		定性
				b.正确执行手术开台时间	30		定量
				c.掌握手术室护理基本技术	30		定量
				d.针对问题缺陷有持续改进计划	30		定性
3 论文科研 50分	5	论文科研 业务技术	50	a.发表论文与护理科研符合规定	20		定性
				b.带教实习生与学习培训	20		定性
				c.本人专科护理理论与技术水平	10		定性
4 职业道德 50分	5	4.1 职业素质	20	关心同事、自觉合作、乐于助人	20		定性
		4.2 问题解决	30	a.处理患者和家属的相关问题	20		定性
				b.在护理学科建设中的作用	10		定量
5 社会责任 50分	5	5.1 社会责任	40	a.感染管理、消毒隔离、废水废物	20		定性
				b.补充准备下一台手术所需物品	20		定性
		5.2 工作指导	20	a.指导进修实习护士卫生员工作	10		定量
				b.管理手术区手术患者家属等候区	10		定性
6 满意测评 80分	8	6.1 满意度	50	手术病人及家属的满意度	50		定性
		6.2 满意度	30	手术室人员的满意度	30		定性
7 手术室 绩效结果 200分	20	7.1 病人结果	100	a.当月手术病人总例数	70		定量
				b.大手术、急诊手术例数	30		定量
		7.2 质量结果	30	a.当月手术室工作质量达到要求	20		定量
				b.当月无医疗缺陷纠纷与事故	10		定量
		7.3 财务结果	70	当月收入利润与上年度同月比较	70		定量
满分	1000分	定性指标得分		定量指标得分		最后得分	

6.1麻醉手术科巡回护士卓越绩效考评定性标准(表二)

被考评者姓名		岗位			部门			
职能部门领导·定性指标·满意度测评内容					满意度测评等级			
一级指标	三级定性指标内容测评	本项满分	测评方式	卓越	优秀	良好	一般	得分
1 工作能力 20分	1.1 a.管理能力、同事之间团结	20	定性		20	16	12	
	打分说明:请在上格最后得分一栏内打分,下同							
2 过程控制 工作数量 工作质量 工作效率 240分	2.1 a.工作积极、主动性、责任心	30	定性		30	24	18	
	2.2 b.核对手术间物品符合要求	20	定性					
	扣罚细则:符合规定要求,术前消毒物品准备缺一个包裹扣5分。缺一个手术器械扣5分。手术间管理不好扣5分。术前缺一次三方(术者麻醉医师护师)查对扣5分。							
	2.2 c.遵守劳动纪律、尽职尽责	30	定性					
	扣罚细则:上班时不接收快递包裹,发现接收一次扣5分。上班时去带熟人检查、看病一次扣5分。上班干私活吃零食一次扣5分。工作时间关手机,一次不关扣5分。上班上网玩手机微信、打游戏发现一次扣10分。上班时间相互闲扯一次一人扣5分							
	2.2 d.核对手术患者规定信息	20	定性	不按规定核对信息扣5分				
	2.3 b.做好相关登记统计工作	30	定性					
	扣罚细则:按规定上报相关资料,推迟一天扣5分,差错一项资料扣5分							
	2.3 c.执行每台手术安全核查制度	30	定性					
	扣罚细则:符合要求,负责的手术台手术物品准备不齐一次扣10分。查对不认真遗漏物品找不到一次扣10分。查对不认真遗漏物品(异物)在患者体内一次扣20分							
	2.3 d.执行质量关键环节标准措施	30	定性					
	扣罚细则:无执行质量关键环节标准扣5分,无执行质量关键环节管理措施扣10分							
	2.4 a.术后送至病房并带全物品	20	定性					
	扣罚细则:术后把患者安全送到病房,遗失一件物品扣10分							
	2.4 d.针对问题持续改进与实施	30	定性					
	扣罚细则:针对科室接台病人、自己岗位工作流程、手术查对、岗位工作质量、物品准备、制度执行、手术室专业能力、应该的绩效自查、患者服务等符合要求,对岗位存在的问题与缺陷有持续改进计划、事实、流程、措施、效果,少一个环节扣5分							
3 带教培训 论文科研 50分	3.1 a.发表论文与护理科研符合规定	20	定性		20	16	12	
	3.1 b.带教实习生与学习培训	20	定性					
	扣罚细则:带教实习生与学习培训符合规定要求,一项、次不符合要求一次扣5分							
	3.1 c.本人专科护理理论与技术水平	10	定性	一项不符合要求扣5分				
4 职业道德 40分	4.1 a.关心同事、自觉合作、乐于助人	20	定性		20	16	12	
	4.2 b.处理患者和家属的相关问题	20	定性		20	16	12	
5 社会责任 40分	5.1 a.感染管理消毒隔离废水废物	20	定性	一项不符合要求扣5分				
	5.1 b.补充下一台手术所需物品	20	定性	下台物品准备缺一扣5分				
6 满意测评 80分	6.1 手术病人及家属的满意度	50	定性					
	扣罚细则:手术病人及家属的满意度达到规定的90%,达不到标准,降低1%扣10分							
	6.2 手术室人员对该护士的满意度	30	定性					
	扣罚细则:达到去年同月水平并达到规定年度月度指标增长幅度得满分,降低1%扣5分							
科室		本表定性指标满分	470分	定性指标最后得分				

6.2 麻醉手术科巡回护士卓越绩效考评定量标准(表三)

一级指标 (分值)	权重 %	二级指标		三级指标		绩效考评	得分
		考评内容	分值	考评内容	分值	扣分细则	
1 **工作能力** **50分**	5	1.1 执行能力	30	b.核心制度及相关规章制度执行力	30	核心制度一项、次执行不好扣5分,其余一项扣5分	
		1.2 工作计划 制度落实	20	a.在护士长领导下工作,符合规定要求	10	不服从护士长领导一次扣5分,顶撞领导一次扣10分	
				b.业务会议、行政会议及相关会议符合要求	10	迟到或者早退一次扣5分,缺席一次会议扣10分	
2 **过程控制** **工作数量** **工作质量** **工作效率** **260分**	26	2.1 手术体位	20	b.按手术要求准确摆放患者手术体位	20	患者手术部位准备不好,摆放不正确一次扣10分	
		2.2 工作数量	100	a.及时供应手术台上所需无菌物品	30	手术台上物品准确齐全,缺一物品扣5分。少值班一次扣5分。术中观察病情不仔细,差错一次扣5分。手术室应急预案与措施掌握不准确一次扣5分,意外事件处理不及时扣20分	
				e.参加各种班次值班	20		
				f.术中能密切观察病情符合规定要求	20		
				g.掌握手术室应急预案操作程序符合要求	30		
		2.3 工作质量	80	a.静脉管道、吸引管、氧气管、导尿管等管道通畅符合要求	30	静脉管道、吸引管、氧气管、导尿管等管道一项或者一次不畅通扣5分	
				e.能够独立完成岗位职,符合规定要求	20	不能够独立完成岗位工作扣10分	
				f.有手卫生管理制度	30	不符合要求一次扣10分	
		2.4 工作效率	60	b.正确执行手术开台时间,符合规定要求	30	按照规定,手术开台时间延长10分钟扣10分	
				c.掌握手术室护理基本技术,一项、次不符合要求按规定扣分	30	掌握手术室护理基本技术满分,一项技术掌握不好扣10分,影响工作扣15分	
4 职业素质 **10分**	1	4.2 学科建设	10	b.在护理学科建设中的作用,符合规定要求	10	在护理学科建设中的作用,一项不符合要求扣5分	
5 社会责任 **10分**	1	5.2 指导工作	10	a.指导进修实习护士卫生员工作	10	不能按照规定要求指导实习进修护士扣5分	
7 **手术室** **绩效结果** **200分**	20	7.1 手术室 病人结果	100	a.手术病人总例数	70	达到去年同月数量并依规定达到增长幅度得满分,降低1%扣10分,增加1%奖5分	
				b.当月大手术、急诊手术例数与上年度比较	30		
		7.2 手术室 质量结果	30	a.当月手术室工作质量与安全达到指标要求	20	达到去年同月数量并依规定达到增长幅度得满分,降低1%扣10分,增加1%奖5分	
				b.无医疗纠纷与事故	10		
		7.3 财务结果	70	收入利润与上年度同月比较并达到增长幅度	70	达到规定增长幅度得满分,降低1%扣10分,增加1%奖5分	
科室				**本表定量指标满分**	**530分**	**定量指标合计得分**	

7.麻醉手术科洗手护士卓越绩效考评标准(表一)

一级指标 (分值)	权重 %	二级指标		三级指标		得分	考核 方式
		考评内容	分值	绩效考评扣分细则	分值		
1 工作能力 70分	7	1.1 工作能力 执行能力	50	a.工作能力、同事之间团结	20		定性
				b.核心制度及相关规章制度执行力	30		定量
		1.2 工作计划 会议落实	20	a.在护士长领导下工作	10		定量
				b.业务会议、行政会议及相关会议	10		定性
2 过程控制 工作数量 工作质量 工作效率 490分	49	2.1 工作责任	60	a.工作积极性、主动性、责任心	30		定性
				b.遵守劳动纪律、尽职尽责	30		定性
		2.2 工作数量	160	a.迅速、准确传递手术器械、用物	30		定量
				b.按手术要求准确摆放手术体位	20		定性
				c.熟悉手术医生的手术喜好及特点	20		定性
				d.保持手术台的无菌状态	20		定量
				e.参加手术室各种班次值班	20		定量
				f.术中能密切观察病情,防止意外	30		定量
				g.掌握手术室应急预案操作程序	20		定量
		2.3 工作质量	160	a.观察手术进程,主动配合手术	30		定量
				b.做好相关登记、统计工作	20		定性
				c.执行每台手术安全核查制度	30		定性
				d.执行质量关键环节标准措施	30		定性
				e.术前、术中、术后清点器械物品	30		定量
				f.执行手卫生管理制度	20		定量
		2.4 工作效率	110	a.了解手术情况,做好术前准备	20		定性
				b.正确执行手术开台时间	30		定量
				c.掌握手术室护理基本技术	30		定量
				d.针对问题缺陷有持续改进计划	30		定性
3 论文科研 50分	5	论文科研 业务技术	50	a.发表论文与护理科研符合规定	20		定性
				b.带教实习生与学习培训	20		定性
				c.本人专科护理理论与技术水平	10		定性
4 职业道德 50分	5	4.1 职业素质	20	关心同事、自觉合作、乐于助人	20		定性
		4.2 问题解决	30	a.处理患者和家属的相关问题	20		定性
				b.在护理学科建设中的作用	10		定量
5 社会责任 60分	6	5.1 社会责任	30	a.感染管理、消毒隔离、废水废物	10		定性
				b.术中督导参加手术人员无菌操作	20		定性
		5.2 工作指导	30	a.指导进修实习护士卫生员工作	10		定量
				b.手术结束后协助医生包扎伤口	20		定性
6 满意测评 80分	8	6.1 满意度	50	手术病人及家属的满意度	50		定性
		6.2 满意度	30	手术室人员的满意度	30		定性
7 手术室 绩效结果 200分	20	7.1 病人结果	100	a.当月手术病人总例数	70		定量
				b.大手术、急诊手术例数	30		定量
		7.2 质量结果	30	a.当月手术室工作质量达到要求	20		定量
				b.当月无医疗缺陷纠纷与事故	10		定量
		7.3 财务结果	70	当月收入利润与上年度同月比较	70		定量
满分	1000 分	定性指标得分		定量指标得分		最后得分	

7.1麻醉手术科洗手护士卓越绩效考评定性标准(表二)

被考评者姓名		岗位				部门			
职能部门领导·定性指标·满意度测评内容					满意度测评等级				
一级指标	三级定性指标内容测评		本项满分	测评方式	卓越	优秀	良好	一般	得分
1 工作能力 20分	1.1 a. 管理能力、同事之间团结		20	定性		20	16	12	
	打分说明:请在上格最后得分一栏内打分,下同								
2 过程控制 工作数量 工作质量 工作效率 230分	2.1 a. 工作积极、主动性、责任心		30	定性		30	24	18	
	2.1 b. 遵守劳动纪律、尽职尽责		30	定性					
	扣罚细则:上班时不接收快递包裹,发现接收一次扣5分。上班时去带熟人检查、看病一次扣5分。上班干私活吃零食一次扣5分。工作时间关手机,一次不关扣5分。上班上网玩手机微信、打游戏发现一次扣10分。上班时间相互闲扯一次一人扣5分								
	2.2 b. 熟悉手术医生手术喜好特点		20	定性					
	扣罚细则:熟悉本台手术医师手术喜好与特点,配合手术,符合规定要求,配合不好扣10分。递送一个手术器械错误扣2分。手术台管理不好扣5分								
	2.2 c. 熟悉手术医生的喜好及特点		20	定性		20	16	12	
	2.3 b. 做好相关登记统计工作		20	定性					
	扣罚细则:按规定上报相关资料,推迟一天扣5分,差错一项资料扣5分								
	2.3 c. 执行每台手术安全核查制度		30	定性					
	扣罚细则:负责的手术台手术物品准备符合要求,不齐一次扣10分。查对不认真遗漏物品找不到一次扣10分。查对不认真遗漏物品(异物)在患者体内一次扣20分								
	2.3 d. 执行质量关键环节标准措施		30	定性					
	扣罚细则:无执行质量关键环节标准扣5分,无执行质量关键环节管理措施扣10分								
	2.4 a. 了解手术情况做好术前准备		20	定性					
	扣罚细则:提前20分钟洗手,了解手术流程,清点物品、器械,准备不好扣10分								
	2.4 d. 针对问题持续改进与实施		30	定性					
	扣罚细则:针对科室接台病人、自己岗位工作流程、手术查对、岗位工作质量、物品准备、制度执行、手术室专业能力、应该的绩效自查、患者服务等符合要求,对岗位存在的问题与缺陷有持续改进计划、事实、流程、措施、效果,少一个环节扣5分								
3 带教培训 论文科研 50分	3.1 a. 发表论文与护理科研符合规定		20	定性		20	16	12	
	3.1 b. 带教实习生与学习培训		20	定性					
	扣罚细则:带教实习生与学习培训,一项、次不符合要求一次扣5分								
	3.1 c. 本人专科护理理论与技术水平		10	定性	一项不符合要求扣5分				
4 职业道德 40分	4.1 a. 关心同事、自觉合作、乐于助人		20	定性		20	16	12	
	4.2 a. 处理患者和家属的相关问题		20	定性		20	16	12	
5 社会责任 30分	5.1 a. 感染管理消毒隔离废水废物		10	定性	影响不符合要求扣5分				
	5.2 b. 督导参加手术人员无菌操作		20	定性		20	16	12	
6 满意测评 80分	6.1 手术病人及家属的满意度		50	定性					
	扣罚细则:手术病人及家属的满意度达到规定的90%,达不到标准,降低1%扣10分								
	6.2 手术室人员对该护士的满意度		30	定性					
	扣罚细则:达到去年同月水平并达到规定年度月度指标增长幅度得满分,降低1%扣5分								
科室		本表定性指标满分	450分		定性指标最后得分				

7.2 麻醉手术科洗手护士卓越绩效考评定量标准(表三)

一级指标 (分值)	权重 %	二级指标		三级指标		绩效考评 扣分细则	得分
		考评内容	分值	考评内容	分值		
1 **工作能力** **50分**	5	1.1 执行能力	30	b.核心制度及相关规章制度执行力	30	核心制度一项、次执行不好扣5分,其余一项扣5分	
		1.2 工作计划制度落实	20	a.在护士长领导下工作,符合规定要求	10	不服从护士长领导一次扣5分,顶撞领导一次扣10分	
				b.业务会议、行政会议及相关会议符合要求	10	迟到或者早退一次扣5分,缺席一次会议扣6分	
2 **过程控制** **工作数量** **工作质量** **工作效率** **260分**	26	2.2 工作数量	120	a.手术台上迅速、准确传递手术器械、用物	30	手术台上物品准确齐全,缺一物品扣5分,差错一次扣5分。手术台上物品不整齐、混乱扣10分少值班一次扣5分。术中观察病情不仔细,差错一次扣5分。手术室应急预案与措施掌握不准确一次扣5分,意外事件处理不及时扣20分	
				d.保持手术台的无菌状态,符合规定要求	20		
				e.参加各种班次值班	20		
				f.术中能密切观察病情,防止以外符合要求	30		
				g.掌握手术室应急预案操作程序符合要求	20		
		2.3 工作质量	80	a.观察手术进程,主动配合手术,能够主动发现异常情况符合要求	30	观察手术进程,有预见性,主动、准确、传递器械和物品,差错一次扣5分	
				e.术前、术中、术后清点器械物品符合要求	30	少一个查对环节扣5分,发现差错处理不及时扣10分	
				f.有手卫生管理制度	20	不符合要求一次扣10分	
		2.4 工作效率	60	b.正确执行手术开台时间,符合规定要求	30	按照规定,手术开台时间延长10分钟扣10分	
				c.掌握手术室护理基本技术,一项、次不符合要求按规定扣分	30	掌握手术室护理基本技术满分,一项技术掌握不好扣10分,影响工作扣15分	
4 职业素质 **10分**	1	4.2 学科建设	10	b.在护理学科建设中的作用,符合规定要求	10	在护理学科建设中的作用,一项不符合要求扣5分	
5 社会责任 **10分**	1	5.2 指导工作	10	a.指导进修实习护士卫生员工作符合要求	10	不能按照规定要求指导实习进修护士扣5分	
7 **手术室** **绩效结果** **200分**	20	7.1 手术室病人结果	100	a.手术病人总例数	70	达到去年同月数量并依规定达到增长幅度得满分,降低1%扣10分,增加1%奖5分	
				b.当月大手术、急诊手术例数与上年度比较	30		
		7.2 手术室质量结果	30	a.当月手术室工作质量与安全达到指标要求	20	达到去年同月数量并依规定达到增长幅度得满分,降低1%扣10分,增加1%奖5分	
				b.无医疗纠纷与事故	10		
		7.3 财务结果	70	收入利润与上年度同月比较并达到增长幅度	70	达到规定增长幅度得满分,降低1%扣10分,增加1%奖5分	
科室				**本表定量指标满分**	**530分**	**定量指标合计得分**	

8.麻醉手术科晚夜节假日值班护士卓越绩效考评标准(表一)

一级指标 (分值)	权重 %	二级指标 考评内容	分值	三级指标 绩效考评扣分细则	分值	得分	考核 方式
1 工作能力 70分	7	1.1 工作能力 执行能力	50	a.工作能力、同事之间团结	20		定性
				b.核心制度及相关规章制度执行力	30		定量
		1.2 工作计划 会议落实	20	a.在护士长领导下工作	10		定量
				b.业务会议、行政会议及相关会议	10		定性
2 过程控制 工作数量 工作质量 工作效率 490分	49	2.1 工作责任	60	a.工作积极性、主动性、责任心	30		定性
				b.遵守劳动纪律、尽职尽责	30		定性
		2.2 工作数量	160	a.掌握手术室各外科配合流程	30		定量
				b.掌握常见急危重病人抢救流程	20		定性
				c.熟悉手术医生的手术喜好及特点	20		定性
				d.保持手术台的无菌状态	20		定量
				e.参加手术室各种班次值班	20		定量
				f.独立完成急诊手术配合抢救工作	30		定量
				g.掌握手术室应急预案操作程序	20		定量
		2.3 工作质量	160	a.保障门窗水电中心吸引供气通畅	30		定量
				b.能判断、识别危险、及时报告	30		定性
				c.执行每台手术安全核查制度	30		定性
				d.执行质量关键环节标准措施	20		定性
				e.术前、术中、术后清点器械物品	30		定量
				f.执行手卫生管理制度	20		定量
		2.4 工作效率	110	a.了解急诊手术特点做好术前准备	20		定性
				b.掌握急诊手术开台时间	30		定量
				c.掌握手术室护理基本技术	30		定量
				d.针对问题缺陷有持续改进计划	30		定性
3 论文科研 50分	5	论文科研 业务技术	50	a.发表论文与护理科研符合规定	20		定性
				b.带教实习生与学习培训	20		定性
				c.本人专科护理理论与技术水平	10		定性
4 职业道德 50分	5	4.1 职业素质	20	关心同事、自觉合作、乐于助人	20		定性
		4.2 问题解决	30	a.处理患者和家属的相关问题	10		定性
				b.术中可能污染器械物品固定存放	20		定量
5 社会责任 60分	6	5.1 社会责任	30	处理问题考虑全面,遵循伦理法律原则,维护手术室和医院的形象	30		定性
		5.2 工作安全	30	a.乐于接受手术室安排的额外工作	10		定量
				b.熟悉消防器材的位置,确保安全	20		定性
6 满意测评 80分	8	6.1 满意度	50	手术病人及家属的满意度	50		定性
		6.2 满意度	30	手术室人员的满意度	30		定性
7 手术室 绩效结果 200分	20	7.1 病人结果	100	a.当月手术病人总例数	70		定量
				b.大手术、急诊手术例数	30		定量
		7.2 质量结果	30	a.当月手术室工作质量达到要求	20		定量
				b.当月无医疗缺陷纠纷与事故	10		定量
		7.3 财务结果	70	当月收入利润与上年度同月比较	70		定量
满分	1000分	定性指标得分		定量指标得分		最后得分	

8.1 麻醉手术科晚夜节假日值班护士卓越绩效考评定性标准（表二）

被考评者姓名		岗位			部门				
职能部门领导·定性指标·满意度测评内容					满意度测评等级				
一级指标	三级定性指标内容测评	本项满分	测评方式	卓越	优秀	良好	一般	得分	
1 工作能力 20分	1.1 a. 管理能力、同事之间团结	20	定性		20	16	12		
	打分说明：请在上格最后得分一栏内打分，下同								
2 过程控制 工作数量 工作质量 工作效率 230分	2.1 a. 工作积极、主动性、责任心	30	定性		30	24	18		
	2.1 b. 遵守劳动纪律、尽职尽责	30	定性						
	扣罚细则：上班时不接收快递包裹，发现接收一次扣5分。上班时去带熟人检查、看病一次扣5分。上班干私活吃零食一次扣5分。工作时间关手机，一次不关扣5分。上班上网玩手机微信、打游戏发现一次扣10分。上班时间相互闲扯一次一人扣5分								
	2.2 b. 掌握急危重病人抢救流程	20	定性						
	扣罚细则：不能够掌握危急重症抢救流程，不能够配合外科医师手术，配合不好一次扣10分。手术时递送一个手术器械错误扣5分。因准备不好延长手术10分钟扣5分								
	2.2 c. 熟悉手术医生的喜好及特点	20	定性		20	16	12		
	2.3 b. 能判断识别危险及时报告	30	定性						
	扣罚细则：能够判断识别节假日危险情况，根据具体情况及时报告，不报告扣10分								
	2.3 c. 执行每台手术安全核查制度	30	定性						
	扣罚细则：负责的手术台手术物品准备符合要求，不齐一次扣10分。查对不认真遗漏物品找不到一次扣10分。查对不认真遗漏物品（异物）在患者体内一次扣20分								
	2.3 d. 执行质量关键环节标准措施	20	定性						
	扣罚细则：无执行质量关键环节标准扣5分，无执行质量关键环节管理措施扣10分								
	2.4 a. 急诊手术特点做好术前准备	20	定性						
	扣罚细则：了解各个外科常见急诊手术特点，做好术前准备，准备不好扣10分								
	2.4 d. 针对问题持续改进与实施	30	定性						
	扣罚细则：针对科室接台病人、自己岗位工作流程、手术查对、岗位工作质量、物品准备、制度执行、手术室专业能力、应该的绩效自查、患者服务等符合要求，对岗位存在的问题与缺陷有持续改进计划、事实、流程、措施、效果，少一个环节扣5分								
3 带教培训 论文科研 50分	3. a. 发表论文与护理科研符合规定	20	定性		20	16	12		
	3. b. 带教实习生与学习培训	20	定性						
	扣罚细则：带教实习生与学习培训符合管理要求，一项、次不符合要求一次扣5分								
	3. c. 本人专科护理理论与技术水平	10	定性		一项不符合要求扣5分				
4 职业道德 30分	4.1 a. 关心同事、自觉合作乐于助人	20	定性		20	16	12		
	4.2 a. 处理患者和家属的相关问题	10	定性		10	8	6		
5 社会责任 50分	5.1 处理问题考虑全面，遵循伦理法律原则，维护手术室和医院形象	30	定性		30	24	18		
	5.2 b. 熟悉消防器材位置确保安全	20	定性		20	16	12		
6 满意测评 80分	6.1 手术病人及家属的满意度	50	定性						
	扣罚细则：手术病人及家属的满意度达到规定的90%，达不到标准，降低1%扣10分								
	6.2 手术室人员对该护士的满意度	30	定性						
	扣罚细则：达去年同月水平并达规定年度月度指标增长幅度得满分，降低1%扣5分								
科室		本表定性指标满分	460 分	定性指标最后得分					

8.2麻醉手术科晚夜节假日值班护士卓越绩效考评定量标准(表三)

一级指标 (分值)	权重 %	二级指标 考评内容	分值	三级指标 考评内容	分值	绩效考评 扣分细则	得分
1 工作能力 50分	5	1.1 执行能力	30	b.核心制度及相关规章制度执行力	30	核心制度一项、次执行不好扣5分,其余一项扣5分	
		1.2 工作计划 制度落实	20	a.在护士长领导下工作,符合规定要求	10	不服从护士长领导一次扣5分,顶撞领导一次扣10分	
				b.业务会议、行政会议及相关会议符合要求	10	迟到或者早退一次扣5分,缺席一次会议扣10分	
2 过程控制 工作数量 工作质量 工作效率 260分	26	2.2 工作数量	120	a.掌握手术室各外科工作与配合流程	30	掌握不了各个手术外科流程扣5分,差错一次扣5分。手术台上物品不整齐、混乱扣10分。少值班一次扣5分。不能独立完成急诊手术和配合医师手术一次扣5分。手术室应急预案与措施掌握不准确一次扣5分,意外事件处理不及时扣20分	
				d.保持手术台的无菌状态,符合规定要求	20		
				e.参加各种班次值班	20		
				f.独立完成急诊手术配合抢救工作	30		
				g.掌握手术室应急预案操作程序符合要求	20		
		2.3 工作质量	80	a.保障门窗、水、电、中心吸引、供气等管道通畅,符合规定要求	30	发现不了,管理、维护不好,一项或者一次管道不通扣5分,影响工作扣20分	
				e.术前、术中、术后清点器械物品符合要求	30	少一个查对环节扣5分,发现差错处理不及时扣10分	
				f.有手卫生管理制度	20	不符合要求一次扣10分	
		2.4 工作效率	60	b.掌握急诊手术开台时间,符合规定要求	30	按照规定,急诊手术开台时间延长10分钟扣10分	
				c.掌握手术室护理基本技术,一项、次不符合要求按规定扣分	30	掌握手术室护理基本技术满分,一项技术掌握不好扣10分,影响工作扣15分	
4 职业道德 20分	2	4.2 工作环境	20	b.术中可能污染器械物品固定存放	20	可能污染器械物品固定存放,存放不好扣5分	
5 社会责任 10分	1	5.2 指导工作	10	a.指导进修实习护士卫生员工作符合要求	10	不能按照规定要求指导实习进修护士扣5分	
7 手术室 绩效结果 200分	20	7.1 手术室 病人结果	100	a.手术病人总例数	70	达到去年同月数量并依规定达到增长幅度得满分,降低1%扣10分,增加1%奖5分	
				b.当月大手术、急诊手术例数与上年度比较	30		
		7.2 手术室 质量结果	30	a.当月手术室工作质量与安全达指标要求	20	达到去年同月数量并依规定达到增长幅度得满分,降低1%扣10分,增加1%奖5分	
				b.无医疗纠纷与事故	10		
		7.3 财务结果	70	收入利润与上年度同月比较并达增长幅度	70	达到规定增长幅度得满分,降低1%扣10分,增加1%奖5分	
科室		本表定量指标满分			540 分	定量指标合计得分	

八、重症医学科护理人员卓越绩效考评标准

1.重症医学科护士长卓越绩效考评标准(表一)

一级指标 (分值)	权重 %	二级指标		三级指标		得分	考核 方式
		考评内容	分值	绩效考评扣分细则	分值		
1 领导能力 执行能力 100分	10	1.1领导能力 执行能力	50	a.领导与管理能力、领导之间团结	20		定性
				b.医护核心制度与相关规定执行力	30		定量
		1.2 工作计划	50	a.护理发展规划,年度、月度工作计划	20		定量
				b.落实护理查房、床头交接班	20		定性
				c.按照规定时间上报护士长手册	10		定量
2 过程控制 工作数量 工作质量 工作效率 400分	40	2.1 工作流程	40	a.护理工作流程化,护士排班科学	30		定量
				b.遵守劳动纪律、职责履行	10		定性
		2.2 工作数量	120	a.质量管理组织健全,履行职责	30		定量
				b.“三查八对”与患者识别标识落实	40		定量
				c.科室办公、耗材领用与使用相符	20		定量
				d.科室抢救仪器设备完好备用状态	30		定量
		2.3 工作质量	100	a.病人基础、各种管道护理落实	30		定量
				b.有质量关键环节管理标准与措施	20		定性
				c.护理质控指标准确、及时上报	30		定量
				d.正确、按时及时执行医嘱	10		定性
				e.护理理论考核、技术操作合格率	10		定性
		2.4 工作效率	140	a.护理文件书写符合标准	20		定性
				b.严禁利用职务之便牟取私利	10		定性
				c.科室应急预案与流程	10		定性
				d.科室成本、药占比、耗材占比	30		定性
				e.药物管理规范、安全	10		定性
				f.承担护理部绩效考核与检查任务	20		定量
				g.ICU护理指标符合标准	40		定量
3 论文科研 100分	10	论文科研 业务技术	100	a.发表论文与护理科研符合规定	40		定性
				b.带教实习生与学习培训	30		定性
				c.本人专科护理理论与技术水平	30		定性
4 职业道德 50分	5	4.1职业素质	20	关心同事、自觉合作、乐于助人	20		定性
		4.2问题解决	30	a.处理患者和家属的相关问题	20		定性
				b.在护理学科建设中的作用	10		定性
5 社会责任 50分	5	5.1 社会责任	30	a.参加公益活动、护士同工同酬	10		定性
				b.院感染、消毒隔离、废物处理	20		定量
		5.2奖金管理	20	科室绩效奖金、福利透明公开	20		定量
6 满意测评 100分	10	6.1满意度	60	门诊病人和住院患者满意度	60		定性
		6.2健康指导	20	本科室人员对护士长的满意度	20		定性
		6.3持续改进	20	持续改进计划与实施	20		定性
7 科室 业绩结果 200分	20	7.1质量结果	90 30	a.当月科室出院专科病人数量	90		定量
				b.当月科室质量安全无事故	30		定量
		7.2财务结果	80	当月医疗利润达到上年度同月水平并达到医院规定的 增长幅度指标	80		定量
满分	1000分	定性指标得分		定量指标得分		最后得分	

1.1 重症医学科护士长卓越绩效考评定性标准(表二)

被考评者姓名		岗位				部门		
职能部门领导·定性指标·满意度测评内容					满意度测评等级			
一级指标	三级定性指标内容测评		本项满分	测评方式	卓越	优秀	良好	一般	得分

一级指标	三级定性指标内容测评	本项满分	测评方式	卓越	优秀	良好	一般	得分
1 管理能力 40分	1.1 a. 领导管理能力、领导之间团结	20	定性		20	16	12	
	1.2 b. 护理查房、床头交接班落实	20	定性					
	扣罚细则:每月护理查房<1次扣10分,重病人床头交班不到位一次扣10分							
2 过程控制 工作数量 工作质量 工作效率 130分	2.1 b. 遵守劳动纪律、职责履行	10	定性					
	奖罚细则:上班不接收快递包裹,发现接收一次扣5分,上班时带熟人检查、看病一次扣5分,上班干私活吃零食一次扣5分,进入工作时间关手机一次不关扣5分,上班上网、玩手机微信查资料打游戏发现一次扣10分,上班相互闲扯一次扣5分							
	2.3 b. 有质量关键环节管理标准措施	20	定性					
	奖罚细则:无质量关键环节管理标准扣10分,无质量关键环节管理措施扣10分							
	2.3 d. 正确、按时及时执行医嘱	10	定性					
	扣罚细则:符合管理要求,医嘱执行不正确一次扣5分,执行不正确一次扣10分							
	2.3 e. 护理理论考核技术操作合格率	10	定性	一人次不及格扣10分				
	2.4 a. 护理文件书写符合标准	20	定性	一处不符合标准扣5分				
	2.4 b. 严禁利用职务之便牟取私利	10	定性	违规一项、次扣10分				
	2.4. c. 操作应急预案与流程	10	定性					
	奖罚细则:针对技术操作、并发症、意外等情况有应急预案流程,少一项扣5分							
	2.4. d. 成本、药占比、耗材占比	30	定性					
	扣罚细则:科室总成本支出、药占比、耗材占比,达去年同月水平并达到医院规定月度减少幅度,成本支出、药占、耗材占比符合医院规定,一项、次增加1%扣10分							
	2.4. e. 药物管理规范、安全	10	定性					
	奖罚细则:药物管理规范、安全符合管理要求,一次药品管理不规范安全扣5分							
3 论文科研 带教培训 100分	a. 发表论文与护理科研符合规定	40	定性		40	32	24	
	b. 带教实习生与学习培训	30	定性	一项不符合要求扣10分				
	c. 本人专科护理理论与技术水平	30	定性					
	奖罚细则:在护理学科建设中的作用,符合管理要求,一项、次不符合要求扣10分							
4 职业道德 70分	4.1 关心同事、自觉合作、乐于助人	20	定性					
	奖罚细则:关心同事、自觉合作、乐于助人,符合管理要求一项、次不符合要求扣5分							
	4.2 a. 处理患者和家属的相关问题	20	定性		20	16	12	
	4.2 b. 在护理学科建设中的作用	30	定性					
	奖罚细则:在护理学科建设中的作用,符合管理要求,一项、次不符合要求扣10分							
5 社会责任 10分	5.2 a. 参加公益活动、护士同工同酬	10	定性					
	奖罚细则:未按要求参加公益活动少一次扣5分,没有实施护士同工同酬扣10分							
6 满意测评 100分	6.1 门诊病人和住院患者满意度	60	定性					
	奖罚细则:门诊病人和住院患者满意度达到规定95%,达不到标准降低1%扣10分							
	6.2 本科室人员对护士长的满意度	20	定性		20	16	12	
	6.3 持续改进计划与实施	20	定性		20	16	12	
	奖罚细则:室每月针对存在医疗、护理、病历质量、查房、用药、值班等问题与缺陷和投诉及纠纷,有持续改进计划、事实、流程、措施、效果,少一个环节扣5分							
科室	本表定性指标满分	450分	定性指标最后得分					

1.2 重症医学科护士长卓越绩效考评定量标准(表三)

一级指标 (分值)	权重 %	二级指标		三级指标		绩效考评 扣分细则	得分
		考评内容	分值	考评内容	分值		
1 管理能力 执行能力 60分	6	1.1 执行能力	30	b."18项医护核心制度"与相关规定执行力	30	核心制度一项不执行扣5分,其他不执行扣5分	
		1.2 工作计划	20	a.科室护理发展规划,月度工作计划总结	20	有规划,年度、月度计划总结满分,少一项扣5分	
			10	c.按照规定时间上报护士长手册符合管理要求	10	按照规定时间上报护士长手册,延长一天扣5分	
2 过程控制 工作数量 工作质量 工作效率 270分	27	2.1 工作流程	30	a.按照护理工作流程工作,护士排班科学	30	少一项流程扣10分,排班不科学扣5分	
		2.2 工作数量	120	a.质量管理组织健全,履行职责符合规定要求	30	科室质量管理组织健全,履行职责齐全,质量管理组织健全,履行职责,少一个质量管理小组扣10分,职责不清扣5分。"三查八对"差错一次扣5分。患者识别、标识不准确一人次扣2分。科室办公、耗材等物品领用与使用相符,领用物资不符扣5分。抢救仪器设备状态不好一次扣5分,影响抢救扣20分	
				b."三查八对"与患者识别标识落实符合规定要求	40		
				c.科室办公、耗材等物品领用与使用相符	20		
				d.科室抢救病人仪器、设备处于完好备用状态,凡是抢救病人设备、仪器影响抢救病人的,按照医院、科室规定标准扣分,符合规定要求	30		
		2.3 工作质量	60	a.病人基础、各种管道护理落实符合规定要求	30	基础护理不落实一次扣5分,管道护理不落实一次扣2分。护理质控指标不准确一次扣5分,推迟一天上报一次扣10分	
				c.护理质控指标准确、及时上报,一项、次不符合要求按规定扣分	30		
		2.4 工作效率	60	f.承担护理部绩效考核与检查任务符合要求	20	承担护理部绩效考核检查任务,一次不承担扣5分	
				g.ICU护理指标符合标准,符合规定要求	40	ICU护理指标符合规定标准,降低1%扣5分	
5 社会责任 40分	4	5.1 社会责任	20	b.院感染、消毒隔离、废物处理符合规定要求	20	院感、消毒、隔离不落实和不安规定处理医疗废物一次扣10分。奖金、福利不透明公开扣10分	
		5.2 福利管理	20	奖金、福利透明公开,一项不符合按规定扣分	20		
7 科室 绩效结果 200分	20	7.1 科室 质量结果	90	a.当月出院专科病人数	90	达到去年同月数量并依规定达到增长幅度得满分,降低1%扣10分,增加1%奖5分	
			30	b.科室质量安全与上年度同月比较并且达标准	30	达到去年同月水平并依规定达到增长幅度得满分,降低1%扣10分,增加1%奖5分	
		7.2 科室 财务结果	80	当月医疗收入利润达到上年度同月水平并且达到医院规定增长幅度	80		
科室		本表定量指标满分			570分	定量指标合计得分	

2.重症医学科副护士长正副主任护师卓越绩效考评标准(表一)

一级指标 (分值)	权重 %	二级指标		三级指标		得分	考核 方式
		考评内容	分值	绩效考评扣分细则	分值		
1 领导能力 执行能力 100分	10	1.1领导能力 执行能力	50	a.领导与管理能力、领导之间团结	20		定性
				b.医护核心制度与相关规定执行力	30		定量
		1.2 工作计划	50	a.护理发展规划,年度月度工作计划	20		定量
				b.落实护理查房、床头交接班	20		定性
				c.承担指导下级职称护士工作	10		定量
2 过程控制 工作数量 工作质量 工作效率 430分	43	2.1 工作责任	40	a.按照专科护理工作流程工作	30		定量
				b.遵守劳动纪律、职责履行	10		定性
		2.2 工作数量	120	a.质量管理组织健全,履行职责	20		定量
				b."三查八对"与患者识别标识落实	40		定量
				c.独立处理与解决护理疑难问题	20		定量
				d.科室抢救仪器设备完好备用状态	20		定量
				e.服从护士长领导与管理	20		定量
		2.3 工作质量	120	a.病人基础、各种管道护理落实	30		定量
				b.有质量关键环节管理标准与措施	20		定性
				c.护理质控指标准确、及时上报	30		定量
				d.正确、按时及时执行医嘱	20		定性
				e.积极参加危重患者抢救工作	20		定性
		2.4 工作效率	150	a.护理文件书写符合标准	20		定性
				b.合理控制科室支出、医疗成本	20		定性
				c.科室应急预案与流程	10		定性
				d.成本、药占比、耗材占比	20		定性
				e.药物管理规范、安全	20		定性
				f.承担护理部绩效考核与检查任务	20		定量
				g.ICU护理指标符合标准	40		定量
3 论文科研 80分	8	论文科研 业务技术	80	a.发表论文与护理科研符合规定	30		定性
				b.带教实习生与学习培训	30		定性
				c.本人专科护理理论与技术水平	20		定性
4 职业道德 40分	4	4.1职业素质	10	关心同事、自觉合作、乐于助人	10		定性
		4.2问题解决	30	a.处理患者和家属的相关问题	20		定性
				b.在护理学科建设中的作用	10		定性
5 社会责任 50分	5	5.1 社会责任	30	a.持续学习与工作创新能力	10		定性
				b.院感染、消毒隔离、废物处理	20		定量
		5.2奖金管理	20	科室绩效奖金、福利透明公开	20		定量
6 满意测评 100分	10	6.1满意度	60	门诊病人和住院患者满意度	60		定性
		6.2健康指导	20	本科室人员对本人的满意度	20		定性
		6.3持续改进	20	持续改进计划与实施	20		定性
7 科室 业绩结果 200分	20	7.1质量结果	90 30	a.当月科室出院专科病人数量	90		定量
				b.当月科室质量安全无事故	30		定量
		7.2财务结果	80	当月医疗利润达到上年度同月水平并达到医院规定增 长幅度	80		定量
满分	**1000分**	**定性指标得分**		**定量指标得分**		**最后得分**	

2.1 重症医学科副护士长正副主任护师卓越绩效考评定性标准(表二)

被考评者姓名		岗位			部门			
职能部门领导·定性指标·满意度测评内容					满意度测评等级			
一级指标	三级定性指标内容测评	本项满分	测评方式	卓越	优秀	良好	一般	得分
1 管理能力 40分	1.1 a.领导管理能力、领导之间团结	20	定性		20	16	12	
	1.2 b.护理查房、床头交接班落实	20	定性					
	扣罚细则:每月护理查房<1次扣10分,重病人床头交接班不到位一次扣10分							
2 过程控制 工作数量 工作质量 工作效率 160分	2.1 b.遵守劳动纪律、职责履行	10	定性					
	奖罚细则:上班不接收快递包裹,发现接收一次扣5分,上班时带熟人检查、看病一次扣5分,上班干私活吃零食一次扣5分,进入工作时间关手机一次不关扣5分,上班上网、玩手机微信查资料打游戏发现一次扣10分,上班相互闲扯一次扣5分							
	2.3 b.有质量关键环节管理标准措施	20	定性					
	奖罚细则:无质量关键环节管理标准扣10分,无质量关键环节管理措施扣10分							
	2.3 d.正确、按时及时执行医嘱	20	定性					
	扣罚细则:医嘱执行不正确一次扣5分,执行不正确一次扣10分							
	2.3 e.积极参加危重患者抢救工作	20	定性	不积极参加抢救扣10分				
	2.4 a.护理文件书写符合标准	20	定性	一处不符合标准扣5分				
	2.4 b.合理控制科室支出、医疗成本	20	定性					
	扣罚细则:合理控制科室支出、医疗成本,与上年度同月成本比较,并且达到医院规定当年科室降低成本幅度,符合医院业务与技术管理的要求,增加1%扣10分							
	2.4.c.操作应急预案与流程	10	定性					
	奖罚细则:针对技术操作、并发症、意外等情况有应急预案流程,少一项扣5分							
	2.4.d.成本、药占比、耗材占比	20	定性					
	扣罚细则:科室总成本支出、药占比、耗材占比,达到去年同月水平并达到医院规定月度减少幅度,成本支出、药占、耗材占比符合医院规定,一项、次增加1%扣5分							
	2.4.e.药物管理规范、安全	20	定性					
	奖罚细则:药物管理规范、安全,符合管理要求,一次药品管理不规范安全扣5分							
3 论文科研 带教培训 80分	a.发表论文与护理科研符合规定	30	定性		30	24	18	
	b.带教实习生与学习培训	30	定性	一项不符合要求扣10分				
	c.本人专科护理理论与技术水平	20	定性					
	奖罚细则:本人专科护理理论与技术水平,符合管理要求一项、次不符合要求扣10分							
4 职业道德 40分	4.1 关心同事、自觉合作、乐于助人	10	定性		10	8	6	
	4.2 a.处理患者和家属的相关问题	20	定性		20	16	12	
	4.2 b.处理患者和家属的相关问题	10	定性		10	8	6	
5 社会责任 10分	5.2 a.持续学习与工作创新能力	10	定性					
	奖罚细则:符合规定要求,持续学习与工作创新能力不强,符合要求不符合扣10分							
6 满意测评 100分	6.1 门诊病人和住院患者满意度	60	定性					
	奖罚细则:门诊病人和住院患者满意度达到规定95%,达不到标准,降低1%扣10分							
	6.2 本科室人员对本人的满意度	20	定性		20	16	12	
	6.3 持续改进计划与实施	20	定性		20	16	12	
	奖罚细则:本科室每月针对存在医疗、护理、病历质量、查房、用药、值班等问题与缺陷和投诉及纠纷,有持续改进计划、事实、流程、措施、效果,少一个环节扣5分							
科室		本表定性指标满分	430 分	定性指标最后得分				

2.2 重症医学科副护士长正副主任护师卓越绩效考评定量标准(表三)

一级指标 (分值)	权重 %	二级指标		三级指标		绩效考评	得分
		考评内容	分值	考评内容	分值	扣分细则	
1 **管理能力** **执行能力** **60分**	6	1.1 执行能力	30	b.“18项医护核心制度”与相关规定执行力	30	核心制度一项不执行扣5分,其他不执行扣5分	
		1.2 工作计划	20	a.科室护理发展规划,月度工作计划总结	20	有规划、年度、月度计划总结满分,少一项扣5分	
			10	c.承担指导下级职称护士工作符合规定要求	10	承担指导下级职称护士工作,不指导者扣5分	
2 **过程控制** **工作数量** **工作质量** **工作效率** **270分**	27	2.1 工作流程	30	a.按照专科护理工作流程工作,符合规定要求	30	按照专科护理工作流程工作,不按流程工作扣5分	
		2.2 工作数量	120	a.质量管理组织健全,履行职责符合规定要求	20	质量管理组织健全,履行职责,少一个质量管理小组扣10分,职责不清扣5分。“三查八对”差错一次扣5分。患者识别、标识不准确一人次扣2分。不能够独立处理与解决护理疑难问题,一项、次扣10分。抢救仪器设备状态不好一次扣5分,影响抢救扣20分。服从护士长领导与管理,不服从不支持护士长领导与管理扣10分	
				b.“三查八对”与患者识别标识落实符合要求	40		
				c.独立处理与解决护理疑难问题符合规定要求	20		
				d.科室抢救仪器设备完好备用状态符合要求	20		
				e.服从护士长领导与管理,不服从不支持护士长领导与管理,一项、次按照规定扣分符合要求	20		
		2.3 工作质量	60	a.病人基础、各种管道护理落实符合管理要求	30	基础护理不落实一次扣5分,管道护理不落实一次扣5分。护理质控指标不准确一次扣5分,推迟一天上报一次扣10分	
				c.护理质控指标准确、及时上报,一项、次不符合要求按规定扣分	30		
		2.4 工作效率	60	f.承担护理部绩效考核与检查任务符合要求	20	承担护理部绩效考核检查任务,一次不承担扣5分	
				g.ICU护理指标符合标准,符合规定要求	40	ICU护理指标符合规定标准,降低1%扣5分	
5 **社会责任** **40分**	4	5.1 社会责任	20	b.院感染、消毒隔离、废物处理符合规定要求	20	院感、消毒、隔离不落实和不安规定处理医疗废物一次扣10分。奖金、福利不透明公开扣10分	
		5.2 福利管理	20	奖金、福利透明公开,符合规定要求	20		
7 **科室** **业绩结果** **200分**	20	7.1 科室 质量结果	90	a.当月出院专科病人数	90	达到去年同月数量并依规定达到增长幅度得满分,降低1%扣10分,增加1%奖5分	
			30	b.科室质量安全与上年度同月比较并且达标准	30		
		7.2 科室 财务结果	80	当月医疗收入利润达到上年度同月水平并且达到医院规定增长幅度	80	达到去年同月水平并依规定达到增长幅度得满分,降低1%扣10分,增加1%奖5分	
科室				本表定量指标满分	570分	定量指标合计得分	

3.重症医学科中级职称主管护师卓越绩效考评标准(表一)

一级指标 (分值)	权重 %	二级指标		三级指标		得分	考核 方式
		考评内容	分值	绩效考评扣分细则	分值		
1 领导能力 执行能力 100分	10	1.1 领导能力 执行能力	60	a.领导与管理能力、领导之间团结	10		定性
				b.医护核心制度与相关规定执行力	50		定量
		1.2 工作计划	40	a.护理发展规划,年度月度工作计划	10		定量
				b.交接班签字、落实床头交接班	20		定性
				c.承担指导下级职称护士工作	10		定量
2 过程控制 工作数量 工作质量 工作效率 430分	43	2.1 工作流程	40	a.按照专科护理工作流程工作	30		定量
				b.遵守劳动纪律、职责履行	10		定性
		2.2 工作数量	120	a.质量管理组织健全,履行职责	20		定量
				b."三查八对"与患者识别标识落实	40		定量
				c.独立处理与解决护理常见问题	20		定量
				d.掌握抢救仪器设备功能正确应用	20		定量
				e.服从护士长领导与上级职称管理	20		定量
		2.3 工作质量	120	a.病人基础、各种管道护理落实	30		定量
				b.参加科室护理的各种值班、班次	20		定性
				c.护理质控指标准确、及时上报	30		定量
				d.正确、按时及时执行医嘱	20		定性
				e.积极参加危重患者抢救工作	20		定性
		2.4 工作效率	150	a.护理文件书写符合标准	20		定性
				b.合理控制科室支出、医疗成本	20		定性
				c.科室应急预案与流程	10		定性
				d.护理过程体现专科特色	20		定性
				e.组织护理病例讨论随护士长查房	20		定性
				f.静脉穿刺,口服药发放正确	40		定量
				g.参加病房和工作场所管理	20		定量
3 论文科研 60分	6	论文科研 业务技术	60	a.发表论文与护理科研符合规定	30		定性
				b.带教实习生与学习培训	20		定性
				c.本人专科护理理论与技术水平	10		定性
4 职业道德 60分	6	4.1职业素质	20	关心同事、自觉合作、乐于助人	20		定性
		4.2问题解决	40	a.处理患者和家属的相关问题	20		定性
				b.在护理学科建设中的作用	20		定性
5 社会责任 50分	5	5.1 社会责任	30	a.持续学习与工作创新能力	10		定性
				b.院感染、消毒隔离、废物处理	20		定量
		5.2 虚心好学	20	虚心学习、努力工作、任劳任怨	20		定量
6 满意测评 100分	10	6.1满意度	60	门诊病人和住院患者满意度	60		定性
		6.2健康指导	20	本科室人员对本人的满意度	20		定性
		6.3持续改进	20	持续改进计划与实施	20		定性
7 科室 业绩结果 200分	20	7.1质量结果	90	a.当月科室出院专科病人数量	90		定量
			30	b.当月科室质量安全无事故	30		定量
		7.2财务结果	80	当月医疗利润达到上年度同月水平并达到医院规定增长幅度	80		定量
满分	**1000 分**	**定性指标得分**		**定量指标得分**		**最后得分**	

3.1 重症医学科中级职称主管护师卓越绩效考评定性标准(表二)

被考评者姓名		岗位			部门				
职能部门领导·定性指标·满意度测评内容					满意度测评等级				
一级指标	三级定性指标内容测评	本项满分	测评方式		卓越	优秀	良好	一般	得分
1 管理能力 30分	1.1 a. 领导管理能力、领导之间团结	10	定性			10	8	6	
	1.2 b. 交接班签字、落实床头交接班	20	定性						
	扣罚细则:每月护理查房＜1次扣10分,重病人床头交班不到位一次扣10分								
2 过程控制 工作数量 工作质量 工作效率 160分	2.1 b. 遵守劳动纪律、职责履行	10	定性						
	奖罚细则:上班不接收快递包裹,发现接收一次扣5分,上班时带熟人检查、看病一次扣5分,上班干私活吃零食一次扣5分,进入工作时间关手机一次不关扣5分,上班上网、玩手机微信查资料打游戏发现一次扣10分,上班相互闲扯一次扣5分								
	2.3 b. 参加科室护理的各种值班、班	20	定性						
	奖罚细则:不能够参加科室护理的各种值班、班次,工作挑肥拣瘦扣10分								
	2.3 d. 正确、按时及时执行医嘱	20	定性						
	扣罚细则:医嘱执行不正确一次扣5分,执行不正确一次扣10分								
	2.3 e. 积极参加危重患者抢救工作	20	定性	不积极参加抢救扣10分					
	2.4 a. 护理文件书写符合标准	20	定性	一处不符合标准扣5分					
	2.4 b. 合理控制科室支出、医疗成本	20	定性						
	扣罚细则:合理控制科室支出、医疗成本,与上年度同月成本比较,并且达到医院规定当年科室降低成本幅度符合规定要求,符合医院业务与技术要求,增加1%扣5分								
	2.4 c. 按规定操作应急预案与流程	10	定性						
	奖罚细则:按规定操作应急预案与流程,针对技术操作、并发症、意外等情况有应急预案流程,符合医院业务与技术管理的规定标准要求,少一项扣5分								
	2.4 d. 护理过程体现专科特色	20	定性						
	奖罚细则:护理记录、护理会诊、护理查房未体现专科特色一项扣5分								
	2.4 e. 护理病例讨论、随护士长查房	20	定性						
	奖罚细则:组织护理病例讨论、随护士长查房,一项、次不符合要求扣10分								
3 论文科研 带教培训 60分	3.1 a. 发表论文与护理科研符合规定	30	定性			30	24	18	
	3.2 b. 带教实习生与学习培训	20	定性	一项不符合要求扣10分					
	3.3 c. 本人专科护理理论与技术水平	10	定性						
	奖罚细则:本人专科护理理论与技术水平,一项、次不符合要求扣10分								
4 职业道德 60分	4.1 关心同事、自觉合作、乐于助人	20	定性			20	16	12	
	4.2 a. 处理患者和家属的相关问题	20	定性			20	16	12	
	4.2 b. 在护理学科建设中的作用	20	定性			20	16	12	
5 社会责任 10分	5.2 a. 持续学习与工作创新能力	10	定性						
	奖罚细则:符合医院业务与技术管理要求,持续学习与工作创新能力不强,扣10分								
6 满意测评 100分	6.1 门诊病人和住院患者满意度	60	定性						
	奖罚细则:门诊病人和住院患者满意度达到规定95%,达不到标准,降低1%扣10分								
	6.2 本科室人员对本人的满意度	20	定性			20	16	12	
	6.3 持续改进计划与实施	20	定性			20	16	12	
	奖罚细则:室每月针对存在医疗、护理、病历质量、查房、用药、值班等问题与缺陷和投诉及纠纷,有持续改进计划、事实、流程、措施、效果,少一个环节扣5分								
科室		本表定性指标满分	**420分**		定性指标最后得分				

3.2 重症医学科中级职称主管护师卓越绩效考评定量标准(表三)

一级指标 (分值)	权重 %	二级指标		三级指标		绩效考评 扣分细则	得分
		考评内容	分值	考评内容	分值		
1 管理能力 执行能力 **70分**	7	1.1 执行能力	50	b."18项医护核心制度"与相关规定执行力	50	核心制度一项不执行扣5分,其他不执行扣5分	
		1.2 工作计划	10	a.科室护理发展规划,月度工作计划总结	10	有规划,年度、月度计划总结满分,少一项扣5分	
			10	c.承担指导下级职称护士工作,符合规定要求	10	承担指导下级职称护士工作,不指导者扣5分	
2 过程控制 工作数量 工作质量 工作效率 **270分**	27	2.1 工作流程	30	a.按照专科护理工作流程工作,符合规定要求	30	按照专科护理工作流程工作,不按流程工作扣5分	
		2.2 工作数量	120	a.质量管理组织健全,履行职责符合规定要求	20	质量管理组织健全,履行职责,少一个质量管理小组扣10分,职责不清扣5分。"三查八对"差错一次扣5分。患者识别、标识不准确一人次扣5分。不能够独立处理与解决护理常见问题,一项、次扣5分。不能掌握抢救仪器功能一次扣5分,影响抢救扣20分。服从护士长领导与管理,不服从不支持护士长领导与管理扣10分	
				b."三查八对"与患者识别标识落实符合规定要求	40		
				c.独立处理与解决护理常见问题符合规定要求	20		
				d.掌握抢救仪器设备功能并能够正确应用	20		
				e.服从护士长领导与管理,不服从不支持护士长领导与管理,一项、次按照规定扣分符合要求	20		
		2.3 工作质量	60	a.病人基础、各种管道护理落实符合规定要求	30	基础护理不落实一次扣5分,管道护理不落实一次扣5分。护理质控指标不准确一次扣5分,推迟一天上报一次扣10分	
				c.护理质控指标准确、及时上报,一项、次不符合要求按规定扣分	30		
		2.4 工作效率	60	f.静脉穿刺,口服药发放正确符合管理要求	40	静脉穿刺,口服药发放正确,差错一项、次扣10分	
				g.参加病房和工作场所管理符合规定要求	20	参加病房和工作场所管理,不符合要求一项、次扣5分	
5 社会责任 **40分**	4	5.1 社会责任	20	b.院感染、消毒隔离、废物处理符合规定要求	20	院感消毒隔离不落实和不按规定处理废物一次扣10分。不能虚心学习、努力工作、任劳任怨扣10分	
		5.2 虚心好学	20	虚心学习、努力工作、任劳任怨符合规定要求	20		
7 科室 业绩结果 **200分**	20	7.1 科室 质量结果	90	a.当月出院专科病人数	90	达到去年同月数量并依规定达到增长幅度得满分,降低1%扣10分,增加1%奖5分	
			30	b.科室质量安全与上年度同月比较并且达标准	30		
		7.2 科室 财务结果	80	当月医疗收入利润达到上年度同月水平并且达到医院规定增长幅度	80	达到去年同月水平并依规定达到增长幅度得满分,降低1%扣10分,增加1%奖5分	
科室		本表定量指标满分			580分	定量指标合计得分	

4.重症医学科初级护士及相关人员卓越绩效考评标准(表一)

一级指标 （分值）	权重 %	二级指标		三级指标		得分	考核 方式
		考评内容	分值	绩效考评扣分细则	分值		
1 领导能力 执行能力 100分	10	1.1领导能力 执行能力	60	a.领导与管理能力、领导之间团结	10		定性
				b.医护核心制度与相关规定执行力	50		定量
		1.2 工作计划	40	a.护理发展规划，年度月度工作计划	10		定量
				b.交接班签字、落实床头交接班	20		定性
				c.承担指导下级职称护士工作	10		定量
2 过程控制 工作数量 工作质量 工作效率 460分	46	2.1 工作流程	40	a.按照专科护理工作流程工作	30		定量
				b.遵守劳动纪律、职责履行	10		定性
		2.2 工作数量	120	a.质量管理组织健全，履行职责	20		定量
				b."三查八对"与患者识别标识落实	40		定量
				c.独立处理与解决护理常见问题	20		定量
				d.掌握抢救仪器设备功能正确应用	20		定量
				e.服从护士长领导与上级职称管理	20		定量
		2.3 工作质量	120	a.病人基础、各种管道护理落实	30		定量
				b.参加科室护理的各种值班、班次	20		定性
				c.护理质控指标准确、及时上报	30		定量
				d.正确、按时及时执行医嘱	20		定性
				e.积极参加危重患者抢救工作	20		定性
		2.4 工作效率	180	a.护理文件书写符合标准	20		定性
				b.合理控制科室支出、医疗成本	20		定性
				c.针对技术操作应急预案的执行	30		定性
				d.护理过程体现专科特色	20		定性
				e.按要求做好院内交叉感染防范	30		定性
				f.静脉穿刺、口服药发放正确	40		定量
				g.参加病房和工作场所管理	20		定量
3 论文科研 40分	4	论文科研 业务技术	40	a.发表论文与护理科研符合规定	20		定性
				b.带教实习生与学习培训	10		定性
				c.本人专科护理理论与技术水平	10		定性
4 职业道德 50分	5	4.1职业素质	20	关心同事、自觉合作、乐于助人	20		定性
		4.2问题解决	30	a.处理患者和家属的相关问题	20		定性
				b.在护理学科建设中的作用	10		定性
5 社会责任 50分	5	5.1 社会责任	30	a.持续学习与工作创新能力	10		定性
				b.手卫生院感消毒隔离废物处理	20		定量
		5.2虚心好学	20	虚心学习、努力工作、任劳任怨	20		定量
6 满意测评 100分	10	6.1满意度	60	门诊病人和住院患者满意度	60		定性
		6.2健康指导	20	本科室人员对本人的满意度	20		定性
		6.3持续改进	20	持续改进计划与实施	20		定性
7 科室 绩效结果 200分	20	7.1质量结果	90 30	a.当月科室出院专科病人数量	90		定量
				b.当月科室质量安全无事故	30		定量
		7.2财务结果	80	当月医疗利润达到上年度同月水平并达到医院规定增长幅度	80		定量
满分	**1000分**	**定性指标得分**		**定量指标得分**		**最后得分**	

4.1 重症医学科初级护士及相关人员卓越绩效考评定性标准(表二)

被考评者姓名		岗位			部门			
职能部门领导·定性指标·满意度测评内容					满意度测评等级			
一级指标	三级定性指标内容测评	本项满分	测评方式	卓越	优秀	良好	一般	得分
1 管理能力 30分	1.1 a.领导管理能力、领导之间团结	10	定性		10	8	6	
	1.2 b.交接班签字、落实床头交接班	20	定性					
	扣罚细则:每月护理查房<1次扣10分,重病人床头交班不到位一次扣10分							
2 过程控制 工作数量 工作质量 工作效率 190分	2.1 b.遵守劳动纪律、职责履行	10	定性					
	奖罚细则:上班不接收快递包裹,发现接收一次扣5分,上班时带熟人检查、看病一次扣5分,上班干私活吃零食一次扣5分,进入工作时间关手机一次不关扣5分,上班上网、玩手机微信查资料打游戏发现一次扣10分,上班相互闲扯一次扣5分							
	2.3 b.参加科室护理的各种值班、班	20	定性					
	奖罚细则:不能够参加科室护理的各种值班、班次,工作挑肥拣瘦扣10分							
	2.3 d.正确、按时及时执行医嘱	20	定性					
	扣罚细则:医嘱执行不正确一次扣5分,执行不正确一次扣10分							
	2.3 e.积极参加危重患者抢救工作	20	定性	不积极参加抢救扣10分				
	2.4 a.护理文件书写符合标准	20	定性	一处不符合标准扣5分				
	2.4 b.合理控制科室支出、医疗成本	20	定性					
	扣罚细则:合理控制科室支出、医疗成本,与上年度同月成本比较,并且达到医院规定当年科室降低成本幅度,符合医院业务与技术管理的规定要求,增加1%扣5分							
	2.4 c.针对技术操作应急预案的执行	30	定性					
	奖罚细则:针对技术操作,并发症、意外等情况有应急预案流程,少一项扣5分							
	2.4 d.护理过程体现专科特色	20	定性					
	奖罚细则:护理记录、护理会诊、护理查房未体现专科特色一项扣5分							
	2.4 e.按要求做好院内交叉感染防范	30	定性					
	奖罚细则:按要求做好院内交叉感染防范符合规定要求,一项、次不符合要求扣10分							
3 带教培训 论文科研 40分	3.1 a.发表论文与护理科研符合规定	20	定性		20	16	12	
	3.2 b.带教实习生与学习培训	10	定性					
	奖罚细则:带教实习生与学习培训符合管理的规定要求,一项、次不符合要求扣5分							
	3.3 c.本人专科护理理论与技术水平	10	定性					
	奖罚细则:本人专科护理理论与技术水平,符合管理要求,一项、次不符合要求扣5分							
4 职业道德 50分	4.1 关心同事、自觉合作、乐于助人	20	定性		20	16	12	
	4.2 a.处理患者和家属的相关问题	20	定性		20	16	12	
	4.2 b.在护理学科建设中的作用	10	定性		10	8	6	
5 社会责任 10分	5.2 a.持续学习与工作创新能力	10	定性					
	奖罚细则:符合医院业务与技术管理要求,持续学习与工作创新能力不强,扣10分							
6 满意测评 100分	6.1 门诊病人和住院患者满意度	60	定性					
	奖罚细则:门诊病人和住院患者满意度达到规定95%,达不到标准,降低1%扣10分							
	6.2 本科室人员对本人的满意度	20	定性		20	16	12	
	6.3 持续改进计划与实施	20	定性		20	16	12	
	奖罚细则:本科室每月针对存在医疗、护理、病历质量、查房、用药、值班等问题与缺陷和投诉及纠纷,有持续改进计划、事实、流程、措施、效果,少一个环节扣5分							
科室		本表定性指标满分	420分	定性指标最后得分				

4.2 重症医学科初级护士及相关人员卓越绩效考评定量标准(表三)

一级指标 (分值)	权重 %	二级指标		三级指标		绩效考评 扣分细则	得分
		考评内容	分值	考评内容	分值		
1 **管理能力** **执行能力** **70分**	7	1.1 执行能力	50	b."18项医护核心制度"与相关规定执行力	50	核心制度一项不执行扣5分,其他不执行扣5分	
		1.2 工作计划	10	a.科室护理发展规划,月度工作计划总结	10	有规划,年度、月度计划总结满分,少一项扣5分	
			10	c.承担指导下级职称护士工作符合管理要求	10	承担指导下级职称护士工作,不指导者扣5分	
2 **过程控制** **工作数量** **工作质量** **工作效率** **270分**	27	2.1 工作流程	30	a.按照专科护理工作流程工作,符合规定要求	30	按照专科护理工作流程工作,不按流程工作扣5分	
		2.2 工作数量	120	a.质量管理组织健全,履行职责符合规定要求	20	质量管理组织健全,履行职责,少一个质量管理小组扣10分,职责不清扣5分。"三查八对"差错一次扣5分。患者识别、标识不准确一人次扣5分。不能够独立处理与解决护理常见问题,一项、次扣5分。不能掌握抢救仪器功能一次扣5分,影响抢救扣20分。服从护士长领导与管理,不服从不支持护士长领导与管理扣10分	
				b."三查八对"与患者识别标识落实符合规定要求	40		
				c.独立处理与解决护理常见问题符合规定要求	20		
				d.掌握抢救仪器设备功能并能够正确应用	20		
				e.服从护士长领导与管理,不服从不支持护士长领导与管理,一项、次按照规定扣分符合要求	20		
		2.3 工作质量	60	a.病人基础、各种管道护理落实符合规定要求	30	基础护理不落实一次扣5分,管道护理不落实一次扣5分。护理质控指标不准确一次扣5分,推迟一天上报一次扣10分	
				c.护理质控指标准确、及时上报,一项、次不符合要求按规定扣分	30		
		2.4 工作效率	60	f.静脉穿刺,口服药发放正确,符合规定要求	40	静脉穿刺,口服药发放正确,差错一项、次扣10分	
				g.参加病房和工作场所管理,符合规定要求	20	参加病房和工作场所管理,不符合要求一项、次扣5分	
5 **社会责任** **40分**	4	5.1 社会责任	20	b.手卫生、院感、消毒隔离、废物处理符合规定要求	20	手卫生院感消毒隔离废物处理不落实一次扣10分。不能虚心学习、努力工作、任劳任怨扣10分	
		5.2 虚心好学	20	虚心学习、努力工作、任劳任怨符合规定要求	20		
7 **科室** **业绩结果** **200分**	20	7.1 科室 质量结果	90	a.当月出院专科病人数	90	达去年同月数量并依规定达增长幅度满分,降低1%扣10分,增加1%奖5分	
			30	b.科室质量安全与上年度同月比较并且达标准	30		
		7.2 科室 财务结果	80	当月医疗收入利润达到上年度同月水平并且达到医院规定增长幅度	80	达去年同月水平并依规定达增长幅度满分,降低1%扣10分,增加1%奖5分	
科室				**本表定量指标满分**	**580分**	**定量指标合计得分**	

5.重症医学科护士组长卓越绩效考评标准(表一)

一级指标 (分值)	权重 %	二级指标 考评内容	分值	三级指标 绩效考评扣分细则	分值	得分	考核 方式
1 管理能力 执行能力 100分	10	1.1 管理能力 执行能力	70	a.工作与管理能力、同事之间团结	10		定性
				b.医护核心制度与相关规定执行力	60		定量
		1.2 工作计划	30	a.执行护理发展规划,月度工作计划	10		定量
				b.上班尊重劳动纪律,尽职尽责	20		定性
2 过程控制 工作数量 工作质量 工作效率 450分	45	2.1 工作流程	40	a.护理工作流程参加各种护理值班	20		定性
				b.按时参加各种会议上报数据正确	20		定量
		2.2 工作数量	140	a.承担质量管理职责胜任护理班次	30		定量
				b.参加护理查房与护理病历讨论	30		定量
				c.基础、专科、责任护理落实	30		定量
				d.掌握抢救仪器使用方法物品位置	30		定量
				e.履行科室绩效考核与管理职责	20		定量
		2.3 工作质量	150	a.抢救物品和药品做到"五定"	30		定量
				b.执行质量关键环节管理标准措施	20		定性
				c.针对技术操作应急预案的执行	30		定量
				d.交接班制度,做到"五清楚"	20		定性
				e.参加病人抢救、病人费用情况	20		定性
				f.执行护理管理目标与质量控制	30		定量
		2.4 工作效率	120	a.护理文件书写符合标准	30		定性
				b.各种管道通畅,出入量记录准确	30		定性
				c.掌握分管小组患者的病情	20		定性
				d.各种治疗按时间规定进行	20		定性
				e.处理问题考虑全面遵循伦理原则	20		定性
3 论文科研 40分	4	论文科研 业务技术	40	a.发表论文与护理科研符合规定	20		定性
				b.带教实习生与学习培训	10		定性
				c.本人专科护理理论与技术水平	10		定性
4 职业道德 40分	4	4.1 职业素质	20	关心同事、自觉合作、乐于助人	20		定性
		4.2 问题解决	20	a.能够解决护理工作一般问题	10		定性
				b.在护理学科建设中的作用	10		定性
5 社会责任 50分	5	5.1 社会责任	30	a.参加公益活动愿意承担额外工作	10		定性
				b.手卫生院感消毒隔离废物处理	20		定量
		5.2 学术科研	20	科室护理培训与科研、带教护士	20		定量
6 满意测评 持续改进 120分	12	6.1 满意度 健康指导	80	a.门诊病人和住院患者满意度	60		定性
				b.患者健康与出院指导制度与流程	20		定性
		6.2 本科满意	20	本科室员工的满意度	20		定性
		6.3 持续改进	20	针对问题缺陷有持续改进计划	20		定性
7 科室 绩效结果 200分	20	7.1 病人结果	70	a.科室当月接收就诊病人数量	20		定量
				b.科室当月出院病人数量	50		定量
		7.2 质量结果	50	a.当月科室质量达到要求	30		定量
				b.当月科室安全无事故	20		定量
		7.3 财务结果	80	医疗利润与上年度同月增加比较	80		定量
满分	1000分	定性指标得分		定量指标得分		最后得分	

5.1 重症医学科护士组长卓越绩效考评定性标准(表二)

被考评者姓名		岗位				部门				
职能部门领导·定性指标·满意度测评内容						满意度测评等级				
一级指标	三级定性指标内容测评		本项满分	测评方式	卓越	优秀	良好	一般	得分	
1 管理能力 30 分	1.1 a.工作管理能力、同事之间团结		10	定性		10	8	6		
	1.2 d.上班尊重劳动纪律,尽职尽责		20	定性						
	扣罚细则:上班不接收快递包裹,发现一次扣 5 分;科早会、进入监护室护理、穿刺打针发药、技术操作等直接服务患者时关手机,一次不关扣 5 分;上班上网玩游戏发现一次扣 10 分;值班时间干私活带人看病、外出不请示离开岗位,发现一次扣 10 分									
2 过程控制 工作数量 工作质量 工作效率 180 分	2.3 b.执行质量关键环节标准措施		20	定性						
	奖罚细则:按规定执行质量关键环节标准措施,少执行一个关键质量环节扣 5 分									
	2.3 d.交接班制度,做到"五清楚"		20	定性						
	扣罚细则:各种物品交接清楚,并做好检查登记;药品器械使用情况交接清楚,如有缺损及时补充维修;患者病情交接清楚,签名以示负责;各种登记、表格、文书交接清楚,登记签名;监护资料共同交接清楚,必要时存档备查。一项不清扣 5 分									
	2.3 e.参加病人抢救、病人费用情况		20	定性						
	扣罚细则:参加并指导护士病人抢救工作、病人费用情况,一项工作做不好扣 5 分									
	2.4 a.护理文件书写符合标准		30	定性		一处不符合标准扣 2 分				
	2.4 b.各种管道通畅出入量记录准确		30	定性						
	奖罚细则:管道脱落一次扣 2 分,患者每日出、入量记录一次不准确扣 5 分									
	2.4 c.掌握分管小组患者的病情		20	定性						
	奖罚细则:负责患者各种管道管理与引流量的计量记录,负责输液引流胃管导尿吸氧管的管理,符合医院业务与技术管理的规定要求,脱落一次扣 5 分,计量不准扣 5 分									
	2.4 d.各种治疗按时间规定进行		20	定性						
	奖罚细则:符合规定要求,一病人一次推迟 30 分钟扣 5 分									
	2.4 e.处理问题考虑全面遵循伦理原则		20	定性		20	16	12		
3 论文科研 40 分	3.1 a.发表论文与护理科研符合规定		20	定性		20	16	12		
	3.2 b.带教实习生与学习培训		10	定性		10	8	6		
	3.3 c.本人专科护理理论与技术水平		10	定性		10	8	6		
4 职业道德 40 分	4.1 关心同事、自觉合作、乐于助人		20	定性		20	16	12		
	4.2 a.能够解决护理工作一般问题		10	定性		10	8	6		
	4.2 b.在护理学科建设中的作用		10	定性		10	8	6		
5 社会责任 10 分	5.2 a.参加公益活动,承担额外工作		10	定性						
	奖罚细则:参加公益活动符合业务与技术管理的规定要求,少参加一次医院或者科室组织的一次公益活动扣 5 分,没有承担大家公认的本岗位外的额外工作扣 5 分									
6 满意测评 持续改进 120 分	6.1 a.门诊病人和住院患者满意度		60	定性		60	48	36		
	6.1 b.患者健康与出院指导制度流程		20	定性						
	奖罚细则:无患者健康与出院指导制度、流程,少执行一项扣 5 分									
	6.2 本科室员工的满意度		20	定性		20	16	12		
	6.3 针对问题缺陷有持续改进计划		20	定性						
	奖罚细则:室每月针对存在医疗、护理、病历质量、查房、用药、值班等问题与缺陷和投诉及纠纷,有持续改进计划、事实、流程、措施、效果,少一个环节扣 5 分									
科室			**本表定性指标满分**	**420 分**	**定性指标最后得分**					

5.2 重症医学科护士组长卓越绩效考评定量标准（表三）

一级指标（分值）	权重 %	二级指标		三级指标		绩效考评扣分细则	得分
		考评内容	分值	考评内容	分值		
1 **管理能力** **执行能力** **70分**	7	1.1 执行能力	60	b."18项医护核心制度"与相关规定执行力符合要求	60	核心制度一项不执行扣5分，其他不执行扣5分	
		1.2 规划计划	10	a.执行科室护理发展规划，月度工作计划	10	执行规划、月度计划满分，少执行一项扣10分	
2 **过程控制** **工作数量** **工作质量** **工作效率** **270分**	27	2.1 工作流程	40	a.执行护理工作流程，参加各种护理值班	20	少一项流程扣5分，少一次值班扣5分。会议迟到或早退一次扣5分，缺席一次扣10分。上报各种数据，推迟一天扣5分，上报数据不准确一次扣5分	
				b.按时按规定参加各种会议，按时按照规定上报负责的数据工作，并保证上报数据正确	20		
		2.2 工作数量	140	a.承担质量管理职责，胜任护理各种班次	30	不履行质量管理小组职责扣5分。少参加一次查房与病历讨论扣5分。一项护理不落实5分。不掌握仪器操作不熟悉物品位置扣5分，不熟悉物品存放位置扣5分。没有承担实施绩效考核扣10分，考核结果不与工资挂钩扣10分	
				b.参加护理查房与护理病历讨论符合规定要求	30		
				c.基础、专科、责任护理落实符合规定要求	30		
				d.掌握抢救仪器使用方法物品位置符合要求	30		
				e.履行绩效考核职责	20		
		2.3 工作质量	90	a.抢救物品和药品做到"五定"，符合规定要求	30	定点放置、定人管理、定量补充、定期检查维修、定期消毒灭菌，不落实一项扣5分。应急预案执行不到位扣5分。不执行护理管理目标及无护理质量控制与管理流程扣10分，不落实到位扣10分	
				c.针对技术操作应急预案的执行符合规定要求	30		
				f.执行本科室护理管理目标及护理质量实施控制与管理标准，一项、次不符合要求扣分	30		
5 **社会责任** **消毒隔离** **40分**	4	5.1 社会责任	20	b.监督手卫生、院感、消毒、隔离、废物处理	20	手卫生、院感、消毒隔离不落实和不按规定处理医疗废物一次扣5分。培训、带教一项做不好扣10分	
		5.2 学术科研	20	科室护理培训与科研、带教实习、进修护士	20		
7 **科室** **绩效结果** **200分**	20	7.1 科室病人结果	70	a.当月出院专科病人数	20	达到去年同月数量并依规定达到增长幅度得满分，降低1%扣10分，增加1%奖5分	
				b.科室质量安全与上年度同月比较并且达标准	50		
		7.2 质量结果	50	a.医疗质量达到要求	30	达到规定月度增长幅度，降低1%扣10分，增加1%奖5分	
				b.当月科室安全无事故	20		
		7.3 科室财务结果	80	当月医疗收入利润与上年度同月比较并且达到医院规定的增长幅度	80	达到去年指标水平并达到医院规定增长幅度得满分，降低1%扣10分，增加1%奖5分	
科室		**本表定量指标满分**			**580分**	**定量指标合计得分**	

6.重症医学科办公班护士卓越绩效考评标准(表一)

一级指标 (分值)	权重 %	二级指标		三级指标		得分	考核 方式
		考评内容	分值	绩效考评扣分细则	分值		
1 管理能力 执行能力 **80分**	8	1.1 管理能力 执行能力	50	a.管理病人、工作的能力	10		定性
				b.规章制度、医护常规执行能力	40		定性
		1.2 岗位职责	30	a.工作主动性、积极性、责任心	20		定性
				b.上班尊重劳动纪律,尽职尽责	10		定性
2 过程控制 工作数量 工作质量 工作效率 **460分**	46	2.1 工作流程	90	a.保证危重病人医嘱正确执行	20		定性
				b.按规定时间参加院内各种会议	20		定量
				c.值班、交接班物品核对签字落实	20		定量
				d.按时安排病人医技检查	30		定量
		2.2 工作数量	130	a.正确时间转抄处理医嘱	50		定量
				b.没有迟到早退和旷工	20		定量
				c.每日查对每周大查对一次	20		定量
				d.掌握床位与病人动态费用情况	20		定性
				e.正确书写交班报告并签字	20		定量
		2.3 工作质量	130	a.根据规定及时填写病人床头牌	20		定量
				b.各种查对登记正确,符合要求	20		定性
				c.办理出入院手续无差错	40		定性
				d.负责办公室请领物品与管理	20		定性
				e.保证患者出、入量记录正确	30		定性
		2.4 工作效率	110	a.第一时间接待入院病人	20		定性
				b.处理问题考虑全面遵循伦理原则	20		定量
				c.护理文件书写合格率	40		定量
				d.正确记账、绘制体温单	30		定量
3 论文科研 **50分**	5	论文科研 业务技术	50	a.发表论文与护理科研符合规定	20		定性
				b.带教实习生与学习培训	20		定量
				c.本人专科护理理论与技术水平	10		定性
4 职业道德 **60分**	6	4.1 职业素质	20	关心同事、自觉合作、乐于助人	20		定性
		4.2 问题解决	40	a.处理患者和家属的相关问题	20		定量
				b.在护理学科建设中的作用	20		定性
5 社会责任 **50分**	5	5.1 社会责任	30	a.参加公益活动愿意承担额外工作	10		定性
				b.手卫生院感消毒隔离废物处理	20		定量
		5.2 环境意识	20	办公场所"7S管理"	20		定性
6 满意测评 持续改进 **100分**	10	6.1 病人满意度	60	每月最少测评一次科室出院病人的满意度,也可取测评几次的平均值	60		定性
		6.2 本科满意	20	本科医护人员对护士满意度	20		定性
		6.3 持续改进	20	针对问题与缺陷持续改进计划	20		定性
7 科室 绩效结果 **200分**	20	7.1 病人结果	70	a.科室当月接收就诊病人数量	20		定量
				b.科室当月出院病人数量	50		定量
		7.2 质量结果	50	a.当月科室质量达到要求	30		定量
				b.当月科室安全无事故	20		定量
		7.3 财务结果	80	医疗利润与上年度同月增加比较	80		定量
满分	**1000分**	定性指标得分		定量指标得分		最后得分	

6.1 重症医学科办公班护士卓越绩效考评定性标准(表二)

被考评者姓名		岗位			部门			
职能部门领导·定性指标·满意度测评内容					满意度测评等级			
一级指标	三级定性指标内容测评	本项满分	测评方式	卓越	优秀	良好	一般	得分
1 管理能力 80分	1.1 a.管理病人、工作的能力	10	定性		10	8	6	
	1.1 b.规章制度、医护常规执行能力	40	定性					
	扣罚细则:符合医院业务与技术管理的规定标准要求,一次执行不到位扣3分							
	1.2 a.工作主动性、积极性、责任心	20	定性		20	16	12	
	1.2 b.上班尊重劳动纪律,尽职尽责	10	定性					
	扣罚细则:上班不接收快递包裹,发现一次扣5分;科早会、进入监护室护理、穿刺打针发药、技术操作等直接服务患者时关手机,一次不关扣5分;上班上网玩游戏发现一次扣10分;值班时间干私活带人看病、外出不请示离开岗位,发现一次扣10分							
2 过程控制 工作数量 工作质量 工作效率 170分	2.1 a.保证危重病人医嘱正确执行	20	定性					
	扣罚细则:保证危重病人医嘱并及时治疗,一重危患者医嘱推迟1小时扣5分							
	2.2 d.掌握床位与病人动态费用情况	20	定性					
	扣罚细则:掌握床位与病人动态费用情况得满分,统计病人一人次差错加5分							
	2.3 b.各种查对登记正确,符合要求	20	定性					
	扣罚细则:各种查对登记本登记正确,符合管理规定要求,不符合要求、一次扣5分							
	2.3 c.办理出入院手续无差错	40	定性					
	扣罚细则:办理一病人出入院手续(一个内容、一个项目)差错扣5分							
	2.3 d.负责办公室请领物品与管理	20	定性					
	扣罚细则:请领办公物品不及时,影响工作一次扣2分,管理不善扣5分							
	2.3 e.保证患者出、入量记录正确	30	定性					
	扣罚细则:保证患者出、入量记录正确,差错一人次扣5分							
	2.4 a.第一时间接待入院病人	20	定性					
	扣罚细则:符合规定要求,不能第一时间接待病人,一个病人有意见扣5分							
3 论文科研 30分	3.1 a.发表论文与护理科研符合规定作	20	定性		20	16	12	
	3.1 c.专科护理理论与知识和技能	10	定性		10	8	6	
4 职业道德 40分	4.1 a.关心同事、自觉合作、乐于助人	20	定性		20	16	12	
	4.2 b.在护理学科建设中的作用	20	定性					
	扣罚细则:在护理学科建设中的作用,符合管理要求,一项、次不符合要求扣5分							
5 社会责任 30分	5.1 a.参加公益活动承担额外工作	10	定性		10	8	6	
	奖罚细则:参加公益活动符合业务与技术管理的规定要求,少参加一次医院或者科室组织的一次公益活动扣5分,没有承担大家公认的本岗位外的额外工作扣5分							
	5.2 办公场所"7S管理"	20	定性					
	扣罚细则:符合规定要求,达到要求满分,病房或走廊一次达不到要求扣2分							
6 满意测评 持续改进 100分	6.1 门诊病人和住院患者满意度	60	定性		60	48	36	
	6.2 本科医护人员对护士满意度	20	定性		20	16	12	
	6.3 针对问题缺陷有持续改进计划	20	定性					
	奖罚细则:解决病人投诉,处理护理纠纷,评价纠纷,发现工作中的问题,针对护理工作的问题与缺陷有持续改进计划、事实、流程、措施、效果,少一个环节扣5分							
科室		本表定性指标满分	450 分	定性指标最后得分				

6.2 重症医学科办公班护士卓越绩效考评定量标准(表三)

一级指标 (分值)	权重 %	二级指标		三级指标		绩效考评 扣分细则	得分
		考评内容	分值	考评内容	分值		
2 过程控制 工作数量 工作质量 工作效率 290分	29	2.1 工作流程	70	b.按规定时间参加院内、外相关会议,一项、次不符要求按规定扣分	20	会议迟到一次扣5分,早退一次扣5分,缺席一次会议扣10分	
				c.值班、交接班、物品核对签字落实符合要求	20	值班、交接班物品核对不签字一次扣5分。不按时安排病人到医技科室检查一人次扣5分	
				d.按时安排病人到医技科室做检查符合要求	30		
		2.2 工作数量	110	a.正确执行处理医嘱	50	执行医嘱差错一人次扣5分,上班迟到或早退一次扣3分,旷工一次扣15分。少查对一次扣5分。不正确书写交班报告或内容不真实一次扣5分	
				b.没有迟到早退和旷工	20		
				c.按照规定每日查对、每周大查对一次	20		
				e.正确时间正确书写交班报告并签个人全称	20		
		2.3 工作质量	20	a.根据规定和要求及时填写病人床头牌及相关信息资料符合规定要求	20	根据规定及时填写病人床头牌达到满分,差错一人次扣5分	
		2.4 工作效率	90	b.处理问题考虑全面、遵循伦理法律原则	20	处理问题考虑不全面、未遵循伦理原则扣5分。护理文件书写合格率降低1%扣10分,提高1%奖5分。正确记账、绘制体温单差错一人次扣5分	
				c.护理文件书写合格率	40		
				d.正确给患者记账、按时按照规定绘制患者体温在病历体温单上	30		
3 论文科研 20分	2	3 带教培训	20	b.带教实习生与学习培训,符合要求,一项、次不符合要求按规定扣分	20	带教实习生与学习培训得满分,一项不符合要求扣5分	
4 职业道德 20分	2	4.2 良好沟通	20	a.处理患者和家属的相关问题,一项、次不符合要求按规定扣分	20	处理患者和家属的相关问题得满分,一项、次不符合要求扣5分	
5 社会责任 20分	2	5.1 环境意识	20	b.手卫生、院感、消毒隔离、废物处理	20	按规定处理废物满分,不安规定处理一次扣5分	
7 科室 绩效结果 200分	20	7.1 科室 病人结果	70	a.当月门诊就诊病人数	20	达到去年同月数量并依规定达到增长幅度得满分,降低1%扣10分,增加1%奖5分	
				b.当月出院病人数量与上年度同月比较达指标	50		
		7.2 科室 质量结果	50	a.医疗质量达到要求	30	达到去年同月数量并依规定达到增长幅度得满分,降低1%扣10分,增加1%奖5分	
				b.当月科室治疗安全与上年度同月比较达指标	20		
		7.3 科室 财务结果	80	当月医疗收入利润与上年度同月比较且达到医院规定的增长幅度	80	达到去年指标水平并达到医院规定增长幅度得满分,降低1%扣10分,增加1%奖5分	
科室		本表定量指标满分			550分	定量指标合计得分	

7. 重症医学科治疗班护士卓越绩效考评标准(表一)

一级指标 (分值)	权重 %	二级指标 考评内容	分值	三级指标 绩效考评扣分细则	分值	得分	考核 方式
1 管理能力 执行能力 100分	10	1.1 工作能力 执行能力	70	a. 岗位工作能力、相互之间团结	20		定性
				b. 医护核心制度与相关规定执行力	50		定量
		1.2 持续学习	30	a. 持续学习,上进心强	10		定性
				b. 交接班签字、逐日床头交接班	20		定量
2 过程控制 工作数量 工作质量 工作效率 460分	46	2.1 工作流程	40	a. 工作主动、积极性,责任心	20		定量
				b. 按规定参加业务与相关会议	20		定量
		2.2 工作数量	120	a. 科室质量管理组织履行兼职职责	20		定量
				b. "三查七对"与患者识别、标识落实	30		定量
				c. 参加科室护理的各种值班、班次	20		定量
				d. 掌握仪器使用及各种物资位置	30		定量
				e. 参与科室绩效考核与管理工作	20		定量
		2.3 工作质量	140	a. 基础、专科、责任护理落实	10		定量
				b. 执行质量关键环节管理标准措施	30		定性
				c. 参加危重病人抢救重视质量管理	40		定量
				d. 抢救物品和药品做到五定	30		定性
				e. 掌握本科室各种护理技术	30		定性
		2.4 工作效率	160	a. 护理文件书写符合标准	20		定性
				b. 带教实习、进修生	20		定性
				c. 针对技术操作应急预案的执行	20		定性
				d. 交接班制度、做到"五清楚"	50		定性
				e. 掌握病人输液情况及时更换液体	30		定性
				f. 针对问题缺陷有持续改进计划	20		定性
3 论文科研 50分	5	论文科研 业务技术	50	a. 发表论文与护理科研符合规定	20		定性
				b. 带教实习生与学习培训	20		定性
				c. 本人专科护理理论与技术水平	10		定性
4 职业道德 40分	4	4.1 职业素质	10	关心同事、自觉合作、乐于助人	10		定性
		4.2 问题解决	30	a. 处理患者和家属的相关问题	20		定性
				b. 在护理学科建设中的作用	10		定性
5 社会责任 50分	5	5.1 社会责任	30	a. 参加公益活动,以科室为家	10		定性
				b. 院感染、消毒隔离、废物处理	20		定量
		5.2 热情服务	20	热情服务,爱心奉献	20		定量
6 满意测评 100分	10	6.1 满意度 健康指导	70	住院患者的满意度 患者健康与出院指导制度与流程	70		定性
		6.2 本科满意	30	本科室员工的满意度	30		定性
7 科室 绩效结果 200分	20	7.1 病人结果	70	a. 科室当月接收就诊病人数量	20		定量
				b. 科室当月出院病人数量	50		定量
		7.2 质量结果	50	a. 当月科室质量达到要求	30		定量
				b. 当月科室安全无事故	20		定量
		7.3 财务结果	80	医疗收入利润与上年度同月比较,并且达到医院规定增长幅度指标	80		定量
满分	**1000分**	**定性指标得分**		**定量指标得分**		**最后得分**	

7.1 重症医学科治疗班护士卓越绩效考评定性标准(表二)

被考评者姓名		岗位			部门	
职能部门领导·定性指标·满意度测评内容					满意度测评等级	

一级指标	三级定性指标内容测评	本项满分	测评方式	卓越	优秀	良好	一般	得分
1 管理能力 30分	1.1 a.管理能力、相互之间团结	20	定性		20	16	12	
	1.2 a.持续学习,上进心强	10	定性		10	8	6	
2 过程控制 工作数量 工作质量 工作效率 250分	2.3 b.执行质量关键环节管理标准	30	定性					
	奖罚细则:无质量关键环节管理标准扣5分,无执行质量关键环节管理措施扣10分							
	2.3 d.所有抢救物品和药品做到"五定"	30	定性					
	扣罚细则:定点放置、定人管理、定量补充、定期检查维修、定期消毒灭菌,完好率100%,无过期无变质,用后及时补充,班班交接,有记录,不符合要求一项、次扣5分							
	2.3 e.掌握本科室各种护理技术	30	定性		30	24	18	
	2.4 a.护理文件书写符合标准	20	定性		一处不符合标准扣5分			
	2.4 b.指导、带教实习进修生	20	定性					
	扣罚细则:与上年度同月比较,带教少一人次扣5分							
	2.4 c.针对技术操作应急预案与流程	20	定性		20	16	12	
	2.4 d.交接班制度,做到"五清楚"	50	定性					
	扣罚细则:各种物品交接清楚,并做好检查登记;药品器械使用情况交接清楚,如有缺损及时补充维修;患者病情交接清楚,签名以示负责;各种登记、表格、文书交接清楚,登记签名;监护资料共同交接清楚,必要时存档备查。一项不清扣5分							
	2.4 e.掌握病人输液情况更换液体	30	定性		10	8	6	
	扣罚细则:护士对所管病人能做到"九知道",即床号、姓名、诊断、病情、治疗、心理、护理、饮食、阳性检查结果,不熟悉一项扣5分,不及时更换液体一次扣5分							
	2.4 f.针对问题缺陷有持续改进计划	20	定性					
	扣罚细则:针对问题缺陷有持续改进计划,解决病人投诉符合医院业务与技术管理的规定标准要求,处理一般护理纠纷,发现工作中的问题,针对护理工作的问题与缺陷有持续改进计划、事实、流程、措施、效果,少一个环节扣5分							
3 论文科研 50分	3.1 a.发表论文与护理科研符合规定	20	定性		20	16	12	
	3.2 b.带教实习生与学习培训	20	定性		20	16	12	
	3.3 c.本人专科护理理论与技术水平	10	定性		10	8	6	
4 职业道德 40分	4.1 关心同事、自觉合作、乐于助人	10	定性					
	扣罚细则:关心同事、自觉合作、乐于助人,符合要求,一项、次不符合要求扣5分							
	4.2 a.处理患者和家属的相关问题	20	定性		20	16	12	
	4.2 b.在护理学科建设中的作用	10	定性					
	扣罚细则:在护理学科建设中的作用符合规定要求,一项、次不符合要求扣5分							
5 社会责任 10分	5.2 a.参加公益活动,以科室为家	10	定性					
	奖罚细则:参加公益活动满分,符合业务与技术管理的规定要求,少参加一次医院或者科室组织的一次公益活动扣5分,没有承担大家公认的本岗位外的额外工作扣5分							
6 满意测评 100分	6.1门诊病人和住院患者满意度	70	定性					
	扣罚细则:门诊病人和住院患者满意度达到规定95%,达不到标准,降低1%扣10分							
	6.2本科室员工的满意度	30	定性		30	24	18	
科室		本表定性指标满分	480分	定性指标最后得分				

7.2 重症医学科治疗班护士卓越绩效考评定量标准(表三)

一级指标 (分值)	权重 %	二级指标		三级指标		绩效考评 扣分细则	得分
		考评内容	分值	考评内容	分值		
1 管理能力 执行能力 **70分**	7	1.1 执行能力	50	b. 医护核心制度与相关规定执行力符合要求	50	核心制度一项不执行扣5分,其他不执行扣5分	
		1.2 交接班次	20	b. 交接班签字、逐日床头交接班符合管理要求	20	交接班少一次签字扣5分,少一次床头交班扣5分	
2 过程控制 工作数量 工作质量 工作效率 **210分**	21	2.1 工作责任	40	a. 在岗位工作的主动、积极性,责任心	20	工作责任心不强扣5分。会议迟到或早退一次扣5分,缺席一次扣10分。负责并协助上报相关数据,推迟一天扣5分,上报数据不准确一次扣5分	
				b. 按时参加院内外、科室业务与相关会议,按照规定承担上报护理相关数据符合规定要求	20		
		2.2 工作数量	120	a. 科室质量管理组织履行兼职职责符合要求	20	不履行质量管理小组职责扣5分。"三查七对"差错一次扣5分。患者识别、标识不准确一人次扣5分。不服从科室班次扣5分。不能精确掌握抢救仪器操作扣5分。没参与实施绩效考核扣10分,参与考核结果有差错一次扣5分	
				b. "三查七对"与患者识别标识落实符合要求	30		
				c. 按照规定参加科室护理的各种值班、班次	20		
				d. 掌握抢救仪器设备的使用方法、物品位置	30		
				e. 实施绩效考核并实施	20		
		2.3 工作质量	50	a. 基础、专科、责任护理落实符合规定要求	10	基础、专科、责任护理不落实一次扣5分。抢救病人不及时一次扣5分。少执行一个临床路径护理方案扣5分。少执行一个单病种质量管理计划扣5分。管道不通一次扣5分,记录一次不准扣5分	
				c. 参加危重病人抢救,并掌握危重病人抢救操作方法。执行临床路径、单病种护理质量管理。保证各种管道畅通,出入量记录准确符合要求	40		
5 社会责任 **40分**	4	5.1 社会责任	20	b. 院感染、消毒隔离、废物处理符合规定要求	20	院感、消毒、隔离不落实和不按规定处理医疗废物一次扣5分。服务不热情一次患者有意见扣10分	
		5.2 业务活动	20	热情服务,爱心奉献,有现车不符合扣分	20		
7 科室 绩效结果 **200分**	20	7.1 科室 病人结果	70	a. 当月门诊就诊病人数	20	达到去年同月数量并依规定达到增长幅度得满分,降低1%扣10分,增加1%奖5分	
				b. 当月出院病人数量与上年度同月比并达指标	50		
		7.2 质量结果	50	a. 医疗质量达到要求	30	达到规定月度增长幅度,降低1%扣10分,增加1%奖5分	
				b. 当月科室安全无事故	20		
		7.3 科室 财务结果	80	当月医疗收入利润与上年度同月比较并且达到医院规定的增长幅度	80	达到去年指标水平并达到医院规定增长幅度得满分,降低1%扣10分,增加1%奖5分	
科室		本表定量指标满分			520分	定量指标合计得分	

8.重症医学科行政班护士卓越绩效考评标准(表一)

一级指标 (分值)	权重 %	二级指标		三级指标		得分	考核 方式
		考评内容	分值	绩效考评扣分细则	分值		
1 管理能力 执行能力 100分	10	1.1 管理能力 执行能力	80	a.工作与管理能力、同事之间团结	20		定性
				b.医护核心制度与相关规定执行力	60		定量
		1.2 工作计划	20	a.执行护理发展规划,月度工作计划	10		定量
				b.上班尊重劳动纪律,尽职尽责	10		定性
2 过程控制 工作数量 工作质量 工作效率 440分	44	2.1 工作流程	40	a.护理工作流程参加各种护理值班	20		定量
				b.按时参加各种会议上报数据正确	20		定量
		2.2 工作数量	140	a.承担质量管理职责胜任护理班次	30		定量
				b.安排当日患者医技检查及结果	30		定量
				c.病区与病房"7S管理"	30		定量
				d.掌握常规抢救仪器使用方法	30		定量
				e.履行科室绩效考核与管理职责	20		定量
		2.3 工作质量	140	a.病人转入转出有交接手续有记录	20		定量
				b.协助护士长护理行政管理	30		定性
				c.针对技术操作应急预案的执行	20		定量
				d.基础、专科、责任护理	20		定性
				e.督促检查患者各种治疗落实	30		定性
				f.执行护理管理目标与质量控制	20		定量
		2.4 工作效率	120	a.护理文件书写符合标准	30		定性
				b.强化护理实习、进修生管理	10		定性
				c.督促患者住院出院转科手续办理	30		定性
				d.健康教育,内容适合病人需要	30		定性
				e.处理问题考虑全面遵循伦理原则	20		定性
3 论文科研 50分	5	论文科研 业务技术	50	a.发表论文与护理科研符合规定	20		定性
				b.带教实习生与学习培训	20		定性
				c.本人专科护理理论与技术水平	10		定性
4 职业道德 40分	4	4.1 职业素质	10	关心同事、自觉合作、乐于助人	10		定性
		4.2 问题解决	30	a.处理患者和家属的相关问题	20		定性
				b.在护理学科建设中的作用	10		定性
5 社会责任 50分	5	5.1 社会责任	30	a.参加公益活动愿意承担额外工作	10		定性
				b.手卫生、院感、消毒隔离、废物处理	20		定量
		5.2 协助工作	20	协助治疗班护士输液、肌注和发药	20		定量
6 满意测评 持续改进 120分	12	6.1 满意度 健康指导	80	a.门诊病人和住院患者满意度	60		定性
				b.患者健康与出院指导制度与流程	20		定性
		6.2 本科满意	20	本科室员工的满意度	20		定性
		6.3 持续改进	20	针对问题缺陷有持续改进计划	20		定性
7 科室 绩效结果 200分	20	7.1 病人结果	70	a.科室当月接收就诊病人数量	20		定量
				b.科室当月出院病人数量	50		定量
		7.2 质量结果	50	a.当月科室质量达到要求	30		定量
				b.当月科室安全无事故	20		定量
		7.3 财务结果	80	医疗利润与上年度同月增加比较	80		定量
满分	1000分	定性指标得分		定量指标得分		最后得分	

8.1 重症医学科行政班护士卓越绩效考评定性标准(表二)

被考评者姓名		岗位			部门				
	职能部门领导·定性指标·满意度测评内容				满意度测评等级				
一级指标	三级定性指标内容测评	本项满分	测评方式	卓越	优秀	良好	一般	得分	
1 管理能力 30 分	1.1 a. 工作管理能力、同事之间团结	20	定性		20	16	12		
	1.2 d. 上班尊重劳动纪律,尽职尽责	10	定性						
	扣罚细则:上班不接收快递包裹,发现一次扣 5 分;科早会、进入监护室护理、穿刺打针发药、技术操作等直接服务患者时关手机,一次不关扣 5 分;上班上网玩游戏发现一次扣 10 分;值班时间干私活带人看病、外出不请示离开岗位,发现一次扣 10 分								
2 过程控制 工作数量 工作质量 工作效率 200 分	2.3 b. 协助护士长护理行政管理	30	定性						
	奖罚细则:协助护士长护理、教学、科研管理,一项工作不落实扣 5 分								
	2.3 d. 基础、专科、责任护理	20	定性						
	扣罚细则:病人卧位舒适,符合要求;做到三短六洁:头发短、指甲短、胡须短;口腔洁、头发洁、皮肤洁、手足洁、会阴洁、肛门洁。一项不符合要求扣 5 分								
	2.3 e. 督促检查患者各种治疗落实	30	定性	一项治疗不按时扣 5 分					
	2.4 a. 护理文件书写符合标准	30	定性	一处不符合标准扣 5 分					
	2.4 b. 强化护理实习、进修生管理	10	定性						
	奖罚细则:强化护理实习、进修生管理,一名实习、进修生管理不好扣 5 分								
	2.4 c. 督促患者住院出院转科办理	30	定性						
	奖罚细则:督促患者住院出院转科办理,督促患者住院、出院、转科手续办理,符合医院、科室业务与技术管理的规定标准的相关要求,一项工作患者有意见扣 5 分								
	2.4 d. 适宜的健康教育	30	定性						
	奖罚细则:适宜的健康教育,及时进行健康教育,教育形式及内容适合病人需要,符合医院业务与技术管理的规定要求,不符合要求扣 5 分								
	2.4 e. 处理问题考虑全面遵循伦理原则	20	定性		20	16	12		
3 论文科研 50 分	3.1 a. 发表论文与护理科研符合规定	20	定性		20	16	12		
	3.2 b. 带教实习生与学习培训	20	定性		20	16	12		
	3.3 c. 本人专科护理理论与技术水平	10	定性		10	8	6		
4 职业道德 40 分	4.1 关心同事、自觉合作、乐于助人	10	定性		10	8	6		
	4.2 a. 处理患者和家属的相关问题	20	定性		20	16	12		
	4.2 b. 在护理学科建设中的作用	10	定性		10	8	6		
5 社会责任 10 分	5.2 a. 参加公益活动,承担额外工作	10	定性						
	奖罚细则:参加公益活动符合医院业务与技术管理的规定要求,少参加一次医院或者科室组织的一次公益活动扣 5 分,没有承担大家公认的本岗位外的额外工作扣 5 分								
6 满意测评 持续改进 120 分	6.1 a. 门诊病人和住院患者满意度	60	定性		60	48	36		
	6.1 b. 患者健康与出院指导制度流程	20	定性						
	奖罚细则:无患者健康与出院指导制度、流程,少执行一项扣 5 分								
	6.2 本科室员工的满意度	20	定性		20	16	12		
	6.3 针对问题缺陷有持续改进计划	20	定性						
	奖罚细则:解决病人投诉,处理护理纠纷,评价纠纷,发现工作中的问题,针对护理工作的问题与缺陷有持续改进计划、事实、流程、措施、效果,少一个环节扣 5 分								
科室		**本表定性指标满分**	**450 分**	**定性指标最后得分**					

8.2 重症医学科行政班护士卓越绩效考评定量标准(表三)

一级指标 (分值)	权重 %	二级指标		三级指标		绩效考评 扣分细则	得分
		考评内容	分值	考评内容	分值		
1 管理能力 执行能力 70分	7	1.1 执行能力	60	b.医护核心制度与相关规定执行力符合要求	60	核心制度一项不执行扣5分,其他不执行扣5分	
		1.2 工作计划	10	a.执行科室护理发展规划,月度工作计划	10	执行规划、月度计划满分,少执行一项扣10分	
2 过程控制 工作数量 工作质量 工作效率 240分	24	2.1 工作流程	40	a.执行护理工作流程,参加各种护理值班	20	少执行一项流程扣5分少一次值班扣5分。会议迟到或早退一次扣5分缺席一次扣10分。上报各种数据,推迟一天扣5分,上报数据不准确一次扣5分	
				b.按时按规定参加各种会议,按时按照规定上报负责的数据工作,并保证上报数据正确	20		
		2.2 工作数量	140	a.承担质量管理职责,胜任护理各种班次	30	不履行质量管理小组人员兼职职责扣5分。一个患者检查不落实一次扣10分。办法环境整洁安静、安全温馨床单元整洁、舒适不符合要求扣5分。仪器操作不好扣5分。无实施绩效考核扣10分,考核结果不与工资挂钩扣10分	
				b.安排当日患者医技检查及结果符合规定要求	30		
				c.病区与病房"7S管理"	30		
				d.掌握常规抢救仪器使用方法符合规定要求	30		
				e.履行绩效考核职责,一项不符合扣分	20		
		2.3 工作质量	60	a.病人转入转出有交接手续有记录符合要求	20	病人转入转出有交接手续有记录,记录不清或者无记录扣5分。应急预案执行不到位扣5分,影响工作扣10分。不执行护理管理目标及无护理质量控制与管理流程扣10分,不落实到位扣10分	
				c.针对护理技术操作应急预案的管理与执行	20		
				f.执行本科室制定的护理管理目标及护理质量实施控制与管理的制度、标准和流程	20		
5 社会责任 40分	4	5.1 社会责任	20	a.监督手卫生、院感、消毒、隔离、废物处理	20	手卫生、院感、消毒隔离不落实和不安规定处理医疗废物一次扣5分。一人次治疗工作不落实扣5分	
		5.2 协助工作	20	b.协助治疗班护士输液、肌注、发药及相关工作	20		
7 科室 绩效结果 200分	20	7.1 科室 病人结果	70	a.当月门诊就诊病人数	20	达到去年同月数量并依规定达到增长幅度得满分,降低1%扣10分,增加1%奖5分	
				b.当月出院病人数量与上年度同月比并达指标	50		
		7.2 质量结果	50	a.医疗质量达到要求	30	达到规定月度增长幅度,降低1%扣10分,增加1%奖5分	
				b.当月科室安全无事故	20		
		7.3 科室 财务结果	80	当月医疗收入利润与上年度同月比较并且达到医院规定的增长幅度	80	达到去年指标水平并达到医院规定增长幅度得满分,降低1%扣10分,增加1%奖5分	
科室				本表定量指标满分	550分	定量指标合计得分	

9.重症医学科医嘱班护士卓越绩效考评标准(表一)

一级指标 (分值)	权重 %	二级指标		三级指标		得分	考核 方式
		考评内容	分值	绩效考评扣分细则	分值		
1 管理能力 执行能力 100分	10	1.1 管理能力 执行能力	80	a. 工作与管理能力、同事之间团结	20		定性
				b. 医护核心制度与相关规定执行力	60		定量
		1.2 工作计划	20	a. 执行护理发展规划,月度工作计划	10		定量
				b. 上班尊重劳动纪律,尽职尽责	10		定性
2 过程控制 工作数量 工作质量 工作效率 440分	44	2.1 工作流程	40	a. 护理工作流程参加各种护理值班	20		定量
				b. 按时参加各种会议上报数据正确	20		定量
		2.2 工作数量	140	a. 承担质量管理职责胜任护理班次	30		定量
				b. 通知医生患者欠费名单	30		定量
				c. 实施正确治疗和个性化护理措施	20		定量
				d. 落实患者安全管理目标	30		定量
				e. 履行科室绩效考核与管理职责	30		定量
		2.3 工作质量	140	a. 患者24小时生命监测并记录	20		定量
				b. 护士长不在时代理处理日常工作	30		定性
				c. 针对技术操作应急预案的执行	20		定量
				d. 根据患者病情健康教育	20		定性
				e. 按时、准确转抄每一或者医嘱	30		定性
				f. 执行护理管理目标与质量控制	20		定量
		2.4 工作效率	120	a. 护理文件书写符合标准	30		定性
				b. 核对医嘱转抄各种治疗卡并签字	30		定性
				c. 督促患者住院出院转科手续办理	20		定性
				d. 核对电脑记账与相关部门沟通	20		定性
				e. 处理问题考虑全面遵循伦理原则	20		定性
3 论文科研 50分	5	论文科研 业务技术	50	a. 发表论文与护理科研符合规定	20		定性
				b. 带教实习生与学习培训	20		定性
				c. 本人专科护理理论与技术水平	10		定性
4 职业道德 40分	4	4.1 职业素质	10	关心同事、自觉合作、乐于助人	10		定性
		4.2 问题解决	30	a. 处理患者和家属的相关问题	20		定性
				b. 在护理学科建设中的作用	10		定性
5 社会责任 50分	5	5.1 社会责任	30	a. 参加公益活动愿意承担额外工作	10		定性
				b. 感染管理、消毒隔离废物处理	20		定量
		5.2 整理病历	20	整理出院病历、正确排序与装订	20		定量
6 满意测评 持续改进 120分	12	6.1 满意度 健康指导	80	a. 门诊病人和住院患者满意度	60		定性
				b. 患者健康与出院指导制度与流程	20		定性
		6.2 本科满意	20	本科室员工的满意度	20		定性
		6.3 持续改进	20	针对问题缺陷有持续改进计划	20		定性
7 科室 绩效结果 200分	20	7.1 病人结果	70	a. 科室当月接收就诊病人数量	20		定量
				b. 科室当月出院病人数量	50		定量
		7.2 质量结果	50	a. 当月科室质量达到要求	30		定量
				b. 当月科室安全无事故	20		定量
		7.3 财务结果	80	医疗利润与上年度同月增加比较	80		定量
满分	1000分	定性指标得分		定量指标得分		最后得分	

9.1 重症医学科医嘱班护士卓越绩效考评定性标准(表二)

被考评者姓名		岗位			部门			
职能部门领导·定性指标·满意度测评内容					满意度测评等级			
一级指标	三级定性指标内容测评		本项满分	测评方式	卓越	优秀	良好	一般	得分
1 管理能力 30 分	1.1 a. 工作管理能力、同事之间团结		20	定性		20	16	12	
	1.2 d. 上班尊重劳动纪律,尽职尽责		10	定性					
	扣罚细则:上班不接收快递包裹,发现一次扣5分;科早会、进入监护室护理、穿刺打针发药、技术操作等直接服务患者时关手机,一次不关扣5分;上班上网玩游戏发现一次扣10分;值班时间干私活带人看病、外出不请示离开岗位,发现一次扣10分								
2 过程控制 工作数量 工作质量 工作效率 200 分	2.3 b. 护士长不在代理处理日常工作		30	定性					
	奖罚细则:护士长不在时代理处理日常工作,一项工作不落实扣5分								
	2.3 d. 根据患者病情健康教育		20	定性					
	扣罚细则:主动向患者或家属介绍病区环境及规章制度;做好健康指导工作,包括正确指导患者饮食、用药和活动等;患者及家属知晓相关的疾病、药物、特殊检查的目的及注意事项等;做好患者的康复指导,重视患者的功能训练;及时、客观地告知家属患者的病情变化,使家属积极配合治疗符合规定要求。少一项扣5分								
	2.3 e. 按时、准确转抄医嘱		30	定性	一条医嘱不准确扣5分				
	2.4 a. 护理文件书写符合标准		30	定性	一处不符合标准扣5分				
	2.4 b. 核对医嘱转抄治疗本卡并签字		30	定性					
	奖罚细则:核对医嘱转抄各种治疗卡并签字,差错一处扣2分,一次不签字扣5分								
	2.4 c. 督促患者住院出院转科办理		20	定性					
	奖罚细则:督促患者住院、出院、转科手续办理,一项工作患者有意见扣5分								
	2.4 d. 核对电脑记账与相关部门沟通		20	定性					
	奖罚细则:核对医嘱、电脑记账、建立必要台账并与相关部门沟通,差错一次扣5分								
	2.4 e. 处理问题考虑全面遵循伦理原则		20	定性		20	16	12	
3 论文科研 50 分	3. a. 发表论文与护理科研符合规定		20	定性		20	16	12	
	3. b. 带教实习生与学习培训		20	定性		20	16	12	
	3. c. 本人专科护理理论与技术水平		10	定性		10	8	6	
4 职业道德 40 分	4.1 关心同事、自觉合作、乐于助人		10	定性		10	8	6	
	4.2 a. 处理患者和家属的相关问题		20	定性		20	16	12	
	4.2 b. 在护理学科建设中的作用		10	定性		10	8	6	
5 社会责任 10 分	5.2 a. 参加公益活动,承担额外工作		10	定性					
	奖罚细则:参加公益活动符合业务与技术管理的规定要求,少参加一次医院或者科室组织的一次公益活动扣5分,没有承担大家公认的本岗位外的额外工作扣5分								
6 满意测评 持续改进 120 分	6.1 a. 门诊病人和住院患者满意度		60	定性		60	48	36	
	6.1 b. 患者健康与出院指导制度流程		20	定性					
	奖罚细则:无患者健康与出院指导制度、流程,少执行一项扣5分								
	6.2 本科室员工的满意度		20	定性		20	16	12	
	6.3 针对问题缺陷有持续改进计划		20	定性					
	奖罚细则:室每月针对存在医疗、护理、病历质量、查房、用药、值班等问题与缺陷和投诉及纠纷,有持续改进计划、事实、流程、措施、效果,少一个环节扣5分								
科室		本表定性指标满分	450 分	定性指标最后得分					

9.2 重症医学科医嘱班护士卓越绩效考评定量标准(表三)

一级指标 (分值)	权重 %	二级指标		三级指标		绩效考评 扣分细则	得分
		考评内容	分值	考评内容	分值		
1 管理能力 执行能力 70分	7	1.1 执行能力	60	b.医护核心制度与相关规定执行力符合要求	60	核心制度一项不执行扣5分,其他不执行扣5分	
		1.2 规划计划	10	a.执行科室护理发展规划,月度工作计划	10	执行规划、月度计划满分,少执行一项扣10分	
2 过程控制 工作数量 工作质量 工作效率 240分	24	2.1 工作流程	40	a.执行护理工作流程,参加各种护理值班	20	少执行一项流程扣5分,少一次值班扣5分。会议迟到或早退一次扣5分缺席一次扣10分。上报各种数据,推迟一天扣5分,上报数据不准确一次扣5分	
				b.按时按规定参加各种会议,按时按照规定上报负责的数据工作,并保证上报数据正确	20		
		2.2 工作数量	140	a.承担质量管理职责,胜任护理各种班次	30	不履行质量管理小组人员兼职职责扣5分。因为及时通知,欠费影响治疗一次扣10分。无计划或措施扣5分。安全措施身份识别、用药安全、危急值少一项落实扣5分。没有承担绩效考核扣10分,考核结果不与工资挂钩扣10分	
				b.通知相关医生患者欠费名单符合规定要求	30		
				c.制订计划,实施正确治疗和个性化护理措施	20		
				d.落实患者安全管理目标,一项不符合扣分	30		
				e.履行绩效考核职责	30		
		2.3 工作质量	60	a.患者24小时生命体征监测并记录符合要求	20	患者24小时生命监测并记录,少一人次病人记录或差错一人次扣5分。应急预案执行不到位扣5分,影响工作扣10分。不执行护理管理目标及无护理质量控制与管理流程扣10分,不落实到位扣10分	
				c.针对护理技术操作应急预案的管理与执行	20		
				f.执行本科室制定的护理管理目标及护理质量实施控制与管理的制度、标准和流程	20		
5 社会责任 40分	4	5.1 社会责任	20	b.感染管理、消毒隔离废物处理符合规定要求	20	院感管理、消毒隔离不落实和不安规定处理医疗废物一次扣5分。一份病历发生差错扣5分	
		5.2 整理病历	20	整理出院病历、正确排序与装订符合规定要求	20		
7 科室 绩效结果 200分	20	7.1 科室 病人结果	70	a.当月门诊就诊病人数	20	达到去年同月数量并依规定达到增长幅度得满分,降低1%扣10分,增加1%奖5分	
				b.当月出院病人数量与上年度同月比并达指标	50		
		7.2 质量结果	50	a.医疗质量达到要求	30	达到规定月度增长幅度,降低1%扣10分,增加1%奖5分	
				b.当月科室安全无事故	20		
		7.3 科室 财务结果	80	当月医疗收入利润与上年度同月比较并且达到医院规定的增长幅度	80	达到去年指标水平并达到医院规定增长幅度得满分,降低1%扣10分,增加1%奖5分	
科室		本表定量指标满分			550分	定量指标合计得分	

10. 重症医学科责任班护士卓越绩效考评标准（表一）

一级指标 （分值）	权重 %	二级指标		三级指标		得分	考核 方式
		考评内容	分值	绩效考评扣分细则	分值		
1 管理能力 执行能力 100分	10	1.1 领导能力 执行能力	80	a. 工作与管理能力、同事之间团结	20		定性
				b. 医护核心制度与相关规定执行力	60		定量
		1.2 工作计划	20	a. 执行护理发展规划，月度工作计划	10		定量
				b. 上班尊重劳动纪律，尽职尽责	10		定性
2 过程控制 工作数量 工作质量 工作效率 440分	44	2.1 工作流程	40	a. 护理工作流程参加各种护理值班	20		定量
				b. 按时参加各种会议上报数据正确	20		定量
		2.2 工作数量	140	a. 承担质量管理职责胜任护理班次	30		定量
				b. 跟随医生查房、了解护理重点	20		定量
				c. 检查患者治疗与护理落实情况	30		定量
				d. 掌握抢救仪器使用方法物品位置	30		定量
				e. 履行科室绩效考核与管理职责	30		定量
		2.3 工作质量	140	a. 基础、专科、责任护理落实	20		定量
				b. 负责患者各种管道的管理与计量	30		定性
				c. 针对技术操作应急预案的执行	20		定量
				d. 患者24小时生命监测并记录	20		定性
				e. 巡视病房，负责更换输液瓶	30		定性
				f. 执行护理管理目标与质量控制	20		定量
		2.4 工作效率	120	a. 护理文件书写符合标准	30		定性
				b. 检查早班治疗护理落实情况	30		定性
				c. 实施正确治疗和个性化护理措施	20		定性
				d. 抢救物品和药品做到五定管理	20		定性
				e. 处理问题考虑全面遵循伦理原则	20		定性
3 论文科研 50分	5	论文科研 业务技术	50	a. 发表论文与护理科研符合规定	20		定性
				b. 带教实习生与学习培训	20		定性
				c. 本人专科护理理论与技术水平	10		定性
4 职业道德 40分	4	4.1 职业素质	10	关心同事、自觉合作、乐于助人	10		定性
		4.2 问题解决	30	a. 处理患者和家属的相关问题	20		定性
				b. 在护理学科建设中的作用	10		定性
5 社会责任 50分	5	5.1 社会责任	30	a. 参加公益活动愿意承担额外工作	10		定性
				b. 感染管理、消毒隔离废物处理	20		定量
		5.2 空气消毒	20	按照规定时间空气消毒	20		定量
6 满意测评 持续改进 120分	12	6.1 满意度 健康指导	80	a. 门诊病人和住院患者满意度	60		定性
				b. 患者健康与出院指导制度与流程	20		定性
		6.2 本科满意	20	本科室员工的满意度	20		定性
		6.3 持续改进	20	针对问题缺陷有持续改进计划	20		定性
7 科室 绩效结果 200分	20	7.1 病人结果	70	a. 科室当月接收就诊病人数量	20		定量
				b. 科室当月出院病人数量	50		定量
		7.2 质量结果	50	a. 当月科室质量达到要求	30		定量
				b. 当月科室安全无事故	20		定量
		7.3 财务结果	80	医疗利润与上年度同月增加比较	80		定量
满分	**1000分**	定性指标得分		定量指标得分		最后得分	

10.1 重症医学科责任班护士卓越绩效考评定性标准(表二)

| 被考评者姓名 | | 岗位 | | | 部门 | | | |

职能部门领导·定性指标·满意度测评内容				满意度测评等级				
一级指标	三级定性指标内容测评	本项满分	测评方式	卓越	优秀	良好	一般	得分
1 管理能力 30分	1.1 a.工作管理能力、同事之间团结	20	定性		20	16	12	
	1.2 d.上班尊重劳动纪律,尽职尽责	10	定性					
	扣罚细则: 上班不接收快递包裹,发现一次扣5分;科早会、进入监护室护理、穿刺打针发药、技术操作等直接服务患者时关手机,一次不关扣5分;上班上网玩游戏发现一次扣10分;值班时间干私活带人看病、外出不请示离开岗位,发现一次扣10分							
2 过程控制 工作数量 工作质量 工作效率 200分	2.3 b.负责患者各种管道管理与计量	30	定性					
	奖罚细则: 负责患者各种管道管理与引流量的计量记录符合业务与技术管理的规定要求,负责输液引流胃管导尿吸氧管的管理,脱落一次扣5分,计量不准扣5分							
	2.3 d.患者24小时生命监测并记录	20	定性					
	扣罚细则: 记录内容需客观、准确、及时、规范、完整,时间应具体到分钟。并且使用医学术语,文字工整、清晰、表达准确、语言通顺、标点正确。少一项扣2分							
	2.3 e.巡视病房,负责更换输液瓶	30	定性	一次更换不及时扣5分				
	2.4 a.护理文件书写符合标准	30	定性	一处不符合标准扣5分				
	2.4 b.检查早班治疗护理落实情况	30	定性					
	奖罚细则: 检查早班治疗护理落实情况,差错一处扣5分,不落实一次扣5分							
	2.4 c.实施正确治疗个性化护理措施	20	定性					
	奖罚细则: 制订护理计划,实施正确的治疗和个性化的护理措施,少一项措施扣5分							
	2.4 d.抢救物品和药品做到五定管理	20	定性	少一项扣5分				
	奖罚细则: 抢救物品和药品做到五定管理,定点放置、定人管理、定量补充、定期检查维修、定期消毒灭菌符合业务与技术管理的规定要求,一项、次不符合要求扣5分							
	2.4 e.处理问题考虑全面遵循伦理原则	20	定性		20	16	12	
3 论文科研 50分	3. a.发表论文与护理科研符合规定	20	定性		20	16	12	
	3. b.带教实习生与学习培训	20	定性		20	16	12	
	3. c.本人专科护理理论与技术水平	10	定性		10	8	6	
4 职业道德 40分	4.1 关心同事、自觉合作、乐于助人	10	定性		10	8	6	
	4.2 a.处理患者和家属的相关问题	20	定性		20	16	12	
	4.2 b.在护理学科建设中的作用	10	定性		10	8	6	
5 社会责任 10分	5.2 a.参加公益活动,承担额外工作	10	定性					
	奖罚细则: 参加公益活动符合业务与技术管理的规定要求,少参加一次医院或者科室组织的一次公益活动扣5分,没有承担大家公认的本岗位外的额外工作扣5分							
6 满意测评 持续改进 120分	6.1 a.门诊病人和住院患者满意度	60	定性		60	48	36	
	6.1 b.患者健康与出院指导制度流程	20	定性					
	奖罚细则: 无患者健康与出院指导制度、流程,少执行一项扣5分							
	6.2 本科室员工的满意度	20	定性		20	16	12	
	6.3 针对问题缺陷有持续改进计划	20	定性					
	奖罚细则: 解决病人投诉,处理护理纠纷,评价纠纷,发现工作中的问题,针对护理工作的问题与缺陷有持续改进计划、事实、流程、措施、效果,少一个环节扣5分							
科室		本表定性指标满分	**450分**	定性指标最后得分				

10.2 重症医学科责任班护士卓越绩效考评定量标准(表三)

一级指标 (分值)	权重 %	二级指标		三级指标		绩效考评	得分
		考评内容	分值	考评内容	分值	扣分细则	
1 管理能力 执行能力 70分	7	1.1 执行能力	60	b.医护核心制度与相关规定执行力符合要求	60	核心制度一项不执行扣5分,其他不执行扣5分	
		1.2 规划计划	10	a.执行科室护理发展规划,月度工作计划	10	执行规划、月度计划满分,少执行一项扣10分	
2 过程控制 工作数量 工作质量 工作效率 240分	24	2.1 工作流程	40	a.执行护理工作流程,参加各种护理值班	20	少执行一项流程扣5分,少一次值班扣5分。会议迟到或早退一次扣5分缺席一次扣10分。上报各种数据,推迟一天扣5分,上报数据不准确一次扣5分	
				b.按时按规定参加各种会议,按时按照规定上报负责的数据工作,并保证上报数据正确	20		
		2.2 工作数量	140	a.承担质量管理职责,胜任护理各种班次	30	不履行质量管理人员兼职职责扣5分。少一次查房扣5分,不清楚护理重点扣5分。患者治疗与护理不落实一次扣5分。不能掌握抢救仪器操作物品位置扣5分。没有承担实施绩效考核扣10分,考核结果不与工资挂钩扣10分	
				b.跟随医生查房、了解护理重点符合规定要求	20		
				c.检查患者治疗与护理落实,一项不符合扣分	30		
				d.掌握抢救仪器使用方法与物品位置符合要求	30		
				e.履行绩效考核职责	30		
		2.3 工作质量	60	a.执行基础护理、专科护理、责任护理落实	20	基础、专科、责任护理不落实到每一个护士,责任少一人次病人扣5分。应急预案执行不到位扣5分,影响工作扣10分。不执行护理管理目标及无护理质量控制与管理流程扣10分,不落实到位扣10分	
				c.针对护理技术操作应急预案的管理与执行	20		
				f.执行本科室制定的护理管理目标及护理质量实施控制与管理的制度、标准和流程	20		
5 社会责任 40分	4	5.1 社会责任	20	b.感染管理,消毒、隔离、废物处理符合要求	20	感染管理、消毒隔离废物处理不按规定落实一次扣5分。不按照规定空气消毒,少一次扣5分	
		5.2 空气消毒	20	按照规定时间空气消毒,一项不符合扣分	20		
7 科室 绩效结果 200分	20	7.1 科室 病人结果	70	a.当月门诊就诊病人	20	达到去年同月数量并依规定达到增长幅度得满分,降低1%扣10分,增加1%奖5分	
				b.当月出院病人数量与上年度同月比并达指标	50		
		7.2 质量结果	50	a.医疗质量达到要求	30	达到规定月度增长幅度,降低1%扣10分,增加1%奖5分	
				b.当月科室安全无事故	20		
		7.3 科室 财务结果	80	当月医疗收入利润与上年度同月比较并且达到医院规定的增长幅度	80	达到去年指标水平并达到医院规定增长幅度得满分,降低1%扣10分,增加1%奖5分	
科室		本表定量指标满分			550分	定量指标合计得分	

11. 重症医学科优质护理责任组长卓越绩效考评标准（表一）

一级指标（分值）	权重%	二级指标 考评内容	分值	三级指标 绩效考评扣分细则	分值	得分	考核方式
1 管理能力 执行能力 100分	10	1.1 管理能力 执行能力	80	a. 工作与管理能力、同事之间团结	20		定性
				b. 医护核心制度与相关规定执行力	60		定量
		1.2 工作计划	20	a. 执行护理发展规划，月度工作计划	10		定量
				b. 上班尊重劳动纪律，尽职尽责	10		定性
2 过程控制 工作数量 工作质量 工作效率 440分	44	2.1 工作流程	40	a. 掌握本组患者病情与护理重点	30		定量
				b. 按时参加各种会议上报数据正确	10		定量
		2.2 工作数量	140	a. 承担质量管理职责并能够胜任	20		定量
				b. 负责全面协调本组治疗及护理	30		定量
				c. 实施正确治疗和个性化护理措施	30		定量
				d. 掌握护理质控制度标准流程	40		定量
				e. 履行科室绩效考核与管理职责	20		定量
		2.3 工作质量	140	a. 基础、专科、责任护理落实	20		定量
				b. 协助护士长检查急救物品器械	20		定性
				c. 针对技术操作应急预案的执行	20		定量
				d. 抢救物品和药品做到"五定"管理	20		定性
				e. 参加本组危重病人抢救与护理	30		定性
				f. 执行护理管理目标与质量控制	30		定量
		2.4 工作效率	120	a. 护理文件书写符合标准	20		定性
				b. 保持患者各种管道畅通	20		定性
				c. 每月进行本组质控检查并总结	30		定性
				d. 负责各种管道管理与引流记录	30		定性
				e. 精确掌握本组危重患者出入量	20		定性
3 论文科研 50分	5	论文科研 业务技术	50	a. 发表论文与护理科研符合规定	20		定性
				b. 带教实习生与学习培训	20		定性
				c. 本人专科护理理论与技术水平	10		定性
4 职业道德 40分	4	4.1 职业素质	10	关心同事、自觉合作、乐于助人	10		定性
		4.2 问题解决	30	a. 处理患者和家属的相关问题	20		定性
				b. 在护理学科建设中的作用	10		定性
5 社会责任 50分	5	5.1 社会责任	30	a. 参加公益活动愿意承担额外工作	10		定性
				b. 感染管理、消毒隔离废物处理	20		定量
		5.2 工作责任	20	工作主动性、积极性、责任心	20		定量
6 满意测评 持续改进 120分	12	6.1 满意度 健康指导	80	a. 门诊病人和住院患者满意度	60		定性
				b. 患者健康与出院指导制度与流程	20		定性
		6.2 本科满意	20	本科室员工的满意度	20		定性
		6.3 持续改进	20	针对问题缺陷有持续改进计划	20		定性
7 科室 绩效结果 200分	20	7.1 病人结果	70	a. 科室当月接收就诊病人数量	20		定量
				b. 科室当月出院病人数量	50		定量
		7.2 质量结果	50	a. 当月科室质量达到要求	30		定量
				b. 当月科室安全无事故	20		定量
		7.3 财务结果	80	医疗利润与上年度同月增加比较	80		定量
满分	1000分	定性指标得分		定量指标得分		最后得分	

11.1 重症医学科优质护理责任组长卓越绩效考评定性标准(表二)

被考评者姓名		岗位			部门		
职能部门领导·定性指标·满意度测评内容					满意度测评等级		
一级指标	三级定性指标内容测评		本项满分	测评方式	卓越　优秀　良好　一般		得分
1 管理能力 30分	1.1 a. 工作管理能力、同事之间团结		20	定性	20　16　12		
	1.2 d. 上班尊重劳动纪律,尽职尽责		10	定性			
	扣罚细则:上班不接收快递包裹,发现一次扣5分;科早会、进入监护室护理、穿刺打针发药、技术操作等直接服务患者时关手机,一次不关扣5分;上班上网玩游戏发现一次扣10分;值班时间干私活带人看病、外出不请示离开岗位,发现一次扣10分						
2 过程控制 工作数量 工作质量 工作效率 190分	2.3 b. 协助护士长检查急救物品器械		20	定性			
	奖罚细则:协助护士长检查急救物品、器械及相关抢救设备,差错一次扣10分						
	2.3 d. 抢救物品和药品做到"五定"管理		20	定性			
	扣罚细则:定点放置、定人管理、定量补充、定期检查维修、定期消毒灭菌,完好率100%,无过期无变质,用后及时补充,班班交接,有记录,符合要求,少一项扣5分						
	2.3 e. 参加本组危重病人抢救与护理		30	定性	没有参加一例扣5分		
	2.4 a. 护理文件书写符合标准		20	定性	一处不符合标准扣5分		
	2.4 b. 保持患者各种管道畅通		20	定性			
	奖罚细则:保持患者各种管道畅通,脱落一次扣5分						
	2.4 c. 每月进行本组质控检查并总结		30	定性			
	奖罚细则:每月科室质控检查并有总结,无总结扣10分						
	2.4 d. 负责各种管道管理与引流记录		30	定性			
	奖罚细则:负责患者各种管道管理与引流量的计量记录,负责输液引流胃管导尿吸氧管的管理符合医院业务与技术管理的规定要求,脱落一次扣5分,计量不准扣5分						
	2.4 e. 精确掌握本组危重患者出入量		20	定性	差错一人次扣5分		
3 论文科研 50分	3. a. 发表论文与护理科研符合规定		20	定性	20　16　12		
	3. b. 带教实习生与学习培训		20	定性	20　16　12		
	3. c. 本人专科护理理论与技术水平		10	定性	10　8　6		
4 职业道德 40分	4.1 关心同事、自觉合作、乐于助人		10	定性	10　8　6		
	4.2 a. 处理患者和家属的相关问题		20	定性	20　16　12		
	4.2 b. 在护理学科建设中的作用		10	定性	10　8　6		
5 社会责任 10分	5.2 a. 参加公益活动,承担额外工作		10	定性			
	奖罚细则:参加公益活动符合业务与技术管理的规定要求,少参加一次医院或者科室组织的一次公益活动扣5分,没有承担大家公认的本岗位外的额外工作扣5分						
6 满意测评 持续改进 120分	6.1 a. 门诊病人和住院患者满意度		60	定性	60　48　36		
	6.1 b. 患者健康与出院指导制度流程		20	定性			
	奖罚细则:患者健康与出院指导制度流程符合医院、科室业务与技术管理的规定标准的相关要求,无患者健康与出院指导制度、流程,少执行一项扣5分						
	6.2 本科室员工的满意度		20	定性	20　16　12		
	6.3 针对问题缺陷有持续改进计划		20	定性			
	奖罚细则:解决病人投诉,处理护理纠纷,评价纠纷,发现工作中的问题,针对护理工作的问题与缺陷有持续改进计划、事实、流程、措施、效果,少一个环节扣5分						
科室		本表定性指标满分	440分		定性指标最后得分		

11.2 重症医学科优质护理责任组长卓越绩效考评定量标准(表三)

一级指标 (分值)	权重 %	二级指标		三级指标		绩效考评 扣分细则	得分
		考评内容	分值	考评内容	分值		
1 管理能力 执行能力 **70分**	7	1.1 执行能力	60	b.医护核心制度与相关规定执行力符合要求	60	核心制度一项不执行扣5分,其他不执行扣5分	
		1.2 规划计划	10	a.执行科室护理发展规划,月度工作计划	10	执行规划、月度计划满分,少执行一项扣10分	
2 过程控制 工作数量 工作质量 工作效率 **260分**	25	2.1 工作流程	40	a.掌握本组患者病情与护理重点符合规定要求	30	不掌握本组患者病情与护理重点扣5分。会议迟到或早退一次扣5分缺席一次扣10分。上报各种数据,推迟一天扣5分,上报数据不准确一次扣5分	
				b.按时按规定参加各种会议,按时按照规定上报负责的数据工作,并保证上报数据正确	10		
		2.2 工作数量	150	a.承担质量管理职责并能够胜任符合规定要求	30	不履行质量管理职责扣5分。不能够全面协调本组治疗及护理扣5分。无护理计划或者不落实一个病人扣5分。没有掌握护理质控制度、标准与流程扣5分。没承担履行绩效考核工作扣5分,考核结果不与工资挂钩扣5分	
				b.负责全面协调本组治疗及护理符合规定要求	30		
				c.实施正确治疗和个性化护理措施符合要求	30		
				d.掌握护理质控制度、标准与流程符合要求	40		
				e.履行绩效考核职责	20		
		2.3 工作质量	70	a.执行基础护理、专科护理、责任护理落实	20	基础、专科、责任护理不落实到每一个护士、责任少一人次病人扣5分。应急预案执行不到位扣5分,影响工作扣10分。不执行护理管理目标及无护理质量控制与管理流程扣10分,不落实到位扣10分	
				c.针对护理技术操作应急预案的管理与执行	20		
				f.执行本科室制定的护理管理目标及护理质量实施控制与管理的制度、标准和流程	30		
5 社会责任 消毒隔离 **40分**	4	5.1 社会责任	20	b.感染管理、消毒隔离、废物处理符合要求	20	感染管理、消毒隔离废物处理不按规定落实一次扣5分。工作主动性、积极性和责任心不强扣10分	
		5.2 工作责任	20	工作主动性、积极性、责任心符合规定要求	20		
7 科室 绩效结果 **200分**	20	7.1 科室 病人结果	70	a.当月门诊就诊病人	20	达到去年同月数量并依规定达到增长幅度得满分,降低1%扣10分,增加1%奖5分	
				b.当月出院病人数量与上年度同月比并达指标	50		
		7.2 质量结果	50	a.医疗质量达到要求	30	达到规定月度增长幅度,降低1%扣10分,增加1%奖5分	
				b.当月科室安全无事故	20		
		7.3 科室 财务结果	80	当月医疗收入利润与上年度同月比较并且达到医院规定的增长幅度	80	达到去年指标水平并达到医院规定增长幅度得满分,降低1%扣10分,增加1%奖5分	
科室		本表定量指标满分			570分	定量指标合计得分	

12. 重症医学科质控班护士卓越绩效考评标准(表一)

一级指标 (分值)	权重 %	二级指标		三级指标		得分	考核 方式
		考评内容	分值	绩效考评扣分细则	分值		
1 管理能力 执行能力 100分	10	1.1 管理能力 执行能力	80	a. 工作与管理能力、同事之间团结	20		定性
				b. 医护核心制度与相关规定执行力	60		定量
		1.2 工作计划	20	a. 执行护理发展规划,月度工作计划	10		定量
				b. 上班尊重劳动纪律,尽职尽责	10		定性
2 过程控制 工作数量 工作质量 工作效率 440分	44	2.1 工作流程	40	a. 护理工作流程参加各种护理值班	20		定量
				b. 按时参加各种会议上报数据正确	20		定量
		2.2 工作数量	140	a. 承担质量管理职责并能够胜任	40		定量
				b. 协助护士长检查各班工作质量	20		定量
				c. 患者护理质量计划	20		定量
				d. 掌握护理质控制度标准流程	40		定量
				e. 履行科室绩效考核与管理职责	20		定量
		2.3 工作质量	140	a. 基础、专科、责任护理落实	20		定量
				b. 遵守护理操作规程	30		定性
				c. 针对技术操作应急预案的执行	20		定量
				d. 掌握仪器使用及各种物资位置	20		定性
				e. 出院病历护理质控达到要求	30		定性
				f. 执行护理管理目标与质量控制	20		定量
		2.4 工作效率	120	a. 护理文件书写符合标准	20		定性
				b. 护士长不在时负责科室管理工作	30		定性
				c. 每月进行科室质控检查上报结果	30		定性
				d. 各种管道的管理与引流记录	20		定性
				e. 按照规定护理质量检查	20		定性
3 论文科研 50分	5	论文科研 业务技术	50	a. 发表论文与护理科研符合规定	20		定性
				b. 带教实习生与学习培训	20		定性
				c. 本人专科护理理论与技术水平	10		定性
4 职业道德 40分	4	4.1 职业素质	10	关心同事、自觉合作、乐于助人	10		定性
		4.2 问题解决	30	a. 处理患者和家属的相关问题	20		定性
				b. 在护理学科建设中的作用	10		定性
5 社会责任 50分	5	5.1 社会责任	30	a. 参加公益活动愿意承担额外工作	10		定性
				b. 感染管理、消毒隔离废物处理	20		定量
		5.2 满意测评	20	负责出院患者满意度调查与测评	20		定量
6 满意测评 持续改进 120分	12	6.1 满意度 健康指导	80	a. 门诊病人和住院患者满意度	60		定性
				b. 患者健康与出院指导制度与流程	20		定性
		6.2 本科满意	20	本科室员工的满意度	20		定性
		6.3 持续改进	20	针对问题缺陷有持续改进计划	20		定性
7 科室 绩效结果 200分	20	7.1 病人结果	70	a. 科室当月接收就诊病人数量	20		定量
				b. 科室当月出院病人数量	50		定量
		7.2 质量结果	50	a. 当月科室质量达到要求	30		定量
				b. 当月科室安全无事故	20		定量
		7.3 财务结果	80	医疗利润与上年度同月增加比较	80		定量
满分	1000分	定性指标得分		定量指标得分		最后得分	

12.1 重症医学科质控班护士卓越绩效考评定性标准(表二)

被考评者姓名		岗位				部门		

职能部门领导·定性指标·满意度测评内容					满意度测评等级			
一级指标	三级定性指标内容测评	本项满分	测评方式	卓越	优秀	良好	一般	得分
1 管理能力 30 分	1.1 a.工作管理能力、同事之间团结	20	定性		20	16	12	
	1.2 d.上班尊重劳动纪律,尽职尽责	10	定性					
	扣罚细则:上班不接收快递包裹,发现一次扣5分;科早会、进入监护室护理、穿刺打针发药、技术操作等直接服务患者时关手机,一次不关扣5分;上班上网玩游戏发现一次扣10分;值班时间干私活带人看病、外出不请示离开岗位,发现一次扣10分							
2 过程控制 工作数量 工作质量 工作效率 200 分	2.3 b.遵守护理操作规程	30	定性					
	奖罚细则:遵守护理操作规程,按流程操作,落实查对、执行医嘱、记录齐全、整齐,符合医院、科室业务与技术管理的规定标准的相关要求,一项不符合扣5分							
	2.3 d.掌握仪器使用及各种物资位置	20	定性					
	扣罚细则:熟练掌握各种仪器的使用方法及各种物资的存放位置,定期按照制度、流程、评估,符合医院、科室业务与技术管理的规定要求,一项工作不符合要求扣5分							
	2.3 e.出院病历护理质控达到要求	30	定性		一处差错扣5分			
	2.4 a.护理文件书写符合标准	20	定性		一处不符合标准扣5分			
	2.4 b.护士长不在时负责科室管理工作	30	定性					
	奖罚细则:护士长不在时负责科室管理工作,一项工作不按照流程一次扣5分							
	2.4 c.每月科室质控检查上报结果	30	定性					
	奖罚细则:每月科室质控检查上报结果,少检查一次扣5分,上报结果延误扣5分							
	2.4 d.各种管道的管理与引流记录	30	定性					
	奖罚细则:负责患者各种管道管理与引流量的计量记录,负责输液引流胃管导尿吸氧管的管理符合业务与技术管理的规定要求,脱落一次扣5分,计量不准扣5分							
	2.4 e 按照规定护理质量检查	20	定性		20	16	12	
3 论文科研 50 分	3.1 a.发表论文与护理科研符合规定	20	定性		20	16	12	
	3.2 b.带教实习生与学习培训	20	定性		20	16	12	
	3.3 c.本人专科护理理论与技术水平	10	定性		10	8	6	
4 职业道德 40 分	4.1 关心同事、自觉合作、乐于助人	10	定性		10	8	6	
	4.2 a.处理患者和家属的相关问题	20	定性		20	16	12	
	4.2 b.在护理学科建设中的作用	10	定性		10	8	6	
5 社会责任 10 分	5.2 a.参加公益活动,承担额外工作	10	定性					
	奖罚细则:参加公益活动符合业务与技术管理的规定要求,少参加一次医院或者科室组织的一次公益活动扣5分,没有承担大家公认的本岗位外的额外工作扣5分							
6 满意测评 持续改进 120 分	6.1 a.门诊病人和住院患者满意度	60	定性		60	48	36	
	6.1 b.患者健康与出院指导制度流程	20	定性					
	奖罚细则:无患者健康与出院指导制度、流程,少执行一项扣5分							
	6.2 本科室员工的满意度	20	定性		20	16	12	
	6.3 针对问题缺陷有持续改进计划	20	定性					
	奖罚细则:解决病人投诉,处理护理纠纷,评价纠纷,发现工作中的问题,针对护理工作的问题与缺陷有持续改进计划、事实、流程、措施、效果,少一个环节扣5分							
科室		本表定性指标满分	450 分	定性指标最后得分				

12.2 重症医学科质控班护士卓越绩效考评定量标准(表三)

一级指标 (分值)	权重 %	二级指标		三级指标		绩效考评 扣分细则	得分
		考评内容	分值	考评内容	分值		
1 管理能力 执行能力 **70分**	7	1.1 执行能力	60	b.医护核心制度与相关规定执行力符合要求	60	核心制度一项不执行扣5分,其他不执行扣5分	
		1.2 规划计划	10	a.执行科室护理发展规划,月度工作计划	10	执行规划,月度计划满分,少执行一项扣10分	
2 过程控制 工作数量 工作质量 工作效率 **240分**	24	2.1 工作流程	40	a.执行护理工作流程,参加各种护理值班	20	少执行一项流程扣5分少一次值班扣5分。会议迟到或早退一次扣5分缺席一次扣10分。上报各种数据,推迟一天扣5分,上报数据不准确一次扣5分	
				b.按时按规定参加各种会议,按时按照规定上报负责的数据工作,并保证上报数据正确	20		
		2.2 工作数量	140	a.承担质量管理职责并能够胜任符合规定要求	30	不履行质量管理人员兼职职责扣5分。检查各班工作质量,不达要求扣5分。不落实护理质量计划扣5分。仪器与设备的清洁、保养和维护不好扣5分。没有承担实施绩效考核扣10分,考核结果不与工资挂钩扣10分	
				b.协助护士长检查各班工作质量符合规定要求	30		
				c.患者护理质量计划	20		
				d.掌握护理质控制度、标准与流程符合要求	40		
				e.履行承担的绩效考核与管理职责符合要求	20		
		2.3 工作质量	60	a.执行基础护理、专科护理、责任护理落实	20	基础、专科、责任护理不落实到每一个护士,责任少一人次病人扣5分。应急预案执行不到位扣5分,影响工作扣10分。不执行护理管理目标及无护理质量控制与管理流程扣10分,不落实到位扣10分	
				c.针对护理技术操作应急预案的管理与执行	20		
				f.执行本科室制定的护理管理目标及护理质量实施控制与管理的制度、标准和流程	20		
5 社会责任 **40分**	4	5.1 社会责任	20	b.感染管理、消毒隔离、废物处理符合要求	20	感染管理消毒隔离废物处理不安规定落实一次扣5分。按照规定少一次出院患者满意度测评品扣5分	
		5.2 满意测评	20	每月最少1次负责出院患者满意度调查与测评	20		
7 科室 绩效结果 **200分**	20	7.1 科室 病人结果	70	a.当月门诊就诊病人	20	达到去年同月数量并依规定达到增长幅度得满分,降低1%扣10分,增加1%奖5分	
				b.当月出院病人数量与上年度同月比并达指标	50		
		7.2 质量结果	50	a.医疗质量达到要求	30	达到规定月度增长幅度,降低1%扣10分,增加1%奖5分	
				b.当月科室安全无事故	20		
		7.3 科室 财务结果	80	当月医疗收入利润与上年度同月比较并且达到医院规定的增长幅度	80	达到去年指标水平并达到医院规定增长幅度得满分,降低1%扣10分,增加1%奖5分	
科室		本表定量指标满分			550分	定量指标合计得分	

13.重症医学科白天帮班护士卓越绩效考评标准(表一)

一级指标 (分值)	权重 %	二级指标		三级指标		得分	考核 方式
		考评内容	分值	绩效考评扣分细则	分值		
1 管理能力 执行能力 100分	10	1.1管理能力 执行能力	80	a.工作与管理能力、同事之间团结	20		定性
				b.医护核心制度与相关规定执行力	60		定量
		1.2 工作计划	20	a.执行护理发展规划,月度工作计划	10		定量
				b.上班尊重劳动纪律,尽职尽责	10		定性
2 过程控制 工作数量 工作质量 工作效率 440分	44	2.1 工作流程	40	a.护理工作流程参加各种护理值班	20		定性
				b.按时参加各种会议上报数据正确	20		定量
		2.2 工作数量	140	a.承担质量管理兼职职责	30		定量
				b.参加晨会,掌握夜班交班内容	30		定量
				c.按照规定时间接送患者医技检查	20		定量
				d.在主班护士指导下执行医嘱	40		定量
				e.履行科室绩效考核与管理职责	20		定量
		2.3 工作质量	140	a.基础、专科、责任护理落实	20		定量
				b.授权药品检查、请领与管理	20		定性
				c.针对技术操作应急预案的执行	20		定量
				d.执行预防患者跌倒坠床压疮制度	20		定性
				e.授权输液肌注用药配制执行工作	40		定性
				f.保证患者各种管道通畅	20		定量
		2.4 工作效率	120	a.护理文件书写符合标准	20		定性
				b.巡视病区掌握患者病情动态变化	30		定性
				c.严格执行医嘱和查对制度	20		定性
				d.准确记录患者生命体征和出入量	30		定性
				e.处理问题考虑全面遵循伦理原则	20		定性
3 论文科研 50分	5	论文科研 业务技术	50	a.发表论文与护理科研符合规定	20		定性
				b.带教实习生与学习培训	20		定性
				c.本人专科护理理论与技术水平	10		定性
4 职业道德 40分	4	4.1职业素质	10	关心同事、自觉合作、乐于助人	10		定性
		4.2问题解决	30	a.处理患者和家属的相关问题	20		定性
				b.在护理学科建设中的作用	10		定性
5 社会责任 50分	5	5.1 社会责任	30	a.参加公益活动愿意承担额外工作	10		定性
				b.感染管理、消毒隔离废物处理	20		定量
		5.2交班报告	20	完成护理交班报告书写任务	20		定量
6 满意测评 持续改进 120分	12	6.1满意度 健康管理	80	a.门诊病人和住院患者满意度	60		定性
				b.患者健康与出院指导制度与流程	20		定性
		6.2本科满意	20	本科室员工的满意度	20		定性
		6.3持续改进	20	针对问题缺陷有持续改进计划	20		定性
7 科室 绩效结果 200分	20	7.1病人结果	70	a.科室当月接收就诊病人数量	20		定量
				b.科室当月出院病人数量	50		定量
		7.2质量结果	50	a.当月科室质量达到要求	30		定量
				b.当月科室安全无事故	20		定量
		7.3财务结果	80	医疗利润与上年度同月增加比较	80		定量
满分	1000分	定性指标得分		定量指标得分		最后得分	

13.1 重症医学科白天帮班护士卓越绩效考评定性标准(表二)

被考评者姓名		岗位			部门			
职能部门领导·定性指标·满意度测评内容					满意度测评等级			
一级指标	三级定性指标内容测评		本项满分	测评方式	卓越	优秀	良好	一般	得分
1 管理能力 30 分	1.1 a. 工作管理能力、同事之间团结		20	定性		20	16	12	
	1.2 d. 上班尊重劳动纪律,尽职尽责		10	定性					
	扣罚细则:上班不接收快递包裹,发现一次扣5分;科早会、进入监护室护理、穿刺打针发药、技术操作等直接服务患者时关手机,一次不关扣5分;上班上网玩游戏发现一次扣10分;值班时间干私活带人看病、外出不请示离开岗位,发现一次扣10分								
2 过程控制 工作数量 工作质量 工作效率 200 分	2.3 b. 授权药品检查、请领与管理		20	定性					
	奖罚细则:授权药品检查、请领与管理,授权药品抢救药品检查、补充、请领与管理,符合医院、科室业务与技术和管理的标准规定要求,一次检查不到位扣2分								
	2.3 d. 患者预防跌倒、坠床、压疮制度		20	定性					
	扣罚细则:熟练掌握各种仪器的使用方法及各种物资的存放位置,定期按照制度、流程、评估,符合医院业务与技术管理的规定要求,一项工作不符合要求扣5分								
	2.3 e. 授权输液肌注用药执行工作		40	定性	错误一次扣5分				
	2.4 a. 护理文件书写符合标准		20	定性	一处不符合标准扣5分				
	2.4 b. 巡视患者掌握病情动态变化		30	定性					
	奖罚细则:巡视患者、掌握病区患者病情动态变化,不能够掌握病情一次扣5分								
	2.4 c. 严格执行医嘱和查对制度		20	定性					
	奖罚细则:严格执行医嘱和查对制度,一次不查对或者执行错误扣5分								
	2.4 d. 确记录患者生命体征和出入量		30	定性					
	奖罚细则:负责患者各种管道管理与引流量的计量记录,负责输液引流胃管导尿吸氧管的管理,符合医院业务与技术管理的规定要求,脱落一次扣5分,计量不准扣5分								
	2.4 e 处理问题考虑全面遵循伦理原则		20	定性		20	16	12	
3 论文科研 50 分	3. a. 发表论文与护理科研符合规定		20	定性		20	16	12	
	3. b. 带教实习生与学习培训		20	定性		20	16	12	
	3. c. 本人专科护理理论与技术水平		10	定性		10	8	6	
4 职业道德 40 分	4.1 关心同事、自觉合作、乐于助人		10	定性		10	8	6	
	4.2 a. 处理患者和家属的相关问题		20	定性		20	16	12	
	4.2 b. 在护理学科建设中的作用		10	定性		10	8	6	
5 社会责任 10 分	5.2 a. 参加公益活动,承担额外工作		10	定性					
	奖罚细则:参加公益活动符合医院业务与技术管理的规定要求,少参加一次医院或者科室组织的一次公益活动扣5分,没有承担大家公认的本岗位外的额外工作扣5分								
6 满意测评 持续改进 120 分	6.1 a. 门诊病人和住院患者满意度		60	定性		60	48	36	
	6.1 b. 患者健康与出院指导制度流程		20	定性					
	奖罚细则:无患者健康与出院指导制度、流程,少执行一项扣5分								
	6.2 本科室员工的满意度		20	定性		20	16	12	
	6.3 针对问题缺陷有持续改进计划		20	定性					
	奖罚细则:解决病人投诉,处理护理纠纷,评价纠纷,发现工作中的问题,针对护理工作的问题与缺陷有持续改进计划、事实、流程、措施、效果,少一个环节扣5分								
科室		本表定性指标满分	450 分	定性指标最后得分					

13.2 重症医学科白天帮班护士卓越绩效考评定量标准(表三)

一级指标 (分值)	权重 %	二级指标		三级指标		绩效考评 扣分细则	得分
		考评内容	分值	考评内容	分值		
1 管理能力 执行能力 70分	7	1.1 执行能力	60	b.医护核心制度与相关规定执行力符合要求	60	核心制度一项不执行扣5分,其他不执行扣5分	
		1.2 规划计划	10	a.执行科室护理发展规划,月度工作计划	10	执行规划、月度计划满分,少执行一项扣10分	
2 过程控制 工作数量 工作质量 工作效率 240分	24	2.1 工作流程	40	a.执行护理工作流程,参加各种护理值班	20	少执行一项流程扣5分少一次值班扣5分。会议迟到或早退一次扣5分缺席一次扣10分。上报各种数据,推迟一天扣5分,上报数据不准确一次扣5分	
				b.按时按规定参加各种会议,按时按照规定上报负责的数据工作,并保证上报数据正确	20		
		2.2 工作数量	140	a.承担科室规定的质量管理兼职职责符合要求	30	不履行质量管理小组兼职职责工作扣5分。不能够掌握夜班护士交班内容一次扣10分。一患者接送不及时扣5分。不能执行主班护士并完成任务一次扣5分。没有承担实施绩效考核扣10分,考核结果不与工资挂钩扣10分	
				b.参加晨会,掌握夜班护士交班内容符合要求	30		
				c.按照规定时间接、送患者医技检查符合要求	20		
				d.在主班护士指导下执行医嘱与治疗项目	40		
				e.履行绩效考核职责	20		
		2.3 工作质量	60	a.执行基础护理、专科护理、责任护理落实	20	基础、专科、责任护理不落实到每一个护士、责任少一人次病人扣5分。应急预案执行不到位扣5分,影响工作扣10分。密切观察并保证患者各种管道通畅、按规定消毒,其中一种管道脱落一次扣5分	
				c.针对护理技术操作应急预案的管理与执行	20		
				f.密切观察并保证患者各种管道通畅,包括输液、导尿、吸氧、引流、气管切开符合规定要求	20		
5 社会责任 40分	4	5.1 社会责任	20	b.感染管理、消毒、隔离、废物处理	20	感染管理、消毒隔离不落实和不按规定处理医疗废物一次扣5分。完不成交班报告书写扣10分	
		5.2 交班报告	20	完成当班护理交班报告书写任务符合规定要求	20		
7 科室 绩效结果 200分	20	7.1 科室 病人结果	70	a.当月门诊就诊病人	20	达到去年同月数量并依规定达到增长幅度得满分,降低1%扣10分,增加1%奖5分	
				b.当月出院病人数量与上年度同月比并达指标	50		
		7.2 质量结果	50	a.医疗质量达到要求	30	达到规定月度增长幅度,降低1%扣10分,增加1%奖5分	
				b.当月科室安全无事故	20		
		7.3 科室 财务结果	80	当月医疗收入利润与上年度同月比较并且达到医院规定的增长幅度	80	达到去年指标水平并达到医院规定增长幅度得满分,降低1%扣10分,增加1%奖5分	
科室		本表定量指标满分			550分	定量指标合计得分	

14. 重症医学科晚班帮班护士卓越绩效考评标准(表一)

一级指标 (分值)	权重 %	二级指标		三级指标		得分	考核 方式
		考评内容	分值	绩效考评扣分细则	分值		
1 管理能力 执行能力 100分	10	1.1 管理能力 执行能力	80	a. 工作与管理能力、同事之间团结	20		定性
				b. 医护核心制度与相关规定执行力	60		定量
		1.2 工作计划	20	a. 执行护理发展规划,月度工作计划	10		定量
				b. 上班尊重劳动纪律,尽职尽责	10		定性
2 过程控制 工作数量 工作质量 工作效率 450分	45	2.1 工作流程	40	a. 接常备药品、器械物品做好记录	20		定量
				b. 按时参加各种会议上报数据正确	20		定量
		2.2 工作数量	150	a. 承担质量管理职责胜任护理班次	30		定量
				b. 重点病人床头查看,掌握病情	30		定量
				c. "三基"考试、临床护理技术操作考核	30		定量
				d. 在主班护士指导下执行医嘱	40		定量
				e. 根据季节变化及时开、关门窗	20		定量
		2.3 工作质量	140	a. 准确记录病人生命体征和出入量	20		定量
				b. 协助主班护士执行 20:00 治疗	30		定性
				c. 针对技术操作应急预案的执行	20		定量
				d. 熟练掌握仪器使用及物资位置	20		定性
				e. 保持患者各种管道通畅	30		定性
				f. 执行护理管理目标与质量控制			定量
		2.4 工作效率	120	a. 护理文件书写符合标准	30		定性
				b. 抢救物品和药品做到"五定"管理	30		定性
				c. 探视人员管理督促病人按时休息	20		定性
				d. 办理新入手续做好宣教处置工作	20		定性
				e. 根据病人情况进行健康教育	20		定性
3 论文科研 40分	4	论文科研 业务技术	40	a. 发表论文与护理科研符合规定	20		定性
				b. 带教实习生与学习培训	10		定性
				c. 本人专科护理理论与技术水平	10		定性
4 职业道德 40分	4	4.1 职业素质	10	关心同事、自觉合作、乐于助人	10		定性
		4.2 问题解决	30	a. 处理患者和家属的相关问题	20		定性
				b. 在护理学科建设中的作用	10		定性
5 社会责任 50分	5	5.1 社会责任	30	a. 参加公益活动愿意承担额外工作	10		定性
				b. 感染管理消毒隔离废物处理	20		定量
		5.2 交班报告	20	完成护理交班报告书写任务	20		定量
6 满意测评 持续改进 120分	12	6.1 满意度 晚间护理	80	a. 门诊病人和住院患者满意度	60		定性
				b. 指导护理员做好晚间护理工作	20		定性
		6.2 本科满意	20	本科室员工的满意度	20		定性
		6.3 持续改进	20	针对问题缺陷有持续改进计划	20		定性
7 科室 绩效结果 200分	20	7.1 病人结果	70	a. 科室当月接收就诊病人数量	20		定量
				b. 科室当月出院病人数量	50		定量
		7.2 质量结果	50	a. 当月科室质量达到要求	30		定量
				b. 当月科室安全无事故	20		定量
		7.3 财务结果	80	医疗利润与上年度同月增加比较	80		定量
满分	1000分	定性指标得分		定量指标得分		最后得分	

14.1 重症医学科晚班帮班护士卓越绩效考评定性标准(表二)

被考评者姓名		岗位				部门			
职能部门领导·定性指标·满意度测评内容					满意度测评等级				
一级指标	三级定性指标内容测评		本项满分	测评方式	卓越	优秀	良好	一般	得分
1 管理能力 30 分	1.1 a.工作管理能力、同事之间团结		20	定性		20	16	12	
	1.2 d.上班尊重劳动纪律,尽职尽责		10	定性					
	扣罚细则:上班不接收快递包裹,发现一次扣 5 分;科早会、进入监护室护理、穿刺打针发药、技术操作等直接服务患者时关手机,一次不关扣 5 分;上班上网玩游戏发现一次扣 10 分;值班时间干私活带人看病、外出不请示离开岗位,发现一次扣 10 分								
2 过程控制 工作数量 工作质量 工作效率 200 分	2.3 b.协助护士执行 20:00 治疗护理		30	定性					
	奖罚细则:协助小夜班主班护士执行 20:00 的治疗与护理,一次执行不到位扣 5 分								
	2.3 d.熟练掌握仪器使用及物资位置		20	定性					
	扣罚细则:熟练掌握各种仪器的使用方法及各种物资的存放位置,定期按照制度、流程、评估,符合业务与技术管理的规定要求,一项工作不符合要求扣 5 分								
	2.3 e 保持患者各种管道通畅		30	定性	脱落一次管道扣 5 分				
	2.4 a.护理文件书写符合标准		30	定性	一处不符合标准扣 5 分				
	2.4 b.抢救物品和药品做到"五定"管理		30	定性					
	奖罚细则:抢救物品和药品做到"五定"管理,即定点放置、定人管理、定量补充、定期检查维修、定期消毒灭菌,符合医院、科室业务与技术和管理的标准规定要求,完好率 100%,无过期无变质,用后及时补充,班班交接,有记录,差错一人次扣 5 分								
	2.4 c.探视人员管理督促病人休息		20	定性					
	奖罚细则:保持病区、护理单元清洁、肃静,按照规定清理与管理探视人员,督促病人按时休息,护理员不在时负责分担病区的卫生工作。一项工作做不到扣 5 分								
	2.4 d.办理新入手续做好处置工作		20	定性					
	奖罚细则:热情接待新入院病人,做好入院宣教及处置工作,处置不及时扣 5 分								
	2.4 e.根据病人情况进行健康教育		20	定性		20	16	12	
3 论文科研 40 分	3.a.发表论文与护理科研符合规定		20	定性		20	16	12	
	3.b.带教实习生与学习培训		10	定性		10	8	6	
	3.c.本人专科护理理论与技术水平		10	定性		10	8	6	
4 职业道德 40 分	4.1 关心同事、自觉合作、乐于助人		10	定性		10	8	6	
	4.2 a.处理患者和家属的相关问题		20	定性		20	16	12	
	4.2 b.在护理学科建设中的作用		10	定性		10	8	6	
5 社会责任 10 分	5.2 a.参加公益活动,承担额外工作		10	定性					
	奖罚细则:参加公益活动符合业务与技术管理的规定要求,少参加一次医院或者科室组织的一次公益活动扣 5 分,没有承担大家公认的本岗位外的额外工作扣 5 分								
6 满意测评 持续改进 120 分	6.1 a.门诊病人和住院患者满意度		60	定性		60	48	36	
	6.1 b.指导护理员做好晚间护理工作		20	定性		20	16	12	
	6.2 本科室员工的满意度		20	定性		20	16	12	
	6.3 针对问题缺陷有持续改进计划		20	定性					
	奖罚细则:室每月针对存在医疗、护理、病历质量、查房、用药、值班等问题与缺陷和投诉及纠纷,有持续改进计划、事实、流程、措施、效果,少一个环节扣 5 分								
科室		本表定性指标满分	440 分	定性指标最后得分					

14.2 重症医学科晚班帮班护士卓越绩效考评定量标准(表三)

一级指标 (分值)	权重 %	二级指标		三级指标		绩效考评 扣分细则	得分
		考评内容	分值	考评内容	分值		
1 **管理能力** **执行能力** **70分**	7	1.1 执行能力	60	b.医护核心制度与相关规定执行力符合要求	60	核心制度一项不执行扣5分,其他不执行扣5分	
		1.2 规划计划	10	a.执行科室护理发展规划,月度工作计划	10	执行规划、月度计划满分,少执行一项扣10分	
2 **过程控制** **工作数量** **工作质量** **工作效率** **250分**	25	2.1 工作流程	40	a.接班的常备药品、器械、物品做好记录	20	接常备药品、器械物品无记录签字扣5分。会议迟到或早退一次扣5分缺席一次扣10分。上报各种数据,推迟一天扣5分,上报数据不准确一次扣5分	
				b.按时按规定参加各种会议,按时按照规定上报负责的数据工作,并保证上报数据正确	20		
		2.2 工作数量	150	a.承担质量管理职责,胜任护理各种班次	30	不履行质量管理小组职责扣5分。不能够掌握重点病人的治疗与病情情况一次扣5分。参加技术操作考试不及格一次扣10分。不能执行主班护士并完不成任务一次扣5分。没有承担实施绩效考核扣10分,考核结果不与工资挂钩扣10分。开、关门窗不及时一次扣5分	
				b.重点病人床头查看,掌握治疗与病情	30		
				c.参加"三基"考试、临床护理技术操作考核	30		
				d.在主班护士指导下执行医嘱与治疗项目	40		
				e.根据季节变化及时开、关门窗,一项、次不符合要求扣分符合要求	20		
		2.3 工作质量	60	a.准确记录病人生命体征和出入量符合要求	20	准确记录病人生命体征和出入量,一次差错或少记录一次扣5分。应急预案执行不到位扣5分,影响工作扣10分。不执行管理目标无质量控制流程扣10分不落实到位扣10分	
				c.针对护理技术操作应急预案的管理与执行	20		
				f.执行科室制定护理管理目标及质量控制与管理的制度、标准和流程	20		
5 **社会责任** **40分**	4	5.1 社会责任	20	b.感染管理、消毒、隔离、废物处理符合要求	20	感染管理、消毒隔离不落实和不按规定处理医疗废物一次扣5分。完不成交班报告书写扣10分	
		5.2 交班报告	20	完成当班护理交班报告书写任务符合规定要求	20		
7 **科室** **绩效结果** **200分**	20	7.1 科室 病人结果	70	a.当月接收就诊病人数	20	达到去年指标水平并达到医院规定增长幅度得满分,降低1%扣10分,增加1%奖5分	
				b.当月出院病人数量与上年度同月比并达标准	50		
		7.2 质量结果	50	a.医疗质量达到要求	30	达到规定月度增长幅度,降低1%扣10分,增加1%奖5分	
				b.当月科室安全无事故	20		
		7.3 财务结果	80	与上年度同月比,并且达医院规定的增长幅度	80	达到规定增长幅度得满分,降低1%扣10分,增加1%奖5分	
科室		本表定量指标满分			560分	定量指标合计得分	

15. 重症医学科护理班护士卓越绩效考评标准(表一)

一级指标 (分值)	权重 %	二级指标		三级指标		得分	考核 方式
		考评内容	分值	绩效考评扣分细则	分值		
1 管理能力 执行能力 100分	10	1.1 管理能力 执行能力	80	a. 工作与管理能力、同事之间团结	20		定性
				b. 医护核心制度与相关规定执行力	60		定量
		1.2 工作计划	20	a. 执行护理发展规划,月度工作计划	10		定量
				b. 上班尊重劳动纪律,尽职尽责	10		定性
2 过程控制 工作数量 工作质量 工作效率 440分	44	2.1 工作流程	40	a. 护理工作流程参加各种护理值班	30		定量
				b. 按时参加规定的相关会议	10		定量
		2.2 工作数量	140	a. 承担质量管理职责胜任护理班次	30		定量
				b. 跟随医师查房、了解护理重点	20		定量
				c. "三基"考试、临床护理技术操作考核	30		定量
				d. 重点护理围手术期患者床铺	30		定量
				e. 履行科室绩效考核与管理职责	30		定量
		2.3 工作质量	140	a. 专科护理、责任护理落实	20		定量
				b. 负责患者各种管道管理与计量	30		定性
				c. 针对技术操作应急预案的执行	20		定量
				d. 患者预防跌倒、坠床、压疮制度	20		定性
				e. 按照规定负责安置住院患者	30		定性
				f. 对病人能做到"九知道"	20		定量
		2.4 工作效率	120	a. 护理文件书写符合标准	20		定性
				b. 基础护理符合要求	40		定性
				c. 护理班负责临时患者采血标本	20		定性
				d. 保证重危患者各种管道通畅	20		定性
				e. 掌握仪器使用及各种物资位置	20		定性
3 论文科研 50分	5	论文科研 业务技术	50	a. 发表论文与护理科研符合规定	20		定性
				b. 带教实习生与学习培训	20		定性
				c. 本人专科护理理论与技术水平	10		定性
4 职业道德 40分	4	4.1 职业素质	10	关心同事、自觉合作、乐于助人	10		定性
		4.2 问题解决	30	a. 处理患者和家属的相关问题	20		定性
				b. 在护理学科建设中的作用	10		定性
5 社会责任 50分	5	5.1 社会责任	30	a. 参加公益活动愿意承担额外工作	10		定性
				b. 手卫生、院感、消毒隔离、废物处理	20		定量
		5.2 整理用品	20	护理班负责收回出院患者用品	20		定量
6 满意测评 持续改进 100分	10	6.1 满意度 健康指导	80	a. 门诊病人和住院患者满意度	60		定性
				b. 患者健康与出院指导制度与流程	20		定性
		6.2 本科满意	20	本科室员工的满意度	20		定性
7 科室 绩效结果 200分	20	7.1 病人结果	70	a. 科室当月接收就诊病人数量	20		定量
				b. 科室当月出院病人数量	50		定量
		7.2 质量结果	50	a. 当月科室质量达到要求	30		定量
				b. 当月科室安全无事故	20		定量
		7.3 财务结果	80	医疗利润与上年度同月增加比较	80		定量
满分	**1000分**	定性指标得分		定量指标得分		最后得分	

15.1 重症医学科护理班护士卓越绩效考评定性标准(表二)

被考评者姓名		岗位			部门				
职能部门领导·定性指标·满意度测评内容					满意度测评等级				
一级指标	三级定性指标内容测评	本项满分	测评方式	卓越	优秀	良好	一般	得分	
1 管理能力 30 分	1.1 a. 工作管理能力、同事之间团结	20	定性		20	16	12		
	1.2 d. 上班尊重劳动纪律,尽职尽责	10	定性						
	扣罚细则:上班不接收快递包裹,发现一次扣 5 分;科早会、进入监护室护理、穿刺打针发药、技术操作等直接服务患者时关手机,一次不关扣 5 分;上班上网玩游戏发现一次扣 10 分;值班时间干私活带人看病、外出不请示离开岗位,发现一次扣 10 分								
2 过程控制 工作数量 工作质量 工作效率 200 分	2.3 b. 负责患者各种管道管理与计量	30	定性						
	奖罚细则:负责患者各种管道管理与引流量的计量记录,负责输液引流胃管导尿吸氧管的管理,符合医院业务与技术和管理规定要求,脱落一次扣 5 分,计量不准扣 5 分								
	2.3 d. 患者预防跌倒、坠床、压疮制度	20	定性						
	扣罚细则:有预防患者跌倒、坠床、压疮制度和高危患者跌倒、坠床、压疮风险评估,有患者跌倒、坠床、压疮处理流程符合要求。制度、流程、评估,少一项扣 10 分								
	2.3 e. 按照规定负责安置住院患者	30	定性	一次患者不及时扣 5 分					
	2.4 a. 护理文件书写符合标准	20	定性	一处不符合标准扣 5 分					
	2.4 b. 基础护理符合标准要求	40	定性						
	奖罚细则:病人卧位舒适、符合要求;做到三短六洁:头发短、指甲短、胡须短;口腔洁、头发洁、皮肤洁、手足洁、会阴洁、肛门洁符合要求,一次一处做不到扣 5 分								
	2.4 c. 护理班负责临时患者采血标本	20	定性						
	奖罚细则:护理班负责临时患者采血标本,采血不及时患者有意见扣 5 分								
	2.4 d. 保证重危患者各种管道通畅	20	定性						
	奖罚细则:保证重危患者各种管道通畅,管道脱落一次扣 5 分,问题严重扣 10 分								
	2.4 e 掌握仪器使用及各种物资位置	20	定性	不掌握一项扣 3 分					
3 论文科研 50 分	3.1 a. 发表论文与护理科研符合规定	20	定性		20	16	12		
	3.2 b. 带教实习生与学习培训	20	定性		20	16	12		
	3.3 c. 本人专科护理理论与技术水平	10	定性		10	8	6		
4 职业道德 40 分	4.1 关心同事、自觉合作、乐于助人	10	定性		10	8	6		
	4.2 a. 处理患者和家属的相关问题	20	定性		20	16	12		
	4.2 b. 在护理学科建设中的作用	10	定性		10	8	6		
5 社会责任 10 分	5.2 a. 参加公益活动,承担额外工作	10	定性						
	奖罚细则:参加公益活动符合医院业务与技术和管理规定要求,少参加一次医院或者科室组织的一次公益活动扣 5 分,没有承担大家公认的本岗位外的额外工作扣 5 分								
6 满意测评 持续改进 120 分	6.1 a. 门诊病人和住院患者满意度	60	定性		60	48	36		
	6.1 b. 患者健康与出院指导制度流程	20	定性						
	奖罚细则:无患者健康与出院指导制度、流程,少执行一项扣 5 分								
	6.2 本科室员工的满意度	20	定性		20	16	12		
	6.3 针对问题缺陷有持续改进计划	20	定性						
	奖罚细则:解决病人投诉,处理护理纠纷,评价纠纷,发现工作中的问题,针对护理工作的问题与缺陷有持续改进计划、事实、流程、措施、效果,少一个环节扣 5 分								
科室		本表定性指标满分	450 分	定性指标最后得分					

15.2 重症医学科护理班护士卓越绩效考评定量标准（表三）

一级指标（分值）	权重 %	二级指标		三级指标		绩效考评扣分细则	得分
		考评内容	分值	考评内容	分值		
1 管理能力 执行能力 **70分**	7	1.1 执行能力	60	b.医护核心制度与相关规定执行力符合要求	60	核心制度一项不执行扣5分,其他不执行扣5分	
		1.2 规划计划	10	a.执行科室护理发展规划,月度工作计划	10	执行规划、月度计划满分,少执行一项扣10分	
2 过程控制 工作数量 工作质量 工作效率 **240分**	24	2.1 工作流程	40	a.执行护理工作流程,参加各种护理值班	30	少执行一项流程扣5分少一次值班扣5分。会议迟到或早退一次扣5分缺席一次扣10分。上报相关数据,推迟一天扣5分,上报数据不准确一次扣5分	
				b.按时按规定参加各种会议,按时按照规定上报负责的数据工作,并保证上报数据正确	10		
		2.2 工作数量	140	a.承担质量管理职责,胜任护理各种班次	30	不履行质量管理人员兼职职责扣5分。少一次查房扣5分,不清楚护理重点扣5分。技术操作考试不及格一次扣10分。围手术期患者床铺不清洁,一次扣5分。没有承担实施绩效考核扣10分,考核结果不与工资挂钩扣10分	
				b.必要时跟随医生查房、了解护理重点	20		
				c.参加"三基"考试、临床护理技术操作考核	30		
				d.重点护理围手术期患者床铺符合规定要求	30		
				e.履行绩效考核职责	30		
		2.3 工作质量	60	a.执行专科护理、责任护理落实符合规定要求	20	专科责任护理不落实一人次病人扣5分。应急预案执行不到位扣5分,影响工作扣10分。对病人"九知道",即床号、姓名、诊断、病情、治疗、心理、护理、饮食、阳性检查结果,少一个知道扣5分	
				c.针对护理技术操作应急预案的管理与执行	20		
				f.对病人做到"九知道"即床号、姓名、诊断、病情、治疗、心理、护理、饮食、阳性检查结果	20		
5 社会责任 **40分**	4	5.1 社会责任	20	b.监督手卫生、院感、消毒、隔离、废物处理	20	手卫生院感消毒隔离废物处理不按规定落实一次扣5分。收回出院患者用品不及时丢掉一样用品扣5分	
		5.2 整理用品	20	护理班负责收回出院患者用品符合规定要求	20		
7 科室 绩效结果 **200分**	20	7.1 科室病人结果	70	a.当月接收就诊病人数	20	达到去年指标水平并达到医院规定增长幅度得满分,降低1%扣10分,增加1%奖5分	
				b.当月出院病人数量与上年度同月比并达标准	50		
		7.2 质量结果	50	a.医疗质量达到要求	30	达到规定月度增长幅度,降低1%扣10分,增加1%奖5分	
				b.当月科室安全无事故	20		
		7.3 科室财务结果	80	当月医疗收入利润与上年度同月比较,并且达到医院规定的增长幅度	80	达到去年指标水平并达到医院规定增长幅度得满分,降低1%扣10分,增加1%奖5分	
科室		本表定量指标满分			550分	定量指标合计得分	

16.重症医学科护理员卓越绩效考评标准(表一)

一级指标 (分值)	权重 %	二级指标		三级指标		得分	考核 方式
		考评内容	分值	绩效考评扣分细则	分值		
1 管理能力 执行能力 100 分	10	1.1 管理能力 执行能力	80	a.工作与管理能力、同事之间团结	20		定性
				b.医院科室制度与相关规定执行力	60		定量
		1.2 工作计划	20	a.在护士长领导护士指导下工作	10		定量
				b.上班尊重劳动纪律,尽职尽责	10		定性
2 过程控制 工作数量 工作质量 工作效率 500 分	50	2.1 工作流程	50	a.执行护理员的工作制度与流程	30		定量
				b.按时参加医院科室相关会议	20		定量
		2.2 工作数量	150	a.担任病人生活护理简单护理工作	30		定量
				b.跟随护士查房、了解护理重点	30		定量
				c.保持科室物品的清洁与卫生	30		定量
				d.仪器与设备卫生清洁工作	30		定量
				e.履行护理员岗位职责与任务	30		定量
		2.3 工作质量	150	a.保持洗漱间卫生清洁无臭味	30		定量
				b.随时巡视病房,应接病人呼唤	30		定性
				c.保持病房楼梯卫生清洁无臭味	30		定量
				d.执行预防患者跌倒、坠床、压疮制度	30		定性
				e.做好病人入院前的准备工作和出院后床单位整理和清洁工作	30		定性
		2.4 工作效率	150	a.及时收集病人、并送出临时化验标本和其他外送病人物品工作	40		定性
				b.患者基本生活、护理落实	40		定性
				c.帮助不方便的患者检查、出入院	40		定性
				d.工作主动性、积极性和责任心	30		定性
3 职业素质 60 分	6	职业素质 卫生清洁	60	a.勤勤恳恳、任劳任怨、优质服务	20		定性
				b.保持重病人床单位卫生与整洁	20		定性
				c.保持病房空床的卫生与整洁	20		定性
4 团队管理 60 分	6	4.1 团队管理	20	关心同事、自觉合作、乐于助人	20		定性
		4.2 问题解决	40	a.处理患者和家属的相关问题	20		定性
				b.协助患者缴费办理出入院手续	20		定性
5 社会责任 60 分	6	5.1 社会责任	40	a.患者床单位管理	20		定性
				b.手卫生、院感、消毒隔离、废物处理	20		定量
		5.2 整理用品	20	负责收回出院患者用品	20		定量
6 满意测评 持续改进 120 分	12	6.1 满意度 患者饮食	80	a.门诊病人和住院患者满意度	60		定性
				b.饮食与开水落实到每位患者	20		定性
		6.2 本科满意	20	本科室员工的满意度	20		定性
		6.3 持续改进	20	针对问题缺陷有持续改进计划	20		定性
7科室 绩效结果 100 分	10	7.1 病人结果	40	a.科室当月接收就诊病人数量	20		定量
				b.科室当月出院病人数量	20		定量
		7.2 质量结果	30	a.当月科室质量达到要求	20		定量
				b.当月科室安全无事故	10		定量
		7.3 财务结果	30	医疗利润与上年度同月增加比较	30		定量
满分	1000 分	定性指标得分		定量指标得分		最后得分	

16.1 重症医学科护理员卓越绩效考评定性标准(表二)

被考评者姓名		岗位				部门		
职能部门领导·定性指标·满意度测评内容					满意度测评等级			
一级指标	三级定性指标内容测评	本项满分	测评方式	卓越	优秀	良好	一般	得分
1 管理能力 30分	1.1 a. 工作管理能力、同事之间团结	20	定性		20	16	12	
	1.2 d. 上班尊重劳动纪律,尽职尽责	10	定性					
	扣罚细则:上班不接收快递包裹,发现一次扣5分;科早会、进入监护室护理、穿刺打针发药、技术操作等直接服务患者时关手机,一次不关扣5分;上班上网玩游戏发现一次扣10分;值班时间干私活带人看病、外出不请示离开岗位,发现一次扣10分							
2 过程控制 工作数量 工作质量 工作效率 240分	2.3 b. 随时巡视病房,应接病人呼唤	30	定性					
	奖罚细则:随时巡视病房卫生,应接病人生活呼唤,协助生活不能自理的病人进食、起床活动及递送大、小便器,符合医院业务技术和管理要求,一次服务不到位扣5分							
	2.3 d. 患者预防跌倒、坠床、压疮制度	30	定性					
	扣罚细则:熟悉预防患者跌倒、坠床、压疮制度和高危患者跌倒、坠床、压疮风险评估,熟悉患者跌倒、坠床、压疮处理流程。没执行制度、流程、一项、次扣10分							
	2.3 e. 做好病人入院前的准备工作	30	定性					
	扣罚细则:做好病人入院前的准备工作和出院后床单、铺位的整理以及终末消毒工作。协助护士搞好被服、家具清洁和管理工作。符合规定要求,一项工作做不好扣5分							
	2.4 a. 及时收集送出临时化验标本	40	定性					
	扣罚细则:及时收集送出临时化验标本和其他外送病人工作一项工作做不到扣5分							
	2.4 b. 患者基本生活、护理落实	40	定性					
	奖罚细则:病人卧位舒适,符合要求;做到三短六洁:头发短、指甲短、胡须短;口腔洁、头发洁、皮肤洁、手足洁、会阴洁、肛门洁,符合要求,一处做不到扣5分							
	2.4 c. 帮助不方便的患者检查出入院	40	定性		40	32	24	
	2.4 d. 工作主动性、积极性和责任心	30	定性		30	24	18	
3 职业素质 60分	3. a. 勤勤恳恳、任劳任怨、优质服务	20	定性		20	16	12	
	3. b. 保持重病人床单位卫生与整洁	20	定性		20	16	12	
	3. c. 保持病房空床的卫生与整洁	20	定性		20	16	12	
4 团队管理 60分	4.1 关心同事、自觉合作、乐于助人	20	定性		20	16	12	
	4.2 a. 处理患者和家属的相关问题	20	定性		20	16	12	
	4.2 b. 协助患者缴费办理出入院手续	20	定性		20	16	12	
5 社会责任 20分	5.1 a. 患者床单位管理与"7S管理"	20	定性		20			
	奖罚细则:患者床单位管理与"7S管理",床单元环境整洁、安静、安全、温馨,舒适,符合医院业务与技术和管理规定要求,一处做不到扣5分,没有实施"7S管理"扣10分							
6 满意测评 持续改进 120分	6.1 a. 门诊病人和住院患者满意度	60	定性		60	48	36	
	6.1 b. 协助患者饮食落实到每位患者	20	定性					
	奖罚细则:饮食与开水落实到每位患者,一人次患者没有饮食或者开水扣1分							
	6.2 本科室员工的满意度	20	定性		20	16	12	
	6.3 针对问题缺陷有持续改进计划	20	定性					
	扣罚细则:针对岗位工作质量、查对、护理执行、基础、专业能力、服务等,对存在的问题有持续改进计划、事实、流程、措施、效果,少一个环节扣5分							
科室		本表定性指标满分	530分	定性指标最后得分				

16.2 重症医学科护理员卓越绩效考评定量标准(表三)

一级指标 (分值)	权重 %	二级指标		三级指标		绩效考评 扣分细则	得分
		考评内容	分值	考评内容	分值		
1 管理能力 执行能力 **70分**	7	1.1 执行能力	60	b.医院与科室制度与相关规定的执行能力	60	制度一项不执行扣5分,影响不好扣10分	
		1.2 规划计划	10	a.在护士长领导与护士指导下进行工作	10	在护士长领导护士指导下工作,工作不好扣10分	
2 过程控制 工作数量 工作质量 工作效率 **260分**	26	2.1 工作流程	50	a.执行科室制定的护理员工作制度与流程	30	执行医院与科室制定的护理员工作制度与流程操作,执行不好一次扣5分。会议迟到或早退一次扣5分缺席一次扣10分	
				b.按时、按照规定参加医院或者科室召开的相关会议符合规定要求	20		
		2.2 工作数量	150	a.担任病人生活护理简单的护理工作符合要求	30	担任病人生活护理和简单的护理技术工作,工作不到位扣5分。跟随护士长或护士查房、了解护理重点,不能够掌握护理重点扣5分。不能够保持科室各种物品的清洁与卫生扣10分。仪器与设备的清洁、保养不好扣5分。不能够履行科室护理员的岗位职责与任务扣10分	
				b.跟随护士长或护士查房、了解护理重点	30		
				c.保持科室各种物品的清洁与卫生符合要求	30		
				d.负责科室仪器与设备的卫生清洁工作	30		
				e.上班时间能够履行科室护理员的岗位职责与规定任务符合规定要求	30		
		2.3 工作质量	60	a.保持洗漱间卫生清洁并做到无臭味符合要求	30	不能够保持洗漱间卫生清洁并做到无臭味扣5分。不能够保持科室各个病房楼梯的卫生清洁并做不到无臭味,扣5分	
				c.保持科室各个病房、楼梯的卫生清洁并做到整洁无臭味符合要求	30		
5 社会责任 物品管理 **40分**	4	5.1 社会责任	20	b.手卫生、院感、消毒、隔离、废物处理	20	协助护士院感、消毒隔离、废物处理工作,一次不落实扣5分。负责科室当日出院病人物品收回,没有按时收回出院患者用品的,一位患者扣5分	
		5.2 整理用品	20	负责科室当日出院病人物品回收工作,不能够及时收回出院患者用品的按规定扣罚符合要求	20		
7 科室 绩效结果 **100分**	10	7.1 科室 病人结果	40	a.当月就诊病人总数量	20	达到去年指标水平并达到医院规定增长幅度得满分,降低1%扣10分,增加1%奖5分	
				b.科室当月出院病人数量与上年度同月比较	20		
		7.2 质量结果	30	a.医疗质量达到要求	20	达不到规定标准,降低1%扣10分,增加1%奖5分	
				b.当月科室安全无事故	10		
		7.3 科室 财务结果	30	当月医疗收入利润与上年度同月比较并且达到医院规定的增长幅度	30	达到去年指标水平并达到医院规定增长幅度得满分,降低1%扣10分,增加1%奖5分	
科室		本表定量指标满分			470分	定量指标合计得分	

17.重症医学科卫生员卓越绩效考评标准(表一)

一级指标 (分值)	权重 %	二级指标		三级指标		得分	考核 方式
		考评内容	分值	绩效考评扣分细则	分值		
1 管理能力 执行能力 100分	10	1.1 管理能力 执行能力	80	a.工作与管理能力、同事之间团结	20		定性
				b.医院科室制度与相关规定执行力	60		定量
		1.2 工作计划	20	a.在护士长领导护士指导下工作	10		定量
				b.上班尊重劳动纪律,尽职尽责	10		定性
2 过程控制 工作数量 工作质量 工作效率 500分	50	2.1 工作流程	50	a.擦拖地板、擦洗抹布分隔存放	40		定量
				b.按规定参加科室相关会议	10		定量
		2.2 工作数量	150	a.担任病房的清洁卫生工作	50		定量
				b.跟随护士查房、了解卫生重点	10		定量
				c.及时清理患者生活废物	30		定量
				d.需要时仪器与设备卫生清洁工作	30		定量
				e.履行卫生员岗位职责与任务	30		定量
		2.3 工作质量	150	a.保持洗漱间卫生清洁无臭味	30		定量
				b.需要时收集送出临时化验标本	30		定性
				c.保持病房楼梯卫生清洁无臭味	30		定量
				d.执行预防患者跌倒坠床压疮制度	10		定性
				e.担任病房的门、窗、地面、床头桌椅及厕所、浴室的清洁工作	50		定性
		2.4 工作效率	150	a.按照规定或者根据病人需要及时做好病房病员饮用水供应	50		定性
				b.消毒病人脸盆茶具痰盂便器用具	60		定性
				c.帮助出、入院患者拿东西	20		定性
				d.护送病人、领送物品及外勤工作	20		定性
3 职业素质 60分	6	职业素质 卫生清洁	60	a.优质服务、任劳任怨	10		定性
				b.工作主动性、积极性与责任心	40		定性
				c.保持病房空床的卫生与整洁	10		定性
4 团队管理 60分	6	4.1 团队精神	20	关心同事、自觉合作、乐于助人	20		定性
		4.2 问题解决	40	a.处理患者和家属的相关问题	20		定性
				b.上班时手卫生符合要求	20		定性
5 社会责任 60分	6	5.1 社会责任	40	a.患者基本生活、护理落实	20		定性
				b.院感、消毒隔离、废物处理	20		定量
		5.2 整理用品	20	负责收回出院患者生活用品	20		定量
6 满意测评 持续改进 120分	12	6.1 满意度 患者饮食	80	a.住院患者的满意度	60		定性
				b.协助配餐员做好配膳工作	20		定性
		6.2 本科满意	20	本科室员工的满意度	20		定性
		6.3 持续改进	20	针对问题缺陷有持续改进计划	20		定性
7 科室 绩效结果 100分	10	7.1 病人结果	40	a.科室当月接收就诊病人数量	20		定量
				b.科室当月出院病人数量	20		定量
		7.2 质量结果	30	a.当月科室质量达到要求	20		定量
				b.当月科室安全无事故	10		定量
		7.3 财务结果	30	医疗利润与上年度同月增加比较	30		定量
满分	1000分	定性指标得分		定量指标得分		最后得分	

17.1 重症医学科卫生员卓越绩效考评定性标准(表二)

被考评者姓名		岗位			部门			
职能部门领导·定性指标·满意度测评内容					满意度测评等级			
一级指标	三级定性指标内容测评	本项满分	测评方式	卓越	优秀	良好	一般	得分
1 管理能力 30 分	1.1 a. 工作管理能力、同事之间团结	20	定性		20	16	12	
	1.2 d. 上班尊重劳动纪律、尽职尽责	10	定性					
	扣罚细则:上班不接收快递包裹,发现一次扣 5 分;科早会、进入监护室护理、穿刺打针发药、技术操作等直接服务患者时关手机,一次不关扣 5 分;上班上网玩游戏发现一次扣 10 分;值班时间干私活带人看病、外出不请示离开岗位,发现一次扣 10 分							
2 过程控制 工作数量 工作质量 工作效率 240 分	2.3 b. 需要时收集送出临时化验标本	30	定性					
	奖罚细则:需要时收集送出临时化验标本和其他外送病人工作一项工作做不到扣 5 分							
	2.3 d. 患者预防跌倒、坠床、压疮制度	10	定性					
	扣罚细则:熟悉预防患者跌倒、坠床、压疮制度和高危患者跌倒、坠床、压疮风险评估,熟悉患者跌倒、坠床、压疮处理流程。不执行制度、流程、一项、次扣 10 分							
	2.3 e. 担任病房清洁工作、保持整洁	50	定性					
	扣罚细则:担任科室病房的门、窗、地面、床头桌椅、洗漱间及厕所、浴室的清洁工作,并保持经常整洁。符合医院业务与技术和管理规定要求,一项工作做不好扣 5 分							
	2.4 a. 做好保障病房病员饮用水供应	50	定性					
	扣罚细则:及时做好病房和病员的饮用水供应工作,一项工作做不到扣 5 分							
	2.4 b. 清洁消毒病人生活用具	60	定性					
	奖罚细则:负责病房的清洁和消毒病人的脸盆、茶具、痰盂、便器、桌灯、床头、床头柜等用具,病人生活用具,符合规定要求,一个用具清洁和消毒不符合要求扣 5 分							
	2.4 c. 帮助出、入院患者拿东西	20	定性		40	32	24	
	2.4 d. 护送病人领送物品及外勤工作	20	定性		20	16	12	
3 职业素质 60 分	3.1 a. 优质服务、任劳任怨	10	定性		10	8	6	
	3.2 b. 工作主动性、积极性与责任心	40	定性		40	32	24	
	3.3 c. 保持病房空床的卫生与整洁	10	定性		10	8	6	
4 团队管理 60 分	4.1 关心同事、自觉合作、乐于助人	20	定性		20	16	12	
	4.2 a. 处理患者和家属的相关问题	20	定性		20	16	12	
	4.2 b. 上班时手卫生符合要求	20	定性		20	16	12	
5 社会责任 20 分	5.1 a. 患者基本生活、护理落实	20	定性		20	16	12	
	奖罚细则:病人卧位舒适,符合要求;做到三短六洁:头发短、指甲短、胡须短;口腔洁、头发洁、皮肤洁、手足洁、会阴洁、肛门洁符合要求,一处做不到扣 2 分							
6 满意测评 持续改进 120 分	6.1 a. 住院病人的满意度	60	定性		60	48	36	
	6.1 b. 协助配餐员做好配膳工作	20	定性					
	奖罚细则:饮食与开水落实到每位患者,一人次患者没有饮食或者开水扣 2 分							
	6.2 本科室员工的满意度	20	定性		20	16	12	
	6.3 针对问题缺陷有持续改进计划	20	定性					
	奖罚细则:针对每月护理卫生工作、卫生、环境、安全存在的问题、缺陷、投诉等,制订月度卫生洁净持续改进计划,符合医院、科室业务与技术管理的规定标准的相关要求,有持续改进计划、事实、流程、措施、效果,少一个环节扣 5 分							
科室		本表定性指标满分	530 分	定性指标最后得分				

17.2 重症医学科卫生员卓越绩效考评定量标准(表三)

一级指标 (分值)	权重 %	二级指标		三级指标		绩效考评 扣分细则	得分
		考评内容	分值	考评内容	分值		
1 管理能力 执行能力 70分	7	1.1 执行能力	60	b.医院与科室制度与相关规定的执行能力	60	制度一项不执行扣5分,影响不好扣10分	
		1.2 规划计划	10	a.在护士长领导与护士指导下进行工作	10	在护士长领导护士指导下工作,工作不好扣10分	
2 过程控制 工作数量 工作质量 工作效率 260分	26	2.1 工作流程	50	a.擦拖地板、擦洗抹布分隔存放符合规定要求	40	按流程把擦拖地板、擦洗抹布分隔存放、分别晾晒、消毒,执行不好一次扣5分。会议迟到或早退一次扣5分缺席一次扣10分	
				b.按时、按照规定参加医院或者科室召开的相关会议符合规定要求	10		
		2.2 工作数量	150	a.担任病人生活护理简单的护理工作符合要求	50	担任病人生活护理和简单的护理技术工作,工作不到位扣5分。跟随护士长或护士查房、了解卫生重点,不能掌握重病人卫生重点扣5分。不能及时清理患者生活废物扣5分。仪器与设备的清洁、保养不好扣5分。不能够履行科室卫生员的岗位职责与任务扣10分	
				b.跟随护士长或护士查房、了解卫生重点	10		
				c.及时清理监护室内外患者生活废物符合要求	30		
				d.需要时做好科室仪器与设备的卫生清洁工作	30		
				e.上班时间能够履行科室卫生员的岗位职责与规定任务符合规定要求	30		
		2.3 工作质量	60	a.保持洗漱间卫生清洁并做到无臭味符合要求	30	不能够保持洗漱间卫生清洁并做不到无臭味扣5分。不能够保持科室各个病房楼梯的卫生清洁并做不到无臭味,扣5分	
				c.保持科室各个病房、楼梯的卫生清洁并做到整洁无臭味符合要求	30		
5 社会责任 物品管理 40分	4	5.1 社会责任	20	b.协助护士院感、消毒隔离、废物处理工作	20	协助护士院感、消毒隔离、废物处理工作,一次不落实扣5分。负责科室当日出院病人物品收回,没有按时收回出院患者用品的,一位患者扣5分	
		5.2 整理用品	20	负责科室当日出院病人生活物品回收工作,不能够及时收回出院患者用品的按规定扣罚	20		
7 科室 绩效结果 100分	10	7.1 科室 病人结果	40	a.当月就诊病人总数量	20	达到去年指标水平并达到医院规定增长幅度得满分,降低1%扣10分,增加1%奖5分	
				b.科室当月出院病人数量与上年度同月比较	20		
		7.2 质量结果	30	a.医疗质量达到要求	20	达不到规定标准,降低1%扣10分,增加1%奖5分	
				b.当月科室安全无事故	10		
		7.3 科室 财务结果	30	当月医疗收入利润与上年度同月比较并且达到医院规定的增长幅度	30	达到去年指标水平并达到医院规定增长幅度得满分,降低1%扣10分,增加1%奖5分	
科室		本表定量指标满分			470分	定量指标合计得分	

第十四章　医技科室系统科室护理人员卓越绩效考评标准

一、门诊部护理人员卓越绩效考评标准

1.门诊部护士长卓越绩效考评标准(表一)

一级指标（分值）	权重 %	二级指标 考评内容	分值	三级指标 绩效考评扣分细则	分值	得分	考核方式
1 领导能力 执行能力 70分	7	1.1 领导能力 执行能力	40	a.领导与管理能力、科室之间团结	20		定性
				b."18项核心制度"与相关规定执行力	20		定量
		1.2 工作计划	30	a.护理规划,年、月、周工作计划与总结	20		定量
				b.护理应急预案与执行效果	10		定性
2 过程控制 工作数量 工作质量 工作效率 400分	40	2.1 工作流程	30	a.按照 PDCA 循环管理制度与流程	20		定量
				b.按时填写并上报护士长手册	10		定量
		2.2 工作数量	150	a.质量管理组织健全,履行职责	20		定量
				b.门诊病人挂号排队管理	40		定量
				c.病人就诊排队与优先制度管理	50		定量
				d.门诊诊室物品准备物资账物相符	20		定量
				e.按时参加各种会议上报数据正确	20		定量
		2.3 工作质量	120	a.有完整的护士职责与岗位说明书	20		定量
				b."三基"考试、心肺复苏与培训	20		定性
				c.成本支出药品耗材等占收入比	40		定量
				d.门诊各种护理记录本登记完善	10		定性
				e.门诊医疗证明存根管理符合要求	10		定性
				f.门诊护理质量管理、导医服务	20		定性
		2.4 门诊部 护理特色	100	a.健康资料准备、健康知识宣教	20		定性
				b.轮椅、饮水等便民服务措施	20		定性
				c.护理文件书写合格率	20		定性
				d.门诊部秩序与卫生间和环境管理	40		定性
3 论文科研 80分	8	职业素质 护理科研	80	a.教学带教培训护理学科建设	20		定性
				b.本人专科护理理论与技术水平	20		定性
				c.护理学术、论文、科研与管理	40		定性
4 职业道德 30分	3	4.1 团队管理	10	遵守职业道德、廉洁工作	10		定性
		4.2 学科建设	20	a.按照规定着装、注重科内外沟通	10		定性
				b.遵守劳动纪律、职责履行	10		定性
5 团队管理 30分	3	5.1 社会责任	20	a.科室医护人员团结,凝聚力强	10		定性
				b.按照规定处理门诊部医疗废物	10		定量
		5.2 奖金管理	10	奖金福利透明公开,护士同工同酬	10		定量
6 满意测评 90分	9	6.1 满意度	60	门诊患者的满意度	60		定性
		6.2 本科满意	10	本科员工的满意度	10		定性
		6.3 持续改进	20	针对问题缺陷有持续改进计划	20		定性
7 病人结果 绩效结果 300分	30	7.1 病人结果	150	a.医院门诊就诊病人总数量	100		定量
				b.医院各个科室住院病人总数量	50		定量
		7.2 质量结果	50	门诊部工作质量与环境安全管理	50		定量
		7.3 财务结果	100	与上年度同月比并达医院增长幅度	100		定量
满分	1000 分	定性指标得分		定量指标得分		最后得分	

1.1 门诊部护士长卓越绩效考评定性标准(表二)

被考评者姓名		岗位				部门				
一级指标	三级定性指标内容测评		本项满分	测评方式	卓越	优秀	良好	一般	得分
1 **管理能力** **30分**	1.1 a.领导管理能力、科室之间团结		20	定性		20	16	12	
	1.2 b.护理应急预案与执行效果		10	定性					
	扣罚细则:没有护理应急预案扣10分,没有执行效果评价扣10分								
2 **过程控制** **工作数量** **工作质量** **工作效率** **160分**	2.3 b.三基考试、心肺复苏与培训		20	定性	一人次不及格扣10分				
	2.3 d.门诊各种护理记录本登记完善		10	定性	一项、次不合格扣5分				
	2.3 e.门诊医疗证明存根管理符合		10	定性	一项、次不符合要求扣5分				
	2.3 f.门诊护理质量管理、导医服务		20	定性					
	奖罚细则:按本院管理文件,由护理部及相关部门检查,包括护理质量、中医护理文书、不良事件、服务质量、护理投诉、护理培训、护理业务与技术管理、手卫生、院感、抽血室管理、导医服务等,符合管理规定要求,一项、次不符合要求扣5分								
	2.4 a.健康资料准备、健康知识宣教		20	定性					
	奖罚细则:健康资料准备、健康知识宣教,不能体现专科特色宣传、康复与健康指导宣教,符合医院、科室业务与技术和管理的标准规定要求,少一项扣5分								
	2.4 b.轮椅、饮水等便民服务措施		20	定性					
	奖罚细则:轮椅、饮水等便民服务措施符合管理要求,一项、次不符合要求扣10分								
	2.4 c.护理文件书写合格率		20	定性					
	奖罚细则:中医护理方案执行率达要求降低1%扣10分,护理技术没有应用扣10分								
	2.4 d.门诊部秩序与卫生间管理		40	定性					
	奖罚细则:门诊部秩序与卫生间和环境管理,门诊部秩序混乱扣10分,卫生间管理不洁净符合医院、科室业务与技术和管理的标准规定要求,不符合要求扣10分								
3 **教学科研** **80分**	3.1 a.教学带教培训护理学科建设		20	定性					
	奖罚细则:符合医院、科室业务与技术管理的要求,一项、次不符合要求扣10分								
	3.b.本人专科护理理论与技术水平		20	定性	一人次不合格扣3分				
	3.c.护理学术、论文、科研与管理		40	定性	一项不符合要求扣10分				
4 **职业道德** **30分**	4.1 遵守职业道德、廉洁工作		10	定性		10	8	6	
	4.2 a.按照规定着装注重科内外沟通		10	定性	一次不规范扣5分				
	4.2 b.遵守劳动纪律、职责履行		10	定性		10	8	6	
	扣罚细则:上班不迟到早退脱岗旷工,迟到或早退一次扣5分,脱岗一次扣10分,旷工一次扣20分。上班接收快递包裹一次扣5分;进入诊室工作不关手机一次扣5分;上班上网、玩手机微信、打游戏、办公室闲聊延迟查房或病人服务一次扣10分								
5团队管理 **10分**	5.1 a.科室医护人员团结,凝聚力强		10	定性					
	奖罚细则:科室医护人员团结,凝聚力强,符合要求,一项、次不符合要求扣5分								
6 **满意测评** **持续改进** **90分**	6.1 a.门诊病人的满意度		60	定性					
	扣罚细则:门诊病人的满意度达到95%,符合要求,达不到标准,降低1%扣10分								
	6.2 本科员工的满意度		10	定性		10	8	6	
	6.3 针对问题缺陷有持续改进计划		20	定性					
	扣罚细则:针对每月门诊排队挂号、排队就诊、排队缴费存在的问题、缺陷、投诉等符合要求,每月有持续改进计划、事实、流程、措施、效果,少一个环节扣5分								
科室		本表定性指标满分	390分		定性指标最后得分				

1.2 门诊部护士长卓越绩效考评定量标准(表三)

一级指标 (分值)	权重 %	二级指标 考评内容	分值	三级指标 考评内容	分值	绩效考评 扣分细则	得分
1 管理能力 执行能力 40分	4	1.1 执行能力	20	b."18项核心制度"与相关规定执行力符合要求	20	核心制度一项执行不好扣5分,其他执行不好扣5分	
		1.2 规划计划	20	a.护理规划,年度、月度、周工作计划与总结	20	规划,年度、月度、周计划与总结,少一项扣10分	
2 过程控制 工作数量 工作质量 工作效率 240分	24	2.1 工作流程	30	a.按照PDCA循环管理制度与流程符合要求	20	没有PDCA制度或流程各扣5分。护士长手册推迟上报一天一次扣10分	
				b.上报护士长手册	10		
		2.2 工作数量	150	a.质量管理组织健全,履行职责符合要求	20	质量管理组织健全,履行职责,不履行科室质量管理小组职责扣10分。门诊病人挂号排队、就诊排队、取药缴费排队时间与上年度同月比较延长10分钟扣30分。无危重病人优先就诊原则制度与流程扣10分	
				b.门诊病人挂号排队管理,一项不符要求扣分	40		
				c.病人就诊排队与优先制度管理,一项、次不符合医院和相关规定要求,按照规定扣分	50		
				d.门诊诊室物品准备物资账物相符符合要求	20	门诊诊室物品准备物资账物相符,不符要求扣10分	
				e.按时参加各种会议、按照规定上报数据正确,一项不符扣分	20	会议迟到或早退一次扣5分,月度上报数据正确,上报数据推迟一天扣5分	
		2.3 工作质量	60	a.有完整的护士职责与岗位说明书,一项、次不符合要求按照规定扣分	20	有完整的护士职责与岗位说明书,无完整的护士职责与岗位说明书扣10分	
				c.成本支出药品耗材等占收入比,一项、次不符合要求按照规定扣分	40	与上年同月比较,并达到医院规定成本减少幅度,增加1%扣10分	
5 团队管理 20分	2	5.1 优质服务	10	b.按照规定处理门诊部医疗废物符合规定要求	10	不按照规定处理门诊部医疗废物扣10分。奖金福利不透明、不公开、不同工同酬扣20分	
		5.2 奖金管理	10	奖金福利透明公开,护士同工同酬符合要求	10		
7 医院 绩效结果 300分	30	7.1 医院 病人结果	150	a.当月门诊病人总数量	100	与去年同月比较,并达到医院规定增长幅度,降低1%扣10分,增加1%奖5分	
				b.当月各个科室住院病人总数量与上年度比较	50		
		7.2 门诊部 质量结果	50	当月医疗质量安全达到上年度同月水平并达到医院规定的增长幅度	50	与去年同月比较,并达到医院规定增长幅度,降低1%扣10分,增加1%奖5分	
		7.3 医院 财务结果	100	当月医疗收入利润达到上年度同月水平并达到医院规定的增长幅度	100	与去年同月比较,并达到医院规定增长幅度,降低1%扣10分,增加1%奖5分	
科室				本表定量指标满分	600分	定量指标合计得分	

2.门诊部护士长副护士长副主任和主任护师卓越绩效考评标准(表一)

一级指标 (分值)	权重 %	二级指标		三级指标		得分	考核 方式
		考评内容	分值	绩效考评扣分细则	分值		
1 管理能力 执行能力 60分	6	1.1 管理能力 执行能力	40	a.管理能力、同事之间团结	10		定性
				b."18项核心制度"与相关规定执行力	30		定量
		1.2 工作计划	20	a.参加夜班与各种护理班班次	10		定量
				b.护理应急预案与执行效果	10		定性
2 过程控制 工作数量 工作质量 工作效率 430分	43	2.1 工作流程	30	a.按照PDCA循环管理制度与流程	20		定量
				b.按照门诊部护理工作流程工作	10		定量
		2.2 工作数量	180	a.质量管理组织兼职职责履行	20		定量
				b.门急诊病人挂号排队管理	30		定量
				c.门急诊病人就诊排队管理	30		定量
				d.门急诊病人取药缴费排队管理	30		定量
				e.岗位病人抽血、输液、诊疗人次	40		定量
				f.协助护士长门诊部行政管理	10		定量
				g.按时参加各种会议上报数据正确	20		定量
		2.3 工作质量	100	a.有完整的护士职责与岗位说明书	20		定量
				b."三基"考试、心肺复苏与培训	20		定性
				c.成本支出药品耗材等占收入比	30		定量
				d.门诊各种护理记录本登记完善	10		定性
				e.门诊护理质量管理、导医服务	20		定性
		2.4 专科 护理特色	120	a.工作主动性、积极性、责任心	20		定性
				b.轮椅、饮水等便民服务措施	20		定性
				c.护理文件书写合格率	20		定性
				d.门诊部秩序与卫生间管理	20		定性
				e.首接、首问、首管患者负责制	20		定性
				f.服从护理部指派科室检查工作	20		定性
3 论文科研 60分	6	职业素质 护理科研	60	a.教学带教培训护理学科建设	10		定性
				b.本人专科护理理论与技术水平	20		定性
				c.护理学术、论文、科研与管理	30		定性
4 职业道德 30分	3	4.1团队管理	10	遵守职业道德、廉洁工作	10		定性
		4.2 学科建设	20	a.按照规定着装、注重科内外沟通	10		定性
				b.遵守劳动纪律、职责履行	10		定性
5 团队管理 30分	3	5.1 社会责任	20	a.科室医护人员团结,凝聚力强	10		定性
				b.按照规定处理门诊部医疗废物	10		定量
		5.2奖金管理	10	奖金福利透明公开,护士同工同酬	10		定量
6 满意测评 90分	9	6.1满意度	60	门诊患者的满意度	60		定性
		6.2本科满意	10	本科员工的满意度	10		定性
		6.3持续改进	20	针对问题缺陷有持续改进计划	20		定性
7 病人结果 绩效结果 300分	30	7.1 病人结果	150	a.医院门诊就诊病人总数量	100		定量
				b.医院各个科室住院病人总数量	50		定量
		7.2质量结果	50	门诊部工作质量与环境安全管理	50		定量
		7.3财务结果	100	与上年度同月比并达医院增长幅度	100		定量
满分	1000分	定性指标得分		定量指标得分		最后得分	

2.1门诊部护士长副护士长副主任和主任护师卓越绩效考评定性标准(表二)

被考评者姓名		岗位			部门				
一级指标	三级定性指标内容测评		本项满分	测评方式	卓越	优秀	良好	一般	得分
1 管理能力 20分	1.1 a.管理能力、同事之间团结		10	定性		10	8	6	
	1.2 b.护理应急预案与执行效果		10	定性					
	扣罚细则:没有护理应急预案扣10分,没有执行效果评价扣10分								
2 过程控制 工作数量 工作质量 工作效率 170分	2.3 b."三基"考试、心肺复苏与培训		20	定性		一人次不及格扣10分			
	2.3 d.门诊各种护理记录本登记完善		10	定性		一项、次不合格扣5分			
	2.3 f.门诊护理质量管理、导医服务		20	定性					
	奖罚细则:按本院相关检查文件,由护理部及相关部门检查,包括护理质量、中医护理文书、不良事件、服务质量、护理投诉、护理培训、护理业务与技术管理、手卫生、院感、抽血室管理、导医服务等符合管理规定要求,一项、次不符合要求扣5分								
	2.4 a.工作主动性、积极性、责任心		20	定性					
	2.4 b.轮椅、饮水等便民服务措施		20	定性					
	奖罚细则:轮椅、饮水等便民服务措施符合规定要求,一项、次不符合要求扣10分								
	2.4 c.护理文件书写合格率		20	定性					
	奖罚细则:护理文件书写合格率,符合医院、科室业务与技术管理的规定标准的相关要求,门诊部护理方案执行率达要求降低1%扣10分,护理技术没有应用扣10分								
	2.4 d.门诊部秩序与卫生间管理		20	定性					
	奖罚细则:门诊部秩序混乱扣10分,卫生间管理不洁净、不符合要求扣10分								
	2.4 e.首接、首问、首管患者负责制		20	定性		20	16	12	
	2.4 f.服从护理部指派科室检查工作		20	定性					
3 论文科研 60分	3.1 a.教学带教培训护理学科建设		10	定性					
	奖罚细则:一项、次不符合要求扣10分								
	3.b.本人专科护理理论与技术水平		20	定性		一人次不合格扣5分			
	3.c.护理学术、论文、科研与管理		30	定性		一项不符合要求扣10分			
4 职业道德 30分	4.1 遵守职业道德、廉洁工作		10	定性		10	8	6	
	4.2 a.按照规定着装注重科内外沟通		10	定性		一次不规范扣5分			
	4.2 b.遵守劳动纪律、职责履行		10	定性		10	8	6	
	扣罚细则:上班不迟到早退脱岗旷工,迟到或早退一次扣5分,脱岗一次扣10分,旷工一次扣20分。上班接收快递包裹一次扣5分;进入诊室工作不关手机一次扣5分;上班上网、玩手机微信、打游戏、办公室闲聊延迟查房或病人服务一次扣10分								
5 团队管理 10分	5.1 a.科室医护人员团结,凝聚力强		10	定性					
	奖罚细则:科室医护人员团结,凝聚力强,符合管理要求,一项、次不符合要求扣5分								
6 满意测评 持续改进 90分	6.1 a.门诊病人的满意度		60	定性					
	扣罚细则:门诊病人的满意度达到95%,达不到标准,降低1%扣10分								
	6.2 本科员工的满意度		10	定性		10	8	6	
	6.3 针对问题缺陷有持续改进计划		20	定性					
	扣罚细则:针对每月患者门诊排队挂号、排队就诊、排队缴费、环境卫生、卫生间洁净等存在的问题、缺陷、投诉等符合医院、科室业务与技术管理的规定标准的相关要求。每月有持续改进计划、事实、流程、措施、效果,少一个环节扣5分								
科室		本表定性指标满分	380 分		定性指标最后得分				

2.2 门诊部护士长副护士长副主任和主任护师卓越绩效考评定量标准(表三)

一级指标 (分值)	权重 %	二级指标		三级指标		绩效考评 扣分细则	得分
		考评内容	分值	考评内容	分值		
1 管理能力 执行能力 **40分**	4	1.1 执行能力	30	b."18项核心制度"与相关规定执行力符合要求	30	核心制度一项执行不好扣5分,其他执行不好扣5分	
		1.2 规划计划	10	a.参加夜班与各种护理班班次,一项不符扣分	10	参加夜班与各种护理班班次,少一项、次扣10分	
2 过程控制 工作数量 工作质量 工作效率 **260分**	26	2.1 工作流程	30	a.按照PDCA循环管理制度与流程符合要求	20	没有PDCA制度或流程各扣5分。不按照门诊部护理工作流程工作扣10分	
				b.按门诊部流程工作	10		
		2.2 工作数量	180	a.质量管理组织健全,履行职责符合规定要求	20	不履行科室质量管理小组职责扣10分。门诊病人挂号排队、就诊排队、取药缴费排队时间与上年度同月比较延长10分钟扣30分。岗位病人抽血、输液、诊疗人次数量与上年度同月比较并达到医院规定增长幅度,降低1%扣5分	
				b.门急诊病人挂号排队管理,一项不符扣分	30		
				c.门病人就诊排队管理	30		
				d.门急诊病人取药缴费排队管理符合规定要求	30		
				e.岗位病人抽血、输液、诊疗人次符合规定要求	40		
				f.协助护士长门诊部行政管理,一项不符扣分	10	协助护士长门诊部行政管理,不符要求扣10分	
				g.按时参加各种会议,按照规定上报数据正确,一项不符扣分	20	会议迟到或早退一次扣5分,月度上报数据正确,上报数据推迟一天扣5分	
		2.3 工作质量	50	a.有完整的护士职责与岗位说明书符合要求	20	无完整的护士职责与岗位说明书扣10分	
				c.合理控制科室支出、医疗成本,一项、次不符合要求按照规定扣分	30	与上年同月比较,并达到医院规定成本减少幅度,增加1%扣10分	
5 团队管理 **20分**	2	5.1 优质服务	10	b.按照规定处理门诊部医疗废物符合规定要求	10	不按照规定处理门诊部医疗废物扣10分。积极参与门诊部绩效考核与管理,不积极参加扣10分	
		5.2 绩效管理	10	奖金福利透明公开,护士同工同酬符合要求	10		
7 医院 绩效结果 **300分**	30	7.1 医院 病人结果	150	a.当月门诊病人总数量	100	与去年同月比较,并达到医院规定增长幅度,降低1%扣10分,增加1%奖5分	
				b.当月各个科室住院病人总数量与上年度比较	50		
		7.2 门诊部 质量结果	50	当月医疗质量安全达到上年度同月水平并达到医院规定的增长幅度	50	与去年同月比较,并达到医院规定增长幅度,降低1%扣10分,增加1%奖5分	
		7.3 医院 财务结果	100	当月医疗收入利润达到上年度同月水平并达到医院规定的增长幅度	100	与去年同月比较,并达到医院规定增长幅度,降低1%扣10分,增加1%奖5分	
科室		本表定量指标满分			620分	定量指标合计得分	

3.门诊部中级职称主管护师卓越绩效考评标准(表一)

一级指标 （分值）	权重 %	二级指标		三级指标		得分	考核 方式
		考评内容	分值	绩效考评扣分细则	分值		
1 管理能力 执行能力 60分	6	1.1 管理能力 执行能力	40	a.管理能力、同事之间团结	20		定性
				b."18项核心制度"与相关规定执行力	20		定量
		1.2 工作计划	20	a.参加夜班与各种护理班班次	10		定量
				b.护理应急预案与执行效果	10		定性
2 过程控制 工作数量 工作质量 工作效率 400分	40	2.1 工作流程	30	a.胜任门诊部岗位工作与流程	20		定量
				b.值班、交接班物品核对签字落实	10		定量
		2.2 工作数量	150	a.质量管理组织兼职职责履行	20		定量
				b.门急诊病人挂号排队管理	20		定量
				c.门急诊病人就诊排队管理	20		定量
				d.门急诊病人取药缴费排队管理	20		定量
				e.岗位病人抽血、输液、诊疗人次	30		定量
				f.医疗证明及相关证件盖章合格率	20		定量
				g.按时参加各种会议上报数据正确	20		定量
		2.3 工作质量	110	a.服从护士长领导与职称人员指导	30		定量
				b."三基"考试、心肺复苏与培训	20		定性
				c.合理控制科室支出、医疗成本	20		定量
				d.门诊各种护理记录本登记完善	10		定性
				e.岗位工作"三查七对"并签字	10		定性
				f.门诊护理质量管理、导医服务	20		定性
		2.4 专科 护理特色	110	a.工作主动性、积极性、责任心	20		定性
				b.轮椅、饮水等便民服务措施	30		定性
				c.护理文件书写合格率	20		定性
				d.门诊部秩序与卫生间管理	20		定性
				e.首接、首问、首管患者负责制	20		定性
3 论文科研 50分	5	职业素质 护理科研	50	a.在护理学科建设中的作用	10		定性
				b.本人专科护理理论与技术水平	20		定性
				c.护理学术、论文、科研与管理	20		定性
4 职业道德 40分	4	4.1 团队管理	10	医护人员团结,愿意承担额外工作	10		定性
		4.2 学科建设	30	a.按照规定着装、注重科内外沟通	10		定性
				b.遵守劳动纪律、职责履行	20		定性
5 团队管理 50分	5	5.1 社会责任	30	a.按照规定参加公益活动	10		定性
				b.按照规定处理门诊部医疗废物	20		定量
		5.2 绩效考核	20	积极参与门诊部绩效考核与管理	20		定量
6 满意测评 100分	10	6.1 满意度	60	门诊患者的满意度	60		定性
		6.2 本科满意	20	本科员工的满意度	20		定性
		6.3 持续改进	20	针对问题缺陷有持续改进计划	20		定性
7 病人结果 绩效结果 300分	30	7.1 病人结果	150	a.医院门诊就诊病人总数量	100		定量
				b.医院各个科室住院病人总数量	50		定量
		7.2 质量结果	50	门诊部工作质量与环境安全管理	50		定量
		7.3 财务结果	100	与上年度同月比并达医院增长幅度	100		定量
满分	1000分	定性指标得分		定量指标得分		最后得分	

3.1 门诊部中级职称主管护师卓越绩效考评定性标准(表二)

被考评者姓名		岗位			部门				
一级指标	三级定性指标内容测评		本项满分	测评方式	卓越	优秀	良好	一般	得分
1 管理能力 30分	1.1 a.管理能力、同事之间团结		20	定性		20	16	12	
	1.2 b.护理应急预案与执行效果		10	定性					
	扣罚细则:没有护理应急预案扣10分,没有执行效果评价扣10分								
2 过程控制 工作数量 工作质量 工作效率 170分	2.3 b."三基"考试、心肺复苏与培训		20	定性		一人次不及格扣10分			
	2.3 d.门诊各种护理记录本登记完善		10	定性		一项、次不合格扣5分			
	2.3 e.岗位工作"三查七对"并签字		10	定性		一项、次不签字扣5分			
	2.3 f.门诊护理质量管理、导医服务		20	定性					
	奖罚细则:按本院管理文件,由护理部及相关部门检查,包括护理质量、中医护理文书、不良事件、服务质量、护理投诉、护理培训、护理业务与技术管理、手卫生、院感、抽血室管理、导医服务等符合管理规定要求,一项、次不符合要求扣5分								
	2.4 a.工作主动性、积极性、责任心		20	定性					
	2.4 b.轮椅、饮水等便民服务措施		30	定性					
	奖罚细则:轮椅、饮水等便民服务措施符合规定要求,一项、次不符合要求扣10分								
	2.4 c.护理文件书写合格率		20	定性					
	奖罚细则:中医护理方案执行率达要求降低1%扣10分,护理技术没有应用扣10分								
	2.4 d.门诊部秩序与卫生间管理		20	定性					
	奖罚细则:门诊部秩序混乱扣10分,卫生间管理不洁净、不符合要求扣10分								
	2.4 e.首接、首问、首管患者负责制		20	定性		20	16	12	
3 论文科研 50分	3.1 a.本人在护理学科建设中的作用		10	定性					
	3.2 b.本人专科护理理论与技术水平		20	定性		一人次不合格扣3分			
	3.3 c.护理学术、论文、科研与管理		20	定性		一项不符合要求扣10分			
4 职业道德 40分	4.1 医护人员团结,愿意承担额外工作		10	定性		10	8	6	
	4.2 a.按照规定着装注重科内外沟通		10	定性		一次不规范扣5分			
	4.2 b.遵守劳动纪律、岗位职责履行		20	定性		20	16	12	
	扣罚细则:上班不迟到早退脱岗旷工,迟到或早退一次扣5分,脱岗一次扣10分,旷工一次扣20分。上班接收快递包裹一次扣5分;进入诊室工作不关手机一次扣5分;上班上网、玩手机微信、打游戏、办公室闲聊延迟查房或病人服务一次扣10分								
5 团队管理 10分	5.1 a.按照规定参加公益活动		10	定性					
	奖罚细则:按照规定参加医院、科室组织的公益活动满分,少参加一次扣5分								
6 满意测评 持续改进 100分	6.1 a.门诊病人的满意度		60	定性					
	扣罚细则:门诊病人的满意度达到95%,达不到标准,降低1%扣10分								
	6.2 本科员工的满意度		20	定性		20	16	12	
	6.3 针对问题缺陷有持续改进计划		20	定性					
	扣罚细则:针对每月患者门诊排队挂号、排队就诊、排队缴费、环境卫生、卫生间洁净等存在的问题、缺陷、投诉等符合医院、科室业务与技术管理的规定标准的相关要求,每月有持续改进计划、事实、流程、措施、效果,少一个环节扣5分								
科室		本表定性指标满分	400分	定性指标最后得分					

3.2 门诊部中级职称主管护师卓越绩效考评定量标准（表三）

一级指标（分值）	权重%	二级指标		三级指标		绩效考评扣分细则	得分
		考评内容	分值	考评内容	分值		
1 管理能力 执行能力 30分	3	1.1 执行能力	20	b."18项核心制度"与相关规定执行力符合要求	20	核心制度一项执行不好扣5分，其他执行不好扣5分	
		1.2 规划计划	10	a.参加夜班与各种护理班班次符合规定要求	10	参加夜班与各种护理班班次，少一项、次扣10分	
2 过程控制 工作数量 工作质量 工作效率 230分	23	2.1 工作流程	30	a.胜任门诊部岗位工作与流程符合规定要求	20	不胜任岗位工作扣10分。值班、交接班物品核对签字落实，不签字一项、次扣10分	
				b.值班、交接班物品核对签字落实符合要求	10		
		2.2 工作数量	150	a.质量管理组织健全，履行职责符合规定要求	20	不履行科室质量管理小组职责扣10分。门诊病人挂号排队、就诊排队、取药缴费排队时间与上年度同月比较延长10分钟扣30分。岗位病人抽血、输液、诊疗人次数量与上年度同月比较并达到医院规定增长幅度，降低1%扣5分	
				b.门急诊病人挂号排队管理符合规定要求	20		
				c.门病人就诊排队管理	20		
				d.门急诊病人取药缴费排队管理符合规定要求	20		
				e.岗位病人抽血、输液、诊疗人次符合规定要求	30		
				f.医疗证明及相关证件盖章合格率符合要求	20	医疗证明及相关证件盖章合格率，差错一次扣10分	
				g.按时参加各种会议、按照规定上报数据正确，一项不符扣分	20	会议迟到或早退一次扣5分，月度上报数据正确，上报数据推迟一天扣5分	
		2.3 工作质量	50	a.服从护士长领导与上一职称人员指导	30	不服从护士长领导与上一职称人员指导扣10分	
				c.合理控制科室支出、医疗成本，一项、次不符合要求按照规定扣分	20	与上年同月比较，并达到医院规定成本减少幅度，增加1%扣10分	
5 团队管理 40分	4	5.1 优质服务	20	b.按照规定处理门诊部医疗废物符合要求	20	不按照规定处理门诊部医疗废物扣10分。积极参与门诊部绩效考核与管理，不积极参加扣10分	
		5.2 绩效管理	20	c.积极参与门诊部绩效考核与管理工作符合要求	20		
7 医院 绩效结果 300分	30	7.1 医院病人结果	150	a.当月门诊病人总数量	100	与去年同月比较，并达到医院规定增长幅度，降低1%扣10分，增加1%奖5分	
				b.当月各个科室住院病人总数量与上年度比较	50		
		7.2 门诊部质量结果	50	当月医疗质量安全达到上年度同月水平并达到医院规定的增长幅度	50	与去年同月比较，并达到医院规定增长幅度，降低1%扣10分，增加1%奖5分	
		7.3 财务结果	100	与上年度同月水平并达到医院规定的增长幅度	100	达到规定增长幅度，降低1%扣10分，增加1%奖5分	
科室		本表定量指标满分			600分	定量指标合计得分	

4.门诊部手术护士卓越绩效考评标准(表一)

一级指标 (分值)	权重 %	二级指标		三级指标		得分	考核 方式
		考评内容	分值	绩效考评扣分细则	分值		
1 工作能力 70分	7	1.1 工作能力 执行能力	50	a.工作能力、同事之间团结	20		定性
				b.核心制度及相关规章制度执行力	30		定量
		1.2 工作计划 会议落实	20	a.在护士长领导下工作	10		定量
				b.业务会议、行政会议及相关会议	10		定量
2 过程控制 工作数量 工作质量 工作效率 490分	49	2.1 工作责任	50	a.工作积极性、主动性、责任心	30		定性
				b.掌握手术室应急预案操作程序	20		定量
		2.2 工作数量	160	a.负责做好手术室清洁卫生工作	20		定量
				b.患者术前物品和器械准备齐全	30		定性
				c.遵守劳动纪律、尽职尽责	30		定性
				d.手术家属等候室、等候区管理	20		定性
				e.参加手术室各种班次值班	20		定量
				f.负责手术病员术前的访视	20		定量
				g.掌握抢救仪器设备使用方法	20		定量
		2.3 工作质量	170	a.负责手术器械灭菌与管理工作	20		定量
				b.做好相关登记统计工作	30		定性
				c.执行每台手术安全核查制度	40		定性
				d.执行质量关键环节标准措施	30		定性
				e.负责手术台相关护理工作	20		定性
				f.执行手卫生管理制度	30		定量
		2.4 工作效率	110	a.负责标本的登记、送检工作	20		定性
				b.正确执行手术开台时间	30		定量
				c.掌握手术室护理基本技术	30		定量
				d.针对问题缺陷有持续改进计划	30		定性
3 论文科研 40分	4	论文科研 业务技术	40	a.发表论文与护理科研符合规定	20		定性
				b.带教实习生与学习培训	10		定性
				c.本人专科护理理论与技术水平	10		定性
4 职业道德 60分	6	4.1 职业素质	20	关心同事、自觉合作、乐于助人	20		定性
		4.2 问题解决	40	a.处理患者和家属的相关问题	20		定量
				b.在护理学科建设中的作用	20		定性
5 团队管理 社会责任 60分	6	5.1 社会责任	40	a.感染管理、消毒隔离、废水废物	20		定性
				b.严格的查对制度与落实	20		定性
		5.2 工作指导	20	a.指导进修实习护士卫生员工作	10		定量
				b.负责毒、麻、限制性剧毒药保管	10		定性
6 满意测评 80分	8	6.1 满意度	50	手术病人及家属的满意度	50		定性
		6.2 满意度	30	手术室人员的满意度	30		定性
7 医院 绩效结果 200分	20	7.1 病人结果	100	a.当月门诊部手术病人总例数	70		定量
				b.门诊部大、中手术例数	30		定量
		7.2 质量结果	30	a.当月门诊部工作质量达到要求	20		定量
				b.门诊部无医疗缺陷纠纷与事故	10		定量
		7.3 财务结果	70	当月收入利润与上年度同月比较	70		定量
被考评者		本表标准分数		1000分	考核后最后定性和定量得分		

4.1 门诊部手术护士卓越绩效考评定性标准(表二)

被考评者姓名		岗位			部门			
职能部门领导·定性指标·满意度测评内容					满意度测评等级			
一级指标	三级定性指标内容测评	本项满分	测评方式	卓越	优秀	良好	一般	得分
1 工作能力 20分	1.1 a.管理能力、同事之间团结	20	定性		20	16	12	
	打分说明:请在上格最后得分一栏内打分,下同							
2 过程控制 工作数量 工作质量 工作效率 240分	2.1 a.工作积极、主动性、责任心	30	定性		30	24	18	
	2.2 b.术前物品和器械准备齐全	30	定性					
	扣罚细则:手术护理组术前消毒物品准备缺一个包裹扣5分。缺一个手术器械扣2分。术前缺一次三方(术者麻醉医师护师)查对扣5分。手术区少一次消毒扣5分							
	2.2 c.遵守劳动纪律、尽职尽责	30	定性					
	扣罚细则:上班时不接收快递包裹、发现接收一次扣5分。上班时去带熟人检查、看病一次扣5分。上班干私活吃零食一次扣5分。工作时间关手机、一次不关扣5分。上班上网玩手机微信,打游戏发现一次扣10分。上班时间相互闲扯一次一人扣5分							
	2.2 d.手术家属等候室、等候区管理	20	定性		20	16	12	
	2.3 b.做好相关登记统计工作	30	定性					
	扣罚细则:按时上报规定资料,迟一天扣5分,差错一项资料扣5分							
	2.3 c.执行每台手术安全核查制度	40	定性					
	扣罚细则:符合医院管理要求,负责的手术台手术物品准备不齐一次扣10分。查对不认真遗漏物品找不到一次扣10分。查对不认真遗漏物品在患者体内一次扣20分							
	2.3 d.执行质量关键环节标准措施	30	定性					
	扣罚细则:无执行质量关键环节标准扣5分,无执行质量关键环节管理措施扣10分							
	2.4 a.负责标本的登记、送检工作	20	定性					
	扣罚细则:标本送检不及时扣5分,损坏一次标本扣20分							
	2.4 d.针对问题持续改进与实施	30	定性					
	扣罚细则:针对科室接台病人、自己岗位工作流程、手术查对、岗位工作质量、物品准备、制度执行、手术室专业能力、应该的绩效自查、患者服务等,对岗位存在的问题与缺陷每月有持续改进计划、事实、流程、措施、效果,少一个环节扣5分							
3 论文科研 40分	3.1 a.发表论文与护理科研符合规定	20	定性		20	16	12	
	3.2 b.带教实习生与学习培训	10	定性					
	扣罚细则:带教实习生与学习培训,一项、次不符合要求一次扣5分							
	3.c.本人专科护理理论与技术水平	10	定性		10	8	6	
4 职业道德 40分	4.1 a.关心同事自觉合作乐于助人	20	定性		20	16	12	
	4.2 b.在护理学科建设中的作用	20	定性		20	16	12	
5 社会责任 50分	5.1 a.感染管理消毒隔离废水废物	20	定性	一项不符合要求扣5分				
	5.1 b.严格的查对制度与落实	20	定性	不落实一项查对扣5分				
	5.2 b.负责毒麻限制性剧毒药保管	10	定性		10	8	6	
6 满意测评 80分	6.1 手术病人及家属的满意度	50	定性					
	扣罚细则:达到去年同月水平并达到规定年度月度指标增长幅度得满分,降低1%扣10分							
	6.2 手术室人员对该护士的满意度	30	定性					
	扣罚细则:达到去年同月水平并达到规定年度月度指标增长幅度得满分,降低1%扣5分							
科室		本表定性指标满分	490分	定性指标最后得分				

4.2 门诊部手术护士卓越绩效考评定量标准(表三)

一级指标 (分值)	权重 %	二级指标		三级指标		绩效考评 扣分细则	得分
		考评内容	分值	考评内容	分值		
1 工作能力 50分	5	1.1 执行能力	30	b.核心制度及相关规章制度执行力	30	核心制度一项、次执行不好扣5分,其余一项扣5分	
		1.2 工作计划 制度落实	20	a.在护士长领导下工作,一项不符扣分	10	不服从护士长领导一次扣5分,顶撞领导一次扣10分	
				b.业务会议、行政会议及相关会议符合要求	10	迟到或者早退一次扣5分,缺席一次会议扣10分	
2 过程控制 工作数量 工作质量 工作效率 230分	23	2.1 应急预案	20	b.掌握手术应急预案与风险管理符合要求	20	不掌握手术应急预案与风险管理程序,一次扣5分	
		2.2 工作数量	80	a.负责做好清洁卫生工作,一项不符扣分	20	按规定少清扫消毒一次扣10分,清洁消毒不符合要求一次扣5分。少值班一次扣5分。少访问一次术前患者扣5分。不能正确使用仪器设备一次扣10分,因为仪器影响工作一次扣5分	
				e.参加各种班次值班	20		
				f.负责手术病员术前的访视符合规定要求	20		
				g.掌握抢救仪器设备使用方法并指导护士	20		
		2.3 工作质量	70	a.负责手术器械灭菌与管理工作,一项、次不符合按照规定扣分	20	负责手术器械灭菌与管理工作,不符要求一次扣5分,问题严重扣10分	
				e.负责手术台相关护理工作符合规定要求	20	一项工作不按照流程操作扣5分	
				f.有手卫生管理制度	30	不符合要求一次扣10分	
		2.4 工作效率	60	b.正确执行手术开台时间符合规定要求	30	按照规定,手术开台时间延长10分钟扣5分	
				c.掌握手术室护理基本技术,一项、次不符合要求按照规定扣分	30	掌握手术室护理基本技术满分,一项技术掌握不好扣10分,影响工作扣15分	
4 职业道德 20分	2	3 处理问题	20	b.处理患者和家属的相关问题符合要求	20	处理患者和家属的相关问题,一次不符合要求扣5分	
5 社会责任 10分	1	5.2 指导工作	10	a.指导进修实习护士卫生员工作符合要求	10	不能按照规定要求指导实习进修护士扣5分	
7 医院 绩效结果 200分	20	7.1 门诊部 病人结果	100	a.手术病人总例数	70	达到去年同月数量并依规定达到增长幅度得满分,降低1%扣10分,增加1%奖5分	
				b.当月门诊部大手术、中手术例数与上年比	30		
		7.2 门诊部 质量结果	30	a.当月门诊部手术室工作质量达到要求	20	达到去年同月数量并依规定达到增长幅度得满分,降低1%扣10分,增加1%奖5分	
				b.无医疗纠纷与事故	10		
		7.3 财务结果	70	收入利润与上年度同月比较达增长幅度	70	达到规定增长幅度得满分,降低1%扣10分,增加1%奖5分	
科室				本表定量指标满分	510分	定量指标合计得分	

5.门诊部换药室护士卓越绩效考评标准(表一)

一级指标 (分值)	权重 %	二级指标		三级指标		得分	考核 方式
		考评内容	分值	绩效考评扣分细则	分值		
1 工作能力 70分	7	1.1 工作能力 执行能力	50	a. 工作能力、同事之间团结	20		定性
				b. 核心制度及相关规章制度执行力	30		定量
		1.2 工作计划 会议落实	20	a. 在护士长领导下工作	10		定量
				b. 业务会议、行政会议及相关会议	10		定量
2 过程控制 工作数量 工作质量 工作效率 490分	49	2.1 工作责任	50	a. 工作积极性、主动性、责任心	30		**定性**
				b. 掌握注射室应急预案操作程序	20		定量
		2.2 工作数量	160	a. 负责做好清洁卫生工作	20		定量
				b. 患者换药前物品和器械准备齐全	30		**定性**
				c. 遵守劳动纪律、尽职尽责	30		**定性**
				d. 病人家属等候室、等候区管理	20		**定性**
				e. 参加门诊部各种班次值班	20		定量
				f. 保持换药室清洁、安静、卫生	20		定量
				g. 掌握抢救仪器设备使用方法	20		定量
		2.3 工作质量	170	a. 负责换药包灭菌与使用管理	20		定量
				b. 做好相关登记统计工作	30		**定性**
				c. 执行换药者安全核查制度落实	40		**定性**
				d. 执行质量关键环节标准措施	30		**定性**
				e. 负责换药室相关护理操作工作	20		定量
				f. 执行手卫生管理制度	30		定量
		2.4 工作效率	110	a. 严格区分清洁区和非清洁区	20		**定性**
				b. 正确执行换药病人的开始时间	30		定量
				c. 掌握换药室护理基本技术	30		定量
				d. 针对问题缺陷有持续改进计划	30		**定性**
3 论文科研 40分	4	论文科研 业务技术	40	a. 发表论文与护理科研符合规定	20		定性
				b. 带教实习生与学习培训	10		定性
				c. 本人专科护理理论与技术水平	10		定性
4 职业道德 60分	6	4.1 职业素质	20	关心同事、自觉合作、乐于助人	20		**定性**
		4.2 问题解决	40	a. 处理患者和家属的相关问题	20		定量
				b. 在护理学科建设中的作用	20		定性
5 团队管理 社会责任 60分	6	5.1 社会责任	40	a. 感染管理、消毒隔离、废水废物	20		定性
				b. 严格的查对制度与"7S管理"落实	20		定性
		5.2 工作指导	20	a. 指导进修实习护士卫生员工作	10		定量
				b. 采血室必备的药品与保管	10		定性
6 满意测评 80分	8	6.1 满意度	50	换药室病人及家属的满意度	50		**定性**
		6.2 满意度	30	手术室人员的满意度	30		**定性**
7 医院 绩效结果 200分	20	7.1 病人结果	100	a. 当月门诊部手术病人总例数	70		定量
				b. 门诊部大、中手术例数	30		定量
		7.2 质量结果	30	a. 当月门诊部室工作质量达到要求	20		定量
				b. 门诊部当月无医疗缺陷纠纷与事故	10		定量
		7.3 财务结果	70	当月收入利润与上年度同月比较	70		定量
被考评者		**本表标准分数**		**1000 分**	考核后最后定性和定量得分		

5.1 门诊部换药室护士卓越绩效考评定性标准(表二)

被考评者姓名		岗位			部门			
职能部门领导·定性指标·满意度测评内容					**满意度测评等级**			
一级指标	三级定性指标内容测评	本项满分	测评方式	卓越	优秀	良好	一般	得分
1 工作能力 20分	1.1 a.管理能力、同事之间团结	20	定性		20	16	12	
	打分说明:请在上格最后得分一栏内打分,下同							
2 过程控制 工作数量 工作质量 工作效率 240分	2.1 a.工作积极、主动性、责任心	30	定性		30	24	18	
	2.2 b.换药前物品器械准备齐全	30	定性					
	扣罚细则:患者换药前物品和器械准备齐全符合规定要求,消毒物品准备缺一个包裹扣5分。缺一个器械扣2分。缺一次查对扣5分。注射室少一次消毒扣5分							
	2.2 c.遵守劳动纪律、尽职尽责	30	定性					
	扣罚细则:上班时不接收快递包裹、发现接收一次扣5分。上班时去带熟人检查、看病一次扣5分。上班干私活吃零食一次扣5分。工作时间关手机,一次不关扣5分。上班上网玩手机微信、打游戏发现一次扣10分。上班时间相互闲扯一次一人扣5分							
	2.2 d.病人家属等候室,等候区管理	20	定性		20	16	12	
	2.3 b.做好相关登记统计工作	30	定性					
	扣罚细则:按时上报规定资料,迟一天扣5分,差错一项资料扣5分							
	2.3 c.换药者安全核查制度落实	40	定性					
	扣罚细则:执行换药者安全核查制度落实、物品准备不齐一次扣10分。查对不认真遗漏物品找不到一次扣10分。查对不认真遗漏物品在患者体内一次扣40分							
	2.3 d.执行质量关键环节标准措施	30	定性					
	扣罚细则:无执行质量关键环节标准扣5分,无执行质量关键环节管理措施扣10分							
	2.4 a.严格区分清洁区和非清洁区	20	定性					
	扣罚细则:严格区分清洁区和非清洁区,区分不清一次扣10分							
	2.4 d.针对问题持续改进与实施	30	定性					
	扣罚细则:针对门诊部换药室病人、岗位工作流程、换药查对、岗位工作质量、物品准备、制度执行、换药室专业能力、应该的绩效自查、患者服务等,对岗位存在的问题与缺陷每月有持续改进计划、事实、流程、措施、效果,少一个环节扣5分							
3 论文科研 40分	3.1 a.发表论文与护理科研符合规定	20	定性		20	16	12	
	3.2 b.带教实习生与学习培训	10	定性					
	扣罚细则:带教实习生与学习培训,一项、次不符合要求一次扣5分							
	3.3 c.本人专科护理理论与技术水平	10	定性		10	8	6	
4 职业道德 40分	4.1 a.关心同事、自觉合作、乐于助人	20	定性		20	16	12	
	4.2 b.在护理学科建设中的作用	20	定性		20	16	12	
5 社会责任 50分	5.1 a.感染管理消毒隔离废水废物	20	定性	一项不符合要求扣5分				
	5.1 b.严格的查对制度"7S管理"落实	20	定性	不落实一项查对扣5分				
	5.2 b.换药室必备的药品与保管	10	定性		10	8	6	
6 满意测评 80分	6.1 换药病人及家属的满意度	50	定性					
	扣罚细则:达到去年同月水平并达到规定年度月度指标增长幅度得满分,降低1%扣10分							
	6.2 手术室人员对该护士的满意度	30	定性					
	扣罚细则:达到去年同月水平并达到规定年度月度指标增长幅度得满分,降低1%扣5分							
科室		本表定性指标满分	490分	定性指标最后得分				

5.2 门诊部换药室护士卓越绩效考评定量标准(表三)

一级指标 (分值)	权重 %	二级指标		三级指标		绩效考评 扣分细则	得分
		考评内容	分值	考评内容	分值		
1 工作能力 50分	5	1.1 执行能力	30	b.核心制度及相关规章制度执行力	30	核心制度一项、次执行不好扣5分,其余一项扣5分	
		1.2 工作计划 制度落实	20	a.在护士长领导下工作,一项不符扣分	10	不服从护士长领导一次扣5分,顶撞领导一次扣10分	
				b.业务会议、行政会议及相关会议符合要求	10	迟到或者早退一次扣5分,缺席一次会议扣10分	
2 过程控制 工作数量 工作质量 工作效率 230分	23	2.1 应急预案	20	b.掌握换药室应急预案与风险管理	20	不掌握换药室急预案与风险管理程序,一次扣5分	
		2.2 工作数量	80	a.负责做好清洁卫生工作,一项不符扣分	20	按规定少清扫消毒一次扣10分,清洁消毒不符合要求一次扣5分。少值班一次扣5分。换药室一次不卫生扣5分。不能正确使用仪器设备一次扣10分,因为仪器影响工作一次扣5分	
				e.参加各种班次值班	20		
				f.保持换药室清洁、安静、卫生符合要求	20		
				g.掌握抢救仪器设备使用方法并指导护士	20		
		2.3 工作质量	70	a.负责注射包灭菌与使用管理,一项不符合要求扣分符合要求	20	负责注射包灭菌与使用管理,管理不好一次扣5分,问题严重扣10分	
				e.负责换药室相关护理流程操作工作	20	一项工作不按照流程操作扣5分	
				f.有手卫生管理制度	30	不符合要求一次扣10分	
		2.4 工作效率	60	b.正确执行换药开台时间符合规定要求	30	按照规定,换药开始时间延长10分钟扣5分	
				c.掌握注射室护理基本技术,一项不符合要求扣分符合规定要求	30	正确执行换药病人的开始时间,一项技术掌握不好扣10分,影响工作扣15分	
4 职业道德 20分	2	3 处理问题	20	b.处理患者和家属的相关问题符合要求	20	处理患者和家属的相关问题,一次不符合要求扣5分	
5 社会责任 10分	1	5.2 指导工作	10	a.指导进修实习护士卫生员工作符合要求	10	不能按照规定要求指导实习进修护士扣5分	
7 医院 绩效结果 200分	20	7.1 门诊部 病人结果	100	a.手术病人总例数	70	达到去年同月数量并依规定达到增长幅度得满分,降低1%扣10分,增加1%奖5分	
				b.门诊部交换辅料病人总例数与上年比较	30		
		7.2 门诊部 质量结果	30	a.当月门诊部交换辅料工作质量达到要求	20	达到去年同月数量并依规定达到增长幅度得满分,降低1%扣10分,增加1%奖5分	
				b.无医疗纠纷与事故	10		
		7.3 财务结果	70	收入利润与上年度同月比较达增长幅度	70	达到规定增长幅度得满分,降低1%扣10分,增加1%奖5分	
科室			**本表定量指标满分**		**510分**	**定量指标合计得分**	

6.门诊部注射室护士卓越绩效考评标准(表一)

一级指标 (分值)	权重 %	二级指标 考评内容	分值	三级指标 绩效考评扣分细则	分值	得分	考核 方式
1 工作能力 70分	7	1.1 工作能力 执行能力	50	a.工作能力、同事之间团结	20		定性
				b.核心制度及相关规章制度执行力	30		定量
		1.2 工作计划 会议落实	20	a.在护士长领导下工作	10		定量
				b.业务会议、行政会议及相关会议	10		定量
2 过程控制 工作数量 工作质量 工作效率 490分	49	2.1 工作责任	50	a.工作积极性、主动性、责任心	30		定性
				b.掌握注射室应急预案操作程序	20		定量
		2.2 工作数量	160	a.负责做好清洁卫生工作	20		定量
				b.患者注射前物品和器械准备齐全	30		定性
				c.遵守劳动纪律、尽职尽责	30		定性
				d.病人家属等候室、等候区管理	20		定性
				e.参加门诊部各种班次值班	20		定量
				f.严格区分清洁区和非清洁区	20		定量
				g.掌握抢救仪器设备使用方法	20		定量
		2.3 工作质量	170	a.负责注射包灭菌与使用管理	20		定量
				b.做好相关登记统计工作	30		定性
				c.执行注射者的安全核查制度	40		定性
				d.执行质量关键环节标准措施	30		定性
				e.负责注射室相关护理操作工作	20		定量
				f.执行手卫生管理制度	30		定量
		2.4 工作效率	110	a.治疗室每天紫外线消毒两次	20		定性
				b.正确执行注射病人的开始时间	30		定量
				c.掌握注射室护理基本技术	30		定量
				d.针对问题缺陷有持续改进计划	30		定性
3 论文科研 40分	4	论文科研 业务技术	40	a.发表论文与护理科研符合规定	20		定性
				b.带教实习生与学习培训	10		定性
				c.本人专科护理理论与技术水平	10		定性
4 职业道德 60分	6	4.1职业素质	20	关心同事、自觉合作、乐于助人	20		定性
		4.2 问题解决	40	a.处理患者和家属的相关问题	20		定量
				b.在护理学科建设中的作用	20		定性
5 团队管理 社会责任 60分	6	5.1 社会责任	40	a.感染管理、消毒隔离、废水废物	20		定性
				b.严格的查对制度与"7S管理"落实	20		定性
		5.2 工作指导	20	a.指导进修实习护士卫生员工作	10		定量
				b.采血室必备的药品与保管	10		定性
6 满意测评 80分	8	6.1满意度	50	注射室病人及家属的满意度	50		定性
		6.2满意度	30	手术室人员的满意度	30		定性
7 医院 绩效结果 200分	20	7.1 病人结果	100	a.当月门诊部注射病人总例数	70		定量
				b.医院门诊部就诊病人总数量	30		定量
		7.2 质量结果	30	a.当月注射室工作质量达到要求	20		定量
				b.注射室无医疗缺陷纠纷与事故	10		定量
		7.3 财务结果	70	当月收入利润与上年度同月比较	70		定量
被考评者		本表标准分数	**1000 分**	考核后最后定性和定量得分			

6.1 门诊部注射室护士卓越绩效考评定性标准(表二)

被考评者姓名		岗位			部门			
职能部门领导·定性指标·满意度测评内容					满意度测评等级			
一级指标	三级定性指标内容测评	本项满分	测评方式	卓越	优秀	良好	一般	得分
1 工作能力 20 分	1.1 a. 管理能力、同事之间团结	20	定性		20	16	12	
	打分说明:请在上格最后得分一栏内打分,下同							
2 过程控制 工作数量 工作质量 工作效率 260 分	2.1 a. 工作积极、主动性,责任心	30	定性		30	24	18	
	2.2 b. 注射前物品器械准备齐全	30	定性					
	扣罚细则:患者注射前物品和器械准备齐全符合要求,消毒物品准备缺一个注射包裹扣 5 分。缺一个器械扣 2 分。缺一次查对扣 5 分。换药室少一次消毒扣 5 分							
	2.2 c. 遵守劳动纪律、尽职尽责	30	定性					
	扣罚细则:上班时不接收快递包裹,发现接收一次扣 5 分。上班时去带熟人检查、看病一次扣 5 分。上班干私活吃零食一次扣 5 分。工作时间关手机,一次不关扣 5 分。上班上网玩手机微信、打游戏发现一次扣 10 分。上班时间相互闲扯一次一人扣 5 分							
	2.2 d. 病人家属等候室、等候区管理	20	定性		20	16	12	
	2.3 b. 做好相关登记统计工作	30	定性					
	扣罚细则:按时上报规定资料,迟一天扣 5 分,差错一项资料扣 5 分							
	2.3 c. 执行注射者的安全核查制度	40	定性					
	扣罚细则:负责的执行注射者的安全核查制度、物品准备不齐一次扣 10 分。查对不认真遗漏物品找不到一次扣 10 分。查对不认真遗漏物品在患者体内一次扣 20 分							
	2.3 d. 执行质量关键环节标准措施	30	定性					
	扣罚细则:无执行质量关键环节标准扣 5 分,无执行质量关键环节管理措施扣 10 分							
	2.4 a. 治疗室每天紫外线消毒两次	20	定性					
	扣罚细则:治疗室每天紫外线消毒两次,消毒一次一小时,少一次扣 10 分							
	2.4 d. 针对问题持续改进与实施	30	定性					
	扣罚细则:针对门诊部注射病人、自己岗位工作流程、注射查对、岗位工作质量、物品准备、制度执行、专业能力、应该的绩效自查、患者服务等,对岗位存在的问题与缺陷每月有持续改进计划、事实、流程、措施、效果,少一个环节扣 5 分							
3 论文科研 40 分	3.1 a. 发表论文与护理科研符合规定	20	定性		20	16	12	
	3.2 b. 带教实习生与学习培训	10	定性					
	扣罚细则:带教实习生与学习培训符合管理要求,一项、次不符合要求一次扣 5 分							
	3.3 c. 本人专科护理理论与技术水平	10	定性		10	8	6	
4 职业道德 40 分	4.1 a. 关心同事自觉合作乐于助人	20	定性		20	16	12	
	4.2 b. 在护理学科建设中的作用	20	定性		20	16	12	
5 社会责任 50 分	5.1 a. 感染管理消毒隔离废水废物	20	定性	一项不符合要求扣 5 分				
	5.1 b. 严格的查对制度"7S 管理"落实	20	定性	不落实一项查对扣 5 分				
	5.2 b. 注射室必备的药品与保管	10	定性		10	8	6	
6 满意测评 80 分	6.1 注射病人及家属的满意度	50	定性					
	扣罚细则:达到去年同月水平并达到规定年度月度指标增长幅度得满分,降低 1% 扣 10 分							
	6.2 手术室人员对该护士的满意度	30	定性					
	扣罚细则:达到去年同月水平并达到规定年度月度指标增长幅度得满分,降低 1% 扣 5 分							
科室		本表定性指标满分	490 分	定性指标最后得分				

6.2 门诊部注射室护士卓越绩效考评定量标准(表三)

一级指标 (分值)	权重 %	二级指标		三级指标		绩效考评 扣分细则	得分
		考评内容	分值	考评内容	分值		
1 工作能力 50分	5	1.1 执行能力	30	b.核心制度及相关规章制度执行力	30	核心制度一项、次执行不好扣5分,其余一项扣5分	
		1.2 工作计划 制度落实	20	a.在护士长领导下工作,一项不符扣分	10	不服从护士长领导一次扣5分,顶撞领导一次扣10分	
				b.业务会议、行政会议及相关会议符合要求	10	迟到或者早退一次扣5分,缺席一次会议扣10分	
2 过程控制 工作数量 工作质量 工作效率 230分	23	2.1 应急预案	20	b.掌握注射室应急预案与风险管理	20	不掌握注射室应急预案与风险管理程序,一次扣5分	
		2.2 工作数量	80	a.负责做好清洁卫生工作符合规定要求	20	按规定少清扫消毒一次扣10分,清洁消毒不符合要求一次扣5分。少值班一次扣5分。不能区分清洁区非清洁区扣5分。不能正确使用仪器一次扣10分,因为仪器影响工作一次扣5分	
				e.参加各种班次值班	20		
				f.严格区分清洁区和非清洁区符合要求	20		
				g.掌握抢救仪器设备使用方法并指导护士	20		
		2.3 工作质量	70	a.负责注射包灭菌与使用管理,一项、次不符合要求按照规定扣分	20	负责注射包灭菌与使用管理,管理不好一次扣5分,问题严重扣10分	
				e.负责注射室相关护理流程操作工作	20	一项工作不按照注射流程操作扣5分	
				f.有手卫生管理制度	30	不符合要求一次扣10分	
		2.4 工作效率	60	b.正确执行注射病人开始时间符合要求	30	按照规定,注射开始时间延长10分钟扣5分	
				c.掌握注射室护理基本技术一项、次不符合要求按照规定扣分	30	掌握注射室护理基本技术,一项技术掌握不好扣10分,影响工作扣15分	
4职业道德 20分	2	3 处理问题	20	b.处理患者和家属的问题符合规定要求	20	处理患者和家属的相关问题,一次不符合要求扣5分	
5社会责任 10分	1	5.2 指导工作	10	a.指导进修实习护士卫生员工作符合要求	10	不能按照规定要求指导实习进修护士扣5分	
7 医院 绩效结果 200分	20	7.1 门诊部 病人结果	100	a.注射病人总例数	70	达到去年同月数量并依规定达到增长幅度得满分,降低1%扣10分,增加1%奖5分	
				b.医院门诊部就诊病人总数量与上年度比	30		
		7.2 门诊部 质量结果	30	a.当月注射室工作质量达到要求符合要求	20	达到去年同月数量并依规定达到增长幅度得满分,降低1%扣10分,增加1%奖5分	
				b.无医疗纠纷与事故	10		
		7.3 财务结果	70	收入利润与上年度同月比较达增长幅度	70	达到规定增长幅度得满分,降低1%扣10分,增加1%奖5分	
科室				本表定量指标满分	510分	定量指标合计得分	

7.门诊部采血室护士卓越绩效考评标准(表一)

一级指标 (分值)	权重 %	二级指标		三级指标		得分	考核 方式
		考评内容	分值	绩效考评扣分细则	分值		
1 工作能力 70分	7	1.1 工作能力 执行能力	50	a. 工作能力、同事之间团结	20		定性
				b. 核心制度及相关规章制度执行力	30		定量
		1.2 工作计划 会议落实	20	a. 在护士长领导下工作	10		定量
				b. 业务会议、行政会议及相关会议	10		定量
2 过程控制 工作数量 工作质量 工作效率 490分	49	2.1 工作责任	50	a. 工作积极性、主动性、责任心	30		定性
				b. 掌握采血室应急预案操作程序	20		定量
		2.2 工作数量	160	a. 负责做好清洁卫生工作	20		定量
				b. 患者采血前物品和器械准备齐全	30		定性
				c. 遵守劳动纪律、尽职尽责	30		定性
				d. 病人家属等候室、等候区管理	20		定性
				e. 参加门诊部各种班次值班	20		定量
				f. 严格区分清洁区和非清洁区	20		定量
				g. 掌握抢救仪器设备使用方法	20		定量
		2.3 工作质量	170	a. 负责采血包灭菌与使用管理	20		定量
				b. 做好相关登记统计工作	30		定性
				c. 执行采血者的安全核查制度	40		定性
				d. 执行质量关键环节标准措施	30		定性
				e. 负责采血室相关护理操作工作	20		定量
				f. 执行手卫生管理制度	30		定量
		2.4 工作效率	110	a. 采血室每天紫外线消毒两次	20		定性
				b. 正确执行采血病人的开始时间	30		定量
				c. 掌握采血室护理基本技术	30		定量
				d. 针对问题缺陷有持续改进计划	30		定性
3 论文科研 40分	4	论文科研 业务技术	40	a. 发表论文与护理科研符合规定	20		定性
				b. 带教实习生与学习培训	10		定性
				c. 本人专科护理理论与技术水平	10		定性
4 职业道德 60分	6	4.1 职业素质	20	关心同事、自觉合作、乐于助人	20		定性
		4.2 问题解决	40	a. 处理患者和家属的相关问题	20		定量
				b. 在护理学科建设中的作用	20		定性
5 团队管理 社会责任 60分	6	5.1 社会责任	40	a. 感染管理、消毒隔离、废水废物	20		定性
				b. 严格的查对制度与"7S管理"落实	20		定性
		5.2 工作指导	20	a. 指导进修实习护士卫生员工作	10		定量
				b. 采血室必备的药品与保管	10		定性
6 满意测评 80分	8	6.1 满意度	50	采血室病人及家属的满意度	50		定性
		6.2 满意度	30	手术室人员的满意度	30		定性
7 医院 绩效结果 200分	20	7.1 病人结果	100	a. 门诊部当月采血病人总例数	70		定量
				b. 医院门诊部就诊病人总数量	30		定量
		7.2 质量结果	30	a. 当月采血室工作质量达到要求	20		定量
				b. 当月采血室无医疗缺陷纠纷事故	10		定量
		7.3 财务结果	70	当月收入利润与上年度同月比较	70		定量
被考评者		**本表标准分数**		**1000分**	考核后最后定性和定量得分		

7.1 门诊部采血室护士卓越绩效考评定性标准(表二)

被考评者姓名		岗位			部门			
职能部门领导·定性指标·满意度测评内容					满意度测评等级			
一级指标	三级定性指标内容测评	本项满分	测评方式	卓越	优秀	良好	一般	得分
1 工作能力 20分	1.1 a.管理能力、同事之间团结	20	定性		20	16	12	
	打分说明：请在上格最后得分一栏内打分,下同							
2 过程控制 工作数量 工作质量 工作效率 260分	2.1 a.工作积极、主动性,责任心	30	定性		30	24	18	
	2.2 b.采血前物品器械准备齐全	30	定性					
	扣罚细则：患者采血前物品和器械准备齐全符合管理要求,消毒物品准备缺一个注射包裹扣5分。缺一个器械扣2分。缺一次查对扣5分。采血室少一次消毒扣5分							
	2.2 c.遵守劳动纪律、尽职尽责	30	定性					
	扣罚细则：上班时不接收快递包裹,发现接收一次扣5分。上班时去带熟人检查、看病一次扣5分。上班干私活吃零食一次扣5分。工作时间关手机,一次不关扣5分。上班上网玩手机微信,打游戏发现一次扣10分。上班时间相互闲扯一次一人扣5分							
	2.2 d.病人家属等候室、等候区管理	20	定性		20	16	12	
	2.3 b.做好相关登记统计工作	30	定性					
	扣罚细则：按时上报规定资料符合管理要求,迟一天扣5分,差错一项资料扣5分							
	2.3 c.执行采血者的安全核查制度	40	定性					
	扣罚细则：负责的执行采血者的安全核查制度、物品准备不齐一次扣10分。查对不认真遗漏物品找不到一次扣10分。查对不认真遗漏物品在患者体内一次扣20分							
	2.3 d.执行质量关键环节标准措施	30	定性					
	扣罚细则：无执行质量关键环节标准扣5分,无执行质量关键环节管理措施扣10分							
	2.4 a.治疗室每天紫外线消毒两次	20	定性					
	扣罚细则：治疗室每天紫外线消毒两次,消毒一次一小时,少一次扣10分							
	2.4 d.针对问题持续改进与实施	30	定性					
	扣罚细则：针对门诊部采血病人、自己岗位工作流程、采血查对、岗位工作质量、物品准备、制度执行、专业能力、应该的绩效自查、患者服务等符合要求,对岗位存在的问题与缺陷每月有持续改进计划、事实、流程、措施、效果,少一个环节扣5分							
3 论文科研 40分	3.a.发表论文与护理科研符合规定	20	定性		20	16	12	
	3.b.带教实习生与学习培训	10	定性					
	扣罚细则：带教实习生与学习培训,一项、次不符合要求一次扣5分							
	3.c.本人专科护理理论与技术水平	10	定性		10	8	6	
4 职业道德 40分	4.1 a.关心同事自觉合作乐于助人	20	定性		20	16	12	
	4.2 b.在护理学科建设中的作用	20	定性		20	16	12	
5 社会责任 50分	5.1 a.感染管理消毒隔离废水废物	20	定性	一项不符合要求扣5分				
	5.1 b.严格的查对制度"7S管理"落实	20	定性	不落实一项查对扣5分				
	5.2 b.采血室必备的药品与保管	10	定性		10	8	6	
6 满意测评 80分	6.1 采血病人及家属的满意度	50	定性					
	扣罚细则：达去年同月水平并达规定年度月度指标增长幅度得满分,降低1%扣10分							
	6.2 手术室人员对该护士的满意度	30	定性					
	扣罚细则：达去年同月水平并达规定年度月度指标增长幅度得满分,降低1%扣5分							
科室		本表定性指标满分	490分	定性指标最后得分				

7.2 门诊部采血室护士卓越绩效考评定量标准(表三)

一级指标 (分值)	权重 %	二级指标 考评内容	分值	三级指标 考评内容	分值	绩效考评 扣分细则	得分
1 工作能力 50分	5	1.1 执行能力	30	b.核心制度及相关规章制度执行力	30	核心制度一项、次执行不好扣5分,其余一项扣5分	
		1.2 工作计划 制度落实	20	a.在护士长领导下工作,一项不符扣分	10	不服从护士长领导一次扣5分,顶撞领导一次扣10分	
				b.业务会议、行政会议及相关会议符合要求	10	迟到或者早退一次扣5分,缺席一次会议扣10分	
2 过程控制 工作数量 工作质量 工作效率 230分	23	2.1 应急预案	20	b.掌握采血室应急预案与风险管理	20	不掌握采血室应急预案与风险管理程序,一次扣5分	
		2.2 工作数量	80	a.负责做好清洁卫生工作,一项不符扣分	20	按规定少清扫消毒一次扣10分,清洁消毒不符合要求一次扣5分。少值班一次扣5分。不能区分清洁区非清洁区扣5分。不能正确使用仪器一次扣10分,因为仪器影响工作一次扣5分	
				e.参加各种班次值班	20		
				f.严格区分清洁区和非清洁区符合要求	20		
				g.掌握抢救仪器设备使用方法并指导护士	20		
		2.3 工作质量	70	a.负责采血包灭菌与使用管理,一项、次不符合要求按照规定扣分	20	负责采血包灭菌与使用管理,管理不好一次扣5分,问题严重扣10分	
				e.负责采血室相关护理流程操作工作	20	一项工作不按照采血流程操作扣5分	
				f.有手卫生管理制度	30	不符合要求一次扣10分	
		2.4 工作效率	60	b.正确执行采血开台时间,一项不符扣分	30	按照规定,手术开台时间延长10分钟扣5分	
				c.正确执行注射病人的开始时间,一项、次不符要求按照规定扣分	30	正确执行注射病人的开始时间,一项技术掌握不好扣10分,影响工作扣15分	
4 职业道德 20分	2	3 处理问题	20	b.处理患者和家属的问题符合规定要求	20	处理患者和家属的相关问题,一次不符合要求扣5分	
5 社会责任 10分	1	5.2 指导工作	10	a.指导进修实习护士卫生员工作符合要求	10	不能按照规定要求指导实习进修护士扣5分	
7 医院 绩效结果 200分	20	7.1 医院 病人结果	100	a.采血病人总例数	70	达到去年同月数量并依规定达到增长幅度得满分,降低1%扣10分,增加1%奖5分	
				b.当月门诊病人就诊总例数与上年度比较	30		
		7.2 门诊部 质量结果	30	a.当月门诊部手术室工作质量达到要求	20	达到去年同月数量并依规定达到增长幅度得满分,降低1%扣10分,增加1%奖5分	
				b.无医疗纠纷与事故	10		
		7.3 财务结果	70	收入利润与上年度同月比较达增长幅度	70	达到规定增长幅度得满分,降低1%扣10分,增加1%奖5分	
科室				本表定量指标满分	510分	定量指标合计得分	

8.门诊部护士组长卓越绩效考评标准(表一)

一级指标 (分值)	权重 %	二级指标		三级指标		得分	考核 方式
		考评内容	分值	绩效考评扣分细则	分值		
1 管理能力 执行能力 100分	10	1.1管理能力 执行能力	60	a.工作与管理能力、同事之间团结	20		定性
				b.医护核心制度与相关规定执行力	40		定量
		1.2 工作计划	40	a.执行护理发展规划、月度工作计划	10		定量
				b.上班尊重劳动纪律、尽职尽责	30		定性
2 过程控制 工作数量 工作质量 工作效率 440分	44	2.1 工作流程	40	a.护理工作流程参加各种护理值班	20		定量
				b.按时参加各种会议上报数据正确	20		定量
		2.2 工作数量	140	a.承担质量管理职责胜任护理班次	30		定量
				b.参加护理查房与护理病历讨论	30		定量
				c."三基"考试、临床护理技术操作考核	30		定量
				d.掌握常规抢救仪器使用方法	30		定量
				e.履行科室绩效考核与管理职责	20		定量
		2.3 工作质量	140	a.基础、专科、责任护理落实	30		定量
				b.执行质量关键环节管理标准措施	20		定性
				c.针对技术操作应急预案的执行	20		定量
				d.执行预防患者跌倒、坠床、压疮制度	20		定性
				e.参加病人抢救、病人费用情况	20		定性
				f.执行护理管理目标与质量控制	30		定量
		2.4 工作效率	120	a.护理文件书写符合标准	30		定性
				b.参加每日医嘱查对工作	20		定性
				c.科室成本、药占比、耗材占比	20		定性
				d.护理日常质量管理落实并记录	30		定性
				e.按照正确时间实施治疗与护理	20		定性
3 论文科研 50分	5	3 教学带教 论文科研	50	a.个人理论知识与临床带教工作	10		定性
				b.参加护士培训与学术活动落实	20		定性
				c.论文与护理科研计划并落实	20		定性
4 职业道德 50分	5	4.1 职业素质	40	a.严禁背后议论医院科室领导长短	20		定性
				b.工作积极性、主动性、责任心	20		定性
		4.2社会责任	10	按规定参加医院科室组织公益活动	10		定性
5 团队管理 协调沟通 60分	6	5.1 消毒隔离	30	a.团队精神好,与同事和谐相处	10		定性
				b.手卫生、院感、消毒隔离、废物处理	20		定量
		5.2 团队管理	30	a.工作现场"5S管理"与环境维护	10		定量
				b.熟练掌握科室抢救仪器设备功能	20		定性
6 满意测评 持续改进 100分	10	6.1满意度 健康指导	60	a.就诊患者的满意度	50		定性
				b.患者健康与出院指导制度与流程	10		定性
		6.2本科满意度	20	本科员工的满意度	20		定性
		6.3持续改进	20	针对问题缺陷有持续改进计划	20		定性
7 医院 绩效结果 200分	20	7.1 病人结果	50	a.医院当月门诊急诊就诊病人量	20		定量
				b.医院门诊部当月住院病人出院量	30		定量
		7.2质量结果	50	当月门诊部质量安全达到要求	50		定量
		7.3财务结果	100	医疗利润与上年度同月增加比较	100		定量
满分	**1000分**	定性指标得分		定量指标得分		最后得分	

8.1 门诊部护士组长卓越绩效考评定性标准(表二)

被考评者姓名		岗位			部门			
职能部门领导·定性指标·满意度测评内容					满意度测评等级			
一级指标	三级定性指标内容测评	本项满分	测评方式	卓越	优秀	良好	一般	得分
1 管理能力 50分	1.1 a.工作管理能力、同事之间团结	20	定性		20	16	12	
	1.2 d.上班尊重劳动纪律,尽职尽责	30	定性					
	奖罚细则:上班不接收快递包裹,发现接收一次扣5分,上班时带熟人检查、看病一次扣5分,上班干私活吃零食一次扣5分,进入病房治疗关手机一次不关扣5分,上班上网、玩手机微信查资料打游戏发现一次扣10分,上班相互闲扯一次扣5分							
2 过程控制 工作数量 工作质量 工作效率 180分	2.3 b.执行质量关键环节标准措施	20	定性					
	奖罚细则:按规定执行质量关键环节标准措施,少执行一个关键质量环节扣5分							
	2.3 d.患者预防跌倒、坠床、压疮制度	20	定性					
	扣罚细则:有预防患者跌倒、坠床、压疮制度和高危患者跌倒、坠床、压疮风险评估,有患者跌倒、坠床、压疮处理流程符合要求。制度、流程、评估,少一项扣10分							
	2.3 e.参加病人抢救、病人费用情况	20	定性					
	扣罚细则:参加并指导护士病人抢救工作、病人费用情况,一项工作做不好扣5分							
	2.4 a.护理文件书写符合标准	30	定性	一处不符合标准扣5分				
	2.4 b.参加每日医嘱查对工作	20	定性					
	奖罚细则:参加每日医嘱查对工作,一日不查对扣5分							
	2.4 c.科室成本、药占比、耗材占比	20	定性					
	奖罚细则:科室成本、药占比、耗材占比,达到规定增长幅度降低1%扣5分							
	2.4 d.护理日常质量管理落实并记录	30	定性					
	奖罚细则:护理日常质量管理落实并有记录符合医院、科室业务与技术和管理的标准规定要求,不落实扣10分,少一次记录扣5分,护理文书记录不完全一项,次扣5分							
	2.4 e.按照正确时间实施治疗与护理	20	定性	一次不按照时间扣5分				
3 论文科研 50分	3.1 a.个人理论知识与临床带教工作	10	定性		10	8	6	
	3.2 b.参加护士培训与学术活动落实	20	定性		20	16	12	
	3.3 c.论文与护理科研计划并落实	20	定性	一项不符合要求扣5分				
4 职业道德 40分	4.1a.严禁议论医院科室领导长短	20	定性		20	16	12	
	4.2 b.工作积极性、主动性、责任心	10	定性		10	8	6	
	4.2 按时参加医院科室组织公益活动	10	定性		10	8	6	
5 团队管理 30分	5.1 a.团队精神好,与同事和谐相处	10	定性		10	8	6	
	5.2 b.熟练掌握抢救仪器设备功能	20	定性		20	16	12	
6 满意测评 持续改进 100分	6.1 a.就诊病人的满意度	50	定性		50	40	30	
	6.1 b.患者健康与就诊指导制度流程	10	定性					
	奖罚细则:无患者健康与就诊指导制度、流程符合要求,少执行一项扣5分							
	6.2 本科室员工的满意度	20	定性		20	16	12	
	6.3 针对问题缺陷有持续改进计划	20	定性					
	扣罚细则:针对本科室护理、自己岗位工作、工作质量、查对、制度执行、基础与专业能力、应该的绩效检查、督导、患者服务等符合医院的管理规定标准要求,对存在的问题与缺陷每月有持续改进计划、事实、流程、措施、效果,少一个环节扣5分							
科室		本表定性指标满分	460 分	定性指标最后得分				

8.2 门诊部护士组长卓越绩效考评定量标准(表三)

一级指标 (分值)	权重 %	二级指标		三级指标		绩效考评 扣分细则	得分
		考评内容	分值	考评内容	分值		
1 **管理能力** **执行能力** **50分**	5	1.1 执行能力	40	b.医护核心制度与相关规定执行力符合要求	40	核心制度一项不执行扣5分,其他不执行扣5分	
		1.2 规划计划	10	a.执行科室护理发展规划,月度工作计划	10	执行规划、月度计划满分,少执行一项扣10分	
2 **过程控制** **工作数量** **工作质量** **工作效率** **260分**	26	2.1 工作流程	40	a.执行护理工作流程,参加各种护理值班	20	少一项流程扣5分,少一次值班扣5分。会议迟到或早退一次扣5分,缺席一次扣10分。上报各种数据,推迟一天扣5分,上报数据不准确一次扣5分	
				b.按时按规定参加各种会议,按时按照规定上报负责的数据工作,并保证上报数据正确	20		
		2.2 工作数量	140	a.承担质量管理职责,胜任护理各种班次	30	不履行质量管理小组职责扣5分。少参加一次查房与病历讨论扣10分。三基、技术操作考试不及格,一次扣20分。不能掌握抢救仪器操作并指导护士扣5分。没有承担实施绩效考核扣10分,考核结果不与工资挂钩扣10分	
				b.参加护理查房与护理病历讨论符合规定要求	30		
				c.参加"三基"考试、临床护理技术操作考核	30		
				d.掌握常规抢救仪器使用方法符合规定要求	30		
				e.履行绩效考核职责	20		
		2.3 工作质量	80	a.执行基础、专科、责任护理落实符合要求	30	基础护理、专科护理、责任护理不落实到每一个护士,少一人次扣5分。应急预案执行不到位扣5分,影响工作扣10分。不执行护理管理目标及无护理质量控制与管理流程扣10分,不落实到位扣10分	
				c.针对技术操作应急预案的执行符合规定要求	20		
				f.执行本科室护理管理目标及护理质量实施控制与管理标准,一项、次不符合要求按照规定扣分	30		
5 团队管理 **社会责任** **30分**	3	5.1 社会责任	20	b.监督手卫生、院感、消毒、隔离、废物处理	20	手卫生、院感、消毒隔离不落实和不按规定处理医疗废物一次扣5分。"7S管理"不到位一项、次扣5分	
		5.2 环境管理	10	a.工作现场"7S管理"与环境维护符合规定要求	10		
7 **医院** **绩效结果** **200分**	20	7.1 医院 病人结果	50	a.当月门诊就诊病人	20	达到去年指标水平并达到医院规定增长幅度得满分,降低1%扣10分,增加1%奖5分	
				b.医院当月住院病人出院数量与上年度比较	30		
		7.2 质量结果	50	a.医疗质量达到要求	30	达到规定月度增长幅度,降低1%扣10分,增加1%奖5分	
				b.当月门诊安全无事故	20		
		7.3 医院 财务结果	100	当月医疗利润达到上年度同月水平并达到医院规定增长幅度	100	达到去年指标水平并达到医院规定增长幅度得满分,降低1%扣10分,增加1%奖5分	
科室			本表定量指标满分		540 分	定量指标合计得分	

9.门诊部办公班护士卓越绩效考评标准(表一)

一级指标 (分值)	权重 %	二级指标 考评内容	分值	三级指标 绩效考评扣分细则	分值	得分	考核 方式
1 管理能力 执行能力 **80分**	8	1.1管理能力 执行能力	60	a.管理病人、工作的能力	10		定性
				b.规章制度、医护常规执行能力	50		定性
		1.2 岗位职责	20	a.工作主动性、积极性、责任心	10		定性
				b.上班尊重劳动纪律,尽职尽责	10		定性
2 过程控制 工作数量 工作质量 工作效率 **460分**	46	2.1 工作流程	90	a.按照护理流程工作	20		定性
				b.按规定时间参加院内各种会议	20		定量
				c.值班、交接班物品核对签字落实	20		定量
				d.按时安排病人医技检查	30		定量
		2.2 工作数量	130	a.正确时间转抄处理医嘱	50		定量
				b.没有迟到早退和旷工	20		定量
				c.每日查对每周大查对一次	20		定量
				d.掌握病人动态费用情况	20		定性
				e.正确书写交班报告并签字	20		定量
		2.3 工作质量	130	a.根据规定及时填写病人床头牌	20		定量
				b.正确安排病人饮食	20		定性
				c.办理出入院手续无差错	40		定性
				d.负责办公室请领物品与管理	20		定性
				e.保障电脑办公等用品使用	30		定性
		2.4 工作效率	110	a.第一时间接待入院病人	20		定性
				b.处理问题考虑全面遵循伦理原则	20		定量
				c.护理文件书写合格率	40		定量
				d.正确记账、绘制体温单	30		定量
3 论文科研 **50分**	5	3 教学带教 论文科研	50	a.个人理论知识与临床带教工作	10		定性
				b.参加护士培训与学术活动落实	20		定性
				c.论文与护理科研计划并落实	20		定性
4 职业道德 **50分**	5	4.1 职业素质	30	a.严禁背后议论医院科室领导长短	10		定性
				b.工作积极性、主动性、责任心	20		定性
		4.2社会责任	20	按规定参加医院科室组织公益活动	20		定性
5 团队管理 **60分**	6	5.1 消毒隔离	40	a.团队精神好,与同事和谐相处	20		定性
				b.手卫生院感消毒隔离废物处理	20		定量
		5.2团队管理	20	a.工作现场"7S管理"与环境维护	20		定性
6 满意测评 持续改进 **100分**	10	6.1 病人满意度	60	每月最少测评一次门诊部当月就诊病人或者服务对象的满意度	60		定性
		6.2本科满意	20	本科医护人员对护士满意度	20		定性
		6.3持续改进	20	针对问题与缺陷持续改进计划	20		定性
7 医院 绩效结果 **200分**	20	7.1 病人结果	50	a.医院当月门诊就诊病人量	20		定量
				b.医院当月住院病人出院量	30		定量
		7.2 质量结果	50	a.当月门诊部质量达到要求	30		定量
				b.当月门诊部安全无事故	20		定量
		7.3财务结果	100	医疗利润与上年度同月增加比较	100		定量
满分		定性指标得分		定量指标得分		最后得分	

9.1门诊部办公班护士卓越绩效考评定性标准(表二)

被考评者姓名		岗位			部门				
职能部门领导·定性指标·满意度测评内容					满意度测评等级				
一级指标	三级定性指标内容测评		本项满分	测评方式	卓越	优秀	良好	一般	得分
1 管理能力 80分	1.1 a.管理病人、工作的能力		10	定性		10	8	6	
	1.1 b.规章制度、医护常规执行能力		50	定性					
	扣罚细则:符合医院、科室业务与技术和管理规定要求,一次执行不到位扣3分								
	1.2 a.工作主动性、积极性、责任心		10	定性		10	8	6	
	1.2 b.上班尊重劳动纪律,尽职尽责		10	定性					
	奖罚细则:上班不接收快递包裹,发现接收一次扣5分,上班时带熟人检查、看病一次扣5分,上班干私活吃零食一次扣5分,进入病房治疗关手机一次不关扣5分,上班上网、玩手机微信查资料打游戏发现一次扣10分,上班相互闲扯一次扣5分								
2 过程控制 工作数量 工作质量 工作效率 170分	2.1 a.按照护理流程工作		20	定性					
	扣罚细则:符合医院业务与技术和管理规定要求,一项工作不按照流程操作扣3分								
	2.2 d.掌握病人动态费用情况		20	定性					
	扣罚细则:掌握病人动态费用情况得满分,统计病人一人次差错加5分								
	2.3 b.正确安排病人饮食		20	定性					
	扣罚细则:符合医院、科室业务与技术和管理的规定要求,漏掉一病人饮食扣2分								
	2.3 c.办理出入院手续无差错		40	定性					
	扣罚细则:办理一病人出入院手续符合医院、科室业务与技术和管理的标准规定要求,(一个内容、一个项目)差错一次扣5分,办理出入院手续延迟病人有意见扣10分								
	2.3 d.负责办公室请领物品与管理		20	定性					
	扣罚细则:请领办公物品不及时,影响工作一次扣5分,管理不善扣5分								
	2.3 e.保障电脑办公等用品使用		30	定性					
	扣罚细则:电脑、传真、电话机管理不好,影响工作扣5分								
	2.4 a.第一时间接待入院病人		20	定性					
	扣罚细则:符合规定要求,不能第一时间接待病人扣5分,一个病人有意见扣10分								
3 论文科研 50分	3.1 a.个人理论知识与临床带教工作		10	定性		10	8	6	
	3.2 b.参加护士培训与学术活动落实		20	定性		20	16	12	
	3.3 c.论文与护理科研计划并落实		20	定性	一项不符合要求扣5分				
4 职业道德 70分	4.1 a.严禁议论医院科室领导长短		10	定性		10	8	6	
	4.1 b.工作积极性、主动性、责任心		20	定性		20	16	12	
	4.2 a.按规定参加医院组织公益活动		20	定性		20	16	12	
	4.2 b.手卫生院感消毒隔离废物处理		20	定性		20	16	12	
5 团队管理 20分	5.1 工作现场"7S管理"与环境维护		20	定性		20	16	12	
6 满意测评 持续改进 100分	6.1 就诊病人的满意度		60	定性		60	48	36	
	6.2 本科医护人员对护士满意度		20	定性		20	16	12	
	6.3 针对问题缺陷有持续改进计划		20	定性					
	扣罚细则:针对本科室护理、自己岗位工作、工作质量、查对、制度执行、基础与专业能力,应该的绩效检查、督导、患者服务等符合医院科室管理规定要求,对存在的问题与缺陷每月有持续改进计划、事实、流程、措施、效果,少一个环节扣5分								
科室		本表定性指标满分	490分	定性指标最后得分					

9.2 门诊部办公班护士卓越绩效考评定量标准(表三)

一级指标 (分值)	权重 %	二级指标		三级指标		绩效考评 扣分细则	得分
		考评内容	分值	考评内容	分值		
2 过程控制 工作数量 工作质量 工作效率 290 分	29	2.1 工作流程	70	b. 按规定时间参加院内、外相关会议,一项、次不符合按照规定扣分	20	会议迟到一次扣 5 分,早退一次扣 5 分,缺席一次会议扣 10 分	
				c. 值班、交接班、物品核对签字落实符合要求	20	值班、交接班物品核对不签字一次扣 5 分。不按时安排病人到医技科室检查一人次扣 5 分	
				d. 按时安排病人到医技科室做检查符合要求	30		
		2.2 工作数量	110	a. 正确执行处理医嘱	50	执行医嘱差错一人次扣 5 分,迟到或早退一次扣 5 分,旷工一次扣 15 分。少查对一次扣 5 分。不正确书写交班报告或内容不真实一次扣 5 分	
				b. 没有迟到早退和旷工	20		
				c. 按照规定每日查对、每周大查对 1 次	20		
				e. 正确时间正确书写交班报告并签个人全称	20		
		2.3 工作质量	20	a. 根据规定和要求及时填写病人床头牌及相关信息资料符合规定要求	20	根据规定及时填写病人床头牌达到满分,差错一人次扣 5 分	
		2.4 工作效率	90	b. 处理问题考虑全面、遵循伦理法律原则	20	处理问题考虑全面、遵循伦理法律原则,处理问题考虑不全面、未遵循伦理原则扣 5 分。护理文件书写合格率,护理文件书写合格率降低 1% 扣 10 分,提高 1% 奖 5 分。正确给患者门诊分诊、缴费记账、按时按规定正确引导,管理好患者排队情况,正确记账、差错一人次扣 5 分	
				c. 护理文件书写合格率	40		
				d. 门诊部人员正确给就诊患者门诊分诊、引导患者缴费记账、按时按规定正确引导患者到诊室,管理好、需要患者检查、住院手续、差错一人次,按照医院规定项目、内容扣分	30		
5 团队管理 20 分	2	5.1 消毒隔离	20	b. 手卫生、院感、消毒隔离、废物处理,符合医院科室规定要求	20	按规定处理废物满分,不按照规定消毒隔离、处理废物一次扣 10 分	
7 医院 绩效结果 200 分	20	7.1 医院 病人结果	50	a. 当月门诊就诊病人	20	达到去年同月数量并依规定达到增长幅度得满分,降低 1% 扣 10 分,增加 1% 奖 5 分	
				b. 当月医院住院病人出院数量与上年度同月比	30		
		7.2 门诊部 质量结果	50	a. 医疗质量达到要求	30	达到去年同月水平并依规定达到增长幅度得满分,降低 1% 扣 10 分,增加 1% 奖 5 分	
				b. 当月本门诊部工作安全、无事故与上年度比	20		
		7.3 医院 财务结果	100	医院当月医疗收入利润与上年度同月比较并且达到医院增长幅度指标	100	达到去年同月数量并依规定达到增长幅度得满分,降低 1% 扣 10 分,增加 1% 奖 5 分	
科室		本表定量指标满分			510 分	定量指标合计得分	

10.门诊部治疗班护士卓越绩效考评标准（表一）

一级指标 （分值）	权重 %	二级指标 考评内容	分值	三级指标 绩效考评扣分细则	分值	得分	考核 方式
1 管理能力 执行能力 100分	10	1.1 管理能力 执行能力	60	a.工作与管理能力、同事之间团结	20		定性
				b.医护核心制度与相关规定执行力	40		定量
		1.2 工作计划	40	a.执行护理发展规划、月度工作计划	10		定量
				b.上班尊重劳动纪律，尽职尽责	30		定性
2 过程控制 工作数量 工作质量 工作效率 460分	46	2.1 工作流程	40	a.护理工作流程参加各种护理值班	20		定量
				b.按时参加各种会议上报数据正确	20		定量
		2.2 工作数量	160	a.承担质量管理职责胜任护理班次	30		定量
				b.随医师查房，负责处理医嘱	40		定量
				c."三基"考试、临床护理技术操作考核	30		定量
				d.掌握常规抢救仪器使用方法	30		定量
				e.履行科室绩效考核与管理职责	30		定量
		2.3 工作质量	140	a.基础、专科、责任护理落实	20		定量
				b.正确实施患者治疗时间	10		定性
				c.针对技术操作应急预案的执行	20		定量
				d.执行预防患者跌倒、坠床、压疮制度	20		定性
				e.负责长期与短期医嘱的治疗工作	50		定性
				f.执行护理管理目标与质量控制	20		定量
		2.4 工作效率	120	a.护理文件书写符合标准	30		定性
				b.带教护理实习、进修生	10		定性
				c.按照规定执行查对制度	30		定性
				d.护理日常质量管理落实并记录	30		定性
				e.处理问题考虑全面遵循伦理原则	20		定性
3 论文科研 50分	5	3 教学带教 论文科研	50	a.个人理论知识与临床带教工作	10		定性
				b.参加护士培训与学术活动落实	20		定性
				c.论文与护理科研计划并落实	20		定性
4 职业道德 50分	5	4.1 职业素质	30	a.严禁背后议论医院科室领导长短	10		定性
				b.工作积极性、主动性、责任心	20		定性
		4.2 社会责任	20	按规定参加医院科室组织公益活动	20		定性
5 团队管理 40分	4	5.1 消毒隔离	30	a.团队精神好，与同事和谐相处	10		定性
				b.手卫生院感消毒隔离废物处理	20		定量
		5.2 团队管理	10	a.工作现场"7S管理"与环境维护	10		定性
6 满意测评 持续改进 100分	10	6.1 满意度 健康指导	60	a.就诊患者的满意度	50		定性
				b.患者健康与就诊指导制度与流程	10		定性
		6.2 本科满意	20	本科室员工的满意度	20		定性
		6.3 持续改进	20	针对问题缺陷有持续改进计划	20		定性
7 医院 绩效结果 200分	20	7.1 病人结果	50	a.医院当月门诊急诊就诊病人量	20		定量
				b.医院当月住院病人出院量	30		定量
		7.2 质量结果	50	a.当月门诊部质量达到要求	30		定量
				b.当月门诊部安全无事故	20		定量
		7.3 财务结果	100	医疗利润与上年度同月增加比较	100		定量
满分	**1000分**	定性指标得分		定量指标得分		最后得分	

10.1门诊部治疗班护士卓越绩效考评定性标准(表二)

被考评者姓名		岗位			部门			
职能部门领导·定性指标·满意度测评内容					满意度测评等级			
一级指标	三级定性指标内容测评	本项满分	测评方式	卓越	优秀	良好	一般	得分
1 管理能力 50分	1.1 a.工作管理能力、同事之间团结	20	定性		20	16	12	
	1.2 d.上班尊重劳动纪律,尽职尽责	30	定性					
	奖罚细则:上班不接收快递包裹,发现接收一次扣5分,上班时带熟人检查、看病一次扣5分,上班干私活吃零食一次扣5分,进入病房治疗关手机一次不关扣5分,上班上网、玩手机微信查资料打游戏发现一次扣10分,上班相互闲扯一次扣5分							
2 过程控制 工作数量 工作质量 工作效率 200分	2.3 b.正确实施患者治疗时间	10	定性					
	奖罚细则:输液推迟2小时、注射推迟2小时、口服药推迟2小时,一人次扣5分							
	2.3 d.患者预防跌倒、坠床、压疮制度	20	定性					
	扣罚细则:有预防患者跌倒、坠床、压疮制度和高危患者跌倒、坠床、压疮风险评估,有患者跌倒、坠床、压疮处理流程。符合要求,制度、流程、评估,少一项扣10分							
	2.3 e.负责长期短期医嘱的治疗工作	50	定性	错误一次扣5分				
	2.4 a.护理文件书写符合标准	30	定性	一处不符合标准扣5分				
	2.4 b.带教护理实习、进修生	10	定性					
	奖罚细则:担任护理带教实习、进修生工作符合要求,少带一名实习、进修生扣5分							
	2.4 c.协助处理病人和家属的问题	30	定性					
	奖罚细则:协助处理病人和家属的问题,因处理不及时扣5分,问题严重扣10分							
	2.4 d.护理日常质量管理落实并记录	30	定性					
	奖罚细则:护理日常质量管理落实并有记录,符合医院、科室业务与技术和管理的标准规定要求,不落实扣10分,少一次记录扣5分,护理文书记录不完全一项,次扣5分							
	2.4 e 处理问题考虑全面遵循伦理原则	20	定性		20	16	12	
3 论文科研 50分	3. a.个人理论知识与临床带教工作	10	定性		10	8	6	
	3. b.参加护士培训与学术活动落实	20	定性		20	16	12	
	3. c.论文与护理科研计划并落实	20	定性	一项不符合要求扣5分				
4 职业素质 50分	4.1 a.严禁议论医院科室领导长短	10	定性		10	8	6	
	4.2 b.工作积极性、主动性、责任心	20	定性		20	16	12	
	4.2 按规定科室组织公益活动	20	定性					
	奖罚细则:按规定参加医院科室组织公益活动符合要求,一项、次不符合要求扣10分							
5 团队管理 20分	5.1 a.团队精神好,与同事和谐相处	10	定性		10	8	6	
	5.2 工作现场"7S管理"与环境维护	10	定性		10	8	6	
6 满意测评 持续改进 100分	6.1 a.就诊病人的满意度	50	定性		50	40	30	
	6.1 b.患者健康与就诊指导制度流程	10	定性					
	奖罚细则:无患者健康与就诊指导制度、流程符合医院管理要求,少执行一项扣5分							
	6.2 本科室员工的满意度	20	定性		20	16	12	
	6.3 针对问题缺陷有持续改进计划	20	定性		20	16	12	
	扣罚细则:针对本科室护理、自己岗位工作、工作质量、查对、制度执行、基础与专业能力、应该的绩效检查、督导、患者服务等符合医院业务与技术要求,对存在的问题与缺陷每月有持续改进计划、事实、流程、措施、效果,少一个环节扣5分							
科室		本表定性指标满分	470分	定性指标最后得分				

10.2 门诊部治疗班护士卓越绩效考评定量标准(表三)

一级指标 (分值)	权重 %	二级指标		三级指标		绩效考评 扣分细则	得分
		考评内容	分值	考评内容	分值		
1 管理能力 执行能力 50分	5	1.1 执行能力	40	b.医护核心制度与相关规定执行力符合要求	40	核心制度一项不执行扣5分,其他不执行扣5分	
		1.2 规划计划	10	a.执行科室护理发展规划,月度工作计划	10	执行规划、月度计划满分,少执行一项扣10分	
2 过程控制 工作数量 工作质量 工作效率 260分	26	2.1 工作流程	40	a.执行护理工作流程,参加各种护理值班	20	少执行一项流程扣5分少一次值班扣5分。会议迟到或早退一次扣5分缺席一次扣10分。上报各种数据,推迟一天扣5分,上报数据不准确一次扣5分	
				b.按时按规定参加各种会议,按时按照规定上报负责的数据工作,并保证上报数据正确	20		
		2.2 工作数量	160	a.承担质量管理职责,胜任护理各种班次	30	不履行质量管理小组职责扣5分。少参加一次查房扣5分处理医嘱错误一次扣10分。技术操作考试不及格一次扣10分。不能掌握抢救仪器操作并指导护士扣5分。没有承担实施绩效考核扣10分,考核结果不与工资挂钩扣10分	
				b.负责执行科室所有医师开写的医嘱符合要求	40		
				c.参加"三基"考试、临床护理技术操作考核	30		
				d.掌握常规抢救仪器使用方法符合规定要求	30		
				e.履行绩效考核职责	30		
		2.3 工作质量	60	a.执行基础、专科、责任护理落实	20	基础、专科、责任护理不落实到每一个护士、责任少一人次病人扣5分。应急预案执行不到位扣5分,影响工作扣10分。不执行护理管理目标及无护理质量控制与管理流程扣10分,不落实到位扣10分	
				c.针对护理技术操作应急预案的管理与执行	20		
				f.执行本科室制定的护理管理目标及护理质量实施控制与管理的制度、标准和流程	20		
5 团队管理 20分	2	5.1 社会责任	20	b.监督手卫生、院感、消毒、隔离、废物处理,一项不符合扣分	20	按规定处理废物满分,不按照规定消毒隔离、处理废物一次扣10分	
7 医院 绩效结果 200分	20	7.1 医院 病人结果	50	a.当月门诊就诊病人	20	达到去年同月数量并依规定达到增长幅度得满分,降低1%扣10分,增加1%奖5分	
				b.当月医院住院病人出院数量与上年度同月比	30		
		7.2 门诊部 质量结果	50	a.医疗质量达到要求	30	达到去年同月水平并依规定达到增长幅度得满分,降低1%扣10分,增加1%奖5分	
				b.当月本门诊部工作安全、无事故与上年度比	20		
		7.3 医院 财务结果	100	医院当月医疗收入利润与上年度同月比较并且达到医院增长幅度指标	100	达到去年同月数量并依规定达到增长幅度得满分,降低1%扣10分,增加1%奖5分	
科室		本表定量指标满分			530分	定量指标合计得分	

11.门诊部行政班护士卓越绩效考评标准(表一)

一级指标 (分值)	权重 %	二级指标		三级指标		得分	考核 方式
		考评内容	分值	绩效考评扣分细则	分值		
1 管理能力 执行能力 100分	10	1.1 管理能力 执行能力	80	a.工作与管理能力、同事之间团结	20		定性
				b.医护核心制度与相关规定执行力	60		定量
		1.2 工作计划	20	a.执行护理发展规划,月度工作计划	10		定量
				b.上班尊重劳动纪律,尽职尽责	10		定性
2 过程控制 工作数量 工作质量 工作效率 440分	44	2.1 工作流程	40	a.护理工作流程参加各种护理值班	20		定量
				b.按时参加各种会议上报数据正确	20		定量
		2.2 工作数量	140	a.承担质量管理职责胜任护理班次	30		定量
				b.安排当日患者医技检查及结果	40		定量
				c."三基"考试、临床护理技术操作考核	20		定量
				d.掌握常规抢救仪器使用方法	30		定量
				e.履行科室绩效考核与管理职责	20		定量
		2.3 工作质量	140	a.基础、专科、责任护理落实	20		定量
				b.协助护士长护理行政管理	30		定性
				c.针对技术操作应急预案的执行	20		定量
				d.执行预防患者跌倒、坠床、压疮制度	20		定性
				e.督促检查患者各种治疗落实	30		定性
				f.执行护理管理目标与质量控制	20		定量
		2.4 工作效率	120	a.护理文件书写符合标准	30		定性
				b.强化护理实习、进修生管理	10		定性
				c.督促患者住院出院转科手续办理	30		定性
				d.护理日常质量管理落实并记录	30		定性
				e.处理问题考虑全面遵循伦理原则	20		定性
3 论文科研 50分	5	3 教学带教 论文科研	50	a.个人理论知识与临床带教工作	10		定性
				b.参加护士培训与学术活动落实	20		定性
				c.论文与护理科研计划并落实	20		定性
4 职业道德 50分	5	4.1 职业素质	30	a.严禁背后议论医院科室领导长短	10		定性
				b.工作积极性、主动性、责任心	20		定性
		4.2 社会责任	20	按规定参加医院科室组织公益活动	20		定性
5 团队管理 60分	6	5.1 消毒隔离	40	a.团队精神好,与同事和谐相处	20		定性
				b.手卫生、院感、消毒隔离、废物处理	20		定量
		5.2 团队管理	20	工作现场"7S管理"与环境维护	20		定性
6 满意测评 持续改进 100分	10	6.1 满意度 健康指导	60	a.就诊患者的满意度	50		定性
				b.患者健康与就诊指导制度与流程	10		定性
		6.2 本科满意	20	本科室员工的满意度	20		定性
		6.3 持续改进	20	针对问题缺陷有持续改进计划	20		定性
7 医院 绩效结果 200分	20	7.1 病人结果	50	a.医院当月门诊急诊就诊病人量	20		定量
				b.医院当月住院病人出院量	30		定量
		7.2 质量结果	50	a.当月门诊部质量达到要求	30		定量
				b.当月门诊部安全无事故	20		定量
		7.3 财务结果	100	医疗利润与上年度同月增加比较	100		定量
满分	1000分	定性指标得分		定量指标得分		最后得分	

11.1 门诊部行政班护士卓越绩效考评定性标准(表二)

| 被考评者姓名 | | 岗位 | | | 部门 | | | |

职能部门领导·定性指标·满意度测评内容					满意度测评等级			
一级指标	三级定性指标内容测评	本项满分	测评方式	卓越	优秀	良好	一般	得分
1 管理能力 30分	1.1 a.工作管理能力、同事之间团结	20	定性		20	16	12	
	1.2 d.上班尊重劳动纪律,尽职尽责	10	定性					
	奖罚细则:上班不接收快递包裹,发现接收一次扣5分,上班时带熟人检查、看病一次扣5分,上班干私活吃零食一次扣5分,进入病房治疗关手机一次不关扣5分,上班上网、玩手机微信查资料打游戏发现一次扣10分,上班相互闲扯一次扣5分							
2 过程控制 工作数量 工作质量 工作效率 200分	2.3 b.协助护士长护理行政管理	30	定性					
	奖罚细则:协助护士长护理、教学、科研管理符合要求,一项工作不落实扣5分							
	2.3 d.患者预防跌倒坠床压疮制度	20	定性					
	扣罚细则:有预防患者跌倒、坠床、压疮制度和高危患者跌倒、坠床、压疮风险评估,有患者跌倒、坠床、压疮处理流程。制度、流程、评估符合要求,少一项扣10分							
	2.3 e.督促检查患者各种治疗落实	30	定性	一项治疗不按时扣5分				
	2.4 a.护理文件书写符合标准	30	定性	一处不符合标准扣5分				
	2.4 b.强化护理实习、进修生管理	10	定性					
	奖罚细则:强化护理实习、进修生管理符合要求,一名实习、进修生管理不好扣5分							
	2.4 c.督促患者住院出院转科办理	30	定性					
	奖罚细则:督促患者住院、出院、转科手续办理,一项工作患者有意见扣5分							
	2.4 d.护理日常质量管理落实并记录	30	定性					
	奖罚细则:护理日常质量管理落实并有记录,符合医院、科室业务与技术和管理的标准规定要求,不落实扣10分,少一次记录扣5分,护理文书记录不完全一项、次扣5分							
	2.4 e 处理问题考虑全面遵循伦理原则	20	定性		20	16	12	
3 论文科研 50分	3.a.个人理论知识与临床带教工作	10	定性		10	8	6	
	3.b.参加护士培训与学术活动落实	20	定性		20	16	12	
	3.c.论文与护理科研计划并落实	20	定性	一项不符合要求扣5分				
4 职业素质 50分	4.1a.严禁议论医院科室领导长短	10	定性		10	8	6	
	4.1 b.工作积极性、主动性、责任心	20	定性		20	16	12	
	4.2 按规定参加科室组织公益活动	20	定性					
	奖罚细则:按规定参加医院科室组织公益活动符合要求,一项、次不符合要求扣10分							
5 团队管理 40分	5.1 a.团队精神好,与同事和谐相处	20	定性		20	16	12	
	5.2 工作现场"7S管理"与环境维护	20	定性		20	16	12	
6 满意测评 持续改进 100分	6.1 a.就诊病人的满意度	50	定性		50	40	30	
	6.1 b.患者健康与就诊指导制度流程	10	定性					
	奖罚细则:无患者健康与就诊指导制度、流程防火隔离带要求,少执行一项扣5分							
	6.2 本科室员工的满意度	20	定性		20	16	12	
	6.3 针对问题缺陷有持续改进计划	20	定性		20	16	12	
	扣罚细则:针对本科室护理、自己岗位工作、工作质量、查对、制度执行、基础与专业能力、应该的绩效检查、督导、患者服务等符合医院管理的标准规定要求,对存在的问题与缺陷每月有持续改进计划、事实、流程、措施、效果,少一个环节扣5分							
科室		本表定性指标满分	470分	定性指标最后得分				

11.2 门诊部行政班护士卓越绩效考评定量标准(表三)

一级指标 (分值)	权重 %	二级指标		三级指标		绩效考评 扣分细则	得分
		考评内容	分值	考评内容	分值		
1 管理能力 执行能力 70分	7	1.1 执行能力	60	b.医护核心制度与相关规定执行力符合要求	60	核心制度一项不执行扣5分,其他不执行扣5分	
		1.2 规划计划	10	a.执行科室护理发展规划,月度工作计划	10	执行规划、月度计划满分,少执行一项扣10分	
2 过程控制 工作数量 工作质量 工作效率 240分	24	2.1 工作流程	40	a.执行护理工作流程,参加各种护理值班	20	少执行一项流程扣5分少一次值班扣5分。会议迟到或早退一次扣5分缺席一次扣10分。上报各种数据,推迟一天扣5分,上报数据不准确一次扣5分	
				b.按时按规定参加各种会议,按时按照规定上报负责的数据工作,并保证上报数据正确	20		
		2.2 工作数量	140	a.承担质量管理职责,胜任护理各种班次	30	不履行质量管理小组人员兼职职责扣5分。一个患者当日检查不落实一次扣10分。技术操作考试不及格一次扣10分。不能掌握抢救仪器操作并指导护士扣5分。没有承担实施绩效考核扣10分.考核结果不与工资挂钩扣10分	
				b.安排当日患者医技检查及结果符合规定要求	40		
				c.参加"三基"考试、临床护理技术操作考核	20		
				d.掌握常规抢救仪器使用方法符合规定要求	30		
				e.履行绩效考核职责	20		
		2.3 工作质量	60	a.执行基础、专科、责任护理落实	20	基础、专科、责任护理不落实到每一个护士,责任少一人次病人扣5分。应急预案执行不到位扣5分,影响工作扣10分。不执行护理管理目标及无护理质量控制与管理流程扣10分,不落实到位扣10分	
				c.针对护理技术操作应急预案的管理与执行	20		
				f.执行本科室制定的护理管理目标及护理质量实施控制与管理的制度、标准和流程	20		
5 团队管理 20分	2	5.1 社会责任	20	b.监督手卫生、院感、消毒、隔离、废物处理,一项不符合扣分	20	按规定处理废物满分,不按照规定消毒隔离、处理废物一次扣10分	
7 医院 绩效结果 200分	20	7.1 医院 病人结果	50	a.当月门诊就诊病人	20	达到去年同月数量并依规定达到增长幅度得满分,降低1%扣10分,增加1%奖5分	
				b.当月医院住院病人出院数量与上年度同月比	30		
		7.2 门诊部 质量结果	50	a.医疗质量达到要求	30	达到去年同月水平并依规定达到增长幅度得满分,降低1%扣10分,增加1%奖5分	
				b.当月本门诊部工作安全、无事故与上年度比	20		
		7.3 医院 财务结果	100	医院当月医疗收入利润与上年度同月比较并且达到医院增长幅度指标	100	达到去年同月数量并依规定达到增长幅度得满分,降低1%扣10分,增加1%奖5分	
科室		本表定量指标满分			530分	定量指标合计得分	

12.门诊部医嘱班护士卓越绩效考评标准(表一)

一级指标 (分值)	权重 %	二级指标		三级指标		得分	考核 方式
		考评内容	分值	绩效考评扣分细则	分值		
1 管理能力 执行能力 100分	10	1.1管理能力 执行能力	80	a.工作与管理能力、同事之间团结	20		定性
				b.医护核心制度与相关规定执行力	60		定量
		1.2 工作计划	20	a.执行护理发展规划,月度工作计划	10		定量
				b.上班尊重劳动纪律,尽职尽责	10		定性
2 过程控制 工作数量 工作质量 工作效率 440分	44	2.1 工作流程	40	a.护理工作流程参加各种护理值班	20		定量
				b.按时参加各种会议上报数据正确	20		定量
		2.2 工作数量	140	a.承担质量管理职责胜任护理班次	30		定量
				b.通知医生患者欠费名单	30		定量
				c."三基"考试、临床护理技术操作考核	20		定量
				d.掌握常规抢救仪器使用方法	30		定量
				e.履行科室绩效考核与管理职责	30		定量
		2.3 工作质量	140	a.基础、专科、责任护理落实	20		定量
				b.护士长不在时代理处理日常工作	30		定性
				c.针对技术操作应急预案的执行	20		定量
				d.执行预防患者跌倒、坠床、压疮制度	20		定性
				e.按时、准确转抄医嘱	30		定性
				f.执行护理管理目标与质量控制	20		定量
		2.4 工作效率	120	a.护理文件书写符合标准	30		定性
				b.核对医嘱转抄各种治疗卡并签字	30		定性
				c.督促患者住院出院转科手续办理	20		定性
				d.核对电脑记账与相关部门沟通	20		定性
				e.处理问题考虑全面遵循伦理原则	20		定性
3 论文科研 50分	5	3 教学带教 论文科研	50	a.个人理论知识与临床带教工作	10		定性
				b.参加护士培训与学术活动落实	20		定性
				c.论文与护理科研计划并落实	20		定性
4 职业道德 50分	5	4.1 职业素质	30	a.严禁背后议论医院科室领导长短	10		定性
				b.工作积极性、主动性、责任心	20		定性
		4.2社会责任	20	按规定参加医院科室组织公益活动	20		定性
5 团队管理 60分	6	5.1 消毒隔离	40	a.团队精神好,与同事和谐相处	20		定性
				b.手卫生院感消毒隔离废物处理	20		定量
		5.2团队管理	20	工作现场"7S管理"与环境维护	20		定性
6 满意测评 持续改进 100分	10	6.1满意度 健康指导	60	a.就诊患者的满意度	50		定性
				b.患者健康与就诊指导制度与流程	10		定性
		6.2本科满意	20	本科室员工的满意度	20		定性
		6.3持续改进	20	针对问题缺陷有持续改进计划	20		定性
7 医院 绩效结果 200分	20	7.1 病人结果	50	a.医院当月门诊急诊就诊病人量	20		定量
				b.医院当月住院病人出院量	30		定量
		7.2 质量结果	50	a.当月门诊部质量达到要求	30		定量
				b.当月门诊部安全无事故	20		定量
		7.3财务结果	100	医疗利润与上年度同月增加比较	100		定量
满分	1000分	定性指标得分		定量指标得分		最后得分	

12.1 门诊部医嘱班护士卓越绩效考评定性标准(表二)

被考评者姓名		岗位			部门			
职能部门领导·定性指标·满意度测评内容					**满意度测评等级**			
一级指标	三级定性指标内容测评	本项满分	测评方式	卓越	优秀	良好	一般	得分
1 管理能力 30分	1.1 a. 工作管理能力、同事之间团结	20	定性		20	16	12	
	1.2 d. 上班尊重劳动纪律、尽职尽责	10	定性					
	奖罚细则:上班不接收快递包裹,发现接收一次扣5分,上班时带熟人检查、看病一次扣5分,上班干私活吃零食一次扣5分,进入病房治疗关手机一次不关扣5分,上班上网、玩手机微信查资料打游戏发现一次扣10分,上班相互闲扯一次扣5分							
2 过程控制 工作数量 工作质量 工作效率 200分	2.3 b. 护士长不在代理处理日常工作	30	定性					
	奖罚细则:护士长不在时代理处理日常工作符合要求,一项工作不落实扣5分							
	2.3 d. 患者预防跌倒坠床压疮制度	20	定性					
	扣罚细则:有预防患者跌倒、坠床、压疮制度和高危患者跌倒、坠床、压疮风险评估,有患者跌倒、坠床、压疮处理流程符合要求。制度、流程、评估,少一项扣10分							
	2.3 e. 按时、准确转抄医嘱	30	定性		一条医嘱不准确扣5分			
	2.4 a. 护理文件书写符合标准	30	定性		一处不符合标准扣5分			
	2.4 b. 核对医嘱转抄治疗本卡并签字	30	定性					
	奖罚细则:核对医嘱转抄各种治疗卡并签字正确,符合医院、科室业务与技术和管理的标准规定要求,差错一处扣5分,一次不签字扣5分,签字不准确一项、次扣5分							
	2.4 c. 督促患者住院出院转科办理	20	定性					
	奖罚细则:督促患者住院、出院、转科手续办理,一项工作患者有意见扣5分							
	2.4 d. 核对电脑记账与相关部门沟通	20	定性					
	奖罚细则:核对医嘱、电脑记账、建立必要台账并与相关部门沟通,差错一次扣5分							
	2.4 e 处理问题考虑全面遵循伦理原则	20	定性		20	16	12	
3 论文科研 50分	3. a. 个人理论知识与临床带教工作	10	定性		10	8	6	
	3. b. 参加护士培训与学术活动落实	20	定性		20	16	12	
	3. c. 论文与护理科研计划并落实	20	定性		一项不符合要求扣5分			
4 职业素质 50分	4.1 a. 严禁议论医院科室领导长短	10	定性		10	8	6	
	4.1 b. 工作积极性、主动性、责任心	20	定性		20	16	12	
	4.2 按规定参加科室组织公益活动	20	定性					
	奖罚细则:按规定参加医院科室组织公益活动符合要求,一项、次不符合要求扣10分							
5 团队管理 40分	5.1 a. 团队精神好,与同事和谐相处	20	定性		20	16	12	
	5.2 工作现场"7S管理"与环境维护	20	定性		20	16	12	
6 满意测评 持续改进 100分	6.1 a. 就诊病人的满意度	50	定性		50	40	30	
	6.1 b. 患者健康与就诊指导制度流程	10	定性					
	奖罚细则:无患者健康与就诊指导制度、流程符合管理要求,少执行一项扣5分							
	6.2 本科室员工的满意度	20	定性		20	16	12	
	6.3 针对问题缺陷有持续改进计划	20	定性		20	16	12	
	扣罚细则:针对本科室护理、自己岗位工作、工作质量、查对、制度执行、基础与专业能力、应该的绩效检查、督导、患者服务等符合医院科室管理规定要求,对存在的问题与缺陷每月有持续改进计划、事实、流程、措施、效果,少一个环节扣5分							
科室		**本表定性指标满分**	**470分**	**定性指标最后得分**				

12.2 门诊部医嘱班护士卓越绩效考评定量标准(表三)

一级指标 (分值)	权重 %	二级指标		三级指标		绩效考评 扣分细则	得分
		考评内容	分值	考评内容	分值		
1 管理能力 执行能力 70分	7	1.1 执行能力	60	b. 医护核心制度与相关规定执行力符合要求	60	核心制度一项不执行扣5分,其他不执行扣5分	
		1.2 规划计划	10	a. 执行科室护理发展规划,月度工作计划	10	执行规划、月度计划满分,少执行一项扣10分	
2 过程控制 工作数量 工作质量 工作效率 240分	24	2.1 工作流程	40	a. 执行护理工作流程,参加各种护理值班	20	少执行一项流程扣5分少一次值班扣5分。会议迟到或早退一次扣5分缺席一次扣10分。上报各种数据,推迟一天扣5分,上报数据不准确一次扣5分	
				b. 按时按规定参加各种会议,按时按照规定上报负责的数据工作,并保证上报数据正确	20		
		2.2 工作数量	140	a. 承担质量管理职责,胜任护理各种班次	30	不履行质量管理小组人员兼职职责扣5分。因未及时通知,欠费影响治疗一次扣10分。技术操作考试不及格一次扣10分。不能掌握抢救仪器操作并指导护士扣5分。没有承担实施绩效考核扣10分,考核结果不与工资挂钩扣10分	
				b. 通知相关医生患者欠费名单符合规定要求	30		
				c. 参加"三基"考试、临床护理技术操作考核	20		
				d. 掌握常规抢救仪器使用方法符合规定要求	30		
				e. 履行绩效考核职责	30		
		2.3 工作质量	60	a. 执行基础、专科、责任护理落实	20	基础、专科、责任护理不落实到每一个护士、责任少一人次病人扣5分。应急预案执行不到位扣5分,影响工作扣10分。不执行护理管理目标及无护理质量控制与管理流程扣10分,不落实到位扣10分	
				c. 针对护理技术操作应急预案的管理与执行	20		
				f. 执行本科室制定的护理管理目标及护理质量实施控制与管理的制度、标准和流程	20		
5 团队管理 20分	2	5.1 社会责任	20	b. 监督手卫生、院感、消毒、隔离、废物处理,一项、次不符合扣分	20	按规定处理废物满分,不按照规定消毒隔离、处理废物一次扣10分	
7 医院 绩效结果 200分	20	7.1 医院 病人结果	50	a. 当月门诊就诊病人	20	达到去年同月数量并依规定达到增长幅度得满分,降低1%扣10分,增加1%奖5分	
				b. 当月医院住院病人出院数量与上年度同月比	30		
		7.2 门诊部 质量结果	50	a. 医疗质量达到要求	30	达到去年同月水平并依规定达到增长幅度得满分,降低1%扣10分,增加1%奖5分	
				b. 当月本门诊工作安全、无事故与上年度比	20		
		7.3 医院 财务结果	100	医院当月医疗收入利润与上年度同月比较并且达到医院增长幅度指标	100	达到去年同月数量并依规定达到增长幅度得满分,降低1%扣10分,增加1%奖5分	
科室		本表定量指标满分			530分	定量指标合计得分	

13.门诊部责任班护士卓越绩效考评标准(表一)

一级指标 (分值)	权重 %	二级指标		三级指标		得分	考核 方式
		考评内容	分值	绩效考评扣分细则	分值		
1 管理能力 执行能力 100分	10	1.1管理能力 执行能力	80	a.工作与管理能力、同事之间团结	20		定性
				b.医护核心制度与相关规定执行力	60		定量
		1.2 工作计划	20	a.执行护理发展规划,月度工作计划	10		定量
				b.上班尊重劳动纪律,尽职尽责	10		定性
2 过程控制 工作数量 工作质量 工作效率 450分	45	2.1 工作流程	40	a.护理工作流程参加各种护理值班	20		定量
				b.按时参加各种会议上报数据正确	20		定量
		2.2 工作数量	140	a.承担质量管理职责胜任护理班次	30		定量
				b.跟随医生查房、了解护理重点	30		定量
				c."三基"考试、临床护理技术操作考核	20		定量
				d.掌握常规抢救仪器使用方法	30		定量
				e.履行科室绩效考核与管理职责	30		定量
		2.3 工作质量	140	a.基础、专科、责任护理落实	20		定量
				b.负责患者各种管道的管理与计量	30		定性
				c.针对技术操作应急预案的执行	20		定量
				d.执行预防患者跌倒、坠床、压疮制度	20		定性
				e.巡视病房,负责更换输液瓶	30		定性
				f.执行护理管理目标与质量控制	20		定量
		2.4 工作效率	130	a.护理文件书写符合标准	40		定性
				b.检查早班治疗护理落实情况	30		定性
				c.督促患者住院出院转科手续办理	20		定性
				d.抢救药品的检查补充与管理	20		定性
				e.处理问题考虑全面遵循伦理原则	20		定性
3 论文科研 50分	4	3 教学带教 论文科研	50	a.个人理论知识与临床带教工作	10		定性
				b.参加护士培训与学术活动落实	20		定性
				c.论文与护理科研计划并落实	20		定性
4 职业道德 50分	5	4.1 职业素质	30	a.严禁背后议论医院科室领导长短	10		定性
				b.工作积极性、主动性、责任心	20		定性
		4.2社会责任	20	按规定参加医院科室组织公益活动	20		定性
5 团队管理 60分	6	5.1 消毒隔离	40	a.团队精神好,与同事和谐相处	20		定性
				b.手卫生院感消毒隔离废物处理	20		定量
		5.2团队管理	20	工作现场"7S管理"与环境维护	20		定性
6 满意测评 持续改进 100分	10	6.1满意度 健康指导	60	a.就诊患者的满意度	50		定性
				b.患者健康与就诊指导制度与流程	10		定性
		6.2本科满意	20	本科室员工的满意度	20		定性
		6.3持续改进	20	针对问题缺陷有持续改进计划	20		定性
7 医院 绩效结果 200分	20	7.1 病人结果	50	a.医院当月门诊急诊就诊病人量	20		定量
				b.医院当月住院病人出院量	30		定量
		7.2 质量结果	50	a.当月门诊部质量达到要求	30		定量
				b.当月门诊部安全无事故	20		定量
		7.3财务结果	100	医疗利润与上年度同月增加比较	100		定量
满分	1000分	定性指标得分		定量指标得分		最后得分	

13.1 门诊部责任班护士卓越绩效考评定性标准(表二)

被考评者姓名			岗位				部门		
职能部门领导·定性指标·满意度测评内容					满意度测评等级				
一级指标	三级定性指标内容测评		本项满分	测评方式	卓越	优秀	良好	一般	得分
1 管理能力 30分	1.1 a.工作管理能力、同事之间团结		20	定性		20	16	12	
	1.2 d.上班尊重劳动纪律,尽职尽责		10	定性					
	奖罚细则:上班不接收快递包裹,发现接收一次扣5分,上班时带熟人检查、看病一次扣5分,上班干私活吃零食一次扣5分,进入病房治疗关手机一次不关扣5分,上班上网、玩手机微信查资料打游戏发现一次扣10分,上班相互闲扯一次扣5分								
2 过程控制 工作数量 工作质量 工作效率 210分	2.3 b.负责患者各种管道管理与计量		30	定性					
	奖罚细则:负责输液引流胃管导尿吸氧管的管理,脱落一次扣5分,计量不准扣5分								
	2.3 d.患者预防跌倒、坠床、压疮制度		20	定性					
	扣分细则:患者预防跌倒、坠床、压疮制度落实执行,有预防患者跌倒、坠床、压疮制度和高危患者跌倒、坠床、压疮风险评估,有患者跌倒、坠床、压疮处理流程。符合医院、科室业务与技术和管理的标准规定要求,制度、流程、评估,少一项扣10分								
	2.3 e.巡视病房,负责更换输液瓶		30	定性	一次更换不及时扣5分				
	2.4 a.护理文件书写符合标准		40	定性	一处不符合标准扣5分				
	2.4 b.检查早班治疗护理落实情况		30	定性					
	奖罚细则:检查早班治疗护理落实情况,差错一处扣5分,不落实一次扣5分								
	2.4 c.督促患者住院出院转科办理		20	定性					
	奖罚细则:督促患者住院、出院、转科手续办理,一项工作患者有意见扣5分								
	2.4 d.抢救药品的检查补充与管理		20	定性					
	奖罚细则:符合管理要求,抢救药品的检查补充与管理不好,差错一次、一项扣5分								
	2.4 e 处理问题考虑全面遵循伦理原则		20	定性		20	16	12	
3 论文科研 40分	3.a.个人理论知识与临床带教工作		10	定性		10	8	6	
	3.b.参加护士培训与学术活动落实		10	定性		10	8	6	
	3.c.论文与护理科研计划并落实		20	定性	一项不符合要求扣5分				
4 职业素质 50分	4.1 a.严禁议论医院科室领导长短		10	定性		10	8	6	
	4.1 b.工作积极性、主动性、责任心		20	定性		20	16	12	
	4.2 按规定参加科室组织公益活动		20	定性					
	奖罚细则:按规定参加医院科室组织公益活动符合要求,一项、次不符合要求扣10分								
5 团队管理 40分	5.1 a.团队精神好,与同事和谐相处		20	定性		20	16	12	
	5.2 工作现场"7S管理"与环境维护		20	定性		20	16	12	
6 满意测评 持续改进 100分	6.1 a.就诊病人的满意度		50	定性		50	40	30	
	6.1 b.患者健康与就诊指导制度流程		10	定性					
	奖罚细则:无患者健康与就诊指导制度、流程,少执行一项扣5分								
	6.2 本科室员工的满意度		20	定性		20	16	12	
	6.3 针对问题缺陷有持续改进计划		20	定性		20	16	12	
	扣罚细则:针对本科室护理、自己岗位工作、工作质量、查对、制度执行、基础与专业能力、应该的绩效检查、督导、患者服务等符合业务与技术和管理要求,对存在的问题与缺陷每月有持续改进计划、事实、流程、措施、效果,少一个环节扣5分								
科室		本表定性指标满分		470分		定性指标最后得分			

13.2 门诊部责任班护士卓越绩效考评定量标准(表三)

一级指标 (分值)	权重 %	二级指标		三级指标		绩效考评	得分
		考评内容	分值	考评内容	分值	扣分细则	
1 管理能力 执行能力 **70分**	7	1.1 执行能力	60	b.医护核心制度与相关规定执行力符合要求	60	核心制度一项不执行扣5分,其他不执行扣5分	
		1.2 规划计划	10	a.执行科室护理发展规划,月度工作计划	10	执行规划、月度计划满分,少执行一项扣10分	
2 过程控制 工作数量 工作质量 工作效率 **240分**	24	2.1 工作流程	40	a.执行护理工作流程,参加各种护理值班	20	少执行一项流程扣5分少一次值班扣5分。会议迟到或早退一次扣5分缺席一次扣10分。上报各种数据,推迟一天扣5分,上报数据不准确一次扣5分	
				b.按时按规定参加各种会议,按时按照规定上报负责的数据工作,并保证上报数据正确	20		
		2.2 工作数量	140	a.承担质量管理职责,胜任护理各种班次	30	不履行质量管理人员兼职职责扣5分。少一次查房扣5分,不清楚护理重点扣5分。技术操作考试不及格一次扣10分。不能掌握抢救仪器操作并指导护士扣5分。没有承担实施绩效考核扣10分,考核结果不与工资挂钩扣10分	
				b.跟随医生查房,了解护理重点符合规定要求	30		
				c.参加"三基"考试、临床护理技术操作考核	20		
				d.掌握常规抢救仪器使用方法符合规定要求	30		
				e.履行绩效考核职责	30		
		2.3 工作质量	60	a.执行基础、专科、责任护理落实	20	基础、专科、责任护理不落实到每一个护士,责任少一人次病人扣5分。应急预案执行不到位扣5分,影响工作扣10分。不执行护理管理目标及无护理质量控制与管理流程扣10分,不落实到位扣10分	
				c.针对护理技术操作应急预案的管理与执行	20		
				f.执行本科室制定的护理管理目标及护理质量实施控制与管理的制度、标准和流程	20		
5 团队管理 **20分**	2	5.1 社会责任	20	b.监督手卫生、院感、消毒、隔离、废物处理,一项、次不符合扣分	20	手卫生、院感、消毒隔离不落实和不按规定处理医疗废物一次扣10分	
7 医院 绩效结果 **200分**	20	7.1 医院 病人结果	50	a.当月门诊就诊病人	20	达到去年同月数量并依规定达到增长幅度得满分,降低1%扣10分,增加1%奖5分	
				b.当月医院住院病人出院数量与上年度同月比	30		
		7.2 门诊部 质量结果	50	a.医疗质量达到要求	30	达到去年同月水平并依规定达到增长幅度得满分,降低1%扣10分,增加1%奖5分	
				b.当月本门诊部工作安全、无事故与上年度比	20		
		7.3 医院 财务结果	100	医院当月医疗收入利润与上年度同月比较并且达到医院增长幅度指标	100	达到去年同月数量并依规定达到增长幅度得满分,降低1%扣10分,增加1%奖5分	
科室		本表定量指标满分			530分	定量指标合计得分	

14.门诊部优质护理责任组长卓越绩效考评标准(表一)

一级指标 (分值)	权重 %	二级指标		三级指标		得分	考核 方式
		考评内容	分值	绩效考评扣分细则	分值		
1 管理能力 执行能力 100分	10	1.1 管理能力 执行能力	80	a.工作与管理能力、同事之间团结	20		定性
				b.医护核心制度与相关规定执行力	60		定量
		1.2 工作计划	20	a.执行护理发展规划,月度工作计划	10		定量
				b.上班尊重劳动纪律,尽职尽责	10		定性
2 过程控制 工作数量 工作质量 工作效率 440分	44	2.1 工作流程	40	a.掌握本组患者病情与护理重点	30		定量
				b.按时参加各种会议上报数据正确	10		定量
		2.2 工作数量	140	a.承担质量管理职责并能够胜任	20		定量
				b.负责全面协调本组治疗及护理	40		定量
				c."三基"考试、临床护理技术操作考核	20		定量
				d.掌握护理质控制度标准流程	40		定量
				e.履行科室绩效考核与管理职责	20		定量
		2.3 工作质量	140	a.基础、专科、责任护理落实	20		定量
				b.协助护士长检查急救物品器械	20		定性
				c.针对技术操作应急预案的执行	20		定量
				d.执行预防患者跌倒、坠床、压疮制度	10		定性
				e.参加本组危重病人抢救与护理	40		定性
				f.执行护理管理目标与质量控制	30		定量
		2.4 工作效率	120	a.护理文件书写符合标准	20		定性
				b.随医师查房、掌握患者护理重点	20		定性
				c.每月进行本组质控检查并总结	30		定性
				d.掌握护理质控的工具与方法	30		定性
				e.处理问题考虑全面遵循伦理原则	20		定性
3 论文科研 50分	5	3 教学带教 论文科研	50	a.个人理论知识与临床带教工作	10		定性
				b.参加护士培训与学术活动落实	20		定性
				c.论文与护理科研计划并落实	20		定性
4 职业道德 50分	5	4.1 职业素质	30	a.严禁背后议论医院科室领导长短	10		定性
				b.工作积极性、主动性、责任心	20		定性
		4.2 社会责任	20	按规定参加医院科室组织公益活动	20		定性
5 团队管理 60分	6	5.1 消毒隔离	40	a.团队精神好,与同事和谐相处	20		定性
				b.手卫生院感消毒隔离废物处理	20		定量
		5.2 团队管理	20	工作现场"7S管理"与环境维护	20		定性
6 满意测评 持续改进 100分	10	6.1 满意度 健康指导	60	a.就诊患者的满意度	50		定性
				b.患者健康与就诊指导制度与流程	10		定性
		6.2 本科满意	20	本科室员工的满意度	20		定性
		6.3 持续改进	20	针对问题缺陷有持续改进计划	20		定性
7 医院 绩效结果 200分	20	7.1 病人结果	50	a.医院当月门急诊就诊病人量	20		定量
				b.医院当月住院病人出院量	30		定量
		7.2 质量结果	50	a.当月门诊部质量达到要求	30		定量
				b.当月门诊部安全无事故	20		定量
		7.3 财务结果	100	医疗利润与上年度同月增加比较	100		定量
满分	**1000分**	**定性指标得分**		**定量指标得分**		**最后得分**	

14.1 门诊部优质护理责任组长卓越绩效考评定性标准(表二)

被考评者姓名		岗位				部门		
职能部门领导·定性指标·满意度测评内容					满意度测评等级			
一级指标	三级定性指标内容测评		本项满分	测评方式	卓越	优秀	良好	一般	得分
1 管理能力 30分	1.1 a.工作管理能力、同事之间团结		20	定性		20	16	12	
	1.2 d.上班尊重劳动纪律、尽职尽责		10	定性					
	奖罚细则:上班不接收快递包裹,发现接收一次扣5分,上班时带熟人检查,看病一次扣5分,上班干私活吃零食一次扣5分,进入病房治疗关手机一次不关扣5分,上班上网、玩手机微信查资料打游戏发现一次扣10分,上班相互闲扯一次扣5分								
2 过程控制 工作数量 工作质量 工作效率 190分	2.3 b.协助护士长检查急救物品器械		20	定性					
	奖罚细则:协助护士长检查急救物品、器械及相关抢救设备,差错一次扣10分								
	2.3 d.患者预防跌倒、坠床、压疮制度		10	定性					
	扣罚细则:有预防患者跌倒、坠床、压疮制度和高危患者跌倒、坠床、压疮风险评估,有患者跌倒、坠床、压疮处理流程。制度、流程、评估符合要求,少一项扣10分								
	2.3 e.参加本组危重病人抢救与护理		40	定性	没有参加一例扣5分				
	2.4 a.护理文件书写符合标准		20	定性	一处不符合标准扣5分				
	2.4 b.随医师查房掌握患者护理重点		20	定性					
	奖罚细则:随医师查房掌握护理重点,少一次查房扣5分,不掌握护理重点扣5分								
	2.4 c.每月进行本组质控检查并总结		30	定性					
	奖罚细则:符合医院管理规定要求,每月科室质控检查并有总结,无总结扣10分								
	2.4 d.掌握护理质控的工具与方法		30	定性					
	奖罚细则:掌握护理质控的工具与方法符合要求,不能够正确应用一次扣5分								
	2.4 e 处理问题考虑全面遵循伦理原则		20	定性		20	16	12	
3 论文科研 50分	3.a.个人理论知识与临床带教工作		10	定性		10	8	6	
	3.b.参加护士培训与学术活动落实		20	定性		20	16	12	
	3.c.论文与护理科研计划并落实		20	定性	一项不符合要求扣5分				
4 职业素质 50分	4.1a.严禁议论医院科室领导长短		10	定性		10	8	6	
	4.1 b.工作积极性、主动性、责任心		20	定性		20	16	12	
	4.2 按规定参加科室组织公益活动		20	定性					
	奖罚细则:按规定参加医院科室组织公益活动,一项、次不符合要求扣10分								
5 团队管理 40分	5.1 a.团队精神好,与同事和谐相处		20	定性		20	16	12	
	5.2 工作现场"7S管理"与环境维护		20	定性		20	16	12	
6 满意测评 持续改进 100分	6.1 a.门诊病人的满意度		50	定性		50	40	30	
	6.1 b.患者健康与就诊指导制度流程		10	定性					
	奖罚细则:患者健康与就诊指导制度流程,无患者健康与就诊指导制度、流程,符合医院、科室的业务与技术和管理的标准规定的相关要求,少执行一项扣5分								
	6.2 本科室员工的满意度		20	定性		20	16	12	
	6.3 针对问题缺陷有持续改进计划		20	定性		20	16	12	
	扣罚细则:针对本科室护理、自己岗位工作、工作质量、查对、制度执行、基础与专业能力、应该的绩效检查、督导、患者服务等符合医院管理规定要求,对存在的问题与缺陷每月有持续改进计划、事实、流程、措施、效果,少一个环节扣5分								
科室		本表定性指标满分	460分	定性指标最后得分					

14.2 门诊部优质护理责任组长卓越绩效考评定量标准(表三)

一级指标 (分值)	权重 %	二级指标		三级指标		绩效考评 扣分细则	得分
		考评内容	分值	考评内容	分值		
1 管理能力 执行能力 70分	7	1.1 执行能力	60	b.医护核心制度与相关规定执行力符合要求	60	核心制度一项不执行扣5分,其他不执行扣5分	
		1.2 规划计划	10	a.执行科室护理发展规划,月度工作计划	10	执行规划、月度计划满分,少执行一项扣10分	
2 过程控制 工作数量 工作质量 工作效率 250分	25	2.1 工作流程	40	a.掌握本组患者病情与护理重点符合规定要求	30	不掌握本组患者病情与护理重点扣5分。会议迟到或早退一次扣5分缺席一次扣10分。上报各种数据,推迟一天扣5分,上报数据不准确一次扣5分	
				b.按时按规定参加各种会议,按时按照规定上报负责的数据工作,并保证上报数据正确	10		
		2.2 工作数量	150	a.承担质量管理职责并能够胜任符合规定要求	30	不履行质量管理人员兼职职责扣5分。不能够全面协调本组治疗及护理扣5分。技术操作考试不及格一次扣10分。不掌握护理质控制度、标准与流程扣5分。没有承担实施绩效考核扣10分,考核结果不与工资挂钩扣10分	
				b.负责全面协调本组治疗及护理符合规定要求	40		
				c.参加"三基"考试、临床护理技术操作考核	20		
				d.掌握护理质控制度、标准流程符合规定要求	40		
				e.履行绩效考核职责	20		
		2.3 工作质量	70	a.执行基础、专科、责任护理落实	20	基础、专科、责任护理不落实到每一个护士,责任少一人次病人扣5分。应急预案执行不到位扣5分,影响工作扣10分。不执行护理管理目标及无护理质量控制与管理流程扣10分,不落实到位扣10分	
				c.针对护理技术操作应急预案的管理与执行	20		
				f.执行本科室制定的护理管理目标及护理质量实施控制与管理的制度、标准和流程	30		
5 团队管理 20分	2	5.1 社会责任	20	b.监督手卫生、院感、消毒、隔离、废物处理,一项、次不符合扣分	20	手卫生、院感、消毒隔离不落实和不按规定处理医疗废物一次扣10分	
7 医院 绩效结果 200分	20	7.1 医院 病人结果	50	a.当月门诊就诊病人	20	达到去年同月数量并依规定达到增长幅度得满分,降低1%扣10分,增加1%奖5分	
				b.当月医院住院病人出院数量与上年度同月比	30		
		7.2 门诊部 质量结果	50	a.医疗质量达到要求	30	达到去年同月水平并依规定达到增长幅度得满分,降低1%扣10分,增加1%奖5分	
				b.当月本门诊部工作安全、无事故与上年度比	20		
		7.3 医院 财务结果	100	医院当月医疗收入利润与上年度同月比较并且达到医院增长幅度指标	100	达到去年同月数量并依规定达到增长幅度得满分,降低1%扣10分,增加1%奖5分	
科室			本表定量指标满分		540分	定量指标合计得分	

15.门诊部质控班护士卓越绩效考评标准(表一)

一级指标 (分值)	权重 %	二级指标		三级指标		得分	考核 方式
		考评内容	分值	绩效考评扣分细则	分值		
1 管理能力 执行能力 100分	10	1.1 管理能力 执行能力	80	a.工作与管理能力、同事之间团结	20		定性
				b.医护核心制度与相关规定执行力	60		定量
		1.2 工作计划	20	a.执行护理发展规划,月度工作计划	10		定量
				b.上班尊重劳动纪律,尽职尽责	10		定性
2 过程控制 工作数量 工作质量 工作效率 440分	44	2.1 工作流程	40	a.护理工作流程参加各种护理值班	20		定量
				b.按时参加各种会议上报数据正确	20		定量
		2.2 工作数量	140	a.承担质量管理职责并能够胜任	30		定量
				b.协助护士长检查各班工作质量	30		定量
				c."三基"考试、临床护理技术操作考核	20		定量
				d.掌握护理质控制度标准流程	40		定量
				e.履行科室绩效考核与管理职责	20		定量
		2.3 工作质量	140	a.基础、专科、责任护理落实	20		定量
				b.协助护士长检查急救物品器械	30		定性
				c.针对技术操作应急预案的执行	20		定量
				d.执行预防患者跌倒坠床压疮制度	10		定性
				e.出院病历护理质控达到要求	40		定性
				f.执行护理管理目标与质量控制	20		定量
		2.4 工作效率	120	a.护理文件书写符合标准	20		定性
				b.护士长不在时负责科室管理工作	30		定性
				c.每月进行科室质控检查上报结果	30		定性
				d.掌握护理质控的工具与方法	20		定性
				e.处理问题考虑全面遵循伦理原则	20		定性
3 论文科研 50分	5	3 教学带教 论文科研	50	a.个人理论知识与临床带教工作	10		定性
				b.参加护士培训与学术活动落实	20		定性
				c.论文与护理科研计划并落实	20		定性
4 职业道德 50分	5	4.1 职业素质	30	a.严禁背后议论医院科室领导长短	10		定性
				b.工作积极性、主动性、责任心	20		定性
		4.2 社会责任	20	按规定参加医院科室组织公益活动	20		定性
5 团队管理 60分	6	5.1 消毒隔离	40	a.团队精神好,与同事和谐相处	20		定性
				b.手卫生院感消毒隔离废物处理	20		定量
		5.2 团队管理	20	工作现场"7S管理"与环境维护	20		定性
6 满意测评 持续改进 100分	10	6.1 满意度 健康指导	60	a.门诊病人的满意度	50		定性
				b.患者健康与就诊指导制度与流程	10		定性
		6.2 本科满意	20	本科室员工的满意度	20		定性
		6.3 持续改进	20	针对问题缺陷有持续改进计划	20		定性
7 医院 绩效结果 200分	20	7.1 病人结果	50	a.医院当月门诊急诊就诊病人量	20		定量
				b.医院当月住院病人出院量	30		定量
		7.2 质量结果	50	a.当月门诊部质量达到要求	30		定量
				b.当月门诊部室安全无事故	20		定量
		7.3 财务结果	100	医疗利润与上年度同月增加比较	100		定量
满分	**1000 分**	**定性指标得分**		**定量指标得分**		**最后得分**	

15.1 门诊部质控班护士卓越绩效考评定性标准(表二)

被考评者姓名		岗位			部门			
职能部门领导·定性指标·满意度测评内容					满意度测评等级			
一级指标	三级定性指标内容测评		本项满分	测评方式	卓越	优秀	良好	一般	得分
1 **管理能力** **30分**	1.1 a.工作管理能力、同事之间团结	20	定性		20	16	12	
	1.2 d.上班尊重劳动纪律,尽职尽责	10	定性					
	奖罚细则:上班不接收快递包裹,发现接收一次扣5分,上班时带熟人检查、看病一次扣5分,上班干私活吃零食一次扣5分,进入病房治疗关手机一次不关扣5分,上班上网、玩手机微信查资料打游戏发现一次扣10分,上班相互闲扯一次扣5分							
2 **过程控制** **工作数量** **工作质量** **工作效率** **200分**	2.3 b.协助护士长检查急救物品器械	30	定性					
	奖罚细则:协助护士长检查急救物品、器械及相关抢救设备,差错一次扣10分							
	2.3 d.患者预防跌倒、坠床、压疮制度	10	定性					
	扣罚细则:有预防患者跌倒、坠床、压疮制度和高危患者跌倒、坠床、压疮风险评估,有患者跌倒、坠床、压疮处理流程符合要求。制度、流程、评估,少一项扣10分							
	2.3 e.出院病历护理质控达到要求	40	定性	一处差错扣5分				
	2.4 a.护理文件书写符合标准	20	定性	一处不符合标准扣5分				
	2.4 b.护士长不在时负责科室管理工作	30	定性					
	奖罚细则:护士长不在时负责科室管理工作,一项工作不按照流程一次扣5分							
	2.4 c.每月科室质控检查上报结果	30	定性					
	奖罚细则:履行质量管理小组职责符合医院、科室业务与技术和管理要求,不履行职责扣10分;每月科室质控检查上报结果,少检查一次扣5分,上报结果延误扣5分							
	2.4 d.掌握护理质控的工具与方法	20	定性					
	奖罚细则:掌握护理质控的工具与方法符合规定要求,不能够正确应用一次扣5分							
	2.4 e 处理问题考虑全面遵循伦理原则	20	定性		20	16	12	
3 **论文科研** **50分**	3.a.个人理论知识与临床带教工作	10	定性		10	8	6	
	3.b.参加护士培训与学术活动落实	20	定性		20	16	12	
	3.c.论文与护理科研计划并落实	20	定性	一项不符合要求扣5分				
4 **职业素质** **50分**	4.1 a.严禁议论医院科室领导长短	10	定性		10	8	6	
	4.1 b.工作积极性、主动性、责任心	20	定性		20	16	12	
	4.2 按规定参加科室组织公益活动	20	定性					
	奖罚细则:按规定参加医院科室组织公益活动符合要求,一项、次不符合要求扣10分							
5 团队管理 **40分**	5.1 a.团队精神好,与同事和谐相处	20	定性		20	16	12	
	5.2 工作现场"7S管理"与环境维护	20	定性		20	16	12	
6 **满意测评** **持续改进** **100分**	6.1 a.门诊病人的满意度	50	定性		50	40	30	
	6.1 b.患者健康与就诊指导制度流程	10	定性					
	奖罚细则:无患者健康与就诊指导制度、流程符合管理规定要求,少执行一项扣5分							
	6.2 本科室员工的满意度	20	定性		20	16	12	
	6.3 针对问题缺陷有持续改进计划	20	定性		20	16	12	
	扣罚细则:针对本科室护理、自己岗位工作、工作质量、查对、制度执行、基础与专业能力、应该的绩效检查、督导、患者服务等符合医院业务与技术和管理要求,对存在的问题与缺陷每月有持续改进计划、事实、流程、措施、效果,少一个环节扣5分							
科室		本表定性指标满分	470分	定性指标最后得分				

15.2门诊部质控班护士卓越绩效考评定量标准(表三)

一级指标 (分值)	权重 %	二级指标		三级指标		绩效考评 扣分细则	得分
		考评内容	分值	考评内容	分值		
1 管理能力 执行能力 **70分**	7	1.1 执行能力	60	b.医护核心制度与相关规定执行力符合要求	60	核心制度一项不执行扣5分,其他不执行扣5分	
		1.2 规划计划	10	a.执行科室护理发展规划,月度工作计划	10	执行规划、月度计划满分,少执行一项扣10分	
2 过程控制 工作数量 工作质量 工作效率 **240分**	24	2.1 工作流程	40	a.执行护理工作流程,参加各种护理值班	20	少执行一项流程扣5分少一次值班扣5分。会议迟到或早退一次扣5分缺席一次扣10分。上报各种数据,推迟一天扣5分,上报数据不准确一次扣5分	
				b.按时按规定参加各种会议,按时按照规定上报负责的数据工作,并保证上报数据正确	20		
		2.2 工作数量	140	a.承担质量管理职责并能够胜任符合规定要求	30	不履行质量管理人员兼职职责扣5分。协助护士长检查各班工作质量一次不符扣5分。技术操作考试不及格一次扣10分。仪器与设备清洁、保养和维护不好扣5分。没有承担实施绩效考核扣10分,考核结果不与工资挂钩扣10分	
				b.协助护士长检查各班工作质量符合规定要求	30		
				c.参加"三基"考试、临床护理技术操作考核	20		
				d.掌握护理质控制度、标准流程符合规定要求	40		
				e.履行绩效考核职责	20		
		2.3 工作质量	60	a.执行基础、专科、责任护理落实	20	基础、专科、责任护理不落实到每一个护士、责任少一人次病人扣5分。应急预案执行不到位扣5分,影响工作扣10分。不执行护理管理目标及无护理质量控制与管理流程扣10分,不落实到位扣10分	
				c.针对护理技术操作应急预案的管理与执行	20		
				f.执行本科室制定的护理管理目标及护理质量实施控制与管理的制度、标准流程符合要求	20		
5 团队管理 **20分**	2	5.1 社会责任	20	b.监督手卫生、院感、消毒、隔离、废物处理,一项、次不符合扣分	20	手卫生、院感、消毒隔离不落实和不按规定处理医疗废物一次扣10分	
7 医院 绩效结果 **200分**	20	7.1 医院 病人结果	50	a.当月门诊就诊病人	20	达到去年同月数量并依规定达到增长幅度得满分,降低1%扣10分,增加1%奖5分	
				b.当月医院住院病人出院数量与上年度同月比	30		
		7.2 门诊部 质量结果	50	a.医疗质量达到要求	30	达到去年同月水平并依规定达到增长幅度得满分,降低1%扣10分,增加1%奖5分	
				b.当月本门诊部工作安全、无事故与上年度比	20		
		7.3 医院 财务结果	100	医院当月医疗收入利润与上年度同月比较并且达到医院增长幅度指标	100	达到去年同月数量并依规定达到增长幅度得满分,降低1%扣10分,增加1%奖5分	
科室		本表定量指标满分			530分	定量指标合计得分	

16.门诊部白天帮班护士卓越绩效考评标准(表一)

一级指标 (分值)	权重 %	二级指标 考评内容	分值	三级指标 绩效考评扣分细则	分值	得分	考核 方式
1 管理能力 执行能力 100分	10	1.1 管理能力 执行能力	80	a.工作与管理能力、同事之间团结	20		**定性**
				b.医护核心制度与相关规定执行力	60		**定量**
		1.2 工作计划	20	a.执行护理发展规划,月度工作计划	10		**定量**
				b.上班尊重劳动纪律,尽职尽责	10		**定性**
2 过程控制 工作数量 工作质量 工作效率 440分	44	2.1 工作流程	40	a.护理工作流程参加各种护理值班	20		**定量**
				b.按时参加各种会议上报数据正确	20		**定量**
		2.2 工作数量	140	a.承担质量管理职责胜任护理班次	30		**定量**
				b.参加晨会,掌握夜班交班内容	30		**定量**
				c."三基"考试、临床护理技术操作考核	20		**定量**
				d.在主班护士指导下执行医嘱	40		**定量**
				e.履行科室绩效考核与管理职责	20		**定量**
		2.3 工作质量	140	a.基础、专科、责任护理落实	20		**定量**
				b.负责病区药品检查、请领与管理	20		**定性**
				c.针对技术操作应急预案的执行	20		**定量**
				d.执行预防患者跌倒、坠床、压疮制度	20		**定性**
				e.负责输液肌注用药的配制工作	40		**定性**
				f.执行护理管理目标与质量控制	20		**定量**
		2.4 工作效率	120	a.护理文件书写符合标准	30		**定性**
				b.巡视病区掌握患者病情动态变化	20		**定性**
				c.按照规定执行医嘱查对制度	30		**定性**
				d.护理日常质量管理落实并记录	20		**定性**
				e.处理问题考虑全面遵循伦理原则	20		**定性**
3 论文科研 50分	5	3 教学带教 论文科研	50	a.个人理论知识与临床带教工作	10		**定性**
				b.参加护士培训与学术活动落实	20		**定性**
				c.论文与护理科研计划并落实	20		**定性**
4 职业道德 50分	5	4.1 职业素质	30	a.严禁背后议论医院科室领导长短	10		**定性**
				b.工作积极性、主动性、责任心	20		**定性**
		4.2 社会责任	20	按规定参加医院科室组织公益活动	20		**定性**
5 团队管理 60分	6	5.1 消毒隔离	40	a.团队精神好,与同事和谐相处	20		**定性**
				b.手卫生院感消毒隔离废物处理	20		**定量**
		5.2 团队管理	20	工作现场"7S管理"与环境维护	20		**定性**
6 满意测评 持续改进 100分	10	6.1 满意度 健康指导	60	a.门诊病人的满意度	50		**定性**
				b.患者健康与就诊指导制度与流程	10		**定性**
		6.2 本科满意	20	本科室员工的满意度	20		**定性**
		6.3 持续改进	20	针对问题缺陷有持续改进计划	20		**定性**
7 医院 绩效结果 200分	20	7.1 病人结果	50	a.医院当月门诊急诊就诊病人量	20		**定量**
				b.医院当月住院病人出院量	30		**定量**
		7.2 质量结果	50	a.当月门诊部质量达到要求	30		**定量**
				b.当月门诊部安全无事故	20		**定量**
		7.3 财务结果	100	医疗利润与上年度同月增加比较	100		**定量**
满分	**1000分**	**定性指标得分**		**定量指标得分**		**最后得分**	

16.1 门诊部白天帮班护士卓越绩效考评定性标准(表二)

被考评者姓名		岗位			部门			
职能部门领导·定性指标·满意度测评内容					满意度测评等级			
一级指标	三级定性指标内容测评	本项满分	测评方式	卓越	优秀	良好	一般	得分
1 管理能力 30分	1.1 a. 工作管理能力、同事之间团结	20	定性		20	16	12	
	1.2 d. 上班尊重劳动纪律,尽职尽责	10	定性					
	奖罚细则:上班不接收快递包裹,发现接收一次扣5分,上班时带熟人检查、看病一次扣5分,上班干私活吃零食一次扣5分,进入病房治疗关手机一次不关扣5分,上班上网、玩手机微信查资料打游戏发现一次扣10分,上班相互闲扯一次扣5分							
2 过程控制 工作数量 工作质量 工作效率 200分	2.3 b. 负责病区药品检查请领与管理	20	定性					
	奖罚细则:负责病区抢救药品检查、补充、请领与管理,一次检查不到位扣5分							
	2.3 d. 患者预防跌倒、坠床、压疮制度	20	定性					
	扣分细则:有预防患者跌倒、坠床、压疮制度和高危患者跌倒、坠床、压疮风险评估,有患者跌倒、坠床、压疮处理流程符合要求。制度、流程、评估,少一项扣10分							
	2.3 e. 负责输液肌注用药的配制工作	40	定性	错误一次扣5分				
	2.4 a. 护理文件书写符合标准	30	定性	一处不符合标准扣5分				
	2.4 b. 巡视患者掌握病情动态变化	20	定性					
	奖罚细则:巡视患者、掌握病区患者病情动态变化,不能够掌握病情一次扣5分							
	2.4 c. 按照规定执行医嘱查对制度	30	定性					
	奖罚细则:按照规定执行医嘱查对制度,符合管理规定的要求,一次不查对扣5分							
	2.4 d. 护理日常质量管理落实并记录	20	定性					
	奖罚细则:护理日常质量管理落实并有记录符合医院、科室业务与技术和管理的标准规定要求,不落实扣10分,少一次记录扣5分,护理文书记录不完全一项,次扣5分							
	2.4 e 处理问题考虑全面遵循伦理原则	20	定性		20	16	12	
3 论文科研 50分	3. a. 个人理论知识与临床带教工作	10	定性		10	8	6	
	3. b. 参加护士培训与学术活动落实	20	定性		20	16	12	
	3. c. 论文与护理科研计划并落实	20	定性	一项不符合要求扣5分				
4 职业素质 50分	4.1 a. 严禁议论医院科室领导长短	10	定性		10	8	6	
	4.1 b. 工作积极性、主动性、责任心	20	定性		20	16	12	
	4.2 按规定参加科室组织公益活动	20	定性					
	奖罚细则:按规定参加医院科室组织公益活动符合要求,一项、次不符合要求扣10分							
5 团队管理 40分	5.1 a. 团队精神好,与同事和谐相处	20	定性		20	16	12	
	5.2 工作现场"5S管理"与环境维护	20	定性		20	16	12	
6 满意测评 持续改进 100分	6.1 a. 门诊病人的满意度	50	定性		50	40	30	
	6.1 b. 患者健康与就诊指导制度流程	10	定性					
	奖罚细则:无患者健康与就诊指导制度、流程,符合管理的要求,少执行一项扣5分							
	6.2 本科室员工的满意度	20	定性		20	16	12	
	6.3 针对问题缺陷有持续改进计划	20	定性		20	16	12	
	扣罚细则:针对本科室护理、自己岗位工作、工作质量、查对、制度执行、基础与专业能力、应该的绩效检查、督导、患者服务等符合医院管理规定的要求,对存在的问题与缺陷每月有持续改进计划、事实、流程、措施、效果,少一个环节扣5分							
科室		本表定性指标满分	470分	定性指标最后得分				

16.2 门诊部白天帮班护士卓越绩效考评定量标准(表三)

一级指标 (分值)	权重 %	二级指标		三级指标		绩效考评 扣分细则	得分
		考评内容	分值	考评内容	分值		
1 管理能力 执行能力 **70 分**	7	1.1 执行能力	60	b.医护核心制度与相关规定执行力符合要求	60	核心制度一项不执行扣5分,其他不执行扣5分	
		1.2 规划计划	10	a.执行科室护理发展规划,月度工作计划	10	执行规划、月度计划满分,少执行一项扣10分	
2 过程控制 工作数量 工作质量 工作效率 **240 分**	24	2.1 工作流程	40	a.执行护理工作流程,参加各种护理值班	20	少执行一项流程扣5分少一次值班扣5分。会议迟到或早退一次扣5分缺席一次扣10分。上报各种数据,推迟一天扣5分,上报数据不准确一次扣5分	
				b.按时按规定参加各种会议,按时按照规定上报负责的数据工作,并保证上报数据正确	20		
		2.2 工作数量	140	a.承担质量管理职责,胜任护理各种班次	30	不履行质量管理小组职责扣5分。不能够掌握夜班护士交班内容一次扣10分。技术操作考试不及格一次扣10分。不能执行主班护士并完成任务一次扣5分。没有承担实施绩效考核扣10分,考核结果不与工资挂钩扣10分	
				b.参加晨会,掌握夜班护士交班内容符合要求	30		
				c.参加"三基"考试、临床护理技术操作考核	20		
				d.在主班护士指导下执行医嘱与治疗项目	40		
				e.履行绩效考核职责	20		
		2.3 工作质量	60	a.执行基础、专科、责任护理落实	20	基础、专科、责任护理不落实到每一个护士、责任少一人次病人扣5分。应急预案执行不到位扣5分,影响工作扣10分。不执行护理管理目标及无护理质量控制与管理流程扣10分,不落实到位扣10分	
				c.针对护理技术操作应急预案的管理与执行	20		
				f.执行本科室制定的护理管理目标及护理质量实施控制与管理的制度、标准和流程	20		
5 团队管理 **20 分**	2	5.1 社会责任	20	b.监督手卫生、院感、消毒、隔离、废物处理,一项、次不符合扣分	20	手卫生、院感、消毒隔离不落实和不按规定处理医疗废物一次扣10分	
7 医院 绩效结果 **200 分**	20	7.1 医院 病人结果	50	a.当月门诊就诊病人	20	达到去年同月数量并依规定达到增长幅度得满分,降低1%扣10分,增加1%奖5分	
				b.当月医院住院病人出院数量与上年度同月比	30		
		7.2 门诊部 质量结果	50	a.医疗质量达到要求	30	达到去年同月水平并依规定达到增长幅度得满分,降低1%扣10分,增加1%奖5分	
				b.当月本门诊部工作安全、无事故与上年度比	20		
		7.3 医院 财务结果	100	医院当月医疗收入利润与上年度同月比较并且达到医院增长幅度指标	100	达到去年同月数量并依规定达到增长幅度得满分,降低1%扣10分,增加1%奖5分	
科室		**本表定量指标满分**			**530 分**	**定量指标合计得分**	

17.门诊部晚班帮班护士卓越绩效考评标准(表一)

一级指标 (分值)	权重 %	二级指标		三级指标		得分	考核 方式
		考评内容	分值	绩效考评扣分细则	分值		
1 管理能力 执行能力 **100分**	10	1.1管理能力 执行能力	80	a.工作与管理能力、同事之间团结	20		定性
				b.医护核心制度与相关规定执行力	60		定量
		1.2 工作计划	20	a.执行护理发展规划,月度工作计划	10		定量
				b.上班尊重劳动纪律,尽职尽责	10		定性
2 过程控制 工作数量 工作质量 工作效率 **440分**	44	2.1 工作流程	40	a.接常备药品、器械物品做好记录	20		定量
				b.按时参加各种会议上报数据正确	20		定量
		2.2 工作数量	140	a.承担质量管理职责胜任护理班次	30		定量
				b.重点病人床头查看、掌握病情	30		定量
				c."三基"考试、临床护理技术操作考核	20		定量
				d.在主班护士指导下执行医嘱	40		定量
				e.根据季节变化及时开、关门窗	20		定量
		2.3 工作质量	140	a.基础、专科、责任护理落实	20		定量
				b.协助主班护士执行20:00治疗	30		定性
				c.针对技术操作应急预案的执行	20		定量
				d.执行预防患者跌倒、坠床、压疮制度	20		定性
				e.协助小夜班护士进行晚间护理	30		定性
				f.执行护理管理目标与质量控制	20		定量
		2.4 工作效率	120	a.护理文件书写符合标准	30		定性
				b.巡视病区掌握患者病情动态变化	30		定性
				c.探视人员管理督促病人按时休息	20		定性
				d.办理新入手续做好宣教处置工作	20		定性
				e.处理问题考虑全面遵循伦理原则	20		定性
3 论文科研 **50分**	5	3 教学带教 论文科研	50	a.个人理论知识与临床带教工作	10		定性
				b.参加护士培训与学术活动落实	20		定性
				c.论文与护理科研计划并落实	20		定性
4 职业道德 **50分**	5	4.1 职业素质	30	a.严禁背后议论医院科室领导长短	10		定性
				b.工作积极性、主动性、责任心	20		定性
		4.2社会责任	20	按规定参加医院科室组织公益活动	20		定性
5 团队管理 **60分**	6	5.1 消毒隔离	40	a.团队精神好,与同事和谐相处	20		定性
				b.手卫生院感消毒隔离废物处理	20		定量
		5.2团队管理	20	工作现场"7S管理"与环境维护	20		定性
6 满意测评 持续改进 **100分**	10	6.1满意度 健康指导	60	a.门诊病人的满意度	50		定性
				b.患者健康与就诊指导制度与流程	10		定性
		6.2本科满意	20	本科室员工的满意度	20		定性
		6.3持续改进	20	针对问题缺陷有持续改进计划	20		定性
7 医院 绩效结果 **200分**	20	7.1 病人结果	50	a.医院当月门诊急诊就诊病人量	20		定量
				b.医院当月住院病人出院量	30		定量
		7.2 质量结果	50	a.当月门诊部质量达到要求	30		定量
				b.当月门诊部安全无事故	20		定量
		7.3财务结果	100	医疗利润与上年度同月增加比较	100		定量
满分	1000分	定性指标得分		定量指标得分		最后得分	

17.1 门诊部晚班帮班护士卓越绩效考评定性标准(表二)

被考评者姓名		岗位			部门			
职能部门领导·定性指标·满意度测评内容					满意度测评等级			
一级指标	三级定性指标内容测评	本项满分	测评方式	卓越	优秀	良好	一般	得分
1 管理能力 30分	1.1 a.工作管理能力、同事之间团结	20	定性		20	16	12	
	1.2 d.上班尊重劳动纪律,尽职尽责	10	定性					
	奖罚细则:上班不接收快递包裹,发现接收一次扣5分,上班时带熟人检查、看病一次扣5分,上班干私活吃零食一次扣5分,进入病房治疗关手机一次不关扣5分,上班上网、玩手机微信查资料打游戏发现一次扣10分,上班相互闲扯一次扣5分							
2 过程控制 工作数量 工作质量 工作效率 200分	2.3 b.协助护士执行20:00治疗护理	30	定性					
	奖罚细则:协助小夜班主班护士执行20:00的治疗与护理,一次执行不到位扣5分							
	2.3 d.患者预防跌倒、坠床、压疮制度	20	定性					
	扣罚细则:有预防患者跌倒、坠床、压疮制度和高危患者跌倒、坠床、压疮风险评估,有患者跌倒、坠床、压疮处理流程。符合要求,制度、流程、评估,少一项扣10分							
	2.3 e 协助护士晚间护理及安全检查	30	定性	一项工作不到位扣5分				
	2.4 a.护理文件书写符合标准	30	定性	一处不符合标准扣5分				
	2.4 b.巡视患者掌握病情动态变化	30	定性					
	奖罚细则:巡视患者、掌握病区患者病情动态变化,不能够掌握病情一次扣5分							
	2.4 c.探视人员管理督促病人休息	20	定性					
	奖罚细则:保持病区、护理单元清洁、肃静,按照规定清理与管理探视人员,督促病人按时休息,护理员不在时负责分担病区的卫生工作。一项工作做不到扣5分							
	2.4 d.办理新入手续做好处置工作	20	定性					
	奖罚细则:办理新入手续做好处置工作,热情接待新入院病人,做好入院宣教及处置工作符合医院、科室业务与技术和管理的标准规定的要求,处置不及时扣5分							
	2.4 e 处理问题考虑全面遵循伦理原则	20	定性		20	16	12	
3 论文科研 50分	3.a.个人理论知识与临床带教工作	10	定性		10	8	6	
	3.b.参加护士培训与学术活动落实	20	定性		20	16	12	
	3.c.论文与护理科研计划并落实	20	定性	一项不符合要求扣5分				
4 职业素质 50分	4.1a.严禁议论医院科室领导长短	10	定性		10	8	6	
	4.1 b.工作积极性、主动性、责任心	20	定性		20	16	12	
	4.2 按规定参加科室组织公益活动	20	定性					
	奖罚细则:按规定参加医院科室组织公益活动符合要求,一项、次不符合要求扣10分							
5 团队管理 40分	5.1 a.团队精神好,与同事和谐相处	20	定性		20	16	12	
	5.2 工作现场"7S管理"与环境维护	20	定性		20	16	12	
6 满意测评 持续改进 100分	6.1 a.门诊病人的满意度	50	定性		50	40	30	
	6.1 b.患者健康与就诊指导制度流程	10	定性					
	奖罚细则:无患者健康与就诊指导制度、流程符合管理规定要求,少执行一项扣5分							
	6.2 本科室员工的满意度	20	定性		20	16	12	
	6.3 针对问题缺陷有持续改进计划	20	定性		20	16	12	
	扣罚细则:针对本科室护理、自己岗位工作、工作质量、查对、制度执行、基础与专业能力、应该的绩效检查、督导、患者服务等符合医院管理规定的要求,对存在的问题与缺陷每月有持续改进计划、事实、流程、措施、效果,少一个环节扣5分							
科室		本表定性指标满分	470分	定性指标最后得分				

17.2 门诊部晚班帮班护士卓越绩效考评定量标准(表三)

一级指标 (分值)	权重 %	二级指标		三级指标		绩效考评	得分
		考评内容	分值	考评内容	分值	扣分细则	
1 管理能力 执行能力 **70分**	7	1.1 执行能力	60	b.医护核心制度与相关规定执行力符合要求	60	核心制度一项不执行扣5分,其他不执行扣3分	
		1.2 规划计划	10	a.执行科室护理发展规划,月度工作计划	10	执行规划、月度计划满分,少执行一项扣10分	
2 过程控制 工作数量 工作质量 工作效率 **240分**	24	2.1 工作流程	40	a.接班的常备药品、器械、物品做好记录	20	接常备药品、器械物品无记录签字扣5分。会议迟到或早退一次扣3分缺席一次扣6分。上报各种数据,推迟一天扣5分,上报数据不准确一次扣5分	
				b.按时按规定参加各种会议,按时按照规定上报负责的数据工作,并保证上报数据正确	20		
		2.2 工作数量	140	a.承担质量管理职责,胜任护理各种班次	30	不履行质量管理小组职责扣5分。不能够掌握重点病人的治疗与病情情况一次扣5分。参加技术操作考试不及格一次扣10分。不能执行主班护士并完不成任务一次扣5分。没有承担实施绩效考核扣10分,考核结果不与工资挂钩扣10分。开关门窗不及时扣5分	
				b.重点病人床头查看,掌握治疗与病情	30		
				c.参加"三基"考试、临床护理技术操作考核	20		
				d.在主班护士指导下执行医嘱与治疗项目	40		
				e.根据季节变化及时开、关门窗,一项、次不符合扣分符合规定要求	20		
		2.3 工作质量	60	a.执行基础、专科、责任护理落实	20	基础、专科、责任护理不落实到每一个护士,责任少一人次病人扣5分。应急预案执行不到位扣5分,影响工作扣10分。不执行管理目标无质量控制流程扣10分不落实到位扣10分	
				c.针对护理技术操作应急预案的管理与执行	20		
				f.执行科室制定护理管理目标及质量控制与管理的制度、标准和流程	20		
5 团队管理 **20分**	2	5.1 社会责任	20	b.监督手卫生、院感、消毒、隔离、废物处理,一项不符合扣分	20	手卫生、院感、消毒隔离不落实和不按规定处理医疗废物一次扣10分	
7 医院 绩效结果 **200分**	20	7.1 医院 病人结果	50	a.当月门诊就诊病人	20	达到去年指标水平并达到医院规定增长幅度得满分,降低1%扣10分,增加1%奖5分	
				b.医院当月住院病人出院数量与上年度比较	30		
		7.2 质量结果	50	a.医疗质量达到要求	30	达不到标准,降低1%扣10分,增加1%奖5分	
				b.当月医院安全无事故	20		
		7.3 科室 财务结果	100	医院当月医疗利润收入与上年度同月增加比较并且达到医院规定指标	100	达到去年指标水平并达到医院规定增长幅度得满分,降低1%扣10分,增加1%奖5分	
科室		本表定量指标满分			530分	定量指标合计得分	

18.门诊部护理班护士卓越绩效考评标准(表一)

一级指标 (分值)	权重 %	二级指标 考评内容	分值	三级指标 绩效考评扣分细则	分值	得分	考核 方式
1 管理能力 执行能力 100分	10	1.1 管理能力 执行能力	80	a.工作与管理能力、同事之间团结	20		定性
				b.医护核心制度与相关规定执行力	60		定量
		1.2 工作计划	20	a.执行护理发展规划,月度工作计划	10		定量
				b.上班尊重劳动纪律,尽职尽责	10		定性
2 过程控制 工作数量 工作质量 工作效率 450分	45	2.1 工作流程	40	a.护理工作流程参加各种护理值班	30		定量
				b.按时参加各种会议上报数据正确	10		定量
		2.2 工作数量	140	a.承担质量管理职责胜任护理班次	30		定量
				b.跟随医师查房、了解护理重点	30		定量
				c."三基"考试、临床护理技术操作考核	20		定量
				d.负责仪器设备清洁保养和维护	30		定量
				e.履行科室绩效考核与管理职责	30		定量
		2.3 工作质量	140	a.基础、专科、责任护理落实	20		定量
				b.负责患者各种管道的管理与计量	30		定性
				c.针对技术操作应急预案的执行	20		定量
				d.执行预防患者跌倒、坠床、压疮制度	20		定性
				e.护理班首先负责安置住院患者	30		定性
				f.执行护理管理目标与质量控制	20		定量
		2.4 工作效率	130	a.护理文件书写符合标准	20		定性
				b.护理班护士单独查房	50		定性
				c.护理班负责临时患者采血标本	20		定性
				d.负责患者体温测温与体温单划计	20		定性
				e.处理问题考虑全面遵循伦理原则	20		定性
3 论文科研 40分	4	3 教学带教 论文科研	40	a.个人理论知识与临床带教工作	10		定性
				b.参加护士培训与学术活动落实	10		定性
				c.论文与护理科研计划并落实	20		定性
4 职业道德 50分	5	4.1 职业素质	30	a.严禁背后议论医院科室领导长短	10		定性
				b.工作积极性、主动性、责任心	20		定性
		4.2 社会责任	20	按规定参加医院科室组织公益活动	20		定性
5 团队管理 60分	6	5.1 消毒隔离	40	a.团队精神好,与同事和谐相处	20		定性
				b.手卫生院感消毒隔离废物处理	20		定量
		5.2团队管理	20	工作现场"7S管理"与环境维护	20		定性
6 满意测评 持续改进 100分	10	6.1 满意度 健康指导	60	a.门诊病人的满意度	50		定性
				b.患者健康与就诊指导制度与流程	10		定性
		6.2 本科满意	20	本科室员工的满意度	20		定性
		6.3 持续改进	20	针对问题缺陷有持续改进计划	20		定性
7 医院 绩效结果 200分	20	7.1 病人结果	50	a.医院当月门诊急诊就诊病人量	20		定量
				b.医院当月住院病人出院量	30		定量
		7.2 质量结果	50	a.当月门诊部质量达到要求	30		定量
				b.当月门诊部安全无事故	20		定量
		7.3 财务结果	100	医疗利润与上年度同月增加比较	100		定量
满分	1000分	定性指标得分		定量指标得分		最后得分	

18.1 门诊部护理班护士卓越绩效考评定性标准(表二)

被考评者姓名		岗位			部门			
职能部门领导·定性指标·满意度测评内容					满意度测评等级			
一级指标	三级定性指标内容测评	本项满分	测评方式	卓越	优秀	良好	一般	得分
1 **管理能力** **30分**	1.1 a.工作管理能力、同事之间团结	20	定性		20	16	12	
	1.2 d.上班尊重劳动纪律,尽职尽责	10	定性					
	奖罚细则:上班不接收快递包裹,发现接收一次扣5分,上班时带熟人检查、看病一次扣5分,上班干私活吃零食一次扣5分,进入病房治疗关手机一次不关扣5分,上班上网、玩手机微信查资料打游戏发现一次扣10分,上班相互闲扯一次扣5分							
2 **过程控制** **工作数量** **工作质量** **工作效率** **210分**	2.3 b.负责患者各种管道管理与计量	30						
	奖罚细则:负责输液引流胃管导尿吸氧管的管理,脱落一次扣5分,计量不准扣5分							
	2.3 d.患者预防跌倒、坠床、压疮制度	20	定性					
	扣罚细则:有预防患者跌倒、坠床、压疮制度和高危患者跌倒、坠床、压疮风险评估,有患者跌倒、坠床、压疮处理流程符合要求。制度、流程、评估,少一项扣10分							
	2.3 e.护理班首先负责安置住院患者	30	定性		一次患者不及时扣5分			
	2.4 a.护理文件书写符合标准	20	定性		一处不符合标准扣5分			
	2.4 b.护理班护士单独查房	50	定性					
	奖罚细则:重点负责整理床单位,检查病房卫生,督促家属保持病房卫生,避免使用电器,发现物品损坏,及时通知后勤维修更换,护理查房未发现问题一次扣5分							
	2.4 c.护理班负责临时患者采血标本	20	定性					
	奖罚细则:护理班负责临时患者采血标本,符合医院、科室的业务与技术和管理的标准规定的相关要求,采血不及时患者有意见扣5分,采血与病人发生纠纷扣20分							
	2.4 d.负责患者体温测温与体温单划计	20	定性					
	奖罚细则:负责患者体温测温与体温单上划计,符合管理的要求,差错一次扣5分							
	2.4 e.处理问题考虑全面遵循伦理原则	20	定性		20	16	12	
3 **论文科研** **40分**	3.a.个人理论知识与临床带教工作	10	定性		10	8	6	
	3.b.参加护士培训与学术活动落实	10	定性		10	8	6	
	3.c.论文与护理科研计划并落实	20	定性		一项不符合要求扣5分			
4 **职业素质** **50分**	4.1 a.严禁议论医院科室领导长短	10	定性		10	8	6	
	4.1 b.工作积极性、主动性、责任心	20	定性		20	16	12	
	4.2 按规定参加科室组织公益活动	20	定性		20	16	12	
5 团队管理 **40分**	5.1 a.团队精神好,与同事和谐相处	20	定性		20	16	12	
	5.2 工作现场"7S管理"与环境维护	20	定性		20	16	12	
6 **满意测评** **持续改进** **100分**	6.1 a.门诊病人的满意度	50	定性		50	40	30	
	6.1 b.患者健康与就诊指导制度流程	10	定性					
	奖罚细则:无患者健康与就诊指导制度、流程,符合管理要求,少执行一项扣5分							
	6.2 本科室员工的满意度	20	定性		20	16	12	
	6.3 针对问题缺陷有持续改进计划	20	定性		20	16	12	
	扣罚细则:针对本科室护理、自己岗位工作、工作质量、查对、制度执行、基础与专业能力、应该的绩效检查、督导、患者服务等符合医院管理规定的要求,对存在的问题与缺陷每月有持续改进计划、事实、流程、措施、效果,少一个环节扣5分							
科室		**本表定性指标满分**	**470分**	**定性指标最后得分**				

18.2 门诊部护理班护士卓越绩效考评定量标准(表三)

一级指标 (分值)	权重 %	二级指标		三级指标		绩效考评 扣分细则	得分
		考评内容	分值	考评内容	分值		
1 管理能力 执行能力 70分	7	1.1 执行能力	60	b.医护核心制度与相关规定执行力符合要求	60	核心制度一项不执行扣5分,其他不执行扣5分	
		1.2 规划计划	10	a.执行科室护理发展规划,月度工作计划	10	执行规划、月度计划满分,少执行一项扣10分	
2 过程控制 工作数量 工作质量 工作效率 240分	24	2.1 工作流程	40	a.执行护理工作流程,参加各种护理值班	20	少执行一项流程扣5分少一次值班扣5分。会议迟到或早退一次扣5分缺席一次扣10分。上报各种数据,推迟一天扣5分,上报数据不准确一次扣5分	
				b.按时按规定参加各种会议,按时按照规定上报负责的数据工作,并保证上报数据正确	20		
		2.2 工作数量	140	a.承担质量管理职责,胜任护理各种班次	30	不履行质量管理人员兼职职责扣5分。少一次查房扣5分,不清楚护理重点扣5分。技术操作考试不及格一次扣10分。仪器与设备的清洁、保养和维护不好扣5分。没有承担实施绩效考核扣10分,考核结果不与工资挂钩扣10分	
				b.必要时跟随医师查房、了解护理重点	30		
				c.参加"三基"考试、临床护理技术操作考核	20		
				d.负责科室仪器与设备的清洁、保养和维护	30		
				e.履行绩效考核职责	30		
		2.3 工作质量	60	a.执行基础、专科、责任护理落实	20	基础、专科、责任护不落实到每一个护士,责任少一人次病人扣5分。应急预案执行不到位扣5分,影响工作扣10分。不执行护理管理目标及无护理质量控制与管理流程扣10分,不落实到位扣10分	
				c.针对护理技术操作应急预案的管理与执行	20		
				f.执行本科室制定的护理管理目标及护理质量实施控制与管理的制度、标准和流程	20		
5 团队管理 20分	2	5.1 社会责任	20	b.监督手卫生、院感、消毒、隔离、废物处理,符合标准规定要求	20	手卫生、院感、消毒隔离不落实和不按规定处理医疗废物一次扣10分	
7 医院 绩效结果 200分	20	7.1 医院 病人结果	50	a.当月门诊就诊病人	20	达到去年同月数量并依规定达到增长幅度得满分,降低1%扣10分,增加1%奖5分	
				b.当月医院住院病人出院数量与上年度同月比	30		
		7.2 门诊部 质量结果	50	a.医疗质量达到要求	30	达到去年同月水平并依规定达到增长幅度得满分,降低1%扣10分,增加1%奖5分	
				b.当月本门诊部工作安全、无事故与上年度比	20		
		7.3 医院 财务结果	100	医院当月医疗收入利润与上年度同月比较并且达到医院增长幅度指标	100	达到去年同月数量并依规定达到增长幅度得满分,降低1%扣10分,增加1%奖5分	
科室		本表定量指标满分			530分	定量指标合计得分	

19. 门诊部干事卓越绩效考评标准(表一)

一级指标 (分值)	权重 %	二级指标		三级指标		得分	考核 方式
		考评内容	分值	绩效考评扣分细则	分值		
1 管理能力 执行能力 **100分**	10	1.1 管理能力 职能部门 参加会议	70	a. 管理能力、同事之间团结	30		定性
				b. 独立分析和解决问题能力	20		定性
				c. 按照规定参加会议	20		定性
		1.2 执行力 工作计划	30	a. 工作外愿意承担额外工作	10		定性
				b. 执行年月周工作计划并落实	20		定量
2 过程控制 工作质量 工作数量 工作效率 **340分**	34	2.1 工作流程 制度落实	70	a. 按照本部门工作流程工作	20		定量
				b. 医院必需的保密工作好	20		定量
				c. 职工招聘考核录用公开公正	30		定性
		2.2 工作数量 检查考核	170	a. 按规定时间检查绩效工作	40		定量
				b. 本岗位人工作任务完成效果	40		定性
				c. 岗位工作主动、积极性和责任心	30		定性
				d. 严禁传播对医院不利消息	30		定量
				e. 职责履行与遵守劳动纪律	30		定性
		2.3 工作质量	80	a. 每月有所管工作质量分析	10		定量
				b. 人事档案管理实事求是	20		定性
				c. 主管工作按时有小结或总结	10		定量
				d. 职工调级晋升评先公开公正	30		定量
				e. 服从主任领导与上级职称	10		定量
		2.4 组织活动 决策信息	20	a. 主管主办会议流程与效果	10		定性
				b. 正确时间提供正确资料信息	10		定量
3 职业道德 论文科研 **40分**	4	3.1 政策规范 正确用权	20	a. 政策法规章制度执行力	10		定性
				b. 严禁利用职务之便牟取私利	10		定性
		3.2 论文科研	20	a. 完成规定论文与科研成果	10		定性
				b. 严禁出具假材料、证明并盖章	10		定性
4 团队管理 有效沟通 **60分**	6	4.1 团队精神 严格纪律	30	a. 工作不推诿拖延不制造矛盾	10		定性
				b. 严禁背后议论领导长短	20		定量
		4.2 持续学习 处理请示报告	20	a. 持续学习与钻研业务	10		定性
				b. 及时处理科室送来各类报告	10		定性
5 社会责任 应急预案 **60分**	6	5.1 社会责任	30	a. 现场"7S管理"与环境维护	10		定性
				b. 首接、首办事情负责制	20		定量
		5.2 应急预案	30	a. 严格的门诊部应急预案方案	10		定量
				b. 应急预案突发事件处理能力	20		定性
6 科室满意 **100分**	10	6.1 满意度	60	门诊病人的满意度	60		定性
		6.2 满意度	20	本科室员工对自己的满意度	20		定性
		6.3 持续改进	20	科室工作持续改进计划与实施	20		定性
7 医院 绩效结果 **300分**	30	7.1 病人结果	150	门诊、急诊、出院病人总数量	150		定量
		7.2 质量结果	50	医院、医疗质量与安全达到标准	50		定量
		7.3 财务结果	100	医疗收入利润与上年度同月比较并且达到医院规定增长幅度	100		定量
被考核部门		标准分		**1000分**	考核最后定性和定量指标合计得分		

19.1 门诊部干事卓越绩效考评定性标准(表二)

被考评者姓名	邹锦平	职务	科长			部门		人事科	
一级指标	三级定性指标内容测评	本项满分	方式	卓越	优秀	良好	一般	得分	
1 **管理能力** **执行能力** **80分**	1.1 a. 管理能力、同事之间团结	30	定性		30	24	18		
	1.1 b. 独立分析和解决问题能力	20	定性		20	16	12		
	1.1 c. 按照规定参加相关会议	20	定性						
	扣分细则:迟到或早退一次扣5分,缺席半天会议扣10分								
	1.2. a. 工作外愿意承担额外工作	10	定性		20	16	12		
2 **过程控制** **工作质量** **工作数量** **工作效率** **160分**	2.1 c. 职工招聘考核录用公开公正	30	定性						
	扣分细则:职工招聘、考核、录用、公开公正,一人次违规不符合要求扣20分								
	2.2 b. 本人岗位工作完成与效果	40	定性						
	考核细则:本人岗位工作完成与效果好,没有按时完成规定数量、质量工作扣10分,工作完成效果不好扣20分,主管工作完成不好影响到全院工作扣30分								
	2.2 c. 岗位工作主动、积极性和责任心	30	定性						
	考核细则:岗位工作主动、积极和责任心强符合医院、科室业务与技术和管理规定要求,工作不主动扣10分;工作不积极扣10分;岗位工作责任心不强扣20分								
	2.2 e. 职责履行与遵守劳动纪律	30	定性						
	扣罚细则:上班不接收私人快递包裹、发现接收一次扣5分;科室早会、进入病房检查、会议、工作时间静音手机,一次不静音扣5分;上班上网玩打游戏发现一次扣10分;值班时间干私活带人看病,外出不请示离开岗位,发现一次扣10分								
	2.3 b. 人事档案管理实事求是	20	定性	弄虚作假一次扣30分					
	2.4 a. 主管主办的会议流程与效果	10	定性						
	考核细则:无签字迟到、早退、缺席登记扣10分;会议效果不好扣20分								
3 职业道德 **论文科研** **40分**	3.1 a. 政策法规规章制度执行力	20	定性	违规一项、次扣20分					
	3.1 b. 严禁利用职务之便牟取私利	10	定性	违规一项、次扣20分					
	3.2 a. 完成规定论文与科研成果	10	定性		10	8	6		
4 **团队管理** **40分**	4.1 a. 工作不推诿拖延不制造矛盾	10	定性	推诿拖延一次扣10分					
	4.2 a. 持续学习与钻研业务	10	定性		10	8	6		
	4.2 b. 及时处理科室送来各类报告	20	定性						
	考核细则:符合医院、科室业务与技术和管理的标准规定要求,三天内不能用电话简单回复扣5分,10天内不能够用文字回复扣10分,超过10天无文字回复扣20分								
5 社会责任 **30分**	5.1 a. 现场"5S管理"与环境维护	10	定性		10	8	6		
	5.2 b. 应急预案突发事件处理能力	20	定性						
6 **科室满意** **持续改进** **100分**	6.1 门诊病人的满意度	60	定性		60	48	36		
	6.2 本科员工对本人满意度	20	定性		20	16	12		
	6.3 主管工作持续改进与实施	20	定性						
	扣罚细则:每月针对科室档案管理、检查、指导科室、招聘、上报文字资料、值班等问题与缺陷每月有持续改进计划、事实、流程、措施、效果,少一个环节扣5分								
本表定性指标满分	**450分**		**定性指标最后得分**						

19.2 门诊部干事卓越绩效考评定量标准(表三)

一级指标 (分值)	权重 %	二级指标		三级指标		绩效考评	得分
		考评内容	分值	考评内容	分值	扣分细则	
1 执行计划 20分	1	1.2 工作计划	20	b.执行规划,年、月、周工作计划 并落实	20	少执行一个计划扣5分,一项不 落实扣10分	
2 过程控制 工作质量 工作数量 工作效率 180分	18	2.1 工作流程 完成任务	40	a.按照本部门工作流程工作符 合要求	20	有科室工作流程得满分,少执行 一项工作流程扣5分	
				b.医院必需的保密工作好,符合 定要求	20	医院必需的保密工作好,保密工 作不好泄密一次扣10分	
		2.2 工作数量	70	a.按规定时间每周检查绩效 工作	40	按规定时间每周检查绩效工作, 少检查一项,次扣10分	
				d.严禁传播对医院不利消息,符 合标准规定要求	30	严禁传播对医院不利消息,传播 对医院不利消息一项不服从扣 10分	
		2.3 工作质量	60	a.每月有所管工作质量分析符 合要求	10	无分析扣15分,查文字资料,无 改进计划扣20分	
				c.主管工作按时有小结或总结	10	主管工作每月按时有小结或总 结,没有工作小结扣20分	
				d.职工调级、晋升、评先等工作 公开、公正、公平	30	职工调级、晋升、评先等公开公 正,不按照规定办理,违规一人 次、一项、次工作扣30分	
				e.服从主任领导与上级职称人 员管理	10	不服从主任领导与上级职称人 员管理,一项、次扣10分	
		2.4 决策信息	10	b.正确时间提供正确资料信息	10	不准确一项、次扣10分,上报信 息资料推迟一天扣10分	
4 团队管理 20分	2	4.1 团队管理	20	b.严禁背后议论领导长短,搞团 团伙伙,一项不符扣分	20	严禁背后议论领导长短,背后议 论领导长短或闹小集团、团团伙 伙,一项、次扣10分	
5 应急预案 30分	3	5.1 首接首办	20	b.首接、首办事情负责制,一项、 次不符合要求扣分	20	首接人员首办事情负责制好满 分,首次接待不负责扣10分,首 次办事不负责扣10分	
		5.2 应急预案	10	a.严格的门诊部应急预案方案	10	严格的门诊部应急预案方案,没 有方案扣10分	
7 医院 绩效结果 300分	30	7.1 医院 病人结果	150	门诊、出院病人总数量上年度同 月比较并达规定指标	150	达到去年同月水平并达到规定 年度月度增长幅度指标,降低 1%扣10分,增加1%奖5分	
		7.2 门诊部 质量安全	50	医院、医疗质量与安全与上年度 比较并且达到规定标准	50	达到去年同月水平并达到规定 年度月度增长幅度指标,降低 1%扣10分,增加1%奖5分	
		7.3 医院 财务结果	100	利润与上年度同月比较并且达 到医院规定增长幅度	100	达到去年同月水平并达到规定 年度月度增长幅度指标,降低 1%扣10分,增加1%奖5分	
被考核部门				本表定量指标满分	满分550分	定量指标合计得分	

20.门诊部心理护士卓越绩效考评标准(表一)

一级指标 (分值)	权重 %	二级指标		三级指标		得分	考核 方式
		考评内容	分值	绩效考评扣分细则	分值		
1 管理能力 执行能力 100分	10	1.1管理能力 执行能力	80	a.管理能力、同事之间团结	20		定性
				b.18项核心制度与相关规定执行力	60		定量
		1.2 工作计划	20	a.负责诊疗室卫生与宣教工作	10		定量
				b.护理应急预案与执行效果	10		定性
2 过程控制 工作数量 工作质量 工作效率 360分	36	2.1 工作流程	30	a.胜任门诊部岗位工作与流程	20		定量
				b.值班、交接班物品核对签字落实	10		定量
		2.2 工作数量	120	a.质量管理组织兼职职责履行	20		定量
				b.诊室的各种物品准备符合要求	20		定量
				c.门急诊病人就诊排队管理	20		定量
				d.负责整理保管各种医疗记录报表	20		定量
				e.岗位病人抽血、输液、诊疗人次	20		定量
				f.医疗证明及相关证件盖章合格率	10		定量
				g.按时参加各种会议上报数据正确	10		定量
		2.3 工作质量	110	a.服从护士长领导与职称人员指导	30		定量
				b."三基"考试、心肺复苏与培训	20		定性
				c.合理控制科室支出、医疗成本	20		定量
				d.门诊各种护理记录本登记完善	10		定性
				e.岗位工作"三查七对"并签字	10		定性
				f.门诊护理质量管理、导医服务	20		定性
		2.4 专科 护理特色	100	a.工作主动性、积极性、责任心	20		定性
				b.轮椅、饮水等便民服务措施	20		定性
				c.护理文件书写合格率	20		定性
				d.门诊诊室秩序与卫生间管理	20		定性
				e.首接、首问、首管患者负责制	20		定性
3 论文科研 50分	5	职业素质 护理科研	50	a.在护理学科建设中的作用	10		定性
				b.本人专科护理理论与技术水平	20		定性
				c.护理学术、论文、科研与管理	20		定性
4 职业道德 40分	4	4.1团队管理	10	医护人员团结,愿意承担额外工作	10		定性
		4.2 学科建设	30	a.按照规定着装、注重科内外沟通	10		定性
				b.遵守劳动纪律、职责履行	20		定性
5 团队管理 50分	5	5.1 社会责任	30	a.按照规定参加公益活动	10		定性
				b.按照规定处理门诊部医疗废物	20		定量
		5.2绩效考核	20	积极参与门诊部绩效考核与管理	20		定量
6 满意测评 100分	10	6.1满意度	60	门诊患者的满意度	60		定性
		6.2本科满意	20	本科员工的满意度	20		定性
		6.3持续改进	20	针对问题缺陷有持续改进计划	20		定性
7 病人结果 绩效结果 300分	30	7.1 病人结果	150	a.医院门诊就诊病人总数量	100		定量
				b.医院住院病人总数量	50		定量
		7.2质量结果	50	门诊部工作质量与环境安全管理	50		定量
		7.3财务结果	100	与上年度同月比并达医院增长幅度	100		定量
满分	1000分	定性指标得分		定量指标得分		最后得分	

20.1 门诊部心理护士卓越绩效考评定性标准(表二)

被考评者姓名		岗位				部门			
一级指标	三级定性指标内容测评		本项满分	测评方式	卓越	优秀	良好	一般	得分
1 **管理能力** **30分**	1.1 a.管理能力、同事之间团结		20	定性		20	16	12	
	1.2 b.护理应急预案与执行效果		10	定性					
	扣罚细则:符合管理规定要求,没有护理应急预案扣10分,没有执行效评价扣10分								
2 **过程控制** **工作数量** **工作质量** **工作效率** **160分**	2.3 b."三基"考试、心肺复苏与培训		20	定性	不符要求一项扣5分				
	2.3 d.门诊各种护理记录本登记完善		10	定性	一项、次不合格扣5分				
	2.3 e.岗位工作"三查七对"并签字		10	定性	一项、次不签字扣5分				
	2.3 f.门诊护理质量管理、导医服务		20	定性					
	奖罚细则:由护理部及相关部门检查,包括护理质量、中医护理文书、不良事件、服务质量、护理投诉、护理培训、护理业务与技术管理、手卫生、院感、抽血室管理、导医服务等符合管理要求,一项、次不符合要求扣5分								
	2.4 a.工作主动性、积极性、责任心		20	定性					
	2.4 b.轮椅、饮水等便民服务措施		20	定性					
	奖罚细则:轮椅、饮水等便民服务措施,符合管理要求,一项、次不符合要求扣10分								
	2.4 c.护理文件书写合格率		20	定性					
	奖罚细则:专科护理方案执行率达要求降低1%扣10分,护理技术没有应用扣10分								
	2.4 d.门诊部秩序与卫生间管理		20	定性					
	奖罚细则:门诊部秩序混乱扣10分,卫生间管理不洁净、不符合要求扣10分								
	2.4 e.首接、首问、首管患者负责制		20	定性		20	16	12	
3 **论文科研** **50分**	3.a.本人在护理学科建设中的作用		10	定性					
	3.b.本人专科护理理论与技术水平		20	定性	一人次不合格扣3分				
	3.c.护理学术、论文、科研与管理		20	定性	一项不符合要求扣10分				
4 **职业道德** **40分**	4.1 医护人员团结、愿意承担额外工作		10	定性		10	8	6	
	4.2 a.按照规定着装注重科内外沟通		10	定性	一次不规范扣5分				
	4.2 b.遵守劳动纪律、岗位职责履行		20	定性		20	16	12	
	扣罚细则:上班不迟到早退脱岗旷工,迟到或早退一次扣5分,脱岗一次扣10分,旷工一次扣20分。上班接收快递包裹一次扣5分;进入诊室工作不关手机一次扣5分;上班上网、玩手机微信、打游戏、办公室闲聊延迟查房或病人服务一次扣10分								
5 团队管理 **10分**	5.1 a.按照规定参加公益活动		10	定性					
	奖罚细则:按照规定参加医院、科室组织的公益活动满分,少参加一次扣5分								
6 **满意测评** **持续改进** **100分**	6.1 a.门诊病人的满意度		60	定性					
	扣罚细则:门诊病人满意度达到90%,达不到标准,降低1%扣10分								
	6.2 本科员工的满意度		20	定性		20	16	12	
	6.3 针对问题缺陷有持续改进计划		20	定性					
	扣罚细则:针对每月患者门诊排队挂号、排队就诊、排队缴费、环境卫生、卫生间洁净等存在问题、缺陷、投诉等,符合医院、科室业务与技术和管理的标准规定的要求,每月有持续改进计划、事实、流程、措施、效果,少一个环节扣5分								
科室		本表定性指标满分	390分	定性指标最后得分					

20.2 门诊部心理护士卓越绩效考评定量标准(表三)

一级指标(分值)	权重%	二级指标 考评内容	分值	三级指标 考评内容	分值	绩效考评 扣分细则	得分
1 管理能力 执行能力 70分	7	1.1 执行能力	60	b."18项核心制度"与相关规定执行力符合要求	60	核心制度一项执行不好扣5分,其他执行不好扣5分	
		1.2 规划计划	10	a.负责诊疗室卫生与宣教工作符合管理要求	10	负责诊疗室卫生与宣教工作,不符合要求扣10分	
2 过程控制 工作数量 工作质量 工作效率 200分	20	2.1 工作流程	30	a.胜任门诊部岗位工作与流程,一项不符扣分	20	不胜任岗位工作扣10分。值班、交接班物品核对签字落实,不签字一项、次扣10分	
				b.值班、交接班物品核对签字落实符合要求	10		
		2.2 工作数量	120	a.质量管理组织健全,履行职责符合规定要求	20	不履行科室质量管理小组职责扣10分。诊室的各种物品准备符合要求,一项、次不符合要求扣10分。整理保管各种医疗记录表、岗位病人抽血、输液、诊疗人次数量与上年度同月比较并达到医院规定增长幅度,降低1%扣5分	
				b.诊室的各种物品准备符合要求符合规定要求	20		
				c.门诊病人就诊排队管理	20		
				d.负责整理保管各种医疗记录报表符合要求	20		
				e.岗位病人抽血、输液、诊疗人次符合规定要求	20		
				f.医疗证明及相关证件盖章合格率符合要求	10	医疗证明及相关证件盖章合格率,差错一次扣10分	
				g.按时参加各种会议、按照规定上报数据正确,一项不符扣分	10	会议迟到或早退一次扣5分,月度上报数据正确,上报数据推迟一天扣5分	
		2.3 工作质量	50	a.服从护士长领导与上一职称人员指导	30	不服从护士长领导与上一职称人员指导扣10分	
				c.合理控制科室支出、医疗成本,一项、次不符合按照规定扣分	20	与上年同月比较,并达到医院规定成本减少幅度,增加1%扣10分	
5 团队管理 40分	4	5.1 优质服务	20	b.按照规定处理门诊部医疗废物符合规定要求	20	不按照规定处理门诊部医疗废物扣10分。积极参与门诊部绩效考核与管理,不积极参加扣10分	
		5.2 绩效管理	20	积极参与门诊部绩效考核与管理工作符合要求	20		
7 医院 绩效结果 300分	30	7.1 医院病人结果	100	a.就诊病人总数量	100	与去年同月比较,并达到医院规定增长幅度,降低1%扣10分,增加1%奖5分	
				b.住院病人总数量与上年度同月比较并达标准	50		
		7.2 门诊部质量结果	50	门诊部工作质量与环境安全管理与上年度同月比较并达医院规定标准	50	与去年同月比较,并达到医院规定增长幅度,降低1%扣10分,增加1%奖5分	
		7.3 财务结果	100	与上年度同月比并达医院规定增长幅度指标	100	达到规定增长幅度,降低1%扣10分,增加1%奖5分	
科室				本表定量指标满分	610分	定量指标合计得分	

21.门诊部收费主任(班长)卓越绩效考评标准(表一)

一级指标 (分值)	权重 %	二级指标		三级指标		得分	考核 方式
		考评内容	分值	绩效考评扣分细则	分值		
1 **管理能力** **执行能力** **70分**	7	1.1 管理能力 执行能力	40	a.领导管理能力、服务理念	20		定性
				b.各项规章制度执行能力	20		定性
		1.2 工作计划 技能娴熟	30	a.收费室规划、年度、月度工作计划	10		定量
				b.查对制度、熟练掌握岗位技能	20		定量
2 **过程控制** **工作质量** **工作数量** **工作效率** **350分**	35	2.1 工作流程	30	a.按照收费流程工作与操作	10		定量
				b.工作主动性、积极性、责任心	20		定性
		2.2 工作数量	120	a.当月收费总人次	50		定量
				b.急诊病人收费总人次	20		定量
				c.办事公平无违纪情况	10		定性
				d.各种登统计完整没有差错	10		定量
				e.遵守领导纪律、职责履行	20		定性
				f.实事求是、不做假、不做假账	10		定量
		2.3 工作质量	120	a.收入现金与票据一致	20		定量
				b.按照标准收费、合理规范	20		定性
				c.收费数据、金额正确、准确	20		定性
				d.收费室办公支出、成本管理	20		定性
				e.收费账目交接规范并签字	20		定量
				f.服从主任、护士长领导与管理	20		定性
		2.4 工作效率	80	a.收、支纳入统一核算	20		定性
				b.按照规定时间上报医保资料	20		定性
				c.按规定时间存款收支报表准确	20		定量
				d.按照规定时间提供绩效考核数据	20		定性
3 **职业素质** **40分**	4	论文科研 首问负责	40	a.上班形象、着装符合要求	10		定性
				b.完成规定论文与科研成果	20		定量
				c.首问首办负责制落实	10		定性
4 **团队管理** **40分**	4	4.1 团队精神	20	a.科室团结、窗口、工作区管理好	10		定性
				b.积极参加医院科室相关会议	10		定性
		4.2 有效沟通	20	a.与相关部门、科室、院外沟通好	10		定性
				b.收费室制度建设、人才培养	10		定性
5 **社会责任** **40分**	4	5.1 社会责任	30	a.技术人员执业资格准入制度	10		定量
				b.便民服务、没有随意更换窗口	20		定量
		5.2 安全保密	10	财务数据保密安全	10		定性
6 **满意测评** **60分**	6	6.1 满意度	30	就诊病人对收费室的满意度	30		定性
		6.2 满意度	20	本科人员满意度	20		定性
		6.3 持续改进	10	持续改进计划与实施	10		定性
7 **医院** **绩效结果** **400分**	40	7.1 收费结果	150	a.当月岗位收费总金额	130		定量
				b.当月收费病人总人数	20		定量
		7.2 质量结果	50	当月收费室质量安全达到要求	50		定量
		7.3 财务结果	200	当月医疗利润收入较上年度增加	200		定量
被考评者		绩效考评标准分	**1000 分**	最后定量和定性指标总得分			

21.1门诊部收费主任(班长)卓越绩效考评定性标准(表二)

被考评者姓名		岗位			部门				
一级指标	三级定性指标内容测评		本项满分	测评方式	卓越	优秀	良好	一般	得分
1 领导能力 40分	1.1 a.管理能力、服务理念		20	定性		20	16	12	
	1.2 b.各项规章制度执行能力		20	定性		20	16	12	
2 过程控制 工作质量 工作数量 工作效率 190分	2.1 b.工作主动性、积极性、责任心		20	定性					
	考核细则:工作不主动扣3分,工作不积极扣2分,责任心不强影响工作扣5分								
	2.2 c.办事公平无违纪情况		10	定性					
	考核细则:符合医院管理规定的要求,办事公平一项、次扣5分,违纪一项、次扣10分								
	2.2 e.遵守领导纪律、职责履行		20	定性					
	扣罚细则:上班不接收快递包裹,发现接收一次扣5分。上班时带熟人检查、看病一次扣5分。上班干私活吃零食一次扣5分。进入工作间工作岗位关手机,一次不关扣5分。上班上网、玩手机微信、查无关资料、打游戏发现一次扣10分。上班相互闲扯一次扣5分。坚守岗位不串岗,不脱岗,串岗一次扣2分,脱岗一次扣10分								
	2.3 b.按照标准收费、合理规范		20	定性					
	考核细则:不按照标准少收费一人次扣5分,多收费一人次扣10分								
	2.3 c.收费数据、金额正确、准确		20	定性					
	考核细则:收费数据、金额正确、准确符合要求,不符合要求一项、次扣10分								
	2.3 d.收费室办公支出、成本管理		20	定性					
	考核细则:达到去年同月水平并达到医院规定指标得满分,降低1%加5分								
	2.3 f.服从主任护士长领导与管理		20	定性		一次不服从扣5分				
	2.4 a.收、支纳入统一核算		20	定性					
	考核细则:按照规定收、支范围,一项、次不纳入医院统一核算扣10分								
	2.4 b.按照规定时间上报医保资料		20	定性		报数据推迟半天扣5分				
	2.4 d.按规定时间提供绩效考核数据		20	定性		报数据推迟半天扣5分				
3 职业素质 20分	3.a.上班形象着装符合要求		10	定性					
	考核细则:着装不符合规定一次2分,迟到或早退一次扣2分,旷工半天扣5分								
	3.c.首问、首办负责制落实		10	定性					
	考核细则:符合管理规定要求,首问不负责扣2分,首次为病人办事不负责扣5分,服务不热情扣2分,与病人争吵扣5分,与病人打骂扣10分,医院点名批评扣10分								
4 团队管理 40分	4.1 a.科室团结、窗口、工作区管理好		10	定性		10	8	6	
	4.1 b.积极参加医院科室相关会议		10	定性		迟到早退一次扣5分				
	4.2 a.与相关部门、科室、院外沟通好		10	定性		10	8	6	
	4.2 b.收费室制度建设、人才培养		10	定性		10	8	6	
5 社会责任 10分	5.2 财务数据保密安全工作		10	定性					
	考核细则:财务数据保密好,达不到要求保密不严一次扣5分,泄漏一次扣10分								
6 满意测评 60分	6.1 就诊病人对收费室的满意度		30	定性		30	24	18	
	6.2 本科人员对自己的满意度		20	定性		20	16	12	
	6.3 持续改进计划与实施		10	定性					
	扣罚细则:针对每月财务管理、费用报销、库存盘查、收费室、转款、存款等问题符合管理的要求,每月有持续改进计划、事实、流程、措施、效果,少一个环节扣5分								
科室		本表定性指标满分	360 分	定性指标最后得分					

21.2门诊部收费主任(班长)卓越绩效考评定量标准(表三)

一级指标 (分值)	权重 %	二级指标		三级指标		绩效考评 扣分细则	得分
		考评内容	分值	考评内容	分值		
1 管理能力 执行能力 30分	3	1.2 执行能力	30	a.收费室规划,年度、月度、周工作计划,一项、次不符合要求扣分	10	有规划,年度、月度、周工作计划得满分,少一项规划、年月度周工作计划扣5分	
				b.查对制度、熟练掌握岗位技能,一项、次不符合要求扣分符合要求	20	查对制度、熟练掌握岗位技能满分,少一次查对扣2分,岗位技能不好扣10分	
2 过程控制 工作质量 工作数量 工作效率 160分	16	2.1 工作流程	10	a.按照收费流程工作与操作一项不符扣分	10	按照工作流程工作,不按流程工作一次项扣5分	
		2.2 工作数量	90	a.当月收费总人次	50	当月收费总人次、急诊病人收费人次与去年同月比较达去年同月数量并依规定达增长幅度,降低1%扣5分。登统计差错一次扣5分。做假账一次扣20分	
				b.急诊病人收费人次	20		
				d.各种登统计完整没有差错,一项不符扣分	10		
				f.实事求是、不做假、不做假账符合规定要求	10		
		2.3 工作质量	40	a.收入现金与票据一致	20	收入现金与票据一致,不一致一次扣10分。收费账目交接规范并签字满分,不规范一次扣5分,不签字一次扣5分	
				e.收费账目交接规范,并签字满分,不规范一次按规定扣分,不签字一次按规定扣分	20		
		2.4 工作效率	20	c.按照规定时间存款,收、支报表正确、准确完整得满分,不按规定时间存款一次扣分,收、支报表不正确一次扣分	20	按照规定时间存款,收、支报表正确、准确完整得满分,不按规定时间存款一次扣10分,收、支报表不正确一次扣10分	
3 论文科研 20分	2	3 科研管理	20	b.完成规定论文与科研成果,一项不符扣分	20	完成规定论文与科研成果,一项完不成扣10分	
5 社会责任 30分	3	5.1 社会责任	30	a.技术人员执业资格准入制度,一项不符扣分	10	执业资格不符合要求一人次扣2分。便民服务、没有随意更换窗口满分,不符合要求一次扣5分	
				b.便民服务、没有随意更换窗口符合规定要求	20		
7 医院 绩效结果 400分	40	7.1 收费 病人结果	150	a.个人岗位收费总金额	130	达到去年同月水平并达到规定年度月度增长幅度指标,降低1%扣10分增加1%奖5分	
				b.全院当月病人收费总人数与上年度比较	20		
		7.2 收费室 质量结果	50	当月工作质量安全与上年度同月比较并且达到医院规定增长幅度	50	达到去年同月水平并达到规定年度月度增长幅度指标,降低1%扣10分增加1%奖5分	
		7.3 医院 财务结果	200	当月医疗利润收入与上年度同月比较并且达到医院规定增长幅度	200	达到去年同月水平并达到规定年度月度增长幅度指标,降低1%扣10分增加1%奖5分	
科室				本表定量指标满分	640分	定量指标合计得分	

22.门诊部收费人员卓越绩效考评标准(表一)

一级指标 (分值)	权重 %	二级指标		三级指标		得分	考核 方式
		考评内容	分值	绩效考评扣分细则	分值		
1 管理能力 执行能力 70分	7	1.1管理能力 执行能力	40	a.管理与工作能力、服务理念	20		定性
				b.各项规章制度执行能力	20		定性
		1.2工作计划 技能娴熟	30	a.执行收费室规划,年度、月度工作计划	10		定量
				b.查对制度、熟练掌握岗位技能	20		定量
2 过程控制 工作质量 工作数量 工作效率 350分	35	2.1 工作流程	30	a.按照收费流程工作与操作	10		定量
				b.工作主动性、积极性、责任心	20		定性
		2.2 工作数量	120	a.个人当月收费总人次	50		定量
				b.个人急诊病人收费总人次	20		定量
				c.办事公平无违纪情况	10		定性
				d.各种登统计完整没有差错	10		定量
				e.遵守领导纪律、职责履行	20		定性
				f.实事求是、不做假、不做假账	10		定量
		2.3 工作质量	120	a.收入现金与票据一致	20		定量
				b.按照标准收费、合理规范	20		定性
				c.收费数据、金额正确、准确	20		定性
				d.收费室办公支出、成本管理	20		定性
				e.收费账目交接规范并签字	20		定性
				f.服从班长领导与上级职称人员管理	20		定性
		2.4 工作效率	80	a.收费微笑服务、没有差错	20		定性
				b.按照规定时间提前10分钟到岗	20		定性
				c.按规定时间存款收支报表准确	20		定量
				d.按照规定时间提供绩效考核数据	20		定性
3 职业素质 40分	4	职业素质 首问负责	40	a.上班形象、着装符合要求	10		定性
				b.没有私自收费现象	20		定量
				c.首问、首办负责制落实	10		定性
4 团队管理 40分	4	4.1 团队精神	20	a.科室团结、窗口、工作区管理好	10		定性
				b.积极参加医院科室相关会议	10		定性
		4.2 学科建设	20	a.岗位工作外愿意承担额外工作	10		定性
				b.在收费室制度建设、人才培养作用	10		定性
5 社会责任 40分	4	5.1 社会责任	30	a.按照规定参加公益活动	10		定量
				b.便民服务、没有随意更换窗口	20		定量
		5.2安全保密	10	财务数据保密安全	10		定性
6 满意测评 60分	6	6.1满意度	30	门诊病人对收费室的满意度	30		定性
		6.2满意度	20	收费室人员对自己的满意度	20		定性
		6.3持续改进	10	持续改进计划与实施	10		定性
7 医院 绩效结果 400分	40	7.1 收费结果	170	a.个人岗位当月收费总金额	150		定量
				b.全院当月收费病人总人数	20		定量
		7.2质量结果	30	当月收费室质量安全达到要求	30		定量
		7.3财务结果	200	当月医疗利润收入较上年度增加	200		定量
被考评者		绩效考评标准分		**1000分**	最后定量和定性指标总得分		

22.1门诊部收费人员卓越绩效考评定性标准(表二)

被考评者姓名		岗位			部门			
一级指标	三级定性指标内容测评	本项满分	测评方式	卓越	优秀	良好	一般	得分
1 领导能力 40 分	1.1 a.管理能力、服务理念	20	定性		20	16	12	
	1.2 b.各项规章制度执行能力	20	定性		20	16	12	
2 过程控制 工作质量 工作数量 工作效率 190 分	2.1 b.工作主动性、积极性、责任心	20	定性					
	考核细则:工作不主动扣3分,工作不积极扣2分,责任心不强影响工作扣5分							
	2.2 c.办事公平无违纪情况	10	定性					
	考核细则:办事公平一项、次扣5分,违纪一项、次扣10分							
	2.2 e.遵守领导纪律、职责履行	20	定性					
	扣罚细则:上班不接收快递包裹,发现接收一次扣5分。上班时带熟人检查、看病一次扣5分。上班干私活吃零食一次扣5分。进入工作间工作岗位关手机、一次不关扣5分。上班上网、玩手机微信、查无关资料、打游戏发现一次扣10分。上班相互闲扯一次扣5分。坚守岗位不串岗,不脱岗,串岗一次扣2分,脱岗一次扣10分							
	2.3 b.按照标准收费、合理规范	20	定性					
	考核细则:不按照标准少收费一人次扣5分,多收费一人次扣10分							
	2.3 c.收费数据、金额正确、准确	20	定性					
	考核细则:收费数据、金额正确、准确符合要求,不符合要求一项、次扣10分							
	2.3 d.收费室办公支出、成本管理	20	定性					
	考核细则:达到去年同月水平并达医院规定指标得满分,降低1%加5分							
	2.3 f.服从班长领导与上级职称管理	20	定性		一次不服从扣5分			
	2.4 a.收费微笑服务、没有差错	20	定性					
	考核细则:收费微笑服务、没有差错,符合管理要求,差错一项、次扣5分							
	2.4 b.按照规定时间提前10分钟到岗	20	定性		迟到10分钟扣5分			
	2.4 d.按规定时间提供绩效考核数据	20	定性		报数据推迟半天扣5分			
3 职业素质 20 分	3.a.上班形象着装符合要求	10	定性					
	考核细则:着装不符合规定一次2分,迟到或早退一次扣2分,旷工半天扣5分							
	3.c.首问、首办负责制落实	10	定性					
	考核细则:符合管理规定要求,首问不负责扣2分,首次为病人办事不负责扣5分,服务不热情扣2分,与病人争吵扣5分,与病人打骂扣10分,医院点名批评扣10分							
4 团队管理 40 分	4.1 a.科室团结、窗口、工作区管理好	10	定性		10	8	6	
	4.1 b.积极参加医院科室相关会议	10	定性		迟到早退一次扣5分			
	4.2 a.岗位工作外愿意承担额外工作	10	定性		10	8	6	
	4.2 b.在收费室制度建设、人才培养作用	10	定性		10	8	6	
5 社会责任 10 分	5.2 财务数据保密安全工作	10	定性					
	考核细则:财务数据保密好,达不到要求保密不严一次扣5分,泄漏一次扣10分							
6 满意测评 60 分	6.1 门诊病人对收费室的满意度	30	定性		30	24	18	
	6.2 收费室人员对自己的满意度	20	定性		20	16	12	
	6.3 持续改进计划与实施	10	定性					
	扣罚细则:针对每月财务管理、费用报销、库存盘查、收费室、转款、存款等问题符合管理要求,每月有持续改进计划、事实、流程、措施、效果,少一个环节扣5分							
科室		本表定性指标满分	360 分	定性指标最后得分				

22.2 门诊部收费人员卓越绩效考评定量标准(表三)

一级指标 (分值)	权重 %	二级指标		三级指标		绩效考评 扣分细则	得分
		考评内容	分值	考评内容	分值		
1 **管理能力** **执行能力** **30分**	3	1.2 执行能力	30	a. 执行收费室规划,年度、月度、周工作计划,一项不符合扣分	10	执行收费室规划,年度、月度、周工作计划,少执行一项、次扣5分	
				b. 查对制度、熟练掌握岗位技能,一项、次不符合按规定扣分符合要求	20	查对制度、熟练掌握岗位技能满分,少一次查对扣5分,岗位技能不好扣10分	
2 **过程控制** **工作质量** **工作数量** **工作效率** **160分**	16	2.1 工作流程	10	a. 按照收费流程工作与操作,一项不符扣分	10	按照工作流程工作,不按流程工作一次项扣5分	
		2.2 工作数量	90	a. 个人当月收费总人次	50	个人当月收费总人次、急诊收费人次与去年同月比并达去年同月数量并依规定达增长幅度,降低1%扣5分。登统计差错一次扣5分。做假账一次扣20分	
				b. 急诊病人收费人次	20		
				d. 各种登统计完整没有差错,一项不符扣分	10		
				f. 实事求是、不做假、不做假账符合规定要求	10		
		2.3 工作质量	40	a. 收入现金与票据一致	20	收入现金与票据一致,不一致一次扣10分。收费账目交接规范并签字满分,不规范一次扣5分,不签字一次扣5分	
				e. 收费账目交接规范,并签字满分,不规范一次按规定扣分,不签字一次按规定扣分	20		
		2.4 工作效率	20	c. 按照规定时间存款,收、支报表正确、准确完整得满分,不按规定时间存款一次扣分,收、支报表不正确一次扣分	20	按照规定时间存款,收、支报表正确、准确完整得满分,不按规定时间存款一次扣10分,收、支报表不正确一次扣10分	
3 职业素质 **20分**	2	3 科研管理	20	b. 没有私自收费现象,一项不符扣分	20	没有私自收费得满分,发现一人次私自收费扣10分	
5 **社会责任** **30分**	3	5.1 社会责任	30	a. 按照规定参加公益活动,一项不符扣分	10	按照规定没有参加公益活动扣5分。便民服务、没有随意更换窗口满分,不符合要求一次扣5分	
				b. 便民服务、没有随意更换窗口符合要求	20		
7 **医院** **绩效结果** **400分**	40	7.1 收费 病人结果	170	a. 个人岗位收费总金额	150	达到去年同月水平并达到规定年度月度增长幅度指标,降低1%扣10分,增加1%奖5分	
				b. 全院当月病人收费总人数与上年度比较	20		
		7.2 收费室 质量结果	30	当月工作质量安全与上年度同月比较并且达到医院规定增长幅度	30	达到去年同月水平并达到规定年度月度增长幅度指标,降低1%扣10分,增加1%奖5分	
		7.3 医院 财务结果	200	当月医疗利润收入与上年度同月比较并且达到医院规定增长幅度	200	达到去年同月水平并达到规定年度月度增长幅度指标,降低1%扣10分,增加1%奖5分	
科室		本表定量指标满分			**640分**	**定量指标合计得分**	

23.门诊部挂号班护士卓越绩效考评标准(表一)

一级指标 (分值)	权重 %	二级指标		三级指标		得分	考核 方式
		考评内容	分值	绩效考评扣分细则	分值		
1 管理能力 执行能力 70分	7	1.1管理能力 执行能力	40	a.管理与工作能力、服务理念	20		定性
				b.各项规章制度执行能力	20		定性
		1.2工作计划 技能娴熟	30	a.执行挂号室规划,年度、月度工作计划	10		定量
				b.查对制度、熟练掌握岗位技能	20		定量
2 过程控制 工作质量 工作数量 工作效率 350分	35	2.1 工作流程	30	a.门诊病员应先挂号后诊病	10		定量
				b.工作主动性、积极性、责任心	20		定性
		2.2 工作数量	120	a.个人当月挂号总人次	50		定量
				b.个人急诊病人挂号总人次	20		定量
				c.严格执行物价局规定收费标准	10		定性
				d.各种登统计完整没有差错	10		定量
				e.遵守领导纪律、职责履行	20		定性
				f.实事求是、不做假、不做假账	10		定量
		2.3 工作质量	120	a.收入现金与票据一致	20		定量
				b.按照标准收费、合理规范	20		定性
				c.收费数据、金额正确、准确	20		定性
				d.挂号室人员工作质量符合要求	20		定性
				e.挂号账目交接规范并签字	20		定量
				f.服从主任领导与上级职称人员管理	20		定性
		2.4 工作效率	80	a.付现金收费微笑服务没有差错	20		定性
				b.按照规定时间提前10分钟到岗	20		定性
				c.按规定时间存款收支报表准确	20		定量
				d.按照规定时间提供绩效考核数据	20		定性
3 职业素质 40分	4	职业素质 首问负责	40	a.上班形象、着装符合要求	10		定性
				b.没有私自收费现象	20		定量
				c.首问、首办负责制落实	10		定性
4 团队管理 40分	4	4.1 团队精神	20	a.科室团结、窗口、工作区管理好	10		定性
				b.积极参加医院科室相关会议	10		定性
		4.2 学科建设	20	a.岗位工作外愿意承担额外工作	10		定性
				b.在挂号室制度建设、人才培养作用	10		定性
5 社会责任 40分	4	5.1 社会责任	30	a.按照规定参加公益活动	10		定量
				b.便民服务、没有随意更换窗口	20		定量
		5.2安全工作	10	各种单据、必须先收款再盖章	10		定性
6 满意测评 60分	6	6.1满意度	30	门诊病人对挂号室的满意度	30		定性
		6.2满意度	20	挂号室人员对自己的满意度	20		定性
		6.3持续改进	10	持续改进计划与实施	10		定性
7 医院 绩效结果 400分	40	7.1 挂号结果	170	a.当月本人岗位挂号总人数	130		定量
				b.全院当月挂号病人总数与上年度比	40		定量
		7.2质量结果	30	当月收费室质量安全达到要求	30		定量
		7.3财务结果	200	当月医疗利润收入较上年度增加	200		定量
被考评者		绩效考评标准分		1000分	最后定量和定性指标总得分		

23.1门诊部挂号班护士卓越绩效考评定性标准(表二)

被考评者姓名		岗位				部门			
一级指标	三级定性指标内容测评		本项满分	测评方式	卓越	优秀	良好	一般	得分
1 领导能力 40分	1.1 a.管理能力、服务理念		20	定性		20	16	12	
	1.2 b.各项规章制度执行能力		20	定性		20	16	12	
2 过程控制 工作质量 工作数量 工作效率 190分	2.1 b.工作主动性、积极性、责任心		20	定性					
	考核细则:工作不主动扣3分,工作不积极扣2分,责任心不强影响工作扣5分								
	2.2 c.严格执行物价局规定收费标准		10	定性					
	考核细则:严格执行收费标准,不允许多收、少收、乱收费,差错一次扣10分								
	2.2 e.遵守领导纪律、职责履行		20	定性					
	扣罚细则:上班不接收快递包裹,发现接收一次扣5分。上班时带熟人检查、看病一次扣5分。上班干私活吃零食一次扣5分。进入工作间工作岗位关手机,一次不关扣5分。上班上网、玩手机微信、查无关资料、打游戏发现一次扣10分。上班相互闲扯一次扣5分。坚守岗位不串岗,不脱岗,串岗一次扣2分,脱岗一次扣10分								
	2.3 b.按照标准收费、合理规范		20	定性					
	考核细则:不按照标准少收费一人次扣5分,多收费一人次扣10分								
	2.3 c.收费数据、金额正确、准确		20	定性					
	考核细则:收费数据、金额正确、准确符合要求,不符合要求一项、次扣10分								
	2.3 d.挂号室人员工作质量符合要求		20	定性					
	考核细则:达到去年同月水平并达医院规定指标得满分,降低1%加5分								
	2.3 f.服从主任领导与上级职称管理		20	定性	一次不服从扣5分				
	2.4 a.收费微笑服务、没有差错		20	定性					
	考核细则:付现金收费微笑服务没有差错,差错一项、次扣5分								
	2.4 b.按照规定时间提前10分钟到岗		20	定性	迟到10分钟扣5分				
	2.4 d.按规定时间提供绩效考核数据		20	定性	报数据推迟半天扣5分				
3 职业素质 20分	3.a.上班形象着装符合要求		10	定性					
	考核细则:着装不符合规定一次5分,迟到或早退一次扣5分,旷工半天扣10分								
	3.c.首问、首办负责制落实		10	定性					
	考核细则:符合管理规定要求,首问不负责扣5分,首次为病人办事不负责扣5分,服务不热情扣5分,与病人争吵扣5分,与病人打骂扣10分,医院点名批评扣10分								
4 团队管理 40分	4.1 a.科室团结、窗口、工作区管理好		10	定性		10	8	6	
	4.1 b.积极参加医院科室相关会议		10	定性	迟到早退一次扣5分				
	4.2 a.岗位工作外愿意承担额外工作		10	定性		10	8	6	
	4.2 b.在挂号室制度建设、人才培养作用		10	定性		10	8	6	
5 社会责任 10分	5.2各种单据、必须先收款再盖章		10	定性					
	考核细则:各种单据、必须先收款再盖章符合要求,违规、差错一项、次扣10分								
6 满意测评 60分	6.1门诊病人对挂号室的满意度		30	定性		30	24	18	
	6.2挂号室人员对自己的满意度		20	定性		20	16	12	
	6.3持续改进计划与实施		10	定性					
	扣罚细则:针对每月挂号管理、费用报销、库存盘查、收费室、转款、存款等问题符合规定的要求,每月有持续改进计划、事实、流程、措施、效果,少一个环节扣5分								
科室		本表定性指标满分	360分	定性指标最后得分					

23.2 门诊部挂号班护士卓越绩效考评定量标准(表三)

一级指标 (分值)	权重 %	二级指标		三级指标		绩效考评 扣分细则	得分
		考评内容	分值	考评内容	分值		
1 管理能力 执行能力 30分	3	1.2 执行能力	30	a.执行挂号室规划、年度、月度、周工作计划,一项不符合扣分	10	执行挂号室规划,年度、月度、周工作计划,少执行一项、次扣5分	
				b.查对制度、熟练掌握岗位技能,一项、次不符合要求按规定扣分	20	查对制度、熟练掌握岗位技能满分,少一次查对扣5分,岗位技能不好扣10分	
2 过程控制 工作质量 工作数量 工作效率 160分	16	2.1 工作流程	10	a.门诊病员应先挂号后诊病,一项、次不符扣分	10	门诊病员应先挂号后诊病,不按流程一次项扣5分	
		2.2 工作数量	90	a.个人当月挂号总人次	50	个人当月挂号总人次、急诊挂号人次与去年同月比并达去年同月数量并依规定达增长幅度,降低1%扣5分。登统计差错一次扣5分。做假账一次扣20分	
				b.急诊病人挂号人次	20		
				d.各种登统计完整没有差错,一项不符扣分	10		
				f.实事求是、不做假,不做假账符合规定要求	10		
		2.3 工作质量	40	a.收入现金与票据一致	20	收入现金与票据一致,不一致一次扣10分。挂号账目交接规范并签字满分,不规范一次扣5分,不签字一次扣5分	
				e.收费账目交接规范,并签字满分,不规范一次按规定扣分,不签字一次按规定扣分	20		
		2.4 工作效率	20	c.按照规定时间存款,收、支报表正确、准确完整得满分,不按规定时间存款一次扣分,收、支报表不正确一次扣分	20	按照规定时间存款,收、支报表正确、准确完整得满分,不按规定时间存款一次扣10分,收、支报表不正确一次扣10分	
3 职业素质 20分	2	3 科研管理	20	b.没有私自收费现象,一项不符扣分	20	没有私自收费得满分,发现一人次私自收费扣10分	
5 社会责任 30分	3	5.1 社会责任	30	a.按照规定参加公益活动,一项不符扣分	10	按照规定没有参加公益活动扣5分。便民服务、没有随意更换窗口满分,不符合要求一次扣5分	
				b.便民服务、没有随意更换窗口符合规定要求	20		
7 医院 绩效结果 400分	40	7.1 医院 挂号结果	170	a.当月个人挂号总人数	130	达到去年同月水平并达到规定年度月度增长幅度指标,降低1%扣10分增加1%奖5分	
				b.当月医院病人挂号总人数与上年度同月比较	40		
		7.2 挂号室 质量结果	30	当月工作质量安全与上年度同月比较并且达到医院规定增长幅度	30	达到去年同月水平并达到规定年度月度增长幅度指标,降低1%扣10分增加1%奖5分	
		7.3 医院 财务结果	200	当月医疗利润收入与上年度同月比较并且达到医院规定增长幅度	200	达到去年同月水平并达到规定年度月度增长幅度指标,降低1%扣10分增加1%奖5分	
科室				本表定量指标满分	640分	定量指标合计得分	

24.门诊部挂号员卓越绩效考评标准(表一)

一级指标 (分值)	权重 %	二级指标		三级指标		得分	考核 方式
		考评内容	分值	绩效考评扣分细则	分值		
1 **管理能力** **执行能力** **70分**	7	1.1 管理能力 执行能力	40	a.管理与工作能力、服务理念	20		定性
				b.各项规章制度执行能力	20		定性
		1.2 工作计划 技能娴熟	30	a.执行挂号室规划年度月度工作计划	10		定量
				b.查对制度、熟练掌握岗位技能	20		定量
2 **过程控制** **工作质量** **工作数量** **工作效率** **350分**	35	2.1 工作流程	30	a.执行挂号室规划年度月度工作计划	10		定量
				b.查对制度、熟练掌握岗位技能	20		定性
		2.2 工作数量	120	a.个人当月挂号总人次	50		定量
				b.个人急诊病人挂号总人次	20		定量
				c.严格执行物价局规定收费标准	10		定性
				d.各种登统计完整没有差错	10		定量
				e.遵守领导纪律、职责履行	20		定性
				f.实事求是、不做假、不做假账	10		定量
		2.3 工作质量	120	a.收入现金与票据一致	20		定量
				b.按照标准收费、合理规范	20		定性
				c.收费数据、金额正确、准确	20		定性
				d.严禁背后议论领导长短	20		定性
				e.挂号账目交接规范并签字	20		定量
				f.服从班长领导与上级职称人员管理	20		定性
		2.4 工作效率	80	a.付现金收费微笑服务没有差错	20		定性
				b.按照规定时间提前10分钟到岗	20		定性
				c.按规定时间存款收支报表准确	20		定量
				d.按照规定时间提供绩效考核数据	20		定性
3 **职业素质** **40分**	4	职业素质 首问负责	40	a.上班形象、着装符合要求	10		定性
				b.没有私自收费现象	20		定量
				c.首问、首办负责制落实	10		定性
4 **团队管理** **40分**	4	4.1 团队精神	20	a.科室团结、窗口、工作区管理好	10		定性
				b.积极参加医院科室相关会议	10		定性
		4.2 学科建设	20	a.岗位工作外愿意承担额外工作	10		定性
				b.团队精神、和睦工作、任劳任怨	10		定性
5 **社会责任** **40分**	4	5.1 社会责任	30	a.按照规定参加公益活动	10		定量
				b.便民服务、没有随意更换窗口	20		定量
		5.2 安全工作	10	各种单据、必须先收款再盖章	10		定性
6 **满意测评** **60分**	6	6.1 满意度	30	门诊病人对挂号室的满意度	30		定性
		6.2 满意度	20	挂号室人员对自己的满意度	20		定性
		6.3 持续改进	10	持续改进计划与实施	10		定性
7 **医院** **绩效结果** **400分**	40	7.1 挂号结果	170	a.当月本人岗位挂号总人数	130		定量
				b.全院当月挂号病人总数与上年度比	40		定量
		7.2 质量结果	30	当月收费室质量安全达到要求	30		定量
		7.3 财务结果	200	当月医疗利润收入较上年度增加	200		定量
被考评者		绩效考评标准分		**1000分**	最后定量和定性指标总得分		

24.1门诊部挂号员卓越绩效考评定性标准(表二)

被考评者姓名		岗位				部门			

一级指标	三级定性指标内容测评	本项满分	测评方式	卓越	优秀	良好	一般	得分
1 领导能力 40分	1.1 a. 管理能力、服务理念	20	定性		20	16	12	
	1.2 b. 各项规章制度执行能力	20	定性		20	16	12	
2 过程控制 工作质量 工作数量 工作效率 190分	2.1 b. 工作主动性、积极性、责任心	20	定性					
	考核细则：工作不主动扣3分,工作不积极扣2分,责任心不强影响工作扣5分							
	2.2 c. 严格执行物价局规定收费标准	10	定性					
	考核细则：严格执行收费标准,不允许多收、少收、乱收费,差错一次扣10分							
	2.2 e. 遵守领导纪律、职责履行	20	定性					
	扣罚细则：上班不接收快递包裹,发现接收一次扣5分。上班时带熟人检查、看病一次扣5分。上班干私活吃零食一次扣5分。进入工作间工作岗位关手机,一次不关扣5分。上班上网、玩手机微信、查无关资料、打游戏发现一次扣10分。上班相互闲扯一次扣5分。坚守岗位不串岗、不脱岗,串岗一次扣2分,脱岗一次扣10分							
	2.3 b. 按照标准收费、合理规范	20	定性					
	考核细则：不按照标准少收费一人次扣5分,多收费一人次扣10分							
	2.3 c. 收费数据、金额正确、准确	20	定性					
	考核细则：收费数据、金额正确、准确符合要求,不符合要求一项、次扣10分							
	2.3 d. 严禁背后议论领导长短	20	定性					
	考核细则：符合医院、科室的业务与技术和管理的标准相关要求,违规一项、次10分							
	2.3 f. 服从班长领导与上级职称管理	20	定性		一次不服从扣5分			
	2.4 a. 收费微笑服务、没有差错	20	定性					
	考核细则：付现金收费微笑服务没有差错,差错一项、次扣5分							
	2.4 b. 按照规定时间提前10分钟到岗	20	定性		迟到10分钟扣5分			
	2.4 d. 按规定时间提供绩效考核数据	20	定性		报数据推迟半天扣5分			
3 职业素质 20分	3. a. 上班形象着装符合要求	10	定性					
	考核细则：着装不符合规定一次5分,迟到或早退一次扣5分,旷工半天扣10分							
	3. c. 首问、首办负责制落实	10	定性					
	考核细则：符合管理要求,首问不负责扣5分,首次为病人办事不负责扣5分,服务不热情扣5分,与病人争吵扣5分,与病人打骂扣20分,医院点名批评扣20分							
4 团队管理 40分	4.1 a. 科室团结、窗口、工作区管理好	10	定性		10	8	6	
	4.1 b. 积极参加医院科室相关会议	10	定性		迟到早退一次扣5分			
	4.2 a. 岗位工作外愿意承担额外工作	10	定性		10	8	6	
	4.2 b. 团队精神、和睦工作、任劳任怨	10	定性		10	8	6	
5 社会责任 10分	5.2 各种单据、必须先收款再盖章	10	定性					
	考核细则：各种单据、必须先收款再盖章符合要求,违规、差错一项、次扣10分							
6 满意测评 60分	6.1 门诊病人对收费室的满意度	30	定性		30	24	18	
	6.2 收费室人员对自己的满意度	20	定性		20	16	12	
	6.3 持续改进计划与实施	10	定性					
	扣罚细则：针对每月财务管理、费用报销、库存盘查、收费室、转款、存款等问题符合管理要求每月有持续改进计划、事实、流程、措施、效果;少一个环节扣5分							
科室		本表定性指标满分	**360分**	定性指标最后得分				

24.2 门诊部挂号员卓越绩效考评定量标准(表三)

一级指标 (分值)	权重 %	二级指标		三级指标		绩效考评 扣分细则	得分
		考评内容	分值	考评内容	分值		
1 管理能力 执行能力 30分	3	1.2 执行能力	30	a.执行挂号室规划,年度、月度、周工作计划,一项不符合扣分	10	执行挂号室规划,年度、月度、周工作计划,少执行一项、次扣5分	
				b.查对制度、熟练掌握岗位技能,一项不符合按规定要求扣分	20	查对制度、熟练掌握岗位技能满分,少一次查对扣5分,岗位技能不好扣10分	
2 过程控制 工作质量 工作数量 工作效率 160分	16	2.1 工作流程	10	a.门诊病员应先挂号后诊病,一项不符扣分	10	门诊病员应先挂号后诊病,不按流程一次项扣5分	
		2.2 工作数量	90	a.个人当月挂号总人次	50	个人当月挂号总人次、急诊挂号人次与去年同月比并达去年同月数量并依规定达增长幅度,降低1%扣5分。登统计差错一次扣5分。做假账一次扣20分	
				b.急诊病人挂号人次	20		
				d.各种登统计完整没有差错,一项不符扣分	10		
				f.实事求是、不做假、不做假账符合规定要求	10		
		2.3 工作质量	40	a.收入现金与票据一致	20	收入现金与票据一致,不一致一次扣10分。挂号账目交接规范并签字满分,不规范一次扣5分,不签字一次扣5分	
				e.收费账目交接规范,并签字满分,不规范一次按规定扣分,不签字一次按规定扣分	20		
		2.4 工作效率	20	c.按照规定时间存款,收、支报表正确、准确完整得满分,不按规定时间存款一次扣分,收、支报表不正确一次扣分	20	按照规定时间存款,收、支报表正确、准确完整得满分,不按规定时间存款一次扣10分,收、支报表不正确一次扣10分	
3 职业素质 20分	2	3 科研管理	20	b.没有私自收费现象,一项不符扣分	20	没有私自收费得满分,发现一人次私自收费扣10分	
5 社会责任 30分	3	5.1 社会责任	30	a.按照规定参加公益活动,一项不符扣分	10	按照规定没有参加公益活动扣5分。便民服务、没有随意更换窗口满分,不符合要求一次扣5分	
				b.便民服务、没有随意更换窗口,不符合扣分	20		
7 医院 绩效结果 400分	40	7.1 医院 挂号结果	170	a.当月个人挂号总人数	130	达到去年同月水平并达到规定年度月度增长幅度指标,降低1%扣10分增加1%奖5分	
				b.当月医院病人挂号总人数与上年度同月比较	40		
		7.2 挂号室 质量结果	30	当月工作质量安全与上年度同月比较并且达到医院规定增长幅度	30	达到去年同月水平并达到规定年度月度增长幅度指标,降低1%扣10分增加1%奖5分	
		7.3 医院 财务结果	200	当月医疗利润收入与上年度同月比较并且达到医院规定增长幅度	200	达到去年同月水平并达到规定年度月度增长幅度指标,降低1%扣10分增加1%奖5分	
科室				本表定量指标满分	640分	定量指标合计得分	

25.门诊部候诊班护士卓越绩效考评标准(表一)

一级指标 (分值)	权重 %	二级指标		三级指标		得分	考核 方式
		考评内容	分值	绩效考评扣分细则	分值		
1 管理能力 执行能力 70分	7	1.1管理能力 执行能力	40	a.管理与工作能力、服务理念	20		定性
				b.各项规章制度执行能力	20		定性
		1.2工作计划 技能娴熟	30	a.执行候诊室规划、年度、月度工作计划	10		定量
				b.查对制度、熟练掌握岗位技能	20		定量
2 过程控制 工作质量 工作数量 工作效率 350分	35	2.1 工作流程	30	a.对患者热情接待耐心解释提供帮助	10		定量
				b.工作主动性、积极性、责任心	20		定性
		2.2 工作数量	120	a.解答患者提出的各种疑问	50		定量
				b.宣传卫生常识、维持就诊秩序	20		定量
				c.提前十五分钟上岗,做好准备工作	10		定性
				d.各种登统计完整没有差错	10		定量
				e.遵守领导纪律、职责履行	20		定性
				f.实事求是、不做假、不做假账	10		定量
		2.3 工作质量	120	a.对危重病人服务周到齐全	20		定量
				b.疾病轻、重、缓、急挂号	20		定性
				c.免费开水、座椅等服务实施齐备	20		定性
				d.严禁背后议论领导长短	20		定性
				e.巡视门诊,引导患者候诊、检查	20		定量
				f.服从主任领导上级职称人员管理	20		定性
		2.4 工作效率	80	a.热情礼貌、做好解释工作	20		定性
				b.按照规定时间提前15分钟到岗	20		定性
				c.利用空隙时间做好健康宣教	20		定量
				d.按照规定时间提供绩效考核数据	20		定性
3 职业素质 40分	4	职业素质 首问负责	40	a.上班形象、着装符合要求	10		定性
				b.没有私自收费现象	20		定量
				c.候诊工作人员必须佩戴胸卡	10		定性
4 团队管理 40分	4	4.1 团队精神	20	a.科室团结、窗口、工作区管理好	10		定性
				b.积极参加医院科室相关会议	10		定性
		4.2 学科建设	20	a.岗位工作外愿意承担额外工作	10		定性
				b.团队精神、和睦工作、任劳任怨	10		定性
5 社会责任 40分	4	5.1 社会责任	30	a.按照规定参加公益活动	10		定量
				b.便民服务、没有随意更换窗口	20		定量
		5.2安全工作	10	老弱、病、残、孕妇、军人优先安排	10		定性
6 满意测评 60分	6	6.1满意度	30	门诊病人对候诊室的满意度	30		定性
		6.2满意度	20	候诊室人员对自己的满意度	20		定性
		6.3持续改进	10	持续改进计划与实施	10		定性
7 医院 绩效结果 400分	40	7.1 病人结果	120	a.全院当月门诊就诊病人量	30		定量
				b.全院当月住院病人出院量	90		定量
		7.2质量结果	30	当月医院质量安全达到要求	30		定量
		7.3财务结果	250	当月医疗利润收入较上年度增加	250		定量
被考评者		绩效考评标准分		1000分	最后定量和定性指标总得分		

25.1门诊部候诊班护士卓越绩效考评定性标准(表二)

被考评者姓名		岗位				部门			
一级指标	三级定性指标内容测评	本项满分	测评方式	卓越	优秀	良好	一般	得分
1 领导能力 40分	1.1 a.管理能力、服务理念	20	定性		20	16	12	
	1.2 b.各项规章制度执行能力	20	定性		20	16	12	
2 过程控制 工作质量 工作数量 工作效率 190分	2.1 b.工作主动性、积极性、责任心	20	定性					
	考核细则:工作不主动扣3分,工作不积极扣2分,责任心不强影响工作扣5分							
	2.2 c.提前15分钟上岗做好准备	10	定性					
	考核细则:提前十五分钟上岗,做好候诊室各种准备工作,一项准备不好扣10分							
	2.2 e.遵守领导纪律、职责履行	20	定性					
	扣罚细则:上班不接收快递包裹,发现接收一次扣5分。上班时带熟人检查、看病一次扣5分。上班干私活吃零食一次扣5分。进入工作间工作岗位关手机,一次不关扣5分。上班上网、玩手机微信、查无关资料、打游戏发现一次扣10分。上班相互闲扯一次扣5分。坚守岗位不串岗,不脱岗,串岗一次扣2分,脱岗一次扣10分							
	2.3 b.按疾病轻、重、缓、急挂号	20	定性					
	考核细则:按疾病轻、重、缓、急及病种有序地排号分诊,不符合流程扣10分							
	2.3 c.免费开水、座椅等服务实施齐备	20	定性					
	考核细则:免费开水、座椅等服务实施齐备,不符合要求一项、次扣10分							
	2.3 d.严禁背后议论领导长短	20	定性					
	考核细则:符合医院、科室的业务与技术和管理的标准相关要求,违规一项、次10分							
	2.3 f.服从主任领导与上级职称管理	20	定性		一次不服从扣5分			
	2.4 a.热情礼貌、做好解释工作	20	定性					
	考核细则:热情礼貌、主动服务,做好解释工作,差错一项、次扣5分							
	2.4 b.按照规定时间提前10分钟到岗	20	定性		迟到10分钟扣5分			
	2.4 d.按规定时间提供绩效考核数据	20	定性		报数据推迟半天扣5分			
3 职业素质 20分	3.a.上班形象着装符合要求	10	定性					
	考核细则:着装不符合规定一次5分,迟到或早退一次扣5分,旷工半天扣10分							
	3.c.候诊工作人员必须佩戴胸卡	10	定性					
	考核细则:咨询、候诊工作人员必须佩戴胸卡,做到仪表端庄,衣着整洁,必须准时上下岗,不脱岗,不闲谈,不准看任何书籍符合要求,一项、次不符合要求扣10分							
4 团队管理 40分	4.1 a.科室团结、窗口、工作区管理好	10	定性		10	8	6	
	4.1 b.积极参加医院科室相关会议	10	定性		迟到早退一次扣5分			
	4.2 a.岗位工作外愿意承担额外工作	10	定性		10	8	6	
	4.2 b.团队精神、和睦工作、任劳任怨	10	定性		10	8	6	
5 社会责任 10分	5.2 老弱病、残、孕妇、军人优先安排	10	定性					
	考核细则:老、弱、病、残、孕妇、军人优先安排,一项、次不符合要求扣5分							
6 满意测评 60分	6.1 门诊病人对候诊室的满意度	30	定性		30	24	18	
	6.2 候诊室人员对自己的满意度	20	定性		20	16	12	
	6.3 持续改进计划与实施	10	定性					
	扣罚细则:针对每月候诊管理、费用报销、库存盘查、收费室、转款、存款等问题符合规定的要求每月有持续改进计划、事实、流程、措施、效果,少一个环节扣5分							
科室		**本表定性指标满分**	**360分**	**定性指标最后得分**				

25.2 门诊部候诊班护士卓越绩效考评定量标准(表三)

一级指标 (分值)	权重 %	二级指标		三级指标		绩效考评 扣分细则	得分
		考评内容	分值	考评内容	分值		
1 管理能力 执行能力 **30分**	3	1.2 执行能力	30	a.执行候诊室规划,年度、月度、周工作计划,一项、次不符合扣分	10	执行候诊室规划,年度、月度、周工作计划,少执行一项、次扣5分	
				b.查对制度、熟练掌握岗位技能,一项、次不符合要求按规定扣分	20	查对制度、熟练掌握岗位技能满分,少一次查对扣5分,岗位技能不好扣10分	
2 过程控制 工作质量 工作数量 工作效率 **160分**	16	2.1 工作流程	10	a.对患者热情接待耐心解释提供帮助	10	对患者热情接待耐心解释提供帮助,不符要求扣5分	
		2.2 工作数量	90	a.解答患者的各种疑问	50	解答患者提出的各种疑问,一次解释不到位扣5分;宣传卫生常识、维持就诊秩序,一项、次不符合要求扣10分。候诊登统计差错一次扣5分做假账一次扣20分;不实事求是、不做假账一次扣20分	
				b.宣传卫生常识、维持就诊秩序符合要求	20		
				d.各种登统计完整没有差错,一项不符合扣分	10		
				f.实事求是、不做假账,一项、次不符合要求按照规定扣分符合规定要求	10		
		2.3 工作质量	40	a.对危重病人服务周到齐全,一项不符扣分	20	对危重病人服务周到齐全,一次不周到扣10分。巡视门诊,引导患者候诊、检查。一次不符合要求扣5分	
				e.巡视门诊,引导患者候诊检查符合规定要求	20		
		2.4 工作效率	20	c.利用空隙时间做好健康宣教,一项、次不符合医院管理标准要求按照规定扣分符合规定要求	20	利用空隙时间做好健康宣教,不利用空隙时间做好健康宣教,一项、次不符合要求扣10分	
3职业素质 **20分**	2	3 科研管理	20	b.没有私自收费现象,一项不符合扣分	20	没有私自收费得满分,发现一人次私自收费扣10分	
5 社会责任 **30分**	3	5.1 社会责任	30	a.按照规定参加公益活动,一项不符合扣分	10	按照规定没有参加公益活动扣5分。便民服务、没有随意更换窗口满分,不符合要求一次扣5分	
				b.便民服务、没有随意更换窗口符合规定要求	20		
7 医院 绩效结果 **400分**	40	7.1 医院 挂号结果	120	a.当月门诊就诊病人量	30	达到去年同月水平并达到规定年度月度增长幅度指标,降低1%扣10分,增加1%奖5分	
				b.当月住院病人出院总数量与上年度同月比较	90		
		7.2 挂号室 质量结果	30	当月医疗质量安全达到上年度同月水平并达到医院规定的增长幅度	30	达到去年同月水平并达到规定年度月度增长幅度指标,降低1%扣10分,增加1%奖5分	
		7.3 医院 财务结果	250	当月医疗收入利润达到上年度同月水平并达到医院规定的增长幅度	250	达到去年同月水平并达到规定年度月度增长幅度指标,降低1%扣10分,增加1%奖5分	
科室				本表定量指标满分	640分	定量指标合计得分	

26.门诊部导医人员卓越绩效考评标准(表一)

一级指标 (分值)	权重 %	二级指标		三级指标		得分	考核 方式
		考评内容	分值	绩效考评扣分细则	分值		
1 管理能力 执行能力 70分	7	1.1 管理能力 执行能力	40	a.管理与工作能力、服务理念	20		定性
				b.各项规章制度执行能力	20		定性
		1.2 工作计划 技能娴熟	30	a.执行门诊部规划、年度、月度工作计划	10		定量
				b.查对制度、熟练掌握岗位技能	20		定量
2 过程控制 工作质量 工作数量 工作效率 350分	35	2.1 工作流程	30	a.对患者热情接待耐心解释提供帮助	10		定量
				b.工作主动性、积极性、责任心	20		定性
		2.2 工作数量	120	a.解答患者提出的各种疑问	50		定量
				b.宣传卫生常识、维持就诊秩序	20		定量
				c.提前十五分钟上岗,做好准备工作	10		定性
				d.各种登统计完整没有差错	10		定量
				e.遵守领导纪律、职责履行	20		定性
				f.严禁背后议论领导长短	10		定量
		2.3 工作质量	120	a.对危重病人服务周到齐全	20		定量
				b.疾病轻、重、缓、急挂号	20		定性
				c.免费开水、座椅等服务设施齐备	20		定性
				d.严禁背后议论领导长短	20		定量
				e.巡视门诊,引导患者候诊、检查	20		定量
				f.服从主任领导上级职称人员管理	20		定性
		2.4 工作效率	80	a.热情礼貌、做好解释工作	20		定性
				b.按照规定时间提前15分钟到岗	20		定性
				c.利用空隙时间做好健康宣教	20		定量
				d.按照规定时间提供绩效考核数据	20		定性
3 职业素质 40分	4	职业素质 首问负责	40	a.上班形象、着装符合要求	10		定性
				b.严禁传播医院不利信息	20		定量
				c.导医人员必须佩戴胸卡	10		定性
4 团队管理 40分	4	4.1 团队精神	20	a.科室团结、窗口、工作区管理好	10		定性
				b.积极参加医院科室相关会议	10		定性
		4.2 学科建设	20	a.岗位工作外愿意承担额外工作	10		定性
				b.团队精神、和睦工作、任劳任怨	10		定性
5 社会责任 40分	4	5.1 社会责任	30	a.按照规定参加公益活动	10		定量
				b.便民服务、没有随意更换窗口	20		定量
		5.2 安全工作	10	老弱、病、残、孕妇、军人优先安排	10		定性
6 满意测评 60分	6	6.1 满意度	30	门诊就诊病人对导医的满意度	30		定性
		6.2 满意度	20	门诊部人员对自己的满意度	20		定性
		6.3 持续改进	10	持续改进计划与实施	10		定性
7 医院 绩效结果 400分	40	7.1 病人结果	120	a.全院当月门诊就诊病人量	30		定量
				b.全院当月住院病人出院量	90		定量
		7.2 质量结果	30	当月医院质量安全达到要求	30		定量
		7.3 财务结果	250	当月医疗利润收入较上年度增加	250		定量
被考评者		绩效考评标准分		**1000分**	最后定量和定性指标总得分		

26.1门诊部导医人员卓越绩效考评定性标准(表二)

被考评者姓名		岗位			部门				
一级指标	三级定性指标内容测评	本项满分	测评方式	卓越	优秀	良好	一般	得分
1 领导能力 40分	1.1 a.管理能力、服务理念	20	定性		20	16	12	
	1.2 b.各项规章制度执行能力	20	定性		20	16	12	
2 过程控制 工作质量 工作数量 工作效率 190分	2.1 b.工作主动性、积极性、责任心	20	定性					
	考核细则:工作不主动扣3分,工作不积极扣2分,责任心不强影响工作扣5分							
	2.2 c.提前15分钟上岗做好准备	10	定性					
	考核细则:提前15分钟上岗,做好候诊室各种准备工作,一项准备不好扣10分							
	2.2 e.遵守领导纪律、职责履行	20	定性					
	扣罚细则:上班不接收快递包裹,发现接收一次扣5分。上班时带熟人检查、看病一次扣5分。上班干私活吃零食一次扣5分。进入工作间工作岗位关手机,一次不关扣5分。上班上网、玩手机微信、查无关资料、打游戏发现一次扣10分。上班相互闲扯一次扣5分。坚守岗位不串岗、不脱岗,串岗一次扣2分、脱岗一次扣10分							
	2.3 b.按疾病轻、重、缓、急挂号	20	定性					
	考核细则:按疾病轻、重、缓、急及病种有序地排号分诊,不符合流程扣10分							
	2.3 c.免费开水、座椅等服务实施齐备	20	定性					
	考核细则:免费开水、座椅等服务实施齐备,不符合要求一项、次扣10分							
	2.3 d.严禁背后议论领导长短	20	定性					
	考核细则:符合医院、科室的业务与技术和管理的标准相关要求,违规一项、次10分							
	2.3 f.服从主任领导与上级职称管理	20	定性		一次不服从扣5分				
	2.4 a.热情礼貌,做好解释工作	20	定性					
	考核细则:热情礼貌、主动服务,做好解释工作,差错一项、次扣5分							
	2.4 b.按照规定时间提前10分钟到岗	20	定性		迟到10分钟扣5分				
	2.4 d.按规定时间提供绩效考核数据	20	定性		报数据推迟半天扣5分				
3 职业素质 20分	3.a.上班形象着装符合要求	10	定性					
	考核细则:着装不符合规定一次5分,迟到或早退一次扣5分,旷工半天扣10分							
	3.c.导医工作人员必须佩戴胸卡	10	定性					
	考核细则:咨询、导医工作人员必须佩戴胸卡,做到仪表端庄,衣着整洁,必须准时上下岗,不脱岗,不闲谈,不准看任何书籍符合要求,一项、次不符合要求扣10分							
4 团队管理 40分	4.1 a.科室团结、窗口、工作区管理好	10	定性		10	8	6	
	4.1 b.积极参加医院科室相关会议	10	定性		迟到早退一次扣5分				
	4.2 a.岗位工作外愿意承担额外工作	10	定性		10	8	6	
	4.2 b.团队精神、和睦工作、任劳任怨	10	定性		10	8	6	
5 社会责任 10分	5.2 老弱病、残、孕妇、军人优先安排	10	定性					
	考核细则:老、弱、病、残、孕妇、军人优先安排,一项、次不符合要求扣5分							
6 满意测评 60分	6.1 门诊就诊病人对导医的满意度	30	定性		30	24	18	
	6.2 门诊部人员对自己的满意度	20	定性		20	16	12	
	6.3 持续改进计划与实施	10	定性					
	扣罚细则:针对每月门诊导医、服务态度、病人满意、服务设施等问题符合医院管理规定的要求,每月有持续改进计划、事实、流程、措施、效果,少一个环节扣5分							
科室		本表定性指标满分	360分	定性指标最后得分				

26.2 门诊部导医人员卓越绩效考评定量标准(表三)

一级指标 (分值)	权重 %	二级指标 考评内容	分值	三级指标 考评内容	分值	绩效考评 扣分细则	得分
1 管理能力 执行能力 30分	3	1.2 执行能力	30	a.执行门诊部规划及年度、月度、周工作计划,一项不符合扣分	10	执行门诊部规划,年度、月度、周工作计划,少执行一项、次扣5分	
				b.查对制度、熟练掌握岗位技能,一项不符合医院管理要求扣分	20	查对制度、熟练掌握岗位技能满分,少一次查对扣5分,岗位技能不好扣10分	
2 过程控制 工作质量 工作数量 工作效率 160分	16	2.1 工作流程	10	a.对患者热情接待耐心解释提供帮助	10	对患者热情接待耐心解释提供帮助,不符要求扣5分	
		2.2 工作数量	90	a.解答患者的各种疑问	50	解答患者提出的各种疑问,一次解释不到位扣5分;宣传卫生常识、维持就诊秩序,一项、次不符合要求扣10分。候诊登统计差错一次扣5分做假账一次扣20分;严禁背后议论领导长短,违规扣10分	
				b.宣传卫生常识、维持就诊秩序符合规定要求	20		
				d.各种登统计完整没有差错,一项不符合扣分	10		
				f.严格背后议论领导长短,一项、次不符合医院管理规定要求扣分	10		
		2.3 工作质量	40	a.对危重病人服务周到齐全符合规定要求	20	对危重病人服务周到齐全,一次不周到扣10分。巡视门诊,引导患者候诊、检查。一次不符合要求扣5分	
				e.巡视门诊,引导患者候诊检查符合规定要求	20		
		2.4 工作效率	20	c.利用空隙时间做好健康宣教,一项、次不符合医院医管理规定标准要求扣分符合规定要求	20	利用空隙时间做好健康宣教,不利用空隙时间做好健康宣教,一项、次不符合要求扣10分	
3 职业素质 20分	2	3 医院荣誉	20	b.严禁传播医院不利信息,一项不符合扣分	20	严禁传播医院不利信息,违规一次扣10分	
5 社会责任 30分	3	5.1 社会责任	30	a.按照规定参加公益活动,一项不符合扣分	10	按照规定没有参加公益活动扣5分。便民服务、没有随意更换窗口满分,不符合要求一次扣5分	
				b.便民服务、没有随意更换窗口符合规定要求	20		
7 医院 绩效结果 400分	40	7.1 医院 病人结果	120	a.当月门诊就诊病人量	30	达到去年同月水平并达到规定年度月度增长幅度指标,降低1%扣10分增加1%奖5分	
				b.当月住院病人出院量与上年度同月比较	90		
		7.2 门诊部 质量结果	30	当月医疗质量安全达到上年度同月水平并达到医院规定的增长幅度	30	达到去年同月水平并达到规定年度月度增长幅度指标,降低1%扣10分增加1%奖5分	
		7.3 医院 财务结果	250	当月医疗收入利润达到上年度同月水平并达到医院规定的增长幅度	250	达到去年同月水平并达到规定年度月度增长幅度指标,降低1%扣10分增加1%奖5分	
科室			**本表定量指标满分**		**640分**	**定量指标合计得分**	

27.门诊部预防接种室护士卓越绩效考评标准(表一)

一级指标 (分值)	权重 %	二级指标		三级指标		得分	考核 方式
		考评内容	分值	绩效考评扣分细则	分值		
1 岗位能力 执行能力 80分	8	1.1 岗位能力	40	a.岗位工作能力、创新能力	20		定性
				b.独立分析和解决问题能力	20		定性
		1.2 工作计划	40	a.落实预防接种室工作计划	20		定性
				b.工作主动性积极性责任心	20		定性
2 过程控制 工作数量 工作质量 工作效率 350分	35	2.1 工作流程 制度落实	60	a.熟悉执行岗位工作流程	20		定量
				b.熟悉并落实各种规章制度	20		定量
				c.遵守劳动纪律、职责履行	20		定性
		2.2 工作数量	130	a.当月按规定预防接种人次	50		定量
				b.岗位知识与技能娴熟	20		定性
				c.按时完成各种统计报表	20		定量
				d.冷链设备的使用和监测	20		定量
				e.消毒隔离废物处理符合要求	20		定量
		2.3 工作质量	100	a.掌握接种部位剂量接种方法	20		定量
				b.收集完善免疫规划基础资料	20		定量
				c.及时解决预防接种的问题	20		定量
				d.主管工作按时有小结或总结	20		定性
				e.按规定建(补)证、建(补)卡	20		定量
		2.4 工作效率	60	a.开展健康教育咨询宣传活动	20		定性
				b.预防接种登统计制度并落实	20		定量
				c.掌握辖区儿童变迁免疫情况	20		定量
3 论文科研 应急预案 60分	6	3.1 论文科研	30	a.带教培训、论文、科研成果	20		定性
				b.首接、首办事情负责制	10		定性
		3.2临时工作 应急预案	30	a.完成好院领导交办临时工作	20		定性
				b.应急预案突发事件处理能力	10		定性
4 职业道德 沟通协调 60分	6	4.1 职业道德	30	a.严禁传播对医院不利消息	10		定性
				b.授权与院外单位沟通协调	20		定量
		4.2 问题处理	30	a.严禁背后微信等议论领导长短	20		定性
				b.及时处理科室送来各类报告	10		定性
5 团队管理 突发事件 50分	5	5.1 社会责任	30	a.维护医院社会形象	10		定性
				b.爱心服务关心患者爱伤观念	20		定量
		5.2 突发事件	20	a.熟悉本部门应急预案流程	10		定量
				b.突发事件处理能力	10		定性
6 科室满意 100分	10	6.1满意度	50	服务对象的满意度	50		定性
		6.2满意度	30	院领导与相关职能部门满意度	30		定性
		6.3持续改进	20	针对问题持续改进计划和实施	20		定性
7 医院 绩效结果 300分	30	7.1病人结果	150	当月接种病人的总数量	150		定量
		7.2质量结果	50	医疗质量与安全达到标准并且达到医院规定增长幅度	50		定量
		7.3 财务结果	100	医疗收入利润与上年度同月比较并且达到医院规定增长幅度	100		定量
被考核人员		标准分	1000分	考核最后定性和定量指标合计得分			

27.1 门诊部预防接种室护士员卓越绩效考评定性标准(表二)

被考评者姓名		职务			部门			
职能部门领导·定性指标·满意度测评内容					满意度测评等级			
一级指标	三级定性指标内容测评	本项满分	方式	卓越	优秀	良好	一般	得分
1 管理能力 执行能力 80分	1.1 a. 岗位工作能力、创新能力	20	定性		20	16	12	
	1.1 b. 独立分析和解决问题能力	20	定性		20	16	12	
	1.2 a. 落实预防接种室工作计划	20	定性		20	16	12	
	1.2 b. 工作主动性、积极性、责任心	20	定性		20	16	12	
2 过程控制 工作数量 工作质量 工作效率 100分	2.1 c. 遵守劳动纪律、职责履行	20	定性		20	16	12	
	扣罚细则:上班不接收私人快递包裹,发现一次扣5分;科室早会进入病房护理穿刺、打针发药、技术操作等直接服务患者时关手机,一次不关扣5分;上班上网玩打游戏发现一次扣10分;按规定参加会议迟到或早退一次扣5分,缺席一次扣10分							
	2.2 b. 岗位知识与技能娴熟	20	定性					
	考核细则:本岗位知识缺陷扣5分,岗位技术不娴熟扣10分							
	2.2 c. 按时完成各种统计报表	20	定性					
	考核细则:按时完成各种统计报表符合管理要求得满分,每推迟一天扣5分;提供检查考核资料不真实一次扣10分;提供检查考核资料超过规定时间5天扣40分							
	2.3 d. 主管工作按时有小结或总结	20	定性					
	考核细则:主管临时单项工作一周内有小结,超过一周扣5分;本室或主管工作每月、每季、半年、年度有总结,少一个时段工作总结扣10分,措施不落实扣10分							
	2.4 a. 开展健康教育、咨询宣传活动	20	定性					
	考核细则:开展健康教育、咨询宣传活动符合要求,一项、次不符合要求扣10分							
3 带教培训 论文科研 60分	3.1 a. 带教培训、论文、科研成果	20	定性	一项完不成扣10分				
	3.1 b. 首接、首办事情负责制	10	定性		10	8	6	
	3.2 a. 完成好院领导交办临时工作	20	定性		20	16	12	
	3.2 b. 应急预案突发事件处理能力	10	定性					
	考核细则:应急预案突发事件处理能力符合管理要求,一项、次不符合要求扣10分							
4 职业道德 40分	4.1 a. 严禁传播对医院不利消息	10	定性		10	8	6	
	4.2 a. 严禁背后微信等议论领导长短	20	定性		20	16	12	
	4.2 b. 及时处理科室送来各类报告	10	定性					
	考核细则:及时处理科室送来各类报告符合要求,三天内没有明确答复扣10分							
5 团队管理 突发事件 20分	5.1 a. 维护医院社会形象	10	定性		10	8	6	
	5.2 b. 突发事件处理能力	10	定性					
	考核细则:有主管的工作或者主管的部门工作有突发事件处理制度与流程符合管理规定的要求满分,无制度扣5分,无流程扣5分。突发事件处理不力扣10分							
6 科室满意 持续改进 100分	6.1 服务对象的满意度	50	定性					
	考核细则:达到去年同月水平并达医院规定月度增长幅度得满分,降低1%扣10分							
	6.2 院领导与相关职能部门满意度	30	定性		30	24	18	
	6.3 针对问题持续改进计划和实施	20	定性					
	扣罚细则:针对科室护理质量、查对、医嘱执行、基础、专科护理、服务等,对存在的问题每月有持续改进计划、事实、流程、措施、效果,少一个环节扣5分							
本表定性指标满分		400分		定性指标最后得分				

27.2 门诊部预防接种室护士卓越绩效考评定量标准(表三)

一级指标 (分值)	权重 %	二级指标 考评内容	分值	三级指标 考评内容	分值	绩效考评 扣分细则	得分
2 过程控制 工作数量 工作质量 工作效率 250 分	25	2.1 工作流程 完成任务	40	a.熟悉并执行本职岗位工作流程	20	熟悉执行本职岗位工作流程,少执行一项工作流程扣5分	
				b.熟悉并落实各种规章制度符合要求	20	熟悉并落实各种规章制度,不按规定执行一项、次扣5分	
		2.2 工作数量	90	a.当月按规定预防接种人次,一项、次不符合要求扣分	50	当月按规定预防接种人次,预防接种人次达到上年度同月人数,减少一人次扣5分	
				d.冷链设备的使用和监测符合要求	20	冷链设备的使用和监测,一项、次不符合要求扣5分;严格的消毒隔离废物处理符合要求,一项、次不符合要求扣10分	
				e.消毒隔离废物处理符合要求	20		
		2.3 工作质量	80	a.掌握预防接种部位剂量接种方法	20	掌握接种部位剂量接种方法,一项、次不符合要求扣10分	
				b.收集完善免疫规划基础资料	20	收集完善免疫规划基础资料,一项、次不符合要求扣10分	
				c.解决接种问题,一项不符合扣分	20	解决接种问题,解决问题不及时一次扣5分	
				e.按规定建(补)证、建(补)卡	20	按规定建(补)证、建(补)卡,一项、次不符合要求扣10分	
		2.4 决策信息	40	b.预防接种登、统计制度并落实	20	预防接种登统计制度并落实,一项、次制度不落实扣10分	
				c.掌握辖区儿童变迁免疫情况	20	掌握辖区儿童变迁免疫情况,一项、次制度不落实扣10分	
4 职业道德 20 分	2	4.1 团队协作	20	b.授权与院外单位沟通协调,一项不符合规定要求扣分	20	授权与院外单位相关部门沟通和协调,一项、次沟通协调不好扣10分	
5 团队管理 突发事件 30 分	3	5.1 爱心服务	20	5.1 爱心服务关心患者爱伤观念	20	爱心服务关心患者爱伤观念,服务不周到一次扣5分	
		5.2 突发事件	10	5.2 a.熟悉本部门应急预案流程	10	熟悉本室应急预案流程,不熟悉应急预案处理流程扣5分	
7 医院 绩效结果 300 分	30	7.1 医院 病人结果	150	当月接种病人总数量与上年度同月比较并且达到规定	150	达到去年同月水平并达到规定年度月度增长幅度指标,降低1%扣10分,增加1%奖5分	
		7.2 门诊部 病人结果	50	质量安全与上年度同月比较,并达到医院规定增长幅度	50	达到去年同月水平并达到规定年度月度增长幅度指标,降低1%扣10分,增加1%奖5分	
		7.3 医院 财务结果	100	医疗收入利润与上年度同月利润比,并达规定增长幅度	100	达到去年同月水平并达到规定年度月度增长幅度指标,降低1%扣10分,增加1%奖5分	
被考核部门		本表定量指标满分		满分600分		定量指标合计得分	

28.门诊部化验单打印处班长卓越绩效考评标准(表一)

一级指标 (分值)	权重 %	二级指标		三级指标		得分	考核 方式
		考评内容	分值	绩效考评扣分细则	分值		
1 岗位能力 执行能力 **80分**	8	1.1 岗位能力	40	a.班组管理工作能力、创新能力	20		定性
				b.独立工作和解决问题能力	20		定性
		1.2 工作计划	40	a.制定班组年度、月度、周工作计划	20		定性
				b.工作主动性积极性责任心	20		定性
2 过程控制 工作质量 工作数量 工作效率 **360分**	36	2.1 工作流程 制度落实	60	a.熟悉本部门本岗位工作流程	20		定量
				b.规章制度的执行能力	20		定量
				c.以科室为中心服务思想	20		定性
		2.2 工作数量	140	a.每月按规定检查分管工作	50		定量
				b.岗位知识与技能娴熟	20		定性
				c.按时完成各种统计报表	30		定性
				d.打印结果保密工作符合要求	20		定性
				e.按时提供绩效考核数据	20		定量
		2.3 工作质量	130	a.按时按质按量完成岗位工作	20		定性
				b.化验单打印结果实事求是	40		定量
				c.解决病人提出的具体问题	30		定量
				d.主管工作每月有小结或总结	20		定性
				e.严禁利用职务之便牟取私利	20		定量
		2.4 工作效率	30	a.按时正确、准确完成日常工作	10		定性
				b.提供领导决策信息准确	10		定量
				c.工作不推诿拖延不制造矛盾	10		定量
3 会议学习 职业道德 **40分**	4	3.1 会议学习 工作没投诉	20	a.会议学习、自我学习	10		定性
				b.钻研业务岗位工作没有投诉	10		定性
		3.2 工作作风	20	a.现场"7S管理"与环境维护	10		定性
				b.办事公道、雷厉风行	10		定性
4 职业道德 有效沟通 **60分**	6	4.1 职业素质 组织学习	40	a.严禁背后议论领导长短	10		定性
				b.持续学习,愿意接受新知识	30		定量
		4.2 有效沟通	20	a.院内与相关科室有效沟通	10		定性
				b.严禁传播对医院不利消息	10		定性
5 团队管理 突发事件 **60分**	6	5.1 团队管理	30	a.按照规定参加公益活动	10		定性
				b.首接、首办事情负责制	20		定量
		5.2 应急预案	30	a.化验单结果管理与保存	10		定量
				b.应急预案突发事件处理能力	20		定性
6 科室满意 **100分**	10	6.1 满意度	60	服务对象的满意度	60		定性
		6.2 满意度	20	本科员工对自己的满意度	20		定性
		6.3 持续改进	20	持续改进计划与实施	20		定性
7 医院 绩效结果 **300分**	30	7.1 病人结果	150	当月打印病人化验单总数量	150		定量
		7.2 质量结果	50	医院、医疗质量与安全达到标准	50		定量
		7.3 财务结果	100	医疗收入利润与上年度同月比较并且达到医院规定增长幅度	100		定量
被考核人员		标准分		**1000分**	考核最后定性和定量指标合计得分		

28.1 门诊部化验单打印处班长卓越绩效考评定性标准(表二)

被考评者姓名		职务				部门	医保办		
一级指标	三级定性指标内容测评		本项满分	方式	卓越	优秀	良好	一般	得分
1 **工作能力** **执行能力** **80分**	1.1 a. 班组工作能力、创新能力		20	定性		20	16	12	
	1.1 b. 独立分析和解决问题能力		20	定性		20	16	12	
	1.2 a. 制订班组年月度、周工作计划		20	定性	少制订一个计划扣5分				
	1.2 b. 工作主动性、积极性、责任心		20	定性		20	16	12	
2 **过程控制** **工作质量** **工作数量** **工作效率** **140分**	2.1 c. 以科室为中心服务思想		20	定性		20	16	12	
	2.2 b. 岗位知识与技能娴熟		20	定性					
	考核细则:本岗位知识不能够满足工作需求扣5分,岗位技能不娴熟扣10分								
	2.2 c. 打印结果保密工作符合要求		30	定性					
	考核细则:打印结果保密工作符合管理规定的要求,一项、次不符合要求扣20分								
	2.2 d. 遵守劳动纪律、职责履行		20	定性					
	扣罚细则:符合管理规定要求,上班或开会不办理与工作无关的事宜、发现一次扣5分;上班时间不接听与工作无关的电话,一次不执行扣5分;上班上网玩手机发现一次扣10分;值班时间干私活带人看病,外出不请示离开岗位,发现一次扣10分								
	2.3 a. 按时按质按量完成岗位工作		20	定性					
	扣罚细则:符合医院管理规定的要求,不按照时间要求完成岗位工作扣10分,不按照质量要求完成岗位工作扣10分,不按照数量要求完成岗位工作扣20分								
	2.3 d. 主管工作每月有小结和总结		20	定性					
	扣罚细则:职能部门、机关、后勤人员主管的工作每月有小结,每季、半年、全年有总结符合要求,少一次小结扣10分,少一次季度、半年或年度总结扣20分								
	2.4 a. 按时正确准确完成日常工作		10	定性					
	考核细则:按时正确准确完成日常工作,日常工作完成符合医院、科室业务与技术和管理的标准规定的要求,效率不高,不按照时间、正确率不高10分								
3 会议学习 **职业道德** **30分**	3.1 a. 会议学习、自我学习		10	定性	一项不符合扣10分				
	3.1 b. 钻研业务岗位工作没有投诉		10	定性	投诉一项、次扣10分				
	3.2 a. 现场"5S管理"与环境维护		10	定性		10	8	6	
4 **职业道德** **有效沟通** **30分**	4.1 a. 严禁背后议论领导长短		10	定性	违规一项、次扣10分				
	4.2 a. 院内与相关科室有效沟通		10	定性					
	考核细则:医院相关会议通知、信息,科室反映情况,要及时上传下达,符合要求一次传递通知、信息有误或推迟扣5分,因信息沟通发生问题或纠纷一次扣10分								
	4.2 b. 严禁传播对医院不利消息		10	定性	违规一项、次扣10分				
5 团队管理 **30分**	5.1 a. 按照规定参加公益活动		10	定性		10	8	6	
	5.2 b. 应急预案突发事件处理能力		20	定性		20	16	12	
6 **科室满意** **持续改进** **100分**	6.1 服务对象的满意度		60	定性		60	48	36	
	6.2 本科员工的满意度		20	定性		20	16	12	
	6.3 持续改进计划与实施		20	定性					
	扣罚细则:针对医院医保情况及核算、流程服务进行监测、分析和反馈符合要求,对存在的问题每月有持续改进计划、事实、流程、措施、效果,少一个环节扣5分								
本表定性指标满分		**410分**		定性指标最后得分					

28.2 门诊部化验单打印处班长卓越绩效考评定量标准(表三)

一级指标 (分值)	权重 %	二级指标 考评内容	分值	三级指标 考评内容	分值	绩效考评 扣分细则	得分
2 过程控制 工作数量 工作质量 工作效率 220分	22	2.1 工作流程 完成任务	40	a.执行医院部门规定的岗位工作流程	20	执行岗位工作流程得满分,少执行一项工作流程扣5分	
				b.规章制度的执行能力一项不符扣分	20	规章制度一次执行能力不强影响正常工作,一次扣10分	
		2.2 工作数量	70	a.按时完成本人分管主管岗位工作	50	按时完成本人分管工作得满分,一次完不成扣10分	
				e.按时提供绩效考核数据,一项、次不符合医院管理标准要求扣分符合要求	20	按时检查分管绩效考核工作,按时提供绩效考核数据,提供考核结果推迟一天扣5分,提供数据不准确一次扣10分	
		2.3 工作质量	90	b.化验单打印结果实事求是符合要求	40	化验单打印结果实事求是、弄虚作假一项、次扣20分	
				c.解决病人提出的具体问题符合要求	30	解决病人提出的具体问题,一次科室、病人有意见扣10分	
				e.严禁利用职务之便牟取私利	20	利用职务之便牟取私利,一项、次扣20分	
		2.4 决策信息	20	b.提供给领导部门的决策信息准确	10	提供给领导的资料、信息不准确一次扣10分	
				c.工作不推诿拖延不制造矛盾	10	工作推诿拖延、不制造矛盾,一项、次不符合要求扣10分	
4 职业道德 30分	3	4.1 持续学习	30	b.持续学习,愿意接受新知识、新理念、新思想	30	持续学习,愿意接受新知识,不能够持续学习,不愿意接受新知识、理念、思想扣5分	
5 团队管理 应急预案 30分	3	5.1 首办工作	20	b.首接、首办事情负责制,一项、次不符合要求扣分	20	首次接待事情不负责一次扣5分,首次办事不负责不彻底一次扣5分	
		5.2 结果保存	10	a.化验单结果管理与保存,一项、次不符合医院管理标准要求扣分符合要求	10	病人化验单打印结果管理与保存,一项、次保存不好,一次不符要求扣5分。丢失一次化验单结果扣10分	
7 医院 绩效结果 300分	30	7.1 医院 病人结果	150	当月打印病人化验单总数量与上年度同月比并达到规定	150	达到去年同月水平并达到规定年度月度增长幅度指标,降低1%扣10分,增加1%奖5分	
		7.2 门诊部 质量安全	50	质量安全与上年度同月比较,并且达医院规定增长幅度	50	达到去年同月水平并达到规定年度月度增长幅度指标,降低1%扣10分,增加1%奖5分	
		7.3 医院 财务结果	100	医疗收入利润与上年度同月利润比,并达规定增长幅度	100	达到去年同月水平并达到规定年度月度增长幅度指标,降低1%扣10分,增加1%奖5分	
被考核部门		本表定量指标满分		满分580分		定量指标合计得分	

29.门诊部化验单打印处员工卓越绩效考评标准(表一)

一级指标 (分值)	权重 %	二级指标		三级指标		得分	考核 方式
		考评内容	分值	绩效考评扣分细则	分值		
1 岗位能力 执行能力 80分	8	1.1 岗位能力	40	a.本人岗位管理能力、工作能力	20		定性
				b.独立工作和解决问题能力	20		定性
		1.2 工作计划	40	a.执行规划,年月度周工作计划	20		定性
				b.工作主动性积极性责任心	20		定性
2 过程控制 工作质量 工作数量 工作效率 360分	36	2.1 工作流程 制度落实	60	a.熟悉本部门本岗位工作流程	20		定量
				b.规章制度的执行能力	20		定量
				c.以科室为中心服务思想	20		定性
		2.2 工作数量	140	a.每月按规定检查分管工作	50		定量
				b.岗位知识与技能娴熟	20		定性
				c.按时完成各种统计报表	30		定性
				d.打印结果保密工作符合要求	20		定性
				e.按时提供绩效考核数据	20		定量
		2.3 工作质量	130	a.按时按质按量完成岗位工作	20		定性
				b.化验单打印结果实事求是	40		定量
				c.解决病人提出的具体问题	30		定量
				d.主管工作每月有小结或总结	20		定性
				e.严禁利用职务之便牟取私利	20		定量
		2.4 工作效率	30	a.按时正确、准确完成日常工作	10		定性
				b.提供领导决策信息准确	10		定量
				c.工作不推诿拖延不制造矛盾	10		定量
3 会议学习 职业道德 40分	4	3.1会议学习 工作没投诉	20	a.会议学习、自我学习	10		定性
				b.钻研业务岗位工作没有投诉	10		定性
		3.2 工作作风	20	a.现场"7S管理"与环境维护	10		定性
				b.办事公道、雷厉风行	10		定性
4 职业道德 有效沟通 60分	6	4.1职业素质 组织学习	40	a.严禁背后议论领导长短	10		定性
				b.持续学习,愿意接受新知识	30		定量
		4.2 有效沟通	20	a.院内与相关科室有效沟通	10		定性
				b.严禁传播对医院不利消息	10		定性
5 团队管理 突发事件 60分	6	5.1 团队管理	30	a.按照规定参加公益活动	10		定性
				b.首接、首办事情负责制	20		定量
		5.2 应急预案	30	a.化验单结果管理与保存	10		定量
				b.应急预案突发事件处理能力	20		定性
6 科室满意 100分	10	6.1满意度	60	服务对象的满意度	60		定性
		6.2满意度	20	本科员工对自己的满意度	20		定性
		6.3持续改进	20	持续改进计划与实施	20		定性
7 医院 绩效结果 300分	30	7.1病人结果	150	当月打印病人化验单总数量	150		定量
		7.2质量结果	50	医院、医疗质量与安全达到标准	50		定量
		7.3 财务结果	100	医疗收入利润与上年度同月比较并且达到医院规定增长幅度	100		定量
被考核人员			标准分	**1000分**	考核最后定性和定量指标合计得分		

29.1 门诊部化验单打印处员工卓越绩效考评定性标准(表二)

被考评者姓名		职务				部门		医保办		
一级指标	三级定性指标内容测评		本项满分	方式	卓越	优秀	良好	一般	得分
1 **工作能力** **执行能力** **80分**	1.1 a. 本人岗位管理能力、工作能力		20	定性		20	16	12	
	1.1 b. 独立分析和解决问题能力		20	定性		20	16	12	
	1.2 a. 执行规划,年月度周工作计划		20	定性	少执行一个计划扣5分				
	1.2 b. 工作主动性、积极性、责任心		20	定性		20	16	12	
2 **过程控制** **工作质量** **工作数量** **工作效率** **140分**	2.1 c. 以科室为中心服务思想		20	定性		20	16	12	
	2.2 b. 岗位知识与技能娴熟		20	定性					
	考核细则:本岗位知识不能够满足工作需求扣5分,岗位技能不娴熟扣10分								
	2.2 c. 打印结果保密工作符合要求		30	定性					
	考核细则:打印结果保密工作符合管理规定的要求,一项、次不符合要求扣20分								
	2.2 d. 遵守劳动纪律、职责履行		20	定性					
	扣罚细则:上班或开会不办理与工作无关的事宜,发现一次扣5分;上班时间不接听与工作无关的电话,一次不执行扣5分;上班上网玩手机发现一次扣10分;值班时间干私活带人看病、外出不请示离开岗位,符合管理要求,发现一次扣10分								
	2.3 a. 按时按质按量完成岗位工作		20	定性					
	扣罚细则:符合医院管理规定的要求,不按照时间要求完成岗位工作扣10分,不按照质量要求完成岗位工作扣10分,不按照数量要求完成岗位工作扣20分								
	2.3 d. 主管工作每月有小结和总结		20	定性					
	扣罚细则:职能部门、机关、后勤人员主管的工作每月有小结,每季、半年、全年有总结符合要求,少一次小结扣10分,少一次季度、半年或年度总结扣20分								
	2.4 a. 按时正确准确完成日常工作		10	定性					
	考核细则:按时正确准确完成日常工作,日常工作完成符合医院、科室业务与技术和管理的标准规定的要求,效率不高,不按照时间、正确率不高10分								
3 会议学习 **职业道德** **30分**	3.1 a. 会议学习、自我学习		10	定性	一项不符合扣10分				
	3.1 b. 钻研业务岗位工作没有投诉		10	定性	投诉一项、次扣10分				
	3.2 a. 现场"5S管理"与环境维护		10	定性		10	8	6	
4 **职业道德** **有效沟通** **30分**	4.1 a. 严禁背后议论领导长短		10	定性	违规一项、次扣10分				
	4.2 a. 院内与相关科室有效沟通		10	定性					
	考核细则:医院相关会议通知、信息,科室反映情况符合要求,要及时上传下达,一次传递通知、信息有误或推迟扣5分,因信息沟通发生问题或纠纷一次扣10分								
	4.2 b. 严禁传播对医院不利消息		10	定性	违规一项、次扣10分				
5 团队管理 **30分**	5.1 a. 按照规定参加公益活动		10	定性		10	8	6	
	5.2 b. 应急预案突发事件处理能力		20	定性		20	16	12	
6 **科室满意** **持续改进** **100分**	6.1 服务对象的满意度		60	定性		60	48	36	
	6.2 本科员工的满意度		20	定性		20	16	12	
	6.3 持续改进计划与实施		20	定性					
	扣罚细则:针对医院医保情况及核算、流程服务进行监测、分析和反馈符合要求,对存在的问题每月有持续改进计划、事实、流程、措施、效果,少一个环节扣5分								
本表定性指标满分		**410分**		**定性指标最后得分**					

29.2 门诊部化验单打印处员工卓越绩效考评定量标准(表三)

一级指标(分值)	权重%	二级指标 考评内容	分值	三级指标 考评内容	分值	绩效考评 扣分细则	得分
2 过程控制 工作质量 工作数量 工作效率 220分	22	2.1 工作流程 完成任务	40	a.执行医院部门规定的岗位工作流程	20	执行岗位工作流程得满分,少执行一项工作流程扣5分	
				b.规章制度的执行能力符合规定要求	20	规章制度一次执行能力不强影响正常工作,一次扣10分	
		2.2 工作数量	70	a.按时完成本人分管主管岗位工作	50	按时完成本人分管工作得满分,一次完不成扣10分	
				e.按时提供绩效考核数据,一项、次不符合医院管理要求扣分符合规定要求	20	按时检查分管绩效考核工作,按时提供绩效考核数据,提供考核结果推迟一天扣5分,提供数据不准确一次扣10分	
		2.3 工作质量	90	b.化验单打印结果实事求是符合要求	40	化验单打印结果实事求是、弄虚作假一项、次扣20分	
				c.解决病人提出的具体问题符合要求	30	解决病人提出的具体问题,一次科室、病人有意见扣10分	
				e.严禁利用职务之便牟取私利	20	利用职务之便牟取私利,一项、次扣20分	
		2.4 决策信息	20	b.提供给领导部门的决策信息准确	10	提供给领导的资料、信息不准确一次扣10分	
				c.工作不推诿拖延不制造矛盾	10	工作不推诿拖延、不制造矛盾,一项、次不符合要求扣10分	
4 职业道德 30分	3	4.1 持续学习	30	b.持续学习,愿意接受新知识、新理念、新思想	30	持续学习,愿意接受新知识,不能够持续学习,不愿意接受新知识、理念、思想扣5分	
5 团队管理 应急预案 30分	3	5.1 首办工作	20	b.首接、首办事情负责制,一项、次不符合扣分符合要求	20	首次接待事情不负责一次扣5分,首次办事不负责不彻底一次扣5分	
		5.2 结果保存	10	a.病人化验单打印结果管理与保存,化验单结果管理与保存情况符合要求	10	病人化验单打印结果管理与保存,一项、次保存不好,一次不符要求扣5分。丢失一次化验单结果扣10分	
7 医院 绩效结果 300分	30	7.1 医院 病人结果	150	当月打印病人化验单总数量与上年度同月比并达到规定	150	达到去年同月水平并达到规定年度月度增长幅度指标,降低1%扣10分,增加1%奖5分	
		7.2 门诊部 质量安全	50	质量安全与上年度同月比较,并且达医院规定增长幅度	50	达到去年同月水平并达到规定年度月度增长幅度指标,降低1%扣10分,增加1%奖5分	
		7.3 医院 财务结果	100	医疗收入利润与上年度同月利润比,并达规定增长幅度	100	达到去年同月水平并达到规定年度月度增长幅度指标,降低1%扣10分,增加1%奖5分	
被考核部门		本表定量指标满分		满分580分		定量指标合计得分	

二、消毒供应室护理人员卓越绩效考评标准

1.消毒供应室卓越绩效考评标准(表一)

一级指标 (分值)	权重%	二级指标 考评内容	分值	三级指标 绩效考评扣分细则	分值	得分	考核方式
1 领导能力 执行能力 70分	7	1.1 领导能力 执行能力	50	a.领导能力、同事之间团结	20		定性
				b.各项规章制度的执行能力	30		定性
		1.2 工作计划 制度落实	20	a.供应室规划,年度、月度工作计划	10		定量
				b.查对制度、各种会议制度落实	10		定性
2 过程控制 工作数量 工作质量 工作效率 380分	38	2.1 工作流程	30	a.有工作流程,并按照流程工作	20		定量
				b.工作主动性、积极性、责任心	10		定性
		2.2 工作数量	180	a.消毒供应室洗涤包总数量	60		定量
				b.消毒供应室包装包总数量	50		定量
				c.灭菌消毒后总包裹数量	20		定量
				d.下送科室总消毒灭菌包数量	20		定量
				e.一次性用品收、发总件数	20		定量
				f.洗涤灭菌后包裹内器械齐全	10		定量
		2.3 工作质量	100	a.职责履行、岗位职责执行到位	20		定性
				b.器械、敷料清洗质量把关	20		定性
				c.器械包内数量正确、功能完好	10		定性
				d.消毒灭菌包外标识清楚、正确	10		定性
				e.各种包类装载、卸载符合要求	20		定性
				f.各种消毒灭菌包,满足临床需求	20		定性
		2.4 工作效率	70	a.严格无菌观念、手卫生执行到位	10		定性
				b.已消毒区和未消毒区严格区分	30		定量
				c.严格使用防护用品	10		定量
				d.遵守劳动纪律、职责履行	20		定性
3 带教培训 科研管理 80分	8	带教培训 科研管理	80	a.教学、带教实习、进修生	20		定性
				b.本人在学科建设中的作用	10		定性
				c.本人论文、学术、科研成果	30		定量
				d.执行科室科研课题的执行与效果	20		定性
4 职业道德 60分	6	4.1 职业形象	20	职业形象、服务态度、努力工作	20		定性
		4.2 设备管理	40	a.仪器、设备招标采购透明公开	20		定性
				b.公用物品、仪器设备不随意外借	20		定性
5 团队管理 30分	3	5.1 社会责任	20	a.履行岗位职责愿意承担额外工作	10		定量
				b.科室应急预案与执行流程	10		定量
		5.2 团队沟通	10	与相关部门、科室、院外沟通好	10		定性
6 满意测评 80分	8	6.1 满意度	40	医技与临床科室的满意度	40		定性
		6.2 满意度	20	本科员工对本科领导满意	20		定性
		6.3 持续改进	20	持续改进计划与实施	20		定性
7 医院 绩效结果 300分	30	7.1 病人结果	100	a.医院门诊病人总数量	50		定量
				b.医院出院病人总数量	50		定量
		7.2 质量结果	150	消毒供应室工作质量与安全	150		定量
		7.3 财务结果	50	医院经济利润与上年度同月比较	50		定量
被考评者		标准满分		1000分	最后合计得分		

1.1 消毒供应室卓越绩效考评定性标准(表二)

被考评者姓名		岗位			部门				
一级指标	三级定性指标内容测评		本项满分	测评方式	卓越	优秀	良好	一般	得分
1 **领导能力** **执行能力** **60分**	1.1 a. 领导能力、员工之间团结		20	定性		20	16	12	
	1.1 b. 各项规章制度执行能力		30	定性	执行不力一次扣10分				
	1.2 b. 查对制度、各种会议制度落实		10	定性					
	扣罚细则:少查对一次扣5分,会议迟到或早退一次扣5分,缺席一次扣10分								
2 **过程控制** **工作数量** **工作质量** **工作效率** **140分**	2.1 b. 工作主动性、积极性、责任心		10	定性		10	8	6	
	2.3 a. 职责履行、岗位职责执行到位		20	定性		20	16	12	
	2.3 b. 器械、敷料清洗质量把关		20	定性					
	扣罚细则:符合管理规定要求,无质量控制措施扣5分,执行不到位扣10分								
	2.3 c. 器械包内数量正确、功能完好		10	定性					
	扣罚细则:器械包内数量不正确扣10分、功能不完好扣10分								
	2.3 d. 消毒灭菌包外标识清楚、正确		10	定性					
	扣罚细则:消毒灭菌包外标识清楚、正确,符合医院、科室的业务与技术和管理的标准规定的相关要求,消毒灭菌包外标识不清楚、不正确,一项、次扣10分								
	2.3 e. 各种包类装载、卸载符合要求		20	定性					
	奖罚细则:符合医院、科室的业务与技术和管理规定要求,不符合要求扣10分								
	2.3 f. 各种消毒灭菌包满足临床需求		20	定性					
	奖罚细则:各种消毒灭菌包不能够满足临床需求,一项、次扣20分								
	2.4 a. 严格无菌观念手卫生执行到位		10	定性	手卫生不符合要求扣5分				
	2.4 d. 遵守劳动纪律、职责履行		20	定性					
	奖罚细则:上班接收私人快递包裹,发现接收一人次扣5分。上班时带熟人检查、看病一次扣5分。上班干私活吃零食一次扣5分。进入工作场所关手机一次不关扣5分。上班上网、玩手机微信查资料打游戏发现一次扣10分。上班相互闲扯一次扣5分。								
3 **论文科研** **50分**	3.1 a. 教学、带教实习、进修生		20	定性		20	16	12	
	3.b. 本人学科建设中的作用		10	定性		10	8	6	
	3.d. 执行科室科研课题的执行效果		20	定性					
	考核细则:符合管理要求,未执行科室科研课题扣10分,执行效果不好扣20分								
4 **职业道德** **设备管理** **60分**	4.1 职业形象、服务态度、努力工作		20	定性					
	考核细则:职业形象、服务态度、努力工作符合管理要求,一次不符合要求扣5分								
	4.2 a. 仪器、设备招标采购透明公开		20	定性		20	16	12	
	4.2 b. 公用物品仪器设备不随意外借		20	定性	一项不符合要求扣10分				
5 团队管理 **10分**	5.2 与相关部门、科室、院外沟通好		10	定性					
	考核细则:与相关部门、科室、院外沟通好,符合规定要求,一次沟通不好扣5分								
6 **满意测评** **持续改进** **80分**	6.1 临床与医技科室的满意度		40	定性		40	32	24	
	6.2 本科员工对本科领导满意度		20	定性		20	16	12	
	6.3 持续改进计划与实施		20	定性					
	扣罚细则:针对上月工作存在的问题与缺陷制订持续改进与实施计划,每月针对清洗、消毒、灭菌、记录、设备维护、下收下送、质量等问题与缺陷和投诉及纠纷,符合规定的要求,每月有持续改进计划、事实、流程、措施、效果,少一个环节扣5分								
科室		本表定性指标满分	**400分**	定性指标最后得分					

1.2 消毒供应室卓越绩效考评定量标准(表三)

一级指标 (分值)	权重 %	二级指标		三级指标		绩效考评 扣分细则	得分
		考评内容	分值	考评内容	分值		
1 工作计划 10 分	1	1.2 工作计划	10	a.供应室有三年或者五年发展规划以及年度、月度工作计划符合要求	10	供应室有三年或者五年规划以及年度、月度工作计划,少一项扣 5 分	
2 过程控制 工作数量 工作质量 工作效率 240 分	24	2.1 工作流程	20	a.有工作流程,并按照流程工作,一项、次不符合管理要求扣分	20	有工作流程,并按照流程工作,工作流程落实满分,不落实一次、项扣 5 分	
		2.2 工作数量	180	a.洗涤包总数量	60	洗涤包总数量、包装包总数量、灭菌消毒总包裹数量、下送科室消毒灭菌包数量、一次性用品收、发总件数与去年同月完成数量比较,并依据规定达到医院规定本年度增长幅度指标得满分,每降低 1 扣 10 分,增加 1‰加 5 分	
				b.包装包总数量	50		
				c.灭菌消毒总包裹数量	20		
				d.下送科室消毒灭菌包数量,一项不符扣分	20		
				e.一次性用品收、发总件数,一项、次不符合医院管理标准规定要求内容扣分符合规定要求	20		
				f.洗涤灭菌后包裹内器械齐全,一项、次不符合医院管理要求扣分	10	洗涤灭菌后包裹内器械齐全,器械不齐一项、次扣 5 分	
		2.4 工作效率	40	b.已消毒区和未消毒区严格区分符合规定要求	30	不严格区分扣 5 分,引起严重问题扣 10 分。严格使用防护用品,不严格使用防护用品,一项、次扣 5 分	
				c.严格使用防护用品,一项不符合扣分	10		
3 论文科研 30 分	3	3 论文科研	30	c.本人论文、学术、科研成果,一项、次不符合医院管理要求扣分	30	本人论文、学术、科研成果,一项、次不符合要求扣 10 分	
5 团队管理 应急预案 20 分	2	5.1 团队管理 应急预案	20	a.完成本职工作愿意承担额外工作,一项、次不符合管理要求扣分	10	技术人员执业资格准入制度得满分,不符合要求扣 10 分	
				b.科室应急预案与执行流程,一项不符扣分	20	科室应急预案与执行流程一项不符合要求扣 5 分	
7 医院 绩效结果 300 分	30	7.1 医院病人 结果	100	a.当月门诊病人总数量	50	达到去年指标水平并达到医院规定增长幅度得满分,降低 1%扣 10 分,增加 1%奖 5 分	
				b.医院当月出院病人总数量与上年度同月比较	50		
		7.2 质量结果	150	消毒供应室当月质量与安全与上年度同月比较,并且达到医院规定	150	达到去年指标水平并达到医院规定增长幅度得满分,降低 1%扣 10 分,增加 1%奖 5 分	
		7.3 医院 财务结果	50	医院当月医疗收入利润与上年度同月比较,并达医院规定增长幅度	50	达到去年指标水平并达到医院规定增长幅度得满分,降低 1%扣 10 分,增加 1%奖 5 分	
科室				本表定量指标满分	600 分	定量指标合计得分	

2. 消毒供应室护士长卓越绩效考评标准（表一）

一级指标 （分值）	权重 %	二级指标		三级指标		得分	考核 方式
		考评内容	分值	绩效考评扣分细则	分值		
1 领导能力 管理能力 **70分**	7	1.1 领导能力 执行能力	50	a. 领导和管理能力、领导之间团结	20		定性
				b. 核心制度及相关规章制度执行力	30		定量
		1.2 工作计划 会议落实	20	a. 五年规划与年度、月度工作计划	10		定量
				b. 业务会议、行政会议及相关会议	10		定量
2 过程控制 工作数量 工作质量 工作效率 **500分**	50	2.1 工作责任	60	a. 工作积极性、主动性、责任心	30		**定性**
				b. 遵守劳动纪律、尽职尽责	30		**定性**
		2.2 工作数量	170	a. 负责供应室业务行政思想工作	30		定量
				b. 按照规定实施绩效考核工作	20		**定性**
				c. 工作岗位职责与操作流程	30		**定性**
				d. 定期检查消毒灭菌效果	30		**定性**
				e. 供应室物品清点制度与记录	20		定量
				f. 有供应室安全与风险评估制度	20		定量
				g. 根据需要做好敷料供应工作	20		定量
		2.3 工作质量	140	a. 质量管理组织健全职责履行	30		定量
				b. 有明确的供应室质量安全指标	20		**定性**
				c. 消毒灭菌物品成本管理	20		**定性**
				d. 供应室应急预案与风险管理制度	20		**定性**
				e. 一次性医疗器具验收发放回收	30		定量
				f. 下收下送制度与签字落实	20		定量
		2.4 工作效率	130	a. 工作区清洁消毒检测与管理	30		**定性**
				b. 医务人员职业卫生安全防护制度	20		定量
				c. 消毒灭菌的有效期管理	30		定量
				d. 针对问题持续改进计划与实施	30		**定性**
				e. 工作效率与技术创新	20		定量
3 科研管理 **80分**	8	带教培训 科研管理	80	a. 教学、带教实习、进修生	20		定性
				b. 本人论文、学术、科研成果	30		定量
				c. 执行科室科研课题的执行与效果	30		定性
4 职业道德 **60分**	6	4.1 职业形象	20	职业形象、服务态度、努力工作	20		**定性**
		4.2 设备管理	40	a. 仪器、设备招标采购透明公开	20		**定性**
				b. 消毒物品、仪器设备不随意外借	20		**定性**
5 团队管理 **30分**	3	5.1 社会责任	20	a. 履行岗位职责愿意承担额外工作	10		定量
				b. 科室应急预案与执行流程	10		定量
		5.2 团队沟通	10	与相关部门、科室、院外沟通好	10		**定性**
6 满意测评 **60分**	8	6.1 满意度	40	临床、医技科室的满意度	40		**定性**
		6.2 满意度	20	本科员工对本科领导满意	20		**定性**
7 供应室 绩效结果 **200分**	20	7.1 供应室 业绩结果	140	a. 当月供应室消毒总件数	60		定量
				b. 当月供应室灭菌总件数	60		定量
				c. 一次性物品发放总件数	20		定量
		7.2 质量结果	60	a. 供应室消毒灭菌质量达到要求	30		定量
				b. 无科室投诉与纠纷事故	30		定量
被考评者		本表标准分数		1000分	考核后最后定性和定量得分		

2.1 消毒供应室护士长卓越绩效考评定性标准(表二)

被考评者姓名		岗位				部门			
职能部门领导·定性指标·满意度测评内容					满意度测评等级				
一级指标	三级定性指标内容测评	本项满分	测评方式	卓越	优秀	良好	一般	得分	
1.领导能力 **20分**	1.1 a.领导管理能力、领导之间团结	20	定性		20	16	12		
	打分说明:请在上格最后得分一栏内打分,下同								
2 **过程控制** **工作数量** **工作质量** **工作效率** **260分**	2.1 a.工作积极、主动性,责任心	30	定性		30	24	18		
	2.1 b.遵守劳动纪律、尽职尽责	30	定性						
	扣罚细则:上班时不接收快递包裹,发现接收一次扣5分。上班时去带熟人检查、看病一次扣5分。上班干私活吃零食一次扣5分。工作时间关手机,一次不关扣5分。上班上网玩手机微信、打游戏发现一次扣10分。上班时间相互闲扯一次一人扣5分								
	2.2 b.按照规定实施绩效考核工作	20	定性						
	扣罚细则:符合医院业务管理要求,供应室人员没有实施绩效考核工作扣20分								
	2.2 c.工作岗位职责与操作流程	30	定性						
	扣罚细则:每人都有岗位职责,少一个职责扣5分,少一个工作流程扣5分								
	2.2 d.定期检查消毒灭菌效果	30	定性						
	扣罚细则:每月最少一次消毒灭菌效果鉴定符合规定要求,少一次扣10分								
	2.3 b.有明确的质量与安全指标	20	定性						
	扣罚细则:没有明确质量安全指标、定期评价记录扣20分,一项指标不达标扣5分								
	2.3 c.消毒灭菌物品成本管理	20	定性						
	扣罚细则:与去年同月比较,符合医院管理的规定要求,成本增加1%扣5分								
	2.3 d.供应室应急预案风险制度	20	定性						
	扣罚细则:符合要求,供应室少一个应急风险预案扣5分,没有执行一次扣5分								
	2.4 a.工作区清洁消毒检测与管理	30	定性						
	扣罚细则:供应室工作区域,每24小时清洁消毒一次。工作间之间、当天消毒工作全部完成后,对工作间及时进行清洁消毒,每日少一个工作间或区域清洁扣5分								
	2.4 d.针对问题持续改进与实施	30	定性						
	扣罚细则:每月针对清洗、消毒、灭菌、记录、设备维护、下收下送、质量等问题与缺陷和投诉每月有持续改进计划、事实、流程、措施、效果,少一个环节扣5分								
3 论文科研 **50分**	3.a.教学、带教实习、进修生	20	定性		20	16	12		
	3.c.执行科室科研课题执行与效果	30	定性	没沟通机制与记录扣10分					
4 职业道德 **60分**	4.1 a.职业形象服务态度、努力工作	20	定性		20	16	12		
	4.2 a.仪器设备招标采购透明公开	20	定性		20	16	12		
	b.消毒物品、仪器设备不随意外借	20	定性						
	扣罚细则:消毒物品、仪器设备不随意外借,违规一次扣10分								
5 团队管理 **10分**	5.1 与相关部门科室、院外沟通好	10	定性						
	扣罚细则:与相关部门科室、院外沟通好,符合规定要求,一项、次沟通不好扣5分								
6 **满意测评** **60分**	6.1 临床、医技科室领导的满意度	40	定性						
	扣罚细则:达去年同月水平并达医院规定本年度月指标增长幅度,降低1%扣10分								
	6.2 供应室员工的满意度	20	定性						
	扣罚细则:达去年同月水平并达医院规定本年度月指标增长幅度,降低1%扣10分								
科室		本表定性指标满分	460分	定性指标最后得分					

2.2消毒供应室护士长卓越绩效考评定量标准(表三)

一级指标 (分值)	权重 %	二级指标		三级指标		绩效考评 扣分细则	得分
		考评内容	分值	考评内容	分值		
1 领导能力 管理能力 50分	5	1.1 执行能力	30	b.核心制度及相关规章制度执行力	30	核心制度一项、次执行不好扣5分,其余一项扣5分	
		1.2 工作计划 会议落实	20	a.五年规划,年度、月度工作计划符合要求	10	五年规划,年度、月度工作计划,少一项扣5分	
				b.业务会议、行政会议及相关会议符合要求	10	迟到或者早退一次扣5分,缺席一次会议扣10分	
2 过程控制 工作数量 工作质量 工作效率 240分	24	2.2 工作数量	90	a.负责供应室业务行政思想工作符合要求	30	一项工作管理不好扣10分。供应室清点制度与记录不落实扣5分。没有定期安全核查与风险评估制度扣10分,缺少评估记录扣10分。不根据需要制作敷料供应工作,多余消毒与灭菌包,一个扣5分	
				e.供应室物品清点制度记录符合规定要求	20		
				f.有供应室安全与风险评估制度符合要求	20		
				g.根据需要做好敷料供应工作符合要求	20		
		2.3 工作质量	80	a.供应室质量管理组织健全职责履行	30	质量管理少一组织扣5分,不履行职责扣10分	
				e.一次性医疗器具验收发放回收	30	一次性医疗器具验收发放回收没有签字扣10分	
				f.下收下送制度与签字落实,一项不符扣分	20	下收下送制度与签字不落实扣5分,看记录	
		2.4 工作效率	70	b.医务人员职业卫生安全防护制度	20	医务人员职业卫生安全防护制度不符合要求扣10分	
				c.消毒灭菌的有效期管理,一项不符扣分	30	一个消毒包或者灭菌包时间过期扣5分	
				e.工作效率与技术创新,一项不符扣分	20	没有工作效率与工作创新项目或改进措施扣5分	
3 论文科研 30分	3	3 论文科研	30	b.本人论文、学术、科研成果,一项不符扣分	30	本人论文、学术、科研成果,一项不符合要求扣10分	
5 团队管理 20分	2	5.1 团队管理 应急预案	20	a.履行岗位职责,执行核心制度及相关制度	10	履行岗位职责,一项、次不符合要求扣10分	
				b.科室应急预案与执行流程,一项不符扣分	10	科室应急预案与执行流程,不符合要求扣10分	
7 供应室 绩效结果 200分	20	7.1 供应室 绩效结果	140	a.消毒包总件数	60	达到医院规定的年度增长幅度,工作量降低1%扣10分,工作量增加1%奖5分	
				b.当月灭菌包总件数	60		
				c.一次性物品发放	20		
		7.2 供应室 质量结果	60	a.供应室消毒灭菌质量达到规定标准要求	30	达到去年同月水平数,质量降低1%扣10分,增加1%奖5分。有纠纷一起扣30分	
				b.无科室投诉与事故	30		
科室				本表定量指标满分	540分	定量指标合计得分	

3.消毒供应室副护士长正副主任护师卓越绩效考评标准(表一)

一级指标 (分值)	权重 %	二级指标		三级指标		得分	考核 方式
		考评内容	分值	绩效考评扣分细则	分值		
1 管理能力 **70分**	7	1.1 管理能力 执行能力	50	a.管理能力、领导之间团结	20		定性
				b.核心制度及相关规章制度执行力	30		定量
		1.2 工作计划 会议落实	20	a.执行五年规划与年月度工作计划	10		定量
				b.业务会议、行政会议及相关会议	10		定量
2 过程控制 工作数量 工作质量 工作效率 **520分**	52	2.1 工作责任	60	a.工作积极性、主动性、责任心	30		定性
				b.遵守劳动纪律、尽职尽责	30		定性
		2.2 工作数量	180	a.负责分管护士长安排的工作	30		定量
				b.承担规定实施绩效考核工作	20		定性
				c.履行岗位职责、指导护士工作	30		定性
				d.定期检查消毒灭菌效果	30		定性
				e.担任供应室各种班次值班	30		定量
				f.执行安全与风险评估制度	20		定量
				g.精确掌握供应室设备使用方法	20		定量
		2.3 工作质量	150	a.质量管理组织健全职责履行	30		定量
				b.执行供应室质量安全指标	20		定性
				c.消毒灭菌物品成本管理	30		定量
				d.供应室应急预案与风险管理制度	20		定性
				e.协助护理部学习培训考试晋升	30		定量
				f.精确掌握供应室业务技术与流程	20		定量
		2.4 工作效率	130	a.能够解决供应室业务疑难问题	30		定性
				b.医务人员职业卫生安全防护制度	20		定量
				c.消毒灭菌的时间有效期管理	20		定量
				d.针对问题持续改进计划与实施	30		定性
				e.工作效率与技术创新	30		定量
3 科研管理 **60分**	6	带教培训 科研管理	60	a.教学、带教实习、进修生	20		定性
				b.本人论文、学术、科研成果	30		定性
				c.执行科室科研课题的执行与效果	10		定性
4 职业道德 **60分**	6	4.1 职业形象	20	职业形象、服务态度、努力工作	20		定性
		4.2 设备管理	40	a.仪器、设备招标采购透明公开	20		定性
				b.消毒物品、仪器设备不随意外借	20		定性
5 团队管理 **30分**	3	5.1 社会责任	20	a.履行岗位职责愿意承担额外工作	10		定量
				b.科室应急预案与执行流程	10		定量
		5.2 团队沟通	10	与相关部门、科室、院外沟通好	10		定性
6 满意测评 **60分**	6	6.1 满意度	40	医技、临床科室的满意度	40		定性
		6.2 满意度	20	本科员工对本科领导满意	20		定性
7 供应室 绩效结果 **200分**	20	7.1 供应室 业绩结果	140	a.当月供应室消毒总件数	60		定量
				b.当月供应室灭菌总件数	60		定量
				c.一次性物品发放总件数	20		定量
		7.2 质量结果	60	a.供应室消毒灭菌质量达到要求	30		定量
				b.当月无缺陷、纠纷与事故	30		定量
被考评者		本表标准分数		1000分	考核后最后定性和定量得分		

3.1 消毒供应室副护士长、正、副主任护师卓越绩效考评定性标准(表二)

被考评者姓名			岗位			部门			
职能部门领导·定性指标·满意度测评内容					满意度测评等级				
一级指标	三级定性指标内容测评		本项满分	测评方式	卓越	优秀	良好	一般	得分
1.管理能力 20分	1.1 a.管理能力领导之间团结		20	定性		20	16	12	
	打分说明:请在上格最后得分一栏内打分,下同								
2 过程控制 工作数量 工作质量 工作效率 270分	2.1 a.工作积极、主动性,责任心		30	定性		30	24	18	
	2.1 b.遵守劳动纪律、尽职尽责		30	定性					
	扣罚细则:上班时不接收快递包裹,发现接收一次扣5分。上班时去带熟人检查、看病一次扣5分。上班干私活吃零食一次扣5分。工作时间关手机,一次不关扣5分。上班上网玩手机微信、打游戏发现一次扣10分。上班时间相互闲扯一次一人扣5分。								
	2.2 b.承担并实施绩效考核工作		20	定性					
	扣罚细则:供应室没有实施绩效考核工作扣10分,没有履行绩效考核工作扣10分								
	2.2 c.履行岗位职责指导护士工作		30	定性					
	扣罚细则:不能够完整履行岗位职责扣10分,不能指导护士工作扣5分								
	2.2 d.定期检查消毒灭菌效果		30	定性					
	扣罚细则:每月最少一次消毒灭菌效果鉴定符合规定要求,少一次扣10分								
	2.3 b.执行质量与安全指标		20	定性					
	扣罚细则:没有明确质量安全指标、定期评价记录扣20分,一项指标不达标扣5分								
	2.3 c.消毒灭菌物品成本管理		30	定性					
	扣罚细则:符合医院、科室的业务与技术和管理规定的要求,成本增加1%扣5分								
	2.3 d.供应室应急预案风险制度		20	定性					
	扣罚细则:供应室少一个应急风险预案扣5分,意外情况处理不及时一次扣10分								
	2.4 a.能够解决业务疑难问题		30	定性					
	扣罚细则:善于分析供应室存在的问题,能够解决供应室疑难问题符合规定的要求,问题解决不及时一次扣5分。消毒或者灭菌等疑难问题解决不了,一次扣10分								
	2.4 d.针对问题持续改进与实施		30	定性					
	扣罚细则:每月针对清洗、消毒、灭菌、记录、设备维护、下收下送、质量等问题与缺陷和投诉每月有持续改进计划、事实、流程、措施、效果,少一个环节扣5分								
3 论文科研 60分	3.a.教学、带教实习、进修		20	定性		20	16	12	
	3.b.本人论文、学术、科研成果		30	定性		30	24	18	
	3.c.执行科室科研课题的执行效果		10	定性	不符合要求扣10分				
4 职业道德 60分	4.1 a.职业形象服务态度努力工作		20	定性		20	16	12	
	4.2 a.仪器设备招标采购透明公开		20	定性		20	16	12	
	4.2 b.消毒物品仪器不随意外借		20	定性		20	16	12	
5 团队管理 10分	5.2 与相关部门科室院外沟通好		10	定性					
	扣罚细则:与相关部门科室院外沟通好,符合规定的要求,沟通不好扣5分								
6 满意测评 60分	6.1 临床与医技科室领导的满意度		40	定性					
	扣罚细则:达到去年同月水平并达到医院规定本年度月指标增长幅度,降低1%扣10分								
	6.2 供应室员工的满意度		20	定性					
	扣罚细则:达到去年同月水平并达到医院规定本年度月指标增长幅度,降低1%扣10分								
科室		本表定性指标满分		480分	定性指标最后得分				

3.2 消毒供应室副护士长、正、副主任护师卓越绩效考评定量标准(表三)

一级指标 (分值)	权重 %	二级指标		三级指标		绩效考评 扣分细则	得分
		考评内容	分值	考评内容	分值		
1 管理能力 50分	5	1.1 执行能力	30	b.核心制度及相关规章制度执行力	30	核心制度一项、次执行不好扣5分,其余一项扣5分	
		1.2 工作计划 会议落实	20	a.执行五年规划与年度、月度工作计划	10	有五年规划,年度、月度计划满分,少一项扣5分	
				b.业务会议、行政会议及相关会议符合要求	10	迟到或者早退一次扣5分,缺席一次会议扣10分	
2 过程控制 工作数量 工作质量 工作效率 250分	25	2.2 工作数量	100	a.负责分管护士长安排工作符合规定要求	30	分管的一项工作管理不好扣10分。少值班一次扣5分。没有定期安全核查风险评估制度扣10分,缺少评估记录扣10分。不能够精确掌握供应室消毒与灭菌仪器设备一次扣5分,不能指导下级操作设备扣5分	
				e.担任供应室各种班次值班,一项不符扣分	30		
				f.执行供应室安全风险评估制度符合要求	20		
				g.精确掌握供应室设备使用方法符合要求	20		
		2.3 工作质量	80	a.参加供应室质量管理组织、职责履行	30	质量管理少一组织扣5分.不履行职责扣10分	
				e.协助护理部学习培训考试晋升符合要求	30	少参加一次护理部组织的相关活动,一次扣10分	
				f.精确掌握供应室业务技术流程符合要求	20	不能够精确掌握业务与技术操作与流程扣10分	
		2.4 工作效率	70	b.担任护理教学,带教实习进修生符合要求	20	与上年度比较少带教一名实习、进修生扣5分	
				c.消毒灭菌的时间有效期管理符合要求	20	一个消毒包或者灭菌包时间过期扣5分	
				e.工作效率与业务技术创新符合规定要求	30	没有工作效率与工作创新项目或改进措施扣5分	
5 团队管理 应急预案 20分	2	5.1 团队管理 应急预案	20	a.履行岗位职责愿意承担额外工作	10	履行岗位职责愿意承担额外工作,一次不符扣5分	
				b.科室应急预案与执行流程符合规定要求	10	科室应急预案与执行流程,一次不符扣5分	
7 供应室 绩效结果 200分	20	7.1 供应室 绩效结果	140	a.供应室消毒包总件数与上年度同月比较	60	供应室当月工作量指标与上年度同月比较,达到医院规定的年度增长幅度满分,工作量、质量降低1%扣10分,工作量增加1%奖5分	
				b.当月灭菌包总件数	60		
				c.一次性物品发放总件数与上年度同月比	20		
		7.2 供应室 质量结果	60	a.供应室消毒灭菌质量与上年度同月比较	30	达到去年同月水平数,质量降低1%扣10分,增加1%奖5分。	
				b.无纠纷与事故	30	有纠纷一起扣30分	
科室		本表定量指标满分			520分	定量指标合计得分	

4. 消毒供应室主管护师卓越绩效考评标准(表一)

一级指标 (分值)	权重 %	二级指标		三级指标		得分	考核 方式
		考评内容	分值	绩效考评扣分细则	分值		
1 管理能力 **70分**	7	1.1 管理能力 执行能力	50	a. 管理能力、同事之间团结	20		定性
				b. 核心制度及相关规章制度执行力	30		定量
		1.2 工作计划 会议落实	20	a. 执行五年规划与年月度工作计划	10		定量
				b. 业务会议、行政会议及相关会议	10		定量
2 过程控制 工作数量 工作质量 工作效率 **530分**	53	2.1 工作责任	60	a. 工作积极性、主动性、责任心	30		**定性**
				b. 遵守劳动纪律、尽职尽责	30		**定性**
		2.2 工作数量	190	a. 协助护士长行政管理工作	30		定量
				b. 承担规定实施绩效考核工作	20		**定性**
				c. 履行岗位职责、指导护士工作	30		**定性**
				d. 定期检查消毒灭菌效果	30		**定性**
				e. 承担供应室各种班次值班	30		定量
				f. 胜任供应室各项工作	30		定量
				g. 精确掌握供应室设备使用方法	20		定量
		2.3 工作质量	160	a. 质量管理组织健全职责履行	30		定量
				b. 执行供应室质量安全指标	30		**定性**
				c. 消毒灭菌物品成本管理	20		**定性**
				d. 应急预案与风险管理制度	20		**定性**
				e. 主持相关会议、指导护士工作	30		定量
				f. 掌握业务技术与工作流程	30		定量
		2.4 工作效率	120	a. 能够解决供应室业务常见问题	30		**定性**
				b. 担任护理教学,带教实习进修生	10		定量
				c. 消毒灭菌的时间有效期管理	20		定量
				d. 针对问题持续改进计划与实施	30		**定性**
				e. 工作效率与技术创新	30		定量
3 科研管理 **50分**	5	带教培训 科研管理	50	a. 教学、带教实习、进修生	10		**定性**
				b. 本人论文、学术、科研成果	20		**定性**
				c. 执行科室科研课题的执行与效果	20		**定性**
4 职业道德 **60分**	6	4.1 职业形象	20	职业形象、服务态度、努力工作	20		**定性**
		4.2 设备管理	40	a. 仪器、设备招标采购透明公开	20		**定性**
				b. 公用物品、仪器设备不随意外借	20		**定性**
5 团队管理 **30分**	3	5.1 社会责任	20	a. 履行岗位职责愿意承担额外工作	10		定量
				b. 工作现场"7S管理"	10		**定性**
		5.2 团队沟通	10	与相关部门、科室、院外沟通好	10		**定性**
6 满意测评 **60分**	6	6.1 满意度	40	医技、临床科室的满意度	40		**定性**
		6.2 满意度	20	本科员工对本科领导满意	20		**定性**
7 供应室 绩效结果 **200分**	20	7.1 供应室 业绩结果	140	a. 当月供应室消毒总件数	60		定量
				b. 当月供应室灭菌总件数	60		定量
				c. 一次性物品发放总件数	20		定量
		7.2 质量结果	60	a. 供应室消毒灭菌质量达到要求	30		定量
				b. 当月无缺陷、纠纷与事故	30		定量
被考评者		本表标准分数	**1000分**	考核后最后定性和定量得分			

4.1 消毒供应室主管护师卓越绩效考评定性标准(表二)

被考评者姓名		岗位			部门			
职能部门领导·定性指标·满意度测评内容					满意度测评等级			
一级指标	三级定性指标内容测评	本项满分	测评方式	卓越	优秀	良好	一般	得分
1.管理能力 20分	1.1 a.管理能力、同事之间团结	20	定性		20	16	12	
	打分说明:请在上格最后得分一栏内打分,下同							
2 过程控制 工作数量 工作质量 工作效率 270分	2.1 a.工作积极、主动性、责任心	30	定性		30	24	18	
	2.1 b.遵守劳动纪律、尽职尽责	30	定性					
	扣罚细则:上班时不接收快递包裹,发现接收一次扣5分。上班时去带熟人检查、看病一次扣5分。上班干私活吃零食一次扣5分。工作时间关手机、一次不关扣5分。上班上网玩手机微信、打游戏发现一次扣10分。上班时间相互闲扯一次一人扣5分。							
	2.2 b.承担并实施绩效考核工作	20	定性					
	扣罚细则:供应室没有实施绩效考核工作扣10分,没有履行绩效考核工作扣10分							
	2.2 c.履行岗位职责指导护士工作	30	定性					
	扣罚细则:不能够完整履行岗位职责扣10分,不能指导护士工作扣5分							
	2.2 d.定期检查消毒灭菌效果	30	定性					
	扣罚细则:每月最少一次消毒灭菌效果鉴定符合规定要求,少一次扣10分							
	2.3 b.执行质量与安全指标	30	定性					
	扣罚细则:没有明确质量安全指标、定期评价记录扣20分,一项指标不达标扣5分							
	2.3 c.消毒灭菌物品成本管理	20	定性					
	扣罚细则:符合医院业务技术和管理要求,与去年同月比较,成本增加1%扣5分							
	2.3 d.供应室应急预案风险制度	20	定性					
	扣罚细则:供应室少一个应急风险预案扣5分,意外情况处理不及时一次扣10分							
	2.4 a.能够解决业务常见问题	30	定性					
	扣罚细则:善于分析供应室存在的问题,能够解决供应室常见问题符合医院规定要求,问题解决不及时一次扣5分。消毒或者灭菌等一般问题解决不了,一次扣10分							
	2.4 d.针对问题持续改进与实施	30	定性					
	扣罚细则:每月针对清洗、消毒、灭菌、记录、设备维护、下收下送、质量等问题与缺陷和投诉每月有持续改进计划、事实、流程、措施、效果,少一个环节扣5分							
3 论文科研 50分	3.a.教学、带教实习、进修生	10	定性	一项不符合要求扣5分				
	3.b.本人论文、学术、科研成果	20	定性		20	16	12	
	3.c.执行科室科研课题的执行效果	20	定性	一次不服从扣5分				
4 职业道德 60分	4.1 a.职业形象服务态度努力工作	20	定性		20	16	12	
	4.2 a.仪器设备招标采购透明公开	20	定性		20	16	12	
	4.2 b.公用物品仪器不随意外借	20	定性		20	16	12	
5 团队管理 20分	5.1 b.工作现场"7S管理"	10	定性	一项不符合要求扣5分				
	5.2 与相关部门科室院外沟通好	10	定性		10	8	6	
6 满意测评 60分	6.1 相关科室的满意度	40	定性					
	扣罚细则:达到去年同月水平并达到医院规定本年度月指标增长幅度,降低1%扣10分							
	6.2 供应室员工的满意度	20	定性					
	扣罚细则:达到去年同月水平并达到医院规定本年度月指标增长幅度,降低1%扣10分							
科室		本表定性指标满分	480分	定性指标最后得分				

4.2 消毒供应室主管护师卓越绩效考评定量标准(表三)

一级指标 (分值)	权重 %	二级指标		三级指标		绩效考评 扣分细则	得分
		考评内容	分值	考评内容	分值		
1 **管理能力** **50分**	5	1.1 执行能力	30	b.核心制度及相关规章制度执行力	30	核心制度一项、次执行不好扣5分,其余一项扣5分	
		1.2 工作计划 会议落实	20	a.执行五年规划与年度、月度工作计划	10	执行五年规划,年度、月度计划满分,少一项扣5分	
				b.业务会议、行政会议及相关会议符合要求	10	迟到或者早退一次扣5分,缺席一次会议扣10分	
2 **过程控制** **工作数量** **工作质量** **工作效率** **260分**	26	2.2 工作数量	100	a.负责分管护士长安排工作符合规定要求	30	分管的一项工作管理不好扣10分。少值班一次扣5分。没有定期安全核查风险评估制度扣10分,缺少评估记录扣10分。不能够精确掌握供应室消毒与灭菌仪器设备一次扣5分,不能指导下级操作设备扣5分	
				e.担任供应室各种班次值班,一项不符扣分	30		
				f.执行供应室安全风险评估制度符合要求	20		
				g.精确掌握供应室设备使用方法符合要求	20		
		2.3 工作质量	80	a.参加供应室质量管理组织、职责履行	30	质量管理少一组织扣5分,不履行职责扣10分	
				e.协助护理部学习培训考试晋升符合要求	30	少参加一次护理部组织的相关活动,一次扣10分	
				f.精确掌握供应室业务技术流程符合要求	20	不能够精确掌握业务与技术操作与流程扣10分	
		2.4 工作效率	70	b.担任护理教学,带教实习进修生符合要求	20	与上年度比较少带教一名实习、进修生扣5分	
				c.消毒灭菌的时间有效期管理符合要求	20	一个消毒包或者灭菌包时间过期扣5分	
				e.工作效率与业务技术创新符合规定要求	30	没有工作效率与工作创新项目或改进措施扣5分	
5 **团队管理** **应急预案** **20分**	2	5.1 团队管理 应急预案	20	a.履行岗位职责愿意承担额外工作	10	履行岗位职责愿意承担额外工作,一次不符扣5分	
				b.科室应急预案与执行流程符合规定要求	10	科室应急预案与执行流程,一次不符扣5分	
7 **供应室** **绩效结果** **200分**	20	7.1 供应室 绩效结果	140	a.供应室消毒包总件数与上年度同月比较	60	供应室当月工作量指标与上年度同月比较,达到医院规定的年度增长幅度满分,工作量、质量降低1%扣10分,工作量增加1%奖5分	
				b.当月灭菌包总件数	60		
				c.一次性物品发放总件数与上年度同月比	20		
		7.2 供应室 质量结果	60	a.供应室消毒灭菌质量与上年度同月比较	30	达到去年同月水平数,质量降低1%扣10分,增加1%奖5分。有纠纷一起扣30分	
				b.无纠纷与事故	30		
科室		本表定量指标满分			**520分**	**定量指标合计得分**	

4.消毒供应室主管护师卓越绩效考评标准(表一)

一级指标 (分值)	权重 %	二级指标		三级指标		得分	考核 方式
		考评内容	分值	绩效考评扣分细则	分值		
1 管理能力 70分	7	1.1 管理能力 执行能力	50	a.管理能力、同事之间团结	20		定性
				b.核心制度及相关规章制度执行力	30		定量
		1.2 工作计划 会议落实	20	a.执行五年规划与年月度工作计划	10		定量
				b.业务会议、行政会议及相关会议	10		定量
2 过程控制 工作数量 工作质量 工作效率 530分	53	2.1 工作责任	60	a.工作积极性、主动性、责任心	30		定性
				b.遵守劳动纪律、尽职尽责	30		定性
		2.2 工作数量	180	a.协助护士长行政管理工作	30		定量
				b.承担规定实施绩效考核工作	20		定性
				c.履行岗位职责、指导护士工作	30		定性
				d.定期检查消毒灭菌效果	30		定性
				e.承担供应室各种班次值班	30		定量
				f.胜任供应室各项工作	30		定量
				g.精确掌握供应室设备使用方法	20		定量
		2.3 工作质量	190	a.质量管理组织健全职责履行	30		定量
				b.执行供应室质量安全指标	30		定性
				c.消毒灭菌物品成本管理	20		定性
				d.应急预案与风险管理制度	20		定性
				e.主持相关会议、指导护士工作	30		定量
				f.掌握业务技术与工作流程	30		定量
		2.4 工作效率	120	a.能够解决供应室业务常见问题	30		定性
				b.担任护理教学,带教实习进修生	10		定量
				c.消毒灭菌的时间有效期管理	20		定量
				d.针对问题持续改进计划与实施	30		定性
				e.工作效率与技术创新	30		定量
3 科研管理 50分	5	带教培训 科研管理	50	a.教学、带教实习、进修生	10		定性
				b.本人论文、学术、科研成果	20		定性
				c.执行科室科研课题的执行与效果	20		定性
4 职业道德 60分	6	4.1职业形象	20	职业形象、服务态度、努力工作	20		定性
		4.2 设备管理	40	a.仪器、设备招标采购透明公开	20		定性
				b.公用物品、仪器设备不随意外借	20		定性
5 团队管理 30分	3	5.1 社会责任	20	a.履行岗位职责愿意承担额外工作	10		定量
				b.工作现场"7S管理"	10		定性
		5.2团队沟通	10	与相关部门、科室、院外沟通好	10		定性
6满意测评 60分	6	6.1满意度	40	医技、临床科室的满意度	40		定性
		6.2满意度	20	本科员工对本科领导满意	20		定性
7 供应室 绩效结果 200分	20	7.1 供应室 业绩结果	140	a.当月供应室消毒总件数	60		定量
				b.当月供应室灭菌总件数	60		定量
				c.一次性物品发放总件数	20		定量
		7.2 质量结果	60	a.供应室消毒灭菌质量达到要求	30		定量
				b.当月无缺陷、纠纷与事故	30		定量
被考评者		本表标准分数		1000 分	考核后最后定性和定量得分		

4.1 消毒供应室主管护师卓越绩效考评定性标准(表二)

被考评者姓名		岗位			部门			
职能部门领导·定性指标·满意度测评内容					满意度测评等级			
一级指标	三级定性指标内容测评	本项满分	测评方式	卓越	优秀	良好	一般	得分
1.管理能力 20分	1.1 a.管理能力、同事之间团结	20	定性		20	16	12	
	打分说明:请在上格最后得分一栏内打分,下同							
2 过程控制 工作数量 工作质量 工作效率 270分	2.1 a.工作积极、主动性、责任心	30	定性		30	24	18	
	2.1 b.遵守劳动纪律、尽职尽责	30	定性					
	扣罚细则:上班时不接收快递包裹,发现接收一次扣5分。上班时去带熟人检查、看病一次扣5分。上班干私活吃零食一次扣5分。工作时间关手机、一次不关扣5分。上班上网玩手机微信、打游戏发现一次扣10分。上班时间相互闲扯一次一人扣5分							
	2.2 b.承担并实施绩效考核工作	20	定性					
	扣罚细则:供应室没有实施绩效考核工作扣10分,没有履行绩效考核工作扣10分							
	2.2 c.履行岗位职责指导护士工作	30	定性					
	扣罚细则:不能够完整履行岗位职责扣10分,不能指导护士工作扣5分							
	2.2 d.定期检查消毒灭菌效果	30	定性					
	扣罚细则:每月最少一次消毒灭菌效果鉴定符合规定要求,少一次扣10分							
	2.3 b.执行质量与安全指标	20	定性					
	扣罚细则:没有明确质量安全指标、定期评价记录扣20分,一项指标不达标扣5分							
	2.3 c.消毒灭菌物品成本管理	20	定性					
	扣罚细则:符合医院业务技术和管理要求,与去年同月比较,成本增加1%扣5分							
	2.3 d.供应室应急预案风险制度	20	定性					
	扣罚细则:供应室少一个应急风险预案扣5分,意外情况处理不及时一次扣10分							
	2.4 a.能够解决业务常见问题	30	定性					
	扣罚细则:善于分析供应室存在问题,能够解决供应室常见问题符合医院规定要求,问题解决不及时一次扣5分。消毒或者灭菌等一般问题解决不了,一次扣10分							
	2.4 d.针对问题持续改进与实施	30	定性					
	扣罚细则:每月针对清洗、消毒、灭菌、记录、设备维护、下收下送、质量等问题与缺陷和投诉每月有持续改进计划、事实、流程、措施、效果,少一个环节扣5分							
3 论文科研 50分	3.a.教学、带教实习、进修生	10	定性	一项不符合要求扣5分				
	3.b.本人论文、学术、科研成果	20	定性		20	16	12	
	3.c.执行科室科研课题的执行效果	20	定性	一次不服从扣5分				
4 职业道德 60分	4.1 a.职业形象服务态度努力工作	20	定性		20	16	12	
	4.2 a.仪器设备招标采购透明公开	20	定性		20	16	12	
	4.2 b.公用物品仪器不随意外借	20	定性		20	16	12	
5 团队管理 20分	5.1 b.工作现场"7S管理"	10	定性	一项不符合要求扣5分				
	5.2 与相关部门科室院外沟通好	10	定性		10	8	6	
6 满意测评 60分	6.1 相关科室的满意度	40	定性					
	扣罚细则:达到去年同月水平并达到医院规定本年度月指标增长幅度,降低1%扣10分							
	6.2 供应室员工的满意度	20	定性					
	扣罚细则:达到去年同月水平并达到医院规定本年度月指标增长幅度,降低1%扣10分							
科室		本表定性指标满分	**480分**	定性指标最后得分				

4.2 消毒供应室主管护师卓越绩效考评定量标准(表三)

一级指标（分值）	权重%	二级指标 考评内容	分值	三级指标 考评内容	分值	绩效考评 扣分细则	得分
1 管理能力 50分	5	1.1 执行能力	30	b.核心制度及相关规章制度执行力	30	核心制度一项、次执行不好扣5分,其余一项扣5分	
		1.2 工作计划会议落实	20	a.执行五年规划与年度、月度工作计划	10	执行五年规划,年度、月度计划满分,少一项扣5分	
				b.业务会议、行政会议符合规定要求	10	迟到或者早退一次扣5分,缺席一次会议扣10分	
2 过程控制 工作数量 工作质量 工作效率 260分	26	2.2 工作数量	110	a.协助护士长行政管理工作,一项不符扣分	30	分管的一项工作管理不好扣10分。少值班一次扣5分。不能够胜任岗位工作扣10分,造成问题缺陷扣10分。不能够精确掌握供应室消毒与灭菌仪器设备一次扣5分,不能指导下级操作设备扣5分	
				e.担任供应室各种班次值班,一项不符扣分	30		
				f.胜任供应室各项工作,一项不符扣分	30		
				g.精确掌握供应室设备使用方法符合要求	20		
		2.3 工作质量	90	a.参加供应室质量管理组织、职责履行	30	质量管理少一组织扣5分,不履行职责扣10分	
				e.主持相关会议、指导护士工作符合要求	30	授权组织的相关活动,一次不符合要求扣10分	
				f.掌握供应室业务技术与工作流程	30	不能够精确掌握业务与技术操作与流程扣10分	
		2.4 工作效率	60	b.担任护理教学,带教实习进修生,一项、次不符合要求扣分	10	担任护理教学,带教实习进修生与上年度比较少带教一名实习、进修生扣5分	
				c.消毒灭菌的时间有效期管理符合要求	20	一个消毒包或者灭菌包时间过期扣5分	
				e.工作效率与业务技术创新,一项不符扣分	30	没有工作效率与工作创新项目或改进措施扣5分	
5 团队管理 10分	2	5.2 团队管理	10	a.履行岗位职责愿意承担额外工作,一项、次不符合要求扣分	10	履行岗位职责愿意承担额外工作,一项、次不符合要求扣5分	
7 供应室绩效结果 200分	20	7.1 供应室绩效结果	140	a.供应室消毒包总件数与上年度同月比较	60	供应室当月工作量指标与上年度同月比较,达到医院规定的年度增长幅度满分,工作量、质量降低1%扣10分,工作量增加1%奖5分	
				b.当月灭菌包总件数	60		
				c.一次性物品发放总件数与上年度同月比	20		
		7.2 供应室质量结果	60	a.供应室消毒灭菌质量与上年度同月比较	30	达到去年同月水平数,质量降低1%扣10分,增加1%奖5分。有纠纷一起扣30分	
				b.无纠纷与事故	30		
科室		本表定量指标满分			520分	定量指标合计得分	

5.消毒供应室初级职称护士与其他员工卓越绩效考评标准(表一)

一级指标 (分值)	权重 %	二级指标		三级指标		得分	考核 方式
		考评内容	分值	绩效考评扣分细则	分值		
1 管理能力 执行能力 70分	7	1.1 管理能力 执行能力	40	a.管理能力、员工之间团结	10		定性
				b.各项规章制度的执行能力	30		定性
		1.2 工作计划 制度落实	30	a.供应室规划,年度、月度工作计划	20		定量
				b.查对制度、各种会议制度落实	10		定性
2 过程控制 工作数量 工作质量 工作效率 530分	53	2.1 工作流程	40	a.有工作流程,并按照流程工作	20		定量
				b.工作主动性、积极性、责任心	20		定性
		2.2 工作数量	240	a.洗涤包总数量	80		定量
				b.包装包总数量	60		定量
				c.灭菌消毒后总包裹数量	30		定量
				d.下送科室总消毒灭菌包数量	30		定量
				e.一次性用品收、发总件数	20		定量
				f.洗涤灭菌后包裹内器械齐全	20		定量
		2.3 工作质量	130	a.职责履行、岗位职责执行到位	20		定性
				b.器械、敷料清洗质量把关	30		定性
				c.器械包内数量正确、功能完好	20		定性
				d.消毒灭菌包外标识清楚、正确	20		定性
				e.各种包类装载、卸载符合要求	20		定性
				f.各种消毒灭菌包,满足临床需求	20		定性
		2.4 工作效率	120	a.严格无菌观念、手卫生执行到位	20		定性
				b.已消毒区和未消毒区严格区分	30		定量
				c.严格使用防护用品	10		定量
				d.遵守劳动纪律、职责履行	30		定性
				e.虚心学习、精细工作	30		定性
3 科研管理 30分	3	带教培训 科研管理	30	a.教学、带教实习、进修生	10		定性
				b.本人论文、学术、科研成果	10		定性
				c.执行科室科研课题的执行与效果	10		定性
4 职业道德 60分	6	4.1 职业形象	20	职业形象、服务态度、努力工作	20		定性
		4.2 设备管理	40	a.仪器、设备招标采购透明公开	20		定性
				b.公用物品、仪器设备不随意外借	20		定性
5 团队管理 30分	3	5.1 社会责任	20	a.履行岗位职责愿意承担额外工作	10		定量
				b.科室应急预案与执行流程	10		定性
		5.2 "7S管理"	10	工作现场"7S管理"与环境维护	10		定性
6 满意测评 80分	8	6.1 满意度	40	医技、临床科室的满意度	40		定性
		6.2 满意度	20	本科员工对本科领导满意	20		定性
		6.3 持续改进	20	持续改进计划与实施	20		定性
7 医院 绩效结果 200分	20	7.1 病人结果	80	a.医院门诊病人总数量	80		定量
			30	b.医院出院病人总数量	30		定量
		7.2 质量安全	20	供应室质量与安全	20		定量
		7.3 财务结果	70	医院经济利润与上年度比较并且达到医院规定增长幅度	70		定量
被考评者		标准满分		1000 分	最后合计得分		

5.1 消毒供应室初级职称护士与其他员工卓越绩效考评定性标准(表二)

被考评者姓名		岗位				部门				
一级指标	三级定性指标内容测评		本项满分	测评方式	卓越	优秀	良好	一般	得分
1 **管理能力** **50分**	1.1 a. 管理能力、员工之间团结		10	定性		10	8	6	
	1.1 b. 各项规章制度执行能力		30	定性	执行不力一次扣10分				
	1.2 b. 查对制度、各种会议制度落实		10	定性					
	扣罚细则:少查对一次扣5分,会议迟到或早退一次扣5分,缺席一次扣10分								
2 **过程控制** **工作数量** **工作质量** **工作效率** **230分**	2.1 b. 工作主动性、积极性、责任心		20	定性		20	16	12	
	2.3 a. 职责履行、岗位职责执行到位		20	定性		20	16	12	
	2.3 b. 器械、敷料清洗质量把关		30	定性					
	扣罚细则:符合管理规定的要求,无质量控制措施扣5分,执行不到位扣10分								
	2.3 c. 器械包内数量正确、功能完好		20	定性					
	扣罚细则:器械包内数量不正确扣10分,功能不完好扣10分								
	2.3 d. 消毒灭菌包外标识清楚、正确		20	定性					
	扣罚细则:符合管理规定要求,消毒灭菌包外标识不清楚、不正确,一项、次扣10分								
	2.3 e. 各种包类装载、卸载符合要求		20	定性					
	扣罚细则:符合医院、科室的业务与技术和管理规定要求,不符合要求扣10分								
	2.3 f. 各种消毒灭菌包满足临床需求		20	定性					
	奖罚细则:各种消毒灭菌包不能够满足临床需求符合要求,一项、次扣20分								
	2.4 a. 严格无菌观念手卫生执行到位		20	定性	手卫生不符合要求扣5分				
	2.4 d. 遵守劳动纪律、职责履行		30	定性					
	奖罚细则:上班接收私人快递包裹,发现接收一人次扣5分。上班时带熟人检查、看病一次扣5分。上班干私活吃零食一次扣5分。进入工作场所关手机一次不关扣5分。								
	2.4 e. 虚心学习,精细工作		30	定性		30	24	18	
3 **论文科研** **30分**	3. a. 教学、带教实习、进修生		10	定性		10	8	6	
	3. b. 本人论文、学术、科研成果		10	定性		10	8	6	
	3. c. 执行科室科研课题的执行与效果		10	定性		10	8	6	
4 **职业道德** **60分**	4.1 职业形象、服务态度、努力工作		20	定性		10	8	6	
	4.2 a. 一次性材料仪器招标透明公开		20	定性					
	考核细则:一次性材料仪器招标透明公开,一项、次不符合要求扣20分								
	4.2 b. 公用物品仪器设备不随意外借		20	定性		10	8	6	
5 **团队管理** **"7S管理"** **20分**	5.1 b. 科室应急预案与执行流程		10	定性					
	考核细则:科室应急预案与执行流程符合管理要求,一项、次不符合要求扣10分								
	5.2 工作现场"7S管理"与环境维护		10						
	考核细则:符合医院、科室的业务与技术和管理的标准规定的相关要求,工作现场"7S管理":①整理、②整顿、③清扫、④清洁、⑤安全、⑥节约、⑦素养,一项、次不符合要求扣5分								
6 **满意测评** **持续改进** **80分**	6.1 医技与临床科室的满意度		40	定性	70				
	6.2 本消毒供应中心人员满意度		20	定性	20				
	6.3 有月度持续改进计划与实施		20	定性					
	扣罚细则:每月有持续改进计划、事实、流程、措施、效果,少一个环节扣5分								
科室		本表定性指标满分	470分		定性指标最后得分				

5.2 消毒供应室初级职称护士与其他员工卓越绩效考评定量标准（表三）

一级指标（分值）	权重%	二级指标		三级指标		绩效考评	得分
		考评内容	分值	考评内容	分值	扣分细则	
1 工作计划 20分	1	1.2 工作计划	20	a.供应室有三年或者五年发展规划以及年度、月度工作计划符合要求	20	供应室有三年或者五年规划以及年度、月度工作计划，少一项扣5分	
2 过程控制 工作数量 工作质量 工作效率 300分	30	2.1 工作流程	20	a.有工作流程，并按照流程工作，一项、次不符合管理要求扣分	20	有工作流程，并按照流程工作，工作流程落实满分，不落实一次、项扣5分	
		2.2 工作数量	240	a.洗涤包总数量	80	洗涤包总数量、包装包总数量、灭菌消毒总包裹数量、下送科室消毒灭菌包数量、一次性用品收、发总件数与去年同月完成数量比较，并依据规定达到医院规定本年度增长幅度指标得满分，每降低1%扣5分，增加1%加1分	
				b.包装包总数量	60		
				c.灭菌消毒总包裹数量	30		
				d.下送科室消毒灭菌包数量，一项、次不符合医院管理标准要求扣分	30		
				e.一次性用品收、发总件数，一项、次不符合医院管理要求扣分	20		
				f.洗涤灭菌后包裹内器械齐全，一项、次不符合医院管理要求扣分	20	洗涤灭菌后包裹内器械齐全，器械不齐一项、次扣5分	
		2.4 工作效率	40	b.已消毒区和未消毒区严格区分符合规定要求	30	消毒供应室对已消毒区和未消毒区严格区分，不严格区分扣5分，引起严重问题扣10分。严格使用防护用品，不严格使用防护用品，一项、次扣5分	
				c.严格使用防护用品，一项、次不符合医院绩效考核管理标准规定的内容要求扣分	10		
5 团队管理 10分	1	5.1 社会责任	10	a.履行岗位职责愿意承担额外工作，一项、次不符合医院要求扣分	10	履行岗位职责愿意承担额外工作，不符合要求一人次扣5分	
7 医院 绩效结果 200分	20	7.1 医院 病人结果	110	a.医院当月门诊病人总数量与上年度同月比较	80	当月数量指标与去年同月指标水平比较并达到医院规定增长幅度得满分，降低1%扣10分，增加1%奖5分	
				b.医院当月出院病人总数量与上年度同月比较	30		
		7.2 供应室 质量结果	20	a.供应室当月质量达到医院规定增长幅度标准	20	当月数量指标与去年同月指标水平比较并达到医院规定增长幅度得满分，降低1%扣10分，增加1%奖5分	
				b.供应室当月安全达到医院规定增长幅度标准			
		7.3 医院 财务结果	70	医院当月医疗利润收入与上年度同月数量指标比较并且达到医院规定本年度增长幅度指标	70	当月数量指标与去年同月指标水平比较并达到医院规定增长幅度得满分，降低1%扣10分，增加1%奖5分	
科室		本表定量指标满分			530分	定量指标合计得分	

6.消毒供应室污染物品回收岗位护士卓越绩效考评标准(表一)

一级指标 (分值)	权重 %	二级指标		三级指标		得分	考核 方式
		考评内容	分值	绩效考评扣分细则	分值		
1 **管理能力** **70分**	7	1.1管理能力 执行能力	50	a.管理能力、同事之间团结	20		**定性**
				b.核心制度及相关规章制度执行力	30		定量
		1.2工作计划 会议落实	20	a.执行五年规划与年月度工作计划	10		定量
				b.业务会议、行政会议及相关会议	10		定量
2 **过程控制** **工作数量** **工作质量** **工作效率** **500分**	50	2.1 工作责任	60	a.工作积极性、主动性、责任心	30		**定性**
				b.遵守劳动纪律、尽职尽责	30		**定性**
		2.2 工作数量	170	a.岗位工作数量符合要求	30		定量
				b.参与实施的绩效考核工作	10		**定性**
				c.回收用过的物品不得进入供应室	30		**定性**
				d.临时急救工作物品消毒及供应	30		**定性**
				e.参加值班工作并处理意外情况	20		定量
				f.回收物品时要当面点清并签字	40		定量
				g.熟悉供应室设备使用方法	10		定量
		2.3 工作质量	150	a.承担并履行质量管理组织职责	20		定量
				b.执行供应室质量安全指标	10		定量
				c.收回物品分类进行清洗、消毒	40		**定性**
				d.应急预案与风险管理制度	20		**定性**
				e.岗位工作符合质量要求	30		定量
				f.按规定线路用回收车箱回收	30		定量
		2.4 工作效率	120	a.能够解决岗位工作常见问题	20		**定性**
				b.每次回收后对回收车清洗消毒	40		定量
				c.消毒灭菌的时间有效期管理	10		定量
				d.针对问题持续改进计划与实施	30		**定性**
				e.岗位工作效率与技术创新	20		定量
3 **科研管理** **50分**	5	带教培训 科研管理	50	a.教学、带教实习、进修生	10		**定性**
				b.本人论文、学术、科研成果	20		**定性**
				c.执行科室科研课题的执行与效果	20		**定性**
4 **职业道德** **60分**	6	4.1职业形象	20	职业形象、服务态度、努力工作	20		**定性**
		4.2 设备管理	40	a.回收物品登记无差错	20		**定性**
				b.公用物品、仪器设备不随意外借	20		定量
5 **社会责任** **60分**	6	5.1 社会责任	40	a.感染管理、消毒隔离、废水废物	20		**定性**
				b.工作现场"7S管理"	20		**定性**
		5.2虚心好学	20	虚心接受同事建议反馈及时改进	20		定量
6满意测评 **60分**	6	6.1满意度	40	临床和医技科室的满意度	40		**定性**
		6.2满意度	20	员工的满意度	20		**定性**
7 **供应室** **绩效结果** **200分**	20	7.1 供应室 业绩结果	140	a.当月供应室消毒总件数	60		定量
				b.当月供应室灭菌总件数	60		定量
				c.一次性物品发放总件数	20		定量
		7.2 质量结果	60	a.供应室消毒灭菌质量达到要求	30		定量
				b.当月无缺陷、纠纷与事故	30		定量
被考评者		本表标准分数		1000 分	考核后最后定性和定量得分		

6.1消毒供应室污染物品回收岗位护士卓越绩效考评定性标准(表二)

被考评者姓名		岗位			部门			
职能部门领导·定性指标·满意度测评内容					满意度测评等级			
一级指标	三级定性指标内容测评	本项满分	测评方式	卓越	优秀	良好	一般	得分
1.管理能力 20分	1.1 a.管理能力、同事之间团结	20	定性		20	16	12	
	打分说明:请在上格最后得分一栏内打分,下同							
2 过程控制 工作数量 工作质量 工作效率 250分	2.1 a.工作积极、主动性,责任心	30	定性		30	24	18	
	2.1 b.遵守劳动纪律、尽职尽责	30	定性					
	扣罚细则:上班时不接收快递包裹,发现接收一次扣5分。上班时去带熟人检查、看病一次扣5分。上班干私活吃零食一次扣5分。工作时间关手机、一次不关扣5分。上班上网玩手机微信、打游戏发现一次扣10分。上班时间相互闲扯一次一人扣5分							
	2.2 b.参与实施绩效考核工作	10	定性					
	扣罚细则:供应室没有实施绩效考核工作扣10分,没有履行绩效考核工作扣10分							
	2.2 c.回收的物品不得进入供应室	30	定性					
	扣罚细则:按定时定路线、使用专用封闭式回收车或箱回收物品不符合要求扣10分							
	2.2 d.临时急救工作物品消毒供应	30	定性					
	扣罚细则:临时任务或急救工作的物品消毒及供应工作不及时,一次扣10分							
	2.3 b.执行质量与安全指标	10	定性					
	扣罚细则:没有明确质量安全指标、定期评价记录扣20分,一项指标不达标扣5分							
	2.3 c.收回物品分类进行清洗消毒	40	定性					
	扣罚细则:收回用过的物品分类进行清洗、消毒符合要求,一次不符合要求扣10分							
	2.3 d.供应室应急预案与风险制度	20	定性					
	扣罚细则:供应室少一个应急风险预案扣5分,意外情况处理不及时一次扣10分							
	2.4 a.能够解决岗位工作常见问题	20	定性					
	扣罚细则:善于分析岗位工作中存在的问题,能够解决工作中的常见问题符合要求,问题解决不及时一次扣5分。消毒或者灭菌等一般问题解决不了,一次扣10分							
	2.4 d.针对问题持续改进与实施	30	定性					
	扣罚细则:针对问题持续改进与实施,每月针对清洗、消毒、灭菌、记录、设备维护、下收下送、质量等问题与缺陷和投诉与纠纷,符合医院、科室业务与技术和管理的标准规定要求,每月有持续改进计划、事实、流程、措施、效果,少一个环节扣5分							
3 论文科研 50分	3.a.教学、带教实习、进修生	10	定性		10	8	6	
	3.b.本人论文、学术、科研成果	20	定性		20	16	12	
	3.c.执行科室科研课题的执行效果	20	定性	一项不符合要求扣10分				
4 职业道德 40分	4.1 职业形象服务态度努力工作	20	定性		20	16	12	
	4.2 a.回收物品登记无差错	20	定性		20	16	12	
5 社会责任 40分	5.1 a.感染管理消毒隔离废水废物	20	定性	一项不符合要求扣5分				
	5.1 b.工作现场"7S管理"与环境维护	20	定性		20	16	12	
6 满意测评 60分	6.1 医技与临床科室的满意度	40	定性					
	扣罚细则:达到去年同月水平并达到医院规定本年度月指标增长幅度,降低1%扣10分							
	6.2 供应室员工的满意度	20	定性					
	扣罚细则:达到去年同月水平并达到医院规定本年度月指标增长幅度,降低1%扣10分							
科室		本表定性指标满分	460分	定性指标最后得分				

6.2 消毒供应室污染物品回收岗位护士卓越绩效考评定量标准(表三)

一级指标 (分值)	权重 %	二级指标		三级指标		绩效考评 扣分细则	得分
		考评内容	分值	考评内容	分值		
1 管理能力 50分	5	1.1 执行能力	30	b.核心制度及相关规章制度执行力	30	核心制度一项、次执行不好扣5分,其余一项扣5分	
		1.2 工作计划 会议落实	20	a.执行五年规划与年度月度工作计划	10	执行五年规划,年度、月度计划满分,少一项扣5分	
				b.业务会议、行政会议及相关会议符合要求	10	迟到或者早退一次扣5分,缺席一次会议扣10分	
2 过程控制 工作数量 工作质量 工作效率 250分	25	2.2 工作数量	100	a.岗位工作数量符合要求,一项不符扣分	30	不能够符合本人岗位数量工作要求一次扣10分。少值班一次扣5分,不能妥善处理值班意外情况扣10分。回收物品时不当面点清、一次没有签字扣5分。不能够熟悉供应室消毒与灭菌仪器设备一次扣5分	
				e.参加值班工作并处理意外情况符合要求	20		
				f.回收物品时要当面点清并签字符合要求	40		
				g.熟悉供应室设备仪器使用方法符合要求	10		
		2.3 工作质量	80	a.承担并履行质量管理组织职责符合要求	20	不能够承担并履行质量管理组织职责扣10分	
				e.岗位工作符合质量要求,一项不符扣分	30	岗位工作质量符合要求,一项、次不符合要求扣5分	
				f.按规定线路用回收车箱回收符合要求	30	不按照规定路线、流程回收物品扣10分	
		2.4 工作效率	70	b.每次回收后对回收车清洗消毒符合要求	40	每次回收物品后,对回收车没有清洗和消毒扣10分	
				c.消毒灭菌的时间有效期管理符合要求	10	一个消毒包或者灭菌包时间过期扣5分	
				e.岗位工作效率与技术创新,一项不符扣分	20	工作效率低、没有工作改进项目或措施扣5分	
4 职业道德 20分	2	4 职业形象	20	b.公用物品、仪器设备不随意外借符合要求	20	公用物品、仪器不随意外借,一次不符要求扣5分	
5 社会责任 20分	2	5.2 意见建议	20	虚心接受同事建议和反馈信息及时改进	20	不能接受建议、批评意见扣5分,不能改进扣5分	
7 供应室 绩效结果 200分	20	7.1 供应室 绩效结果	140	a.供应室消毒包总件数与上年度同月比较	60	供应室当月工作量指标与上年度同月比较,达到医院规定的年度增长幅度满分,工作量降低1%扣10分,工作量增加1%奖5分	
				b.当月灭菌包总件数	60		
				c.一次性物品发放总件数与上年度同月比	20		
		7.2 供应室 质量结果	60	a.供应室消毒灭菌质量与上年度同月比较	30	达到去年同月水平数,质量降低1%扣10分,增加1%奖5分。有纠纷一起扣30分	
				b.无纠纷与事故	30		
科室				本表定量指标满分	540 分	定量指标合计得分	

7. 消毒供应室污染物品分类岗位护士卓越绩效考评标准(表一)

一级指标 (分值)	权重 %	二级指标 考评内容	分值	三级指标 绩效考评扣分细则	分值	得分	考核 方式
1 管理能力 70分	7	1.1 管理能力 执行能力	50	a. 管理能力、同事之间团结	20		定性
				b. 核心制度及相关规章制度执行力	30		定量
		1.2 工作计划 会议落实	20	a. 执行五年规划与年月度工作计划	10		定量
				b. 业务会议、行政会议及相关会议	10		定量
2 过程控制 工作数量 工作质量 工作效率 500分	50	2.1 工作责任	60	a. 工作积极性、主动性、责任心	30		定性
				b. 遵守劳动纪律、尽职尽责	30		定性
		2.2 工作数量	170	a. 岗位工作数量符合要求	30		定量
				b. 参与实施的绩效考核工作	10		定性
				c. 根据不同材质污染状况进行分类	40		定性
				d. 特殊感染器械分类并做特殊处理	20		定性
				e. 参加值班工作并处理意外情况	20		定量
				f. 核对清点器械、物品并及时记录	40		定量
				g. 熟悉供应室设备使用方法	10		定量
		2.3 工作质量	150	a. 承担并履行质量管理组织职责	20		定量
				b. 执行供应室质量安全指标	10		定性
				c. 根据损坏与感染性废物分类	40		定性
				d. 应急预案与风险管理制度	20		定性
				e. 岗位工作符合质量要求	30		定量
				f. 认真执行职业危险防护制度	30		定量
		2.4 工作效率	120	a. 能够解决岗位工作常见问题	20		定性
				b. 每次回收后对回收车清洗消毒	40		定量
				c. 对不同类器械进行分类处理	10		定量
				d. 针对问题持续改进计划与实施	30		定性
				e. 包布敷料感染和非感染进行分类	20		定量
3 科研管理 50分	5	带教培训 科研管理	50	a. 教学、带教实习、进修生	10		定性
				b. 本人论文、学术、科研成果	20		定性
				c. 执行科室科研课题的执行与效果	20		定性
4 职业道德 60分	6	4.1 团队管理	40	a. 关心同事、自觉合作、乐于助人	20		定性
				b. 情绪稳定、维护形象、换位思考			定量
		4.2 技术水平	20	专业理论与知识和技术水平	20		定性
5 社会责任 60分	6	5.1 社会责任	40	a. 感染管理、消毒隔离、废水废物	20		定性
				b. 乐工作现场"7S管理"	20		定性
		5.2 虚心好学	20	虚心接受同事建议反馈及时改进	20		定量
6 满意测评 60分	6	6.1 满意度	40	临床和医技科室的满意度	40		定性
		6.2 满意度	20	员工的满意度	20		定性
7 供应室 绩效结果 200分	20	7.1 供应室 业绩结果	140	a. 当月供应室消毒总件数	60		定量
				b. 当月供应室灭菌总件数	60		定量
				c. 一次性物品发放总件数	20		定量
		7.2 质量结果	60	a. 供应室消毒灭菌质量达到要求	30		定量
				b. 当月无缺陷、纠纷与事故	30		定量
被考评者		本表标准分数		1000 分	考核后最后定性和定量得分		

7.1 消毒供应室污染物品分类岗位护士卓越绩效考评定性标准(表二)

被考评者姓名		岗位			部门				
职能部门领导·定性指标·满意度测评内容					满意度测评等级				
一级指标	三级定性指标内容测评	本项满分	测评方式	卓越	优秀	良好	一般	得分	
1.管理能力 20分	1.1 a.管理能力、同事之间团结	20	定性		20	16	12		
	打分说明:请在上格最后得分一栏内打分,下同								
2 过程控制 工作数量 工作质量 工作效率 250分	2.1 a.工作积极、主动性、责任心	30	定性		30	24	18		
	2.1 b.遵守劳动纪律、尽职尽责	30	定性						
	扣罚细则:上班时不接收快递包裹,发现接收一次扣5分。上班时去带熟人检查、看病一次扣5分。上班干私活吃零食一次扣5分。工作时间关手机、一次不关扣5分。上班上网玩手机微信、打游戏发现一次扣10分。上班时间相互闲扯一次一人扣5分								
	2.2 b.参与实施绩效考核工作	10	定性						
	扣罚细则:供应室没有实施绩效考核工作扣10分,没有参与绩效考核工作扣10分								
	2.2 c.根据不同材质进行分类	40	定性						
	扣罚细则:依据器械不同材质性状精密程度污染状况进行分类,不符合要求扣10分								
	2.2 d.特殊感染器械做特殊处理	20	定性						
	扣罚细则:特殊感染器械、物品分类并做特殊处理,一次处理不符合要求扣10分								
	2.3 b.执行质量与安全指标	10	定性						
	扣罚细则:没有明确质量安全指标、定期评价记录扣20分,一项指标不达标扣5分								
	2.3 c.根据损坏与感染性废物分类	40	定性						
	扣罚细则:根据损伤性废物与感染性废物投入不同容器内,一次不符合要求扣10分								
	2.3 d.供应室应急预案与风险制度	20	定性						
	扣罚细则:供应室少一个应急风险预案扣5分,意外情况处理不及时一次扣10分								
	2.4 a.能够解决岗位工作常见问题	20	定性						
	扣罚细则:善于分析岗位工作中存在的问题符合要求,能够解决工作中的常见问题,问题解决不及时一次扣5分。消毒或者灭菌等一般问题解决不了,一次扣10分								
	2.4 d.针对问题持续改进与实施	30	定性						
	扣罚细则:针对上月工作存在的问题与缺陷制定持续改进与实施计划,每月针对清洗、消毒、灭菌、记录、设备维护、下收下送、质量等问题与缺陷和投诉及纠纷,符合管理规定要求,每月有持续改进计划、事实、流程、措施、效果,少一个环节扣5分								
3 论文科研 50分	3. a.教学、带教实习、进修生	10	定性		10	8	6		
	3. b.本人论文、学术、科研成果	20	定性		20	16	12		
	3. c.执行科室科研课题的执行效果	20	定性	一项不符合要求扣5分					
4 职业道德 40分	4.1 a.关心同事、自觉合作、乐于助人	20	定性		20	16	12		
	4.2 专业理论与知识和技术水平	20	定性		20	16	12		
5 社会责任 40分	5.1 a.感染管理消毒隔离废水废物	20	定性	一项不符合要求扣5分					
	5.1 b.工作现场"7S管理"	20	定性		20	16	12		
6 满意测评 60分	6.1 医技与临床科室的满意度	40	定性						
	扣罚细则:达到去年同月水平并达到医院规定本年度月指标增长幅度,降低1%扣10分								
	6.2 供应室员工的满意度	20	定性						
	扣罚细则:达到去年同月水平并达到医院规定本年度月指标增长幅度,降低1%扣10分								
科室		本表定性指标满分	460分	定性指标最后得分					

7.2 消毒供应室污染物品分类岗位护士卓越绩效考评定量标准(表三)

一级指标（分值）	权重%	二级指标 考评内容	分值	三级指标 考评内容	分值	绩效考评 扣分细则	得分
1 管理能力 50分	5	1.1 执行能力	30	b.核心制度及相关规章制度执行力	30	核心制度一项、次执行不好扣5分,其余一项扣5分	
		1.2 工作计划会议落实	20	a.执行五年规划与年度月度工作计划	10	执行五年规划、年度、月度计划满分,少一项扣5分	
				b.业务会议、行政会议符合规定要求	10	迟到或者早退一次扣5分,缺席一次会议扣10分	
2 过程控制 工作数量 工作质量 工作效率 250分	25	2.2 工作数量	100	a.岗位工作数量符合要求,一项不符扣分	30	不能够符合本人岗位数量工作要求一次扣10分。少值班一次扣5分,不能妥善处理值班意外情况扣10分。清点器械、物品并及时记录、没记录扣5分。不能够熟悉供应室消毒与灭菌仪器设备一次扣5分	
				e.参加值班工作并处理意外情况符合要求	20		
				f.核对清点器械、物品并及时记录符合要求	40		
				g.熟悉供应室设备仪器使用方法符合要求	10		
		2.3 工作质量	80	a.承担并履行质量管理组织职责符合要求	20	不能够承担并履行质量管理组织职责扣10分	
				e.岗位工作符合质量要求,一项不符扣分	30	岗位工作质量符合要求,一项、次不符合要求扣5分	
				f.认真执行职业危险防护制度符合要求	30	不认真执行职业危险防护制度,扣10分	
		2.4 工作效率	70	b.每次回收后对回收车清洗消毒符合要求	40	每次回收物品后,对回收车没有清洗和消毒扣10分	
				c.对不同类器械、物品进行分类处理	10	对不同类器械、物品进行分类处理不符合要求扣5分	
				e.包布敷料感染和非感染进行分类	20	包布敷料感染和非感染分类,不符合要求扣5分	
4 职业道德 20分	2	3 职业形象	20	b.情绪稳定、维护自身形象、换位思考	20	职业形象好,工作中,一次不符合要求扣5分	
5 社会责任 20分	2	5.2 意见建议	20	虚心接受同事建议和反馈信息及时改进	20	不能接受建议、批评意见扣5分,不能改进扣5分	
7 供应室 绩效结果 200分	20	7.1 供应室绩效结果	140	a.供应室消毒包总件数与上年度同月比较	60	供应室当月工作量指标与上年度同月比较,达到医院规定的年度增长幅度得满分,工作量、质量降低1%扣10分,工作量增加1%奖5分	
				b.当月灭菌包总件数	60		
				c.一次性物品发放总件数与上年度同月比	20		
		7.2 供应室质量结果	60	a.供应室消毒灭菌质量与上年度同月比较	30	达到去年同月水平数,质量降低1%扣10分,增加1%奖5分。有纠纷一起扣30分	
				b.无纠纷与事故	30		
科室				本表定量指标满分	540分	定量指标合计得分	

8.消毒供应室污染物品清洗消毒岗位护士卓越绩效考评标准(表一)

一级指标 (分值)	权重 %	二级指标		三级指标		得分	考核 方式
		考评内容	分值	绩效考评扣分细则	分值		
1 管理能力 70分	7	1.1 管理能力 执行能力	50	a.管理能力、同事之间团结	20		定性
				b.核心制度及相关规章制度执行力	30		定量
		1.2 工作计划 会议落实	20	a.执行五年规划与年月度工作计划	10		定量
				b.业务会议、行政会议及相关会议	10		定量
2 过程控制 工作数量 工作质量 工作效率 500分	50	2.1 工作责任	60	a.工作积极性、主动性、责任心	30		定性
				b.遵守劳动纪律、尽职尽责	30		定性
		2.2 工作数量	170	a.岗位工作数量符合要求	30		定量
				b.参与实施的绩效考核工作	10		定性
				c.执行卫生部颁发洗涤操作环节	20		定性
				d.不同器械物品采用不同清洗方法	30		定性
				e.掌握清洗消毒机性能及操作方法	20		定量
				f.精细器械单独手工清洗	30		定量
				g.清洗消毒液符合标准要求	30		定量
		2.3 工作质量	150	a.承担并履行质量管理组织职责	20		定量
				b.执行供应室质量安全指标	20		定性
				c.严格工作量及质量检验记录	30		定性
				d.应急预案与风险管理制度	20		定性
				e.岗位工作符合质量要求	30		定量
				f.认真执行职业危险防护制度	30		定量
		2.4 工作效率	120	a.能够解决岗位工作常见问题	20		定性
				b.经常维修保养清洗机等设备	20		定量
				c.每日对清洗间进行空气消毒	30		定量
				d.针对问题持续改进计划与实施	30		定性
				e.特殊传染性物品处理按规定办	20		定量
3 科研管理 50分	5	带教培训 科研管理	50	a.教学、带教实习、进修生	10		定性
				b.本人论文、学术、科研成果	20		定性
				c.执行科室科研课题的执行与效果	20		定性
4 职业道德 60分	6	4.1 团队管理	40	a.关心同事、自觉合作、乐于助人	20		定性
				b.情绪稳定、维护形象、换位思考	20		定量
		4.2 技术水平	20	专业理论与知识和技术水平	20		定性
5 社会责任 60分	6	5.1 社会责任	40	a.感染管理、消毒隔离、废水废物	20		定性
				b.工作现场"7S管理"	20		定性
		5.2 虚心好学	20	虚心接受同事建议反馈及时改进	20		定量
6 满意测评 60分	6	6.1 满意度	40	临床和医技科室的满意度	40		定性
		6.2 满意度	20	员工的满意度	20		定性
7 供应室 绩效结果 200分	20	7.1 供应室 业绩结果	140	a.当月供应室消毒总件数	60		定量
				b.当月供应室灭菌总件数	60		定量
				c.一次性物品发放总件数	20		定量
		7.2 质量结果	60	a.供应室消毒灭菌质量达到要求	30		定量
				b.当月无缺陷、纠纷与事故	30		定量
被考评者		本表标准分数		1000 分	考核后最后定性和定量得分		

8.1 消毒供应室污染物品清洗消毒岗位护士卓越绩效考评定性标准(表二)

被考评者姓名		岗位				部门			
职能部门领导·定性指标·满意度测评内容					满意度测评等级				
一级指标	三级定性指标内容测评		本项满分	测评方式	卓越	优秀	良好	一般	得分
1. 管理能力 20分	1.1 a. 管理能力、同事之间团结		20	定性		20	16	12	
	打分说明:请在上格最后得分一栏内打分,下同								
2 过程控制 工作数量 工作质量 工作效率 240分	2.1 a. 工作积极、主动性、责任心		30	定性		30	24	18	
	2.1 b. 遵守劳动纪律、尽职尽责		30	定性					
	扣罚细则:上班时不接收快递包裹,发现接收一次扣5分。上班时去带熟人检查、看病一次扣5分。上班干私活吃零食一次扣5分。工作时间关手机,一次不关扣5分。上班上网玩手机微信、打游戏发现一次扣10分。上班时间相互闲扯一次一人扣5分								
	2.2 b. 参与实施的绩效考核工作		10	定性					
	扣罚细则:供应室没有实施绩效考核工作扣10分,没有参与绩效考核工作扣10分								
	2.2 c. 执行卫生部颁发洗涤环节		20	定性					
	扣罚细则:符合医院、科室的业务与技术和管理的标准要求,不符合要求扣10分								
	2.2 d. 不同器械物品采用不同方法		30	定性					
	扣罚细则:不同器械物品采用不同的清洗方法,一次处理不符合清洗要求扣5分								
	2.3 b. 执行供应室质量与安全指标		20	定性					
	扣罚细则:没有明确质量安全指标、定期评价记录扣20分,一项指标不达标扣5分								
	2.3 c. 严格工作量及质量检验记录		30	定性					
	扣罚细则:没有严格工作量及质量检验记录,一次不符合记录要求扣10分								
	2.3 d. 供应室应急预案与风险制度		20	定性					
	扣罚细则:供应室少一个应急风险预案扣5分,意外情况处理不及时一次扣10分								
	2.4 a. 能够解决岗位工作常见问题		20	定性					
	扣罚细则:善于分析岗位工作中存在的问题,能够解决工作中的常见问题符合管理要求,问题解决不及时一次扣5分。消毒或者灭菌等一般问题解决不了,一次扣10分								
	2.4 d. 针对问题持续改进与实施		30	定性					
	扣罚细则:针对问题持续改进与实施,每月针对清洗、消毒、灭菌、记录、设备维护、下收下送、质量等问题与缺陷和投诉及纠纷,符合医院、科室业务与技术和管理的标准规定要求,每月有持续改进计划、事实、流程、措施、效果,少一个环节扣5分								
3 论文科研 50分	3. a. 教学、带教实习、进修生		10	定性		10	8	6	
	3 b. 本人论文、学术、科研成果		20	定性		20	16	12	
	3 c. 执行科室科研课题的执行效果		20	定性	一项不符合要求扣5分				
4 职业道德 40分	4.1 a. 关心同事自觉合作乐于助人		20	定性		20	16	12	
	4.2 专业理论与知识和技术水平		20	定性		20	16	12	
5 社会责任 40分	5.1 a. 感染管理消毒隔离废水废物		20	定性	一项不符合要求扣5分				
	5.1 b. 工作现场"7S管理"		20	定性		20	16	12	
6 满意测评 60分	6.1 医技与临床科室的满意度		40	定性					
	扣罚细则:达到去年同月水平并达到医院规定本年度月指标增长幅度,降低1%扣10分								
	6.2 供应室员工的满意度		20	定性					
	扣罚细则:达到去年同月水平并达到医院规定本年度月指标增长幅度,降低1%扣10分								
科室		本表定性指标满分	450分	定性指标最后得分					

8.2 消毒供应室污染物品清洗消毒岗位护士卓越绩效考评定量标准(表三)

一级指标 (分值)	权重 %	二级指标 考评内容	分值	三级指标 考评内容	分值	绩效考评 扣分细则	得分
1 管理能力 50分	5	1.1 执行能力	30	b.核心制度及相关规章制度执行力	30	核心制度一项、次执行不好扣5分,其余一项扣5分	
		1.2 工作计划 会议落实	20	a.执行五年规划与年度月度工作计划	10	执行五年规划,年度、月度计划满分,少一项扣5分	
				b.业务会议、行政会议及相关会议符合要求	10	迟到或者早退一次扣5分,缺席一次会议扣10分	
2 过程控制 工作数量 工作质量 工作效率 260分	26	2.2 工作数量	110	a.岗位工作数量符合要求,一项不符扣分	30	不能够符合岗位数量标准工作要求一次扣10分。不能掌握清洗消毒机性能及操作方法扣10分。精细器械单独手工清洗,手工清洗没记录扣5分。清洗、消毒液符合标准规定要求,一次不符合要求扣5分	
				e.掌握清洗消毒机性能及操作方法	20		
				f.精细器械单独手工清洗,一项不符扣分	30		
				g.清洗消毒液符合标准要求,一项不符扣分	30		
		2.3 工作质量	80	a.承担并履行质量管理组织职责符合要求	20	不能够承担并履行质量管理组织职责扣10分	
				e.岗位工作符合质量要求,一项不符扣分	30	岗位工作质量符合要求,一项、次不符合要求扣5分	
				f.认真执行职业危险防护制度符合要求	30	不认真执行职业危险防护制度,扣10分	
		2.4 工作效率	70	b.经常维修保养清洗机等设备符合要求	20	不能经常维修、保养、清洗机等设备扣10分	
				c.每日对清洗间进行空气消毒符合要求	30	每日清洗间进行空气消毒,不符合要求没记录扣5分	
				e.特殊传染性物品处理按规定办符合要求	20	特殊传染性物品处理按规定办,不符合要求扣5分	
4职业道德 20分	2	3 职业形象	20	b.情绪稳定、维护自身形象、换位思考	20	职业形象好,工作中,一次不符合要求扣5分	
5社会责任 20分	2	5.2 意见建议	20	虚心接受同事建议和反馈信息及时改进	20	不能接受建议、批评意见扣5分,不能改进扣5分	
7 供应室 绩效结果 200分	20	7.1 供应室 绩效结果	140	a.供应室消毒包总件数与上年度同月比较	60	供应室当月工作量指标与上年度同月比较,达到医院规定的年度增长幅度得满分,工作量、质量降低1%扣10分,工作量增加1%奖5分	
				b.当月灭菌包总件数	60		
				c.一次性物品发放总件数与上年度同月比	20		
		7.2 供应室 质量结果	60	a.供应室消毒灭菌质量与上年度同月比较	30	达到去年同月水平数,质量降低1%扣10分,增加1%奖5分。	
				b.无纠纷与事故	30	有纠纷一起扣30分	
科室		**本表定量指标满分**			**540分**	**定量指标合计得分**	

9. 消毒供应室器械敷料包装岗位护士卓越绩效考评标准（表一）

一级指标（分值）	权重%	二级指标考评内容	分值	三级指标 绩效考评扣分细则	分值	得分	考核方式
1 管理能力 制度执行 70分	7	1.1 管理能力执行能力	50	a. 管理能力、同事之间团结	20		定性
				b. 核心制度及相关规章制度执行力	30		定量
		1.2 工作计划会议落实	20	a. 执行五年规划与年月度工作计划	10		定量
				b. 业务会议、行政会议及相关会议	10		定量
2 过程控制 工作数量 工作质量 工作效率 500分	50	2.1 工作责任	40	a. 工作积极性、主动性、责任心	20		定性
				b. 遵守劳动纪律、尽职尽责	20		定性
		2.2 工作数量	180	a. 岗位工作数量符合要求	30		定量
				b. 参与实施的绩效考核工作	10		定性
				c. 器械包装标准符合要求	40		定性
				d. 敷料包装标准符合要求	40		定性
				e. 器械、敷料包装流程与记录	20		定量
				f. 每日对清洗间进行空气消毒	20		定量
				g. 器械敷料包装体积符合要求	20		定量
		2.3 工作质量	160	a. 承担并履行质量管理组织职责	20		定量
				b. 执行供应室质量安全指标	20		定性
				c. 器械敷料包装需求符合要求	40		定性
				d. 应急预案与风险管理制度	20		定性
				e. 岗位工作符合质量要求	30		定量
				f. 认真执行职业危险防护制度	30		定量
		2.4 工作效率	120	a. 能够解决岗位工作常见问题	20		定性
				b. 布类敷料须做好"一用一洗一灭菌"	30		定量
				c. 敷料包装的折叠方法是否正确	20		定量
				d. 针对问题持续改进计划与实施	30		定性
				e. 掌握供应室仪器设备使用方法	20		定量
3 科研管理 50分	5	带教培训科研管理	50	a. 教学、带教实习、进修生	10		定性
				b. 本人论文、学术、科研成果	20		定性
				c. 执行科室科研课题的执行与效果	20		定性
4 职业道德 60分	6	4.1 团队管理	40	a. 关心同事、自觉合作、乐于助人	20		定性
				b. 情绪稳定、维护形象、换位思考	20		定量
		4.2 技术水平	20	专业理论与知识和技术水平	20		定性
5 社会责任 60分	6	5.1 社会责任	40	a. 感染管理、消毒隔离、废水废物	20		定性
				b. 乐于接受科室安排的额外工作	20		定性
		5.2 "7S管理"	20	工作现场"7S管理"	20		定量
6 满意测评 60分	6	6.1 满意度	40	临床和医技科室的满意度	40		定性
		6.2 满意度	20	员工的满意度	20		定性
7 供应室 绩效结果 200分	20	7.1 供应室业绩结果	140	a. 当月供应室消毒总件数	60		定量
				b. 当月供应室灭菌总件数	60		定量
				c. 一次性物品发放总件数	20		定量
		7.2 质量结果	60	a. 供应室消毒灭菌质量达到要求	30		定量
				b. 当月无缺陷、纠纷与事故	30		定量
被考评者		本表标准分数	1000分	考核后最后定性和定量得分			

9.1 消毒供应室器械敷料包装岗位护士卓越绩效考评定性标准(表二)

被考评者姓名		岗位			部门				
职能部门领导·定性指标·满意度测评内容					满意度测评等级				
一级指标	三级定性指标内容测评		本项满分	测评方式	卓越	优秀	良好	一般	得分
1. 管理能力 20分	1.1 a. 管理能力、同事之间团结		20	定性		20	16	12	
	打分说明:请在上格最后得分一栏内打分,下同								
2 过程控制 工作数量 工作质量 工作效率 260分	2.1 a. 工作积极、主动性、责任心		20	定性		20	16	12	
	2.1 b. 遵守劳动纪律、尽职尽责		20	定性		20	16	12	
	扣罚细则:上班时不接收快递包裹,发现接收一次扣5分。上班时去带熟人检查、看病一次扣5分。上班干私活吃零食一次扣5分。工作时间关手机,一次不关扣5分。上班上网玩手机微信、打游戏发现一次扣10分。上班时间相互闲扯一次一人扣5分								
	2.2 b. 参与实施的绩效考核工作		10	定性					
	扣罚细则:供应室没有实施绩效考核工作扣10分,没有参与绩效考核工作扣10分								
	2.2 c. 器械包装内容标准符合要求		40	定性					
	扣罚细则:器械包装内容标准不符合要求,少一个器械扣1分一个包不符合扣3分								
	2.2 d. 敷料包装标准符合要求		40	定性					
	扣罚细则:符合管理要求,敷料包装内容、数量标准不符合要求,一个包扣1分								
	2.3 b. 执行供应室质量与安全指标		20	定性					
	扣罚细则:没有明确质量安全指标、定期评价记录扣20分,一项指标不达标扣5分								
	2.3 c. 器械敷料包装需求符合要求		40	定性					
	扣罚细则:器械、敷料包装数量、质量,符合管理规定的要求,不符合扣10分								
	2.3 d. 供应室应急预案与风险制度		20	定性					
	扣罚细则:供应室少一个应急风险预案扣5分,意外情况处理不及时一次扣10分								
	2.4 a. 能够解决岗位工作常见问题		20	定性					
	扣罚细则:善于分析岗位工作中存在的问题,能够解决工作中的常见问题符合管理要求,问题解决不及时一次扣5分。消毒或者灭菌等一般问题解决不了,一次扣10分								
	2.4 d. 针对问题持续改进与实施		30	定性					
	扣罚细则:针对上月工作存在的问题与缺陷制定持续改进与实施计划,每月针对清洗、消毒、灭菌、记录、设备维护、下收下送、质量等问题与缺陷和投诉及纠纷,符合管理要求,每月有持续改进计划、事实、流程、措施、效果,少一个环节扣5分								
3 论文科研 50分	3. a. 教学、带教实习、进修生		10	定性		10	8	6	
	3 b. 本人论文、学术、科研成果		20	定性		20	16	12	
	3 c. 执行科室科研课题的执行效果		20	定性	一项不符合要求扣5分				
4 职业道德 40分	4.1 a. 关心同事自觉合作乐于助人		20	定性		20	16	12	
	4.2 专业理论与知识和技术水平		20	定性		20	16	12	
5 社会责任 40分	5.1 a. 感染管理消毒隔离废水废物		20	定性	一项不符合要求扣5分				
	5.1 b. 乐于接受科室安排额外工作		20	定性		20	16	12	
6 满意测评 60分	6.1 医技与临床科室的满意度		40	定性					
	扣罚细则:达到去年同月水平并达到医院规定本年度月指标增长幅度,降低1%扣10分								
	6.2 供应室员工的满意度		20	定性					
	扣罚细则:达到去年同月水平并达到医院规定本年度月指标增长幅度,降低1%扣10分								
科室		**本表定性指标满分**	**470分**	**定性指标最后得分**					

9.2 消毒供应室器械敷料包装岗位护士卓越绩效考评定量标准(表三)

一级指标 (分值)	权重 %	二级指标 考评内容	分值	三级指标 考评内容	分值	绩效考评 扣分细则	得分
1 管理能力 制度执行 50分	5	1.1 执行能力	30	b.核心制度及相关规章制度执行力	30	核心制度一项、次执行不好扣5分,其余一项扣5分	
		1.2 工作计划 会议落实	20	a.执行五年规划与年度月度工作计划	10	执行五年规划,年度、月度计划满分,少一项扣5分	
				b.业务会议、行政会议及相关会议符合要求	10	迟到或者早退一次扣5分,缺席一次会议扣10分	
2 过程控制 工作数量 工作质量 工作效率 240分	24	2.2 工作数量	90	a.岗位工作数量符合要求,一项不符扣分	30	不能够符合岗位数量标准工作要求一次扣10分。器械、敷料包装流程与记录不完善扣10分。每日对清洗间进行空气消毒,一日不消毒扣5分。器械、敷料包装体积不符合要求,一个器械患者消毒包扣1分	
				e.器械、敷料包装流程与记录,一项不符扣分	20		
				f.每日对清洗间进行空气消毒,不符合扣分	20		
				g.器械敷料包装体积符合要求,不符合扣分	20		
		2.3 工作质量	80	a.承担并履行质量管理组织职责符合要求	20	不能够承担并履行质量管理组织职责扣10分	
				e.岗位工作符合质量要求,一项不符扣分	30	岗位工作质量符合要求,一项、次不符合要求扣5分	
				f.认真执行职业危险防护制度,不符合扣分	30	不认真执行职业危险防护制度,扣10分	
		2.4 工作效率	70	b.布类敷料须做好"一用一洗一灭菌"	30	布类敷料须做好一用一洗一灭菌,不符合扣10分	
				c.敷料包装的折叠方法是否正确符合要求	20	敷料包装的折叠方法不正确,一个消毒包扣1分	
				e.掌握供应室仪器设备使用方法符合要求	20	不能够掌握供应室仪器、设备使用方法扣5分	
4职业道德 20分	2	3 职业形象	20	b.情绪稳定、维护自身形象、换位思考	20	职业形象好,工作中,一次不符合要求扣5分	
5社会责任 20分	2	5.2 "7S管理"	20	工作现场"7S管理",一项、次不符扣分	20	工作现场"7S管理",一项、次不符合要求扣5分	
7 供应室 绩效结果 200分	20	7.1 供应室 绩效结果	140	a.供应室消毒包总件数与上年度同月比较	60	供应室当月工作量指标与上年度同月比较,达到医院规定的年度增长幅度得满分,工作量、质量降低1%扣10分,工作量增加1%奖5分	
				b.当月灭菌包总件数	60		
				c.一次性物品发放总件数与上年度同月比	20		
		7.2 供应室 质量结果	60	a.供应室消毒灭菌质量与上年度同月比较	30	达到去年同月水平数,质量降低1%扣10分,增加1%奖5分。有纠纷一起扣30分	
				b.无纠纷与事故	30		
科室				**本表定量指标满分**	**540分**	**定量指标合计得分**	

10.消毒供应室灭菌岗位护士卓越绩效考评标准(表一)

一级指标 (分值)	权重 %	二级指标		三级指标		得分	考核 方式
		考评内容	分值	绩效考评扣分细则	分值		
1 管理能力 70分	7	1.1管理能力 执行能力	50	a.管理能力、同事之间团结	20		定性
				b.核心制度及相关规章制度执行力	30		定量
		1.2工作计划 会议落实	20	a.执行五年规划与年月度工作计划	10		定量
				b.业务会议、行政会议及相关会议	10		定量
2 过程控制 工作数量 工作质量 工作效率 500分	50	2.1 工作责任	40	a.工作积极性、主动性、责任心	20		定性
				b.遵守劳动纪律、尽职尽责	20		定性
		2.2 工作数量	190	a.岗位工作数量符合要求	20		定量
				b.参与实施的绩效考核工作	10		定性
				c.做好灭菌器验证和监测工作	40		定性
				d.灭菌效果的监测并记录存档	40		定性
				e.压力蒸汽灭菌符合要求	40		定量
				f.每日对灭菌间进行空气消毒	10		定量
				g.干热灭菌物品符合要求	30		定量
		2.3 工作质量	150	a.承担并履行质量管理组织职责	20		定量
				b.执行供应室质量安全指标	10		定性
				c.低温灭菌物品符合要求	50		定性
				d.应急预案与风险管理制度	10		定性
				e.岗位工作符合质量要求	30		定量
				f.认真执行职业危险防护制度	30		定量
		2.4 工作效率	120	a.能够解决岗位工作常见问题	10		定性
				b.灭菌物品装载符合要求	40		定量
				c.灭菌物品卸载符合要求	40		定量
				d.针对问题持续改进计划与实施	20		定性
				e.掌握供应室仪器设备使用方法	10		定量
3 科研管理 50分	5	带教培训 科研管理	50	a.教学、带教实习、进修生	20		定性
				b.本人论文、学术、科研成果	20		定性
				c.执行科室科研课题的执行与效果	10		定性
4 职业道德 60分	6	4.1 团队管理	40	a.关心同事、自觉合作、乐于助人	20		定性
				b.情绪稳定、维护形象、换位思考	20		定量
		4.2技术水平	20	专业理论与知识和技术水平	20		定性
5 社会责任 60分	6	5.1 社会责任	40	a.感染管理、消毒隔离、废水废物	20		定性
				b.乐于接受科室安排的额外工作	20		定性
		5.2"7S管理"	20	工作现场"7S管理"	20		定量
6 满意测评 60分	6	6.1满意度	40	临床和医技科室的满意度	40		定性
		6.2满意度	20	员工的满意度	20		定性
7 供应室 绩效结果 200分	20	7.1 供应室 业绩结果	140	a.当月供应室消毒总件数	60		定量
				b.当月供应室灭菌总件数	60		定量
				c.一次性物品发放总件数	20		定量
		7.2 质量结果	60	a.供应室消毒灭菌质量达到要求	30		定量
				b.当月无缺陷、纠纷与事故	30		定量
被考评者		本表标准分数		1000分	考核后最后定性和定量得分		

10.1 消毒供应室灭菌岗位护士卓越绩效考评定性标准(表二)

被考评者姓名		岗位			部门			
职能部门领导·定性指标·满意度测评内容					满意度测评等级			
一级指标	三级定性指标内容测评	本项满分	测评方式	卓越	优秀	良好	一般	得分
1.管理能力 20分	1.1 a.管理能力、同事之间团结	20	定性		20	16	12	
	打分说明:请在上格最后得分一栏内打分,下同							
2 过程控制 工作数量 工作质量 工作效率 230分	2.1 a.工作积极、主动性、责任心	20	定性		20	16	12	
	2.1 b.遵守劳动纪律、尽职尽责	20	定性		20	16	12	
	扣罚细则:上班时不接收快递包裹,发现接收一次扣5分。上班时去带熟人检查、看病一次扣5分。上班干私活吃零食一次扣5分。工作时间关手机,一次不关扣5分。上班上网玩手机微信、打游戏发现一次扣10分。上班时间相互闲扯一次一人扣5分							
	2.2 b.参与实施的绩效考核工作	10	定性					
	扣罚细则:供应室没有实施绩效考核工作扣10分,没有参与绩效考核工作扣10分							
	2.2 c.做好灭菌器验证和监测工作	40	定性					
	扣罚细则:灭菌器验证和监测工作,一项不符合要求扣3分							
	2.2 d.灭菌效果的监测并记录存档	40	定性					
	扣罚细则:符合管理要求,灭菌效果没有监测扣15分,灭菌效果没有记录扣15分							
	2.3 b.执行供应室质量与安全指标	10	定性					
	扣罚细则:没有明确质量安全指标、定期评价记录扣20分,一项指标不达标扣5分							
	2.3 c.低温灭菌物品符合要求	50	定性					
	扣罚细则:符合医院科室管理要求,低温灭菌物品符合要求,一项不符合扣10分							
	2.3 d.供应室应急预案与风险制度	10	定性					
	扣罚细则:供应室少一个应急风险预案扣5分,意外情况处理不及时一次扣10分							
	2.4 a.能够解决岗位工作常见问题	10	定性					
	扣罚细则:善于分析岗位工作中存在的问题,能够解决工作中的常见问题符合管理要求,问题解决不及时一次扣5分。消毒或者灭菌等一般问题解决不了,一次扣10分							
	2.4 d.针对问题持续改进与实施	20	定性					
	扣罚细则:针对上月工作存在的问题与缺陷制定持续改进与实施计划,每月针对清洗、消毒、灭菌、记录、设备维护、下收下送、质量等问题与缺陷和投诉及纠纷,符合管理规定要求,每月有持续改进计划、事实、流程、措施、效果,少一个环节扣5分							
3 论文科研 50分	3.a.教学、带教实习、进修生	20	定性		10	16	12	
	3 b.本人论文、学术、科研成果	20	定性		20	16	12	
	3 c.执行科室科研课题的执行效果	10	定性	一项不符合要求扣5分				
4 职业道德 40分	4.1 a.关心同事、自觉合作、乐于助人	20	定性		20	16	12	
	4.2 专业理论与知识和技术水平	20	定性		20	16	12	
5 社会责任 40分	5.1 a.感染管理消毒隔离废水废物	20	定性	一项不符合要求扣5分				
	5.1 b.乐于接受科室安排额外工作	20	定性		20	16	12	
6 满意测评 60分	6.1 医技与临床科室的满意度	40	定性					
	扣罚细则:达到去年同月水平并达到医院规定本年度月指标增长幅度,降低1%扣10分							
	6.2 供应室员工的满意度	20	定性					
	扣罚细则:达到去年同月水平并达到医院规定本年度月指标增长幅度,降低1%扣10分							
科室		本表定性指标满分	440分	定性指标最后得分				

10.2 消毒供应室灭菌岗位护士卓越绩效考评定量标准(表三)

一级指标 (分值)	权重 %	二级指标		三级指标		绩效考评 扣分细则	得分
		考评内容	分值	考评内容	分值		
1 **管理能力** **50分**	5	1.1 执行能力	30	b.核心制度及相关规章制度执行力	30	核心制度一项、次执行不好扣5分,其余一项扣5分	
		1.2 工作计划 会议落实	20	a.执行五年规划与年度月度工作计划	10	执行五年规划,年度、月度计划满分,少一项扣5分	
				b.业务会议、行政会议及相关会议符合要求	10	迟到或者早退一次扣5分,缺席一次会议扣10分	
2 **过程控制** **工作数量** **工作质量** **工作效率** **270分**	27	2.2 工作数量	100	a.岗位工作数量符合要求,一项不符合扣分	20	不能够符合岗位数量标准工作要求一次扣10分。压力蒸汽灭菌符合要求,一项不符合扣10分。每日对清洗间进行空气消毒,一日不消毒扣5分。干热灭菌物品符合要求,一项或者一条不符合要求扣10分	
				e.压力蒸汽灭菌符合要求,一项不符扣分	40		
				f.每日对灭菌间进行空气消毒,不符合扣分	10		
				g.干热灭菌物品符合要求,一项不符扣分	30		
		2.3 工作质量	80	a.承担并履行质量管理组织职责符合要求	20	不能够承担并履行质量管理组织职责扣10分	
				e.岗位工作符合质量要求,不符合扣分	30	岗位工作质量符合要求,一项、次不符合要求扣5分	
				f.认真执行职业危险防护制度,不符合扣分	30	不认真执行职业危险防护制度,扣10分	
		2.4 工作效率	90	b.灭菌物品装载符合要求,一项不符扣分	40	灭菌物品装载符合要求,一项不符合要求扣10分	
				c.灭菌物品卸载符合要求,一项不符扣分	40	灭菌物品卸载符合要求,一项不符合要求扣10分	
				e.掌握供应室仪器设备使用方法符合要求	10	不能够掌握供应室仪器、设备使用方法扣5分	
4 职业道德 **20分**	2	3 职业形象	20	b.情绪稳定、维护自身形象、换位思考	20	职业形象好,工作中,一次不符合要求扣5分	
5 社会责任 **20分**	2	5.2 "7S管理"	20	工作现场、办公室"7S管理",不符合扣分	20	"7S管理"一项、次不符合要求扣5分	
7 **供应室** **绩效结果** **200分**	20	7.1 供应室 绩效结果	140	a.供应室消毒包总件数与上年度同月比较	60	供应室当月工作量指标与上年度同月比较,达到医院规定的年度增长幅度满分,工作量、质量降低1%扣10分,工作量增加1%奖5分	
				b.当月灭菌包总件数	60		
				c.一次性物品发放总件数与上年度同月比	20		
		7.2 供应室 质量结果	60	a.供应室消毒灭菌质量与上年度同月比较	30	达到去年同月水平数,质量降低1%扣10分,增加1%奖5分。	
				b.无纠纷与事故	30	有纠纷一起扣30分	
科室				**本表定量指标满分**	**560分**	**定量指标合计得分**	

11.消毒供应室无菌物品下送岗位护士卓越绩效考评标准(表一)

一级指标 (分值)	权重 %	二级指标		三级指标		得分	考核 方式
		考评内容	分值	绩效考评扣分细则	分值		
1 **管理能力** **70分**	7	1.1管理能力 执行能力	50	a.管理能力、同事之间团结	20		定性
				b.核心制度及相关规章制度执行力	30		定量
		1.2工作计划 会议落实	20	a.执行五年规划与年月度工作计划	10		定量
				b.业务会议、行政会议及相关会议	10		定量
2 **过程控制** **工作数量** **工作质量** **工作效率** **500分**	50	2.1 工作责任	40	a.工作积极性、主动性、责任心	20		定性
				b.遵守劳动纪律、尽职尽责	20		定性
		2.2 工作数量	190	a.岗位工作数量符合要求	20		定量
				b.参与实施的绩效考核工作	10		定性
				c.定时下送临床需要的无菌物品	40		定性
				d.下送无菌物品符合规定	40		定性
				e.下送物品核对确认签字并存档	40		定量
				f.每日对工作间进行空气消毒	20		定量
				g.清洗消毒运载车及各种容器	20		定量
		2.3 工作质量	150	a.承担并履行质量管理组织职责	20		定量
				b.执行供应室质量安全指标	10		定性
				c.下送无菌物品有效期符合要求	30		定性
				d.应急预案与风险管理制度	30		定性
				e.岗位工作符合质量要求	30		定量
				f.认真执行职业危险防护制度	30		定量
		2.4 工作效率	120	a.能够解决岗位工作常见问题	10		定性
				b.运送工具保持清洁、洁污分开	30		定量
				c.下送到科室无菌物品时间要求	30		定量
				d.针对问题持续改进计划与实施	20		定性
				e.掌握供应室仪器设备使用方法	30		定量
3 **科研管理** **50分**	5	带教培训 科研管理	50	a.教学、带教实习、进修生	10		定性
				b.本人论文、学术、科研成果	20		定性
				c.执行科室科研课题的执行与效果	20		定性
4 **职业道德** **60分**	6	4.1 团队管理	40	a.关心同事、自觉合作、乐于助人	20		定性
				b.情绪稳定、维护形象、换位思考	20		定量
		4.2技术水平	20	专业理论与知识和技术水平	20		定性
5 **社会责任** **60分**	6	5.1 社会责任	40	a.感染管理、消毒隔离、废水废物	20		定性
				b.乐于接受科室安排的额外工作	20		定性
		5.2"7S管理"	20	工作现场、办公室"7S管理"	20		定量
6满意测评 **60分**	6	6.1满意度	40	临床和医技科室的满意度	40		定性
		6.2满意度	20	员工的满意度	20		定性
7 **供应室** **绩效结果** **200分**	20	7.1 供应室 业绩结果	140	a.当月供应室消毒总件数	60		定量
				b.当月供应室灭菌总件数	60		定量
				c.一次性物品发放总件数	20		定量
		7.2 质量结果	60	a.供应室消毒灭菌质量达到要求	30		定量
				b.当月无缺陷、纠纷与事故	30		定量
被考评者		本表标准分数		**1000分**	考核后最后定性和定量得分		

11.1 消毒供应室无菌物品下送岗位护士卓越绩效考评定性标准(表二)

被考评者姓名		岗位				部门			
职能部门领导·定性指标·满意度测评内容					满意度测评等级				
一级指标	三级定性指标内容测评		本项满分	测评方式	卓越	优秀	良好	一般	得分
1 管理能力 20分	1.1 a.管理能力、同事之间团结		20	定性		20	16	12	
	打分说明:请在上格最后得分一栏内打分,下同								
2 过程控制 工作数量 工作质量 工作效率 230分	2.1 a.工作积极、主动性·责任心		20	定性		20	16	12	
	2.1 b.遵守劳动纪律、尽职尽责		20	定性					
	扣罚细则:上班时不接收快递包裹,发现接收一次扣5分。上班时去带熟人检查、看病一次扣5分。上班干私活吃零食一次扣5分。工作时间关手机,一次不关扣5分。上班上网玩手机微信、打游戏发现一次扣10分。上班时间相互闲扯一次一人扣5分								
	2.2 b.参与实施的绩效考核工作		10	定性					
	扣罚细则:供应室没有实施绩效考核工作扣10分,没有参与绩效考核工作扣10分								
	2.2 c.定时下送临床需要无菌物品		40	定性					
	扣罚细则:不按照规定时间下送一次扣3分,下送差错一次扣5分								
	2.2 d.下送无菌物品符合规定		40	定性					
	扣罚细则:下送到科室的无菌物品符合规定,一次不符合规定扣10分								
	2.3 b.执行供应室质量与安全指标		10	定性					
	扣罚细则:没有明确质量安全指标、定期评价记录扣20分,一项指标不达标扣5分								
	2.3 c.下送物品有效期符合要求		30	定性					
	扣罚细则:下送无菌物品有效期符合要求,一个无菌包消毒时间过期扣5分								
	2.3 d.供应室应急预案与风险制度		30	定性					
	扣罚细则:供应室少一个应急风险预案扣5分,意外情况处理不及时一次扣10分								
	2.4 a.能够解决岗位工作常见问题		10	定性					
	扣罚细则:善于分析岗位工作中存在的问题,能够解决工作中的常见问题符合管理要求,问题解决不及时一次扣5分。消毒或者灭菌等一般问题解决不了,一次扣10分								
	2.4 d.针对问题持续改进与实施		20	定性					
	扣罚细则:针对上月工作存在的问题与缺陷制订持续改进与实施计划,每月针对清洗、消毒、灭菌、记录、设备维护、下收下送、质量等问题与缺陷和投诉及纠纷,符合管理规定要求,每月有持续改进计划、事实、流程、措施、效果,少一个环节扣5分								
3 论文科研 50分	3.a.教学、带教实习、进修生		20	定性		20	16	12	
	3 b.本人论文、学术、科研成果		20	定性		20	16	12	
	3 c.执行科室科研课题的执行效果		10	定性	一项不符合要求扣5分				
4 职业道德 40分	4.1 a.关心同事、自觉合作、乐于助人		20	定性		20	16	12	
	4.2 专业理论与知识和技术水平		20	定性		20	16	12	
5 社会责任 40分	5.1 a.感染管理消毒隔离废水废物		20	定性	一项不符合要求扣5分				
	5.1 b.乐于接受科室安排额外工作		20	定性		20	16	12	
6 满意测评 60分	6.1 医技与临床科室的满意度		40	定性					
	扣罚细则:达到去年同月水平并达到医院规定本年度月指标增长幅度,降低1%扣10分								
	6.2 供应室员工的满意度		20	定性					
	扣罚细则:达到去年同月水平并达到医院规定本年度月指标增长幅度,降低1%扣10分								
科室		本表定性指标满分	**440分**	定性指标最后得分					

11.2 消毒供应室无菌物品下送岗位护士卓越绩效考评定量标准(表三)

一级指标 (分值)	权重 %	二级指标		三级指标		绩效考评 扣分细则	得分
		考评内容	分值	考评内容	分值		
1 **管理能力** **50分**	5	1.1 执行能力	30	b.核心制度及相关规章制度执行力	30	核心制度一项、次执行不好扣5分,其余一项扣5分	
		1.2 工作计划 会议落实	20	a.执行五年规划与年度月度工作计划	10	执行五年规划,年度、月度计划满分,少一项扣5分	
				b.业务会议、行政会议及相关会议符合要求	10	迟到或者早退一次扣5分,缺席一次会议扣10分	
2 **过程控制** **工作数量** **工作质量** **工作效率** **270分**	27	2.2 工作数量	100	a.岗位工作数量符合要求,不符合扣分	20	不能够符合岗位数量标准工作要求一次扣10分。下送物品核对确认签字并存档,一项不符扣10分。每日对清洗间进行空气消毒,一日不消毒扣5分。清洗消毒运载车及各种容器封闭运送,不符合要求扣10分	
				e.下送物品核对确认签字并存档符合要求	40		
				f.每日对工作间进行空气消毒,不符合扣分	20		
				g.清洗消毒运载车及各种容器,不符合扣分	20		
		2.3 工作质量	80	a.承担并履行质量管理组织职责	20	不能够承担并履行质量管理组织职责扣10分	
				e.岗位工作符合质量要求,不符合扣分	30	岗位工作质量符合要求,一项、次不符合要求扣5分	
				f.认真执行职业危险防护制度符合要求	30	不认真执行职业危险防护制度,扣10分	
		2.4 工作效率	90	b.运送工具保持清洁、洁污分开符合要求	30	运送工具保持清洁洁污分开,不符合要求扣10分	
				c.下送到科室无菌物品符合时间要求	30	下送科室无菌物品符合时间要求推迟1小时扣5分	
				e.掌握供应室仪器设备使用方法符合要求	30	不能够掌握供应室仪器、设备使用方法扣5分	
4 职业道德 **20分**	2	3 职业形象	20	b.情绪稳定、维护自身形象、换位思考	20	职业形象好,工作中,一次不符合要求扣5分	
5 社会责任 **20分**	2	5.2 "7S管理"	20	工作现场、办公室"7S管理",不符合扣分	20	工作现场"7S管理",一项、次不符合要求扣5分	
7 **供应室** **绩效结果** **200分**	20	7.1 供应室 绩效结果	140	a.供应室消毒包总件数与上年度同月比较	60	供应室当月工作量指标与上年度同月比较,达到医院规定的年度增长幅度得满分,工作量、质量降低1%扣10分,工作量增加1%奖5分	
				b.当月灭菌包总件数	60		
				c.一次性物品发放总件数与上年度同月比	20		
		7.2 供应室 质量结果	60	a.供应室消毒灭菌质量与上年度同月比较	30	达到去年同月水平数,质量降低1%扣10分,增加1%奖5分。有纠纷一起扣30分	
				b.无纠纷与事故	30		
科室				**本表定量指标满分**	**540分**	**定量指标合计得分**	

12.消毒供应室无菌物品储存岗位护士卓越绩效考评标准(表一)

一级指标 (分值)	权重 %	二级指标		三级指标		得分	考核 方式
		考评内容	分值	绩效考评扣分细则	分值		
1 管理能力 70分	7	1.1管理能力 执行能力	50	a.管理能力、同事之间团结	20		定性
				b.核心制度及相关规章制度执行力	30		定量
		1.2工作计划 会议落实	20	a.执行五年规划与年月度工作计划	10		定量
				b.业务会议、行政会议及相关会议	10		定量
2 过程控制 工作数量 工作质量 工作效率 500分	50	2.1 工作责任	40	a.工作积极性、主动性、责任心	20		定性
				b.遵守劳动纪律、尽职尽责	20		定性
		2.2 工作数量	190	a.岗位工作数量符合要求	20		定量
				b.参与实施的绩效考核工作	20		定性
				c.按灭菌时间远近先后分类放置	30		定性
				d.各种无菌物品需有灭菌标识	40		定性
				e.发放无菌物品时核查正确	40		定量
				f.每日对工作间进行空气消毒	20		定量
				g.严格执行交接班制度,保证供应	20		定量
		2.3 工作质量	150	a.承担并履行质量管理组织职责	20		定量
				b.执行供应室质量安全指标	20		定性
				c.严格管理不同无菌物品的有效期	30		定性
				d.应急预案与风险管理制度	20		定性
				e.岗位工作符合质量要求	30		定量
				f.认真执行职业危险防护制度	30		定量
		2.4 工作效率	120	a.能够解决岗位工作常见问题	20		定性
				b.凡借物者需填写借物登记	20		定量
				c.按发物单发放物品,核对后签名	30		定量
				d.针对问题持续改进计划与实施	20		定性
				e.无菌物品的储存温度正确	30		定量
3 科研管理 50分	5	带教培训 科研管理	50	a.教学、带教实习、进修生	10		定性
				b.本人论文、学术、科研成果	20		定性
				c.执行科室科研课题的执行与效果	20		定性
4 职业道德 60分	6	4.1 团队管理	40	a.关心同事、自觉合作、乐于助人	20		定性
				b.情绪稳定、维护形象、换位思考	20		定量
		4.2技术水平	20	专业理论与知识和技术水平	20		定性
5 社会责任 60分	6	5.1 社会责任	40	a.感染管理、消毒隔离、废水废物	20		定性
				b.乐于接受科室安排的额外工作	20		定性
		5.2"7S管理"	20	工作现场、办公室"7S管理"	20		定量
6满意测评 60分	6	6.1满意度	40	临床和医技科室的满意度	40		定性
		6.2满意度	20	员工的满意度	20		定性
7 供应室 绩效结果 200分	20	7.1 供应室 业绩结果	140	a.当月供应室消毒总件数	60		定量
				b.当月供应室灭菌总件数	60		定量
				c.一次性物品发放总件数	20		定量
		7.2 质量结果	60	a.供应室消毒灭菌质量达到要求	30		定量
				b.当月无缺陷、纠纷与事故	30		定量
被考评者		本表标准分数		1000分	考核后最后定性和定量得分		

12.1 消毒供应室总务组岗位护士卓越绩效考评定性标准(表二)

被考评者姓名		岗位			部门			
职能部门领导·定性指标·满意度测评内容					满意度测评等级			
一级指标	三级定性指标内容测评	本项满分	测评方式	卓越	优秀	良好	一般	得分
1.管理能力 20分	1.1 a.管理能力、同事之间团结	20	定性		20	16	12	
	打分说明:请在上格最后得分一栏内打分,下同							
2 过程控制 工作数量 工作质量 工作效率 240分	2.1 a.工作积极、主动性、责任心	20	定性		20	16	12	
	2.1 b.遵守劳动纪律、尽职尽责	20	定性					
	扣罚细则:上班时不接收快递包裹,发现接收一次扣5分。上班时去带熟人检查、看病一次扣5分。上班干私活吃零食一次扣5分。工作时间关手机,一次不关扣5分。上班上网玩手机微信、打游戏发现一次扣10分。上班时间相互闲扯一次一人扣5分							
	2.2 b.参与实施的绩效考核工作	20	定性					
	扣罚细则:供应室没有实施绩效考核工作扣10分,没有参与绩效考核工作扣10分							
	2.2 c.按时间远近先后分类放置	30	定性					
	扣罚细则:无菌物品按规定放置、按时间先后分类放置并登记。不符合要求扣10分							
	2.2 d.各种无菌物品需有灭菌标识	40	定性					
	扣罚细则:标明锅次、锅号、品名、灭菌日期、有效期、责任者、查对者,发现无标记及过期物品必须重新灭菌。符合医院管理要求,不符合规定一项或者一次扣5分							
	2.3 b.执行供应室质量与安全指标	20	定性					
	扣罚细则:没有明确质量安全指标、定期评价记录扣20分,一项指标不达标扣5分							
	2.3 c.下送物品有效期符合要求	30	定性					
	扣罚细则:下送无菌物品有效期符合要求,一个无菌包消毒时间过期扣5分							
	2.3 d.供应室应急预案与风险制度	20	定性					
	扣罚细则:供应室少一个应急风险预案扣5分,意外情况处理不及时一次扣10分							
	2.4 a.能够解决岗位工作常见问题	20	定性					
	扣罚细则:善于分析岗位工作中存在的问题,能够解决工作中的常见问题,符合要求,问题解决不及时一次扣5分。消毒或者灭菌等一般问题解决不了,一次扣10分							
	2.4 d.针对问题持续改进与实施	20	定性					
	扣罚细则:针对上月工作存在的问题与缺陷制订持续改进与实施计划,每月针对清洗、消毒、灭菌、记录、设备维护、下收下送、质量等问题与缺陷和投诉及纠纷,符合管理规定要求,每月有持续改进计划、事实、流程、措施、效果,少一个环节扣5分							
3 论文科研 50分	3. a.教学、带教实习、进修生	20	定性		20	16	12	
	3 b.本人论文、学术、科研成果	20	定性		20	16	12	
	3 c.执行科室科研课题的执行效果	10	定性	一项不符合要求扣5分				
4 职业道德 40分	4.1 a.关心同事、自觉合作、乐于助人	20	定性		20	16	12	
	4.2 专业理论与知识和技术水平	20	定性		20	16	12	
5 社会责任 40分	5.1 a.感染管理、消毒隔离、废水废物	20	定性	一项不符合要求扣5分				
	5.1 b.乐于接受科室安排额外工作	20	定性		20	16	12	
6 满意测评 60分	6.1 医技与临床科室的满意度	40	定性					
	扣罚细则:达到去年同月水平并达到医院规定本年度月指标增长幅度,降低1%扣10分							
	6.2 供应室员工的满意度	20	定性		20	16	12	
科室		本表定性指标满分	450分	定性指标最后得分				

12.2 消毒供应室总务组岗位护士卓越绩效考评定量标准(表三)

一级指标 (分值)	权重 %	二级指标		三级指标		绩效考评 扣分细则	得分
		考评内容	分值	考评内容	分值		
1 管理能力 50分	5	1.1 执行能力	30	b.核心制度及相关规章制度执行力	30	核心制度一项、次执行不好扣5分,其余一项扣5分	
		1.2 工作计划 会议落实	20	a.执行五年规划与年度月度工作计划	10	执行五年规划,年度、月度计划满分,少一项扣5分	
				b.业务会议、行政会议及相关会议符合要求	10	迟到或者早退一次扣5分,缺席一次会议扣10分	
2 过程控制 工作数量 工作质量 工作效率 260分	26	2.2 工作数量	100	a.岗位工作数量符合要求,不符合扣分	20	不能够符合岗位数量标准工作要求一次扣10分。发放无菌物品时核查不正确,差错一个消毒包扣5分。每日对清洗间进行空气消毒,一日不消毒扣5分。严格执行交、接班制度,保证供应,一次交接班不签字扣5分	
				e.发放无菌物品时核查正确符合规定要求	40		
				f.每日对工作间进行空气消毒符合要求	20		
				g.严格执行交接班制度,保证供应符合要求	20		
		2.3 工作质量	80	a.承担并履行质量管理组织职责符合要求	20	不能够承担并履行质量管理兼职职责扣10分	
				e.岗位工作符合质量要求,不符合扣分	30	岗位工作质量符合要求,一项、次不符合要求扣5分	
				f.认真执行职业危险防护制度符合要求	30	不认真执行职业危险防护制度,扣10分	
		2.4 工作效率	80	b.凡借物者需填写借物登记并追踪管理	20	凡借物者需填写借物登记并追踪,不归还扣10分	
				c.按发物单发放物品,核对无误后签名	30	按发物单发放物品,核对后签名,一次不签字扣5分	
				e.无菌物品的储存温度正确可靠符合要求	30	无菌物品储存温度正确,不符合标准温度扣10分	
4 职业道德 20分	2	3 职业形象	20	b.情绪稳定、维护自身形象、换位思考	20	职业形象好,工作中,一次不符合要求扣5分	
5 社会责任 20分	2	5.2 "7S管理"	20	工作现场、办公室"7S管理",不符合扣分	20	工作现场、"7S管理",一项、次不符合要求扣5分	
7 供应室 绩效结果 200分	20	7.1 供应室 绩效结果	140	a.供应室消毒包总件数与上年度同月比较	60	供应室当月工作量指标与上年度同月比较,达到医院规定的年度增长幅度满分,工作量、质量降低1%扣10分,工作量增加1%奖5分	
				b.当月灭菌包总件数	60		
				c.一次性物品发放总件数与上年度同月比	20		
		7.2 供应室 质量结果	60	a.供应室消毒灭菌质量与上年度同月比较	30	达到去年同月水平数,质量降低1%扣10分,增加1%奖5分。	
				b.无纠纷与事故	30	有纠纷一起扣30分	
科室		本表定量指标满分			550分	定量指标合计得分	

13.消毒供应室总务组岗位护士卓越绩效考评标准(表一)

一级指标 (分值)	权重 %	二级指标		三级指标		得分	考核 方式
		考评内容	分值	绩效考评扣分细则	分值		
1 **管理能力** **70分**	7	1.1管理能力 执行能力	50	a.管理能力、同事之间团结	20		定性
				b.核心制度及相关规章制度执行力	30		定量
		1.2工作计划 会议落实	20	a.执行五年规划与年月度工作计划	10		定量
				b.业务会议、行政会议及相关会议	10		定量
2 **过程控制** **工作数量** **工作质量** **工作效率** **500分**	50	2.1 工作责任	40	a.工作积极性、主动性、责任心	20		定性
				b.遵守劳动纪律、尽职尽责	20		定性
		2.2 工作数量	190	a.岗位工作数量符合要求	20		定量
				b.参与实施的绩效考核工作	20		定性
				c.协助护士长参与物品管理	30		定性
				d.建立器物领取报损制度账目相符	40		定性
				e.发放无菌物品时核查正确	40		定量
				f.每日对工作间进行空气消毒	20		定量
				g.严格执行交接班制度,保证供应	20		定量
		2.3 工作质量	150	a.承担并履行质量管理组织职责	20		定量
				b.执行供应室质量安全指标	20		定性
				c.按照规定领取、分发物品	30		定性
				d.应急预案与风险管理制度	20		定性
				e.岗位工作符合质量要求	30		定量
				f.认真执行职业危险防护制度	30		定量
		2.4 工作效率	120	a.能够解决岗位工作常见问题	20		定性
				b.负责联系维修各种仪器与设备	20		定量
				c.保证物品使用、损坏及时更换	30		定量
				d.针对问题持续改进计划与实施	20		定性
				e.监督一次性物品质量与数量	30		定量
3 **科研管理** **50分**	5	带教培训 科研管理	50	a.教学、带教实习、进修生	10		定性
				b.本人论文、学术、科研成果	20		定性
				c.执行科室科研课题的执行与效果	20		定性
4 **职业道德** **60分**	6	4.1 团队管理	40	a.关心同事、自觉合作、乐于助人	20		定性
				b.情绪稳定、维护形象、换位思考	20		定量
		4.2技术水平	20	专业理论与知识和技术水平	20		定性
5 **社会责任** **60分**	6	5.1 社会责任	40	a.感染管理、消毒隔离、废水废物	20		定性
				b.乐于接受科室安排的额外工作	20		定性
		5.2"7S管理"	20	工作现场、办公室"7S管理"	20		定量
6 满意测评 **60分**	6	6.1满意度	40	临床和医技科室的满意度	40		定性
		6.2满意度	20	员工的满意度	20		定性
7 **供应室** **绩效结果** **200分**	20	7.1 供应室 业绩结果	140	a.当月供应室消毒总件数	60		定量
				b.当月供应室灭菌总件数	60		定量
				c.一次性物品发放总件数	20		定量
		7.2 质量结果	60	a.供应室消毒灭菌质量达到要求	30		定量
				b.当月无缺陷、纠纷与事故	30		定量
被考评者			本表标准分数	**1000 分**	考核后最后定性和定量得分		

13.1 消毒供应室无菌物品储存岗位护士卓越绩效考评定性标准(表二)

被考评者姓名		岗位			部门			
职能部门领导·定性指标·满意度测评内容					满意度测评等级			
一级指标	三级定性指标内容测评	本项满分	测评方式	卓越	优秀	良好	一般	得分
1.管理能力 20分	1.1 a.管理能力、同事之间团结	20	定性		20	16	12	
	打分说明:请在上格最后得分一栏内打分,下同							
2 过程控制 工作数量 工作质量 工作效率 240分	2.1 a.工作积极、主动性、责任心	20	定性		20	16	12	
	2.1 b.遵守劳动纪律、尽职尽责	20	定性		20	16	12	
	扣罚细则:上班时不接收快递包裹,发现接收一次扣5分。上班时去带熟人检查、看病一次扣5分。上班干私活吃零食一次扣5分。工作时间关手机、一次不关扣5分。上班上网玩手机微信,打游戏发现一次扣10分。上班时间相互闲扯一次一人扣5分							
	2.2 b.参与实施的绩效考核工作	20	定性					
	扣罚细则:供应室没有实施绩效考核工作扣10分,没有参与绩效考核工作扣10分							
	2.2 c.协助护士长参与物品管理	30	定性					
	扣罚细则:协助护士长参与物品管理。不按照规定要求,不服从领导一次扣5分							
	2.2 d.建立器物领取报损制度	40	定性					
	扣罚细则:严格执行物品管理制度,建立器物领取、报损制度,定期核对清查,做到账目相符。符合医院、科室业务与技术管理要求,不符合规定一项或者一次扣5分							
	2.3 b.执行供应室质量与安全指标	20	定性					
	扣罚细则:没有明确质量安全指标、定期评价记录扣20分,一项指标不达标扣5分							
	2.3 c.按照规定领取、分发物品	30	定性					
	扣罚细则:领取物品办公及各种表格做好保管分发及回收处理。不符合要求扣5分							
	2.3 d.供应室应急预案与风险制度	20	定性					
	扣罚细则:供应室少一个应急风险预案扣5分,意外情况处理不及时一次扣10分							
	2.4 a.能够解决岗位工作常见问题	20	定性					
	扣罚细则:善于分析岗位工作中存在的问题,能够解决工作中的常见问题,问题解决不及时一次扣5分。消毒或者灭菌等一般问题解决不了,一次扣10分							
	2.4 d.针对问题持续改进与实施	20	定性					
	扣罚细则:针对上月工作存在的问题与缺陷制订持续改进与实施计划,每月针对清洗、消毒、灭菌、记录、设备维护、下收下送、质量等问题与缺陷和投诉及纠纷,符合管理要求,每月有持续改进计划、事实、流程、措施、效果,少一个环节扣5分							
3 论文科研 50分	3.a.教学、带教实习、进修生	20	定性		20	16	12	
	3 b.本人论文、学术、科研成果	20	定性		20	16	12	
	3 c.执行科室科研课题的执行效果	10	定性	一项不符合要求扣5分				
4 职业道德 40分	4.1 a.关心同事、自觉合作、乐于助人	20	定性		20	16	12	
	4.2 专业理论与知识和技术水平	20	定性		20	16	12	
5 社会责任 40分	5.1 a.感染管理、消毒隔离、废水废物	20	定性	一项不符合要求扣5分				
	5.1 b.乐于接受科室安排额外工作	20	定性		20	16	12	
6 满意测评 60分	6.1 医技与临床科室的满意度	40	定性					
	扣罚细则:达到去年同月水平并达到医院规定本年度月指标增长幅度,降低1%扣10分							
	6.2 供应室员工的满意度	20	定性		20	16	12	
科室		本表定性指标满分	450分	定性指标最后得分				

13.2 消毒供应室无菌物品储存岗位护士卓越绩效考评定量标准(表三)

一级指标 (分值)	权重 %	二级指标		三级指标		绩效考评	得分
		考评内容	分值	考评内容	分值	扣分细则	
1 管理能力 制度执行 **50分**	5	1.1 执行能力	30	b.核心制度及相关规章制度执行力	30	核心制度一项、次执行不好扣5分,其余一项扣5分	
		1.2 工作计划 会议落实	20	a.执行五年规划与年度月度工作计划	10	执行五年规划,年度、月度计划满分,少一项扣5分	
				b.业务会议、行政会议及相关会议符合要求	10	迟到或者早退一次扣5分,缺席一次会议扣10分	
2 过程控制 工作数量 工作质量 工作效率 **260分**	26	2.2 工作数量	100	a.岗位工作数量符合要求,不符合扣分	20	不能够符合岗位数量标准工作要求一次扣10分。发放无菌物品时核查不正确,差错一个消毒包扣5分。每日对清洗间进行空气消毒,一日不消毒扣5分。严格执行交、接班制度,保证供应,一次交接班不签字扣5分	
				e.发放无菌物品时核查正确,不符合扣分	40		
				f.每日对工作间进行空气消毒,不符合扣分	20		
				g.严格执行交接班制度,保证供应	20		
		2.3 工作质量	80	a.承担并履行质量管理组织职责	20	不能够承担并履行质量管理兼职职责扣10分	
				e.岗位工作符合质量要求,不符合扣分	30	岗位工作质量符合要求,一项、次不符合要求扣5分	
				f.认真执行职业危险防护制度符合要求	30	不认真执行职业危险防护制度,扣10分	
		2.4 工作效率	80	b.负责联系维修各种仪器与设备符合要求	20	负责联系维修各种仪器与设备、不及时维修扣5分	
				c.保证物品使用损坏及时更换符合要求	30	保证物品使用、损坏及时更换,缺一次物品扣3分	
				e.监督一次性物品质量数量符合规定要求	30	监督一次性物品质量,发出不合格质量物品扣10分	
4职业道德 **20分**	2	3 职业形象	20	b.情绪稳定、维护自身形象、换位思考	20	职业形象好,工作中,一次不符合要求扣5分	
5社会责任 **20分**	2	5.2 "7S管理"	20	工作现场、办公室"7S管理",不符合扣分	20	工作现场、"7S管理",一项、次不符合要求扣5分	
7 供应室 绩效结果 **200分**	20	7.1 供应室 绩效结果	140	a.供应室消毒包总件数与上年度同月比较	60	供应室当月工作量指标与上年度同月比较,达到医院规定的年度增长幅度得满分,工作量、质量降低1%扣10分,工作量增加1%奖5分	
				b.当月灭菌包总件数	60		
				c.一次性物品发放总件数与上年度同月比	20		
		7.2 供应室 质量结果	60	a.供应室消毒灭菌质量与上年度同月比较	30	达到去年同月水平数,质量降低1%扣10分,增加1%奖5分。	
				b.无纠纷与事故	30	有纠纷一起扣30分	
科室				**本表定量指标满分**	**550分**	**定量指标合计得分**	

14.消毒供应室质量检查组岗位护士卓越绩效考评标准(表一)

一级指标 (分值)	权重 %	二级指标		三级指标		得分	考核 方式
		考评内容	分值	绩效考评扣分细则	分值		
1 管理能力 70分	7	1.1 管理能力 执行能力	50	a.管理能力、同事之间团结	20		定性
				b.核心制度及相关规章制度执行力	30		定量
		1.2 工作计划 会议落实	20	a.执行五年规划与年月度工作计划	10		定量
				b.业务会议、行政会议及相关会议	10		定量
2 过程控制 工作数量 工作质量 工作效率 500分	50	2.1 工作责任	40	a.工作积极性、主动性、责任心	20		定性
				b.遵守劳动纪律、尽职尽责	20		定性
		2.2 工作数量	190	a.岗位工作数量符合要求	20		定量
				b.参与实施的绩效考核工作	20		定性
				c.掌握质量管理的理念与工具	30		定性
				d.在质量检查中坚持原则	40		定性
				e.发放无菌物品时核查正确	30		定量
				f.每日对工作间进行空气消毒	20		定量
				g.严格执行交接班制度,保证供应	30		定量
		2.3 工作质量	150	a.承担并履行质量管理职责	40		定量
				b.执行供应室质量安全指标	20		定性
				c.清洗消毒灭菌质量流程规范	30		定性
				d.应急预案与风险管理制度	20		定性
				e.岗位工作符合质量要求	20		定量
				f.认真执行职业危险防护制度	20		定量
		2.4 工作效率	120	a.重视消毒与灭菌质量检验	20		定性
				b.重视仪器与设备的计量管理	30		定量
				c.设备消毒与灭菌温度管理	20		定量
				d.针对问题持续改进计划与实施	20		定性
				e.监督一次性物品质量与数量	30		定量
3 科研管理 50分	5	带教培训 科研管理	50	a.教学、带教实习、进修生	10		定性
				b.本人论文、学术、科研成果	20		定性
				c.执行科室科研课题的执行与效果	20		定性
4 职业道德 60分	6	4.1 团队管理	40	a.关心同事、自觉合作、乐于助人	20		定性
				b.情绪稳定、维护形象、换位思考	20		定量
		4.2 技术水平	20	专业理论与知识和技术水平	20		定性
5 社会责任 60分	6	5.1 社会责任	40	a.感染管理、消毒隔离、废水废物	20		定性
				b.乐于接受科室安排的额外工作	20		定性
		5.2 "7S管理"	20	工作现场、办公室"7S管理"	20		定量
6 满意测评 60分	6	6.1 满意度	40	临床和医技科室的满意度	40		定性
		6.2 满意度	20	员工的满意度	20		定性
7 供应室 绩效结果 200分	20	7.1 供应室 业绩结果	140	a.当月供应室消毒总件数	60		定量
				b.当月供应室灭菌总件数	60		定量
				c.一次性物品发放总件数	20		定量
		7.2 质量结果	60	a.供应室消毒灭菌质量达到要求	30		定量
				b.当月无缺陷、纠纷与事故	30		定量
被考评者		本表标准分数		1000 分	考核后最后定性和定量得分		

14.1 消毒供应室质量检查组岗位护士卓越绩效考评定性标准(表二)

被考评者姓名		岗位				部门			
职能部门领导·定性指标·满意度测评内容					满意度测评等级				
一级指标	三级定性指标内容测评		本项满分	测评方式	卓越	优秀	良好	一般	得分
1. 管理能力 20 分	1.1 a. 管理能力、同事之间团结		20	定性		20	16	12	
	打分说明:请在上格最后得分一栏内打分,下同								
2 过程控制 工作数量 工作质量 工作效率 240 分	2.1 a. 工作积极、主动性,责任心		20	定性		20	16	12	
	2.1 b. 遵守劳动纪律、尽职尽责		20	定性					
	扣罚细则:上班时不接收快递包裹,发现接收一次扣 5 分。上班时去带熟人检查、看病一次扣 5 分。上班干私活吃零食一次扣 5 分。工作时间关手机,一次不关扣 5 分。上班上网玩手机微信,打游戏发现一次扣 10 分。上班时间相互闲扯一次一人扣 5 分								
	2.2 b. 参与实施的绩效考核工作		20	定性					
	扣罚细则:供应室没有实施绩效考核工作扣 10 分,没有参与绩效考核工作扣 10 分								
	2.2 c. 掌握质量管理的理念与工具		30	定性					
	扣罚细则:掌握质量管理的理念与工具,不能够掌握质量管理理念与工具扣 10 分								
	2.2 d. 在质量检查中坚持原则		40	定性					
	扣罚细则:在质量检查中对操作不合格者,给予批评指正,文明指导,协调同事及组与组之间业务关系,符合管理要求。消毒或灭菌不符合规定,一项或者一次扣 5 分								
	2.3 b. 执行供应室质量与安全指标		20	定性					
	扣罚细则:没有明确质量安全指标,定期评价记录扣 20 分,一项指标不达标扣 5 分								
	2.3 c. 清洗消毒灭菌质量管理流程		30	定性					
	扣罚细则:清洗、消毒、灭菌质量流程规范。一项不符合流程规范要求扣 10 分								
	2.3 d. 供应室应急预案与风险制度		20	定性					
	扣罚细则:供应室少一个应急风险预案扣 5 分,意外情况处理不及时一次扣 10 分								
	2.4 a. 重视消毒与灭菌质量检验		20	定性					
	扣罚细则:从事质量检测,必须以高度责任心认真执行质量检验标准,实事求是科学地对各岗、各班、各项工作质量进行定期检查。发现缺陷,查找原因及时纠正,发现疑问重新抽检,并将检查结果登记,上报护士长。一次或者一项不符合要求扣 10 分								
	2.4 d. 针对问题持续改进与实施		20	定性					
	扣罚细则:针对上月工作存在的问题与缺陷制订持续改进与实施计划,每月针对清洗、消毒、灭菌、记录、设备维护、下收下送、质量等问题与缺陷和投诉及纠纷,符合管理规定要求,每月有持续改进计划、事实、流程、措施、效果,少一个环节扣 5 分								
3 论文科研 50 分	3. a. 教学、带教实习、进修生		20	定性		20	16	12	
	3 b. 本人论文、学术、科研成果		20	定性		20	16	12	
	3 c. 执行科室科研课题的执行效果		10	定性	一项不符合要求扣 5 分				
4 职业道德 40 分	4.1 a. 关心同事、自觉合作、乐于助人		20	定性		20	16	12	
	4.2 专业理论与知识和技术水平		20	定性		20	16	12	
5 社会责任 40 分	5.1 a. 感染管理、消毒隔离、废水废物		20	定性	一项不符合要求扣 5 分				
	5.1 b. 乐于接受科室安排额外工作		20	定性		20	16	12	
6 满意测评 60 分	6.1 医技与临床科室的满意度		40	定性		40	32	24	
	6.2 供应室员工的满意度		20	定性		20	16	12	
科室		本表定性指标满分	450 分		定性指标最后得分				

14.2 消毒供应室质量检查组岗位护士卓越绩效考评定量标准(表三)

一级指标 (分值)	权重 %	二级指标		三级指标		绩效考评	得分
		考评内容	分值	考评内容	分值	扣分细则	
1 **管理能力** **50分**	5	1.1 执行能力	30	b.核心制度及相关规章制度执行力	30	核心制度一项、次执行不好扣5分,其余一项扣5分	
		1.2 工作计划 会议落实	20	a.执行五年规划与年度月度工作计划	10	执行五年规划,年度、月度计划满分,少一项扣5分	
				b.业务会议、行政会议及相关会议符合要求	10	迟到或者早退一次扣5分,缺席一次会议扣10分	
2 **过程控制** **工作数量** **工作质量** **工作效率** **260分**	26	2.2 工作数量	100	a.岗位工作数量符合要求,不符合扣分	20	不符合岗位数量标准工作要求一次扣10分。发放无菌物品时核查不正确,差错一个消毒包扣5分。每日对清洗间进行空气消毒,一日不消毒扣5分。严格执行交、接班制度,保证供应,一次交接班不签字扣5分	
				e.发放无菌物品时核查正确符合规定要求	30		
				f.每日对工作间进行空气消毒符合要求	20		
				g.严格执行交接班制度,保证供应	30		
		2.3 工作质量	80	a.承担履行质量管理组织专职或兼职职责	40	不能够承担并履行质量管理兼职或专职职责扣10分	
				e.岗位主管、主查工作符合质量要求	20	岗位工作质量符合要求,一项、次不符合要求扣5分	
				f.认真执行职业危险防护制度符合要求	20	不认真执行职业危险防护制度,扣10分	
		2.4 工作效率	80	b.重视仪器与设备的计量管理符合要求	30	重视仪器与设备的计量管理,不符合要求扣10分	
				c.设备消毒与灭菌温度管理,不符合扣分	20	设备消毒与灭菌温度管理,不符合要求一次扣10分	
				e.监督一次性物品质量数量符合规定要求	30	监督一次性物品质量,发出不合格质量物品扣10分	
4 职业道德 **20分**	2	3 职业形象	20	b.情绪稳定、维护自身形象、换位思考	20	职业形象好,工作中,一次不符合要求扣5分	
5 社会责任 **20分**	2	5.2 "7S 管理"	20	工作现场、办公室"7S 管理",不符合扣分	20	工作现场"7S 管理",一项、次不符合要求扣5分	
7 **供应室** **绩效结果** **200分**	20	7.1 供应室 绩效结果	140	a.供应室消毒包总件数与上年度同月比较	60	供应室当月工作量指标与上年度同月比较,达到医院规定的年度增长幅度得满分,工作量、质量降低1%扣10分,工作量增加1%奖5分	
				b.当月灭菌包总件数	60		
				c.一次性物品发放总件数与上年度同月比	20		
		7.2 供应室 质量结果	60	a.供应室消毒灭菌质量与上年度同月比较	30	达到去年同月水平数,质量降低1%扣10分,增加1%奖5分。	
				b.无纠纷与事故	30	有纠纷一起扣30分	
科室				**本表定量指标满分**	**540 分**	**定量指标合计得分**	

三、静脉输液配制配送中心护理人员卓越绩效考评标准

1.静配中心护士长卓越绩效考评标准(表一)

一级指标 (分值)	权重 %	二级指标		三级指标		得分	考核 方式
		考评内容	分值	绩效考评扣分细则	分值		
1 领导能力 管理能力 70分	7	1.1领导能力 执行能力	50	a.领导和管理能力、领导之间团结	20		**定性**
				b.核心制度及相关规章制度执行力	30		定量
		1.2工作计划 会议落实	20	a.五年规划与年度、月度工作计划	10		定量
				b.业务会议、行政会议及相关会议	10		定量
2 过程控制 工作数量 工作质量 工作效率 500分	50	2.1 工作责任	60	a.工作积极性、主动性、责任心	30		**定性**
				b.遵守劳动纪律、尽职尽责	30		**定性**
		2.2 工作数量	170	a.负责静配中心业务行政思想工作	30		定量
				b.按照规定实施绩效考核工作	20		**定性**
				c.工作岗位职责与操作流程	30		**定性**
				d.定期检查消毒灭菌效果	30		**定性**
				e.静配中心物品清点制度与记录	20		定量
				f.有静配中心安全与风险评估制度	20		定量
				g.执行仓内卫生的清洁及消毒工作	20		定量
		2.3 工作质量	140	a.质量管理组织健全职责履行	30		定量
				b.有明确的静配中心质量安全指标	20		**定性**
				c.消毒灭菌物品,并做好登记	20		**定性**
				d.无菌操作制度"三查七对"制度	20		**定性**
				e.用药的贴签、排药调配工作	30		定量
				f.下收下送制度与签字落实	20		定量
		2.4 工作效率	130	a.完成输液调配保证临床使用	30		**定性**
				b.医务人员职业卫生安全防护制度	20		定量
				c.消毒灭菌的有效期管理	30		定量
				d.针对问题持续改进计划与实施	30		**定性**
				e.工作效率与技术创新	20		定量
3 科研管理 80分	8	带教培训 科研管理	80	a.教学、带教实习、进修生	20		**定性**
				b.本人论文、学术、科研成果	30		定量
				c.执行科室科研课题的执行与效果	30		**定性**
4 职业道德 60分	6	4.1职业形象	20	职业形象、服务态度、努力工作	20		**定性**
		4.2 设备管理	40	a.仪器、设备招标采购透明公开	20		**定性**
				b.消毒物品,仪器设备不随意外借	20		**定性**
5 团队管理 30分	3	5.1 社会责任	20	a.履行岗位职责愿意承担额外工作	10		定量
				b.科室应急预案与执行流程	10		定量
		5.2团队沟通	10	与相关部门、科室、院外沟通好	10		**定性**
6满意测评 **60分**	6	6.1满意度	40	医技与临床科室的满意度	40		**定性**
		6.2满意度	20	本科员工对本科领导满意	20		**定性**
7 静配中心 绩效结果 200分	20	7.1 静配中心 业绩结果	140	a.当月静配液体总件数	60		定量
				b.当月消毒灭菌总件数	60		定量
				c.静配液体发放数量	20		定量
		7.2质量结果	60	静配中心灭菌质量达到要求	60		定量
被考评者		本表标准分数		**1000分**	考核后最后定性和定量得分		

1.1 静配中心护士长卓越绩效考评定性标准(表二)

被考评者姓名		岗位				部门			
职能部门领导·定性指标·满意度测评内容						**满意度测评等级**			
一级指标	三级定性指标内容测评	本项满分	测评方式	卓越	优秀	良好	一般	得分	
1.领导能力 20分	1.1 a.领导管理能力、领导之间团结	20	定性		20	16	12		
	打分说明:请在上格最后得分一栏内打分,下同								
2 过程控制 工作数量 工作质量 工作效率 260分	2.1 a.工作积极、主动性、责任心	30	定性		30	24	18		
	2.1 b.遵守劳动纪律、尽职尽责	30	定性						
	扣罚细则:上班时不接收快递包裹,发现接收一次扣5分。上班时去带熟人检查、看病一次扣5分。上班干私活吃零食一次扣5分。工作时间关手机,一次不关扣5分。上班上网玩手机微信、打游戏发现一次扣10分。上班时间相互闲扯一次一人扣5分								
	2.2 b.按照规定实施绩效考核工作	20	定性						
	扣罚细则:符合管理规定的要求,静配中心人员没有实施绩效考核工作扣20分								
	2.2 c.工作岗位职责与操作流程	30	定性						
	扣罚细则:每人都有岗位职责,少一个职责扣5分,少一个工作流程扣5分								
	2.2 d.定期检查消毒灭菌效果	30	定性						
	扣罚细则:每月最少一次消毒灭菌效果鉴定,符合管理规定的要求,少一次扣10分								
	2.3 b.有明确的质量与安全指标	20	定性						
	扣罚细则:没有明确质量安全指标、定期评价记录扣20分,一项指标不达标扣5分								
	2.3 c.消毒灭菌物品,并做好登记	20	定性						
	扣罚细则:做好无菌操作工作,配制应在100级的区域内进行严格遵守操作规程,配置过程中不得随意走动或离开,遇到质量问题及时汇报并做好登记,不符合扣20分								
	2.3 d.无菌操作制度"三查七对"制度	20	定性						
	扣罚细则:严格执行无菌操作制度和"三查七对"制度,按照医嘱处方进行药品调配不得擅自更改并及时做好各项操作记录,符合管理规定要求,一项、次不符合要求扣10分								
	2.4 a.完成输液调配保证临床使用	30	定性						
	扣罚细则:完成输液调配保证临床使用,严格遵守并执行相关法律法规和静配中心各项工作制度,及时完成输液的调配工作,保证临床使用,符合医院、科室业务与技术和管理规定要求,一项、次不符合要求扣5分,不能保证临时使用一项、次扣20分								
	2.4 d.针对问题持续改进与实施	30	定性						
	扣罚细则:每月针对清洗、消毒、灭菌、记录、设备维护、下收下送、质量等问题与缺陷和投诉每月有持续改进计划、事实、流程、措施、效果,少一个环节扣5分								
3 论文科研 50分	3. a.教学、带教实习、进修生	20	定性		20	16	12		
	3. c.执行科室科研课题执行与效果	30	定性	没沟通机制与记录扣10分					
4 职业道德 60分	4.1a.职业形象服务态度、努力工作	20	定性		20	16	12		
	4.2 a.仪器设备招标采购透明公开	20	定性		20	16	12		
	4.2 b.消毒物品仪器设备不外借	20	定性		20	16	12		
5 团队管理 10分	5.1 与相关部门科室、院外沟通好	10	定性						
	扣罚细则:与相关部门科室、院外沟通好,符合要求,一项、次沟通不好扣5分								
6 满意测评 60分	6.1 医技与临床科室的满意度	40	定性		40	32	24		
	6.2 本科室员工的满意度	20	定性		20	20	20		
科室		**本表定性指标满分**		**460 分**	**定性指标最后得分**				

1.2 静配中心护士长卓越绩效考评定量标准(表三)

一级指标 (分值)	权重 %	二级指标		三级指标		绩效考评 扣分细则	得分
		考评内容	分值	考评内容	分值		
1 领导能力 管理能力 50分	5	1.1 执行能力	30	b.核心制度及相关规章制度执行力	30	核心制度一项、次执行不好扣5分,其余一项扣5分	
		1.2 工作计划 会议落实	20	a.五年规划,年度、月度工作计划符合要求	10	少一项扣5分	
				b.业务会议、行政会议及相关会议符合要求	10	迟到或者早退一次扣5分,缺席一次会议扣10分	
2 过程控制 工作数量 工作质量 工作效率 240分	24	2.2 工作数量	90	a.负责静配中心业务行政思想工作	30	一项工作管理不好扣10分。静配中心清点制度与记录不落实扣5分。没有定期安全核查与风险评估制度扣10分,缺少评估记录扣10分。执行仓内卫生的清洁及消毒工作,一项、次不符合要求扣5分	
				e.静配中心物品清点制度与记录符合要求	20		
				f.有静配中心安全与风险评估制度	20		
				g.执行仓内卫生的清洁及消毒工作	20		
		2.3 工作质量	80	a.供应室质量管理组织健全职责履行	30	质量管理少一组织扣5分,不履行职责扣10分	
				e.执行静配中心静脉用药的贴签、排药调配工作,不符合扣分	30	执行静配中心静脉用药的贴签、排药调配工作,一项、次不符合要求扣10分	
				f.下收下送制度与签字落实,不符合扣分	20	下收下送制度与签字不落实扣5分,看记录	
		2.4 工作效率	70	b.医务人员职业卫生安全防护制度	20	医务人员职业卫生安全防护制度不符合要求扣10分	
				c.消毒灭菌的有效期	30	一件次过期扣10分	
				e.工作效率与技术创新,不符合扣分	20	没有工作效率与工作创新项目或改进措施扣5分	
3 论文科研 30分	3	3 论文科研	30	b.本人论文、学术、科研成果,不符合扣分	30	本人论文、学术、科研成果,一项不符合要求扣10分	
5 团队管理 应急预案 20分	2	5.1 团队管理	20	a.履行岗位职责,一项、次不符合扣分	10	履行岗位职责,不符合要求扣10分	
				b.科室应急预案与执行流程,不符合扣分	10	科室应急预案与执行流程,不符合要求扣10分	
7 静配中心 绩效结果 200分	20	7.1 静配中心 绩效结果	140	a.静配液体总件数	60	达到医院规定的年度增长幅度,工作量降低1%扣10分,工作量增加1%奖5分	
				b.消毒灭菌总件数	60		
				c.静配液体发放数量	20		
		7.2 静配中心 质量结果	60	当月静配中心消毒灭菌质量达到要求,无科室投诉与纠纷和事故	60	达到去年同月水平数,质量降低1%扣10分,增加1%奖5分。有纠纷一起扣30分	
科室				本表定量指标满分	540分	定量指标合计得分	

2.静配中心副护士长正副高级职称人员卓越绩效考评标准(表一)

一级指标 (分值)	权重 %	二级指标		三级指标		得分	考核 方式
		考评内容	分值	绩效考评扣分细则	分值		
1 领导能力 管理能力 **70分**	7	1.1 领导能力 执行能力	50	a.领导和管理能力、领导之间团结	20		定性
				b.核心制度及相关规章制度执行力	30		定量
		1.2 工作计划 会议落实	20	a.五年规划与年度、月度工作计划	10		定量
				b.业务会议、行政会议及相关会议	10		定量
2 过程控制 工作数量 工作质量 工作效率 **500 分**	50	2.1 工作责任	60	a.工作积极性、主动性、责任心	30		定性
				b.遵守劳动纪律、尽职尽责	30		定性
		2.2 工作数量	170	a.负责静配中心业务行政思想工作	30		定量
				b.按照规定实施绩效考核工作	20		定性
				c.工作岗位职责与操作流程	30		定性
				d.定期检查消毒灭菌效果	30		定性
				e.静配中心物品清点制度与记录	20		定量
				f.有静配中心安全与风险评估制度	20		定量
				g.执行仓内卫生的清洁及消毒工作	20		定量
		2.3 工作质量	140	a.质量管理组织健全职责履行	30		定量
				b.有明确的静配中心质量安全指标	20		定性
				c.消毒灭菌物品,并做好登记	20		定性
				d.无菌操作制度及"三查七对"制度	20		定性
				e.用药的贴签、排药调配工作	30		定量
				f.下收下送制度与签字落实	20		定量
		2.4 工作效率	130	a.完成输液调配保证临床使用	30		定性
				b.医务人员职业卫生安全防护制度	20		定量
				c.消毒灭菌的有效期管理	30		定量
				d.针对问题持续改进计划与实施	30		定性
				e.服从护士长领导与管理	20		定量
3 科研管理 **80分**	8	带教培训 科研管理	80	a.教学、带教实习、进修生	20		定性
				b.本人论文、学术、科研成果	30		定量
				c.执行科室科研课题的执行与效果	30		定性
4 职业道德 **60分**	6	4.1 职业形象	20	职业形象、服务态度、努力工作	20		定性
		4.2 设备管理	40	a.工作不推诿、不延迟与工作创新	20		定性
				b.消毒物品、仪器设备不随意外借	20		定性
5 团队管理 **30分**	3	5.1 社会责任	20	a.履行岗位职责愿意承担额外工作	10		定量
				b.科室常见应急预案与执行流程	10		定量
		5.2 团队沟通	10	与相关部门、科室、院外沟通好	10		定性
6 满意测评 **60分**	6	6.1 满意度	40	医技与临床科室的满意度	40		定性
		6.2 满意度	20	本科员工对本科领导满意	20		定性
7 静配中心 绩效结果 **200分**	20	7.1 静配中心 业绩结果	140	a.当月静配液体总件数	60		定量
				b.当月消毒灭菌总件数	60		定量
				c.静配液体发放数量	20		定量
		7.2 质量结果	60	a.静配中心灭菌质量达到要求	30		定量
				b.无科室投诉与纠纷事故	30		定量
被考评者		本表标准分数		1000 分	考核后最后定性和定量得分		

2.1静配中心副护士长正副高级职称人员卓越绩效考评定性标准(表二)

被考评者姓名		岗位			部门			
职能部门领导・定性指标・满意度测评内容					满意度测评等级			
一级指标	三级定性指标内容测评	本项满分	测评方式	卓越	优秀	良好	一般	得分
1.领导能力 20分	1.1 a.领导管理能力、领导之间团结	20	定性		20	16	12	
	打分说明:请在上格最后得分一栏内打分,下同							
2 过程控制 工作数量 工作质量 工作效率 260分	2.1 a.工作积极、主动性、责任心	30	定性		30	24	18	
	2.1 b.遵守劳动纪律、尽职尽责	30	定性					
	扣罚细则:上班时不接收快递包裹,发现接收一次扣5分。上班时去带熟人检查、看病一次扣5分。上班干私活吃零食一次扣5分。工作时间关手机、一次不关扣5分。上班上网玩手机微信、打游戏发现一次扣10分。上班时间相互闲扯一次一人扣5分							
	2.2 b.按照规定实施绩效考核工作	20	定性					
	扣罚细则:符合医院业务与技术要求,静配中心人员没有实施绩效考核工作扣20分							
	2.2 c.工作岗位职责与操作流程	30	定性					
	扣罚细则:每人都有岗位职责,少一个职责扣5分,少一个工作流程扣5分							
	2.2 d.定期检查消毒灭菌效果	30	定性					
	扣罚细则:每月最少1次消毒灭菌效果鉴定,少一次扣10分							
	2.3 b.有明确的质量与安全指标	20	定性					
	扣罚细则:没有明确质量安全指标、定期评价记录扣20分,一项指标不达标扣5分							
	2.3 c.消毒灭菌物品,并做好登记	20	定性					
	扣罚细则:做好无菌操作工作,配制应在100级的区域内进行严格遵守操作规程,配置过程中不得随意走动或离开,遇到质量问题及时汇报并做好登记,不符合扣20分							
	2.3d.无菌操作制度及"三查七对"制度	20	定性					
	扣罚细则:严格执行无菌操作制度和"三查七对"制度,按照医嘱处方进行药品调配不得擅自更改并及时做好各项操作记录,符合管理规定要求,一项、次不符合要求扣10分							
	2.4 a.完成输液调配保证临床使用	30	定性					
	扣罚细则:完成输液调配保证临床使用,严格遵守并执行相关法律法规和静配中心各项工作制度,及时完成输液的调配工作,保证临床使用,符合医院、科室业务与技术和管理的标准要求,一项、次不符合要求扣5分,不能保证临时使用一项、次扣20分							
	2.4 d.针对问题持续改进与实施	30	定性					
	扣罚细则:每月针对清洗、消毒、灭菌、记录、设备维护、下收下送、质量等问题与缺陷和投诉每月有持续改进计划、事实、流程、措施、效果,少一个环节扣5分							
3 论文科研 50分	3.a.教学、带教实习、进修生	20	定性		20	16	12	
	3.c.执行科室科研课题执行与效果	30	定性	没沟通机制与记录扣10分				
4 职业道德 60分	4.1a.职业形象服务态度、努力工作	20	定性		20	16	12	
	4.2 a.工作不推诿不延迟工作创新	20	定性		20	16	12	
	4.2 b.消毒物品仪器设备不外借	20	定性		20	16	12	
5 团队管理 10分	5.1 与相关部门科室、院外沟通好	10	定性					
	扣罚细则:与相关部门科室、院外沟通好,符合规定要求,一项、次沟通不好扣5分							
6 满意测评 60分	6.1医技与临床科室的满意度	40	定性		40	32	24	
	6.2本科室员工的满意度	20	定性		20	20	20	
科室		本表定性指标满分	460分	定性指标最后得分				

2.2 静配中心副护士长正副高级职称人员卓越绩效考评定量标准(表三)

一级指标 (分值)	权重 %	二级指标		三级指标		绩效考评 扣分细则	得分
		考评内容	分值	考评内容	分值		
1 **领导能力** **管理能力** **50分**	5	1.1 执行能力	30	b. 核心制度及相关规章制度执行力	30	核心制度一项、次执行不好扣5分,其余一项扣5分	
		1.2 工作计划 会议落实	20	a. 五年规划,年度、月度工作计划符合要求	10	少一项扣5分	
				b. 业务会议、行政会议及相关会议符合要求	10	迟到或者早退一次扣5分,缺席一次会议扣10分	
2 **过程控制** **工作数量** **工作质量** **工作效率** **240分**	24	2.2 工作数量	90	a. 负责静配中心业务行政思想工作	30	一项工作管理不好扣10分。静配中心清点制度与记录不落实扣5分。没有定期安全核查与风险评估制度扣10分,缺少评估记录扣10分。执行仓内卫生的清洁及消毒工作,一项、次不符合要求扣5分	
				e. 静配中心物品清点制度与记录符合要求	20		
				f. 有静配中心安全与风险评估制度	20		
				g. 执行仓内卫生的清洁及消毒工作	20		
		2.3 工作质量	80	a. 供应室质量管理组织健全职责履行	30	质量管理少一组织扣5分,不履行职责扣10分	
				e. 执行静配中心静脉用药的贴签、排药调配工作,不符合扣分	30	执行静配中心静脉用药的贴签、排药调配工作,一项、次不符合要求扣10分	
				f. 下收下送制度与签字落实,不符合扣分	20	下收下送制度与签字不落实扣5分,看记录	
		2.4 工作效率	70	b. 医务人员职业卫生安全防护制度	20	医务人员职业卫生安全防护制度不符合要求扣10分	
				c. 消毒灭菌的有效期	30	一件次过期扣10分	
				e. 服从护士长领导与管理,不符合扣分	20	服从护士长领导与管理,一次不服从扣10分	
3 论文科研 **30分**	3	3 论文科研	30	b. 本人论文、学术、科研成果,不符合要求扣分	30	本人论文、学术、科研成果,一项不符合要求扣10分	
5 **团队管理** **应急预案** **20分**	2	5.1 团队管理	20	a. 履行岗位职责,一项、次不符合要求扣分	10	履行岗位职责,不符合要求扣10分	
				b. 科室常见应急预案与执行流程	10	科室常见应急预案与执行流程,不符合要求扣10分	
7 **静配中心** **绩效结果** **200分**	20	7.1 静配中心 绩效结果	140	a. 静配液体总件数	60	达到医院规定的年度增长幅度,工作量降低1%扣10分,工作量增加1%奖5分	
				b. 消毒灭菌总件数	60		
				c. 静配液体发放数量	20		
		7.2 静配中心 质量结果	60	a. 当月静配中心消毒灭菌质量达到要求	30	达到去年同月水平数,质量降低1%扣10分,增加1%奖5分。有纠纷一起扣30分	
				b. 无科室投诉与事故	30		
科室		**本表定量指标满分**			**540分**	**定量指标合计得分**	

3. 静配中心中级职称护师人员卓越绩效考评标准(表一)

一级指标 (分值)	权重 %	二级指标 考评内容	分值	三级指标 绩效考评扣分细则	分值	得分	考核 方式
1 管理能力 工作能力 70分	7	1.1 管理能力 执行能力	50	a. 管理能力、同事之间团结	20		定性
				b. 核心制度及相关规章制度执行力	30		定量
		1.2 工作计划 会议落实	20	a. 执行五年规划,年度、月度工作计划	10		定量
				b. 按规定参加业务会议、相关会议	10		定量
2 过程控制 工作数量 工作质量 工作效率 520分	52	2.1 工作责任	60	a. 工作积极性、主动性、责任心	30		定性
				b. 遵守劳动纪律、尽职尽责	30		定性
		2.2 工作数量	170	a. 为临床科室服务思想明确	30		定量
				b. 值班时在职在位履行职责	20		定性
				c. 严格按照岗位工作流程操作	30		定性
				d. 定期检查消毒灭菌效果	30		定性
				e. 静配中心物品清点制度与记录	20		定量
				f. 有静配中心安全与风险评估制度	20		定量
				g. 执行仓内卫生的清洁及消毒工作	20		定量
		2.3 工作质量	160	a. 质量管理组织健全职责履行	30		定量
				b. 有明确的静配中心质量安全指标	20		定性
				c. 消毒灭菌物品,并做好登记	30		定性
				d. 无菌操作制度及"三查七对"制度	20		定性
				e. 用药的贴签、排药调配工作	30		定量
				f. 下收下送制度与签字落实	30		定量
		2.4 工作效率	130	a. 完成输液调配保证临床使用	30		定性
				b. 医务人员职业卫生安全防护制度	20		定量
				c. 消毒灭菌的有效期管理符合规定	30		定量
				d. 针对问题持续改进计划与实施	30		定性
				e. 服从护士长领导上级职称管理	20		定量
3 科研管理 60分	6	带教培训 科研管理	60	a. 教学、带教实习、进修生	10		定性
				b. 本人论文、学术、科研成果	20		定量
				c. 执行科室科研课题的执行与效果	30		定性
4 职业道德 60分	6	4.1 职业形象	20	职业形象、服务态度、努力工作	20		定性
		4.2 设备管理	40	a. 工作不推诿、不延迟与工作创新	20		定性
				b. 消毒物品、仪器设备不随意外借	20		定性
5 团队管理 30分	3	5.1 社会责任	20	a. 履行岗位职责愿意承担额外工作	10		定量
				b. 执行常见应急预案与执行流程	10		定量
		5.2 团队沟通	10	与相关部门、科室、院外沟通好	10		定性
6 满意测评 60分	6	6.1 满意度	40	医技与临床科室的满意度	40		定性
		6.2 满意度	20	本科员工对本科领导满意	20		定性
7 静配中心 绩效结果 200分	20	7.1 静配中心 业绩结果	140	a. 当月静配液体总件数	60		定量
				b. 当月消毒灭菌总件数	60		定量
				c. 静配液体发放数量	20		定量
		7.2 质量结果	60	a. 静配中心灭菌质量达到要求	30		定量
				b. 无科室投诉与纠纷事故	30		定量
被考评者		本表标准分数		1000分	考核后最后定性和定量得分		

3.1 静配中心中级职称护师人员卓越绩效考评定性标准(表二)

被考评者姓名		岗位			部门			
职能部门领导·定性指标·满意度测评内容					满意度测评等级			
一级指标	三级定性指标内容测评		本项满分	测评方式	卓越	优秀	良好	一般	得分
1. 领导能力 20分	1.1 a. 管理能力、同事之间团结		20	定性		20	16	12	
	打分说明:请在上格最后得分一栏内打分,下同								
2 过程控制 工作数量 工作质量 工作效率 270分	2.1 a. 工作积极、主动性、责任心		30	定性		30	24	18	
	2.1 b. 遵守劳动纪律、尽职尽责		30	定性					
	扣罚细则:上班时不接收快递包裹,发现接收一次扣5分。上班时去带熟人检查、看病一次扣5分。上班干私活吃零食一次扣5分。工作时间关手机,一次不关扣5分。上班上网玩手机微信、打游戏发现一次扣10分。上班时间相互闲扯一次一人扣5分								
	2.2 b. 值班时在职在位履行职责		20	定性					
	扣罚细则:符合医院业务与技术要求,静配中心人员没有实施绩效考核工作扣20分								
	2.2 c. 严格按照岗位工作流程操作		30	定性					
	扣罚细则:严格按照岗位工作流程操作,一项、次不按照工作流程工作扣10分								
	2.2 d. 定期检查消毒灭菌效果		30	定性					
	扣罚细则:每月最少1次消毒灭菌效果鉴定,符合管理规定要求,少一次扣10分								
	2.3 b. 有明确的质量与安全指标		20	定性					
	扣罚细则:没有明确质量安全指标、定期评价记录扣20分,一项指标不达标扣5分								
	2.3 c. 消毒灭菌物品,并做好登记		30	定性					
	扣罚细则:做好无菌操作工作,配制应在100级的区域内进行严格遵守操作规程,配制过程中不得随意走动或离开,遇到质量问题及时汇报并做好登记,不符合扣20分								
	2.3 d. 无菌操作制度及"三查七对"制度		20	定性					
	扣罚细则:严格执行无菌操作制度和"三查七对"制度,按照医嘱处方进行药品调配不得擅自更改并及时做好各项操作记录,符合管理规定要求,一项、次不符合要求扣10分								
	2.4 a. 完成输液调配保证临床使用		30	定性					
	扣罚细则:完成输液调配保证临床使用,严格遵守并执行相关法律法规和静配中心各项工作制度,及时完成输液的调配工作,保证临床使用,符合医院、科室业务与技术和管理规定要求,一项、次不符合要求扣5分,不能保证临床使用一项、次扣20分								
	2.4 d. 针对问题持续改进与实施		30	定性					
	扣罚细则:每月针对清洗、消毒、灭菌、记录、设备维护、下收下送、质量等问题与缺陷和投诉每月有持续改进计划、事实、流程、措施、效果,少一个环节扣5分								
3 论文科研 40分	3. a. 教学、带教实习、进修生		10	定性		10	8	6	
	3. c. 执行科室科研课题执行与效果		30	定性	没沟通机制与记录扣10分				
4 职业道德 60分	4.1 职业形象服务态度、努力工作		20	定性		20	16	12	
	4.2 a. 工作不推诿、不延迟工作创新		20	定性		20	16	12	
	4.2 b. 消毒物品仪器设备不外借		20	定性		20	16	12	
5 团队管理 10分	5.1 与相关部门科室、院外沟通好		10	定性					
	扣罚细则:与相关部门科室、院外沟通好,符合规定要求,一项、次沟通不好扣5分								
6 满意测评 60分	6.1 医技与临床科室的满意度		40	定性		40	32	24	
	6.2 本科室员工的满意度		20	定性		20	20	20	
科室		本表定性指标满分	460分		定性指标最后得分				

3.2 静配中心中级职称护师人员卓越绩效考评定量标准(表三)

一级指标 （分值）	权重 %	二级指标		三级指标		绩效考评	得分
		考评内容	分值	考评内容	分值	扣分细则	
1 **管理能力** **工作能力** **50分**	5	1.1 执行能力	30	b.核心制度及相关规章制度执行力	30	核心制度一项、次执行不好扣5分,其余一项扣5分	
		1.2 工作计划 会议落实	20	a.执行五年规划,年度、月度工作计划	10	执行五年规划,年度、月度工作计划少执行一项扣10分	
				b.按规定参加业务会议、相关会议	10	迟到或者早退一次扣5分,缺席一次会议扣10分	
2 **过程控制** **工作数量** **工作质量** **工作效率** **250分**	25	2.2 工作数量	90	a.为临床科室服务思想明确,不符合扣分	30	为临床科室服务思想不明确扣10分。静配中心清点制度与记录不落实扣5分。没有定期安全核查与风险评估制度扣10分,缺少评估记录扣10分。执行仓内卫生的清洁与消毒工作,一项、次不符合要求扣5分	
				e.静配中心物品清点制度与记录符合要求	20		
				f.有静配中心安全与风险评估制度	20		
				g.执行仓内卫生的清洁及消毒工作	20		
		2.3 工作质量	90	a.供应室质量管理组织健全职责履行	30	质量管理少一组织扣5分,不履行职责扣10分	
				e.执行静配中心静脉用药的贴签、排药调配工作,不符合扣分	30	执行静配中心静脉用药的贴签、排药调配工作,一项、次不符合要求扣10分	
				f.下收下送制度与签字落实,不符合扣分	30	下收下送制度与签字不落实扣5分,看记录	
		2.4 工作效率	70	b.医务人员职业卫生安全防护制度	20	医务人员职业卫生安全防护制度不符合要求扣10分	
				c.消毒灭菌的有效期	30	一件次过期扣10分	
				e.服从护士长领导上级职称管理符合要求	20	服从护士长领导上级职称管理,一次不服从扣10分	
3 论文科研 **20分**	2	3 论文科研	20	b.本人论文、学术、科研成果,不符合扣分	20	本人论文、学术、科研成果,一项不符合要求扣10分	
5 **团队管理** **应急预案** **20分**	2	5.1 团队管理	20	a.履行岗位职责,一项、次不符合要求扣分	10	履行岗位职责,不符合要求扣10分	
				b.执行科室常见应急预案与执行流程	10	科室常见应急预案与执行流程,不符合要求扣10分	
7 **静配中心** **绩效结果** **200分**	20	7.1 静配中心 绩效结果	140	a.静配液体总件数	60	达到医院规定的年度增长幅度,工作量降低1%扣10分,工作量增加1%奖5分	
				b.消毒灭菌总件数	60		
				c.静配液体发放数量	20		
		7.2 静配中心 质量结果	60	a.当月静配中心消毒灭菌质量达到要求	30	达到去年同月水平数,质量降低1%扣10分,增加1%奖5分。	
				b.无科室投诉与事故	30	有纠纷一起扣30分	
科室		**本表定量指标满分**			**540分**	**定量指标合计得分**	

4. 静配中心初级职称护师与护士人员卓越绩效考评标准（表一）

一级指标（分值）	权重 %	二级指标 考评内容	分值	三级指标 绩效考评扣分细则	分值	得分	考核方式
1 管理能力 工作能力 70分	7	1.1 管理能力 执行能力	50	a. 管理能力、同事之间团结	20		定性
				b. 核心制度及相关规章制度执行力	30		定量
		1.2 工作计划 会议落实	20	a. 执行五年规划，年度、月度工作计划	10		定量
				b. 按规定参加业务会议、相关会议	10		定量
2 过程控制 工作数量 工作质量 工作效率 500分	50	2.1 工作责任	60	a. 工作积极性、主动性、责任心	30		定性
				b. 遵守劳动纪律、尽职尽责	30		定性
		2.2 工作数量	170	a. 为临床科室服务思想明确	30		定量
				b. 值班时在职在位履行职责	20		定性
				c. 严格按照岗位工作流程操作	30		定性
				d. 定期检查消毒灭菌效果	30		定性
				e. 静配中心物品清点制度与记录	20		定量
				f. 有静配中心安全与风险评估制度	20		定量
				g. 执行仓内卫生的清洁及消毒工作	20		定量
		2.3 工作质量	140	a. 质量管理组织健全职责履行	20		定量
				b. 执行静配中心质量安全指标	20		定性
				c. 消毒灭菌物品，并做好登记	30		定性
				d. 无菌操作制度及"三查七对"制度	20		定性
				e. 用药的贴签、排药调配工作	20		定量
				f. 下收下送制度与签字落实	30		定量
		2.4 工作效率	130	a. 完成岗位输液调配保证临床使用	40		定性
				b. 医务人员职业卫生安全防护制度	20		定量
				c. 消毒灭菌的有效期管理符合规定	20		定量
				d. 针对问题持续改进计划与实施	30		定性
				e. 服从护士长领导上级职称管理	20		定量
3 科研管理 40分	4	持续学习 科研管理	40	a. 持续学习、任劳任怨、职业奉献	10		定性
				b. 参加论文学术科研成果相关活动	10		定量
				c. 执行科室科研课题的执行与效果	20		定性
4 职业道德 60分	6	4.1 职业形象	20	职业形象、维护医院科室荣誉	20		定性
		4.2 设备管理	40	a. 工作不推诿、不延迟与工作创新	20		定性
				b. 消毒物品、仪器设备不随意外借	20		定性
5 团队管理 30分	3	5.1 社会责任	20	a. 履行岗位职责愿意承担额外工作	10		定量
				b. 执行常见应急预案与执行流程	10		定量
		5.2 团队精神	10	不在背后议论领导长短、品头论足	10		定性
6 满意测评 100分	10	6.1 满意度	60	医技与临床科室的满意度	60		定性
		6.2 满意度	40	本科员工对本科领导满意	40		定性
7 静配中心 绩效结果 200分	20	7.1 静配中心 业绩结果	140	a. 当月静配液体总件数	60		定量
				b. 当月消毒灭菌总件数	60		定量
				c. 静配液体发放数量	20		定量
		7.2 质量结果	60	a. 静配中心灭菌质量达到要求	30		定量
				b. 无科室投诉与纠纷事故	30		定量
被考评者		本表标准分数		1000分	考核后最后定性和定量得分		

4.1 静配中心初级职称护师与护士人员卓越绩效考评定性标准(表二)

被考评者姓名		岗位				部门				
职能部门领导·定性指标·满意度测评内容					满意度测评等级					
一级指标	三级定性指标内容测评		本项满分	测评方式	卓越	优秀	良好	一般	得分	
1. 管理能力 20分	1.1 a. 管理能力、同事之间团结		20	定性		20	16	12		
	打分说明:请在上格最后得分一栏内打分,下同									
2 过程控制 工作数量 工作质量 工作效率 280分	2.1 a. 工作积极、主动性、责任心		30	定性		30	24	18		
	2.1 b. 遵守劳动纪律、尽职尽责		30	定性		30	24	18		
	扣罚细则:上班时不接收快递包裹,发现接收一次扣5分。上班时去带熟人检查、看病一次扣5分。上班干私活吃零食一次扣5分。工作时间关手机、一次不关扣5分。上班上网玩手机微信、打游戏发现一次扣10分。上班时间相互闲扯一次一人扣5分									
	2.2 b. 值班时在职在位履行职责		20	定性						
	扣罚细则:符合管理规定要求,脱岗一项、次扣10分,一项、次不履行职责扣10分									
	2.2 c. 严格按照岗位工作流程操作		30	定性						
	扣罚细则:严格按照岗位工作流程操作,一项、次不按照工作流程工作扣10分									
	2.2 d. 定期检查消毒灭菌效果		30	定性						
	扣罚细则:每月最少1次消毒灭菌效果鉴定,少一次扣10分									
	2.3 b. 执行明确的质量与安全指标		20	定性						
	扣罚细则:没有明确质量安全指标定期评价记录扣20分,一项指标不执行扣10分									
	2.3 c. 消毒灭菌物品,并做好登记		30	定性						
	扣罚细则:做好无菌操作工作,配制应在100级的区域内进行严格遵守操作规程,配制过程中不得随意走动或离开,遇到质量问题及时汇报并做好登记,不符合扣20分									
	2.3 d. 无菌操作制度及"三查七对"制度		20	定性						
	扣罚细则:严格执行无菌操作制度和"三查七对"制度,按照医嘱处方进行药品调配不得擅自更改并及时做好各项操作记录,符合规定的要求,一项、次不符合要求扣10分									
	2.4 a. 完成输液调配保证临床使用		40	定性						
	扣罚细则:完成岗位工作输液调配保证临床使用,严格遵守并执行相关法律法规和静配中心各项工作制度,及时完成输液的调配工作,保证临床使用,符合医院、科室业务与技术规定要求,一项、次不符合要求扣5分,不能保证临时使用一项、次扣20分									
	2.4 d. 针对问题持续改进与实施		30	定性						
	扣罚细则:每月针对清洗、消毒、灭菌、记录、设备维护、下收下送、质量等问题与缺陷和投诉每月有持续改进计划、事实、流程、措施、效果,少一个环节扣5分									
3 论文科研 30分	3. a. 持续学习任劳任怨职业奉献		10	定性		10	8	6		
	3. c. 执行科室科研课题执行与效果		20	定性	没沟通机制与记录扣10分					
4 职业道德 60分	4.1 职业形象、维护医院科室荣誉		20	定性		20	16	12		
	4.2 a. 工作不推诿、不延迟工作创新		20	定性		20	16	12		
	4.2 b. 消毒物品仪器设备不外借		20	定性		20	16	12		
5 团队管理 10分	5.1 不背后议论领导长短品头论足		10	定性						
	扣罚细则:符合规定要求,不在背后议论领导长短、品头论足,违规一项、次扣10分									
6 满意测评 100分	6.1 医技与临床科室的满意度		60	定性		60	48	36		
	6.2 本科室员工的满意度		40	定性		40	32	24		
科室		本表定性指标满分	500分		定性指标最后得分					

4.2 静配中心初级职称护师与护士人员卓越绩效考评定量标准（表三）

一级指标（分值）	权重 ％	二级指标 考评内容	分值	三级指标 考评内容	分值	绩效考评 扣分细则	得分
1 管理能力 工作能力 50分	5	1.1 执行能力	30	b.核心制度及相关规章制度执行力	30	核心制度一项、次执行不好扣5分，其余一项扣5分	
		1.2 工作计划 会议落实	20	a.执行五年规划，年度、月度工作计划	10	执行五年规划，年度、月度工作计划少执行一项扣10分	
				b.按规定参加业务会议、相关会议	10	迟到或者早退一次扣5分，缺席一次会议扣10分	
2 过程控制 工作数量 工作质量 工作效率 220分	22	2.2 工作数量	90	a.为临床科室服务思想明确，不符合扣分	30	为临床科室服务思想不明确扣10分。静配中心清点制度与记录不落实扣5分。没有定期安全核查与风险评估制度扣10分，缺少评估记录扣10分。执行仓内卫生的清洁及消毒工作，一项、次不符合要求扣5分	
				e.静配中心物品清点制度与记录符合要求	20		
				f.有静配中心安全与风险评估制度	20		
				g.执行仓内卫生的清洁及消毒工作	20		
		2.3 工作质量	70	a.供应室质量管理组织健全职责履行	20	质量管理少一组织扣5分，不履行职责扣10分	
				e.执行静配中心静脉用药的贴签、排药调配工作，不符合扣分	20	执行静配中心静脉用药的贴签、排药调配工作，一项、次不符合要求扣10分	
				f.下收下送制度与签字落实，不符合扣分	30	下收下送制度与签字不落实扣5分，看记录	
		2.4 工作效率	60	b.医务人员职业卫生安全防护制度	20	医务人员职业卫生安全防护制度不符合要求扣10分	
				c.消毒灭菌的有效期	20	一件次过期扣10分	
				e.服从护士长领导上级职称管理符合要求	20	服从护士长领导上级职称管理，一次不服从扣10分	
3 论文科研 10分	1	3 论文科研	10	b.参加论文、学术、科研成果相关活动	10	本人论文、学术、科研成果，一项不符合要求扣10分	
5 团队管理 应急预案 20分	2	5.1 团队管理	20	a.履行岗位职责，不符合标准要求扣分	10	履行岗位职责，不符合要求扣10分	
				b.执行科室常见应急预案与执行流程	10	科室常见应急预案与执行流程，不符合要求扣10分	
7 静配中心 绩效结果 200分	20	7.1 静配中心 绩效结果	140	a.静配液体总件数	60	达到医院规定的年度增长幅度，工作量降低1‰扣10分，工作量增加1‰奖5分	
				b.消毒灭菌总件数	60		
				c.静配液体发放数量	20		
		7.2 静配中心 质量结果	60	a.当月静配中心消毒灭菌质量达到要求	30	达到去年同月水平数，质量降低1‰扣10分，增加1‰奖5分。有纠纷一起扣30分	
				b.无科室投诉与事故	30		
科室		本表定量指标满分			500分	定量指标合计得分	

5.静配中心护理员卓越绩效考评标准(表一)

一级指标 (分值)	权重 %	二级指标		三级指标		得分	考核 方式
		考评内容	分值	绩效考评扣分细则	分值		
1 管理能力 执行能力 100分	10	1.1 管理能力 执行能力	60	a.工作与管理能力、同事之间团结	20		定性
				b.医院科室制度与相关规定执行力	40		定量
		1.2 工作计划	40	a.在护士长领导护士指导下工作	10		定量
				b.上班尊重劳动纪律,尽职尽责	30		定性
2 过程控制 工作数量 工作质量 工作效率 410分	41	2.1 工作流程	40	a.执行护理员的工作制度与流程	20		定量
				b.按时参加医院科室相关会议	20		定量
		2.2 工作数量	130	a.担任静脉配送中心简单护理工作	20		定量
				b.跟随护士检查相关工作	20		定量
				c.保持科室物品的清洁与卫生	30		定量
				d.仪器与设备卫生清洁工作	30		定量
				e.履行护理员岗位职责与任务	30		定量
		2.3 工作质量	120	a.保持洗漱间卫生清洁无臭味	30		定量
				b.随时巡视工作间,应接护师呼唤	20		定性
				c.保持楼梯楼道卫生清洁无臭味	30		定量
				d.消毒灭菌物品,并做好登记	20		定性
				e.做好静脉配送执行工作前准备工作和工作后的和清洁工作	20		定性
		2.4 工作效率	120	a.协助护师相关工作以及其他外送病人液体和物品工作	30		定性
				b.护理员独立工作能力	30		定性
				c.护理员独立解决卫生工作能力	30		定性
				d.处理问题考虑全面遵循伦理原则	30		定性
3 卫生管理 60分	6	卫生管理 卫生清洁	60	a.科室整体卫生与清洁	20		定性
				b.保持重要工作场所卫生与整洁	20		定性
				c.保持重要设备的卫生与整洁	20		定性
4 职业道德 50分	5	4.1 团队管理	20	关心同事、自觉合作、乐于助人	20		定性
		4.2 问题解决	30	a.处理护师、相关科室的相关问题	20		定性
				b.上班时手卫生符合要求	10		定性
5 社会责任 60分	6	5.1 社会责任	40	a.参加公益活动愿意承担额外工作	20		定性
				b.院感、消毒隔离、废物处理	20		定量
		5.2"7S管理"	20	科室、工作现场"7S管理"	20		定量
6 满意测评 持续改进 120分	12	6.1 卫生满意	60	a.医技与临床科室的满意度	30		定性
				b.卫生、清洁工作的结果	30		定性
		6.2 本科满意	30	本科室员工的满意度	30		定性
		6.3 持续改进	30	针对问题缺陷有持续改进计划	30		定性
7 静配中心 绩效结果 200分	20	7.1 静配中心 业绩结果	140	a.当月静配液体总件数	60		定量
				b.当月消毒灭菌总件数	60		定量
				c.静配液体发放数量	20		定量
		7.2 质量结果	60	a.静配中心灭菌质量达到要求	30		定量
				b.无科室投诉与纠纷事故	30		定量
满分	**1000分**	**定性指标得分**		**定量指标得分**		**最后得分**	

5.1 静配中心护理员卓越绩效考评定性标准（表二）

被考评者姓名			岗位			部门			
职能部门领导·定性指标·满意度测评内容					满意度测评等级				
一级指标	三级定性指标内容测评	本项满分	测评方式	卓越	优秀	良好	一般	得分	
1 **管理能力** **50分**	1.1 a. 工作管理能力、同事之间团结	20	定性		20	16	12		
	1.2 d. 上班尊重劳动纪律，尽职尽责	30	定性						
	奖罚细则：上班不接收快递包裹，发现接收一次扣5分，上班时带熟人检查、看病一次扣5分，上班干私活吃零食一次扣5分，进入病房治疗关手机一次不关扣5分，上班上网、玩手机微信查资料打游戏发现一次扣10分，上班相互闲扯一次扣5分								
2 **过程控制** **工作数量** **工作质量** **工作效率** **180分**	2.3 b. 随时巡视工作间应接护师呼唤	20	定性						
	奖罚细则：随时巡视工作间，应接护师呼唤，符合医院、科室业务与技术和管理的标准规定要求，一项、次工作不到位、不符合要求，一次服务不到位扣5分								
	2.3 d. 消毒灭菌物品，并做好登记	20	定性						
	扣罚细则：做好无菌操作工作，配制应在100级的区域内进行严格遵守操作规程，配制过程中不得随意走动或离开，遇到质量问题及时汇报并做好登记，不符合扣20分								
	2.3 e. 做好静脉配送执行工作前准备	20	定性						
	扣罚细则：做好静脉配送执行工作前准备工作和工作后的和清洁工作，整理以及终末消毒工作。协助护士搞好相关器械的清洁和管理工作。一项工作做不好扣5分								
	2.4 a. 协助护师相关工作	30	定性						
	扣罚细则：协助护师相关工作以及其他外送病人液体和物品工作，不符合要求扣5分								
	2.4 b. 护理员独立工作能力	30	定性						
	奖罚细则：重点负责静脉配送执行的卫生工作，协助护师相关工作，避免使用电器，发现物品损坏，及时通知后勤维修更换符合要求，一项、次工作不符合要求扣10分								
	2.4 c. 护理员独立解决卫生工作能力	30	定性		30	24	18		
	2.4 d 处理问题考虑全面遵循伦理原则	30	定性		30	24	18		
3 **卫生管理** **60分**	3. a. 科室整体卫生与清洁	20	定性		20	16	12		
	3. b. 保持重要工作场所卫生与整洁	20	定性		20	16	12		
	3. c. 保持重要设备的卫生与整洁	20	定性		20	16	12		
4 **职业道德** **50分**	4.1 关心同事、自觉合作、乐于助人	20	定性		20	16	12		
	4.2 a. 处理相关科室的相关问题	20	定性		20	16	12		
	4.2 b. 上班时手卫生符合要求	10	定性		10	8	6		
5 社会责任 **20分**	5.2 a. 参加公益活动，承担额外工作	20	定性		20	16	12		
	奖罚细则：参加公益活动满分、少参加一次扣5分，没有承担额外工作扣5分								
6 **满意测评** **持续改进** **120分**	6.1 a. 服务临床医技科室的满意度	30	定性		30	24	18		
	6.1 b. 协助患者饮食落实到每位患者	30	定性						
	奖罚细则：饮食与开水落实到每位患者，一人次患者没有饮食或者开水扣1分								
	6.2 本科室员工的满意度	30	定性		30	24	18		
	6.3 针对问题缺陷有持续改进计划	30	定性						
	扣罚细则：针对本科室护理、自己岗位工作、工作质量、查对、制度执行、基础与专业能力、应该的绩效检查、督导、患者服务等，对存在的问题与缺陷提出控制措施改进意见，有持续改进计划、事实、流程、措施、效果，少一个环节扣5分								
科室		本表定性指标满分	480分	定性指标最后得分					

5.2 静配中心护理员卓越绩效考评定量标准(表三)

一级指标 (分值)	权重 %	二级指标		三级指标		绩效考评 扣分细则	得分
		考评内容	分值	考评内容	分值		
1 管理能力 执行能力 50分	5	1.1 执行能力	40	b.医院与科室制度与相关规定的执行能力	40	制度一项不执行扣5分,影响不好扣10分	
		1.2 规划计划	10	a.在护士长领导与护士指导下进行工作	10	在护士长领导护士指导下工作,工作不好扣10分	
2 过程控制 工作数量 工作质量 工作效率 230分	23	2.1 工作流程	40	a.执行科室制定的护理员工作制度与流程	20	执行医院与科室制定的护理员工作制度与流程操作,执行不好一次扣5分。按时、按照规定参加医院或者科室召开的相关会议,会议迟到或早退一次扣5分缺席一次扣10分	
				b.按时、按照规定参加医院或者科室召开的相关会议,一项、次不符合医院绩效管理标准要求内容扣分符合要求	20		
		2.2 工作数量	130	a.担任静脉配送中心简单护理工作符合要求	20	担任静脉配送中心简单护理工作,工作不到位扣5分。跟随护士检查相关工作、了解护理重点,不能够掌握护理重点扣5分。不能够保持科室各种物品的清洁与卫生扣10分。仪器与设备的清洁、保养不好扣5分。不能够履行科室护理员的岗位职责与任务扣10分	
				b.跟随护士检查相关工作,不符合扣分	20		
				c.保持科室各种物品的清洁与卫生符合要求	30		
				d.负责科室仪器与设备的卫生清洁工作	30		
				e.上班时间能够履行科室护理员的岗位职责与规定任务,不符合扣分	30		
		2.3 工作质量	60	a.保持洗漱间卫生清洁并做到无臭味	30	不能够保持洗漱间卫生清洁并做到无臭味扣5分。不能够保持科室各个病房楼梯的卫生清洁做不到无臭味,扣5分	
				c.保持科室各个病房、楼梯的卫生清洁、并做到整洁无臭味	30		
5 社会责任 "7S管理" 40分	4	5.1 社会责任	20	b.协助护士院感、消毒隔离、废物处理工作	20	协助护士院感控制、消毒隔离、废物处理工作,一次不落实扣5分。科室、办公室、病房、工作现场"7S管理",一项、次不符合要求扣5分	
		5.2 整理用品	20	科室、办公室、病房、工作现场"7S管理",一项、次不符合医院管理标准要求内容扣分	20		
7 静配中心 绩效结果 200分	20	7.1 静配中心 绩效结果	140	a.静配液体总件数量	60	达到医院规定的年度增长幅度,工作量降低1%扣10分,工作量增加1%奖5分	
				b.消毒灭菌总件数量	60		
				c.静配液体发放数量	20		
		7.2 静配中心 质量结果	60	a.静配中心消毒灭菌达到质量管理的要求	30	达到去年同月水平数,质量降低1%扣10分,增加1%奖5分。有纠纷一起扣30分	
				b.无科室投诉与事故	30		
科室				本表定量指标满分	520分	定量指标合计得分	

四、健康体检中心护理人员卓越绩效考评标准

1.健康体检中心护士长卓越绩效考评标准(表一)

一级指标 (分值)	权重 %	二级指标 考评内容	分值	三级指标 绩效考评扣分细则	分值	得分	考核 方式
1 领导能力 执行能力 70分	7	1.1领导能力 执行能力	40	a.领导与管理能力、领导之间团结	20		定性
				b.18项核心制度与相关规定执行力	20		定量
		1.2 工作计划	30	a.护理规划,年、月、周工作计划与总结	20		定量
				b.护理应急预案与执行效果	10		定性
2 过程控制 工作数量 工作质量 工作效率 400分	40	2.1 工作流程	30	a.按照PDCA循环管理制度与流程	20		定量
				b.按时填写并上报护士长手册	10		定量
		2.2 工作数量	150	a.质量管理组织健全,履行职责	20		定量
				b.门急诊病人挂号排队管理	30		定量
				c.门急诊病人就诊排队管理	30		定量
				d.门急诊病人取药缴费排队管理	30		定量
				e.危重病人优先就诊原则	10		定量
				f.门诊诊室物品准备物资账物相符	10		定量
				g.按时参加各种会议上报数据正确	20		定量
		2.3 工作质量	120	a.有完整的护士职责与岗位说明书	20		定量
				b."三基"考试、心肺复苏与培训	20		定性
				c.成本支出药品耗材等占收入比	40		定量
				d.门诊各种护理记录本登记完善	10		定性
				e.门诊医疗证明存根管理符合要求	10		定性
				f.门诊护理质量管理、导医服务	20		定性
		2.4 体检中心 护理特色	100	a.健康资料准备、健康知识宣教	20		定性
				b.轮椅、饮水等便民服务措施	30		定性
				c.护理文件书写合格率	30		定性
				d.体检中心秩序与卫生和环境管理	20		定性
3 论文科研 80分	8	职业素质 护理科研	80	a.教学带教培训护理学科建设	20		定性
				b.本人专科护理理论与技术水平	20		定性
				c.护理学术、论文、科研与管理	40		定性
4 职业道德 30分	3	4.1团队管理	10	遵守职业道德、廉洁工作	10		定性
		4.2 学科建设	20	a.按照规定着装、注重科内外沟通	10		定性
				b.遵守劳动纪律、职责履行	10		定性
5 团队管理 30分	3	5.1 社会责任	20	a.科室医护人员团结,凝聚力强	10		定性
				b.按照规定处理门诊部医疗废物	10		定量
		5.2奖金管理	10	奖金福利透明公开、护士同工同酬	10		定量
6 满意测评 90分	9	6.1满意度	60	门诊患者的满意度	60		定性
		6.2本科满意	10	本科员工的满意度	10		定性
		6.3持续改进	20	针对问题缺陷有持续改进计划	20		定性
7 体检中心 绩效结果 300分	30	7.1 病人结果	150	a.体检中心体检病人总数量	130		定量
				b.体检中心留观病人总数量	20		定量
		7.2质量结果	50	门诊部工作质量与环境安全管理	50		定量
		7.3财务结果	100	与上年度同月比并达到医院增长幅度	100		定量
满分	1000分	定性指标得分		定量指标得分		最后得分	

1.1 健康体检中心护士长卓越绩效考评定性标准(表二)

被考评者姓名		岗位			部门				
一级指标	三级定性指标内容测评		本项满分	测评方式	卓越	优秀	良好	一般	得分
1 管理能力 30分	1.1 a.领导管理能力、领导之间团结		20	定性		20	16	12	
	1.2 b.护理应急预案与执行效果		10	定性					
	扣罚细则:没有护理应急预案扣10分,没有执行效评价扣10分								
2 过程控制 工作数量 工作质量 工作效率 160分	2.3 b."三基"考试、心肺复苏与培训		20	定性		不符要求一项扣5分			
	2.3 d.门诊各种护理记录本登记完善		10	定性		一项、次不合格扣5分			
	2.3 e.门诊医疗证明存根管理符合		10	定性		一项、次不符要求扣5分			
	2.3 f.门诊护理质量管理、导医服务		20	定性					
	奖罚细则:按本院管理文件,由护理部及相关部门检查,包括护理质量、中医护理文书、不良事件、服务质量、护理投诉、护理培训、护理业务与技术管理、手卫生、院感、抽血室管理、导医服务等,符合医院管理要求,一项、次不符合要求扣5分								
	2.4 a.健康资料准备、健康知识宣教		20	定性					
	奖罚细则:健康资料准备、健康知识宣教,不能体现专科中医特色宣传、中医康复与健康指导宣教,符合医院、科室业务与技术和管理的标准规定要求,少一项扣5分								
	2.4 b.轮椅、饮水等便民服务措施		30	定性					
	奖罚细则:轮椅、饮水等便民服务措施,符合管理要求,一项、次不符合要求扣10分								
	2.4 c.护理文件书写合格率		30	定性					
	奖罚细则:专科护理方案执行率达要求降低1%扣10分,护理技术没有应用扣10分								
	2.4 d.体检中心秩序与卫生环境管理		20	定性					
	奖罚细则:体检中心秩序与卫生和环境管理,符合医院、科室业务与技术和管理的标准规定要求,秩序混乱扣10分,卫生间管理不洁净,不符合要求扣10分								
3 论文科研 80分	3.1 a.教学带教培训护理学科建设		20	定性					
	奖罚细则:一项、次不符合要求扣10分								
	3.b.本人专科护理理论与技术水平		20	定性		一人次不合格扣3分			
	3.c.护理学术、论文、科研与管理		40	定性		一项不符合要求扣10分			
4 职业道德 30分	4.1 遵守职业道德、廉洁工作		10	定性		10	8	6	
	4.2 a.按照规定着装注重科内外沟通		10	定性		一次不规范扣5分			
	4.2 b.遵守劳动纪律、职责履行		10	定性		10	8	6	
	扣罚细则:上班不迟到早退脱岗旷工,迟到或早退一次扣5分,脱岗一次扣10分,旷工一次扣20分。上班接收快递包裹一次扣5分;进入诊室工作不关手机一次扣5分;上班上网、玩手机微信、打游戏、办公室闲聊延迟查房或病人服务一次扣10分								
5 团队管理 10分	5.1 a.科室医护人员团结,凝聚力强		10	定性					
	奖罚细则:科室医护人员团结,凝聚力强,符合要求,一项、次不符合要求扣5分								
6 满意测评 持续改进 90分	6.1 a.门诊病人的满意度		60	定性					
	扣罚细则:被体检人员满意度达到90%,达不到标准,降低1%扣10分								
	6.2 本科员工的满意度		10	定性		10	8	6	
	6.3 针对问题缺陷有持续改进计划		20	定性					
	扣罚细则:针对每月门诊排队挂号、排队就诊、排队缴费存在的问题、缺陷、投诉等符合要求,每月有持续改进计划、事实、流程、措施、效果,少一个环节扣5分								
科室		本表定性指标满分	400分	定性指标最后得分					

1.2 健康体检中心护士长卓越绩效考评定量标准(表三)

一级指标 (分值)	权重 %	二级指标		三级指标		绩效考评 扣分细则	得分
		考评内容	分值	考评内容	分值		
1 管理能力 执行能力 40分	4	1.1 执行能力	20	b. 18项核心制度与相关规定执行力	20	核心制度一项执行不好扣5分,其他执行不好扣5分	
		1.2 规划计划	20	a.护理规划,年度、月度、周工作计划与总结	20	规划,年度、月度、周计划与总结,少一项扣10分	
2 过程控制 工作数量 工作质量 工作效率 240分	24	2.1 工作流程	30	a.按照PDCA循环管理制度与流程符合要求	20	没有PDCA制度或流程各扣5分。护士长手册推迟上报一天一次扣10分	
				b.上报护士长手册	10		
		2.2 工作数量	150	a.质量管理组织健全,履行职责,不符合扣分	20	质量管理组织健全,履行职责,不履行科室质量管理小组职责扣10分。门诊病人挂号排队、就诊排队、取药缴费排队时间与上年度同月比较延长10分钟扣30分。危重病人优先就诊原则,无危重病人优先就诊原则制度与流程扣10分	
				b.门急诊病人挂号排队管理,不符合扣分	30		
				c.门病人就诊排队管理	30		
				d.门急诊病人取药缴费排队管理,不符合扣分	30		
				e.危重病人优先就诊原则,不符合扣分	10		
				f.门诊诊室物品准备物资账物相符符合要求	10	门诊诊室物品准备物资账物相符,不符要求扣10分	
				g.按时参加各种会议、按照规定上报数据正确,不符合标准扣分	20	会议迟到或早退一次扣5分,月度上报数据正确,上报数据推迟一天扣5分	
		2.3 工作质量	60	a.有完整的护士职责与岗位说明书,符合业务与技术管理的规定要求	20	无完整的护士职责与岗位说明书扣10分	
				c.成本支出药品耗材等占收入比,一项、次不符合医院要求扣分	40	与上年同月比较,并达到医院规定成本减少幅度,增加1%扣10分	
5 团队管理 奖金管理 20分	2	5.1 优质服务	10	b.按照规定处理门诊部医疗废物,不符合扣分	10	不按照规定处理门诊部医疗废物扣10分。奖金福利不透明、不公开、不同工同酬扣20分	
		5.2 奖金管理	10	奖金福利透明公开,护士同工同酬符合要求	10		
7 体检中心 绩效结果 300分	30	7.1 体检中心 病人结果	150	a.当月体检病人总数量	130	与去年同月比较,并达到医院规定增长幅度,降低1%扣10分,增加1%奖5分	
				b.体检中心留观住院病人总数量与上年度比较	20		
		7.2 质量结果	50	健康体检中心工作质量与安全管理达到要求	50	达到规定增长幅度,降低1%扣10分,增加1%奖5分	
		7.3 体检中心 财务结果	100	体检中心收入利润与上年度同月比较并且达到医院高达增长幅度指标	100	与去年同月比较,并达到医院规定增长幅度,降低1%扣10分,增加1%奖5分	
科室		本表定量指标满分			600分	定量指标合计得分	

2.健康体检中心副主任和主任护师卓越绩效考评标准(表一)

一级指标 (分值)	权重 %	二级指标		三级指标		得分	考核 方式
		考评内容	分值	绩效考评扣分细则	分值		
1 管理能力 执行能力 **60分**	6	1.1 管理能力 执行能力	40	a.管理能力、同事之间团结	20		定性
				b.18项核心制度与相关规定执行力	20		定量
		1.2 工作计划	20	a.参加夜班与各种护理班班次	10		定量
				b.护理应急预案与执行效果	10		定性
2 过程控制 工作数量 工作质量 工作效率 **430分**	43	2.1 工作流程	30	a.按照PDCA循环管理制度与流程	20		定量
				b.按照门诊部护理工作流程工作	10		定量
		2.2 工作数量	180	a.质量管理组织兼职职责履行	20		定量
				b.门急诊病人挂号排队管理	30		定量
				c.门急诊病人就诊排队管理	30		定量
				d.门急诊病人取药缴费排队管理	30		定量
				e.岗位病人抽血、输液、诊疗人次	40		定量
				f.协助护士长门诊部行政管理	10		定量
				g.按时参加各种会议上报数据正确	20		定量
		2.3 工作质量	100	a.有完整的护士职责与岗位说明书	20		定量
				b."三基"考试、心肺复苏与培训	20		定性
				c.成本支出药品耗材等占收入比	30		定量
				d.门诊各种护理记录本登记完善	10		定性
				e.门诊护理质量管理、导医服务	20		定性
		2.4 专科 护理特色	120	a.工作主动性、积极性、责任心	20		定性
				b.轮椅、饮水等便民服务措施	20		定性
				c.护理文件书写合格率	20		定性
				d.门诊部秩序与卫生间管理	20		定性
				e.首接、首问、首管患者负责制	20		定性
				f.服从护理部指派科室检查工作	20		定性
3 论文科研 **60分**	6	职业素质 护理科研	60	a.教学带教培训护理学科建设	10		定性
				b.本人专科护理理论与技术水平	20		定性
				c.护理学术、论文、科研与管理	30		定性
4 职业道德 **30分**	3	4.1 团队管理	10	遵守职业道德、廉洁工作	10		定性
		4.2 学科建设	20	a.按照规定着装、注重科内外沟通	10		定性
				b.遵守劳动纪律、职责履行	10		定性
5 团队管理 **30分**	3	5.1 社会责任	20	a.科室医护人员团结,凝聚力强	10		定性
				b.按照规定处理门诊部医疗废物	10		定量
		5.2 奖金管理	10	奖金福利透明公开,护士同工同酬	10		定量
6 满意测评 **90分**	9	6.1 满意度	60	门诊患者的满意度	60		定性
		6.2 本科满意	10	本科员工的满意度	10		定性
		6.3 持续改进	20	针对问题缺陷有持续改进计划	20		定性
7 体检中心 绩效结果 **300分**	30	7.1 病人结果	150	a.体检中心体检病人总数量	130		定量
				b.体检中心留观病人总数量	20		定量
		7.2 质量结果	50	体检中心质量与环境安全管理	50		定量
		7.3 财务结果	100	与上年度同月比并达到医院增长幅度	100		定量
满分	**1000分**	**定性指标得分**		**定量指标得分**		**最后得分**	

2.1 健康体检中心副主任和主任护师卓越绩效考评定性标准(表二)

被考评者姓名		岗位				部门			
一级指标	三级定性指标内容测评		本项满分	测评方式	卓越	优秀	良好	一般	得分
1 管理能力 30分	1.1 a.管理能力、同事之间团结		20	定性		20	16	12	
	1.2 b.护理应急预案与执行效果		10	定性					
	扣罚细则: 没有护理应急预案扣10分,没有执行效评价扣10分								
2 过程控制 工作数量 工作质量 工作效率 170分	2.3 b.三基考试、心肺复苏与培训		20	定性		不符要求一项扣5分			
	2.3 d.门诊各种护理记录本登记完善		10	定性		一项、次不合格扣5分			
	2.3 f.门诊护理质量管理、导医服务		20	定性					
	奖罚细则: 按本院相关检查文件,由护理部及相关部门检查,包括护理质量、中医护理文书、不良事件、服务质量、护理投诉、护理培训、护理业务与技术管理、手卫生、院感、抽血室管理、导医服务等,符合管理规定要求,一项、次不符合要求扣5分								
	2.4 a.工作主动性、积极性、责任心		20	定性					
	2.4 b.轮椅、饮水等便民服务措施		20	定性					
	奖罚细则: 轮椅、饮水等便民服务措施,一项、次不符合要求扣10分								
	2.4 c.护理文件书写合格率		20	定性					
	奖罚细则: 护理文件书写合格率,符合医院、科室的业务与技术和管理的标准规定的要求,门诊部护理方案执行率达要求降低1%扣10分,护理技术没有应用扣10分								
	2.4 d.门诊部秩序与卫生间管理		20	定性					
	奖罚细则: 门诊部秩序混乱扣10分,卫生间管理不洁净、不符合要求扣10分								
	2.4 e.首接、首问、首管患者负责制		20	定性		20	16	12	
	2.4 f.服从护理部指派科室检查工作		20	定性					
3 论文科研 60分	3.1 a.教学带教培训护理学科建设		10	定性					
	奖罚细则: 符合医院、科室业务与技术和管理规定要求,一项、次不符合要求扣10分								
	3.b.本人专科护理理论与技术水平		20	定性		一人次不合格扣5分			
	3.c.护理学术、论文、科研与管理		30	定性		一项不符合要求扣10分			
4 职业道德 30分	4.1 遵守职业道德、廉洁工作		10	定性		10	8	6	
	4.2 a.按照规定着装注重科内外沟通		10	定性		一次不规范扣5分			
	4.2 b.遵守劳动纪律、职责履行		10	定性		10	8	6	
	扣罚细则: 上班不迟到早退脱岗旷工,迟到或早退一次扣5分,脱岗一次扣10分,旷工一次扣20分。上班接收快递包裹一次扣5分;进入诊室工作不关手机一次扣5分;上班上网、玩手机微信、打游戏、办公室闲聊延迟查房或病人服务一次扣10分								
5 团队管理 10分	5.1 a.科室医护人员团结,凝聚力强		10	定性					
	奖罚细则: 科室医护人员团结,凝聚力强,一项、次不符合要求扣5分								
6 满意测评 持续改进 90分	6.1 a.门诊病人的满意度		60	定性					
	扣罚细则: 被体检人员满意度达到90%,达不到标准,降低1%扣10分								
	6.2 本科员工的满意度		10	定性		10	8	6	
	6.3 针对问题缺陷有持续改进计划		20	定性					
	扣罚细则: 针对问题缺陷有持续改进计划,针对每月患者门诊排队挂号、排队就诊、排队缴费、环境卫生、卫生间洁净等存在的问题、缺陷、投诉等符合医院科室规定的标准要求,每月有持续改进计划、事实、流程、措施、效果,少一个环节扣5分								
科室			本表定性指标满分	**390 分**	**定性指标最后得分**				

2.2 健康体检中心副主任和主任护师卓越绩效考评定量标准(表三)

一级指标 (分值)	权重 %	二级指标		三级指标		绩效考评 扣分细则	得分
		考评内容	分值	考评内容	分值		
1 管理能力 执行能力 30分	3	1.1 执行能力	20	b. 18项核心制度与相关规定执行力符合要求	30	核心制度一项执行不好扣5分,其他执行不好扣5分	
		1.2 规划计划	10	a. 参加夜班与各种护理班班次,不符合扣分	10	参加夜班与各种护理班班次,少一项、次扣10分	
2 过程控制 工作数量 工作质量 工作效率 260分	26	2.1 工作流程	30	a. 按照PDCA循环管理制度流程符合规定要求	20	没有PDCA制度或流程各扣5分。不按照门诊部护理工作流程工作扣10分	
				b. 按门诊部流程工作	10		
		2.2 工作数量	180	a. 质量管理组织健全,履行职责,不符合扣分	20	不履行科室质量管理小组职责扣10分。门诊病人挂号排队、就诊排队、取药缴费排队时间与上年度同月比较延长10分钟扣30分。岗位病人抽血、输液、诊疗人次数量与上年度同月比较并达到医院规定增长幅度,降低1%扣5分	
				b. 门急诊病人挂号排队管理,不符合扣分	30		
				c. 门病人就诊排队管理	30		
				d. 门急诊病人取药缴费排队管理,不符合扣分	30		
				e. 岗位病人抽血、输液、诊疗人次,不符合扣分	40		
				f. 协助护士长门诊部行政管理,不符合扣分	10	协助护士长门诊部行政管理,不符要求扣10分	
				g. 按时参加各种会议、按照规定上报数据正确,不符合扣分	20	会议迟到或早退一次扣5分,月度上报数据正确,上报数据推迟一天扣5分	
		2.3 工作质量	50	a. 有完整的护士职责与岗位说明书符合要求	20	无完整的护士职责与岗位说明书扣10分	
				c. 合理控制科室支出、医疗成本,不符合医院管理标准要求扣分	30	与上年同月比较,并达到医院规定成本减少幅度,增加1%扣10分	
5 团队管理 20分	2	5.1 优质服务	10	b. 按照规定处理门诊部医疗废物,不符合扣分	10	不按照规定处理门诊部医疗废物扣10分。积极参与门诊部绩效考核与管理,不积极参加扣10分	
		5.2 绩效管理	10	奖金福利透明公开,护士同工同酬符合要求	10		
7 体检中心 绩效结果 300分	30	7.1 体检中心 病人结果	150	a. 当月体检病人总数量	130	与去年同月比较,并达到医院规定增长幅度,降低1%扣10分,增加1%奖5分	
				b. 体检中心留观住院病人总数量与上年度比较	20		
		7.2 体检中心 质量结果	50	当月健康体检中心工作质量与安全管理达到本年度高达标准的要求	50	与去年同月比较,并达到医院规定增长幅度,降低1%扣10分,增加1%奖5分	
		7.3 体检中心 财务结果	100	体检中心收入利润与上年度同月比较并且达到医院高达增长幅度指标	100	与去年同月比较,并达到医院规定增长幅度,降低1%扣10分,增加1%奖5分	
科室		**本表定量指标满分**			**610分**	**定量指标合计得分**	

3. 健康体检中心中级职称主管护师卓越绩效考评标准(表一)

一级指标 (分值)	权重 %	二级指标 考评内容	分值	三级指标 绩效考评扣分细则	分值	得分	考核 方式
1 管理能力 执行能力 100分	10	1.1 管理能力 执行能力	70	a. 管理能力、同事之间团结	20		定性
				b. 18项核心制度与相关规定执行力	50		定量
		1.2 工作计划	30	a. 参加夜班与各种护理班班次	20		定量
				b. 护理应急预案与执行效果	10		定性
2 过程控制 工作数量 工作质量 工作效率 460分	46	2.1 工作流程	30	a. 胜任门诊部岗位工作与流程	20		定量
				b. 值班、交接班物品核对签字落实	10		定量
		2.2 工作数量	180	a. 质量管理组织兼职职责履行	20		定量
				b. 门急诊病人挂号排队管理	20		定量
				c. 门急诊病人就诊排队管理	20		定量
				d. 门急诊病人取药缴费排队管理	20		定量
				e. 岗位病人抽血、输液、诊疗人次	60		定量
				f. 医疗证明及相关证件盖章合格率	20		定量
				g. 按时参加各种会议上报数据正确	20		定量
		2.3 工作质量	130	a. 服从护士长领导与职称人员指导	30		定量
				b. "三基"考试、心肺复苏与培训	20		定性
				c. 合理控制科室支出、医疗成本	20		定量
				d. 门诊各种护理记录本登记完善	10		定性
				e. 岗位工作"三查七对"并签字	10		定性
				f. 门诊护理质量管理、导医服务	40		定性
		2.4 体检中心 护理特色	110	a. 工作主动性、积极性、责任心	20		定性
				b. 轮椅、饮水等便民服务措施	30		定性
				c. 护理文件书写合格率	20		定性
				d. 门诊部秩序与卫生间管理	20		定性
				e. 首接、首问、首管患者负责制	20		定性
3 论文科研 50分	5	职业素质 护理科研	50	a. 在护理学科建设中的作用	10		定性
				b. 本人专科护理理论与技术水平	20		定性
				c. 护理学术、论文、科研与管理	20		定性
4 职业道德 40分	4	4.1 团队管理	10	医护人员团结,愿意承担额外工作	10		定性
		4.2 学科建设	30	a. 按照规定着装、注重科内外沟通	10		定性
				b. 遵守劳动纪律、职责履行	20		定性
5 团队管理 50分	5	5.1 社会责任	30	a. 按照规定参加公益活动	10		定性
				b. 按照规定处理门诊部医疗废物	20		定量
		5.2 绩效考核	20	积极参与门诊部绩效考核与管理	20		定量
6 满意测评 100分	10	6.1 满意度	60	门诊患者的满意度	60		定性
		6.2 本科满意	20	本科员工的满意度	20		定性
		6.3 持续改进	20	针对问题缺陷有持续改进计划	20		定性
7 体检中心 绩效结果 200分	20	7.1 病人结果	100	a. 体检中心体检病人总数量	80		定量
				b. 体检中心留观病人总数量	20		定量
		7.2 质量结果	50	体检中心质量与环境安全管理	50		定量
		7.3 财务结果	50	与上年度同月比并达到医院增长幅度	50		定量
满分	**1000分**	定性指标得分		定量指标得分		最后得分	

3.1 健康体检中心中级职称主管护师卓越绩效考评定性标准(表二)

被考评者姓名		岗位				部门			
一级指标	三级定性指标内容测评		本项满分	测评方式	卓越	优秀	良好	一般	得分
1 **管理能力** **30分**	1.1 a.管理能力、同事之间团结		20	定性		20	16	12	
	1.2 b.护理应急预案与执行效果		10	定性					
	扣罚细则:没有护理应急预案扣10分,没有执行效评价扣10分								
2 **过程控制** **工作数量** **工作质量** **工作效率** **210分**	2.3 b."三基"考试、心肺复苏与培训		20	定性	不符要求一项扣5分				
	2.3 d.门诊各种护理记录本登记完善		10	定性	一项、次不合格扣5分				
	2.3 e.岗位工作"三查七对"并签字		10	定性	一项、次不签字扣5分				
	2.3 f.门诊护理质量管理、导医服务		40	定性					
	奖罚细则:按本院管理文件,由护理部及相关部门检查,包括护理质量、专科护理文书、不良事件、服务质量、护理投诉、护理培训、护理业务与技术管理、手卫生、院感、抽血室管理、导医服务等,符合业务技术管理要求,一项、次不符合要求扣5分								
	2.4 a.工作主动性、积极性、责任心		20	定性					
	2.4 b.轮椅、饮水等便民服务措施		30	定性					
	奖罚细则:轮椅、饮水等便民服务措施,符合规定要求,一项、次不符合要求扣10分								
	2.4 c.护理文件书写合格率		20	定性					
	奖罚细则:专科护理方案执行率达要求降低1%扣10分,护理技术没有应用扣10分								
	2.4 d.门诊部秩序与卫生间管理		20	定性					
	奖罚细则:门诊部秩序混乱扣10分,卫生间管理不洁净、不符合要求扣10分								
	2.4 e.首接、首问、首管患者负责制		20	定性		20	16	12	
	2.4 f.社区卫生工作参与与管理		20	定性					
	奖罚细则:社区卫生工作参与与管理,按规定少参加一次社区活动扣10分								
3 **论文科研** **50分**	3.a.本人在护理学科建设中的作用		10	定性					
	3.b.本人专科护理理论与技术水平		20	定性	一人次不合格扣3分				
	3.c.护理学术、论文、科研与管理		20	定性	一项不符合要求扣10分				
4 **职业道德** **40分**	4.1 医护人员团结,愿意承担额外工作		10	定性		10	8	6	
	4.2 a.按照规定着装注重科内外沟通		10	定性	一次不规范扣5分				
	4.2 b.遵守劳动纪律、岗位职责履行		20	定性		20	16	12	
	扣罚细则:上班不迟到早退脱岗旷工,迟到或早退一次扣5分,脱岗一次扣10分,旷工一次扣20分。上班接收快递包裹一次扣5分;进入诊室工作不关手机一次扣5分;上班上网、玩手机微信、打游戏、办公室闲聊延迟查房或病人服务一次扣10分								
5 团队管理 **10分**	5.1 a.按照规定参加公益活动		10	定性					
	奖罚细则:按照规定参加医院、科室组织的公益活动满分,少参加一次扣5分								
6 **满意测评** **持续改进** **100分**	6.1 a.门诊病人的满意度		60	定性					
	扣罚细则:被体检人员的满意度达到90%,达不到标准,降低1%扣10分								
	6.2 本科员工的满意度		20	定性		20	16	12	
	6.3 针对问题缺陷有持续改进计划		20	定性					
	扣罚细则:针对问题缺陷有持续改进计划,针对每月患者门诊排队挂号、排队就诊、排队缴费、环境卫生、卫生间洁净等存在的问题、缺陷、投诉等,符合医院科室管理规定的要求,每月有持续改进计划、事实、流程、措施、效果,少一个环节扣5分								
科室		本表定性指标满分	440分	定性指标最后得分					

3.2 健康体检中心中级职称主管护师卓越绩效考评定量标准(表三)

一级指标 (分值)	权重 %	二级指标		三级指标		绩效考评 扣分细则	得分
		考评内容	分值	考评内容	分值		
1 管理能力 执行能力 **70分**	7	1.1 执行能力	50	b. 18项核心制度与相关规定执行力符合要求	50	核心制度一项执行不好扣5分,其他执行不好扣5分	
		1.2 规划计划	20	a. 参加夜班与各种护理班班次,不符合扣分	20	参加夜班与各种护理班班次,少一项、次扣10分	
2 过程控制 工作数量 工作质量 工作效率 **250分**	25	2.1 工作流程	30	a. 胜任门诊部岗位工作与流程,不符合扣分	20	不胜任岗位工作扣10分。值班、交接班物品核对签字落实,不签字一项、次扣10分	
				b. 值班、交接班物品核对签字落实符合要求	10		
		2.2 工作数量	180	a. 质量管理组织健全,履行职责,不符合扣分	20	不履行科室质量管理小组职责扣10分。门诊病人挂号排队、就诊排队、取药缴费排队时间与上年度同月比较延长10分钟扣30分。岗位病人抽血、输液、诊疗人次数量与上年度同月比较并达到医院规定增长幅度,降低1%扣5分	
				b. 门急诊病人挂号排队管理,不符合扣分	20		
				c. 门病人就诊排队管理	20		
				d. 门急诊病人取药缴费排队管理,不符合扣分	20		
				e. 岗位病人抽血、输液、诊疗人次,不符合扣分	60		
				f. 医疗证明及相关证件盖章合格率符合要求	20	医疗证明及相关证件盖章合格率,差错一次扣10分	
				g. 按时参加各种会议、按照规定上报数据正确,不符合扣分	20	会议迟到或早退一次扣5分,月度上报数据正确,上报数据推迟一天扣5分	
		2.3 工作质量	50	a. 服从护士长领导与上一职称人员指导	30	不服从护士长领导与上一职称人员指导扣10分	
				c. 合理控制科室支出、医疗成本,一项、次不符合医院管理要求扣分	20	与上年同月比较,并达到医院规定成本减少幅度,增加1%扣10分	
5 团队管理 **40分**	4	5.1 优质服务	20	b. 按照规定处理门诊部医疗废物符合规定要求	20	不按照规定处理门诊部医疗废物扣10分。积极参与门诊部绩效考核与管理,不积极参加扣10分	
		5.2 绩效管理	20	积极参与门诊部绩效考核与管理工作符合要求	20		
7.3 体检中心 绩效结果 **200分**	20	7.1 体检中心 病人结果	100	a. 当月体检病人总数量	80	与去年同月比较,并达到医院规定增长幅度,降低1%扣10分,增加1%奖5分	
				b. 体检中心留观住院病人总数量与上年度比较	20		
		7.2 质量结果	50	健康体检中心工作质量与安全管理达到要求	50	达到规定增长幅度,降低1%扣10分,增加1%奖5分	
		7.3 体检中心 财务结果	50	体检中心收入利润与上年度同月比较并且达到医院高达增长幅度指标	50	与去年同月比较,并达到医院规定增长幅度,降低1%扣10分,增加1%奖5分	
科室		本表定量指标满分			560分	定量指标合计得分	

4.健康体检中心初级职称护师/护士卓越绩效考评标准(表一)

一级指标 (分值)	权重 %	二级指标		三级指标		得分	考核 方式
		考评内容	分值	绩效考评扣分细则	分值		
1 管理能力 执行能力 **100分**	10	1.1 管理能力 执行能力	70	a.管理能力、同事之间团结	20		定性
				b."18项核心制度"与相关规定执行力	50		定量
		1.2 工作计划	30	a.参加夜班与各种护理班班次	20		定量
				b.护理应急预案与执行效果	10		定性
2 过程控制 工作数量 工作质量 工作效率 **460分**	46	2.1 工作流程	30	a.胜任门诊部岗位工作与流程	20		定量
				b.值班、交接班物品核对签字落实	10		定量
		2.2 工作数量	170	a.质量管理组织兼职职责履行	20		定量
				b.门急诊病人挂号排队管理	20		定量
				c.门急诊病人就诊排队管理	20		定量
				d.门急诊病人取药缴费排队管理	20		定量
				e.岗位病人抽血、输液、诊疗人次	60		定量
				f.医疗证明及相关证件盖章合格率	20		定量
				g.按时参加各种会议上报数据正确	20		定量
		2.3 工作质量	130	a.服从护士长领导与职称人员指导	30		定量
				b."三基"考试、心肺复苏与培训	20		定性
				c.合理控制科室支出、医疗成本	20		定量
				d.门诊各种护理记录本登记完善	10		定性
				e.岗位工作"三查七对"并签字	10		定性
				f.门诊护理质量管理、导医服务	40		定性
		2.4 中医 护理特色	130	a.工作主动性、积极性、责任心	20		定性
				b.轮椅、饮水等便民服务措施	30		定性
				c.护理文件书写合格率	20		定性
				d.门诊部秩序与卫生间管理	20		定性
				e.首接、首问、首管患者负责制	20		定性
3 论文科研 **50分**	5	职业素质 护理科研	50	a.在护理学科建设中的作用	10		定性
				b.本人专科护理理论与技术水平	20		定性
				c.护理学术、论文、科研与管理	20		定性
4 职业道德 **40分**	4	4.1 团队管理	10	医护人员团结,愿意承担额外工作	10		定性
		4.2 学科建设	30	a.按照规定着装、注重科内外沟通	10		定性
				b.遵守劳动纪律、职责履行	20		定性
5 团队管理 **50分**	5	5.1 社会责任	30	a.按照规定参加公益活动	10		定性
				b.按照规定处理门诊部医疗废物	20		定量
		5.2 绩效考核	20	积极参与门诊部绩效考核与管理	20		定量
6 满意测评 **100分**	10	6.1 满意度	60	门诊患者的满意度	60		定性
		6.2 本科满意	20	本科员工的满意度	20		定性
		6.3 持续改进	20	针对问题缺陷有持续改进计划	20		定性
7 体检中心 绩效结果 **200分**	20	7.1 病人结果	100	a.体检中心体检病人总数量	80		定量
				b.体检中心留观病人总数量	20		定量
		7.2 质量结果	50	体检中心工作质量与环境安全管理	50		定量
		7.3 财务结果	50	与上年度同月比并达到医院增长幅度	50		定量
满分	**1000分**	**定性指标得分**		**定量指标得分**		**最后得分**	

4.1 健康体检中心初级职称护师/护士卓越绩效考评定性标准(表二)

被考评者姓名		岗位				部门			
一级指标	三级定性指标内容测评		本项满分	测评方式	卓越	优秀	良好	一般	得分
1 **管理能力** **30分**	1.1 a.管理能力、同事之间团结		20	定性		20	16	12	
	1.2 b.护理应急预案与执行效果		10	定性					
	扣罚细则:没有护理应急预案扣10分,没有执行效评价扣10分								
2 **过程控制** **工作数量** **工作质量** **工作效率** **210分**	2.3 b."三基"考试、心肺复苏与培训		20	定性	不符要求一项扣5分				
	2.3 d.门诊各种护理记录本登记完善		10	定性	一项、次不合格扣5分				
	2.3 e.岗位工作"三查七对"并签字		10	定性	一项、次不签字扣5分				
	2.3 f.门诊护理质量管理、导医服务		40	定性					
	奖罚细则:按本院管理文件,由护理部及相关部门检查,包括护理质量、专科护理文书、不良事件、服务质量、护理投诉、护理培训、护理业务与技术管理、手卫生、院感、抽血室管理、导医服务等,符合业务技术管理要求,一项、次不符合要求扣5分								
	2.4 a.工作主动性、积极性、责任心		20	定性					
	2.4 b.轮椅、饮水等便民服务措施		30	定性					
	奖罚细则:轮椅、饮水等便民服务措施,符合规定要求,一项、次不符合要求扣10分								
	2.4 c.护理文件书写合格率		20	定性					
	奖罚细则:专科护理方案执行率达要求降低1%扣10分,护理技术没有应用扣10分								
	2.4 d.门诊部秩序与卫生间管理		20	定性					
	奖罚细则:门诊部秩序混乱扣10分,卫生间管理不洁净,不符合要求扣10分								
	2.4 e.首接、首问、首管患者负责制		20	定性		20	16	12	
	2.4 f.社区卫生工作参与与管理		20	定性					
	奖罚细则:社区卫生工作参与与管理符合要求,按规定少参加一次社区活动扣10分								
3 **论文科研** **50分**	3.a.本人在护理学科建设中的作用		10	定性					
	3.b.本人专科护理理论与技术水平		20	定性	一人次不合格扣3分				
	3.c.护理学术、论文、科研与管理		20	定性	一项不符合要求扣10分				
4 **职业道德** **40分**	4.1 医护人员团结,愿意承担额外工作		10	定性		10	8	6	
	4.2 a.按照规定着装注重科内外沟通		10	定性	一次不规范扣5分				
	4.2 b.遵守劳动纪律、岗位职责履行		20	定性		20	16	12	
	扣罚细则:上班不迟到早退脱岗旷工,迟到或早退一次扣5分,脱岗一次扣10分,旷工一次扣20分。上班接收快递包裹一次扣5分;进入诊室工作不关手机一次扣5分;上班上网、玩手机微信、打游戏、办公室闲聊延迟查房或病人服务一次扣10分								
5 团队管理 **10分**	5.1 a.按照规定参加公益活动		10	定性					
	奖罚细则:按照规定参加医院、科室组织的公益活动满分,少参加一次扣5分								
6 **满意测评** **持续改进** **100分**	6.1 a.门诊病人的满意度		60	定性					
	扣罚细则:被体检人员门诊病人满意度达到90%,达不到标准,降低1%扣10分								
	6.2 本科员工的满意度		20	定性		20	16	12	
	6.3 针对问题缺陷有持续改进计划		20	定性					
	扣罚细则:针对每月患者门诊排队挂号、排队就诊、排队缴费、环境卫生、卫生间洁净等存在的问题、缺陷、投诉等符合医院、科室的业务与技术和管理的标准规定的相关要求,每月有持续改进计划、事实、流程、措施、效果,少一个环节扣5分								
科室			本表定性指标满分	440分	定性指标最后得分				

4.2 健康体检中心初级职称护师/护士卓越绩效考评定量标准(表三)

一级指标 (分值)	权重 %	二级指标		三级指标		绩效考评	得分
		考评内容	分值	考评内容	分值	扣分细则	
1 管理能力 执行能力 **70分**	7	1.1 执行能力	50	b."18项核心制度"与相关规定执行力符合要求	50	核心制度一项执行不好扣5分,其他执行不好扣5分	
		1.2 规划计划	20	a.参加夜班与各种护理班班次,不符合扣分	20	参加夜班与各种护理班班次,少一项、次扣10分	
2 过程控制 工作数量 工作质量 工作效率 **250分**	25	2.1 工作流程	30	a.胜任门诊部岗位工作与流程,不符合扣分	20	不胜任岗位工作扣10分。值班、交接班物品核对签字落实,不签字一项、次扣10分	
				b.值班、交接班物品核对签字落实符合要求	10		
		2.2 工作数量	180	a.质量管理组织健全,履行职责,不符合扣分	20	不履行科室质量管理小组职责扣10分。门诊病人挂号排队、就诊排队、取药缴费排队时间与上年度同月比较延长10分钟扣30分。岗位病人抽血、输液、诊疗人次数量与上年度同月比较并达到医院规定增长幅度,降低1%扣5分	
				b.门急诊病人挂号排队管理,不符合扣分	20		
				c.门病人就诊排队管理	20		
				d.门急诊病人取药缴费排队管理,不符合扣分	20		
				e.岗位病人抽血、输液、诊疗人次,不符合扣分	60		
				f.医疗证明及相关证件盖章合格率符合要求	20	医疗证明及相关证件盖章合格率,差错一次扣10分	
				g.按时参加各种会议、按照规定上报数据正确,不符合扣分	20	会议迟到或早退一次扣5分,月度上报数据正确,上报数据推迟一天扣5分	
		2.3 工作质量	50	a.服从护士长领导与上一职称人员指导	30	不服从护士长领导与上一职称人员指导扣10分	
				c.合理控制科室支出、医疗成本,不符合医院管理标准要求扣分	20	与上年同月比较,并达到医院规定成本减少幅度,增加1%扣10分	
5 团队管理 **40分**	4	5.1 优质服务	20	b.按照规定处理门诊部医疗废物符合规定要求	20	不按照规定处理门诊部医疗废物扣10分。积极参与门诊部绩效考核与管理,不积极参加扣10分	
		5.2 绩效管理	20	积极参与门诊部绩效考核与管理工作符合要求	20		
7.3 体检中心 绩效结果 **200分**	20	7.1 体检中心 病人结果	100	a.当月体检病人总数量	80	与去年同月比较,并达到医院规定增长幅度,降低1%扣10分,增加1%奖5分	
				b.体检中心留观住院病人总数量与上年度比较	20		
		7.2 质量结果	50	健康体检中心工作质量与安全管理达到要求	50	达到规定增长幅度,降低1%扣10分,增加1%奖5分	
		7.3 体检中心 财务结果	100	体检中心收入利润与上年度同月比较并且达到医院高达增长幅度指标	50	与去年同月比较,并达到医院规定增长幅度,降低1%扣10分,增加1%奖5分	
科室		本表定量指标满分			560分	定量指标合计得分	

5. 健康体检中心体检报告打印处人员卓越绩效考评标准(表一)

一级指标 (分值)	权重 %	二级指标		三级指标		得分	考核 方式
		考评内容	分值	考评内容	分值		
1 岗位能力 执行能力 80分	8	1.1 岗位能力	40	a.班组管理工作能力、创新能力	20		定性
				b.独立工作和解决问题能力	20		定性
		1.2 工作计划	40	a.制订班组年月度、周工作计划	20		定性
				b.工作主动性积极性责任心	20		定性
2 过程控制 工作质量 工作数量 工作效率 360分	36	2.1 工作流程 制度落实	60	a.熟悉本部门本岗位工作流程	20		定量
				b.规章制度的执行能力	20		定量
				c.以科室为中心服务思想	20		定性
		2.2 工作数量	140	a.每月按规定检查分管工作	50		定量
				b.岗位知识与技能娴熟	20		定性
				c.按时完成各种统计报表	30		定性
				d.打印结果保密工作符合要求	20		定性
				e.按时提供绩效考核数据	20		定量
		2.3 工作质量	130	a.按时按质按量完成岗位工作	20		定性
				b.化验单打印结果实事求是	40		定量
				c.解决病人提出的具体问题	30		定量
				d.主管工作每月有小结或总结	20		定性
				e.严禁利用职务之便牟取私利	20		定量
		2.4 工作效率	30	a.按时正确、准确完成日常工作	10		定性
				b.提供领导决策信息准确	10		定量
				c.工作不推诿拖延、不制造矛盾	10		定量
3 会议学习 职业道德 40分	4	3.1会议学习 工作没投诉	20	a.会议学习、自我学习	10		定性
				b.钻研业务岗位工作没有投诉	10		定性
		3.2 工作作风	20	a.现场"7S管理"与环境维护	10		定性
				b.办事公道、雷厉风行	10		定性
4 职业道德 有效沟通 60分	6	4.1职业素质 组织学习	40	a.严禁背后议论领导长短	10		定性
				b.持续学习,愿意接受新知识	30		定量
		4.2 有效沟通	20	a.院内与相关科室有效沟通	10		定性
				b.严禁传播对医院不利消息	10		定性
5 团队管理 突发事件 60分	6	5.1 团队管理	30	a.按照规定参加公益活动	10		定性
				b.首接、首办事情负责制	20		定量
		5.2 应急预案	30	a.化验单结果管理与保存	10		定量
				b.应急预案突发事件处理能力	20		定性
6 科室满意 100分	10	6.1满意度	60	门诊病人的满意度	60		定性
		6.2满意度	20	本科员工对自己的满意度	20		定性
		6.3持续改进	20	持续改进计划与实施	20		定性
7 体检中心 绩效结果 300分	30	7.1病人结果	150	体检中心体检病人总数量	150		定量
		7.2质量结果	50	医疗质量与安全达到标准	50		定量
		7.3 财务结果	100	医疗收入利润与上年度同月比较并且达到医院规定增长幅度	100		定量
被考核人员		标准分		**1000分**	考核最后定性和定量指标合计得分		

5.1 健康体检中心体检报告打印处人员卓越绩效考评定性标准(表二)

被考评者姓名			职务				部门		医保办	
一级指标	三级定性指标内容测评			本项满分	方式	卓越	优秀	良好	一般	得分
1 **工作能力** **执行能力** **80分**	1.1 a. 班组工作能力、创新能力			20	定性		20	16	12	
	1.1 b. 独立分析和解决问题能力			20	定性		20	16	12	
	1.2 a. 制订班组年月度、周工作计划			20	定性	少制订一个计划扣5分				
	1.2 b. 工作主动性、积极性、责任心			20	定性		20	16	12	
2 **过程控制** **工作质量** **工作数量** **工作效率** **140分**	2.1 c. 以科室为中心服务思想			20	定性		20	16	12	
	2.2 b. 岗位知识与技能娴熟			20	定性					
	考核细则：本岗位知识不能够满足工作需求扣5分,岗位技能不娴熟扣10分									
	2.2 c. 打印结果保密工作符合要求			30	定性					
	考核细则：打印结果保密工作符合规定的要求,一项、次不符合要求扣20分									
	2.2 d. 遵守劳动纪律、职责履行			20	定性					
	扣罚细则：符合管理规定要求,上班或开会不办理与工作无关的事宜、发现一次扣5分;上班时间不接听与工作无关的电话,一次不执行扣5分;上班上网玩手机发现一次扣10分;值班时间干私活带人看病、外出不请示离开岗位的,发现一次扣10分									
	2.3 a. 按时按质按量完成岗位工作			20	定性					
	扣罚细则：符合医院科室业务技术管理要求,不按照时间要求完成岗位工作扣10分,不按照质量要求完成岗位工作扣10分,不按照数量要求完成岗位工作扣20分									
	2.3 d. 主管工作每月有小结和总结			20	定性					
	扣罚细则：职能部门、机关、后勤人员主管的工作每月有小结,每季、半年、全年有总结,符合要求,少一次小结扣10分,少一次季度、半年或年度总结扣20分									
	2.4 b. 按时正确准确完成日常工作			10	定性					
	考核细则：符合医院科室业务技术管理要求,不按照时间要求完成岗位工作扣10分,不按照质量要求完成岗位工作扣10分,不按照数量要求完成岗位工作扣20分									
3 **会议学习** **职业道德** **40分**	3.1 a. 会议学习、自我学习			10	定性	一项不符合扣10分				
	3.1 b. 钻研业务岗位工作没有投诉			10	定性	投诉一项、次扣10分				
	3.2 a. 现场"5S管理"与环境维护			10	定性		10	8	6	
	3.2 b. 办事公道、雷厉风行			10	定性		10	8	6	
4 **职业道德** **有效沟通** **30分**	4.1 a. 严禁背后议论领导长短			10	定性	违规一项、次扣10分				
	4.2 a. 院内与相关科室有效沟通			10	定性					
	考核细则：医院相关会议通知、信息,科室反映情况符合要求,要及时上传下达,一次传递通知、信息有误或推迟扣5分,因信息沟通发生问题或纠纷一次扣10分									
	4.2 b. 严禁传播对医院不利消息			10	定性	违规一项、次扣10分				
5 团队管理 **30分**	5.1 a. 按照规定参加公益活动			10	定性		10	8	6	
	5.2 b. 应急预案突发事件处理能力			20	定性		20	16	12	
6 **科室满意** **持续改进** **100分**	6.1 门诊病人的满意度			60	定性		60	48	36	
	6.2 本科员工的满意度			20	定性		20	16	12	
	6.3 持续改进计划与实施			20	定性					
	扣罚细则：针对医院医保情况及核算、流程服务进行监测、分析和反馈符合要求,对存在的问题每月有持续改进计划、事实、流程、措施、效果,少一个环节扣5分									
本表定性指标满分		**420分**			**定性指标最后得分**					

5.2 健康体检中心体检报告打印处人员卓越绩效考评定量标准(表三)

一级指标 (分值)	权重 %	二级指标		三级指标		绩效考评 扣分细则	得分
		考评内容	分值	考评内容	分值		
2 过程控制 工作质量 工作数量 工作效率 220分	22	2.1 工作流程 完成任务	40	a.执行医院部门规定的岗位工作流程	20	执行岗位工作流程得满分,少执行一项工作流程扣5分	
				b.规章制度的执行能力,不符合扣分	20	规章制度一次执行能力不强影响正常工作,一次扣10分	
		2.2 工作数量	70	a.按时完成本人分管主管岗位工作	50	按时完成本人分管工作得满分,一次完不成扣10分	
				e.按时提供绩效考核数据,一项、次不符合医院管理标准要求扣分符合要求	20	按时检查分管绩效考核工作,按时提供绩效考核数据,提供考核结果推迟一天扣5分,提供数据不准确一次扣10分	
		2.3 工作质量	90	b.化验单打印结果实事求是符合要求	40	化验单打印结果实事求是、弄虚作假一项、次扣20分	
				c.解决病人提出的具体问题符合要求	30	解决病人提出的具体问题,一次科室、病人有意见扣10分	
				e.严禁利用职务之便牟取私利	20	利用职务之便牟取私利,一项、次扣20分	
		2.4 决策信息	20	b.提供给领导部门的决策信息准确	10	提供给领导的资料、信息不准确一次扣10分	
				c.工作不推诿拖延、不制造矛盾	10	工作推诿拖延、不制造矛盾,一项、次不符合要求扣10分	
4 职业道德 30分	3	4.1 持续学习	30	b.持续学习,愿意接受新知识、新理念、新思想	30	持续学习,愿意接受新知识,不能够持续学习,不愿意接受新知识、理念、思想扣5分	
5 团队管理 应急预案 30分	3	5.1 首办工作	20	b.首接、首办事情负责制,一项、次不符合医院要求扣分	20	首次接待事情不负责一次扣5分,首次办事不负责不彻底一次扣5分	
		5.2 结果保存	10	a.化验单结果管理与保存,一项、次不符合医院管理标准要求内容扣分	10	病人化验单打印结果管理与保存,一项、次保存不好,一次不符要求扣5分。丢失一次化验单结果扣10分	
7 体检中心 绩效结果 300分	30	7.1 体检中心 病人结果	150	a.体检中心体检病人总数量与上年度比较,并且达要求	150	达到去年同月水平并达到规定年度月度增长幅度指标,降低1%扣10分,增加1%奖5分	
		7.2 体检中心 质量安全	50	b.体检中心留观住院病人总数量与上年度比较并达要求	50	达到去年同月水平并达到规定年度月度增长幅度指标,降低1%扣10分,增加1%奖5分	
		7.2 体检中心 质量结果	100	体检中心工作质量与安全管理达本年度高达标准的要求	100	达到去年同月水平并达到规定年度月度增长幅度指标,降低1%扣10分,增加1%奖5分	
被考核部门		本表定量指标满分			满分:580分	定量指标合计得分	

6.健康体检中心出纳人员卓越绩效考评标准(表一)

一级指标 (分值)	权重 %	二级指标		三级指标		考核 方式	得分
		考评内容	分值	考评内容	分值		
1 工作能力 执行能力 100分	10	1.1 工作能力 执行能力	50	a.岗位独立工作能力	20	定性	
				b.各项任务执行能力	10	定性	
				c.提供财务数据准确可靠	20	定量	
		1.2 岗位知识	50	a.掌握岗位全部工作知识	20	定性	
				b.熟练精通岗位业务操作技能	30	定性	
2 过程管理 工作质量 任务完成 350分	35	2.1 流程优化	50	a.按工作流程规范操作	20	定量	
				b.按时按质按量完成岗位工作	30	定量	
		2.2 工作数量	140	a.按照规定轮换岗位	20	定量	
				b.坚守岗位不串岗、不脱岗	20	定性	
				c.报销发票正确	60	定性	
				d.公章与各种报表正确使用	40	定量	
		2.3 工作质量	70	a.岗位各项工作质量达到要求	30	定量	
				b.按时间提供绩效考核数据	20	定性	
				c.收取现金与发票相符合	20	定性	
		2.4 服从领导	60	a.服从本科科长领导与指挥	30	定量	
				b.办事公平无违纪情况	30	定性	
		2.5 劳动纪律	30	a.无迟到/早退/旷工	20	定量	
				b.仪容与礼貌符合要求	10	定性	
3 职业素质 50分	5	3.1职业道德 行为规范	20	a.爱岗敬业/忠于职守	10	定性	
				b.按照规定着装	10	定量	
		3.2 一视同仁	30	a.办事一视同仁/办事公道	20	定性	
				b.员工薪酬福利工作无差错	10	定量	
4 团队精神 有效沟通 60分	6	4.1 团队精神	30	a.团结同事/精神面貌好	10	定性	
				b.维护医院科室形象和荣誉	10	定性	
				c.积极参加医院科室相关会议	10	定量	
		4.2 数据安全	20	a.财务数据保密安全	10	定量	
				b.会计凭证准确并归档管理	10	定量	
		4.3学习创新	10	精通专业勤奋好学有创新精神	20	定量	
5 社会责任 40分	4	5.1 社会责任	30	a.有良好的社会医院责任感	10	定性	
				b.责任心强,主动承担任务	20	定性	
		5.2环境意识	10	维护办公和医院工作环境	10	定性	
6 满意测评 100分	10	6.1满意度	50	门诊病人的满意度	50	定性	
		6.2科满意度	50	本收费室员工满意度	50	定性	
7 体检中心 业绩结果 300分	30	7.1科室 病人结果	50	a.体检中心体检病人总数量	10	定量	
				b.体检中心留观病人总数量	40	定量	
		7.2医疗 质量结果	50	a.当月医疗质量达到要求	40	定量	
				b.当月医院安全无事故	10	定量	
		7.3科室 财务结果	200	本月收入利润同上年度同月医疗利润增加或减少比较	200	定量	
被考评者		绩效考评标准分		**1000 分**	最后定量和定性指标总得分		

6.1 健康体检中心出纳人员卓越绩效考评定性标准(表二)

被考评者姓名		岗位			部门				
职能部门领导·定性指标·满意度测评内容					满意度测评等级				
一级指标	三级定性指标内容测评	本项满分	方式	卓越	优秀	良好	一般	得分	
1 工作能力 执行能力 80分	1.1 a.岗位独立工作能力	20	定性		20	16	12		
	1.1 b.各项任务执行能力	10	定性						
	考核细则:符合医院、科室的业务与技术和管理的标准要求,执行不力扣5分								
	1.2 a.掌握岗位全部工作知识	20	定性		20	16	12		
	1.2 b.熟练精通岗位业务操作技能	30	定性						
	考核细则:熟练精通岗位业务操作技能,符合医院、科室的业务与技术和管理的标准规定的相关要求,不符合要求一次扣10分								
2 过程管理 工作质量 任务完成 160分	2.2 b.坚守岗位不串岗、不脱岗	20	定性						
	考核细则:符合医院科室管理规定的要求,串岗一次扣5分,脱岗一次扣10分								
	2.2 c.报销发票正确	60	定性						
	考核细则:报销发票正确得满分,一张发票不正确扣2分,有意作弊扣20分								
	2.3 b.按时间提供绩效考核数据	20	定性						
	考核细则:按时间提供绩效考核数据符合医院管理规定的要求,推迟一天扣5分								
	2.3 c.收取现金与发票相符合	20	定性						
	考核细则:收取现金与发票相符合得满分,一张发票与现金不符扣5分								
	2.4 b.办事公平,无违纪情况	30	定性						
	考核细则:办事不公平,符合管理规定的要求,一次扣5分,违纪一次扣30分								
	2.5 b.仪容与礼貌符合要求	10	定性						
	考核细则:仪容与礼貌符合要求得满分,不符合要求一次扣2分								
3 职业道德 30分	3.1 a.爱岗敬业、廉洁奉公	10	定性		10	8	6		
	3.2 a.办事一视同仁、办事公道	20	定性						
	考核细则:办事一视同仁、办事公道,符合医院、科室的业务与技术和管理的标准规定的相关要求,一次不符合要求扣5分								
4 团队管理 10分	4.1 a.团结同事\精神面貌好	10	定性						
	4.1 b.维护医院科室形象和荣誉	10	定性						
	考核细则:维护医院科室形象和荣誉符合要求,影响一次荣誉扣5分								
5 社会责任 40分	5.1 a.社会责任\维护办公环境	10	定性		10	8	6		
	考核细则:社会责任\维护办公环境得满分,不符合要求一次扣5分								
	5.2 b.责任心强,主动承担任务	20	定性		20	16	12		
	考核细则:责任心强,主动承担任务得满分,不符合要求一次扣5分								
	5.2 维护办公和医院工作环境	10	定性						
	考核细则:维护办公和医院工作环境得满分,不符合要求一次扣1分								
6 科室满意 100分	6.1 门诊病人的满意度	60	定性						
	考核细则:被服务病人的满意度达到90%,达不到标准,降低1%扣10分								
	6.2 本科室员工对主任的满意度	50	定性						
	考核细则:本科室员工对主任的满意度,达到去年同月水平并达到医院规定月度增长幅度符合医院、科室的业务与技术和管理的标准规定的相关要求,降低1%扣2分								
科室		本表定性指标满分	490分	定性指标最后得分					

6.2 健康体检中心出纳人员卓越绩效考评定量标准(表三)

一级指标 (分值)	权重 %	二级指标		三级指标		绩效考评 扣分细则	得分
		考评内容	分值	考评内容	分值		
1.1 工作流程	20	1.1 工作流程	20	c.提供财务数据准确可靠,不符 合扣分	20	不按照工作流程规范操作,每项 工作扣5分	
2 过程管理 工作质量 任务完成 190分	19	2.1 工作流程	50	a.按流程规范操作	20	不符合要求一次扣5分	
				b.按时按质按量完成岗位工作	30	不符合扣5分	
		2.2 工作数量	60	a.按规定轮换岗位	20	不符合扣5分	
				d.公章与各种报表正确使用符 合要求	40	收费金额达到本科室的平均数 得满分,达不到扣5分	
		2.3 工作质量	30	a.岗位各项工作质量达到要求	30	各种活动报账、旅差报账正确得 满分,差错一次扣5分	
		2.4 服从领导	30	a.服从本科科长领导与指挥符 合要求	30	符合要求得满分,不符合一次扣 5分	
		2.5 劳动纪律	20	a.无迟到早退旷工,不符合扣分	20	迟到或早退一次扣5分,旷工一 次扣20分	
3 职业素质 20分	2	3.1 一视同仁	10	b.按照规定着装,不符合医院管 理扣分	10	不符合要求一次扣5分	
		3.2 一视同仁	10	b.员工薪酬福利工作无差错符 合要求	10	不符合要求一次扣5分	
4 团队精神 50分	5	4.1 团队精神	10	c.积极参加医院科室相关会议	10	积极参加医院科室各项活动得 满分,少一次扣5分	
		4.2 数据安全	20	a.数据保密安全 b.凭证准确与管理	10 10	不符合要求一次扣5分	
		4.3 学习创新	20	精通专业勤奋好学有创新精神	20	不符合要求一次扣5分	
7 体检中心 业绩结果 300分	30	7.1 体检中心 病人结果	50	a.体检中心体检病人总数量与 上年度同月比较并达要求	10	达到去年同期同月水平并达到 规定上升幅度满分,下降1%扣 5分,上升1%加1分	
				b.体检中心留观住院病人总数 与上年度同月比并达到要求	40	达到去年同期同月水平并达到 规定上升幅度满分,下降1%扣 5分,上升1%加1分	
		7.2 体检中心 质量结果	50	a.体检中心当月医疗质量与上 年度同月比较并且达到要求	40	达到去年同期同月水平并达到 规定上升幅度满分,下降1%扣 5分,上升1%加1分	
				b.体检中心当月医疗质量安全 与上年度同月比并达到要求	10	达到去年同期同月水平并达到 规定上升幅度满分,下降1%扣 5分,上升1%加1分	
		7.3 体检中心 财务结果	200	当月医疗利润收入与上年度同 月比较并达到规定要求	200	达到去年同期同月水平并达到 规定上升幅度满分,下降1%扣 5分,上升1%加1分	
部门:				**本表定量指标满分**	**580分**	**定量指标合计得分**	

7.健康体检中心化验员卓越绩效考评标准(表一)

一级指标 (分值)	权重 %	二级指标		三级指标		得分	考核 方式
		考评内容	分值	绩效考评扣分细则	分值		
1 管理能力 执行能力 **50分**	5	1.1 管理能力 执行能力	20	a.管理能力、同事之间团结	10		**定性**
				b.医疗核心制度与相关制度执行力	10		**定量**
		1.2 工作计划 劳动纪律	30	a.执行科室规划,年度、月度工作计划	10		**定量**
				b.遵守劳动纪律、尽职尽责	20		**定性**
2 过程控制 工作数量 工作质量 工作效率 **400分**	40	2.1 工作流程	40	a.按照科室工作流程工作	20		**定性**
				b.按规定参加业务会议及相关会议	20		**定量**
		2.2 工作数量	160	a.个人岗位负责检验病人总件人数	50		**定量**
				b.常规临检项目≤30分钟出报告	30		**定量**
				c.生化免疫常规项目≤1个工作日	20		**定量**
				d.急诊生化免疫项目≤2小时	20		**定量**
				e.微生物常规项目≤4个工作日	20		**定量**
				f.严格检验,没私自免费检验项目	10		**定性**
				g.服从科主任领导与上级职称管理	10		**定性**
		2.3 工作质量	120	a.医疗质量管理组织兼职职责履行	30		**定量**
				b.正确采集与管理检验标本	20		**定性**
				c.能够独立处理本专业一般问题	20		**定量**
				d.值班时在职在位,职责履行	20		**定性**
				e.科室试剂仪器耗材管理符合要求	30		**定量**
		2.4 工作效率	80	a.标本管理检验报告合格率≥95%	40		**定性**
				b.危急值管理、病人等候管理	10		**定性**
				c.检验结果实事求是、不弄虚作假	20		**定性**
				d.针对问题持续改进计划与实施	10		**定性**
3 论文科研 科研管理 **80分**	8	职业素质 业务技术	80	a.教学、带教实习、进修生	20		**定性**
				b."三基"及相关考试符合要求	20		**定性**
				c.本人论文、学术、科研成果	20		**定量**
				d.科室科研课题的执行与效果	20		**定性**
4 职业道德 **40分**	4	4.1 团队管理	20	a.科室应急预案与执行流程	10		**定性**
				b.仪器设备规范操作合格率≥95%	10		**定性**
		4.2 岗位责任	20	工作积极、主动性与责任心	20		**定性**
5 团队管理 **30分**	3	5.1 社会责任 沟通管理	20	a.院感消毒隔离医疗废物处理	10		**定量**
				b.岗位工作沟通、投诉与纠纷	10		**定量**
		5.2 职责履行	10	履行岗位职责愿意承担额外工作	10		**定性**
6 满意测评 **100分**	10	6.1 满意度	40	门诊病人的满意度	40		**定性**
		6.2 满意度	40	临床科室的满意度	40		**定性**
		6.3 员工满意	20	本科室员工的满意度	20		**定性**
7 体检中心 绩效结果 **300分**	30	7.1 病人结果	150	a.当月常规临检项目总人数	100		**定量**
				b.生化免疫项目及其他项目总人数	50		**定量**
		7.2 质量结果	50	当月体检中心质量安全达到要求	50		**定量**
		7.3 财务结果	100	当月医疗利润与上年度比较	100		**定量**
被考评者		满分	**1000分**	绩效考核最后得分			

7.1 健康体检中心化验员卓越绩效考评定性标准(表二)

被考评者姓名		岗位			部门			
一级指标	三级定性指标内容测评		本项满分	测评方式	卓越	优秀	良好	一般	得分
1 管理能力 执行能力 30分	1.1 a.岗位管理能力、同事之间团结		10	定性		10	8	6	
	1.2 b.遵守劳动纪律、尽职尽责		20	定性					
	奖罚细则:上班不接收快递包裹(与工作相关的除外),发现接收一次扣10分,上班干私活吃零食一次扣5分,禁止在上班期间上网(查阅工作相关资料除外)、玩手机、微信和打游戏发现一次扣10分,上班相互闲扯(交谈与工作无关内容)一次扣5分								
2 过程控制 工作数量 工作质量 工作效率 160分	2.1 a.按照科室工作流程工作		20	定性					
	扣罚细则:一项、次不按照流程工作扣2分								
	2.2 f.严格检验,没私自免费检验		10	定性					
	扣罚细则:严格检验,符合要求,没私自免费检验项目,发现一次私自免费扣20分								
	2.2 g.服从科主任领导上级职称管理		10	定性					
	扣罚细则:服从科主任领导与上级职称管理,一次不服从主任领导与管理扣5分								
	2.3 b.正确采集与管理检验标本		20	定性	损坏或丢失一次扣5分				
	2.3 d.值班时在职在位、职责履行		20	定性					
	扣罚细则:值班时在职在位,职责履行、坚守岗位符合管理要求,脱岗一次扣10分								
	2.4 a.标本采集、运送规范		40	定性					
	奖罚细则:标本、采集、运送合格率≥95、检验报告合格率≥95,每降低1%扣5分								
	2.4 b.危急值管理、病人等候管理		10	定性					
	奖罚细则:符合医院、科室业务与技术和管理规定要求,不符合要求,一项扣5分								
	2.4 c.检验结果实事求是不弄虚作假		20	定性					
	扣罚细则:检验结果实事求是、不弄虚作假得满分,一人次不实事求是扣5分								
	2.4 d.有持续改进计划与实施效果		10	定性					
	扣罚细则:针对每月患者检查、检验、排队、检查结果报送时间等存在的问题、缺陷、投诉等,每月有持续改进计划、事实、流程、措施、效果,少一个环节扣5分								
3 论文科研 科研管理 60分	3. a.教学、带教实习、进修生		20	定性					
	扣罚细则:符合医院、科室业务与技术和要求,工作不积极主动、认真负责扣5分								
	3.b."三基"及相关考试符合要求		20	定性	一项、次不符合要求扣5分				
	3.d.科室科研课题的执行与效果		20	定性					
	扣罚细则:有科室正规的经过科大家讨论修订后确定的科研课题,并符合三级医院中医特色要求的设计课题,科室主任组织实施,没有执行扣10分,没有效果扣20分								
4 职业道德 40分	4.1 a.科室应急预案与执行流程		10	定性	少一项扣3分				
	4.1 b.仪器设备操作合格率≥95%		10	定性	降低1%扣2分				
	4.2 工作积极、主动性与责任心		20	定性					
	扣罚细则:工作积极、主动性与责任心符合规定的要求,一项、次不符合要求扣5分								
5 团队管理 10分	5.履行岗位职责愿意承担额外工作		10	定性					
	扣罚细则:职责履行不好一项、次扣5分,不愿意承担公认的额外工作一次扣5分								
6 满意测评 100分	6.1 门诊病人的满意度		40	定性		40	32	24	
	6.2 临床科室的满意度		40	定性		40	32	24	
	6.3 本科室员工的满意度		20	定性		20	16	12	
科室		本表定性指标满分	400分	定性指标最后得分					

7.2 健康体检中心化验员卓越绩效考评定量标准(表三)

一级指标(分值)	权重%	二级指标 考评内容	分值	三级指标 考评内容	分值	绩效考评 扣分细则	得分
1 领导能力 管理能力 **20分**	2	1.1 执行能力	10	b.18项医疗核心制度与相关制度执行力	10	违反一项核心制度一次扣5分,其他制度扣5分	
		1.2 制度落实	10	a.执行科室规划,年度、月度工作计划	10	执行科室规划,年度、月度工作计划,少执行一项扣5分	
2 过程控制 工作数量 工作质量 工作效率 **240分**	24	2.1 工作流程	20	b.按规定参加业务会议及相关会议	20	迟到或者早退一次扣5分,缺席一次会议扣10分	
		2.2 工作数量	140	a.个人岗位负责检验病人总件人数	50	与上年度同月比并达到规定增长幅度,降低1%扣5分	
				b.常规临检项目≤30分钟出报告	30	常规临检项目出报告,大于规定时间10分钟扣5分	
				c.生化免疫常规项目≤1个工作日	20	生化免疫项目出报告,大于规定时间10分钟扣5分	
				d.急诊生化免疫项目≤2小时符合要求	20	急诊生化免疫项目报告,大于规定时间20分钟扣10分	
				e.微生物常规项目≤4个工作日符合要求	20	微生物常规项目≤4个工作日,延长半天扣5分	
		2.3 工作质量	80	a.科室医疗质量管理小组兼职职责与履行	30	科室医疗质量管理小组兼职职责与履行,不履行职责扣10分。不能够独立处理本专业一般问题扣10分。科室试剂仪器耗材管理符合要求,增长1%扣10分	
				c.能够独立处理本专业一般问题符合要求	20		
				e.科室试剂仪器耗材管理符合要求	30		
3科研管理 **20**	20	3 论文成果	20	c.本人论文、学术、科研成果,一项、次不符合要求扣分符合要求	20	本人发表的论文、学术、科研成果,一项、次不符合要求扣10分	
5 团队管理 **20分**	2	5.1 社会责任 沟通管理	20	a.院感、消毒隔离、医疗废物处理符合要求	10	院感、消毒隔离医疗废物处理不符合要求一项扣10分	
				b.岗位工作沟通、投诉与纠纷,不符合扣分	10	岗位工作没有投诉与纠纷,有投诉与纠纷扣10分	
7 体检中心 绩效结果 **300分**	30	7.1 体检中心 病人结果	150	a.体检中心当月常规临检项目总数达要求	100	达到去年同月数量并依医院规定达到本年度增长指标幅度标准要求,降低1%扣10分,增加1%奖5分	
				b.生化免疫项目及其他项目总人数达要求	50		
		7.2 体检中心 质量结果	50	体检中心当月检验工作质量与安全达到医院规定增长幅度要求	50	达去年同月数量并依规定达到增长幅度得满分,降低1%扣10分,增加1%奖5分	
		7.3 体检中心 财务结果	100	体检中心当月医疗利润收入较上年度同月增加比较并达到要求	100	达到去年同月数量并依规定达到增长幅度得满分,降低1%扣10分,增加1%奖5分	
科室		**本表定量指标满分**			**600分**	**定量指标合计得分**	

五、放射科护理人员卓越绩效考评标准

1.放射科护士长卓越绩效考评标准(表一)

一级指标 (分值)	权重 %	二级指标		三级指标		得分	考核 方式
		考评内容	分值	绩效考评扣分细则	分值		
1 领导能力 管理能力 50分	5	1.1领导能力 执行能力	20	a.领导和管理能力、领导之间团结	10		定性
				b.医疗核心制度与相关制度执行力	10		定量
		1.2工作计划 劳动纪律	30	a.有科室年度和月度工作计划	10		定量
				b.遵守劳动纪律、尽职尽责	20		定性
2 过程控制 工作数量 工作质量 工作效率 400分	40	2.1 工作流程	20	a.科室人员岗位职责与流程齐全	10		定性
				b.按规定参加业务会议及相关会议	10		定量
		2.2 工作数量	150	a.病人检查前、中、后注意事项	40		定量
				b.病人检查前后的相关注意介绍	20		定量
				c.常规检查病人结果报告时间	30		定量
				d.急诊检查病人结果报告时间	20		定量
				e.检查结果实事求是、不弄虚作假	20		定量
				f.检查下级护士规范操作落实情况	20		定量
		2.3 工作质量	120	a.科室质量管理小组兼职职责履行	20		定性
				b.成本支出耗材试剂等占收入比	40		定性
				c.疑难病例分析读片人员>90%	20		定量
				d.检查结果描述合格率≥97%	20		定性
				e.科室应备有急救药品与管理	10		定量
				f.协助主任召开征求相关科意见会	10		定性
		2.4 工作效率	110	a.放射科应急预案的制度与执行	30		定性
				b.没有私自检查病人和免费现象	30		定性
				c.每日对机器运行情况进行登记	30		定性
				d.针对问题持续改进计划与实施	20		定性
3 教学带教 科研管理 60分	6	3.1 带教培训	30	a.教学、带教实习、进修生与培训	20		定性
				b.学科建设在医院中的地位	10		定性
		3.2 论文科研	30	a.把握课题时间进展完成阶段课题	10		定量
				b.本人论文、学术、科研成果	20		定性
4 职业道德 60分	6	4.1 团队精神	40	a.解决受检人员疑难问题与纠纷	20		定性
				b.落实节假日值班与接诊制度	20		定性
		4.2工作责任	20	工作积极性、主动性与责任心	20		定性
5 团队管理 60分	6	5.1社会责任 问题解决	40	a.院感、消毒、隔离、废物处理符合要求	20		定量
				b.科室团队精神、协调与管理	20		定量
		5.2上报疫情	20	上报受检者疫情愿意承担额外工作	20		定性
6 满意测评 70分	7	6.1满意度	20	门诊与住院病人满意度	20		定性
		6.2满意度	30	临床科室的满意度	30		定性
		6.3员工满意	20	本科室员工的满意度	20		定性
7 科室 绩效结果 300分	300	7.1 病人结果	150	a.当月常规检查病人总人数	100		定量
				b.当月急诊检查病人总人数	50		定量
		7.2质量结果	50	当月科室质量安全达到要求	50		定量
		7.3财务结果	100	当月医疗利润与上年度比较	100		定量
被考评者			满分	**1000分**	绩效考核最后得分		

1.1 放射科护士长卓越绩效考评定性标准(表二)

被考评者姓名		岗位				部门				
一级指标	三级定性指标内容测评		本项满分	测评方式	卓越	优秀	良好	一般	得分	
1 领导能力 管理能力 30分	1.1 a. 领导管理能力、领导之间团结		10	定性		10	8	6		
	1.2 b. 遵守劳动纪律、尽职尽责		20	定性						
	奖罚细则:上班不接收快递包裹,发现接收一次扣5分,上班时带熟人检查、看病一次扣5分,上班干私活吃零食一次扣5分,进入工作间关手机一次不关扣5分,上班上网、玩手机微信查资料打游戏发现一次扣10分,上班相互闲扯一次扣5分									
2 过程控制 工作数量 工作质量 工作效率 210分	2.1 a. 科室人员岗位职责流程齐全		10	定性						
	扣罚细则:少一人次岗位职责扣2分,少一个工作流程扣5分									
	2.3 a. 质量管理组织健全职责履行		20	定性						
	奖罚细则:质量管理组织健全职责履行,科室质量管理工作小组少一个扣5分,人员兼职职责不清扣10分,质量管理工作小组成员没有履行职责,一人次扣5分									
	2.3 b. 成本支出耗材试剂占收入比		40	定性		增长1%扣10分				
	2.3 d. 检查报告描述合格率≥97%		20	定性						
	扣罚细则:符合医院、科室的业务与技术和管理的标准规定要求,检查报告描述合格率≥97%,检查结果报告专业描述、正确、准确,一例次不正确、不准确扣5分									
	2.3 f. 成立图像质量评价小组		10	定性						
	奖罚细则:科室没有成立图像评价小组扣5分,没有人员职责分工扣5分									
	2.4 a. 放射科应急预案制度与执行		30	定性						
	奖罚细则:放射科应急预案的制度与执行,放射科应急预案的制度与执行,符合医院、科室的业务与技术和管理的标准规定的相关要求,一项、次执行不到位扣10分									
	2.4 b. 没有私自检查病人免费现象		30	定性						
	扣罚细则:没有私自检查病人和免费现象,发现一次私自免费检查一人次扣30分									
	2.4 c 逐日登记重要设备运行情况		30			缺少一日登记扣5分				
	2.4 d. 有持续改进计划与实施效果		20	定性						
	扣罚细则:科室针对病人检查、服务、结果描述与临床沟通等问题符合医院、科室业务与技术要求,每月有持续改进计划、事实、流程、措施、效果,少一个环节扣5分									
3 论文科研 50分	3. a. 教学、带教实习进修生与培训		20	定性		20	16	12		
	3.b. 学科建设在医院中地位与优势		10	定性		10	8	6		
	3.b. 本人论文、学术、科研成果		20	定性		没有课题或实施扣10分				
4 职业道德 60分	4.1 a. 解决受检人员疑难问题纠纷		20	定性		一次不解决扣10分				
	4.1 b. 落实节假日值班与接诊制度		20	定性		少一次扣5分				
	4.2 工作积极性、主动性与责任心		20	定性		20	16	12		
5 团队管理 20分	5. 上报受检者疫情承担额外工作		20	定性						
	扣罚细则:上报受检者疫情愿意承担额外工作,符合要求,不符合要求扣10分									
6 满意测评 70分	6.1 门诊与住院病人的满意度		20	定性						
	扣罚细则:符合规定要求,病人的满意度达到95%,达不到标准,降低1%扣10分									
	6.2 临床科室的满意度		30	定性		30	24	18		
	6.3 本科员工对本人的满意度		20	定性						
	扣罚细则:符合管理规定要求,科室的满意度达到95%,达不到标准,降低1%扣10分									
科室		本表定性指标满分	450分	定性指标最后得分						

1.2 放射科护士长卓越绩效考评定量标准(表三)

一级指标 (分值)	权重 %	二级指标		三级指标		绩效考评 扣分细则	得分
		考评内容	分值	考评内容	分值		
1 领导能力 管理能力 **20分**	2	1.1 执行能力	10	b."18项医疗核心制度"与相关制度执行力	10	违反一项制度一次扣5分	
		1.2 制度落实	10	a.科室规划,年度、月度工作计划	10	有科室规划,年度、月度、计划满分,少一项计划扣5分	
2 过程控制 工作数量 工作质量 工作效率 **180分**	18	2.1 工作流程	10	b.按规定参加病案业务会议及相关会议	10	迟到或者早退一次扣5分,缺席一次会议扣10分	
		2.2 工作数量	140	a.病人检查前、中、后注意事项	40	病人检查前、中、后注意事项,病人检查前后的相关注意介绍,一项、次不符合要求扣5分。常规检查病人结果报告时间和急诊检查病人结果报告时间延长10分钟扣5分。检查结果不实事求是、弄虚作假一人次扣20分。检查下级护士规范操作落实情况,未检查下级护士规范操作落实情况一项、次扣5分	
				b.病人检查前后的相关注意介绍	20		
				c.常规检查病人结果报告时间符合要求	20		
				d.急诊检查病人结果报告时间符合要求	20		
				e.检查结果实事求是、不弄虚作假	20		
				f.检查下级护士规范操作落实情况	20		
		2.3 工作质量	30	c.疑难病例分析读片人员>90%符合要求	20	疑难病例分析读片人员覆盖率>85%,低于1%扣5分	
				e.科室应备有急救药品与管理,不符合医院管理标准扣分	10	科室应备有急救药品与管理,科室应备有急救药品与管理不符合要求扣10分	
3 论文科研 **10**	10	3 培训计划	10	a.把握课题时间进展完成阶段课题,不符合医院管理标准扣分	10	把握课题时间进展完成阶段课题,一项、次不符合要求扣10分	
5 团队管理 **40分**	4	5.1 社会责任 环境意识	40	a.消毒、隔离院感管理废物处理符合要求	20	按照规定得满分,一项、次不符合或不达要求扣5分	
				b.工作区环境管理外派工作完成好	20	符合要求满分,一次或者一项不符合要求扣5分	
7 科室 绩效结果 **300分**	30	7.1 科室 病人结果	150	a.当月常规检查病人总人数与上年度比较	100	达到去年同月指标数量水平并且达到医院规定本年度指标增长幅度,降低1%扣10分,增加1%奖5分	
				b.当月急诊检查病人总人数与上年度比较	50		
		7.2 质量结果	50	医疗质量安全达到要求与上年度同月比较	50	达到去年同月水平并达规定增长幅度,降低1%扣10分	
		7.3 科室 财务结果	100	当月医疗利润与上年度同月比较,并且达到医院规定增长幅度	100	达到去年同月水平并且达到医院规定增长幅度,降低1%扣10分,增加1%奖5分	
科室		本表定量指标满分			550分	定量指标合计得分	

2.放射科技师与技士卓越绩效考评标准(表一)

一级指标 （分值）	权重 %	二级指标		三级指标		得分	考核 方式
		考评内容	分值	绩效考评扣分细则	分值		
1 管理能力 执行能力 80分	8	1.1管理能力 规划执行	40	a.投照、管理、检查病人的能力	30		定性
				b.执行专科发展规划,年度工作计划	10		定量
		1.2岗位责任 值班制度	40	a.岗位工作主动性、积极性和责任心	30		定性
				b.参加值班、交接班制度落实	10		定量
2 过程控制 工作数量 工作质量 工作效率 490分	49	2.1 职责履行	50	a.遵守劳动纪律、职责履行	20		定性
				b.18项核心制度落实与执行流程	30		定量
		2.2 工作数量	180	a.本人投照、检查患者总数量	50		定量
				b.首诊负责、投照指标完成	20		定量
				c.在主任领导上级医师指导下工作	10		定量
				d.承担配合医师较复杂技术操作	50		定量
				e.负责修复室工具材料保管与请领	20		定量
				f.技师、医嘱、检查申请单	30		定量
		2.3 工作质量	150	a.负责投照参加较复杂技术操作	60		定性
				b.药品胶片请领保管及登记工作	30		定性
				c.机器、设备维修符合质量要求	20		定性
				d.科室质量管理小组职责履行执行	20		定性
				e.按照医疗技术常规诊疗操作工作	20		定性
		2.4 工作效率	110	a.做好登记、开展新业务新技术	10		定性
				b.参加集体阅片和讲评投照效率	20		定性
				c.本科机器安装修配维护时限	30		定性
				d.病人无投诉、无医疗缺陷事故	20		定量
				e.服从科室主任上级职称人员管理	30		定量
3 教学带教 论文科研 80分	8	3.1 教学带教	40	a.承担多学科疑难投照检查工作	20		定量
				b.钻研业务、虚心好学、创新意识	20		定量
		3.2 论文科研	40	c.发表论文与学术活动符合要求	20		定量
				d."三基"考核、心肺复苏考试合格	20		定量
4 职业道德 50分	5	4.1 职业道德	40	a.严禁出具假诊断证明并盖章	20		定性
				b.严禁传播对医院不利消息	20		定量
		4.2社会责任	10	严禁背后议论领导长短	10		定性
5 团队精神 50分	5	5.1 团队管理	30	a.廉洁工作、办事公道、收费透明	10		定性
				b.消毒、隔离、废物处理符合要求	20		定性
		5.2病人服务	20	协助上级医师技师管理病人工作	20		定量
6 满意测评 持续改进 100分	10	6.1满意度	50	门诊与住院病人满意度	50		定性
		6.2满意度	20	本科员工对科室与科领导满意度	20		定性
		6.3满意度	10	院领导、相关科室领导的满意度	10		定性
		6.4持续改进	20	针对问题缺陷持续改进实施方案	20		定性
7 绩效结果 150分	15	7.1病人结果	50	科室当月出院病人数量	50		定量
		7.2安全结果	20	科室当月无医疗缺陷纠纷与事故	20		定量
		7.3财务结果	80	科室与上年度同月利润收入比较	80		定量
被考评者		本表标准分数		1000分	考核后最后定性和定量得分		

2.1 放射科技师与技士卓越绩效考评定性标准(表二)

科室		科室主任			考核时间			年　月　日	
一级指标	三级定性指标内容测评		本项满分	测评方式	卓越	优秀	良好	一般	得分
1 管理能力 60分	1.1 a.投照、管理、检查病人的能力		30	定性		30	24	18	
	1.2 a.工作主动性、积极性和责任心		30	定性		30	24	18	
2 过程控制 工作数量 工作质量 工作效率 230分	2.1 a.遵守劳动纪律、职责履行		20	定性					
	扣罚细则:上班不迟到早退脱岗旷工,迟到或早退一次扣5分,脱岗一次扣10分,旷工一次扣20分。上班接收快递包裹一次扣5分;进入病房查房、诊疗、操作不关手机一次扣5分;上班上网玩手机微信、打游戏、延迟查房或病人服务一次扣10分								
	2.3 a.负责投照参加较复杂技术操作		60	定性					
	扣罚细则:负责投照工作,参加较复杂的技术操作,并帮助和指导技士、技术工作,符合医院、科室业务与技术和管理的标准规定要求,一项、次不符合要求扣10分								
	2.3 b.药品胶片请领保管及登记工作		30	定性					
	扣罚细则:负责机器、附件、药品、胶片等物品请领、保管及登记、统计等工作,符合医院、科室的业务与技术和管理的标准规定的相关要求,一次不符合扣5分								
	2.3 c.机器、设备维修符合质量要求		20	定性					
	扣罚细则:机器、设备维修符合质量要求,一项、次、一处不符合要求扣5分								
	2.3d.科室质量管理小组职责履行执行		20	定性					
	扣罚细则:科室质量管理小组职责履行与执行,没有履行兼职职责与执行扣10分								
	2.3 e.按医疗技术常规诊疗操作工作		20	定性					
	扣罚细则:按照医疗技术常规诊疗操作工作,不按照技术常规诊疗操作一次扣10分								
	2.4 a.做好登记、开展新业务新技术		10	定性					
	扣罚细则:做好记账、登记和统计工作,参加器材、设备和维修;参加教学,指导和培养进修人员掌握较复杂的技术;配合临床开展科研和新业务、新技术,不断总结经验,撰写学术论文。符合医院、科室业务与技术和管理要求,一项、次不符合要求扣5分								
	2.4 b.集体阅片和讲评投照质量效率		20	定性					
	扣罚细则:参加集体阅片和讲评投照效率符合要求,一项、次不符合要求扣10分								
	2.4 c.本科机器安装修配维护时限		30	定性					
	扣罚细则:负责本科机器的安装、修配、检查、保养和管理,督促本科人员遵守技术操作规程和安全规则,本科机器安装修配维护时间要求一项不符合扣10分								
4 职业道德 30分	4.1 a.严禁出具假诊断证明并盖章		20	定性					
	扣罚细则:严禁出具假诊断证明、假证据并盖章,符合要求,违规一项、次扣10分								
	4.2 严禁背后议论领导长短		10	定性	违规一次扣10分				
5 团队管理 30分	5.1 a.廉洁工作、办事公道、收费透明		10	定性	一次不符合扣10分				
	5.1 b.消毒、隔离、废物处理符合要求		20	定性					
	扣罚细则:本组患者消毒、隔离、废物处理符合要求,一项、次不符合要求扣10分								
6 满意测评 持续改进 100分	6.1 门诊与住院病人满意度		50	定性		50	40	30	
	6.2 本科员工对科领导和科室满意度		20	定性		20	16	12	
	6.3 院领导、相关科室领导的满意度		10	定性		10	8	6	
	6.4 针对问题缺陷持续改进实施方案		20	定性		20	16	12	
	扣罚细则:每月有持续改进计划、事实、流程、措施、效果,少一个环节扣5分								
考核者			本表定性指标满分	**450分**	定性指标最后得分				

2.2 放射科技师与技士卓越绩效考评定量标准(表三)

一级指标 (分值)	权重 %	二级指标 考评内容	分值	三级指标 考评内容	分值	绩效考评 扣分细则	得分
1 发展规划 20分	2	1.1 规划计划	10	b.执行专科发展规划年度工作计划	10	三年或五年规划年度计划执行好,执行不好扣5分	
		1.2值班	10	b.参加值班、交接班	10	一项不符合要求扣5分	
2 过程控制 工作数量 工作质量 工作效率 260分	26	2.1 核心制度	30	b.国家规定"18项核心制度"落实与执行流程	30	核心制度执行与落实,一项制度不落实一次扣5分	
		2.2 工作数量	180	a.本人投照、检查患者总数量,不符合扣分	50	本人和本组出院患者总数量,首诊负责、本人投照指标完成达医院规定增长幅度,一项降低1%扣5分。在主任领导上级医师指导下工作不服从领导扣10分	
				b.首诊负责,本人投照指标完成符合要求	20		
				c.在主任领导上级医师指导下工作	10		
				d.承担配合医师较复杂技术操作,一项、次不符合医院要求扣分	50	配合医师进行较复杂修复技术操作,参加相应诊疗工作,不符合要求扣10分	
				e.负责修复室工具材料保管与请领	20	负责修复室工具材料保管与请领,不符要求扣5分	
				f.技师医嘱、检查申请单书写符合标准	30	本组每一项合格率达到≥97%,降低1%扣5分	
		2.4 工作效率	50	d.病人无投诉、无医疗缺陷事故符合要求	20	病人投诉一项、次并查实事实扣10分	
				e.服从科室主任上级职称人员管理	30	一项、次服从科室主任上级职称人员管理扣10分	
3 教学带教 论文科研 80分	80	3.1 教学带教	40	a.承担多学科疑难病例投照检查工作	20	承担多学科疑难投照检查工作,不符合要求扣5分	
				b.钻研业务、虚心好学、创新意识	20	钻研业务、虚心好学、创新意识,不符合%扣10分	
		3.2 论文科研	40	c.发表论文学术活动	20	一项不符合要求扣10分	
				d."三基"及心肺复苏考试	20	一项考试不及格扣10分	
4职业道德 20分	2	4.1 职业道德	20	b.严禁传播对医院不利消息,不符合扣分	20	严禁传播对医院不利消息,违规一次扣10分	
5社会责任 20分	2	5.2 病人服务	20	协助上级医师技师管理病人工作符合要求	20	没有协助上级医师技师管理病人工作,一次扣10分	
7 科室 绩效结果 150分	30	7.1 病人结果	50	科室当月出院患者总数量与上年度同月比	50	与上年度比较,降低1%扣10分,增加1%奖5分	
		7.2 安全结果	20	当月无医疗缺陷纠纷与事故与上年度比较	20	达到去年同月数量并依规定达到增长幅度得满分,降低1%扣10分,增加1%奖5分	
		7.3 科室 财务结果	80	与上年度同月利润收入比较并达到要求	80	达到去年同月数量并依规定达到增长幅度得满分,降低1%扣10分,增加1%奖5分	
科室		本表定量指标满分			550分	定量指标合计得分	

3.放射科主管护师\中级职称护师卓越绩效考评标准(表一)

一级指标 (分值)	权重 %	二级指标		三级指标		得分	考核 方式
		考评内容	分值	绩效考评扣分细则	分值		
1 管理能力 执行能力 **50分**	5	1.1管理能力 执行能力	20	a.管理能力、同事之间团结	10		定性
				b.“18项核心制度”与相关制度执行力	10		定量
		1.2工作计划 劳动纪律	30	a.有科室年度和月度工作计划	10		定量
				b.遵守劳动纪律、尽职尽责	20		定性
2 过程控制 工作数量 工作质量 工作效率 **400分**	40	2.1 工作流程	20	a.科室人员岗位职责与流程齐全	10		定性
				b.按规定参加业务会议及相关会议	10		定量
		2.2 工作数量	150	a.病人检查前、中、后注意事项	40		定量
				b.病人检查前后的相关注意介绍	20		定量
				c.常规检查病人结果报告时间	30		定量
				d.急诊检查病人结果报告时间	20		定量
				e.检查结果实事求是,不弄虚作假	20		定量
				f.检查下级护士规范操作落实情况	20		定量
		2.3 工作质量	120	a.科室质量管理小组兼职职责履行	20		定性
				b.成本支出耗材试剂等占收入比	40		定量
				c.疑难病例分析读片人员>90%	20		定量
				d.检查结果描述合格率≥97%	20		定量
				e.科室应备有急救药品与管理	10		定量
				f.协助主任召开征求相关科意见会	10		定性
		2.4 工作效率	110	a.放射科应急预案的制度与执行	30		定性
				b.没有私自检查病人和免费现象	20		定性
				c.每日对机器运行情况进行登记	30		定性
				d.针对问题持续改进计划与实施	20		定性
				e.服从科主任领导与管理	10		定性
3 教学带教 科研管理 **60分**	6	3.1 带教培训	30	a.教学、带教实习、进修生与培训	20		定性
				b.学科建设在医院中的地位	10		定性
		3.2 论文科研	30	a.把握课题时间进展完成阶段课题	10		定量
				b.本人论文、学术、科研成果	20		定性
4 职业道德 **60分**	6	4.1 团队精神	40	a.解决受检人员疑难问题与纠纷	20		定性
				b.落实节假日值班与接诊制度	20		定性
		4.2工作责任	20	工作积极性、主动性与责任心	20		定性
5 团队管理 **60分**	6	5.1社会责任 问题解决	40	a.院感、消毒、隔离、废物处理符合要求	20		定量
				b.科室团队精神、协调与管理	20		定量
		5.2上报疫情	20	上报受检者疫情愿意承担额外工作	20		定性
6 满意测评 **70分**	7	6.1满意度	20	门诊与住院病人满意度	20		定性
		6.2满意度	30	临床科室的满意度	30		定性
		6.3员工满意	20	本科室员工的满意度	20		定性
7 科室 绩效结果 **300分**	300	7.1 病人结果	150	a.当月常规检查病人总人数	100		定量
				b.当月急诊检查病人总人数	50		定量
		7.2质量结果	50	当月科室质量安全达到要求	50		定量
		7.3财务结果	100	当月医疗利润与上年度比较	100		定量
被考评者			满分	**1000分**	绩效考核最后得分		

3.1 放射科主管护师\中级职称护师卓越绩效考评定性标准(表二)

被考评者姓名		岗位				部门				
一级指标	三级定性指标内容测评		本项满分	测评方式	卓越	优秀	良好	一般	得分
1 **管理能力** **执行能力** **30分**	1.1 a. 管理能力、同事之间团结		10	定性		10	8	6	
	1.2 b. 遵守劳动纪律、尽职尽责		20	定性					
	奖罚细则:上班不接收快递包裹,发现接收一次扣5分,上班时带熟人检查、看病一次扣5分,上班干私活吃零食一次扣5分,进入工作间关手机一次不关扣5分,上班上网、玩手机微信查资料打游戏发现一次扣10分,上班相互闲扯一次扣5分								
2 **过程控制** **工作数量** **工作质量** **工作效率** **210分**	2.1 a. 科室人员岗位职责流程齐全		10	定性					
	扣罚细则:少一人次岗位职责扣2分,少一个工作流程扣5分								
	2.3 a. 质量管理组织健全职责履行		20	定性					
	奖罚细则:质量管理组织健全职责履行,科室质量管理工作小组少一个扣5分,人员兼职职责不清扣10分,质量管理工作小组成员没有履行职责,一人次扣5分								
	2.3 b. 成本支出耗材试剂占收入比		40	定性		增长1%扣10分			
	2.3 d. 检查报告描述合格率≥97%		20	定性					
	扣罚细则:检查结果报告专业描述、正确、准确,一例次不正确、不准确扣5分								
	2.3 f. 成立图像质量评价小组		10	定性					
	奖罚细则:科室没有成立图像评价小组扣5分,没有人员职责分工扣5分								
	2.4 a. 放射科应急预案制度与执行		30	定性					
	奖罚细则:放射科应急预案的制度与执行,放射科应急预案的制度与执行,符合医院、科室业务与技术和管理的标准规定要求,一项、次执行不到位扣10分								
	2.4 b. 没有私自检查病人免费现象		20	定性		20	16	12	
	扣罚细则:没有私自检查病人和免费现象,发现一次私自免费检查一人次扣30分								
	2.4 c 逐日登记重要设备运行情况		30			缺少一日登记扣5分			
	2.4 d. 有持续改进计划与实施效果		20	定性					
	扣罚细则:科室针对病人检查、服务、结果描述与临床沟通等问题有持续改进计划与实施效果,没持续改进计划扣5分,没有改进事实扣5分,改进效果不好扣10分								
	2.4 e. 服从科主任的领导与管理		10	定性		一次不服从扣10分			
3 **论文科研** **50分**	3. a. 教学、带教实习进修生与培训		20	定性		20	16	12	
	3. b. 学科建设在医院中地位与优势		10	定性		10	8	6	
	3. b. 本人论文、学术、科研成果		20	定性		没有课题或实施扣10分			
4 **职业道德** **60分**	4.1 a. 解决受检人员疑难问题纠纷		20	定性		一次不解决扣10分			
	4.1 b. 落实节假日值班与接诊制度		20	定性		少一次扣5分			
	4.2 工作积极性、主动性与责任心		20	定性		20	16	12	
5 团队管理 **20分**	5. 上报受检者疫情承担额外工作		20	定性					
	扣罚细则:上报受检者疫情愿意承担额外工作,符合要求,不符合要求扣10分								
6 **满意测评** **70分**	6.1 门诊与住院病人的满意度		20	定性					
	扣罚细则:符合管理规定要求,病人的满意度达到95%,达不到标准,降低1%扣10分								
	6.2 临床科室的满意度		30	定性		30	24	18	
	6.3 本科员工对本人的满意度		20	定性					
	扣罚细则:科室的满意度达到95%,符合管理规定要求,达不到标准,降低1%扣10分								
科室		本表定性指标满分	450分		定性指标最后得分				

3.2 放射科主管护师\中级职称护师卓越绩效考评定量标准(表三)

一级指标 (分值)	权重 %	二级指标 考评内容	分值	三级指标 考评内容	分值	绩效考评 扣分细则	得分
1 **管理能力** **执行能力** **20分**	2	1.1 执行能力	10	b."18项医疗核心制度"与相关制度执行力	10	违反一项制度或者不执行到位一次扣5分	
		1.2 制度落实	10	a.科室规划,年度计划与月度工作计划	10	有科室规划年度月度计划满分,少一项计划扣5分	
2 **过程控制** **工作数量** **工作质量** **工作效率** **180分**	18	2.1 工作流程	10	b.按规定参加病案业务会议及相关会议	10	迟到或者早退一次扣5分,缺席一次会议扣10分	
		2.2 工作数量	140	a.病人检查前、中、后注意事项符合要求	40	病人检查前、中、后注意事项,病人检查前后的相关注意介绍,一项、次不符合要求扣5分。常规检查病人结果报告时间和急诊检查病人结果报告时间延长10分钟扣5分。检查结果不实事求是、弄虚作假一人次扣20分。检查下级护士规范操作落实情况,未检查下级护士规范操作落实情况一项、次扣5分	
				b.病人检查前后的相关注意介绍符合要求	20		
				c.常规检查病人结果报告时间符合要求	20		
				d.急诊检查病人结果报告时间符合要求	20		
				e.检查结果实事求是、不弄虚作假	20		
				f.检查下级护士规范操作落实情况	20		
		2.3 工作质量	30	c.疑难病例分析读片人员>90%符合要求	20	疑难病例分析读片人员覆盖率>85%,低于1%扣5分	
				e.科室应备有急救药品与管理,不符合医院管理要求扣分	10	科室应备有急救药品与管理,科室应备有急救药品与管理不符合要求扣10分	
3 论文科研 **10**	10	3 培训计划	10	a.把握课题时间进展完成阶段课题,不符合医院管理要求扣分	10	把握课题时间进展与完成阶段课题,不符合规定要求扣10分	
5 **团队管理** **40分**	4	5.1 社会责任 环境意识	40	a.消毒、隔离院感管理废物处理符合要求	20	按照规定得满分,一项、次不符合或不达要求扣5分	
				b.工作区环境管理外派工作完成符合要求	20	符合要求满分,一次或者一项不符合要求扣5分	
7 **科室** **绩效结果** **300分**	30	7.1 科室 病人结果	150	a.当月常规检查病人总人数与上年度比较	100	达到去年同月指标数量水平并且达到医院规定本年度指标增长幅度,降低1%扣10分,增加1%奖5分	
				b.当月急诊检查病人总人数与上年度比较	50		
		7.2 质量结果	50	医疗质量安全达到要求与上年度同月比较	50	达到去年同月水平并达到规定增长幅度,降低1%扣10分	
		7.3 科室 财务结果	100	当月医疗利润与上年度同月比较,并且达到医院规定增长幅度	100	达到去年同月水平并且达到医院规定增长幅度,降低1%扣10分,增加1%奖5分	
被考核者		**满分**		**1000分**		**绩效考核最后得分**	

六、理疗针灸推拿科护理人员卓越绩效考评标准

1. 理疗针灸推拿科护士长卓越绩效考评标准(表一)

一级指标 (分值)	权重 %	二级指标 考评内容	分值	三级指标 绩效考评扣分细则	分值	得分	考核 方式
1 领导能力 执行能力 70分	7	1.1 领导能力 执行能力	40	a. 领导与管理能力、领导之间团结	20		定性
				b. "18项核心制度"与相关规定执行力	20		定量
		1.2 工作计划	30	a. 护理规划,年、月、周工作计划与总结	20		定量
				b. 本科室护理应急预案与执行效果	10		定性
2 过程控制 工作数量 工作质量 工作效率 440分	44	2.1 工作流程	30	a. 按照PDCA循环管理制度与流程	20		定量
				b. 按时填写并上报护士长手册	10		定量
		2.2 工作数量	150	a. 质量管理组织健全,履行职责	20		定量
				b. "三查七对"与医嘱执行与落实	20		定量
				c. 服从护理部抽调的检查考核工作	20		定量
				d. 按时参加各种会议上报数据正确	20		定量
				e. 办公物品请领、物资账物相符	20		定量
				f. 执行护理管理评价标准	50		定量
		2.3 工作质量	140	a. 基础、专科、责任中医护理落实	30		定量
				b. 有完整的护士职责与岗位说明书	10		定性
				c. 掌握科室抢救仪器设备使用方法	40		定量
				d. 掌握临床路径单病种管理护理	10		定性
				e. 有危重患者安全护理标准和措施	10		定性
				f. 中医药特色优势护理项目实施	40		定性
		2.4 中医 护理特色	120	a. 专科中医特色护理提供康复服务	20		定性
				b. 中医护理常规操作护理技术项目	20		定性
				c. 掌握本科优势病种护理临床路径	20		定性
				d. 入院资料评估体现辨证施护内容	20		定性
				e. 中医特色护理查房会诊病例讨论	20		定性
				f. 开展本科室特色护理门诊	20		定性
3 教学科研 100分	10	教学科研 指导科研	100	a. 协助主任带教与实习进修生管理	30		定性
				b. 本人学术、论文、科研与成果	40		定性
				c. 工作不推诿不拖延不制造矛盾	30		定性
4 团队管理 40分	4	4.1 团队管理	10	关心护士生活,随主任大查房	10		定性
		4.2 学科建设	30	a. 按照规定着装、注重科内外沟通	10		定性
				b. 护理学科建设与护理行政管理	20		定性
5 社会责任 50分	5	5.1 社会责任	30	a. 严禁利用职务之便牟取私利	10		定性
				b. 病区病房优质服务覆盖率≥85%	20		定量
		5.2 奖金管理	20	奖金福利透明公开,护士同工同酬	20		定量
6 满意测评 100分	10	6.1 满意度	60	住院患者的满意度	60		定性
		6.2 本科满意	20	本科员工的满意度	20		定性
		6.3 持续改进	20	针对问题缺陷有持续改进计划	20		定性
7 科室 绩效结果 200分	20	7.1 病人结果	90	a. 科室当月住院病人出院量	90		定量
		7.2 质量结果	30	a. 当月科室质量安全达到要求	30		定量
		7.3 财务结果	80	当月医疗利润上年度同月增加比较	80		定量
满分	1000分	定性指标得分		定量指标得分		最后得分	

1.1 理疗针灸推拿科护士长卓越绩效考评定性标准(表二)

被考评者姓名		岗位			部门			
一级指标	三级定性指标内容测评		本项满分	测评方式	卓越	优秀	良好	一般	得分
1 **管理能力** **30分**	1.1 a. 领导管理能力、领导之间团结		20	定性		20	16	12	
	1.2 b. 本科室护理应急预案执行效果		10	定性					
	扣罚细则:没有本科室护理应急预案扣10分,没有执行效评价扣10分								
2 **过程控制** **工作数量** **工作质量** **工作效率** **190分**	2.3 b. 有完整护士职责与岗位说明书		10	定性	缺一项扣5分				
	2.3 d. 临床路径单病种管理中医护理		10	定性	不掌握护理方法扣10分				
	2.3 e. 有危重患者安全护理标准措施		10	定性	少一标准或措施扣5分				
	2.3 f. 中医药特色优势护理项目实施		40	定性					
	奖罚细则:按规定实施中医药针灸推拿特色优势病种护理项目,中医理论为指导,应用药物和技术开展护理工作,注重中医特色护理,充分发挥中医药优势,继承创新和发展中医药特色护理技术,不断提高中医护理水平。开展推拿、针灸理疗、中药熏治、耳穴埋豆、中药足浴、穴位注射、穴位贴服等中医护理。一项、次不符合要求扣10分								
	2.4 a. 中医特色护理提供康复服务		20	定性					
	奖罚细则:不能体现专科中医特色护理、中医康复与健康指导服务,少一项扣5分								
	2.4 b. 中医护理常规操作技术项目		20	定性					
	奖罚细则:未开展中医护理常规操作、未开展中医护理技术项目,少一项、次扣10分								
	2.4 c 掌握本科优势病种护理临床路径		20	定性	一项不符合要求扣10分				
	2.4 d. 入院资料评估体现辨证施护		20	定性					
	奖罚细则:入院资料评估体现辨证施护,入院护理记录资料等评估体现辨证施护内容,符合医院、科室业务与技术和管理的标准规定要求,一病人未体现辨证施治扣5分								
	2.4 e. 特色护理查房、会诊、病例讨论		20	定性					
	奖罚细则:护理每日晨会后交接班、病房中医特色护理查房、中医特色会诊、中医护理病例讨论,体现中医特色护理,没有体现中医特色护理,一项、次扣10分								
	2.4 f. 开展本科室特色护理门诊		20	定性	不符合要求扣10分				
3 **教学科研** **10**	3. a. 协助主任带教与实习进修生管理		30	定性		30	24	18	
	3. b. 本人学术、论文、科研与成果		40	定性	一人次不合格扣10				
	3. c. 工作不推诿不拖延不制造矛盾		30	定性	一人次不合格扣10				
	扣罚细则:工作不推诿不拖延不制造矛盾,一项、次不符合要求扣2分								
4 **团队管理** **40分**	4.1 关心护士生活,随主任大查房		10	定性		10	8	6	
	4.2 a. 按照规定着装、注重沟通		10	定性	一次不规范扣5分				
	4.2 b. 护理学科建设与护理行政管理		20	定性		20	16	12	
5 社会责任 **10分**	5.1 a. 严禁利用职务之便牟取私利		10	定性					
	奖罚细则:严禁利用职务之便牟取私利,符合管理规定要求,违规一项、次扣10分								
6 **满意测评** **持续改进** **100分**	6.1 a. 住院病人的满意度		60	定性					
	扣罚细则:住院病人的满意度达到95%,符合要求达不到满意度标准,降低1%扣10分								
	6.2 本科员工的满意度		20	定性		20	16	12	
	6.3 针对问题缺陷有持续改进计划		20	定性					
	扣罚细则:针对每月护理管理工作、护理人员业务技术存在的问题、缺陷、投诉等符合管理要求,每月有持续改进计划、事实、流程、措施、效果,少一个环节扣5分								
科室		本表定性指标满分	**470分**	定性指标最后得分					

1.2 理疗针灸推拿科护士长卓越绩效考评定量标准(表三)

一级指标 (分值)	权重 %	二级指标		三级指标		绩效考评 扣分细则	得分
		考评内容	分值	考评内容	分值		
1 管理能力 执行能力 40分	4	1.1 执行能力	20	b."18项核心制度"与相关规定执行力符合要求	20	核心制度一项执行不好扣5分,其他执行不好扣5分	
		1.2 规划计划	20	a.护理规划,年、月、周工作计划与总结	20	规划,年、月、周计划与总结,少一项扣10分	
2 过程控制 工作数量 工作质量 工作效率 250分	25	2.1 工作流程	30	a.按照PDCA循环管理制度与流程符合要求	20	没有PDCA制度流程各扣5分。护士长手册推迟上报一天一次扣10分	
				b.上报护士长手册	10		
		2.2 工作数量	150	a.质量管理组织健全,履行职责,不符合扣分	20	不履行科室质量管理小组职责扣10分。"三查七对"、医嘱差错一次扣5分。一项、次不服从护理部抽调的检查考核工作扣10分。会议迟到或早退一次扣5分,缺席一次扣10分。上报数据推迟一天扣5分。科室账物不符扣10分	
				b."三查七对"医嘱执行	20		
				c.服从护理部抽调的检查考核工作符合要求	20		
				d.按时参加各种会议上报数据正确符合要求	20		
				e.办公物品请领、物资账物相符,不符合扣分	20		
				f.护理管理评价标准:病人身份识别、跌倒、坠床、约束管理、抢救车、仪器设备、人力资源、科室病区环境、行政、护理人员行为规范、手卫生院感消毒隔离废物处理等,不符合扣分	50	按本院管理文件,由护理部及相关部门检查、考核,包括身份识别、跌倒坠床、约束管理、抢救车仪器、病区环境、行为规范、手卫生院感消毒隔离废物处理等,一项、次不符合要求扣5分	
		2.3 工作质量	70	a.中医特色基础、专科、整体责任护理落实	30	一项、次中医护理不落实扣10分	
				c.掌握科室抢救仪器设备使用方法符合要求	40	不能够掌握科室抢救仪器设备使用方法扣10分	
5 社会责任 奖金管理 40分	4	5.1 优质服务	20	b.病区病房优质服务覆盖率≥85%,符合要求	20	病区病房优质服务覆盖率≥85%,降低1%扣5分。奖金福利不透明、不公开、不同工同酬扣20分	
		5.2 奖金管理	20	奖金福利透明公开,护士同工同酬符合要求	20		
7 科室 绩效结果 200分	20	7.1 病人结果	90	当月住院病人出院总数量与上年度同月比较	90	达到规定增长幅度,降低1%扣10分,增加1%奖5分	
		7.2 质量结果	30	医疗质量安全达到规定要求与上年度同月比较	30	达不到规定标准,降低1%扣10分,增加1%奖5分	
		7.3 科室 财务结果	80	科室当月医疗利润收入与上年度同月比较并且达到医院增长规定指标	80	达到去年指标水平并达到医院规定增长幅度得满分,降低1%扣10分,增加1%奖5分	
科室		本表定量指标满分			530分	定量指标合计得分	

2.理疗针灸推拿科副护士长正副主任护师卓越绩效考评标准(表一)

一级指标 (分值)	权重 %	二级指标		三级指标		得分	考核 方式
		考评内容	分值	绩效考评扣分细则	分值		
1 领导能力 执行能力 100 分	10	1.1 领导能力 执行能力	70	a. 领导与管理能力、同事之间团结	20		定性
				b. "18 项核心制度"与相关规定执行力	50		定量
		1.2 工作计划	30	a. 规定患者的逐日床头交接班	20		定量
				b. 本科室护理应急预案与执行效果	10		定性
2 过程控制 工作数量 工作质量 工作效率 400 分	40	2.1 工作流程	40	a. 按照 PDCA 循环管理制度与流程	30		定量
				b. 高级职称的表率作用	10		定量
		2.2 工作数量	130	a. 质量管理组织健全,履行职责	20		定量
				b. "三查七对"与医嘱执行与落实	30		定量
				c. 参加抢救危重病人指导下级工作	20		定量
				d. 按时参加各种会议上报数据正确	20		定量
				e. 协助护士长管理履行分管职责	20		定量
				f. 护理管理评价标准:患者身份识别、跌倒、抢救车、仪器、行政等	20		定量
		2.3 工作质量	130	a. 基础、专科、责任中医护理落实	30		定量
				b. 能够解决护理疑难问题的能力	20		定性
				c. 服从护士长领导与管理	20		定量
				d. 有质量关键环节管理标准与措施	10		定性
				e. 有危重患者安全护理制度和措施	20		定性
				f. 服从护理部抽调的检查考核工作	10		定性
				g. 中医药特色优势护理项目实施	20		定性
		2.4 中医 护理特色	100	a. 专科中医特色护理提供康复服务	20		定性
				b. 中医护理常规操作护理技术项目	20		定性
				c. 特别护理、一级护理患者数量	20		定性
				d. 入院资料评估体现辨证施护内容	20		定性
				e. 中医特色护理查房会诊病例讨论	20		定性
3 论文科研 80 分	8	带教培训 护理科研	80	a. 带教培训、参加会议、论文科研	30		定性
				b. 本人专科护理理论与技术水平	30		定性
				c. 设计科室护理科研计划并落实	20		定性
4 团队管理 60 分	6	4.1 团队管理	20	关心护士生活,主持护理查房	20		定性
		4.2 带教学生	40	a. 严禁利用职务之便牟取私利	20		定性
				b. 担任护理教学带教实习进修生	20		定性
5 社会责任 60 分	6	5.1 社会责任	40	a. 按照规定参加公益活动	20		定性
				b. 执行消毒隔离医疗废物处理规定	20		定量
		5.2 工作主动	20	工作不推诿不拖延不制造矛盾	20		定量
6 满意测评 100 分	10	6.1 满意度	60	住院患者的满意度	60		定性
		6.2 本科满意	20	本科员工对自己的满意度	20		定性
		6.3 持续改进	20	针对问题缺陷有持续改进计划	20		定性
7 科室 绩效结果 200 分	20	7.1 病人结果	90	a. 科室当月住院病人出院量	90		定量
		7.2 质量结果	30	a. 当月科室质量安全达到要求	30		定量
		7.3 财务结果	80	当月医疗利润上年度同月增加比较	80		定量
满分	**1000 分**	定性指标得分		定量指标得分		最后得分	

2.1 理疗针灸推拿科副护士长正副主任护师卓越绩效考评定性标准(表二)

被考评者姓名		岗位				部门			
一级指标	三级定性指标内容测评		本项满分	测评方式	卓越	优秀	良好	一般	得分
1 管理能力 30分	1.1 a.领导管理能力、同事之间团结		20	定性		20	16	12	
	1.2 b.本科室护理应急预案执行效果		10	定性					
	扣罚细则:本科室护理应急预案执行效果,符合医院、科室业务与技术和管理的标准规定和相关要求,没有本科室的护理应急预案扣10分,没有执行效评价扣10分								
2 过程控制 工作数量 工作质量 工作效率 180分	2.3 b.能够解决护理疑难问题的能力		20	定性		20	16	12	
	2.3 c.有质量关键环节管理标准措施		10	定性		不符合要求扣5分			
	2.3 e.有危重患者安全护理制度措施		20	定性		少一制度或措施扣5分			
	2.3 f.护理质量管理评价标准		10	定性					
	奖罚细则:护理质量管理评价标准,按照本医院、护理部相关检查、考核的文件,符合医院业务与技术规定要求,由护理部及相关部门检查考核扣罚,一项不符合扣5分								
	2.3 g.中医药特色优势护理项目实施		20	定性					
	扣罚细则:按规定实施中医药针灸推拿特色优势病种护理项目,中医理论为指导,应用药物和技术开展护理工作,注重中医特色护理,充分发挥中医药优势,继承创新和发展中医药特色护理技术,不断提高中医护理水平。开展推拿、针灸理疗、中药熏治、耳穴埋豆、中药足浴、穴位注射、穴位贴服等中医护理。一项、一次不符合要求扣10分								
	2.4 a.中医特色护理提供康复服务		20	定性		20	16	12	
	2.4 b.中医护理常规操作技术项目		20	定性		少一项扣5分			
	2.4 c.特别护理、一级护理患者数量		20	定性		同期比少一例扣5分			
	2.4 d.入院资料评估体现辨证施护		20	定性		未体现扣5分			
	2.4 e.特色护理查房、会诊、病例讨论		20	定性					
	奖罚细则:护理每日晨会后交接班、病房中医特色护理查房、中医特色会诊、中医护理病例讨论,符合要求体现中医特色护理,没有体现中医特色护理,一项、一次扣10分								
3 论文科研 80分	3.a.带教培训、参加会议、论文科研		30	定性					
	奖罚细则:带教培训、参加会议、论文科研,一项、一次不符合要求标准扣10分								
	3.b.本人专科护理理论与技术水平		30	定性		一人次不合格扣3分			
	3.c.处理问题考虑全面遵循伦理原则		20	定性		一项不符合要求扣10分			
4 团队管理 60分	4.1 关心护士生活,随主任大查房		20	定性		少一次扣5分			
	4.2 a.严禁利用职务之便牟取私利		20	定性		违规一次扣10分			
	4.2 b.担任护理教学带教实习进修生		20	定性					
	奖罚细则:符合管理规定要求,少一次教学扣5分,少一个带教学生或实习生扣3分								
5 社会责任 20分	5.1 a.按照规定参加公益活动		20	定性					
	奖罚细则:按照规定参加医院、科室组织的公益活动满分,少参加一次扣5分								
6 满意测评 持续改进 100分	6.1 a.住院病人的满意度		60	定性					
	扣罚细则:住院病人的满意度达到95%,达不到满意度标准,降低1%扣10分								
	6.2 本科员工对自己的满意度		20	定性		20	16	12	
	6.3 针对问题缺陷有持续改进计划		20	定性					
	扣罚细则:针对每月护理管理工作、护理人员业务技术存在的问题、缺陷、投诉等,符合规定要求,每月有持续改进计划、事实、流程、措施、效果,少一个环节扣5分								
科室		本表定性指标满分	470分	定性指标最后得分					

2.2 理疗针灸推拿科副护士长正副主任护师卓越绩效考评定量标准(表三)

一级指标（分值）	权重 %	二级指标 考评内容	分值	三级指标 考评内容	分值	绩效考评 扣分细则	得分
1 管理能力 执行能力 70分	7	1.1 执行能力	50	b."18项核心制度"与相关规定执行力符合要求	50	核心制度一项执行不好扣5分，其他执行不好扣5分	
		1.2 规划计划	20	a.规定患者的逐日床头交接班符合要求	20	危重新入单病种质量管理每日床头交班少一扣5分	
2 过程控制 工作数量 工作质量 工作效率 220分	22	2.1 工作流程	40	a.按照PDCA循环管理制度与流程符合要求	30	没有PDCA制度流程各扣5分。高级职称的表率作用不好扣10分	
				b.高级职称的表率作用	10		
		2.2 工作数量	130	a.质量组织履行职责	20	不履行科室质量管理小组职责扣10分。"三查七对"、医嘱差错一次扣5分。不积极参加抢救危重病人指导下级护士工作扣5分。会议迟到或早退一次扣5分缺席一次扣10分。上报数据推迟一天扣5分。不履行分管职责一次扣5分	
				b."三查七对"医嘱执行	30		
				c.参加抢救危重病人指导下级工作符合要求	20		
				d.按时参加各种会议上报数据正确符合要求	20		
				e.协助护士长管理，履行分管职责，不符合医院管理要求扣分	20		
				f.护理管理评价标准：患者身份识别、跌倒、坠床、约束管理、抢救车、仪器设备、人力资源、科室病区环境、行政、护理人员行为规范、手卫生院感消毒隔离废物处理等符合要求	20	按本院管理文件，由护理部及相关部门检查、考核，包括身份识别、跌倒坠床、约束管理、抢救车仪器、病区环境、行为规范、手卫生院感消毒隔离废物处理等，一项、次不符合要求扣5分	
		2.3 工作质量	50	a.中医特色基础、专科、整体责任护理落实	30	一项、次中医护理不落实扣10分	
				c.服从护士长领导与管理，不符合扣分	20	一次不服从护士长领导与管理扣5分	
5 社会责任 工作主动 40分	4	5.1 优质服务	20	b.执行消毒隔离医疗废物处理规定符合要求	20	执行消毒隔离医疗废物处理规定执行不好扣5分。工作推诿、拖延扣5分，制造矛盾一次扣20分	
		5.2 工作主动	20	工作不推诿不拖延不制造矛盾，不符合扣分	20		
7 科室 绩效结果 200分	20	7.1 病人结果	90	当月住院病人出院总数量与上年度同月比较	90	达到规定增长幅度，降低1%扣10分，增加1%奖5分	
		7.2 质量结果	30	医疗质量安全达到规定要求与上年度同月比较	30	达不到规定标准，降低1%扣10分，增加1%奖5分	
		7.3 科室 财务结果	80	科室当月医疗利润收入与上年度同月比较并且达到医院增长规定指标	80	达到去年指标水平并达到医院规定增长幅度得满分，降低1%扣10分，增加1%奖5分	
科室		本表定量指标满分			530分	定量指标合计得分	

3. 理疗针灸推拿科主管护师卓越绩效考评标准（表一）

一级指标 （分值）	权重 %	二级指标		三级指标		得分	考核 方式
		考评内容	分值	绩效考评扣分细则	分值		
1 管理能力 执行能力 100分	10	1.1 管理能力 执行能力	70	a. 管理能力、同事之间团结	20		定性
				b. 18项核心制度与相关规定执行力	50		定量
		1.2 工作计划	30	a. 规定患者的逐日床头交接班	20		定量
				b. 本科室护理应急预案与执行效果	10		定性
2 过程控制 工作数量 工作质量 工作效率 490分	49	2.1 工作流程	40	a. 按照PDCA循环管理与流程工作	20		定量
				b. 严禁背后议论领导长短	20		定量
		2.2 工作数量	180	a. 承担科室质量管理组织的职责	20		定量
				b. "三查七对"与医嘱执行与落实	30		定量
				c. 工作不推诿不拖延不制造矛盾	20		定量
				d. 掌握常规抢救仪器使用方法	30		定量
				e. 对病人一视同仁解决实际问题	40		定量
				f. 护理管理评价标准：患者身份识别、跌倒、抢救车、仪器、行政等	40		定量
		2.3 工作质量	160	a. 基础、专科、责任中医护理落实	30		定量
				b. 以病人、顾客为中心思想好	20		定性
				c. 危重病人护理符合要求	40		定量
				d. 护理日常质量管理落实并记录	20		定性
				e. 有危重患者安全护理制度和措施	20		定性
				f. 护理质量管理评价标准：安全医药、分级护理、中医院护理文件等	30		定性
		2.4 中医 护理特色	110	a. 专科中医特色护理提供康复服务	20		定性
				b. 中医药特色优势护理项目实施	30		定性
				c. 特别护理、一级护理患者数量	20		定性
				d. 入院资料评估体现辨证施护内容	20		定性
				e. 服从科室主任领导上级职称管理	20		定性
3 论文科研 80分	8	带教培训 护理科研	80	a. 带教培训、参加会议、论文科研	30		定性
				b. 本人专科护理理论与技术水平	30		定性
				c. 处理问题考虑全面遵循伦理原则	20		定性
4 团队管理 70分	7	4.1 培训科研	30	参加科室护理培训与科研	30		定性
		4.2 带教学生	40	a. 按照规定着装、注重科内外沟通	20		定性
				b. 按规定带教护理实习与进修生	20		定性
5 社会责任 60分	6	5.1 社会责任	40	a. 消毒隔离废物处理符合要求	10		定性
				b. 严禁传播对医院不利消息	30		定量
		5.2 工作协调	20	能与医师协作独立抢救病人	20		定量
6 满意测评 100分	10	6.1 满意度	60	住院患者的满意度	60		定性
		6.2 本科满意	20	本科员工的满意度	20		定性
		6.3 持续改进	20	针对问题缺陷有持续改进计划	20		定性
7 科室 绩效结果 100分	10	7.1 病人结果	200	a. 科室当月住院病人出院量	100		定量
		7.2 质量结果		a. 当月科室质量安全达到要求			定量
		7.3 财务结果		当月医疗利润上年度同月增加比较			定量
满分	1000分	定性指标得分		定量指标得分		最后得分	

3.1 理疗针灸推拿科主管护师卓越绩效考评定性标准(表二)

被考评者姓名		岗位				部门			
一级指标	三级定性指标内容测评		本项满分	测评方式	卓越	优秀	良好	一般	得分
1 **管理能力** **30分**	1.1 a.领导管理能力、同事之间团结		20	定性		20	16	12	
	1.2 b.本科室护理应急预案执行效果		10	定性					
	扣罚细则:没有护理应急预案扣10分,没有执行效评价扣10分								
2 **过程控制** **工作数量** **工作质量** **工作效率** **200分**	2.3 b.以病人、顾客为中心思想好		20	定性		20	16	12	
	2.3 d.护理日常质量管理落实并记录		20	定性		一次不记录扣5分			
	2.3 e.有危重患者安全护理制度措施		20	定性		少一制度或措施扣5分			
	2.3 f.护理质量管理评价标准		30	定性					
	奖罚细则:护理质量管理评价标准,按照本医院、护理部相关检查、考核的文件,符合医院业务与技术规定要求,由护理部及相关部门检查考核扣罚,一项不符合扣5分								
	2.4 a.中医特色护理提供康复服务		20	定性					
	奖罚细则:中医特色护理提供康复服务,不能体现专科中医特色护理、中医康复与健康指导服务,符合医院、科室业务与技术和管理的标准规定要求,少一项扣5分								
	2.4 b.中医药特色优势护理项目实施		30	定性					
	扣罚细则:按规定实施中医药针灸推拿特色优势病种护理项目,中医理论为指导,应用药物和技术开展护理工作,注重中医特色护理,充分发挥中医药优势,继承创新和发展中医药特色护理技术,不断提高中医护理水平。开展推拿、针灸理疗、中药熏治、耳穴埋豆、中药足浴、穴位注射、穴位贴服等中医护理。一项、次不符合要求扣10分								
	2.4 c.特别护理、一级护理患者数量		20	定性		与同期比降低扣10分			
	2.4 d.入院资料评估体现辨证施护		20	定性		不能够体现扣10分			
	2.4 e.服从科主任领导上级职称管理		20	定性					
	奖罚细则:服从科室主任领导与上级职称人员管理,一项、次不服从10分								
3 **论文科研** **80分**	3.a.带教培训、参加会议、论文科研		30	定性					
	奖罚细则:带教培训、参加会议、论文科研,一项、次不符合要求标准扣10分								
	3.b.本人专科护理理论与技术水平		30	定性		一人次不合格扣3分			
	3.c.处理问题考虑全面遵循伦理原则		20	定性		一项不符合要求扣10分			
4 **团队管理** **70分**	4.1 参加科室护理培训与科研		30	定性					
	奖罚细则:参加科室护理培训与科研,少一次培训扣5分,不参与护理科研扣10分								
	4.2 a.按照规定着装、注重沟通		20	定性		一次不规范扣5分			
	4.2 b.带教护理实习与进修生		20	定性					
	奖罚细则:与上年度同月比,少一次教学扣5分,少一个带教学生或实习生扣3分								
5 社会责任 **10分**	5.1 a.消毒隔离废物处理符合要求		10	定性					
	奖罚细则:消毒隔离废物处理符合要求,一项、次不符合要求扣5分								
6 **满意测评** **持续改进** **100分**	6.1 a.住院病人的满意度		60	定性					
	扣罚细则:住院病人的满意度达到95%,达不到满意度标准,降低1%扣10分								
	6.2 本科员工的满意度		20	定性		20	16	12	
	6.3 针对问题缺陷有持续改进计划		20	定性					
	扣罚细则:针对每月护理管理工作、护理人员业务技术存在的问题、缺陷、投诉等符合规定要求,每月有持续改进计划、事实、流程、措施、效果,少一个环节扣5分								
科室			本表定性指标满分	490分	定性指标最后得分				

3.2 理疗针灸推拿科主管护师卓越绩效考评定量标准(表三)

一级指标 (分值)	权重 %	二级指标		三级指标		绩效考评	得分
		考评内容	分值	考评内容	分值	扣分细则	
1 **管理能力** **执行能力** **70分**	7	1.1 执行能力	50	b. "18项核心制度"与相关规定执行力	50	核心制度一项执行不好扣5分,其他执行不好扣5分	
		1.2 交接班次	20	a.规定患者的逐日床头交接班符合要求	20	危重新入单病种管理每日床头交班,少一次扣5分	
2 **过程控制** **工作数量** **工作质量** **工作效率** **290分**	29	2.1 工作流程	40	a.按照PDCA循环管理制度与流程工作	20	没有PDCA循环管理制度与流程各扣5分。严禁背后议论领导长短,背后议论领导长短一项、次扣5分	
				b.严禁背后议论领导长短,不符合扣分	20		
		2.2 工作数量	180	a.承担科室质量管理组织的职责符合要求	20	不履行科室质量管理小组职责扣10分。"三查七对"、医嘱差错一次扣5分。工作推诿、拖延、制造矛盾一项、次扣10分。会议迟到或早退一次扣5分缺席一次扣10分。不能掌握仪器使用方法扣5分。不一视同仁一次扣5分	
				b."三查七对"医嘱执行	30		
				c.工作不推诿不拖延不制造矛盾符合要求	30		
				d.掌握常规抢救仪器使用方法符合要求	30		
				e.对病人一视同仁解决实际问题符合要求	30		
				f.患者身份识别、跌倒、坠床、约束管理、抢救车、仪器设备、人力资源、科室病区环境、行政、护理人员行为规范、手卫生院感消毒隔离废物处理等	40	由护理部及相关部门检查、考核,包括身份识别、跌倒坠床、约束管理、抢救车仪器、病区环境、行为规范、手卫生、院感、消毒隔离、废物处理等,一项、次不符合要求扣5分	
		2.3 工作质量	70	a.中医特色基础、专科、整体责任护理落实	30	一项、次中医护理不落实扣10分	
				c.危重病人护理符合要求,不符合扣分	40	危重病人护理符合要求,不符合要求扣10分	
5 **社会责任** **抢救病人** **50分**	5	5.1 珍惜荣誉	30	b.严禁传播对医院不利消息,不符合扣分	30	严禁传播医院不利消息,传播对医院不利消息扣10分。不能与医师工作协作、抢救病人,一次扣10分	
		5.2 抢救病人	20	与医师协作抢救病人,不符合医院管理扣分	20		
7 **科室** **绩效结果** **100分**	10	7.1 病人结果	40	住院病人出院总数量与上年度同月比较	40	达到规定增长幅度,降低1%扣10分,增加1%奖5分	
		7.2 质量结果	20	质量安全达到规定要求与上年度同月比较	20	达不到规定标准,降低1%扣10分,增加1%奖5分	
		7.3 科室 财务结果	40	医疗利润收入与上年度同月比较并且达到医院增长规定指标	40	达到去年指标水平并达到医院规定增长幅度得满分,降低1%扣10分,增加1%奖5分	
科室				**本表定量指标满分**	**510分**	**定量指标合计得分**	

4.理疗针灸推拿科护师与护士卓越绩效考评标准(表一)

一级指标 (分值)	权重 %	二级指标		三级指标		得分	考核 方式
		考评内容	分值	绩效考评扣分细则	分值		
1 管理能力 执行能力 100分	10	1.1管理能力 执行能力	70	a.当班工作管理能力同事之间团结	20		定性
				b.18项核心制度与相关规定执行力	50		定量
		1.2 工作计划	30	a.规定患者的逐日床头交接班	20		定量
				b.本科室护理应急预案与执行效果	10		定性
2 过程控制 工作数量 工作质量 工作效率 490分	49	2.1 工作流程	40	a.协助护士长病房管理	20		定量
				b.严禁传播对医院、科室不利消息	20		定量
		2.2 工作数量	180	a.质量管理组织健全,履行职责	20		定量
				b.“三查七对”与医嘱执行与落实	30		定量
				c.按照正确时间实施治疗与护理	20		定量
				d.掌握常规抢救仪器使用方法	30		定量
				e.对病人一视同仁解决实际问题	40		定量
				f.护理管理评价标准:患者身份识别、跌倒、抢救车、仪器、行政等	40		定量
		2.3 工作质量	160	a.基础、专科、责任中医护理落实	30		定量
				b.能为科室发展提出建设性意见	30		定性
				c.落实护理管理目标和质量控制	40		定量
				d.护理日常质量管理落实并记录	20		定性
				e.服从科室主任领导上级职称管理	20		定性
				f.护理质量管理评价标准:安全医药、分级护理、中医院护理文件等	20		定性
		2.4 中医 护理特色	110	a.专科中医特色护理提供康复服务	20		定性
				b.中医药特色优势护理项目实施	30		定性
				c.特别护理、一级护理患者数量	20		定性
				d.入院资料评估体现辨证施护内容	20		定性
				e.工作不推诿不拖延不制造矛盾	20		定性
3 论文科研 80分	8	论文科研 护理科研	80	a.带教培训、参加会议、论文科研	30		定性
				b.本人专科护理理论与技术水平	30		定性
				c.处理问题考虑全面遵循伦理原则	20		定性
4 团队管理 70分	7	4.1培训科研	30	参加科室护理培训与科研	30		定性
		4.2 工作合作	40	a.按照规定着装、注重科内外沟通	20		定性
				b.关心同事、自觉合作、乐于助人	20		定性
5 社会责任 60分	6	5.1 社会责任	40	a.职责工作外,愿意承担额外工作	10		定性
				b.严禁背后议论领导长短	30		定量
		5.2工作协调	20	能与医师协作独立抢救病人	20		定量
6 满意测评 100分	10	6.1满意度	60	住院患者的满意度	60		定性
		6.2本科满意	20	本科员工对本人的满意度	20		定性
		6.3持续改进	20	针对问题缺陷有持续改进计划	20		定性
7科室 绩效结果 100分	10	7.1病人结果	40	a.科室当月住院病人出院量	40		定量
		7.2质量结果	20	a.当月科室质量安全达到要求	20		定量
		7.3财务结果	40	当月医疗利润上年度同月增加比较	40		定量
满分	1000分	定性指标得分		定量指标得分		最后得分	

4.1 理疗针灸推拿科护师与护士卓越绩效考评定性标准(表二)

被考评者姓名		岗位				部门			
一级指标	三级定性指标内容测评		本项满分	测评方式	卓越	优秀	良好	一般	得分
1 **管理能力** **30分**	1.1 a.领导管理能力、领导之间团结		20	定性		20	16	12	
	1.2 b.本科护理应急预案与执行效果		10	定性					
	扣罚细则:没有本科室护理应急预案扣10分,没有执行效评价扣10分								
2 **过程控制** **工作数量** **工作质量** **工作效率** **200分**	2.3 b.能为科室发展提出建设性意见		30	定性		30	24	18	
	2.3 d.护理日常质量管理落实并记录		20	定性	一次不记录扣5分				
	2.3 e.服从科主任领导上级职称管理		20	定性	一项、次不服从扣5分				
	2.3 f.护理质量管理评价标准		20	定性					
	奖罚细则:护理质量管理评价标准,按照本医院、护理部相关检查、考核的文件,符合医院业务与技术规定要求,由护理部及相关部门检查考核扣罚,一项不符合扣5分								
	2.4 a.中医特色护理提供康复服务		20	定性					
	奖罚细则:不能体现专科中医特色护理、中医康复与健康指导服务,少一项扣5分								
	2.4 b.中医药特色优势护理项目实施		30	定性					
	扣罚细则:按规定实施中医药针灸推拿特色优势病种护理项目,中医理论为指导,应用药物和技术开展护理工作,注重中医特色护理,充分发挥中医药优势,继承创新和发展中医药特色护理技术,不断提高中医护理水平。开展推拿、针灸理疗、中药熏治、耳穴埋豆、中药足浴、穴位注射、穴位贴服等中医护理。一项、次不符合要求扣10分								
	2.4 c.特别护理、一级护理患者数量		20	定性	同期比降低1%扣10分				
	2.4 d.入院资料评估体现辨证施护		20	定性					
	奖罚细则:入院资料评估体现辨证施护,入院护理记录资料等评估体现辨证施护内容,符合医院、科室业务与技术和管理的标准规定要求,一病人未体现扣5分								
	2.4 e.工作不推诿不拖延不制造矛盾		20	定性	违规一项、次扣10分				
3 **论文科研** **80分**	3.a.带教培训、参加会议、论文科研		30	定性					
	奖罚细则:带教培训、参加会议、论文科研,一项、次不符合要求标准扣10分								
	3.b.本人专科护理理论与技术水平		30	定性	一人次不合格扣10分				
	3.c.处理问题考虑全面遵循伦理原则		20	定性	一项不符合要求扣10分				
4 **团队管理** **70分**	4.1参加科室护理培训与科研		30	定性					
	奖罚细则:参加科室护理培训与科研,少一次培训扣5分,不参与护理科研扣10分								
	4.2 a.按照规定着装、注重沟通		20	定性	一次不规范扣5分				
	4.2 b.关心同事、自觉合作、乐于助人		20	定性					
	奖罚细则:同事之间有矛盾扣5分,工作合作不好扣10分,与同事争一次扣20分								
5 社会责任 **10分**	5.1 a.职责工作外愿意承担额外工作		10	定性					
	奖罚细则:工作职责工作外,愿意承担额外工作,不愿意承担额外工作扣5分								
6 **满意测评** **持续改进** **100分**	6.1 a.住院病人的满意度		60	定性					
	扣罚细则:住院病人的满意度达到95%,达不到满意度标准,降低1%扣10分								
	6.2本科员工对本人的满意度		20	定性		20	16	12	
	6.3针对问题缺陷有持续改进计划		20	定性					
	扣罚细则:针对每月护理管理工作、护理人员业务技术存在的问题、缺陷、投诉等,符合规定要求,每月有持续改进计划、事实、流程、措施、效果,少一个环节扣5分								
科室		本表定性指标满分	490分		定性指标最后得分				

4.2 理疗针灸推拿科护师与护士卓越绩效考评定量标准(表三)

一级指标（分值）	权重 %	二级指标 考评内容	分值	三级指标 考评内容	分值	绩效考评 扣分细则	得分
1 管理能力 执行能力 70分	7	1.1 执行能力	50	b."18项核心制度"与相关规定执行力符合要求	50	核心制度一项执行不好扣5分，其他执行不好扣5分	
		1.2 规划计划	20	a.规定患者的逐日床头交接班，不符合扣分	20	危重新入单病种管理每日床头交接班，少一次扣5分	
2 过程控制 工作数量 工作质量 工作效率 290分	29	2.1 工作流程	40	a.协助护士长病房管理	20	不能协助护士长病房管理扣10分。传播对医院、科室不利消息一项、次扣10分	
				b.严禁传播对医院、科室不利消息符合要求	20		
		2.2 工作数量	180	a.质量组织履行职责	20	不履行科室质量管理小组职责扣10分。"三查七对"、医嘱差错一次扣5分。按照正确时间实施治疗护理，推迟1小时一次扣5分。会议迟到早退一次扣5分缺席一次扣10分。不能掌握仪器使用方法扣5分。不一视同仁一次扣5分	
				b."三查七对"医嘱执行	30		
				c.按照正确时间实施治疗与护理，不符合扣分	30		
				d.掌握常规抢救仪器使用方法，不符合扣分	30		
				e.对病人一视同仁解决实际问题，一项、次不符合医院管理要求扣分	30		
				f.护理管理评价标准：患者身份识别、跌倒、坠床、约束管理、抢救车、仪器设备、人力资源、科室病区环境、行政、护理人员行为规范、手卫生院感消毒隔离废物处理等符合要求	40	按本院管理文件，由护理部及相关部门检查、考核，包括，身份识别、跌倒坠床、约束管理、抢救车仪器、病区环境、行为规范、手卫生院感消毒隔离废物处理等，一项、次不符合要求扣5分	
		2.3 工作质量	70	a.中医特色基础、专科、整体责任护理落实	30	一项、次中医护理不落实扣10分	
				c.落实护理管理目标和质量控制，不符合扣分	40	一项、次不落实护理管理目标和质量控制扣10分	
5 社会责任 工作协调 50分	5	5.1 优质服务	30	b.严禁背后议论领导长短，不符合扣分	30	严禁背后议论领导长短，违规一项、次扣10分。不能与医师协作、独立抢救病人，一次扣10分	
		5.2 工作协调	20	能与医师协作独立抢救病人，不符合扣分	20		
7 科室 绩效结果 100分	10	7.1 病人结果	40	住院病人出院总数量与上年度同月比较	40	达到规定增长幅度，降低1%扣10分，增加1%奖5分	
		7.2 质量结果	20	质量安全达到规定要求与上年度同月比较	20	达不到规定标准，降低1%扣10分，增加1%奖5分	
		7.3 科室财务结果	40	医疗利润收入与上年度同月比较并且达到医院增长规定指标	40	达到去年指标水平并达到医院规定增长幅度得满分，降低1%扣10分，增加1%奖5分	
科室		本表定量指标满分			510分	定量指标合计得分	

5. 理疗针灸推拿科技师与技士卓越绩效考评标准（表一）

一级指标（分值）	权重%	二级指标 考评内容	分值	三级指标 绩效考评扣分细则	分值	得分	考核方式
1 管理能力 执行能力 80分	8	1.1 管理能力 规划执行	40	a. 按照、管理、检查病人的能力	30		定性
				b. 执行专科发展规划、年度工作计划	10		定量
		1.2 岗位责任 值班制度	40	a. 岗位工作主动性积极性和责任心	30		定性
				b. 参加值班、交接班制度落实	10		定量
2 过程控制 工作数量 工作质量 工作效率 490分	49	2.1 职责履行	50	a. 遵守劳动纪律、职责履行	20		定性
				b. 18项核心制度落实与执行流程	30		定量
		2.2 工作数量	180	a. 本人治疗、检查患者总数量	50		定量
				b. 首诊负责的工作完成符合要求	20		定量
				c. 在主任领导上级职称指导下工作	10		定量
				d. 配合高级技师较复杂技术操作	50		定量
				e. 负责仪器工具材料保管与请领	20		定量
				f. 技师治疗检查登记单符合要求	30		定量
		2.3 工作质量	150	a. 负责仪器并参加较复杂技术操作	60		定性
				b. 熟悉仪器原理性能使用方法	30		定性
				c. 机器、设备维修符合质量要求	20		定性
				d. 科室质量管理小组职责履行执行	20		定性
				e. 担任教学，指导和培养技士	20		定性
		2.4 工作效率	110	a. 掌握监测仪器计量的准确性	20		定性
				b. 参加仪器调试鉴定操作维修时限	20		定性
				c. 负责机器的安装修配维护质量	20		定性
				d. 病人无投诉、无医疗缺陷事故	20		定量
				e. 服从科室主任上级职称人员管理	30		定量
3 教学带教 论文科研 80分	8	3.1 教学带教	40	a. 承担多学科疑难治疗检查工作	20		定量
				b. 钻研业务、虚心好学、创新意识	20		定量
		3.2 论文科研	40	c. 发表论文与学术活动符合要求	20		定量
				d. "三基"考核、心肺复苏考试合格	20		定量
4 职业道德 50分	5	4.1 职业道德	40	a. 严禁出具假诊断证明并盖章	20		定性
				b. 严禁传播对医院不利消息	20		定量
		4.2 社会责任	10	严禁背后议论领导长短	10		定性
5 团队精神 50分	5	5.1 团队管理	30	a. 廉洁工作、办事公道、收费透明	10		定性
				b. 消毒、隔离、废物处理符合要求	20		定性
		5.2 病人服务	20	协助上级医师技师管理病人工作	20		定量
6 满意测评 持续改进 100分	10	6.1 满意度	50	出院患者满意度	50		定性
		6.2 满意度	20	本科员工对科室与科领导满意度	20		定性
		6.3 满意度	10	院领导、相关科室领导的满意度	10		定性
		6.4 持续改进	20	针对问题缺陷持续改进实施方案	20		定性
7 绩效结果 150分	15	7.1 病人结果	50	针对问题缺陷持续改进实施方案	50		定量
		7.2 安全结果	20	科室当月无医疗缺陷纠纷与事故	20		定量
		7.3 财务结果	80	科室与上年度同月利润收入比较	80		定量
被考评者		本表标准分数		1000分	考核后最后定性和定量得分		

5.1 理疗针灸推拿科技师与技士卓越绩效考评定性标准(表二)

科室		科室主任			考核时间			年　月　日	
一级指标	三级定性指标内容测评		本项满分	测评方式	卓越	优秀	良好	一般	得分
1 管理能力 60分	1.1 a. 投照、管理、检查病人的能力		30	定性		30	24	18	
	1.2 a. 工作主动性、积极性和责任心		30	定性		30	24	18	
2 过程控制 工作数量 工作质量 工作效率 230分	2.1 a. 遵守劳动纪律、职责履行		20	定性					
	扣罚细则:上班不迟到早退脱岗旷工,迟到或早退一次扣5分,脱岗一次扣10分,旷工一次扣20分。上班接收快递包裹一次扣5分;进入病房查房、诊疗、操作不关手机一次扣5分;上班上网玩手机微信、打游戏、延迟查房或病人服务一次扣10分								
	2.3 a. 负责仪器参加较复杂技术操作		60	定性					
	扣罚细则:负责仪器并参加较复杂技术流程,参加较复杂的技术操作,并帮助和指导技士、技术工作,符合医院、科室业务技术和管理要求,一项、次不符合要求扣10分								
	2.3 b. 熟悉仪器原理性能使用方法		30	定性					
	扣罚细则:熟悉各种仪器的原理、性能和使用方法,协助科主任制订技术操作规程和质量控制措施,符合医院管理规定的要求,一项、次不符合要求、不熟悉扣10分								
	2.3 c. 机器、设备维修符合质量要求		20	定性					
	扣罚细则:机器、设备维修符合质量要求,一项、次、一处不符合要求扣5分								
	2.3 d. 科室质量管理小组职责履行执行		20	定性					
	扣罚细则:科室质量管理小组职责履行与执行,没有履行兼职职责与执行扣10分								
	2.3 e. 担任教学,指导和培养技士		20	定性					
	扣罚细则:担任教学,指导和培养技师、技士解决疑难技术问题,担任进修、实习人员的培训并负责其技术技能考核,符合管理规定的要求,一项、次不符合要求扣10分								
	2.4 a. 掌握监测仪器计量的准确性		20	定性					
	扣罚细则:掌握监测仪器计量的准确性。掌握国家停用理疗科仪器的标准及有关国家对法定计量仪器的规定。制订并实施理疗科仪器的中修和大修工程。参与理疗科规定仪器的年度安全检查和审核工作。符合管理规定的要求,一项、次不符合要求扣5分								
	2.4 b. 仪器调试鉴定操作维修时限		20	定性					
	扣罚细则:参加仪器调试鉴定操作维修时限,一项、次时限超过要求扣10分								
	2.4 c. 负责机器的安装修配维护质量		20	定性					
	扣罚细则:负责本科机器的安装、修配、检查、保养和管理机器的安装修配维护质量,督促本科人员遵守技术操作规程和安全规则,一项、次质量不符合要求扣10分								
4 职业道德 30分	4.1 a. 严禁出具假诊断证明并盖章		20	定性					
	扣罚细则:严禁出具假诊断证明、假证据并盖章,违规一项、次扣10分								
	4.2 严禁背后议论领导长短		10	定性		违规一次扣10分				
5 团队管理 30分	5.1 a. 廉洁工作、办事公道、收费透明		10	定性		一次不符合扣10分				
	5.1 b. 消毒、隔离、废物处理符合要求		20	定性		20	16	12	
6 满意测评 持续改进 100分	6.1 出院患者的满意度		50	定性		50	40	30	
	6.2 本科员工对科领导和科室满意度		20	定性		20	16	12	
	6.3 院领导、相关科室领导的满意度		10	定性		10	8	6	
	6.4 针对问题缺陷持续改进实施方案		20	定性					
	扣罚细则:每月有持续改进计划、事实、流程、措施、效果,少一个环节扣5分								
考核者		**本表定性指标满分**	**450分**		**定性指标最后得分**				

5.2 理疗针灸推拿科技师与技士卓越绩效考评定量标准(表三)

一级指标 (分值)	权重 %	二级指标		三级指标		绩效考评 扣分细则	得分
		考评内容	分值	考评内容	分值		
1 发展规划 **20分**	2	1.1 规划计划	10	b.执行专科发展规划年度工作计划	10	三年或五年规划年度计划执行好,执行不好扣5分	
		1.2 值班	10	b.参加值班、交接班	10	一项不符合要求扣5分	
2 过程控制 工作数量 工作质量 工作效率 **260分**	26	2.1 核心制度	30	b."18项核心制度"落实与执行流程	30	核心制度执行与落实,一项制度不落实一次扣5分	
		2.2 工作数量	180	a.本人治疗、检查患者总数量,不符合扣分	50	本人和本组出院患者总数量,首诊负责的工作完成符合要求,一项降低1%扣5分。在主任领导上级职称指导下工作不服从领导扣10分	
				b.首诊负责的工作完成符合规定的要求	20		
				c.在主任领导上级职称指导下工作	10		
				d.配合高级技师较复杂技术操作,一项、次不符合医院要求扣分复	50	一项、次不配合高级技师较复杂技术操作,不符合要求扣10分	
				e.负责仪器工具材料保管与请领	20	负责仪器工具材料保管与请领,不符要求扣5分	
				f.技师治疗检查登记单符合要求	30	技师治疗检查登记单符合要求,一次不符合扣5分	
		2.4 工作效率	50	d.病人无投诉、无医疗缺陷事故,不符合扣分	20	病人投诉一项、次并查实事实扣10分	
				e.服从科室主任上级职称人员管理	30	一项、次服从科室主任上级职称人员管理扣10分	
3 教学带教 论文科研 **80分**	80	3.1 教学带教	40	a.承担多学科疑难病例治疗检查工作	20	承担多学科疑难治疗检查工作,不符合要求扣5分	
				b.钻研业务、虚心好学、创新意识符合要求	20	钻研业务、虚心好学、创新意识,不符合扣10分	
		3.2 论文科研	40	c.发表论文学术活动	20	一项不符合要求扣10分	
				d."三基"及心肺复苏考试	20	一项考试不及格扣10分	
4职业道德 **20分**	2	4.1 职业道德	20	b.严禁传播对医院不利消息,不符合扣分	20	严禁传播对医院不利消息,违规一次扣10分	
5社会责任 **20分**	2	5.2 病人服务	20	协助上级医师技师管理病人工作符合要求	20	没有协助上级医师技师管理病人工作,一次扣10分	
7 科室 绩效结果 **150分**	15	7.1 病人结果	50	住院病人出院总数量与上年度同月比较	50	达到规定增长幅度,降低1%扣10分,增加1%奖5分	
		7.2 安全结果	20	科室当月无医疗缺陷纠纷与事故	20	与上年度比较,降低1%扣10分,增加1%奖5分	
		7.2 质量结果	80	质量安全达到规定要求与上年度同月比较	80	达不到规定标准,降低1%扣10分,增加1%奖5分	
科室		本表定量指标满分			550分	定量指标合计得分	

七、高压氧科护理人员卓越绩效考评标准

1.高压氧科护师/护士卓越绩效考评标准(表一)

一级指标（分值）	权重 %	二级指标		三级指标		得分	考核方式
		考评内容	分值	绩效考评扣分细则	分值		
1 管理能力 执行能力 60分	6	1.1 管理能力 执行能力	30	a.管理能力、同事之间团结	10		定性
				b.遵守劳动纪律,完成岗位工作	20		定性
		1.2 工作计划 持续学习	30	a.执行科室五年规划、年度工作计划	10		定量
				b.持续学习、钻研业务、敬业奉献	20		定量
2 过程控制 工作数量 工作质量 工作效率 420分	42	2.1 职责流程	60	a.完整的岗位职责与工作流程	10		定量
				b.工作主动、积极性、责任心	10		定量
				c.规章制度与核心制度执行力	40		定性
		2.2 工作数量	140	a.科室人员实施绩效考核与管理	30		定量
				b.热情接待病人、做好解释工作	30		定性
				c.新业务、技术发展计划并落实	20		定量
				d.质量管理组织健全与职责履行	20		定量
				e.病人治疗结束有相关观察记录	20		定性
				f.严禁利用职务之便牟取私利	20		定量
		2.3 工作质量	120	a.科室成本管理,支出占毛收入比	20		定性
				b.关键质量环节管理标准符合要求	20		定性
				c.检查结果实事求是,不弄虚作假	20		定量
				d.对患者进行高压氧治疗宣传教育	20		定量
				e.仪器检查运行100%正常	40		定性
		2.4 工作效率	100	a.检查前认真了解患者病史	20		定性
				b.仪器设备安全使用率与逐日登记	20		定性
				c.做好相关物品消毒灭菌	20		定量
				d.每月进行质控检查并总结	20		定性
				e.病人做高压氧治疗前的准备工作	20		定性
3 论文科研 30分	3	职业素质 业务技术	30	a.学术、论文、科研、继续教育	10		定性
				b.按规定时间上报相关数据并准确	10		定性
				c.专科理论与知识技术水平	10		定性
4 职业道德 70分	7	4.1 团队精神	40	a.严禁背后议论领导长短	20		定量
				b.高压氧室空气消毒检测登记	20		定性
		4.2 应急预案	30	执行科室应急预案制度与流程	30		定性
5 团队管理 40分	4	5.1 社会责任 宣教活动	30	a.感染管理、消毒隔离、废物处理	20		定性
				b.做好健康安全宣教做好随访工作	10		定性
		5.2 荣誉管理	10	严禁传播对医院不利消息	10		定性
6 满意测评 80分	8	6.1 满意度	30	检查病人的满意度	30		定性
		6.2 满意度	40	临床科室的满意度	40		定性
		6.3 持续改进	10	科室工作持续改进计划与实施	10		定性
7 科室 绩效结果 300分	30	7.1 病人数量	150	a.科室当月检查病人总数量	130		定量
				b.科室当月检查急诊病人总数量	20		定量
		7.2 检查结果	100	当月检查病人诊疗结果准确率	100		定量
		7.3 财务结果	50	与去年同月比并达到增长幅度	50		定量
被考评者		标准分数		**1000分**	考评后定性和定量指标最后得分		

1.1 高压氧科护师/护士卓越绩效考评定性标准(表二)

被考评者姓名		岗位	主任		部门		胃镜	
一级指标	三级定性指标内容测评		本项满分	测评方式	卓越	优秀	良好	一般	得分

一级指标	三级定性指标内容测评	本项满分	测评方式	卓越	优秀	良好	一般	得分
1 **管理能力** **执行能力** **30分**	1.1 a. 管理能力、同事之间团结	10	定性		10	8	6	
	1.1 b. 遵守劳动纪律,完成岗位工作	20	定性					
	扣罚细则:符合医院科室管理要求,上班迟到或早退一次扣5分,旷工半天扣10分;规定会议迟到或早退一次扣5分,缺席会议半天扣10分;上班接收快递包裹发现一次扣5分;上班干私活吃零食一次扣5分;进入工作场所如接待病人、高压氧治疗时、科室主任检查病人、抢救病人、早会等不关手机发现一次扣5分;上班上网玩手机微信、打游戏等发现一次扣10分。上班聚堆相互聊天侃大山发现一次每人扣5分							
2 **过程控制** **工作数量** **工作质量** **工作效率** **240分**	2.1. 规章制度与核心制度执行力	40	定性					
	考核细则:符合医院科室业务与技术和管理规定和要求,一项制度执行不好扣5分							
	2.2 a. 热情接待病人、做好解释工作	20	定性					
	考核细则:认真向做高压氧的病人介绍治疗知识,解除思想顾虑,以及检查后注意事项,使病人愉快地接受治疗,符合管理规定的要求,一次对病人解释不好扣10分							
	2.2 b. 病人治疗结束有相关观察记录	20	定性					
	考核细则:病人高压氧治疗结束有相关观察记录,一人次病人没有记录扣5分							
	2.3 a. 科室成本管理支出占毛收入比	20	定性					
	考核细则:与去年同月比较并达到医院规定下降幅度符合管理要求,增加1%扣5分							
	2.3 b. 关键质量环节管理标准	20	定性					
	考核细则:没关键质量管理环节管理标准扣10分,没有管理措施扣10分							
	2.3 c. 仪器检查运行100%正常	40	定性		降低1%扣10分			
	2.4 a. 检查前了解患者病史如重病人	20	定性		没备抢救药品扣10分			
	2.4 b. 仪器设备安全使用率逐日登记	20	定性		少一日记录扣5分			
	2.4 c. 每月进行质控检查并总结	20	定性		没有文字总结扣10分			
	2.4 d. 病人做高压氧治疗前准备工作	20	定性					
	扣罚细则:必要时病人治疗前检查患者心电图、胸部DR或CT及其他特殊检查结果,对开放性结核、传染性肝炎、艾滋病人及病原携带者原则上不做高压氧治疗,如必须治疗的可安排专用时间段进行,术后特殊消毒,一项、次不符合要求扣10分							
3 **论文科研** **30分**	3. a. 学术、论文、科研、继续教育	10	定性		不符合要求扣5分			
	3. b. 按规定时间上报数据并准确	10	定性		违规一次扣5分			
	3. c. 专科理论与知识技术水平	10	定性		一项不符合要求扣10分			
4 职业道德 **50分**	4.1 b. 高压氧室空气消毒检测登记	20	定性		一项做不好扣10分			
	4.2 执行科室应急预案制度与流程	30	定性		少一项扣5分			
5 团队管理 **40分**	5.1 a. 感染、管理、消毒、隔离废物处理	20	定性		一项、次不符合扣5分			
	5.1 b. 做好宣教必要时做好随访工作	10	定性		10	8	6	
	5.2 严禁传播对医院不利消息	10	定性		违规一次扣10分			
6 **科室满意** **持续改进** **80分**	6.1 检查病人的满意度	30	定性		30	24	18	
	6.2 临床科室的满意度	40	定性		40	32	24	
	6.3 科室工作持续改进计划与实施	10	定性					
	扣罚细则:每月有持续改进计划、事实、流程、措施、效果,少一个环节扣5分							
科室		**本表定性指标满分**	**470分**	**定性指标最后得分**				

1.2 高压氧科护师/护士卓越绩效考评定量标准(表三)

一级指标 (分值)	权重 %	二级指标		三级指标		绩效考评	得分
		考评内容	分值	考评内容	分值	扣分细则	
1 管理能力 30分	3	1.2 执行能力	30	a.五年规划年度计划	10	少执行一项规划或年度计划扣5分,不能持续学习、钻研业务敬业奉献扣10分	
				b.持续学习、钻研业务、敬业奉献	20		
2 过程控制 工作数量 工作质量 工作效率 180分	2	2.1 工作流程	20	a.完整的岗位职责与工作流程,不符合扣分	10	完整的岗位职责与工作流程,少一个人岗位职责或者少一个流程扣5分。工作不主动、积极性、责任心不强,扣10分	
				b.工作主动、积极性、责任心,一项、次不符合医院管理要求扣分	10		
		2.2 工作数量	100	a.科室人员实施绩效考核与管理符合要求	30	科室人员实施绩效考核与管理,科室没有实施绩效考核与管理扣20分;新业务、技术发展计划并落实,没有新业务、技术计划没有落实,一项、次扣5分。科室质量管理组织少一个扣5分,科质量小组人员职责不清扣10分,不履行职责扣15分。利用职务之便牟取私利,一项、次扣20分	
				c.新业务、技术发展计划并落实符合要求	20		
				d.质量管理组织健全与职责履行符合要求	30		
				f.严禁利用职务之便牟取私利,一项、次不符合医院绩效考核与管理标准规定的内容要求扣分符合要求	20		
		2.3 工作质量	40	c.检查结果实事求是,不弄虚作假符合要求	20	检查结果实事求是,不弄虚作假满分,检查结果不实事求是,弄虚作假一次扣20分。没有对患者高压氧治疗宣传教育扣5分	
				d.对患者进行高压氧治疗宣传教育,不符合医院规定扣分	20		
		2.4 工作效率	20	c.做好相关物品消毒灭菌等管理工作,不符合医院规定扣分	20	没做相关物品消毒灭菌工作并且不合格,一项、次不符合要求扣10分	
4 职业道德 20分	2	4.1 职业道德 20分	20	a.严禁背后议论领导长短,一项、次不符合医院标准要求扣分	20	严禁背后议论领导的长短,一项、次不符合规定要求扣10分	
7 科室 绩效结果 300分	30	7.1 检查病人 数量	150	a.检查病人总数量	130	达到去年指标水平并达到医院规定增长幅度得满分,降低1%扣5分,增加1%奖5分	
				b.检查急诊病人总数量与上年同月比较	20		
		7.2 病人 治疗结果	100	治疗病人结果有效率与上年同月比并达到医院规定增长幅度	100	达到去年指标水平并达到医院规定增长幅度得满分,降低1%扣10分,增加1%奖5分	
		7.3 科室 财务结果	50	当月医疗利润与上年度同月比较并且达到医院规定增长幅度	50	达到去年指标水平并达到医院规定增长幅度得满分,降低1%扣10分,增加1%奖5分	
科室		本表定量指标满分			530分	定量指标合计得分	

2.高压氧舱技师与技士卓越绩效考评标准(表一)

一级指标 (分值)	权重 %	二级指标		三级指标		得分	考核 方式
		考评内容	分值	绩效考评扣分细则	分值		
1 管理能力 执行能力 **80分**	8	1.1 管理能力 规划执行	40	a. 投照、管理、检查病人的能力	30		定性
				b. 执行专科发展规划、年度工作计划	10		定量
		1.2 岗位责任 值班制度	40	a. 岗位工作主动、积极性和责任心	30		定性
				b. 参加值班、交接班制度落实	10		定量
2 过程控制 工作数量 工作质量 工作效率 **490分**	49	2.1 职责履行	50	a. 遵守劳动纪律、职责履行	20		定性
				b. 18项核心制度落实与执行流程	30		定量
		2.2 工作数量	180	a. 本人治疗、操作患者总数量	50		定量
				b. 首诊负责、投照指标完成	20		定量
				c. 在主任领导上级医师指导下工作	10		定量
				d. 承担配合医师较复杂技术操作	50		定量
				e. 负责仪器工具材料保管与请领	20		定量
				f. 技师治疗检查登记单符合要求	30		定量
		2.3 工作质量	150	a. 负责仪器并参加较复杂技术操作	60		定性
				b. 熟悉仪器原理性能使用方法	30		定性
				c. 机器、设备维修符合质量要求	20		定性
				d. 科室质量管理小组职责履行执行	20		定性
				e. 担任教学,指导和培养技士	20		定性
		2.4 工作效率	110	a. 掌握监测仪器的准确性	20		定性
				b. 参加仪器调试鉴定操作维修效率	20		定性
				c. 本科机器的安装修配维护时限	20		定性
				d. 病人无投诉、无医疗缺陷事故	20		定量
				e. 服从科室主任上级职称人员管理	30		定量
3 教学带教 论文科研 **80分**	8	3.1 教学带教	40	a. 承担多学科疑难治疗检查工作	20		定量
				b. 钻研业务、虚心好学、创新意识	20		定量
		3.2 论文科研	40	c. 发表论文与学术活动符合要求	20		定量
				d. "三基"考核、心肺复苏考试合格	20		定量
4 职业道德 **50分**	5	4.1 职业道德	40	a. 严禁出具假诊断证明并盖章	20		定性
				b. 严禁传播对医院不利消息	20		定量
		4.2 社会责任	10	严禁背后议论领导长短	10		定性
5 团队精神 **50分**	5	5.1 团队管理	30	a. 廉洁工作、办事公道、收费透明	10		定性
				b. 消毒、隔离、废物处理符合要求	20		定性
		5.2 病人服务	20	协助上级医师技师管理病人工作	20		定量
6 满意测评 持续改进 **100分**	10	6.1 满意度	50	检查患者的满意度	50		定性
		6.2 满意度	20	本科员工对科室与科领导满意度	20		定性
		6.3 满意度	10	院领导、相关科室领导的满意度	10		定性
		6.4 持续改进	20	针对问题缺陷持续改进实施方案	20		定性
7 绩效结果 **150分**	15	7.1 病人结果	50	科室当月出院病人数量	50		定量
		7.2 安全结果	20	科室当月无医疗缺陷纠纷与事故	20		定量
		7.3 财务结果	80	科室与上年度同月利润收入比较	80		定量
被考评者		**本表标准分数**		**1000分**	**考核后最后定性和定量得分**		

2.1 高压氧舱技师与技士卓越绩效考评定性标准(表二)

科室		科室主任			考核时间			年 月 日	
一级指标	三级定性指标内容测评		本项满分	测评方式	卓越	优秀	良好	一般	得分
1 管理能力 60分	1.1 a. 投照、管理、检查病人的能力		30	定性		30	24	18	
	1.2 a. 工作主动性、积极性和责任心		30	定性		30	24	18	
2 过程控制 工作数量 工作质量 工作效率 230分	2.1 a. 遵守劳动纪律、职责履行		20	定性					
	扣罚细则:上班不迟到早退脱岗旷工,迟到或早退一次扣5分,脱岗一次扣10分,旷工一次扣20分。上班接收快递包裹一次扣5分;进入病房查房、诊疗、操作不关手机一次扣5分;上班上网玩手机微信、打游戏、延迟查房或病人服务一次扣10分								
	2.3 a. 负责仪器参加较复杂技术操作		60	定性					
	扣罚细则:负责仪器并参加较复杂技术流程,参加较复杂的技术操作,并帮助和指导技士、技术工作,符合医院、科室业务与技术管理要求,一项、次不符合要求扣10分								
	2.3 b. 熟悉仪器原理性能使用方法		30	定性					
	扣罚细则:熟悉各种仪器的原理、性能和使用方法,协助科主任制订技术操作规程和质量控制措施,符合医院管理规定的要求,一项、次不符合要求、不熟悉扣10分								
	2.3 c. 机器、设备维修符合质量要求		20	定性					
	扣罚细则:机器、设备维修符合质量要求,一项、次、一处不符合要求扣5分								
	2.3 d. 科室质量管理小组职责履行执行		20	定性					
	扣罚细则:科室质量管理小组职责履行与执行,没有履行兼职职责与执行扣10分								
	2.3 e. 担任教学,指导和培养技士		20	定性					
	扣罚细则:担任教学,指导和培养技师,技士解决疑难技术问题,担任进修、实习人员的培训并负责其技术技能考核,符合管理规定的要求,一项、次不符合要求扣10分								
	2.4 a. 掌握监测仪器的准确性		20	定性					
	扣罚细则:掌握监测仪器的准确性。掌握国家停用氧舱的标准及有关国家对法定计量仪器的规定。制订并实施氧舱的中修和大修工程。参与氧舱的年度安全检查和审核工作。符合医院、科室业务与技术和管理的标准规定要求,一项、次不符合要求扣5分								
	2.4 b. 仪器调试鉴定操作维修效率		20	定性					
	扣罚细则:参加仪器调试鉴定操作维修效率,一次不符合效率要求扣10分								
	2.4 c. 本科机器的安装修配维护时限		20	定性					
	扣罚细则:负责本科机器的安装、修配、检查、保养和管理,督促本科人员遵守技术操作规程和安全规则,一项、次本科机器的安装修配维护不符合要求时限要求扣10分								
4 职业道德 30分	4.1 a. 严禁出具假诊断证明并盖章		20	定性					
	扣罚细则:严禁出具假诊断证明、假证据并盖章,符合要求,违规一项、次扣20分								
	4.2 严禁背后议论领导长短		10	定性	违规一次扣10分				
5 团队管理 30分	5.1 a. 廉洁工作、办事公道、收费透明		10	定性	一次不符合扣10分				
	5.1 b. 消毒、隔离、废物处理符合要求		20	定性		20	16	12	
6 满意测评 持续改进 100分	6.1 被检查患者满意度		50	定性		50	40	30	
	6.2 本科员工对科领导和科室满意度		20	定性		20	16	12	
	6.3 院领导、相关科室领导的满意度		10	定性		10	8	6	
	6.4 针对问题缺陷持续改进实施方案		20	定性					
	扣罚细则:每月有持续改进计划、事实、流程、措施、效果,少一个环节扣5分								
考核者		本表定性指标满分	450分	定性指标最后得分					

2.2 高压氧科技师与技士卓越绩效考评定量标准(表三)

一级指标 (分值)	权重 %	二级指标 考评内容	分值	三级指标 考评内容	分值	绩效考评 扣分细则	得分
1 发展规划 **20分**	2	1.1 规划计划	10	b.执行专科发展规划年度工作计划	10	三年或五年规划年度计划执行好,执行不好扣5分	
		1.2 值班	10	b.参加值班、交接班	10	一项不符合要求扣5分	
2 过程控制 工作数量 工作质量 工作效率 **260分**	26	2.1 核心制度	30	b.国家规定"18项核心制度"落实与执行流程	30	核心制度执行与落实,一项制度不落实一次扣5分	
		2.2 工作数量	180	a.本人治疗、检查患者总数量,不符合扣分	50	本人和本组出院患者总数量,首诊负责、本人治疗指标完成达医院规定增长幅度,一项降低1%扣5分。在主任领导上级医师指导下工作不服从领导扣10分	
				b.首诊负责、本人投照指标完成,不符合扣分	20		
				c.在主任领导上级医师指导下工作	10		
				d.承担配合医师较复杂技术操作,一项、次不符合医院要求扣分	50	配合医师进行较复杂修复技术操作,参加相应诊疗工作,不符合要求扣10分	
				e.负责仪器工具材料保管与请领符合要求	20	负责仪器工具材料保管与请领,不符要求扣5分	
				f.技师治疗检查登记单符合要求	30	技师治疗检查登记单符合要求,一次不符扣5分	
		2.4 工作效率	50	d.病人无投诉、无医疗缺陷事故,不符合扣分	20	病人投诉一项、次并查实事实扣10分	
				e.服从科室主任上级职称人员管理	30	一项、次服从科室主任上级职称人员管理扣10分	
3 教学带教 论文科研 **80分**	80	3.1 教学带教	40	a.承担多学科疑难病例治疗检查工作	20	承担多学科疑难治疗检查工作,不符合要求扣5分	
				b.钻研业务、虚心好学、创新意识	20	钻研业务、虚心好学、创新意识,不符合扣10分	
		3.2 论文科研	40	c.发表论文学术活动	20	一项不符合要求扣10分	
				d."三基"及心肺复苏考试	20	一项考试不及格扣10分	
4 职业道德 **20分**	2	4.1 职业道德	20	b.严禁传播对医院不利消息,不符合扣分	20	严禁传播对医院不利消息,违规一次扣10分	
5 社会责任 **20分**	2	5.2 病人服务	20	协助上级医师技师管理病人工作	20	没有协助上级医师技师管理病人工作,一次扣10分	
7 科室 绩效结果 **150分**	15	7.1 病人结果	50	科当月出院患者总数量与上年度同月比较	50	与上年度比较,降低1%扣10分,增加1%奖5分	
		7.2 安全结果	20	当月无医疗缺陷纠纷事故与上年同月比较	20	与上年度比较,降低1%扣10分,增加1%奖5分	
		7.3科室 财务结果	80	科室收入利润与上年度同月比较并达标准	80	与上年度比较,降低1%扣10分,增加1%奖5分	
科室		本表定量指标满分			550分	定量指标合计得分	

八、制剂室护理人员卓越绩效考评标准

1.制剂室护理人员卓越绩效考评标准(表一)

一级指标 (分值)	权重 %	二级指标		三级指标		得分	考核 方式
		考评内容	分值	绩效考评扣分细则	分值		
1 岗位能力 执行能力 80分	8	1.1 岗位能力 工作理念	40	a.岗位工作知识与技能能力	20		**定量**
				b.工作持续改进理念	20		**定性**
		1.2 执行能力 发展规划	40	a.规章制度与执行能力	30		**定性**
				b.熟悉制剂室年度月度工作计划	10		定量
2 过程控制 工作数量 工作质量 工作效率 580分	58	2.1 工作流程	40	a.工作流程,值班、交接班落实	20		定量
				b.按规定时间参加各种会议	20		定量
		2.2 工作数量	260	a.按规定完成自己月度岗位工作	70		定量
				b.严格分清人流通道与物流通道	20		定量
				c.文明生产、服务热情	20		**定性**
				d.无发放制剂成品差错、事故	20		定量
				e.按照规定完成每日工作量	30		定量
				f.制剂室经济效益月度利润数	100		定量
		2.3 工作质量	120	a.合理控制科室支出、成本管理	30		**定性**
				b.制剂质量符合要求	40		**定性**
				c.工作时间不干私活、不上网	30		**定性**
				d.能够分清洁净等级区域	20		定量
		2.4 制剂合格率 工作效率	160	a.制剂合格率	40		**定性**
				b.生产(仪器)设备安全使用率	30		**定性**
				c.制剂成品标签合格率	20		**定性**
				d.仪器设备维护与使用完好率	20		**定性**
				e.制剂检验率	30		**定性**
				f.记录完整率	20		**定性**
3 论文科研 40分	4	职业素质 技术水平	40	a.带教、论文、学术会议、科研	20		**定性**
				b.工作持续改进	10		定量
				c.专科专业理论与知识和技术水平	10		**定性**
4 职业道德 60分	6	4.1 团队精神	20	顾全大局、团队精神好	20		**定性**
		4.2 有效沟通	40	a.与相关部门、科室、院外沟通好	10		**定性**
				b.与本科室员工协调处理好关系	30		**定性**
5 团队管理 40分	4	5.1 社会责任 环境意识	20	a.按规定参加社会公益活动	10		**定性**
				b.现场管理、废物处理达到要求	10		定量
		5.2 "7S管理"	20	工作现场"7S管理"	20		**定性**
6 满意测评 100分	10	6.1 领导满意	50	医院相关领导、临床科室、医技科室领导对自己工作的满意度	50		**定性**
		6.2 员工满意	50	本制剂室员工对自己的满意度	50		**定性**
7 制剂室 绩效结果 100分	10	7.1 业绩结果	30	a.当月制剂总数量	10		定量
				b.当月科室、外院制剂实际应用量	20		定量
		7.2 质量结果	20	a.当月制剂质量达到要求	10		定量
				b.当月制剂室安全无事故	10		定量
		7.3 财务结果	50	与去年同月增长幅度比较	50		定量
满分	**1000分**	**定性指标得分**		**定量指标得分**		**最后得分**	

1.1 制剂室护理人员卓越绩效考评定性标准(表二)

被考评者姓名		岗位				部门			
职能部门领导·定性指标·满意度测评内容					满意度测评等级				
一级指标	三级定性指标内容测评		本项满分	测评方式	卓越	优秀	良好	一般	得分
1 岗位能力 50分	1.1 b.工作持续改进理念		20	定性		20	16	12	
	1.2 a.规章制度与执行能力		30	定性		30	24	18	
2 过程控制 工作数量 工作质量 工作效率 280分	2.2 c.文明生产、服务热情		20	定性		20	16	12	
	2.3 a.合理控制科室支出、成本管理		30	定性					
	考核细则:符合医院管理规定的要求,与去年同月相同满分,增加1%扣10分								
	2.3 b.制剂质量符合要求		40	定性					
	考核细则:符合医院管理规定的要求,符合要求满分,不符合要求降低1%,扣10分								
	2.3 d.工作时间不干私活、不上网		30	定性					
	考核细则:符合管理规定要求,上班干私活一次扣10分,上班时间上网一次扣20分								
	2.4 a.制剂合格率		40	定性					
	考核细则:符合医院、科室业务与技术和管理要求,合格率100%,降低1%扣30分								
	2.4 b.生产(仪器)设备安全使用率		30	定性					
	考核细则:符合医院、科室业务与技术和管理要求,不安全使用,故障一次扣5分								
	2.4 c.制剂成品标签合格率		20	定性					
	考核细则:符合医院、科室业务与技术和管理要求,合格率100%,降低1%扣10分								
	2.4 d.仪器设备维护与使用完好率		20	定性		20	16	12	
	2.4 e.制剂检验率		30	定性					
	考核细则:符合医院、科室业务与技术要求,制剂检验率100%,降低1%扣10分								
	2.4 f.记录完整率		20	定性					
	考核细则:生产记录、返工记录、清场记录、请领原料记录、成品发出记录、质量反馈记录完整率100%,符合医院业务与技术管理要求,一项、一次记录不完整扣5分								
3 论文科研 30分	3.a.带教、论文、学术会议、科研		20	定性					
	考核细则:带教、论文、学术会议、科研,符合规定要求,一项、次不符合要求扣5分								
	3.c.专科专业理论与知识和技术水平		10	定性		20	16	12	
4 职业道德 60分	4.1 顾全大局、团队精神好		20	定性		20	16	12	
	4.2 a.与相关部门科室、院外沟通好		10	定性		20	16	12	
	4.2 b.与本科室员工协调处理好关系		30	定性		30	24	18	
5 团队管理 30分	5.1 a.按规定参加社会公益活动		10	定性					
	考核细则:符合医院规定要求,不按规定参加医院组织公益活动一次扣10分								
	5.2 工作现场"7S管理"		20	定性					
	考核细则:工作现场"7S管理",符合医院管理规定的要求,一项、次不符合要求扣5分								
6 满意测评 100分	6.1 被检查患者的满意度		50	定性					
	考核细则:被检查患者的满意度、相关临床科室领导、相关科室病人的满意度达到95%,达到去年同月水平并达医院规定月度增长幅度符合规定要求,降低1%扣10分								
	6.2 本科员工对自己的满意度		50	定性					
	考核细则:本科员工对自己的满意度,达到去年同月水平并达到医院规定月度增长幅度符合医院、科室业务与技术和管理的标准规定和相关要求,降低1%扣10分								
科室		本表定性指标满分	550分	定性指标最后得分					

1.2 制剂室护理人员卓越绩效考评定量标准(表三)

一级指标 (分值)	权重 %	二级指标		三级指标		绩效考评	得分
		考评内容	分值	考评内容	分值	扣分细则	
1 工作能力 科室规划 30分	5	1.1 工作能力	20	a.本人岗位工作知识与技能能力,不符合医院管理规定要求扣分	20	本人岗位工作知识与技能能力满分,达不到要求一项、次扣5	
		1.2 科室规划	10	b.熟悉制剂室年度月度工作计划,不符合扣分	10	熟悉制剂室年度月度工作计划满分,不熟悉扣5分	
2 过程控制 工作数量 工作质量 工作效率 300分	30	2.1 工作流程	40	a.有工作流程,值班、交接班落实符合要求	20	有工作流程,值班、交接班落实得满分,不落实一次、项扣5分,少一次值班扣5分。参加各种会议迟到或早退一次扣5分,缺席一次扣10分	
				b.按照医院、科室规定参加各种相关会议,一项、次不符合医院管理标准的内容要求扣分	20		
		2.2 工作数量	240	a.按规定完成自己月度岗位工作,不符合扣分	70	达到去年同月水平并达到增长幅度得满分。完不成岗位工作扣5分。人流与物流通道不清扣5分。发放制剂成品差错一个品种一次扣5分。一天完不成成品扣5分。经济利润数达去年同月数量并依规定达增长幅度满分,降低1%扣10分	
				b.严格分清人流通道与物流通道,不符合扣分	20		
				d.无发、制剂成品差错	20		
				e.按照规定完成每日工作量,不符合扣分	30		
				f.制剂室经济效益月度利润数,不符合医院管理规定要求扣分	100		
		2.3 工作质量	20	d.上班时间不串岗、能够分清洁净等级区域,一项、次不符合医院管理规定要求扣分	20	工作时间不串岗,不脱岗得满分,串岗一次扣5分。脱岗一次扣10分。洁净区域分不清扣5分	
3 持续改进 20分	2	3 持续改进	20	b.工作持续改进,一项、次不符合要求扣分	20	工作能持续改进得满分,不能持续改进扣5分	
5 社会责任 10分	1	5.1 社会责任 环境意识	10	b.现场管理、废物处理达到要求,一项、次不符合医院要求扣分	10	现场管理混乱扣5分,废物处理达到要求满分,一项、次达不到要求扣5分	
7 制剂室 绩效结果 100分	10	7.1 制剂室 病人结果	30	a.当月制剂总数量人	10	达到去年指标水平并达到医院规定增长幅度得满分,降低1%扣10分,增加1%奖5分	
				b.当月科室、外院制剂实际应用量与上年比较	20		
		7.2 制剂室 质量结果	20	a.医疗质量达到要求	10	达到去年指标水平并达到医院规定增长幅度得满分,降低1%扣10分,增加1%奖5分	
				b.当月制剂室产品质量安全无事故与上年比较	10		
		7.3 制剂室 财务结果	50	当月医疗利润收入与上年度同月比较并且达到医院规定的增长幅度	50	达到去年指标水平并达到医院规定增长幅度得满分,降低1%扣10分,增加1%奖5分	
科室		**本表定量指标满分**			**450分**	**定量指标合计得分**	

九、胃镜室护理人员卓越绩效考评标准

1.胃镜室护师(护士)卓越绩效考评标准(表一)

一级指标 (分值)	权重 %	二级指标 考评内容	分值	三级指标 绩效考评扣分细则	分值	得分	考核 方式
1 管理能力 执行能力 60分	6	1.1 管理能力 执行能力	30	a.管理能力、同事之间团结 b.遵守劳动纪律、完成岗位工作	10 20		定性 定性
		1.2 工作计划 持续学习	30	a.科室五年规划与年度工作计划 b.持续学习、钻研业务、敬业奉献	10 20		定量 定量
2 过程控制 工作数量 工作质量 工作效率 420分	42	2.1 职责流程	60	a.完整的岗位职责与工作流程 b.工作主动、积极性和责任心 c.规章制度与核心制度执行力	10 10 40		定量 定量 定性
		2.2 工作数量	140	a.科室人员实施绩效考核与管理 b.热情接待病人、做好解释工作 c.新业务、技术发展计划并落实 d.质量管理组织健全与职责履行 e.病人排队等候时间管理措施 f.严禁利用职务之便牟取私利	30 20 30 20 20 20		定量 定性 定量 定量 定性 定量
		2.3 工作质量	120	a.科室成本管理,支出占毛收入比 b.关键质量环节管理标准符合要求 c.检查结果实事求是,不弄虚作假 d.活检组织按要求固定登记好 e.仪器检查运行100%正常	20 20 20 20 40		定性 定量 定量 定量 定性
		2.4 工作效率	100	a.检查前认真了解患者病史 b.仪器设备安全使用率与逐日登记 c.做好器械保养清点登记消毒灭菌 d.每月进行质控检查并总结 e.病人做胃镜检查前的准备工作	20 20 20 20 20		定性 定性 定量 定性 定性
3 论文科研 50分	5	职业素质 业务技术	50	a.学术、论文、科研、继续教育 b.按规定时间上报相关数据并准确 c.专科理论与知识技术水平	30 10 10		定性 定性 定性
4 职业道德 50分	5	4.1 团队精神	40	a.严禁背后议论领导长短 b.胃肠镜室的空气进行消毒并登记	20 20		定量 定性
		4.2 应急预案	10	执行科室应急预案制度与流程	10		定性
5 团队管理 40分	4	5.1 社会责任 宣教活动	30	a.感染管理、消毒隔离、废物处理 b.做好健康宣教、做好随访工作	20 10		定性 定性
		5.2 荣誉管理	10	严禁传播对医院不利消息	10		定性
6 满意测评 80分	8	6.1 满意度	30	被检查患者的满意度	30		定性
		6.2 满意度	40	临床科室的满意度	40		定性
		6.3 持续改进	10	科室工作持续改进计划与实施	10		定性
7 科室 绩效结果 300分	30	7.1 病人数量	110	a.科室当月检查病人总数量 b.科室当月检查急诊病人总数量	90 20		定量 定量
		7.2 检查结果	100	当月检查病人诊疗结果准确率	100		定量
		7.3 财务结果	90	与去年同月比并达到增长幅度	90		定量
被考评者	张晓静	标准分数		1000分	考评后定性和定量指标最后得分		

1.1 胃镜室护师(护士)卓越绩效考评定性标准(表二)

被考评者姓名		岗位		主任		部门		胃镜	
一级指标	三级定性指标内容测评		本项满分	测评方式	卓越	优秀	良好	一般	得分
1 **管理能力** **执行能力** **30分**	1.1 a.管理能力、同事之间团结		10	定性		10	8	6	
	1.1 b.遵守劳动纪律,完成岗位工作		20	定性					
	扣罚细则:上班迟到或早退一次扣5分,旷工半天扣10分;规定会议迟到或早退一次扣5分,缺席会议半天扣10分;上班接收快递包裹发现一次扣5分;上班干私活吃零食一次扣5分;进入工作场所如接待病人、胃镜检查时、服务活动、科室主任检查病人、抢救病人、输液、早会等不关手机发现一次扣5分;上班上网玩手机微信、打游戏等发现一次扣10分。上班聚堆相互聊天侃大山发现一次每人扣5分								
2 **过程控制** **工作数量** **工作质量** **工作效率** **240分**	2.1.规章制度与核心制度执行力		40	定性					
	考核细则:一项制度执行不好扣5分								
	2.2 b.热情接待病人、做好解释工作		20	定性					
	考核细则:认真向做胃镜的病人介绍检查与治疗知识,解除思想顾率,以及检查后注意事项,使病人愉快地接受检查和治疗,符合要求,一次对病人解释不好扣10分								
	2.2 e.病人排队等候时间管理措施		20	定性					
	考核细则:达去年同月水平并达到医院规定指标满分,符合要求,延长10分钟扣5分								
	2.3 a.科室成本管理支出占毛收入比		20	定性					
	考核细则:与去年同月比较并达到医院规定下降幅度,符合要求,增加1%扣10分								
	2.3 b.关键质量环节管理标准		20	定性					
	考核细则:没胃镜检查关键质量管理环节管理标准扣10分,没有管理措施扣10分								
	2.3 e.仪器检查运行100%正常		40	定性	降低1%扣20分				
	2.4 a.检查前了解患者病史如重病人		20	定性	没备抢救药品扣10分				
	2.4 b.仪器设备安全使用率逐日登记		20	定性	少一日记录扣5分				
	2.4 d.每月进行质控检查并总结		20	定性	没有文字总结扣10分				
	2.4 e.病人做胃镜检查前的准备工作		20	定性					
	扣罚细则:检查前检查患者肝功能、乙肝表面抗原及其他特殊检查结果,对开放性结核、传染性肝炎、艾滋病人及病原携带者原则上不作胃镜检查,如必须检查的可安排专用时间段进行,术后特殊消毒,符合规定的要求,一项、次不符合要求扣10分								
3 **论文科研** **50分**	3.a.学术、论文、科研、继续教育		30	定性	不符合要求扣5分				
	3.b.按规定时间上报数据并准确		10	定性	违规一次扣5分				
	3.c.专科理论与知识技术水平		10	定性	一项不符合要求扣10分				
4 职业道德 **40分**	4.1 b.胃镜室空气进行消毒检测登记		20	定性	一项做不好扣10分				
	4.2 执行科室应急预案制度与流程		20	定性	少一项扣5分				
5 团队管理 **40分**	5.1 a.感染管理、消毒隔离、废物处理		20	定性	一项、次不符合扣5分				
	5.1 b.做好宣教必要时做好随访工作		10	定性		10	8	6	
	5.2 严禁传播对医院不利消息		10	定性	违规一次扣10分				
6 **科室满意** **持续改进** **80分**	6.1 被检查患者的满意度		30	定性		30	24	18	
	6.2 临床科室的满意度		40	定性		40	32	24	
	6.3 科室工作持续改进计划与实施		10	定性					
	扣罚细则:每月有持续改进计划、事实、流程、措施、效果,少一个环节扣5分								
科室	胃镜室		本表定性指标满分	470分	定性指标最后得分				

1.2 胃镜室护师/护士卓越绩效考评定量标准(表三)

一级指标 (分值)	权重 %	二级指标		三级指标		绩效考评 扣分细则	得分
		考评内容	分值	考评内容	分值		
1 管理能力 30分	3	1.2 执行能力	30	a.五年规划年度计划	10	少一项规划或者年度计划扣5分,不能持续学习、钻研业务敬业奉献扣10分	
				b.持续学习、钻研业务、敬业奉献,不符合扣分	20		
2 过程控制 工作数量 工作质量 工作效率 180分	20	2.1 工作流程	20	a.完整的岗位职责与工作流程,不符合扣分	10	完整的岗位职责与工作流程,少一个人岗位职责或者少一个流程扣5分。工作主不动、积极性、责任心不强,扣10分	
				b.工作主动、积极性、责任心,一项、次不符合医院管理要求扣分	10		
		2.2 工作数量	100	a.科室人员实施绩效考核与管理,不符合扣分	30	科室没有实施绩效考核与管理扣20分;没有新业务、技术计划没有落实,一项、次扣10分。科室质量管理组织少一个扣5分,科质量小组人员职责不清扣10分,不履行职责扣15分。利用职务之便牟取私利,一项、次扣20分	
				c.新业务、技术发展计划并落实,不符合扣分	30		
				d.质量管理组织健全与职责履行,不符合扣分	20		
				f.严禁利用职务之便牟取私利,一项、次不符合管理要求扣分	20		
		2.3 工作质量	40	c.检查结果实事求是,不弄虚作假	20	检查结果实事求是,不弄虚作假满分,检查结果不实事求是,弄虚作假一次扣20分。活检组织按要求固定、封装、送检,且不做好登记,活检组织管理不符合要求一项、次扣10分	
				e.活检组织按要求固定、封装、送检,且做好登记工作,一项、次不符合医院绩效考核与管理标准要求扣分	20		
		2.4 工作效率	20	c.做好各类器械的保养、清点、登记、消毒灭菌等管理工作	20	没做好各类器械保养清点登记消毒灭菌工作,一项、次不符合要求扣5分	
4 职业道德 20分	2	4.1 职业道德 20分	20	a.严禁背后议论领导的长短,一项、次不符合医院管理标准要求扣分	20	严禁背后议论领导长短,一项、次不符合规定要求扣10分	
7 科室 绩效结果 300分	30	7.1 检查病人 数量	110	a.当月检查病人总数量	90	达到去年指标水平并达到医院规定增长幅度得满分,降低1%扣10分,增加1%奖5分	
				b.当月检查急诊病人总数量与上年度同月比较	20		
		7.2 病人检查 诊疗结果	100	当月检查病人诊疗结果准确率与上年度同月比较并且达到规定标准	100	达到去年指标水平并达到医院规定增长幅度得满分,降低1%扣10分,增加1%奖5分	
		7.3 科室 财务结果	90	当月医疗利润收入与上年度同月比较并且达到医院规定增长幅度标准	90	达到去年指标水平并达到医院规定增长幅度得满分,降低1%扣10分,增加1%奖5分	
科室		胃镜室		本表定量指标满分		530分　　定量指标合计得分	

十、支气管镜科(中心、室)护理人员卓越绩效考评标准

1. 支气管镜科(中心、室)护师(护士)卓越绩效考评标准(表一)

一级指标 (分值)	权重 %	二级指标 考评内容	分值	三级指标 绩效考评扣分细则	分值	得分	考核 方式
1 管理能力 执行能力 100分	10	1.1 管理能力 执行能力	60	a. 管理能力、同事之间团结	20		定性
				b. 遵守劳动纪律，完成岗位工作	40		定性
		1.2 工作计划 持续学习	40	a. 科室五年规划与计划执行	20		定量
				b. 持续学习、钻研业务、敬业奉献	20		定量
2 过程控制 工作数量 工作质量 工作效率 410分	41	2.1 职责流程	60	a. 规章制度与核心制度执行力	20		定量
				b. 工作主动、积极性和责任心	20		定量
				c. 负责申请单、报告单的质量把关	20		定性
		2.2 工作数量	140	a. 接好线路光源影像处于可用状态	30		定量
				b. 热情接待病人、做好解释工作	30		定性
				c. 协助病人摆好体位、卧位合适	30		定量
				d. 质量管理组织健全与职责履行	10		定量
				e. 病人排队等候时间管理措施	10		定性
				f. 配合医生做好夹取活组织标本	30		定量
		2.3 工作质量	130	a. 月底统计工作量上报规定数据	20		定量
				b. 支气管镜及附件的清洗维修消毒	30		定性
				c. 确保各种物品处于能用状态	40		定量
				d. 活检组织按要求管理登记好	30		定量
				e. 服从科室主任领导与管理	10		定性
		2.4 工作效率	70	a. 检查前认真了解患者病史、病情	20		定性
				b. 仪器设备安全使用率与逐日登记	10		定性
				c. 做好器械保养消毒灭菌清点登记	30		定性
				d. 做好病人检查前的准备工作	10		定性
3 教学带教 论文科研 60分	6	3.1 教学带教	30	a. 按规定完成与带教帮带任务	10		定量
				b. 按照规定参加继续医学教育	20		定量
		3.2 论文科研	30	c. 发表论文与学术活动符合要求	10		定量
				d. 年度学术会议、参与科研工作	20		定量
4 职业道德 70分	7	4.1 职业道德	50	a. 协助医生做好支气管镜检查诊断	20		定性
				b. 严格执行内镜的清洗及消毒制度	30		定量
		4.2 社会责任	20	支气管镜室空气消毒检测登记	20		定性
5 团队精神 60分	6	5.1 团队精神	30	a. 充满关爱与团结的工作环境	10		定性
				b. 工作不推诿不拖延不制造矛盾	20		定性
		5.2 团体管理	30	严禁私自收费与免费检查	30		定性
6 满意测评 100分	10	6.1 满意度	60	被检查患者的满意度	60		定性
		6.2 满意度	20	本科员工对自己的满意度	20		定性
		6.3 持续改进	20	工作持续改进计划与实施	20		定性
7 科室 绩效结果 200分	30	7.1 病人结果	100	a. 科室当月检查病人总数量	70		定量
				b. 科室当月检查急诊病人总数量	50		定量
		7.2 质量结果	50	当月医疗质量与安全达到要求	50		定量
		7.3 财务结果	50	与去年同月比并达到增长幅度	50		定量
被考评者		标准分数		1000分	考评后定性和定量指标最后得分		

1.1 支气管镜科(中心、室)护师(护士)卓越绩效考评定性标准(表二)

被考评者姓名			岗位		主任			部门		胃镜	
一级指标	三级定性指标内容测评			本项满分	测评方式	卓越	优秀	良好	一般	得分	
1 管理能力 执行能力 60分	1.1 a. 管理能力、同事之间团结			20	定性		20	16	12		
	1.1 b. 遵守劳动纪律,完成岗位工作			40	定性						
	扣罚细则:上班迟到或早退一次扣5分;旷工半天扣10分;规定会议迟到或早退一次扣5分,缺席会议半天扣10分;上班接收快递包裹发现一次扣5分;上班干私活吃零食一次扣5分;进入工作场所如接待病人、胃镜检查时、服务活动、科室主任检查病人、抢救病人、输液、早会等不关手机发现一次扣5分;上班上网玩手机微信、打游戏等发现一次扣10分。上班聚堆相互聊天侃大山发现一次每人扣5分										
2 过程控制 工作数量 工作质量 工作效率 200分	2.1. 规章制度与核心制度执行力			20	定性						
	考核细则:一项制度执行不好扣5分										
	2.2 b. 热情接待病人、做好解释工作			30	定性						
	考核细则:认真向做支气管镜的病人介绍检查与治疗知识,解除思想顾率,以及检查后注意事项,使病人愉快地接受检查治疗,符合要求,一次对病人解释不好扣10分										
	2.2 e. 病人排队等候时间管理措施			10	定性	没有措施扣10分					
	2.3 a. 月底统计工作量上报规定数据			20	定性						
	考核细则:统计工作量上报规定数据,数据上报一次差错扣5分,推迟半天扣5分										
	2.3 b. 支气管镜及附件清洗维修消毒			30	定性						
	考核细则:护师、护士担负着支气管镜及附件的清洗、维修、消毒工作,认真对所有器材及时清洗、消毒,确保各种物品处于能用状态。一项、次工作做不好扣10分										
	2.3 e. 服从科室主任领导与管理			10	定性	不服从领导管理扣10分					
	2.4 a. 检查前了解患者病史如重病人			20	定性	一次没有了解扣5分					
	2.4 b. 仪器设备安全使用率逐日登记			10	定性	少一日登记记录扣5分					
	2.4 c. 做好器械保养消毒灭菌登记			30	定性	少一日登记记录扣5分					
	2.4 d. 做好病人检查前的准备工作			20	定性						
	扣罚细则:提前15分钟上班,衣着整齐,挂牌上岗。消毒处理支气管镜,以保证8点钟正常开始各种检查治疗工作。备齐基础治疗盘内物品,如干纱布、酒精纱布、注射用水、20ml空针、冲洗管等。符合规定的管理要求,一项、次不符合要求扣10分										
4 团队管理 40分	4.1 b. 协助医生作好气管镜检查诊断			20	定性						
	扣罚细则:协助医生作好支气管镜检查诊断及特殊治疗工作,支气管镜的检查治疗能否顺利进行与护士能否认真清洗、维修、消毒与及时供应相关物品有着密切的联系,故护士应有高度工作责任感,符合管理规定的要求,一项、次工作做不好扣10分										
	4.2 支气管镜室空气消毒检测登记			20	定性	按规定少一次扣5分					
5 社会责任 60分	5.1 a. 充满关爱与团结的工作环境			10	定性	一项、次不符合扣5分					
	5.1 b. 工作不推诿不拖延不制造矛盾			20	定性		20	16	12		
	5.2 严禁私自收费与免费检查			30	定性	违规一次扣30分					
6 科室满意 持续改进 100分	6.1 被检查患者的满意度			60	定性		60	48	36		
	6.2 本科员工对本人满意度			20	定性		20	16	12		
	6.3 本人工作持续改进计划与实施			20	定性						
	扣罚细则:每月有持续改进计划、事实、流程、措施、效果,少一个环节扣5分										
科室	支气管镜科		本表定性指标满分	460分		定性指标最后得分					

1.2 支气管镜科(中心、室)护师(护士)卓越绩效考评定量标准(表三)

一级指标 (分值)	权重 %	二级指标 考评内容	分值	三级指标 考评内容	分值	绩效考评 扣分细则	得分
1 管理能力 40分	4	1.2 执行能力	40	a.五年规划与计划执行	20	少执行一项规划或计划扣5分,不能持续学习、钻研业务敬业奉献扣10分	
				b.持续学习、钻研业务、敬业奉献,不符合扣分	20		
2 过程控制 工作数量 工作质量 工作效率 210分	21	2.1 工作流程	40	a.规章制度与核心制度执行力,不符合扣分	20	规章制度与核心制度执行力,一项、次制度执行不到位扣5分。工作主不动、不积极、责任心不强,一项、次扣5分	
				b.工作主动、积极性、责任心,一项、次不符合医院管理要求扣分	20		
		2.2 工作数量	100	a.接好线路,检查光源、影像确保处于可用状态	30	接好线路,检查光源、影像确保处于可用状态,影响工作扣10分;协助病人摆好体位卧位合适,病人体位、卧位一次摆不好扣5分。科室质量管理组织的兼职不履行职责扣5分。配合医生夹取活组织病理标本,一次做不好扣10分	
				c.协助病人摆好体位、卧位合适,不符合扣分	30		
				d.质量管理组织健全与职责履行,不符合扣分	10		
				f.配合医生做好夹取活组织病理标本,不符合医院绩效考核管理扣分	30		
		2.3 工作质量	70	c.确保各种物品处于能用状态,不符合扣分	40	确保各种物品处于能用状态,影响工作一次扣10分。活检组织按要求管理、封装、送检,且做好登记,活检组织按要求固定封装送检,不做好登记,一次不符合要求一项、次扣10分	
				d.活检组织按要求管理、封装、送检,且做好登记,一项、次不符合医院绩效考核与管理标准的要求扣分	30		
3 教学带教 论文科研 60分	6	3.1 教学带教	30	a.完成与带教帮带任务	10	一项、次不符合规定要求,扣5分	
				b.参加继续医学教育	20		
		3.2 论文科研	30	c.发表论文与学术活动	10	一项、次不符合规定,论文扣5分,科研扣10分	
				d.学术会议、科研工作	20		
4 职业道德 30分	3	4.1 职业道德	30	b.严格执行内镜的清洗及消毒制度流程	30	严格执行内镜清洗及消毒制度,不符合要求扣10分	
7 科室 绩效结果 200分	20	7.1 科室 病人结果	100	a.当月检查病人总数量	70	达到去年同月数量并依规定达增长幅度满分,降低1%扣10分,增加1%奖5分	
				b.检查急诊病人总数量与上年度同月比较	50		
		7.2 科室 质量结果	50	科室当月医疗质量与安全达到指标标准要求并与上年度同月比较	30	达到去年同月水平并依规定达到增长幅度得满分,降低1%扣10分,增加1%奖5分	
		7.3 科室 财务结果	50	当月医疗利润与上年度同月比较并且达到医院规定本年度的增长幅度	50	达到去年同月数量并依规定达到增长幅度得满分,降低1%扣10分,增加1%奖5分	
科室	支气管镜科		本表定量指标满分		540分	定量指标合计得分	

十一、碎石科(中心、室)护理人员卓越绩效考评标准

1.碎石科(中心、室)护师(护士)卓越绩效考评标准(表一)

一级指标 (分值)	权重 %	二级指标		三级指标		得分	考核 方式
		考评内容	分值	绩效考评扣分细则	分值		
1 **管理能力** **执行能力** **100分**	10	1.1管理能力 执行能力	60	a.管理能力、同事之间团结	20		定性
				b.遵守劳动纪律,完成岗位工作	40		定性
		1.2工作计划 持续学习	40	a.科室五年规划与计划执行	20		定量
				b.持续学习、钻研业务、敬业奉献	20		定量
2 **过程控制** **工作数量** **工作质量** **工作效率** **410分**	41	2.1 职责流程	60	a.规章制度与核心制度执行力	20		定量
				b.工作主动、积极性和责任心	20		定量
				c.负责申请单、报告单的质量把关	20		定性
		2.2 工作数量	140	a.维护机器设备处于可用状态	30		定量
				b.热情接待病人、做好解释工作	30		定性
				c.协助病人摆好体位、卧位合适	30		定量
				d.质量管理组织健全与职责履行	10		定量
				e.病人排队等候时间管理措施	10		定性
				f.碎石过程中严密观察患者情况	30		定量
		2.3 工作质量	130	a.月底统计工作量上报规定数据	20		定性
				b.在B超监视全过程中了解患者	30		定性
				c.确保各种物品处于能用状态	40		定量
				d.严格掌握患者碎石诊断适应证	30		定量
				e.服从科室主任领导与管理	10		定性
		2.4 工作效率	80	a.检查前认真了解患者病史、病情	20		定性
				b.仪器设备安全使用率与逐日登记	10		定性
				c.做好器械保养消毒灭菌清点登记	30		定性
				d.做好病人检查前的准备工作	20		定性
3 **教学带教** **论文科研** **60分**	6	3.1 教学带教	30	a.按规定完成与带教帮带任务	10		定量
				b.按照规定参加继续医学教育	20		定量
		3.2 论文科研	30	c.发表论文与学术活动符合要求	10		定量
				d.年度学术会议、参与科研工作	20		定量
4 **职业道德** **70分**	7	4.1 职业道德	50	a.协助医生作好患者碎石检查诊断	20		定性
				b.严格执行消毒与隔离制度	30		定量
		4.2社会责任	20	碎石室消防与消毒符合要求	20		定性
5 **团队精神** **60分**	6	5.1 团队精神	30	a.充满关爱与团结的工作环境	10		定性
				b.工作不推诿不拖延不制造矛盾	20		定性
		5.2团体管理	30	需要与患者确定知情同意书	30		定性
6 **满意测评** **100分**	10	6.1满意度	60	被检查患者的满意度	60		定性
		6.2满意度	20	本科员工对自己的满意度	20		定性
		6.3持续改进	20	工作持续改进计划与实施	20		定性
7 **科室** **绩效结果** **200分**	20	7.1 病人结果	100	a.科室当月检查病人总数量	70		定量
				b.科室当月检查急诊病人总数量	30		定量
		7.2质量结果	50	当月医疗质量与安全达到要求	50		定量
		7.3财务结果	50	与去年同月比并达到增长幅度	50		定量
被考评者		标准分数		**1000分**	考评后定性和定量指标最后得分		

1.1 碎石科(中心、室)护师(护士)卓越绩效考评定性标准(表二)

被考评者姓名		岗位		主任			部门		胃镜
一级指标	三级定性指标内容测评			本项满分	测评方式	卓越	优秀	良好	一般	得分

一级指标	三级定性指标内容测评	本项满分	测评方式	卓越	优秀	良好	一般	得分
1 管理能力 执行能力 60分	1.1 a. 管理能力、同事之间团结	20	定性		20	16	12	
	1.1 b. 遵守劳动纪律,完成岗位工作	40	定性					
	扣罚细则:上班迟到或早退一次扣5分,旷工半天扣10分;规定会议迟到或早退一次扣5分,缺席会议半天扣10分;上班接收快递包裹发现一次扣5分;上班干私活吃零食一次扣5分;进入工作场所如接待病人、胃镜检查时、服务活动、科室主任检查病人、抢救病人、输液、早会等不关手机发现一次扣5分;上班上网玩手机微信、打游戏等发现一次扣10分。上班聚堆相互聊天侃大山发现一次每人扣5分							
2 过程控制 工作数量 工作质量 工作效率 200分	2.1. 规章制度与核心制度执行力	20	定性					
	考核细则:一项制度执行不好扣5分							
	2.2 b. 热情接待病人、做好解释工作	30	定性					
	考核细则:认真向做支气管镜的病人介绍检查与治疗知识,解除思想顾率,以及检查后注意事项,使病人愉快地接受检查和治疗,符合要求一次对病人解释不好扣10分							
	2.2 e. 病人排队等候时间管理措施	10	定性			没有措施扣10分		
	2.3 a. 月底统计工作量上报规定数据	20	定性					
	考核细则:统计工作量上报规定数据,数据上报一次差错扣5分,推迟半天扣5分							
	2.3 b. 在B超监视全过程中了解患者	30	定性					
	考核细则:在B超监视全过程中了解患者情况变化,确保患者处于安全状态,发现问题及时处理。符合管理规定的要求,一项、次患者观察工作做不好扣10分							
	2.3 e. 服从科室主任领导与管理	10	定性			不服从领导管理扣5分		
	2.4 a. 检查前了解患者病史、病情	20	定性			了解不清楚扣5分		
	2.4 b. 仪器设备安全使用率逐日登记	10	定性			少一日登记记录扣5分		
	2.4 c. 做好器械保养消毒灭菌登记	30	定性			少一日登记记录扣5分		
	2.4 d. 做好病人检查前的准备工作	20	定性					
	扣罚细则:提前15分钟上班,衣着整齐,挂牌上岗。消毒处理病人碎石需要使用的器械,以保证8点钟正常开始各种检查治疗工作。备齐基础治疗盘内物品,如干纱布、酒精纱布、注射用水、以及相关急救物品等。符合要求,一项、次不符合要求扣10分							
4 职业道德 40分	4.1 b. 协助医生作好患者检查诊断	20	定性					
	扣罚细则:协助医生作好患者碎石检查诊断及特殊治疗工作,患者碎石的检查治疗能否顺利进行与护士能否认真配合、观察病情与及时供应相关物品有着密切的联系,故护士应有高度工作责任感,符合管理规定的要求,一项、次工作做不好扣10分							
	4.2 碎石室消防与消毒符合要求	20	定性			一项、次不符要求扣5分		
5 社会责任 60分	5.1 a. 充满关爱与团结的工作环境	10	定性			一项、次不符合扣5分		
	5.1 b. 工作不推诿不拖延不制造矛盾	20	定性		10	8	6	
	5.2 需要与患者确定知情同意书	30	定性			一人次不签订扣10分		
6 科室满意 持续改进 100分	6.1 被检查患者的满意度	60	定性		60	48	36	
	6.2 本科员工对本人满意度	20	定性		20	16	12	
	6.3 本人工作持续改进计划与实施	20	定性					
	扣罚细则:每月有持续改进计划、事实、流程、措施、效果,少一个环节扣5分							
科室	碎石科	本表定性指标满分	460分	定性指标最后得分				

1.2 碎石科(中心、室)护师(护士)卓越绩效考评定量标准(表三)

一级指标(分值)	权重%	二级指标		三级指标		绩效考评扣分细则	得分
		考评内容	分值	考评内容	分值		
1 管理能力 40分	4	1.2 执行能力	40	a.五年规划与计划执行	20	少执行一项规划或计划扣5分,不能持续学习、钻研业务敬业奉献扣10分	
				b.持续学习、钻研业务、敬业奉献,不符合扣分	20		
2 过程控制 工作数量 工作质量 工作效率 210分	21	2.1 工作流程	40	a.规章制度与核心制度执行力,不符合扣分	20	规章制度与核心制度执行力,一项、次制度执行不到位扣5分。工作主不动、不积极、责任心不强,一项、次扣5分	
				b.工作主动、积极性、责任心,一项、次不符合医院管理要求扣分	20		
		2.2 工作数量	100	a.维护机器设备处于可用状态,不符合扣分	30	维护机器设备处于可用状态,影响工作扣10分;协助病人摆好体位卧位合适,病人体位、卧位一次摆不好扣5分。质量管理组织健全与职责履行,科室质量管理组织的兼职不履行职责扣5分。碎石过程中严密观察患者情况,碎石过程中不严密观察患者情况一次做不好扣10分	
				c.协助病人摆好体位、卧位适,不符合扣分	30		
				d.质量管理组织健全与职责履行,不符合扣分	10		
				f.碎石过程中严密观察患者情况,一项、次不符合医院绩效考核与管理标准规定要求的内容扣分符合要求	30		
		2.3 工作质量	70	c.确保各种物品处于能用状态,不符合扣分	40	确保各种物品处于能用状态,影响工作一次扣10分。严格掌握患者碎石诊断与适应证,做好登记,一次不符合要求扣10分	
				d.严格掌握患者碎石诊断适应证,不符合医院管理规定的要求扣分	30		
3 教学带教 论文科研 60分	6	3.1 教学带教	30	a.完成与带教帮带任务	10	一项、次不符合规定要求,扣5分	
				b.参加继续医学教育	20		
		3.2 论文科研	30	c.发表论文与学术活动	10	一项、次不符合规定,论文扣5分,科研扣10分	
				d.学术会议、科研工作	20		
4 职业道德 30分	3	4.1 职业道德	30	b.严格执行消毒与隔离制度,不符合扣分	30	严格执行消毒与隔离制度,不符合要求扣10分	
7 科室 绩效结果 200分	20	7.1 科室 病人结果	100	a.当月检查病人总数量	70	达到去年同月数量并依规定达到增长幅度得满分,降低1%扣10分,增加1%奖5分	
				b.检查急诊病人总数量与上年度同月比较	50		
		7.2 科室 质量结果	50	科室当月医疗质量与安全与上年度同月比较并且达到医院规定增长	30	达到去年同月水平并依规定达到增长幅度得满分,降低1%扣10分,增加1%奖5分	
		7.3 科室 财务结果	50	当月医疗利润与上年度同月比较并且达到医院规定的增长幅度标准	50	达到去年同月数量并依规定达到增长幅度得满分,降低1%扣10分,增加1%奖5分	
科室		碎石科		本表定量指标满分		540分 定量指标合计得分	

十二、肺功能检查中心护理人员卓越绩效考评标准

1.肺功能检查中心(室)技术员卓越绩效考评标准(表一)

一级指标 (分值)	权重 %	二级指标 考评内容	分值	三级指标 绩效考评扣分细则	分值	得分	考核 方式
1 领导能力 执行能力 80分	8	1.1领导能力 执行能力	40	a.领导和管理能力、同事之间团结	10		定性
				b.遵守劳动纪律,完成岗位工作	30		定性
		1.2工作计划 卓越服务	40	a.科室五年规划与年度工作计划	20		定量
				b.以病人、顾客为中心思想好	20		定量
2 过程控制 工作数量 工作质量 工作效率 420分	42	2.1 职责流程	60	a.按照科室检查病人流程工作	20		定量
				b.工作主动、积极性和责任心	20		定量
				c.规章制度与核心制度执行力	20		定性
		2.2 工作数量	140	a.个人亲自检查病人总数量	60		定量
				b.承担病者肺功能检查的常规操作	20		定性
				c.检查过程中严密观察患者情况	30		定量
				d.质量管理组织健全与职责履行	20		定量
				e.各种仪器设备的保管和登记	10		定性
		2.3 工作质量	140	a.科室成本管理,支出占毛收入比	30		定性
				b.肺功能检测项目选择及结果判断	30		定性
				c.严格掌握患者肺功能检查适应证	20		定量
				d.肺功能呼吸生理实验前仪器准备	30		定量
				e.肺功能房间与环境符合标准要求	30		定量
		2.4 工作效率	80	a.患者治疗后的注意事项与随访	10		定性
				b.检查结果打印整理归档备案上报	10		定性
				c.病人检查结果报告准确率	30		定量
				d.服从科室主任上级职称人员管理	10		定性
				e.设备清洁保养接口器管道的消毒	20		定性
3 教学带教 论文科研 100分	10	3.1 教学带教	50	a.按规定完成教学与带教任务	20		定量
				b.钻研业务、虚心好学、创新意识	30		定量
		3.2 论文科研	50	c.发表论文与学术活动符合要求	20		定量
				d.组织科室年度学术科研工作会议	30		定量
4 职业道德 50分	5	4.1 职业道德	40	a.严禁出具假诊断证明并盖章	20		定性
				b.监护和抢救设备配套完整	20		定量
		4.2社会责任	10	肺功能仪故障的检查及维修联系	10		定性
5 团队精神 50分	5	5.1 团队精神	30	a.充满关爱与团结的工作环境	10		定性
				b.工作不推诿不拖延不制造矛盾	20		定性
		5.2团体管理	20	严禁利用职务之便牟取私利	20		定性
6 满意测评 100分	10	6.1满意度	60	被检查患者的满意度	60		定性
		6.2满意度	20	临床科室的满意度	20		定性
		6.3持续改进	20	科室工作持续改进计划与实施	20		定性
7 科室 绩效结果 200分	20	7.1 病人结果	100	a.科室当月检查病人总数量	70		定量
				b.科室当月检查急诊病人总数量	30		定量
		7.2质量结果	50	当月医疗质量与安全达到要求	50		定量
		7.3财务结果	50	与去年同月比并达到增长幅度	50		定量
被考评者			标准分数	**1000分**	最后定量和定性指标总得分		

1.1 肺功能检查中心(室)技术员卓越绩效考评定性标准(表二)

被考评者姓名		岗位				部门			胃镜
职能部门领导·定性指标·满意度测评内容					满意度测评等级				
一级指标	三级定性指标内容测评		本项满分	测评方式	卓越	优秀	良好	一般	得分
1 领导能力 管理能力 执行能力 **40分**	1.1 a. 领导能力、同事之间团结		10	定性		10	8	6	
	1.1 b. 遵守劳动纪律、完成岗位工作		30	定性					
	扣罚细则:上班迟到或早退一次扣5分,旷工半天扣10分;规定会议迟到或早退一次扣5分,缺席会议半天扣10分;上班不接收快递包裹发现一次扣5分;上班干私活吃零食一次扣5分;进入工作场所如门急诊接诊看病、胃镜室检查、取活检、抢救病人、输液、服务、早会等不关手机发现一次扣5分;上班上网玩手机微信、打游戏等发现一次扣10分。上班聚堆相互聊天侃大山发现一次每人扣5分								
2 过程控制 工作数量 工作质量 工作效率 **160分**	2.1. 规章制度与核心制度执行力		20	定性					
	考核细则:一项制度执行不好扣5分,一项核心制度没有执行扣10分								
	2.2 b. 承担肺功能检查的常规操作		20	定性					
	考核细则:承担病者肺功能检查的常规操作,不能够独立承担检查操作扣10分								
	2.2 e. 各种仪器设备的保管和登记		10	定性					
	考核细则:各种仪器设备的保管和登记,符合规定的要求,保管和登记不全扣5分								
	2.3 a. 科室成本管理支出占收入比		30	定性					
	考核细则:与去年同月比较并达到医院规定下降幅度,符合要求,增加1%扣10分								
	2.3 b. 肺功能检测项目选择结果判断		30	定性					
	考核细则:严格掌握肺功能检测项目的选择及结果判断,选择肺功能检查项目时,应做到有的放矢,选择相应的项目检查,符合要求,一项、次不符要求扣10分								
	2.4 a. 患者治疗后注意事项与随访		10	定性	不符要求一次扣5分				
	2.4 b. 结果打印整理归档备案上报		10	定性	完不成工作流程扣10分				
	2.4 d. 服从科室主任领导与管理		10	定性					
	考核细则:服从科室主任领导与上级职称人员管理,符合要求一项、次不服从扣5分								
	2.4 e. 设备清洁保养接口器管道消毒		20	定性	一次不符合要求扣5分				
4 职业道德 **30分**	4.1 a. 严禁出具假诊断证明并盖章		20	定性	违规一项、次扣30分				
	4.2 肺功能仪故障的检查维修联系		10	定性					
	考核细则:肺功能仪故障的检查及维修联系,一次联系不及时影响工作扣10分								
5 团体精神 **50分**	5.1 a. 充满关爱与团结的工作环境		10	定性					
	考核细则:充满关爱与团结的工作环境符合医院管理要求,一项不符合要求扣5分								
	5.1 b. 工作不推诿拖延不制造矛盾		20	定性					
	考核细则:工作推诿一项、次扣5分,拖延一项、次扣5分,制造矛盾一项、次扣10分								
	5.2 严禁利用职务之便牟取私利		20	定性	违规一项、次扣20分				
6 科室满意 持续改进 **100分**	6.1 被检查患者的满意度		60	定性					
	考核细则:被检查患者的满意度达到95%,达不到标准,降低1%扣10分								
	6.2 临床科室的满意度		20	定性		20	16	12	
	6.3 科室工作持续改进计划与实施		20	定性					
	扣罚细则:针对岗位工作质量、制度执行、基础与专业能力、服务等,对存在的问题与缺陷每月有持续改进计划、事实、流程、措施、效果,少一个环节扣5分								
科室	肺功能检查室	**本表定性指标满分**		**380分**	**定性指标最后得分**				

1.2 肺功能检查中心(室)技术员卓越绩效考评定量标准(表三)

一级指标 (分值)	权重 %	二级指标		三级指标		绩效考评 扣分细则	得分
		考评内容	分值	考评内容	分值		
1 管理能力 **40分**	4	1 执行能力	40	a.五年规划年度计划	20	不执行规划或者年度计划扣5分,不以病人、顾客为中心思想服务扣10分	
				b.以病人、顾客为中心思想好,不符合扣分	20		
2 过程控制 工作数量 工作质量 工作效率 **260分**	26	2.1 工作流程	40	a.按照科室检查病人流程工作,不符合扣分	20	不能够按照科室检查病人流程工作扣5分。工作不主动、不积极,责任心不强,扣10分	
				b.工作主动、积极性和责任心,不符合扣分	20		
		2.2 工作数量	110	a.个人亲自检查病人总数量,不符合扣分	60	与上年度同月比少一例扣5分;诊疗检查的过程中不严密观察患者情况一次扣10分。科质量小组人员职责不清扣10分,不履行职责扣15分。严禁自己收费与免费检查病人,发生一项、次扣30分	
				c.检查诊疗过程中严密观察患者情况	30		
				d.本科室质量管理组织健全与职责履行,一项、次不符合医院要求扣分	20		
		2.3 工作质量	80	c.严格掌握患者肺功能检查适应证	20	不掌握患者肺功能检查适应证扣20分。肺功能及呼吸生理实验前的仪器、器械准备不充分扣10分。肺功能房间环境符合要求,房间面积、室内环境温度、湿度不符要求扣10分	
				d.肺功能及呼吸生理实验前的仪器、器械准备	30		
				e.肺功能房间与环境符合标准要求,不符合医院绩效管理规定扣分	30		
		2.4 工作效率	30	c.病人检查诊疗效果报告准确率,不符合扣分	30	病人检查诊疗效果报告准确率,降低1%扣5分	
3 教学带教 论文科研 **100分**	10	3.1 教学带教	50	a.按规定完成教学与带教任务,不符合扣分	20	按规定完成教学与带教任务,一项完不成扣10分	
				b.钻研业务、虚心好学、创新意识,不符合扣分	30	钻研业务、虚心好学、创新意识,一项不符扣5分	
		3.2 论文科研	50	c.发表论文与学术活动符合要求,不符合扣分	20	发表论文学术活动符合要求,一项不符要求扣10分	
				d.年度学术科研会议	30	一项不符合要求扣10分	
4 职业道德 **20分**	2	4.1 职业道德	20	b.监护和抢救设备配套完整,不符合扣分	20	监护和抢救设备配套完整,一项不符合要求扣5分	
7 科室 绩效结果 **200分**	20	7.1 病人结果	100	a.当月检查病人总数量	70	达规定月度增长幅度降低1%扣10分增加1%奖5分	
				b.检查急诊病人总数量	30		
		7.2 质量结果	50	科室当月医疗质量与安全与上年度同月比较	50	达规定月度增长幅度降低1%扣10分增加1%奖5分	
		7.3 财务结果	50	与上年度同月比较并达到医院规定的增长幅度	50	达规定月度增长幅度降低1%扣10分增加1%奖5分	
科室	肺功能检查室	本表定量指标满分			**620分**	**定量指标合计得分**	

2.肺功能检查中心(室)护师(护士)卓越绩效考评标准(表一)

一级指标 (分值)	权重 %	二级指标 考评内容	分值	三级指标 绩效考评扣分细则	分值	得分	考核 方式
1 管理能力 执行能力 100分	10	1.1 管理能力 执行能力	60	a.管理能力、同事之间团结	20		定性
				b.遵守劳动纪律,完成岗位工作	40		定性
		1.2 工作计划 持续学习	40	a.科室五年规划与计划执行	20		定量
				b.持续学习、钻研业务、敬业奉献	20		定量
2 过程控制 工作数量 工作质量 工作效率 410分	41	2.1 职责流程	60	a.规章制度与核心制度执行力	20		定量
				b.工作主动、积极性、责任心	20		定量
				c.负责申请单、报告单的质量把关	20		定性
		2.2 工作数量	140	a.维护机器设备处于可用状态	30		定量
				b.热情接待病人、做好解释工作	30		定性
				c.协助病人摆好体位、卧位合适	30		定量
				d.质量管理组织健全与职责履行	10		定量
				e.病人排队等候时间管理措施	10		定性
				f.检查过程中严密观察患者情况	30		定量
		2.3 工作质量	130	a.月底统计工作量上报规定数据	20		定性
				b.监护和抢救药品设备配套完整	30		定性
				c.确保各种物品处于能用状态	30		定量
				d.严格掌握患者肺功能诊断适应证	30		定量
				e.服从科室主任领导与管理	10		定性
				f.上班时的着装、形象符合要求	10		定量
		2.4 工作效率	80	a.检查前认真了解患者病史、病情	20		定性
				b.仪器设备安全使用率与逐日登记	10		定性
				c.肺功能房间与环境符合标准要求	30		定性
				d.做好病人检查前的准备工作	20		定性
3 教学带教 论文科研 60分	6	3.1 教学带教	30	a.按规定完成与带教帮带任务	10		定量
				b.按照规定参加继续医学教育	20		定量
		3.2 论文科研	30	c.发表论文与学术活动符合要求	10		定量
				d.年度学术会议、参与科研工作	20		定量
4 职业道德 70分	7	4.1 职业道德	50	a.协助医生作好患者碎石检查诊断	20		定性
				b.严格执行消毒与隔离制度	30		定量
		4.2 社会责任	20	碎石室消防与消毒符合要求	20		定性
5 团队精神 60分	6	5.1 团队精神	30	a.充满关爱与团结的工作环境	10		定性
				b.工作不推诿不拖延不制造矛盾	20		定性
		5.2 团体管理	30	肺功能室仪器和物品的配置	30		定性
6 满意测评 100分	10	6.1 满意度	60	被检查患者的满意度	60		定性
		6.2 满意度	20	本科员工对自己的满意度	20		定性
		6.3 持续改进	20	工作持续改进计划与实施	20		定性
7 科室 绩效结果 200分	20	7.1 病人结果	100	a.科室当月检查病人总数量	70		定量
				b.科室当月检查急诊病人总数量	30		定量
		7.2 质量结果	50	当月医疗质量与安全达到要求	50		定量
		7.3 财务结果	50	与去年同月比并达到增长幅度	50		定量
被考评者		标准分数		1000分	考评后定性和定量指标最后得分		

2.1 肺功能检查中心(室)护师(护士)卓越绩效考评定性标准(表二)

被考评者姓名		岗位	主任			部门		胃镜	
一级指标	三级定性指标内容测评		本项满分	测评方式	卓越	优秀	良好	一般	得分
1 **管理能力** **执行能力** **60分**	1.1 a. 管理能力、同事之间团结		20	定性		20	16	12	
	1.1 b. 遵守劳动纪律,完成岗位工作		40	定性					
	扣罚细则:上班迟到或早退一次扣5分;旷工半天扣10分;规定会议迟到或早退一次扣5分,缺席会议半天扣10分;上班接收快递包裹发现一次扣5分;上班干私活吃零食一次扣5分;进入工作场所如接待病人、胃镜检查时、服务活动、科室主任检查病人、抢救病人、输液、早会等不关手机发现一次扣5分;上班上网玩手机微信、打游戏等发现一次扣10分。上班聚堆相互聊天侃大山发现一次每人扣5分								
2 **过程控制** **工作数量** **工作质量** **工作效率** **210分**	2.1. 规章制度与核心制度执行力		20	定性					
	考核细则:一项制度执行不好扣5分								
	2.2 b. 热情接待病人、做好解释工作		30	定性					
	考核细则:认真向做支气管镜的病人介绍检查与治疗知识,解除思想顾虑,以及检查后注意事项,使病人愉快地接受检查和治疗,符合要求一次对病人解释不好扣10分								
	2.2 e. 病人排队等候时间管理措施		10	定性		没有措施扣10分			
	2.3 a. 月底统计工作量上报规定数据		30	定性					
	考核细则:统计工作量上报规定数据,数据上报一次差错扣5分,推迟半天扣5分								
	2.3 b. 监护和抢救药品设备配套完整		30	定性					
	考核细则:由于用力肺活量检查、最大分钟通气量检查、支气管激发试验等均可诱发支气管痉挛,严重时可诱发或加重缺氧,出现生命危险,因此肺功能室应常备监护及抢救药品用品,监护和抢救药品设备配套完整,符合要求,准备不完整扣10分								
	2.3 e. 服从科室主任领导与管理		10	定性		不服从领导管理扣5分			
	2.4 a. 检查前了解患者病史如重病人		20	定性		一次没有了解扣5分			
	2.4 b. 仪器设备安全使用率逐日登记		10	定性		少一日登记记录扣5分			
	2.4 c. 肺功能房间环境符合标准要求		30	定性		不符合要求标准扣10分			
	2.4 d. 做好病人检查前的准备工作		20	定性					
	扣罚细则:提前15分钟上班,衣着整齐,挂牌上岗。消毒处理病人需要使用的器械,以保证8时正常开始各种检查治疗工作。符合要求,一项、次不符合要求扣10分								
4 **团队管理** **40分**	4.1 b. 协助医生作好患者检查诊断		20	定性					
	扣罚细则:协助医生做好患者碎石检查诊断及特殊治疗工作,患者碎石的检查治疗能否顺利进行与护士能否认真配合、观察病情与及时供应相关物品有着密切的联系,故护士应有高度工作责任感,符合管理各地的要求,一项、次工作做不好扣10分								
	4.2 碎石室消防与消毒符合要求		20	定性		一项、次不符要求扣5分			
5 **社会责任** **60分**	5.1 a. 充满关爱与团结的工作环境		10	定性		一项、次不符合扣5分			
	5.1 b. 工作不推诿不拖延不制造矛盾		20	定性		10	8	6	
	5.2 肺功能室仪器和物品的配置		30	定性		配置不合理扣20分			
6 **科室满意** **持续改进** **100分**	6.1 被检查患者的满意度		60	定性		60	48	36	
	6.2 本科员工对本人满意度		20	定性		20	16	12	
	6.3 本人工作持续改进计划与实施		20	定性					
	扣罚细则:每月有持续改进计划、事实、流程、措施、效果,少一个环节扣5分								
科室	肺功能检查室	本表定性指标满分	460分	定性指标最后得分					

2.2 肺功能检查中心(室)护师(护士)卓越绩效考评定量标准(表三)

一级指标 (分值)	权重 %	二级指标		三级指标		绩效考评 扣分细则	得分
		考评内容	分值	考评内容	分值		
1 管理能力 40分	4	1.2 执行能力	40	a.五年规划与计划执行	20	少执行一项规划或计划扣5分，不能持续学习、钻研业务敬业奉献扣10分	
				b.持续学习、钻研业务、敬业奉献，不符合扣分	20		
2 过程控制 工作数量 工作质量 工作效率 210分	21	2.1 工作流程	40	a.规章制度与核心制度执行力，不符合扣分	20	规章制度与核心制度执行力，一项、次制度执行不到位扣5分。工作主不动、不积极，责任心不强，一项、次扣5分	
				b.工作主动、积极性和责任心，不符合医院绩效考核管理规定扣分	20		
		2.2 工作数量	100	a.维护机器设备处于可用状态，不符合扣分	30	维护机器设备处于可用状态，影响工作扣10分；协助病人摆好体位卧位合适，病人体位、卧位一次摆不好扣5分。科室质量管理组织的兼职不履行职责扣5分。肺功能诊疗、检查过程中严密观察患者情况，一次做不好扣10分	
				c.协助病人摆好体位、卧位合适，不符合扣分	30		
				d.质量管理组织健全与职责履行，不符合扣分	10		
				f.肺功能诊疗、检查过程中严密观察患者情况，不符合扣分	30		
		2.3 工作质量	70	c.确保各种物品处于能用状态，不符合扣分	30	确保各种物品处于能用状态，影响工作一次扣10分。严格掌握患者肺功能诊断与适应证，做好登记，一次不符合要求扣10分	
				d.严格掌握患者肺功能测定、诊断适应证，不符合医院管理规定扣分	30		
				f.上班时的着装、形象符合要求，不符合扣分	10	上班时的着装、形象不符合要求一项、次扣5分	
3 教学带教 论文科研 60分	6	3.1 教学带教	30	a.完成与带教帮带任务	10	一项、次不符合规定要求，扣5分	
				b.参加继续医学教育	20		
		3.2 论文科研	30	c.发表论文与学术活动	10	一项、次不符合规定，论文扣5分，科研扣10分	
				d.学术会议、科研工作	20		
4 职业道德 30分	3	4.1 职业道德	30	b.严格执行消毒与隔离制度，不符合扣分	30	严格执行消毒与隔离制度，不符合要求扣10分	
7 科室 绩效结果 200分	20	7.1 科室 病人结果	100	a.当月检查病人总数量	70	达到去年同月数量并依规定达到增长幅度得满分，降低1%扣10分，增加1%奖5分	
				b.检查急诊病人总数量与上年度同月比较	30		
		7.2 科室 质量结果	50	科室当月医疗质量与安全与上年度同月比较并且达到医院规定增长	50	达到去年同月水平并依规定到增长幅度得满分，降低1%扣10分，增加1%奖5分	
		7.3 科室 财务结果	50	当月医疗利润与上年度同月比较并且达到医院规定增长幅度标准	50	达到去年同月数量并依规定达到增长幅度得满分，降低1%扣10分，增加1%奖5分	
科室		肺功能检查室		本表定量指标满分		540分	定量指标合计得分

十三、住院处护理人员卓越绩效考评标准

1. 住院处中级职称主管护师卓越绩效考评标准(表一)

一级指标 (分值)	权重 %	二级指标		三级指标		得分	考核 方式
		考评内容	分值	绩效考评扣分细则	分值		
1 管理能力 执行能力 70分	7	1.1 管理能力 执行能力	30	a. 管理能力、同事之间团结	10		定性
				b. 财务制度与相关规定执行力	20		定量
		1.2 工作计划	30	a. 执行住院处年度与月度计划	20		定量
				b. 秉公办事,热情接待病人	10		定性
2 过程控制 工作数量 工作质量 工作效率 310分	31	2.1 工作流程	30	a. 胜任住院部岗位工作与流程	20		定量
				b. 值班、交接班物品核对签字落实	10		定量
		2.2 工作数量	100	a. 质量管理组织兼职职责履行	10		定量
				b. 爱护机器,严格执行操作规程	10		定量
				c. 日清月结,做好现金管理工作	20		定量
				d. 结账准确,做到唱收唱付	20		定量
				e. 按规定收预交金,杜绝病人欠费	20		定量
				f. 医疗证明及相关证件盖章合格率	20		定量
		2.3 工作质量	100	a. 服从科主任领导与职称人员指导	10		定量
				b. 能够随时接受岗位交换	10		定性
				c. 合理控制科室支出、医疗成本	20		定量
				d. 办理外地病人住院手续符合规定	20		定性
				e. 岗位工作各种查对正确并签字	20		定性
				f. 病员办理出院手续	20		定性
		2.4 科室 工作特色	80	a. 工作主动性、积极性、责任心	10		定性
				b. 负责出、入院病员办理手续	20		定性
				c. 配合各病房搞好收费管理	20		定性
				d. 每日与病区联系,了解病床情况	20		定性
				e. 热情接待入院病员并登记齐全	10		定性
3 论文科研 50分	5	职业素质 护理科研	50	a. 在护理学科建设中的作用	10		定性
				b. 本人专科护理理论与技术水平	20		定性
				c. 护理学术、论文、科研与管理	20		定性
4 职业道德 40分	4	4.1 团队管理	10	医护人员团结,愿意承担额外工作	10		定性
		4.2 学科建设	30	a. 按照规定着装、注重科内外沟通	10		定性
				b. 收费单据统计、费用结算	20		定性
5 团队管理 50分	5	5.1 社会责任	30	a. 按照规定参加公益活动	10		定性
				b. 严格执行财务制度遵守财经纪律	20		定量
		5.2 绩效考核	20	积极参与住院处绩效考核与管理	20		定量
6 满意测评 80分	8	6.1 满意度	40	门诊病人、住院患者的满意度	40		定性
		6.2 本科满意	20	本科员工的满意度	20		定性
		6.3 持续改进	20	针对问题缺陷有持续改进计划	20		定性
7 医院 绩效结果 400分	40	7.1 病人结果	120	a. 全院当月出院病人量	30		定量
				b. 全院当月出院结算人数	90		定量
		7.2 质量结果	30	当月医院质量安全达到要求	30		定量
		7.3 财务结果	250	当月医疗利润收入较上年度增加	250		定量
满分	1000分	定性指标得分		定量指标得分		最后得分	

1.1 住院处中级职称主管护师卓越绩效考评定性标准(表二)

被考评者姓名		岗位			部门				
一级指标	三级定性指标内容测评		本项满分	测评方式	卓越	优秀	良好	一般	得分
1 管理能力 20分	1.1 a.管理能力、同事之间团结		10	定性		10	8	6	
	1.2 b.秉公办事,热情接待病人		10	定性					
	扣罚细则:坚持秉公办事,热情接待病人,虚心听取病人意见,改善服务态度,提高服务质量。符合医院科室业务与技术和管理规定要求,一项、次不符合要求扣5分								
2 过程控制 工作数量 工作质量 工作效率 140分	2.3 b.胜任岗位,随时接受岗位交换		10	定性	不符要求一项扣5分				
	2.3 d.外地病人就诊医保手续齐全		20	定性	一项、次不合格扣5分				
	2.3 e.岗位工作各种查对正确并签字		20	定性	一项、次不签字扣5分				
	奖罚细则:按照流程病员办理出院手续,一般于出院前一日由病区将住院医嘱全部送至住院处进行核算,开具账单。病员或家属来住院处结清后,将账单交其拿回病区办理出院手续,符合医院、科室业务与技术和管理的要求,一项、次不符合要求扣5分								
	2.4 a.工作主动性、积极性、责任心		10	定性		10	8	6	
	2.4 b.负责出、入院病员办理手续		20	定性					
	奖罚细则:住院部主管护师负责办理出、入院病员手续。根据病情,合理安排床位。病房无空床不得预办住院手续,符合业务与技术要求,一项、次不符合要求扣10分								
	2.4 c.配合各病房搞好收费管理		20	定性					
	奖罚细则:热情主动配合各科室、病房搞好收费管理工作,建立病员分户账页,不断健全病人费用催收制度,尽量减少欠费,符合规定要求,一项、次不符合要求扣5分								
	2.4 d.每日与病区联系了解病床情况		20	定性					
	奖罚细则:每日与病区联系,了解病床使用及周转情况,一项、次不符合要求扣5分								
	2.4 e.热情接待入院病员并登记齐全		20	定性					
	奖罚细则:热情接待入院病员,核对入院证件。对当日入院的病员,应详细登记住院卡片及病历首页,符合医院科室管理规定的要求,一项、次不符合要求扣10分								
3 论文科研 50分	3.a.本人在护理学科建设中的作用		10	定性		10	8	6	
	3.b.本人专科护理理论与技术水平		20	定性	一人次不合格扣10分				
	3.c.护理学术、论文、科研与管理		20	定性	一项不符合要求扣10分				
4 职业道德 30分	4.1 医护人员团结,愿意承担额外工作		10	定性		10	8	6	
	4.2 a.按照规定着装注重科内外沟通		10	定性	一次不规范扣5分				
	4.2 b.收费单据统计、费用结算		10	定性		20	16	12	
	扣罚细则:收费单据应准确及时统计,避免漏费发生,严格遵守现金管理制度,各种资料、报表及时上报。负责病人出院费用结算。病人出院由主管医师决定,住院结账处凭电脑中显示的签发预出院名单办理病员出院手续,一项、次不符合要求扣5分								
5 团队管理 10分	5.1 a.按照规定参加公益活动		10	定性					
	奖罚细则:按照规定参加医院、科室组织的公益活动满分,少参加一次扣5分								
6 满意测评 持续改进 80分	6.1 门诊病人、住院患者的满意度		40	定性		40	32	24	
	6.2 本科员工的满意度		20	定性		20	16	12	
	6.3 针对问题缺陷有持续改进计划		20	定性					
	扣罚细则:有持续改进计划、事实、流程、措施、效果,少一个环节扣5分								
科室		本表定性指标满分	**360分**	定性指标最后得分					

1.2 住院处中级职称主管护师卓越绩效考评定量标准(表三)

一级指标 (分值)	权重 %	二级指标		三级指标		绩效考评 扣分细则	得分
		考评内容	分值	考评内容	分值		
1 管理能力 执行能力 40分	4	1.1 执行能力	20	b.财务制度与相关制度规定执行力符合要求	20	财务制度与相关规定执行力,一项执行不好扣10分	
		1.2 规划计划	20	a.执行住院处年度与月度计划,不符合扣分	20	执行住院处年度与月度计划一项、次不执行扣10分	
2 过程控制 工作数量 工作质量 工作效率 160分	16	2.1 工作流程	30	a.胜任住院部岗位工作与流程,不符合扣分	20	不能够胜任岗位工作扣10分。值班、交接班物品核对签字落实,不签字一项、次扣10分	
				b.值班、交接班物品核对签字落实符合要求	10		
		2.2 工作数量	100	a.质量管理组织健全,履行职责,不符合扣分	10	质量管理组织健全,履行职责,不履行科室质量管理小组职责扣10分。不能保证机器的安全扣5分。日清月结,保证现金的安全,不按规定办一次扣20分。结账准确,做到唱收唱付,不能结账准确、做到唱收唱付扣5分。按规定收预交金,杜绝病人欠费,工作不负责任欠款一次扣20分	
				b.爱护机器,严格执行操作规程,不符合扣分	10		
				c.日清月结现金管理	20		
				d.结账准确,做到唱收唱付,不符合扣分	20		
				e.按规定收预交金,杜绝病人欠费,一项、次不符合医院绩效考评与管理标准的规定相关内容扣分符合要求	20		
				f.医疗证明及相关证件盖章合格率符合要求	20	医疗证明及相关证件盖章合格率,差错一次扣10分	
		2.3 工作质量	30	a.服从科主任领导与上级职称人员指导	10	不服从科主任领导与上级职称人员指导扣10分	
				c.合理控制科室支出、医疗成本,不符合医院管理规定扣分	20	与上年同月比较,并达到医院规定成本减少幅度,增加1%扣10分	
5 团队管理 40分	4	5.1 遵守纪律	20	b.严格执行有关财务制度,遵守国家财经纪律	20	不能够遵守国家财经纪律扣10分。积极参与住院处绩效考核与管理,不积极参加扣10分	
		5.2 绩效管理	20	积极参与住院处绩效考核与管理工作符合要求	20		
7 医院 绩效结果 400分	40	7.1 医院 病人结果	120	a.当月入院病人数量	30	达到去年同月水平并达到年度、月度增长幅度指标,降低1%扣10分增加1%奖5分	
				b.当月住院结算人数与上年度同月比较达标准	90		
		7.2 质量结果	30	当月医院质量安全与上年度同月比较达标准	30	与上年同月比较,降低1%扣10分,增加1%奖5分	
		7.3 医院 财务结果	250	当月医疗利润收入与上年度同月比较并且达到医院规定增长幅度标准	250	达到去年同月水平并达到年度、月度增长幅度指标,降低1%扣10分增加1%奖5分	
科室		本表定量指标满分			640分	定量指标合计得分	

2. 住院处护师(护士)卓越绩效考评标准(表一)

一级指标 (分值)	权重 %	二级指标		三级指标		得分	考核 方式
		考评内容	分值	绩效考评扣分细则	分值		
1 管理能力 执行能力 100分	10	1.1管理能力 执行能力	60	a. 管理能力、同事之间团结	20		定性
				b. 财务制度与相关规定执行力	40		定量
		1.2 工作计划	40	a. 执行住院处年度与月度计划	30		定量
				b. 秉公办事,热情接待病人	10		定性
2 过程控制 工作数量 工作质量 工作效率 450分	46	2.1 工作流程	30	a. 胜任门诊部岗位工作与流程	20		定量
				b. 值班、交接班物品核对签字落实	10		定量
		2.2 工作数量	180	a. 质量管理组织兼职职责履行	20		定量
				b. 爱护机器,严格执行操作规程	20		定量
				c. 日清月结,做好现金管理工作	20		定量
				d. 结账准确,做到唱收唱付	20		定量
				e. 按规定收预交金,杜绝病人欠费	60		定量
				f. 医疗证明及相关证件盖章合格率	20		定量
				g. 按时参加各种会议上报数据正确	20		定量
		2.3 工作质量	130	a. 服从科主任领导与职称人员指导	20		定量
				b. 能够随时接受岗位交换	20		定性
				c. 合理控制科室支出、医疗成本	30		定量
				d. 办理外地病人住院手续符合规定	20		定性
				e. 岗位工作各种查对正确并签字	20		定性
				f. 病员办理出院手续	20		定性
		2.4 科室 工作特色	110	a. 工作主动性、积极性、责任心	20		定性
				b. 负责出、入院病员办理手续	30		定性
				c. 配合各病房搞好收费管理	20		定性
				d. 每日与病区联系,了解病床情况	20		定性
				e. 热情接待入院病员并登记齐全	20		定性
3 论文科研 50分	5	职业素质 护理科研	50	a. 在护理学科建设中的作用	10		定性
				b. 本人专科护理理论与技术水平	20		定性
				c. 护理学术、论文、科研与管理	20		定性
4 职业道德 40分	4	4.1团队管理	10	医护人员团结,愿意承担额外工作	10		定性
		4.2 学科建设	30	a. 按照规定着装、注重科内外沟通	10		定性
				b. 收费单据统计、费用结算	20		定性
5 团队管理 50分	5	5.1 社会责任	30	a. 按照规定参加公益活动	10		定性
				b. 严格执行财务制度遵守财经纪律	20		定量
		5.2绩效考核	20	积极参与住院处绩效考核与管理	20		定量
6 满意测评 100分	10	6.1满意度	60	门诊病人、住院患者的满意度	60		定性
		6.2本科满意	20	本科员工的满意度	20		定性
		6.3持续改进	20	针对问题缺陷有持续改进计划	20		定性
7 病人结果 绩效结果 200分	20	7.1 病人结果	100	a. 医院门诊就诊病人总数量	70		定量
				b. 医院住院病人总数量	30		定量
		7.2质量结果	50	门诊部工作质量与环境安全管理	50		定量
		7.3财务结果	50	与上年度同月比并达到医院增长幅度	50		定量
满分	**1000分**	定性指标得分		定量指标得分		最后得分	

2.1住院处护师(护士)卓越绩效考评定性标准(表二)

被考评者姓名		岗位			部门				
一级指标	三级定性指标内容测评		本项满分	测评方式	卓越	优秀	良好	一般	得分
1 管理能力 30分	1.1 a.管理能力、同事之间团结		20	定性		20	16	12	
	1.2 b.秉公办事,热情接待病人		10	定性					
	扣罚细则:坚持秉公办事,热情接待病人,虚心听取病人意见,改善服务态度,提高服务质量。符合医院、科室业务与技术和管理的要求,一项、次不符合要求扣5分								
2 过程控制 工作数量 工作质量 工作效率 190分	2.3 b.胜任岗位,随时接受岗位交换		20	定性	不符要求一项扣5分				
	2.3 d.外地病人就诊医保手续齐全		20	定性	一项、次不合格扣5分				
	2.3 e.岗位工作各种查对正确并签字		20	定性	一项、次不签字扣5分				
	2.3 f.按流程病员办理出院手续		20	定性					
	奖罚细则:按照流程病员办理出院手续,一般于出院前一日由病区将住院医嘱全部送至住院处进行核算,开具账单。病员或家属来住院处结清后,将账单交其拿回病区办理出院手续,符合医院、科室业务与技术和管理要求,一项、次不符合要求扣5分								
	2.4 a.工作主动性、积极性、责任心		20	定性		20	16	12	
	2.4 b.负责出、入院病员办理手续		30	定性					
	奖罚细则:住院部主管护师负责办理出、入院病员手续。根据病情,合理安排床位。病房无空床不得预办住院手续,符合管理规定的要求,一项、次不符合要求扣10分								
	2.4 c.配合各病房搞好收费管理		20	定性					
	奖罚细则:热情主动配合各科室、病房搞好收费管理工作,建立病员分户账页,不断健全病人费用催收制度,尽量减少欠费,符合规定要求,一项、次不符合要求扣5分								
	2.4 d.每日与病区联系了解病床情况		20	定性					
	奖罚细则:每日与病区联系,了解病床使用及周转情况,一项、次不符合要求扣5分								
	2.4 e.热情接待入院病员并登记齐全		20	定性					
	奖罚细则:热情接待入院病员,核对入院证件。对当日入院的病员,应详细登记住院卡片及病历首页,符合医院、科室业务与技术要求,一项、次不符合要求扣10分								
3 论文科研 50分	3.a.本人在护理学科建设中的作用		10	定性		10	8	6	
	3.b.本人专科护理理论与技术水平		20	定性	一人次不合格扣5分				
	3.c.护理学术、论文、科研与管理		20	定性	一项不符合要求扣10分				
4 职业道德 50分	4.1 医护人员团结,愿意承担额外工作		10	定性		10	8	6	
	4.2 a.按照规定着装注重科内外沟通		20	定性	一次不规范扣5分				
	4.2 b.收费单据统计、费用结算		20	定性		20	16	12	
	扣罚细则:收费单据应准确及时统计,避免漏费发生,严格遵守现金管理制度,各种资料、报表及时上报。负责病人出院费用结算。病人出院由主管医师决定,住院结账处凭电脑中显示的签发预出院名单办理病员出院手续,一项、次不符合要求扣5分								
5 团队管理 10分	5.1 a.按照规定参加公益活动		10	定性					
	奖罚细则:按照规定参加医院、科室组织的公益活动满分,少参加一次扣10分								
6 满意测评 持续改进 100分	6.1 门诊病人、住院患者的满意度		60	定性		60	48	36	
	6.2 本科员工的满意度		20	定性		20	16	12	
	6.3 针对问题缺陷有持续改进计划		20	定性					
	扣罚细则:有持续改进计划、事实、流程、措施、效果,少一个环节扣5分								
科室		本表定性指标满分	440分		定性指标最后得分				

2.2 住院处护师(护士)卓越绩效考评定量标准(表三)

一级指标 (分值)	权重 %	二级指标		三级指标		绩效考评 扣分细则	得分
		考评内容	分值	考评内容	分值		
1 管理能力 执行能力 70分	7	1.1 执行能力	40	b.财务制度与相关制度规定执行力符合要求	40	财务制度与相关规定执行力,一项执行不好扣10分	
		1.2 规划计划	30	a.执行住院处年度与月度计划,不符合扣分	30	执行住院处年度与月度计划一项、次不执行扣10分	
2 过程控制 工作数量 工作质量 工作效率 260分	25	2.1 工作流程	30	a.胜任住院部岗位工作与流程,不符合扣分	20	不能够胜任岗位工作扣10分。值班、交接班物品核对签字落实,不签字一项、次扣10分	
				b.值班、交接班物品核对签字落实符合要求	10		
		2.2 工作数量	180	a.质量管理组织健全,履行职责符合要求	20	不履行科室质量管理小组职责扣10分。不能保证机器的安全扣5分。日清月结,保证现金的安全,不按规定办一次扣20分。不能结账准确、做到唱收唱付扣5分。按规定收预交金,杜绝病人欠费,工作不负责任欠款一次扣20分	
				b.爱护机器,严格执行操作规程,不符合扣分	20		
				c.日清月结现金管理	20		
				d.结账准确,做到唱收唱付,不符合扣分	20		
				e.按规定收预交金,杜绝病人欠费符合要求	60		
				f.医疗证明及相关证件盖章合格率符合要求	20	医疗证明及相关证件盖章合格率,差错一次扣10分	
				g.按时参加各种会议、按照规定上报相关数据正确,不符合扣分	20	会议迟到或早退一次扣5分,月度上报数据正确,上报数据推迟一天扣5分	
		2.3 工作质量	50	a.服从科主任领导与上级职称人员指导	20	不服从科主任领导与上级职称人员指导扣10分	
				c.合理控制科室支出、医疗成本,不符合医院管理规定扣分	30	与上年同月比较,并达到医院规定成本减少幅度,增加1%扣10分	
5 团队管理 40分	4	5.1 遵守纪律	20	b.严格执行有关财务制度,遵守国家财经纪律	20	不能够遵守国家财经纪律扣10分。积极参与住院处绩效考核与管理,不积极参加扣10分	
		5.2 绩效管理	20	积极参与住院处绩效考核与管理工作	20		
7 医院 绩效结果 200分	20	7.1 医院 病人结果	100	a.就诊病人总数量	70	与去年同月比较,并达到医院规定增长幅度,降低1%扣10分,增加1%奖5分	
				b.住院病人总数量与上年度同月比较达到标准	30		
		7.2 医院 质量结果	50	医院工作质量与环境安全管理与上年度同月比较并且达到医院标准	50	与去年同月比较,并达到医院规定增长幅度,降低1%扣10分,增加1%奖5分	
		7.3 财务结果	50	医院与上年度同月比较并且达到医院增长幅度	50	达到规定增长幅度,降低1%扣10分,增加1%奖5分	
科室		本表定量指标满分			560 分	定量指标合计得分	

十四、核医学科护理人员卓越绩效考评标准

1.核医学技师卓越绩效考评标准(表一)

一级指标 (分值)	权重 %	二级指标		三级指标		得分	考核 方式
		考评内容	分值	绩效考评扣分细则	分值		
1 管理能力 执行能力 80分	8	1.1管理能力 规划执行	40	a.投照、管理、检查病人的能力	30		定性
				b.执行专科发展规划,年度工作计划	10		定量
		1.2岗位责任 值班制度	40	a.岗位工作主动性积极性和责任心	30		定性
				b.参加值班、交接班制度落实	10		定量
2 过程控制 工作数量 工作质量 工作效率 510分	51	2.1 职责履行	50	a.遵守劳动纪律、职责履行	20		定性
				b."18项核心制度"落实与执行流程	30		定量
		2.2 工作数量	200	a.本人治疗、检查患者总数量	50		定量
				b.首诊负责的工作完成符合要求	20		定量
				c.在主任领导上级职称指导下工作	20		定量
				d.配合高级技师较复杂技术操作	50		定量
				e.负责仪器工具材料保管与请领	30		定量
				f.技师治疗检查登记单符合要求	30		定量
		2.3 工作质量	150	a.负责仪器并参加较复杂技术操作	60		**定性**
				b.熟悉仪器原理性能使用方法	30		**定性**
				c.机器、设备维修符合质量要求	20		**定性**
				d.科室质量管理小组职责履行执行	20		**定性**
				e.负责同位素实验室管理与防护	20		**定性**
		2.4 工作效率	110	a.掌握监测仪器计量的准确性	20		**定性**
				b.参加仪器调试鉴定操作维修时限	20		**定性**
				c.负责机器的安装修配维护质量	20		**定性**
				d.病人无投诉、无医疗缺陷事故	20		定量
				e.服从科室主任上级职称人员管理	30		定量
3 教学带教 论文科研 60分	6	3.1 教学带教	30	a.担任教学,指导和培养技士	20		定量
				b.钻研业务、虚心好学、创新意识	10		定量
		3.2 论文科研	30	c.发表论文与学术活动符合要求	10		定量
				d.开展技术革新和科学研究	20		定量
4 职业道德 50分	5	4.1 职业道德	40	a.严禁出具假诊断证明并盖章	20		**定性**
				b.严禁传播对医院不利消息	20		定量
		4.2社会责任	10	严禁背后议论领导长短	10		**定性**
5 团队精神 50分	5	5.1 团队管理	30	a.廉洁工作、办事公道、收费透明	10		**定性**
				b.消毒、隔离、废物处理符合要求	20		**定性**
		5.2病人服务	20	协助上级医师技师管理病人工作	20		定量
6 满意测评 持续改进 100分	10	6.1满意度	50	被检查病人的满意度	50		**定性**
		6.2满意度	20	本科员工对科室与科领导的满意度	20		**定性**
		6.3满意度	10	院领导、相关科室领导的满意度	10		**定性**
		6.4持续改进	20	针对问题缺陷持续改进实施方案	20		**定性**
7 绩效结果 150分	15	7.1病人结果	80	科室当月检查诊疗病人数量	80		定量
		7.2安全结果	20	科室当月无医疗缺陷纠纷与事故	20		定量
		7.3财务结果	50	科室与上年度同月利润收入比较	50		定量
被考评者			本表标准分数	**1000分**	考核后最后定性和定量得分		

1.1核医学技师卓越绩效考评定性标准(表二)

科室		科室主任			考核时间			年 月 日	
一级指标	三级定性指标内容测评	本项满分	测评方式	卓越	优秀	良好	一般	得分
1 管理能力 60分	1.1 a.投照、管理、检查病人的能力	30	定性		30	24	18	
	1.2 a.工作主动性、积极性和责任心	30	定性		30	24	18	
2 过程控制 工作数量 工作质量 工作效率 230 分	2.1 a.遵守劳动纪律、职责履行	20	定性					
	扣罚细则:上班不迟到早退脱岗旷工,符合医院科室业务与技术规定要求,迟到或早退一次扣5分,脱岗一次扣10分,旷工一次扣20分。上班接收快递包裹一次扣5分							
	2.3 a.负责仪器参加较复杂技术操作	60	定性					
	扣罚细则:负责仪器并参加较复杂技术流程,参加较复杂的技术操作,并帮助和指导技士、技术工作,符合医院、科室业务与技术管理要求,一项、次不符合要求扣10分							
	2.3 b.熟悉仪器原理性能使用方法	30	定性					
	扣罚细则:熟悉各种仪器的原理、性能和使用方法,协助科主任制订技术操作规程和质量控制措施,符合医院业务与技术管理要求,一项、次不符合要求、不熟悉扣10分							
	2.3 c.机器、设备维修符合质量要求	20	定性					
	扣罚细则:机器、设备维修符合质量要求,一项、次、一处不符合要求扣5分							
	2.3 d.科室质量管理小组职责履行执行	20	定性					
	扣罚细则:科室质量管理小组职责履行与执行,没有履行兼职职责与执行扣10分							
	2.3 e.负责核素实验室管理与防护	20	定性					
	扣罚细则:负责核素实验室的管理,督促检查各级人员遵守操作规程,建立机器使用档案,随时记录发生的故障及修理经过,负责核素的储存、保管和放射线的监护工作,搞好安全防护,符合医院、科室业务与技术要求,一项、次不符合要求扣10分							
	2.4 a.掌握监测仪器计量的准确性	20	定性					
	扣罚细则:掌握监测仪器计量的准确性。掌握国家停用理疗科仪器的标准及有关国家对法定计量仪器的规定。制订并实施理疗科仪器的中修和大修工程。参与理疗科规定仪器的年度安全检查和审核工作。符合规定的要求,一项、次不符合要求扣5分							
	2.4 b.仪器调试鉴定操作维修时限	20	定性					
	扣罚细则:参加仪器调试鉴定操作维修时限,符合要求一项、次时限超过要求扣10分							
	2.4 c.负责机器的安装修配维护质量	20	定性					
	扣罚细则:负责本科机器的安装、修配、检查、保养和管理机器的安装修配维护质量,督促本科人员遵守技术操作规程和安全规则,一项、次质量不符合要求扣10分							
4 职业道德 30分	4.1 a.严禁出具假诊断证明并盖章	20	定性					
	扣罚细则:严禁出具假诊断证明、假证据并盖章,符合要求,违规一项、次扣10分							
	4.2 严禁背后议论领导长短	10	定性		违规一次扣10分			
5 团队管理 30分	5.1 a.廉洁工作、办事公道、收费透明	10	定性		一次不符合扣10分			
	5.1 b.消毒、隔离、废物处理符合要求	20	定性		20	16	12	
6 满意测评 持续改进 100分	6.1 被检查病人的满意度	50	定性		50	40	30	
	6.2 本科员工对科领导和科室的满意度	20	定性		20	16	12	
	6.3 院领导、相关科室领导的满意度	10	定性		10	8	6	
	6.4 针对问题缺陷持续改进实施方案	20	定性					
	扣罚细则:每月有持续改进计划、事实、流程、措施、效果,少一个环节扣5分							
考核者		本表定性指标满分	**450 分**		定性指标最后得分			

1.2核医学技师卓越绩效考评定量标准(表三)

一级指标 (分值)	权重 %	二级指标		三级指标		绩效考评 扣分细则	得分
		考评内容	分值	考评内容	分值		
1 **发展规划** **20 分**	2	1.1 规划计划	10	b.执行专科发展规划年度工作计划	10	三年或五年规划年度计划执行好,执行不好扣5分	
		1.2 值班	10	b.参加值班、交接班	10	一项不符合要求扣5分	
2 **过程控制** **工作数量** **工作质量** **工作效率** **280 分**	28	2.1 核心制度	30	b.国家规定"18项核心制度"落实与执行流程	30	核心制度执行与落实,一项制度不落实一次扣5分	
		2.2 工作数量	200	a.本人治疗、检查患者总数量,不符合扣分	50	本人和本组出院患者总数量,首诊负责的工作完成符合要求,一项降低1%扣5分。在主任领导上级职称指导下工作不服从领导扣10分	
				b.首诊负责的工作完成符合要求	20		
				c.在主任领导上级职称指导下工作	20		
				d.配合高级技师较复杂技术操作,不符合医院管理规定扣分	50	一项、次不配合高级技师较复杂技术操作,不符合要求扣10分	
				e.负责仪器工具材料保管与请领符合要求	30	负责仪器工具材料保管与请领,不符合要求扣5分	
				f.技师治疗检查登记单符合要求符合要求	30	技师治疗检查登记单符合要求,一次不符合扣5分	
		2.4 工作效率	50	d.病人无投诉、无医疗缺陷事故,不符合扣分	20	病人投诉一项、次并查实事实扣10分	
				e.服从科室主任上级职称人员管理	30	一项、次服从科室主任上级职称人员管理扣10分	
3 **教学带教** **论文科研** **60 分**	60	3.1 教学带教	30	a.担任教学,指导和培养技士,不符合扣分	20	担任教学,指导和培养技士,不符合要求扣5分	
				b.钻研业务、虚心好学、创新意识	10	钻研业务、虚心好学、创新意识,不符合扣10分	
		3.2 论文科研	30	c.发表论文学术活动	10	一项不符合要求扣10分	
				d.技术革新科学研究	20	一项不符合扣10分	
4 职业道德 **20 分**	2	4.1 职业道德	20	b.严禁传播对医院不利消息,不符合扣分	20	严禁传播对医院不利消息,违规一次扣10分	
5 社会责任 **20 分**	2	5.2 病人服务	20	协助上级医师技师管理病人工作符合要求	20	没有协助上级医师技师管理病人工作,一次扣10分	
7 **科室** **绩效结果** **150 分**	15	7.1 病人结果	80	a.科室当月检查诊疗患者总数量与上年比	80	与上年度比较,降低1%扣10分,增加1%奖5分	
		7.2 安全结果	20	科室当月无医疗缺陷纠纷事故与上年比较	20	与上年度比较,降低1%扣10分,增加1%奖5分	
		7.3科室 质量结果	50	科室与上年度同月利润收入与上年同月比	50	与上年度比较,降低1%扣10分,增加1%奖5分	
科室		本表定量指标满分			550 分	定量指标合计得分	

2.核医学科技士卓越绩效考评标准(表一)

一级指标 (分值)	权重 %	二级指标		三级指标		得分	考核 方式
		考评内容	分值	绩效考评扣分细则	分值		
1 管理能力 执行能力 **80分**	8	1.1管理能力 规划执行	40	a.投照、管理、检查病人的能力	30		定性
				b.执行专科发展规划,年度工作计划	10		定量
		1.2岗位责任 值班制度	40	a.岗位工作主动、积极性和责任心	30		定性
				b.参加值班、交接班制度落实	10		定量
2 过程控制 工作数量 工作质量 工作效率 **530分**	53	2.1 职责履行	50	a.遵守劳动纪律、职责履行	20		定性
				b."18项核心制度"落实与执行流程	30		定量
		2.2 工作数量	200	a.本人治疗、检查患者总数量	50		定量
				b.首诊负责的工作完成符合要求	20		定量
				c.在主任领导上级职称指导下工作	10		定量
				d.配合高级技师较复杂技术操作	50		定量
				e.负责仪器工具材料保管与请领	40		定量
				f.技师治疗检查登记单符合要求	30		定量
		2.3 工作质量	150	a.在技师、医师指导下工作	60		定性
				b.熟悉仪器原理性能使用方法	30		定量
				c.负责药剂、器材的请领与保管	20		定性
				d.科室质量管理小组职责履行执行	20		定性
				e.核素使用登记和安全保卫工作	20		定性
		2.4 工作效率	130	a.掌握监测仪器计量的准确性	20		定性
				b.参加仪器调试鉴定操作维修时限	20		定性
				c.负责机器的安装修配维护质量	20		定性
				d.病人无投诉、无医疗缺陷事故	30		定量
				e.服从科室主任上级职称人员管理	40		定量
3 持续学习 技术革新 **40分**	4	3.1 持续学习	20	a.持续学习,愿意承担额外工作	10		定量
				b.钻研业务、虚心好学、创新意识	10		定量
		3.2 技术革新	20	c.发表论文与学术活动符合要求	10		定量
				d.开展技术革新和科学研究	10		定量
4 职业道德 **50分**	5	4.1 职业道德	40	a.严禁出具假诊断证明并盖章	20		定性
				b.严禁传播对医院不利消息	20		定量
		4.2社会责任	10	严禁背后议论领导长短	10		定性
5 团队精神 **50分**	5	5.1 团队管理	30	a.廉洁工作、办事公道、收费透明	10		定性
				b.消毒、隔离、废物处理符合要求	20		定性
		5.2病人服务	20	协助上级医师技师管理病人工作	20		定量
6 满意测评 持续改进 **100分**	10	6.1满意度	50	被检查病人的满意度	50		定性
		6.2满意度	20	本科员工对科室与科领导满意度	20		定性
		6.3满意度	10	院领导、相关科室领导的满意度	10		定性
		6.4持续改进	20	针对问题缺陷持续改进实施方案	20		定性
7 绩效结果 **150分**	15	7.1病人结果	80	科室当月检查诊疗病人数量	80		定量
		7.2安全结果	20	科室当月无医疗缺陷纠纷与事故	20		定量
		7.3财务结果	50	科室与上年度同月利润收入比较	50		定量
被考评者		本表标准分数		**1000分**	考核后最后定性和定量得分		

2.1核医学科技士卓越绩效考评定性标准(表二)

科室		科室主任		考核时间				年　月　日	
一级指标	三级定性指标内容测评		本项满分	测评方式	卓越	优秀	良好	一般	得分
1 管理能力 60分	1.1 a.投照、管理、检查病人的能力		30	定性		30	24	18	
	1.2 a.工作主动、积极性和责任心		30	定性		30	24	18	
2 过程控制 工作数量 工作质量 工作效率 230分	2.1 a.遵守劳动纪律、职责履行		20	定性					
	扣罚细则:上班不迟到早退脱岗旷工,符合医院、科室管理的规定要求,迟到或早退一次扣5分,脱岗一次扣10分,旷工一次扣20分。上班接收快递包裹一次扣5分								
	2.3 a.在技师、医师指导下工作		60	定性					
	扣罚细则:在技师、医师指导下,担负所分配的各项诊疗技术操作,担负各种同位素技术操作,遵守操作规程,做好防护工作,并负责注射器、玻璃器皿的清洁与消毒工作,机器发生故障或遇特殊情况及时报告技师,一项、次不符合要求扣10分								
	2.3 b.熟悉仪器原理性能使用方法		30	定性					
	扣罚细则:熟悉各种仪器的原理、性能和使用方法,协助科主任制订技术操作规程和质量控制措施,符合业务与技术和管理的要求,一项、次不符合要求、不熟悉扣10分								
	2.3 c.负责药剂、器材的请领与保管		20	定性					
	扣罚细则:负责药剂、器材的请领与保管,床单、枕套、毛巾的更换,在技师的指导下,参加仪器设备的安装和检修工作,符合要求,一项、次、一处不符合要求扣5分								
	2.3 d.科室质量管理小组职责履行执行		20	定性					
	扣罚细则:科室质量管理小组职责履行与执行,没有履行兼职职责与执行扣10分								
	2.3 e.核素使用登记和安全保卫		20	定性					
	扣罚细则:负责作好核素使用登记和安全保卫工作,负责退寄核素铅罐及指导卫生员清除核素废物、污物等,符合医院规定要求,一项、次不符合要求扣10分								
	2.4 a.掌握监测仪器计量的准确性		20	定性					
	扣罚细则:掌握监测仪器计量的准确性。掌握国家停用理疗科仪器的标准及有关国家对法定计量仪器的规定。制订并实施理疗科仪器的中修和大修工程。参与理疗科规定仪器的年度安全检查和审核工作。符合医院规定要求,一项、次不符合要求扣5分								
	2.4 b.仪器调试鉴定操作维修时限		20	定性					
	扣罚细则:参加仪器调试鉴定操作维修时限符合要求,一项、次时限超过要求扣10分								
	2.4 c.负责机器的安装修配维护质量		20	定性					
	扣罚细则:负责本科机器的安装、修配、检查、保养和管理机器的安装修配维护质量,督促本科人员遵守技术操作规程和安全规则,一项、次质量不符合要求扣10分								
4 职业道德 30分	4.1 a.严禁出具假诊断证明并盖章		20	定性		20	16	12	
	4.2 严禁背后议论领导长短		10	定性	违规一次扣10分				
5 团队管理 30分	5.1 a.廉洁工作、办事公道、收费透明		10	定性	一次不符合扣10分				
	5.1 b.消毒、隔离、废物处理符合要求		20	定性		20	16	12	
6 满意测评 持续改进 100分	6.1 被检查病人的满意度		50	定性		50	40	30	
	6.2 本科员工对科领导和科室满意度		20	定性		20	16	12	
	6.3 院领导、相关科室领导的满意度		10	定性		10	8	6	
	6.4 针对问题缺陷持续改进实施方案		20	定性					
	扣罚细则:每月有持续改进计划、事实、流程、措施、效果,少一个环节扣5分								
考核者		本表定性指标满分	450分	定性指标最后得分					

2.2 核医学科技士卓越绩效考评定量标准(表三)

一级指标 (分值)	权重 %	二级指标		三级指标		绩效考评 扣分细则	得分
		考评内容	分值	考评内容	分值		
1 发展规划 **20分**	2	1.1 规划计划	10	b.执行专科发展规划年度工作计划	10	三年或五年规划年度计划执行好,执行不好扣5分	
		1.2 值班	10	b.参加值班、交接班	10	一项不符合要求扣5分	
2 过程控制 工作数量 工作质量 工作效率 **300分**	30	2.1 核心制度	30	b."18项核心制度"落实与执行流程	30	核心制度执行与落实,一项制度不落实一次扣5分	
		2.2 工作数量	200	a.本人治疗、检查患者总数量,不符合扣分	50	本人和本组出院患者总数量,首诊负责的工作完成符合要求,一项降低1%扣5分。在主任领导上级职称指导下工作不服从领导扣10分	
				b.首诊负责的工作完成符合要求	20		
				c.在主任领导上级职称指导下工作	10		
				d.配合高级技师较复杂技术操作,不符合医院管理规定扣分	50	一项、次不配合高级技师较复杂技术操作,不符合要求扣10分	
				e.负责仪器工具材料保管与请领	40	负责仪器工具材料保管与请领,不符合要求扣5分	
				f.技师治疗检查登记单符合要求	30	技师治疗检查登记单符合要求,一次不符合扣5分	
		2.4 工作效率	70	d.病人无投诉、无医疗缺陷事故,不符合扣分	30	病人投诉一项、次并查实事实扣10分	
				e.服从科室主任上级职称人员管理	40	一项、次服从科室主任上级职称人员管理扣10分	
3 持续学习 技术革新 **40分**	40	3.1 持续学习	20	a.持续学习,愿意承担额外工作,不符合扣分	10	持续学习,愿意承担额外工作,不符合要求扣5分	
				b.钻研业务、虚心好学、创新意识	10	钻研业务、虚心好学、创新意识,不符合扣10分	
		3.2 技术革新	20	c.发表论文学术活动	10	一项不符合要求扣10分	
				d.技术革新科学研究	10	一项不符合扣10分	
4 职业道德 **20分**	2	4.1 职业道德	20	b.严禁传播对医院不利消息,不符合扣分	20	严禁传播对医院不利消息,违规一次扣10分	
5 社会责任 **20分**	2	5.2 病人服务	20	协助上级医师技师管理病人工作	20	没有协助上级医师技师管理病人工作,一次扣10分	
7 科室 绩效结果 **150分**	15	7.1 病人结果	80	a.科室当月检查诊疗患者总数量与上年比	80	与上年度比较,降低1%扣10分,增加1%奖5分	
		7.2 安全结果	20	科室当月无医疗缺陷纠纷事故与上年比较	20	与上年度比较,降低1%扣10分,增加1%奖5分	
		7.3科室 财务结果	50	科室与上年度同月利润收入与上年同月比	50	科室与上年度同月利润收入与上年同月比	
科室		本表定量指标满分			**550分**	定量指标合计得分	

3.核医学科主管护师(中级职称)卓越绩效考评标准(表一)

一级指标 (分值)	权重 %	二级指标 考评内容	分值	三级指标 绩效考评扣分细则	分值	得分	考核 方式
1 管理能力 执行能力 50分	5	1.1 管理能力 执行能力	30	a.管理能力、同事之间团结	10		定性
				b.核心制度与相关制度执行能力	20		定性
		1.2 工作计划 制度落实	20	a.熟悉执行年度和月度工作计划	10		定量
				b.服从科主任领导与上级职称管理	10		定量
2 过程控制 工作数量 工作质量 工作效率 420分	42	2.1 工作流程	20	a.严格操作流程、交接班物品落实	10		定量
				b.科室应急预案实施与执行	10		定量
		2.2 工作数量	200	a.本人岗位检查、检验病人总人次	40		定量
				b.核素工作的严格流程管理	50		定性
				c.常规检查结果按规定时间报告	30		定量
				d.急诊检查结果按规定时间报告	20		定量
				e.病人检查结果报告书写规范率	30		定量
				f.核素原液吸取量仪器管理	30		定性
		2.3 工作质量	120	a.病人接受放射性核素预约	30		定性
				b.大型设备逐日使用登记率	20		定性
				c.检查结果实事求是,不弄虚作假	30		定量
				d.科室质量管理组织兼职职责履行	20		定性
				e.资格证书、专业防护符合要求	20		定性
		2.4 工作效率	80	a.病人诊疗检查结果正确准确率	30		定性
				b.配合临床科室开展特色技术	10		定性
				c.能够独立解决本专业一般问题	20		定量
				d.工作结束后现场"7S管理"	20		定性
3 教学带教 论文科研 60分	6	3.1 教学带教	30	a.按照规定完成教学人数和课时	10		定量
				b.完成带教任务与规定培训内容	20		定量
		3.2 论文科研	30	c.发表论文与学术活动符合要求	10		定量
				d.按照规定完成科研课题与成果	20		定量
4 职业道德 社会责任 50分	5	4.1 职业道德	30	a.病人诊疗检查的查对制度	10		定性
				b.按《放射保护规定》防护和保健	20		定量
		4.2 社会责任	20	a.急救药品设备,掌握急救技能	10		定性
				b.严格执行核素安全保卫制度	10		定量
5 团队精神 沟通协调 40分	4	5.1 团队管理	20	a.科室奖金、福利透明公开	10		定性
				b.消毒、隔离、废物处理符合要求	10		定性
		5.2 沟通协调	20	a.与相关科室与院外相关单位沟通	10		定量
				b.严禁利用职务之便牟取私利	10		定量
6 满意测评 80分	8	6.1 满意度	40	被检查病人的满意度	40		定性
		6.2 满意度	20	临床科室与相关科室满意度	20		定性
		6.3 持续改进	20	持续改进计划与实施	20		定性
7 绩效结果 300分	30	7.1 病人结果	150	检查、诊疗病人总人数/件数	150		定量
		7.2 质量结果	50	工作业务与管理质量与安全达标准	50		定量
		7.3 财务结果	100	利润与上年度同月比并且达到医院规定增长幅度	100		定量
满分	**1000分**	定性指标得分		定量指标得分		最后得分	

3.1核医学科主管护师(中级职称)卓越绩效考评定性标准(表二)

被考评者姓名		岗位			部门			
一级指标	三级定性指标内容测评	本项满分	测评方式	卓越	优秀	良好	一般	得分
1 管理能力 30分	1.1 a.管理能力、同事之间团结	10	定性		10	8	6	
	1.1 b.核心制度与相关制度执行能力	20	定性		20	16	12	
2 过程控制 工作数量 工作质量 工作效率 230分	2.2 b.核素工作的严格流程管理	50	定性					
	扣罚细则:检查报告要随检随报,做好登记、建卡工作,统一保管资料,定期追踪观察。每日对机器运行情况进行登记,每月进行一次检修,保持清洁;严格执行放射性核素制剂的有关规定;放射性核素应由专人包管;建立并执行来药登记、核实制度,存放于专用储藏室内。设立专用登记本,定期清点,严格交接手续,如有疑问,应立刻报告科主任和院领导进行查清,符合管理要求,一项、次不符合要求扣10分							
	2.2 f.核素原液吸取量仪器管理	30	定性		30	24	18	
	考核细则:放射性核素原液吸取量,必须在原液使用登记本上记录。稀释放射性药物,必须贴上标签,注明名称、强度、时间、用量。核素仪器的使用、药品的分装、投药,均应严格执行操作规程,防止污染和差错事故,一项、次不符合要求扣10分							
	2.3 a.病人接受放射性核素预约	30	定性					
	奖罚细则:病人如需接受放射性核素检查、治疗,必须由临床医师先填写申请单,详细介绍病情,并经核素科同意后办理预约手续,一项、次不符合要求扣10分							
	2.3 b.大型设备逐日使用登记率	20	定性	不按规定登记扣10分				
	2.3 d.科质量管理组织兼职职责履行	20	定性					
	考核细则:科室质量管理组织兼职职责履行,符合医院业务与技术和管理的规定要求,缺少一个质量管理小组组织扣5分,人员兼职职责不清扣5分,不履行职责扣15分							
	2.3 e.资格证书、专业防护符合要求	20	定性					
	扣罚细则:人员必须经专门培训,考核合格后方可上岗。进入放射性核素操作室时,应穿工作服、戴手套、口罩、帽子,加穿铅围裙,加戴铅眼镜,不符合要求扣10分							
	2.4 a.病人诊疗检查结果正确准确率	30	定性					
	考核细则:病人诊疗检查结果正确准确率,低于1%扣10分							
	2.4 b.配合临床科室开展特色技术	10	定性		10	8	6	
	2.4 d.工作结束后现场"7S管理"	20	定性	不落实一项、次扣5分				
4 职业道德 社会责任 20分	4.1 a.病人诊疗检查的查对制度	10	定性		10	8	6	
	考核细则:病人使用核素前,应核对姓名、药物品种、剂量、用法,了解检查目的并交代注意事项。对应用不同同位素的病人应分室,一项、次不符合要求扣10分							
	4.2 a.急救药品设备,掌握急救技能	10	定性					
	考核细则:急救药品设备,掌握急救技能,一项、次不符合要求扣10分							
5 团队管理 20分	5.2 a.科室奖金、福利透明公开	10	定性		10	8	6	
	5.1 b.防护用具放射性废物处理	10	定性					
	考核细则:防护用具、放射性废物及被污染的一切物品,违规一项、次扣10分							
6 满意测评 80分	6.1 被检查病人的满意度	40	定性		40	32	24	
	6.2 临床科室与相关科室的满意度	20	定性		20	16	12	
	6.3 持续改进计划与实施	20	定性					
	考核细则:每月有持续改进计划、事实、流程、措施、效果,少一个环节扣5分							
科室		本表定性指标满分	380分	定性指标最后得分				

3.2 核医学科主管护师(中级职称)卓越绩效考评定量标准(表三)

一级指标 (分值)	权重 %	二级指标 考评内容	分值	三级指标 考评内容	分值	绩效考评 扣分细则	得分
1 管理能力 20分	2	1.2 执行能力	20	a.执行年度和月度计划	10	不执行一项扣5分;不服从科室主任领导与上级职称者管理一次扣5分	
				b.服从科主任领导与上级职称人员管理	10		
2 过程控制 工作数量 工作质量 工作效率 190分	19	2.1 工作流程	20	a.严格操作交接班落实	10	不落实一次扣5分。科室应急预案没有实施与执行不落实扣5分	
				b.科室应急预案实施与执行,不符合扣分	10		
		2.2 工作数量	120	a.本人岗位检查、检验病人总人次符合要求	40	岗位检查、检验病人总人次达去年同月水平并达到规定增长幅度,降低1%扣5分。常规检查结果按规定时间报告、急诊检查结果按规定时间报告,每项推迟10分钟扣10分。报告书写规范率降低1%扣10分	
				c.常规检查结果按规定时间报告,不符合扣分	30		
				d.急诊检查结果按规定时间报告,不符合扣分	20		
				e.病人检查结果报告书写规范率,不符合扣分	30		
		2.3 工作质量	30	c.检查结果实事求是,不弄虚作假,符合要求	30	检查结果不实事求是,弄虚作假,一项、次扣20分	
		2.4 问题解决	20	c.能够独立解决本专业一般问题,不符合扣分	20	不能够解决一般问题扣5分	
3 教学带教 论文科研 60分	6	3.1 教学带教	30	a.按照规定完成教学课时和次数,不符合扣分	10	少一个学时课程扣5分,少一节教学扣10分	
				b.完成带教医学生实习进修生人数与带教内容	20	与去年同月比,并达到规定增长幅度减少1%扣10分	
		3.2 论文科研	30	a.发表论文与学术活动和培训内容符合要求	10	发表论文与学术活动符合要求,一项不符合扣10分	
				b.按规定把握课题进展时间与完成科研成果	20	按规定科研课题进展与完成成果一项不符合扣20分	
4 职业道德 社会责任 30分	3	4.1 社会责任 环境意识	30	b.按《放射保护规定》做好防护和保健工作	10	《放射保护规定》防护保健工作,违规一次扣10分	
				b.严格执行核素安全保卫制度,不符合扣分	20	严格执行核素安全保卫制度,不符一次扣5分	
5 团队精神 20分		5.2 团队管理	10	a.与相关单位沟通	10	一次不符合扣5分	
				b.严禁牟取私利	10	一次不符合扣5分	
7 科室 绩效结果 300分	30	7.1 病人结果	150	检查、诊疗病人总人数/件数与上年同月比较	150	达本年度增长幅度,降低1%扣10分,增加1%奖5分	
		7.2 质量结果	50	工作业务与管理质量安全与上年同月比较	50	达本年度增长幅度,降低1%扣10分,增加1%奖5分	
		7.3 财务结果	100	收入利润与上年度同月比较并且达到增长幅度	100	达本年度增长幅度,降低1%扣10分,增加1%奖5分	
科室		本表定量指标满分			620分	定量指标合计得分	

4.核医学科护师(护士)卓越绩效考评标准(表一)

一级指标 (分值)	权重 %	二级指标		三级指标		得分	考核 方式
		考评内容	分值	绩效考评扣分细则	分值		
1 管理能力 执行能力 **60分**	60	1.1 管理能力 执行能力	30	a. 管理能力、同事之间团结	10		定性
				b. 遵守劳动纪律,完成岗位工作	20		定性
		1.2 工作计划 持续学习	30	a. 科室五年规划与年度工作计划	10		定量
				b. 持续学习、钻研业务、敬业奉献	20		定量
2 过程控制 工作数量 工作质量 工作效率 **470分**	47	2.1 职责流程	60	a. 完整的岗位职责与工作流程	20		定量
				b. 工作主动、积极性、责任心	20		定量
				c. 规章制度与核心制度执行力	20		定性
		2.2 工作数量	150	a. 科室人员实施绩效考核与管理	30		定量
				b. 热情接待病人、做好解释工作	20		定性
				c. 新业务、技术发展计划并落实	30		定量
				d. 质量管理组织健全与职责履行	30		定量
				e. 病人预约检查时间管理措施	20		定性
				f. 严禁利用职务之便牟取私利	20		定量
		2.3 工作质量	140	a. 科室成本管理,支出占毛收入比	20		定性
				b. 关键质量环节管理标准符合要求	20		定性
				c. 检查结果实事求是,不弄虚作假	20		定量
				d. 核素使用记录准确	20		定量
				e. 仪器检查运行100%正常	40		定性
				f. 上班时的着装、形象符合要求	20		定量
		2.4 工作效率	120	a. 检查前认真了解患者病史	20		定性
				b. 仪器设备安全使用逐日登记	30		定性
				c. 做好器械保养清点登记消毒灭菌	20		定量
				d. 每月进行质控检查并总结	20		定性
				e. 病人检查前的准备工作	30		定性
3 论文科研 **50分**	5	职业素质 业务技术	50	a. 学术、论文、科研、继续教育	30		定性
				b. 按规定时间上报相关数据并准确	10		定性
				c. 专科理论与知识技术水平	10		定性
4 职业道德 **50分**	5	4.1 团队精神	40	a. 严禁背后议论领导长短	20		定量
				b. 高活室空气消毒并登记	20		定性
		4.2 应急预案	10	执行科室应急预案制度与流程	10		定性
5 团队精神 **40分**	4	5.1 社会责任 宣教活动	30	a. 感染管理、消毒隔离、废物处理	20		定性
				b. 做好健康宣教、做好随访工作	10		定性
		5.2 荣誉管理	10	严禁传播对医院不利消息	10		定性
6 满意测评 **80分**	8	6.1 满意度	30	被检查病人的满意度	30		定性
		6.2 满意度	40	临床科室的满意度	40		定性
		6.3 持续改进	10	科室工作持续改进计划与实施	10		定性
7 科室 绩效结果 **250分**	25	7.1 病人数量	100	a. 科室当月检查病人总数量	80		定量
				b. 当月急重特殊病人检查总人数	20		定量
		7.2 检查结果	50	当月检查病人诊疗结果准确率	50		定量
		7.3 财务结果	100	与去年同月比并达到增长幅度	100		定量
被考评者			标准分数	**1000 分**	考评后定性和定量指标最后得分		

4.1核医学科护师(护士)卓越绩效考评定性标准(表二)

被考评者姓名		孙杰于等	岗位	护士		部门		核医学科		
一级指标	三级定性指标内容测评			本项满分	测评方式	卓越	优秀	良好	一般	得分
1 **管理能力** **执行能力** **30分**	1.1 a.管理能力、同事之间团结			10	定性		10	8	6	
	1.1 b.遵守劳动纪律,完成岗位工作			20	定性					
	扣罚细则:上班迟到或早退一次扣5分;旷工半天扣10分;规定会议迟到或早退一次扣5分,缺席会议半天扣10分;上班干私活吃零食一次扣5分;上班上网玩手机微信、打游戏等发现一次扣10分。上班聚堆相互聊天侃大山发现一次每人扣5分									
2 **过程控制** **工作数量** **工作质量** **工作效率** **240分**	2.1 规章制度与核心制度执行力			20	定性					
	考核细则:符合医院科室业务与技术和管理的规定要求,一项制度执行不好扣5分									
	2.2 b.热情接待病人、做好解释工作			20	定性					
	考核细则:热情接待病人、做好解释工作,认真向做核医学检查及治疗的病人介绍检查与治疗知识,解除思想顾虑,以及检查后注意事项,使病人愉快地接受检查和治疗,符合医院、科室业务与技术和管理的标准规定要求,一次对病人解释不好扣10分									
	2.2 e.病人排队等候时间管理措施			20	定性					
	考核细则:达去年同月水平并达到医院规定指标符合管理要求,延长10分钟5分									
	2.3 a.科室成本管理支出占毛收入比			20	定性					
	考核细则:与去年同月比较并达到医院规定下降幅度符合要求,增加1%扣5分									
	2.3 b.关键质量环节管理标准			20	定性					
	考核细则:无核医学检查关键质量管理标准扣10分,没有管理措施扣10分									
	2.3 e.仪器检查运行100%正常			40	定性	降低1%扣20分				
	2.4 a.检查前了解患者病史			20	定性	没备抢救药品扣10分				
	2.4 b.仪器设备使用逐日登记			30	定性	少一日记录扣5分				
	2.4 d.每月进行质控检查并总结			20	定性	没有文字记录扣10分				
	2.4 e.病人做核医学检查前准备工作			30	定性					
	扣罚细则:检查前核对申请单的检查项目及用药量,仪器使用记录及质控检查记录,符合医院、科室业务与技术和管理的标准规定要求,一项、次不符合要求扣10分									
3 **论文科研** **50分**	3.a.学术、论文、科研、继续教育			30	定性	不符合要求扣5分				
	3.b.按规定时间上报数据并准确			10	定性	违规一次扣5分				
	3.c.专科理论与知识技术水平			10	定性	一项不符合要求扣10分				
4 职业道德 **30分**	4.1 b.高活室空气消毒并记录			20	定性	一项做不好扣10分				
	4.2 执行科室应急预案制度与流程			10	定性	少一项扣5分				
5 **团队管理** **40分**	5.1 a.感染管理消毒隔离废物处理			10	定性	一项、次不符合扣5分				
	5.1 b.做好宣教必要时做好随访工作			10	定性		10	8	6	
	5.2 严禁传播对医院不利消息			10	定性	违规一次扣10分				
6 **科室满意** **持续改进** **80分**	6.1 被检查病人的满意度			30	定性		30	24	18	
	6.2 临床科室的满意度			40	定性		40	32	24	
	6.3 科室工作持续改进计划与实施			10	定性					
	扣罚细则:针对每月护理管理工作、防护安全、聘任排队、护理人员业务技术存在的问题、缺陷、投诉等符合医院、科室业务与技术和管理的标准规定要求,制订月度护理持续改进计划,无持续改进计划、事实、流程、措施、效果,少一个环节扣5分									
科室	核医学科		本表定性指标满分	**470分**		定性指标最后得分				

4.2 核医学科护师(护士)卓越绩效考评定量标准(表三)

一级指标 (分值)	权重 %	二级指标		三级指标		绩效考评 扣分细则	得分
		考评内容	分值	考评内容	分值		
1 管理能力 30分	3	1.2 执行能力	30	a.五年规划年度计划	10	少一项规划或者年度计划扣5分,不能持续学习、钻研业务敬业奉献扣10分	
				b.持续学习、钻研业务、敬业奉献符合要求	20		
2 过程控制 工作数量 工作质量 工作效率 230分	23	2.1 工作流程	40	a.完整的岗位职责与工作流程,不符合扣分	20	完整的岗位职责与工作流程,少一个人岗位职责或者少一个流程扣2分。工作主不动、积极性、责任心不强,扣10分	
				b.工作主动、积极性、责任心,一项、次不符合医院管理规定扣分	20		
		2.2 工作数量	110	a.科室人员实施绩效考核与管理,不符合扣分	30	科室没有实施绩效考核与管理扣20分;没有新业务、技术计划没有落实,一项、次扣10分。科室质量管理组织少一个扣5分,科室质量小组人员职责不清扣10分,不履行职责扣15分。利用职务之便牟取私利,一项、次扣20分	
				c.新业务、技术发展计划并落实,不符合扣分	30		
				d.质量管理组织健全与职责履行,不符合扣分	30		
				f.严禁利用职务之便牟取私利,不符合医院管理规定扣分符合要求	20		
		2.3 工作质量	60	c.检查结果实事求是,不弄虚作假符合要求	20	检查结果实事求是,不弄虚作假满分,弄虚作假一次扣20分。核素使用后医疗废物管理不符合要求一项、次扣10分	
				e.核素使用后医疗废物按要求封装、储存,且做好登记,不符合扣分	20		
				f.上班时的着装、形象符合要求,不符合扣分	20	上班时的着装、形象不符合要求一项、次扣5分	
		2.4 工作效率	20	c.做好各类器械的保养、清点、登记、消毒等管理工作符合要求	20	没有做好各类器械保养清点登记消毒工作,一项、次不符合要求扣5分	
4 职业道德 20分	2	4.1 职业道德 20分	20	a.严禁背后议论领导长短符合要求,一项、次不符合医院管理规定扣分	20	严禁背后议论领导长短,一项、次不符合规定要求扣5分	
7 科室 绩效结果 250分	25	7.1 检查病人数量	100	a.当月检查病人总数量	80	达到去年指标水平并达到医院规定增长幅度得满分,降低1%扣10分,增加1%奖5分	
				b.当月急重特殊病人检查总人数与上年同月比	20		
		7.2 病人检查诊疗结果	50	当月检查病人诊疗结果准确率与上年度同月比较并且达到医院规定	50	达到去年指标水平并达到医院规定增长幅度得满分,降低1%扣10分,增加1%奖5分	
		7.3 科室财务结果	100	当月医疗收入利润与上年度同月比较并且达到医院规定的增长幅度	100	达到去年指标水平并达到医院规定增长幅度得满分,降低1%扣10分,增加1%奖5分	
科室	核医学			本表定量指标满分	530分	定量指标合计得分	

5.核医学科工勤人员卓越绩效考评标准(表一)

一级指标 (分值)	权重 %	二级指标		三级指标		得分	考核 方式
		考评内容	分值	绩效考评扣分细则	分值		
1 管理能力 执行能力 100分	10	1.1 管理能力 执行能力	60	a.工作与管理能力、同事之间团结	20		定性
				b.医院科室制度与相关规定执行力	40		定量
		1.2 工作计划	40	a.在护士长领导护士指导下工作	10		定量
				b.上班尊重劳动纪律,尽职尽责	30		定性
2 过程控制 工作数量 工作质量 工作效率 500分	50	2.1 工作流程	50	a.执行护理员的工作制度与流程	30		定量
				b.按时参加医院科室相关会议	20		定量
		2.2 工作数量	150	a.担任病人生活护理简单护理工作	30		定量
				b.跟随护士查房、了解护理重点	30		定量
				c.保持科室物品的清洁与卫生	30		定量
				d.仪器与设备卫生清洁工作	30		定量
				e.履行护理员岗位职责与任务	30		定量
		2.3 工作质量	150	a.保持洗漱间卫生清洁无臭味	30		定量
				b.随时巡视病房,应接病人呼唤	20		定性
				c.保持病房楼梯卫生清洁无臭味	30		定量
				d.执行预防患者跌倒、坠床、压疮制度	20		定性
				e.做好病人检查治疗前的准备工作和检查后床单位整理和清洁工作	50		定性
		2.4 工作效率	150	a.完成每日日常勤杂工作	40		定性
				b.护理员独立工作能力	40		定性
				c.护理员独立解决卫生工作能力	40		定性
				d.协助领取放射性核素	30		定性
3 卫生管理 60分	6	卫生管理 卫生清洁	60	a.科室整体卫生与清洁	20		定性
				b.保持重病人床单位卫生与整洁	20		定性
				c.保持诊疗室空床的卫生与整洁	20		定性
4 职业道德 60分	6	4.1 团队精神	20	关心同事、自觉合作、乐于助人	20		定性
		4.2 问题解决	40	a.处理患者和家属的相关问题	20		定性
				b.上班时手卫生符合要求	20		定性
5 社会责任 60分	6	5.1 社会责任	40	a.清扫消毒灭菌"三废"处理	20		定性
				b.院感、消毒隔离、废物处理	20		定量
		5.2 整理用品	20	负责收回出院患者用品	20		定量
6 满意测评 持续改进 120分	12	6.1 满意度 患者饮食	50	a.被检查病人的满意度	30		定性
				b.饮食与开水落实到每位患者	20		定性
		6.2 本科满意	40	本科室员工的满意度	40		定性
		6.3 持续改进	30	针对问题缺陷有持续改进计划	30		定性
7 科室 绩效结果 100分	10	7.1 病人结果	30	a.科室当月门诊急诊就诊病人量	10		定量
				b.科室当月住院病人出院量	20		定量
		7.2 质量结果	20	a.当月科室质量达到要求	10		定量
				b.当月科室安全无事故	10		定量
		7.3 财务结果	50	医疗利润与上年度同月增加比较并且达到医院规定增长幅度	50		定量
满分	1000分	定性指标得分		定量指标得分		最后得分	

5.1核医学科工勤人员卓越绩效考评定性标准(表二)

被考评者姓名		岗位				部门			
职能部门领导·定性指标·满意度测评内容					满意度测评等级				
一级指标	三级定性指标内容测评		本项满分	测评方式	卓越	优秀	良好	一般	得分
1 **工作能力** **50分**	1.1 a.工作管理能力、同事之间团结		20	定性		20	16	12	
	1.2 b.上班尊重劳动纪律,尽职尽责		30	定性					
	奖罚细则:上班不接收快递包裹,发现接收一次扣5分,上班时带熟人检查、看病一次扣5分,上班干私活吃零食一次扣5分,进入检查室关手机一次不关扣5分								
2 **过程控制** **工作数量** **工作质量** **工作效率** **240分**	2.3 b.随时巡视病房,应接病人呼唤		20	定性					
	奖罚细则:随时巡视病房卫生,应接病人生活呼唤,协助生活不能自理的病人进食、起床活动及递送大、小便器,符合管理规定的要求,一次服务不到位扣5分								
	2.3 d.患者预防跌倒、坠床、压疮制度		20	定性					
	扣罚细则:熟悉预防患者跌倒、坠床、压疮制度和高危患者跌倒、坠床、压疮风险评估,熟悉患者跌倒、坠床、压疮处理流程。没执行制度、流程,一项、次扣10分								
	2.3 e.做好病人检查治疗前准备工作		50	定性					
	扣罚细则:做好病人检查治疗前的准备工作和检查后床单、铺位的整理以及终末消毒工作。协助护士搞好被服、家具清洁和管理工作。符合要求,一项工作做不好扣5分								
	2.4 a.完成每日日常勤杂工作		40	定性					
	扣罚细则:每日完成医疗业务中应予配合各项事务后勤杂务工作,不符扣10分								
	2.4 b.护理员独立工作能力		40	定性					
	奖罚细则:重点负责整理床单位,检查病房卫生,督促家属保持病房卫生,避免使用电器,发现物品损坏,及时通知后勤维修更换,护理查房未发现问题一次扣5分								
	2.4 c.护理员独立解决卫生工作能力		40	定性		40	32	24	
	2.4 d协助领取放射性核素		30	定性					
	奖罚细则:协助领取放射性核素,及时返运空容器,及时递送诊断报告单。符合医院科室业务与技术和管理的标准规定和相关要求,一项、次不符合要求扣10分								
3 **卫生管理** **60分**	3. a.科室整体卫生与清洁		20	定性		20	16	12	
	3. b.保持重病人床单位卫生与整洁		20	定性		20	16	12	
	3. c.保持诊疗室空床的卫生与整洁		20	定性		20	16	12	
4 **职业道德** **60分**	4.1 关心同事、自觉合作、乐于助人		20	定性		20	16	12	
	4.2 a.处理患者和家属的相关问题		20	定性		20	16	12	
	4.2 b.上班时手卫生符合要求		20	定性		20	16	12	
5 社会责任 **20分**	5.1 a.清扫消毒灭菌"三废"处理		20	定性					
	考核细则:定期对各诊疗室进行环境清扫、消毒灭菌及"三废"处理,不符扣5分								
6 **满意测评** **持续改进** **120分**	6.1 a.被检查病人的满意度		30	定性		30	24	18	
	6.1 b.协助患者饮食落实到每位患者		20	定性					
	奖罚细则:饮食与开水落实到每位患者,一人次患者没有饮食或者开水扣5分								
	6.2 本科室员工的满意度		40	定性		40	32	24	
	6.3 针对问题缺陷有持续改进计划		30	定性					
	扣罚细则:针对自己岗位工作、工作质量、查对、制度执行等,对存在的问题、缺陷提出改进意见,有持续改进计划、事实、流程、措施、效果,少一个环节扣5分								
科室		本表定性指标满分		550 分	定性指标最后得分				

5.2核医学科工勤人员卓越绩效考评定量标准(表三)

一级指标（分值）	权重 %	二级指标 考评内容	分值	三级指标 考评内容	分值	绩效考评 扣分细则	得分
1 管理能力 执行能力 50分	5	1.1 执行能力	40	b.医院与科室制度与相关规定的执行能力	40	制度一项不执行扣5分,影响不好扣10分	
		1.2 规划计划	10	a.在护士长领导与护士指导下进行工作	10	在护士长领导护士指导下工作,工作不好扣10分	
2 过程控制 工作数量 工作质量 工作效率 260分	26	2.1 工作流程	50	a.执行科室制定的护理员工作制度与流程	30	执行医院与科室制定的护理员工作制度与流程操作,执行不好一次扣5分。会议迟到或早退一次扣5分缺席一次扣10分	
				b.按时、按照规定参加医院或者科室召开的相关会议,不符合扣分	20		
		2.2 工作数量	150	a.担任病人生活护理简单的护理工作	30	担任病人生活护理和简单的护理技术工作,工作不到位扣5分。跟随护士长或护士查房、了解护理重点,不能够掌握护理重点扣5分。不能够保持科室各种物品的清洁与卫生扣10分。仪器与设备的清洁、保养不好扣5分。不能够履行科室护理员的岗位职责与任务扣10分	
				b.跟随护士长或护士查房、了解护理重点	30		
				c.保持科室各种物品的清洁与卫生符合要求	30		
				d.负责科室仪器与设备的卫生清洁工作	30		
				e.上班时间能够履行科室护理员的岗位职责与规定任务,不符合扣分	30		
		2.3 工作质量	60	a.保持洗漱间卫生清洁并做到无臭味	30	不能够保持洗漱间卫生清洁并做不到无臭味扣5分。不能够保持科室各个病房楼梯的卫生清洁并做不到无臭味,扣5分	
				c.保持科室各个病房、楼梯的卫生清洁、并做到整洁无臭味	30		
5 社会责任 40分	4	5.1 社会责任	20	b.协助护士院感、消毒隔离、废物处理工作	20	协助护士院感、消毒隔离、废物处理工作,一次不落实扣5分。负责科室当日诊疗后病人物品收回,没有按时收回患者用品的,一位患者扣5分	
		5.2 整理用品	20	负责科室当日诊疗后病人物品回收工作,不能够及时收回患者用品的按规定扣罚符合要求	20		
7 科室 绩效结果 100分	10	7.1 科室 病人结果	30	a.当月门诊就诊病人	10	达到去年同月数量并依规定达到增长幅度得满分,降低1%扣10分,增加1%奖5分	
				b.科室当月住院病人出院数量与上年同月比较	20		
		7.2 质量结果	20	a.医疗质量达到要求	10	达到增长幅度得满分,降低1%扣10分,增加1%奖5分	
				b.当月科室安全无事故	10		
		7.3 科室 财务结果	50	当月医疗收入利润达到上年度同月水平并且达到医院规定的增长幅度	50	达到去年同月数量并依规定达到增长幅度得满分,降低1%扣10分,增加1%奖5分	
科室		**本表定量指标满分**			**450分**	**定量指标合计得分**	

十五、检验科护理人员卓越绩效考评标准

1.检验科护师(护士)卓越绩效考评标准(表一)

一级指标 (分值)	权重 %	二级指标		三级指标		得分	考核 方式
		考评内容	分值	绩效考评扣分细则	分值		
1 管理能力 执行能力 100分	10	1.1管理能力 执行能力	40	a.管理能力、同事之间团结	20		定性
				b.遵守劳动纪律,完成岗位工作	20		定性
		1.2工作计划 持续学习	60	a.科室五年规划与年度工作计划	30		定量
				b.持续学习、钻研业务、敬业奉献	30		定量
2 过程管理 工作数量 工作质量 450分	45	2.1 职责流程	60	a.完整的岗位职责与工作流程	20		定量
				b.工作主动、积极性,责任心	20		定量
				c.规章制度与核心制度执行力	20		定性
		2.2 工作数量	150	a.执行绩效考核与管理制度	30		定量
				b.热情接待病人、做好解释工作	20		定性
				c.新业务、技术发展计划并落实	30		定量
				d.检验检查患者结果总件数	30		定量
				e.病人排队等候时间管理措施	20		定性
				f.严禁利用职务之便牟取私利	20		定量
		2.3 工作质量	130	a.科室成本管理,支出占毛收入比	20		定性
				b.关键质量环节管理标准符合要求	20		定性
				c.检查结果实事求是,不弄虚作假	40		定量
				d.质量管理组织健全与职责履行	30		定量
				e.服从科室主任领导与管理	20		定性
		2.4 工作效率	100	a.检查前认真了解患者病史	20		定性
				b.仪器设备安全使用率与逐日登记	20		定性
				c.做好器械保养清点登记消毒灭菌	20		定量
				d.每月进行质控检查并总结	20		定性
				e.病人做胃镜检查前的准备工作	20		定性
3 职业素质 50分	5	职业素质 业务技术	50	a.按规定时间上报相关数据并准确	10		定性
				b.严禁背后议论领导长短	10		定性
				c.专科理论与知识技术水平	30		定性
4 团队管理 50分	5	4.1 团队精神	40	a.学术、论文、科研、继续教育	20		定性
				b.检验室的空气进行消毒并登记	10		定性
		4.2应急预案	10	执行科室应急预案制度与流程	10		定性
5 社会责任 50分	5	5.1社会责任 宣教活动	30	a.感染管理、消毒隔离、废物处理	20		定性
				b.做好健康宣教、做好随访工作	10		定性
		5.2荣誉管理	20	严禁传播对医院不利消息	20		定性
6 满意测评 100分	10	6.1满意度	60	被检查病人的满意度	60		定性
		6.2满意度	20	本科员工对自己的满意度	20		定性
		6.3持续改进	20	工作持续改进计划与实施	20		定性
7 科室 绩效结果 200分	20	7.1 病人结果	90	a.科室当月检查病人总数量	80		定量
				b.科室当月检查急诊病人总数量	10		定量
		7.2质量结果	20	当月医疗质量与安全达到要求	20		定量
		7.3财务结果	90	与去年同月比并达到增长幅度	90		定量
被考评者	张晓静	标准分数		**1000分**	考评后定性和定量指标最后得分		

1.1 检验科护师(护士)卓越绩效考评定性标准(表二)

被考评者姓名		岗位		主任		部门		胃镜

一级指标	三级定性指标内容测评	本项满分	测评方式	卓越	优秀	良好	一般	得分
1 **管理能力** **执行能力** **40分**	1.1 a. 管理能力、同事之间团结	20	定性		20	16	12	
	1.1 b. 遵守劳动纪律,完成岗位工作	20	定性					
	扣罚细则:上班迟到或早退一次扣5分;旷工半天扣10分;规定会议迟到或早退一次扣5分,缺席会议半天扣10分;上班接收快递包裹发现一次扣5分;上班干私活吃零食一次扣5分;进入工作场所如接待病人、胃镜检查时、服务活动、科室主任检查病人、抢救病人、输液、早会等不关手机发现一次扣5分;上班上网玩手机微信、打游戏等发现一次扣10分。上班聚堆相互聊天侃大山发现一次每人扣5分							
2 **过程控制** **工作质量** **任务完成** **200分**	2.1. 规章制度与核心制度执行力	20	定性					
	考核细则:一项制度执行不好扣5分							
	2.2 b. 热情接待病人、做好解释工作	20	定性					
	考核细则:认真向做胃镜的病人介绍检查与治疗知识,解除思想顾虑,以及检查后注意事项,使病人愉快地接受检查和治疗,一次对病人解释不好扣10分							
	2.2 e. 病人排队等候时间管理措施	20	定性					
	考核细则:达去年同月水平并达到医院规定,符合要求指标满分,延长10分钟5分							
	2.3 a. 科室成本管理支出占毛收入比	20	定性					
	考核细则:与去年同月比较并达到医院规定下降幅度符合规定要求,增加1%扣5分							
	2.3 b. 关键质量环节管理标准	20	定性					
	考核细则:没胃镜检查关键质量管理环节管理标准扣10分,没有管理措施扣10分							
	2.3 e. 服从科室主任领导与管理	20	定性	不服从领导管理扣5分				
	2.4 a. 检查前了解患者病史如重病人	20	定性	没备抢救药品扣10分				
	2.4 b. 仪器设备安全使用率逐日登记	20	定性	少一日记录扣5分				
	2.4 d. 每月进行质控检查并总结	20	定性	没有文字总结扣10分				
	2.4 e. 病人做检验检查结果准确率	20	定性					
	扣罚细则:患者检查患者肝功能、乙肝表面抗原及其他特殊检查结果,对开放性结核、传染性肝炎、艾滋病人及病原携带者原则上不作检验检查,如必须检查的可安排专用时间段进行,符合医院管理规定的相关要求,检查后特殊消毒,降低1%扣5分							
3 **职业素质** **50分**	3. a. 按规定时间上报相关数据并准确	10	定性	不符合要求扣5分				
	3. b. 严禁背后议论领导长短	10	定性	违规一次扣5分				
	3. d. 专科理论与知识技术水平	30	定性	一项不符合要求扣10分				
4 团队管理 **30分**	4.1 b. 检验室空气进行消毒检测登记	20	定性	一项做不好扣10分				
	4.2 执行科室应急预案制度与流程	10	定性	少一项扣5分				
5 **社会责任** **50分**	5.1 a. 感染管理、消毒隔离、废物处理	20	定性	一项、次不符合扣5分				
	5.1 b. 做好宣教必要时做好随访工作	10	定性		10	8	6	
	5.2 严禁传播对医院不利消息	20	定性	违规一次扣10分				
6 **科室满意** **持续改进** **100分**	6.1 被检查病人的满意度	60	定性		60	48	36	
	6.2 本科员工对本人的满意度	20	定性		20	16	12	
	6.3 本人工作持续改进计划与实施	20	定性					
	扣罚细则:没有改进计划、流程、事实、效果,符合管理规定的要求,少一项扣5分							
科室	胃镜室	本表定性指标满分	470分	定性指标最后得分				

1.2 检验科护师(护士)卓越绩效考评定量标准(表三)

一级指标 (分值)	权重 %	二级指标 考评内容	分值	三级指标 考评内容	分值	绩效考评 扣分细则	得分
1 **管理能力** **60分**	6	1.2 执行能力	60	a. 五年规划年度计划	30	少一项规划或者年度计划扣5分,不能持续学习、钻研业务敬业奉献扣10分	
				b. 持续学习、钻研业务、敬业奉献,不符合扣分	30		
2 **过程控制** **工作质量** **任务完成** **250分**	25	2.1 工作流程	40	a. 完整的岗位职责与工作流程,不符合扣分	20	完整的岗位职责与工作流程,少一个人岗位职责或者少一个流程扣5分。工作不主动、积极性,责任心不强,扣10分	
				b. 工作主动、积极性,责任心,一项、次不符合医院管理规定扣分	20		
		2.2 工作数量	110	a. 执行绩效考核与管理制度,不符合扣分	30	执行绩效考核与管理制度,没有执行绩效考核与管理制度扣10分;新业务、技术发展计划并落实,没有新业务、技术计划没有落实,一项、次扣10分。检验检查患者结果总件数,检验检查患者结果总件数降低1%扣5分,不履行职责扣15分。利用职务之便牟取私利,一项、次扣20分	
				c. 新业务、技术发展计划并落实,不符合扣分	30		
				d. 检验检查患者结果总件数,不符合扣分	30		
				f. 严禁利用职务之便牟取私利,工作过程中一项、次不符合医院绩效考评与管理标准规定的相关内容扣分符合要求	20		
		2.3 工作质量	70	c. 检查结果实事求是,不弄虚作假,符合要求	40	检查结果实事求是,不弄虚作假满分,检查结果不实事求是,弄虚作假一次扣20分。没有履行质量管理组织健全与职责扣10分	
				d. 质量管理组织健全与职责履行,不符合医院管理规定扣分	30		
		2.4 工作效率	30	c. 做好各类器械的保养、清点、登记、消毒灭菌等管理工作	30	没做好各类器械保养清点登记消毒灭菌工作,一项、次不符合要求扣5分	
5 **团队管理** **20分**	2	5 论文科研	20	a. 学术、论文、科研、继续教育,不符合医院管理规定扣分	20	按照规定组织学术、论文、科研、继续教育,一项、次不符合要求扣5分	
7 **科室** **绩效结果** **200分**	20	7.1 科室 病人结果	90	a. 当月检查病人总数量	80	达到去年同月数量并依规定达到增长指标得满分,降低1%扣10分,增加1%奖1分	
				b. 当月检查急诊病人总数量与上年度同月比较	10		
		7.2 科室医疗 质量结果	20	科室当月医疗质量与安全与上年度同月比较并且达到医院规定标准	20	达到去年同月水平并依规定达到增长指标得满分,降低1%扣10分,增加1%奖1分	
		7.3 科室 财务结果	90	当月医疗收入利润与上年度同月比较并且达到医院规定的增长幅度	90	达到去年同月水平并依规定达到增长指标得满分,降低1%扣10分,增加1%奖1分	
科室		胃镜室		本表定量指标满分	530分	定量指标合计得分	

十六、输血科护理人员卓越绩效考评标准

1.输血科中级职称护理人员卓越绩效考评标准(表一)

一级指标 (分值)	权重 %	二级指标		三级指标		得分	考核 方式
		考评内容	分值	绩效考评扣分细则	分值		
1 管理能力 执行能力 50分	5	1.1 管理能力 执行能力	30	a.管理能力、同事之间团结	10		定性
				b."18项核心制度"与相关制度执行力	20		定量
		1.2 工作计划 劳动纪律	20	a.执行科室规划,年度、月度工作计划	10		定量
				b.遵守劳动纪律、尽职尽责	10		定性
2 过程控制 工作数量 工作质量 工作效率 420分	42	2.1 工作流程	40	a.按照科室工作流程工作	20		定性
				b.按规定参加业务会议及相关会议	20		定量
		2.2 工作数量	160	a.个人检验血型总件人数准确率	50		定量
				b.常规临检项目≤60分钟出报告	30		定量
				c.用血交叉配血项目≤1个工作日	20		定量
				d.血型鉴定交叉配血项目≤60分钟	20		定量
				e.血小板项目≤14个工作日	20		定量
				f.严格检验,没私自免费检验项目	10		定性
				g.服从科主任领导与上级职称管理	10		定性
		2.3 工作质量	140	a.医疗质量管理组织兼职职责履行	30		定量
				b.正确接收核对管理检验标本	30		定性
				c.能够独立处理本专业一般问题	20		定量
				d.值班时在职在位,职责履行	30		定性
				e.科室试剂仪器耗材管理符合要求	30		定量
		2.4 工作效率	80	a.标本管理检验报告合格率≥95%	40		定性
				b.危急值管理与确定的时间要求	10		定性
				c.检验结果实事求是、不弄虚作假	20		定性
				d.针对问题持续改进计划与实施	10		定性
3 教学科研 科研管理 60分	6	教学带教 业务技术	60	a.教学、带教实习、进修生	10		定性
				b."三基"及相关考试符合要求	10		定性
				c.参加护士培训与学术活动	20		定量
				d.论文与科室科研计划	20		定性
4 职业道德 40分	4	4.1 团队管理	20	a.科室应急预案与执行流程	10		定性
				b.仪器设备规范操作合格率≥95%	10		定性
		4.2 岗位责任	20	工作积极、主动性与责任心	20		定性
5 团队管理 30分	3	5.1 社会责任 沟通管理	20	a.院感、消毒隔离、医疗废物处理	10		定量
				b.岗位工作沟通、投诉与纠纷	10		定量
		5.2 职责履行	10	履行岗位职责愿意承担额外工作	10		定性
6 满意测评 100分	10	6.1 满意度	40	被服务病人的满意度	40		定性
		6.2 满意度	40	临床科室的满意度	40		定性
		6.3 员工满意	20	本科室员工的满意度	20		定性
7 科室 绩效结果 300分	30	7.1 科室 病人结果	150	a.当月血型鉴定项目总人数准确率	100		定量
				b.交叉配血其他项目总人数合格率	50		定量
		7.2 质量结果	50	当月科室质量安全达到要求	50		定量
		7.3 财务结果	100	当月医疗利润与上年度比较	100		定量
满分	**1000分**	定性指标得分		定量指标得分		最后得分	

1.1 输血科中级职称护理人员卓越绩效考评定性标准(表二)

被考评者姓名		岗位				部门			
职能部门领导·定性指标·满意度测评内容					满意度测评等级				
一级指标	三级定性指标内容测评		本项满分	测评方式	卓越	优秀	良好	一般	得分
1 管理能力 执行能力 20分	1.1 a.岗位管理能力、同事之间团结		10	定性		10	8	6	
	1.2 b.遵守劳动纪律、尽职尽责		10	定性					
	奖罚细则:上班干私活吃零食一次扣5分,禁止在上班期间上网(查阅工作相关资料除外)、玩手机、微信和打游戏发现一次扣10分,上班相互闲扯(交谈与工作无关内容)一次扣5分。上班、值班时间不坚守岗位,脱岗一项、次扣20分								
2 过程控制 工作数量 工作质量 工作效率 180分	2.1 a.按照科室工作流程工作		20	定性					
	扣罚细则:符合医院、科室业务与技术和管理的要求,一项、次不按照流程工作扣5分								
	2.2 f.严格检验,没私自免费检验		10	定性					
	扣罚细则:严格检验,没私自免费检验项目符合要求,发现一次私自免费扣20分								
	2.2 g.服从科主任领导上级职称管理		10	定性					
	扣罚细则:服从科主任领导与上级职称管理,一次不服从主任领导与管理扣5分								
	2.3 b.正确接收并核对与病人标本		30	定性	损坏或丢失一次扣10分				
	2.3 d.值班时在职在位,职责履行		30	定性					
	扣罚细则:值班时在职在位,职责履行、坚守岗位,脱岗一次扣10分								
	2.4 a.标本采集、运送规范		40	定性					
	奖罚细则:标本核收合格率≥95%,检验报告合格率≥95%,每降低1%扣5分								
	2.4 b.危急值管理与确定时间要求		10	定性					
	奖罚细则:危急值管理与确定的时间符合管理规定要求,不符合要求,一项扣5分								
	2.4 c.检验结果实事求是不弄虚作假		20	定性					
	扣罚细则:检验结果实事求是、不弄虚作假得满分,一人次不实事求是扣5分								
	2.4 d.有持续改进计划与实施效果		10	定性					
	扣罚细则:针对每月患者检查、检验、排队、检查结果报送时间等存在问题、缺陷、投诉等,持续改进计划,无持续改进计划、流程、事实、效果,少一个环节扣5分								
3 论文科研 科研管理 40分	3.a.教学、带教实习、进修生		10	定性					
	扣罚细则:教学、带教实习、进修生,符合要求,一项、次不符合要求扣10分								
	3.b."三基"及相关考试符合要求		10	定性	一项、次不符要求扣5分				
	3.c 参加护士培训与学术活动		20	定性					
	扣罚细则:符合医院、科室业务与技术要求,不参加护士培训与学术活动扣5分								
4 职业道德 40分	4.1 a.科室应急预案与执行流程		10	定性	少一项扣5分				
	4.1 b.仪器设备操作合格率≥95%		10	定性	降低1%扣5分				
	4.2 工作积极、主动性与责任心		20	定性					
	扣罚细则:工作积极、主动性与责任心,符合管理规定要求,一项、次不符合要求扣5分								
5 团队管理 10分	5.严禁背后议论领导		10	定性					
	扣罚细则:符合医院管理的标准规定要求,严禁背后议论领导,违规一项、次扣10分								
6 满意测评 100分	6.1 被服务病人的满意度		40	定性		40	32	24	
	6.2 临床科室的满意度		40	定性		40	32	24	
	6.3 本科室员工的满意度		20	定性		20	16	12	
科室		本表定性指标满分	390分	定性指标最后得分					

1.2 输血科中级职称护理人员卓越绩效考评定量标准(表三)

一级指标 (分值)	权重 %	二级指标		三级指标		绩效考评	得分
		考评内容	分值	考评内容	分值	扣分细则	
1 管理能力 执行能力 30分	3	1.1 执行能力	20	b."18项医疗核心制度"与相关制度执行力	20	违反一项核心制度一次扣5分,其他制度扣5分	
		1.2 制度落实	10	a.执行科室规划,年度、月度工作计划符合要求	10	执行科室规划,年度、月度工作计划少执行一项扣5分	
2 过程控制 工作数量 工作质量 工作效率 240分	24	2.1 工作流程	20	b.按规定参加业务会议及相关会议符合要求	20	迟到或者早退一次扣5分,缺席一次会议扣10分	
		2.2 工作总量	140	a.个人岗位检验血型总件人数准确率符合要求	50	与上一年同月比并达规定增长幅度,降低1%扣5分	
				b.血型鉴定临检项目≤60分钟出报告	30	与上一年同月比并达规定增长幅度,降低1%扣5分	
				c.日常临床用血交叉配血项目≤1个工作日(疑难配血除外)	20	临床用血交叉配血项目出报告,大于规定时间1个工作日扣5分	
				d.临床抢救用血:血型鉴定加交叉配血项目≤60分钟,不符合扣分	20	抢救用血血型鉴定加交叉配血项目出报告大于规定时间10分钟扣5分	
				e.血小板项目≤14个工作日,不符合扣分	20	血小板项目≤14个工作日,延长一天扣5分	
		2.3 工作质量	80	a.科室医疗质量管理小组兼职职责与履行	30	科室医疗质量管理小组兼职职责与履行,不履行职责扣10分。不能够独立处理本专业一般问题扣10分。科室试剂仪器耗材管理符合要求增长1%扣10分	
				c.能够独立处理本专业一般问题,不符合扣分	20		
				e.科室试剂仪器耗材管理符合要求	30		
3 科研管理 20	20	3 论文成果	20	c.本人论文科研,不符合医院规定扣分	20	本人发表的论文、不符合要求扣10分	
5 团队管理 20分	2	5.1 社会责任 沟通管理	20	a.院感、消毒隔离、医疗废物处理符合要求	10	院感消毒隔离医疗废物处理不符合要求一项扣10分	
				b.岗位工作沟通、投诉与纠纷,不符合扣分	10	岗位工作没有投诉与纠纷,有投诉与纠纷扣10分	
7 科室 绩效结果 300分	30	7.1 科室 病人结果	150	a.当月血型鉴定项目总人数准确率与上年比	100	科室当月血型鉴定准确率和交叉配血合格率与最新规定标准比较,降低1%,扣10分,增加1%,奖5分	
				b.当月交叉配血及其他项目总人数合格率	50		
		7.2 科室 质量结果	50	科室当月检验工作质量与安全与上年度同月比较并且达到规定标准	50	达到去年同月数量并依规定达到增长幅度得满分,降低1%扣10分,增加1%奖5分	
		7.3 财务结果	100	当月利润收入与上年同月比且达到规定标准	100	达到规定增长幅度,降低1%扣10分,增加1%奖5分	
科室				本表定量指标满分	610分	定量指标合计得分	

2.输血科初级职称护理人员卓越绩效考评标准(表一)

一级指标 (分值)	权重 %	二级指标		三级指标		得分	考核 方式
		考评内容	分值	绩效考评扣分细则	分值		
1 管理能力 执行能力 60分	6	1.1管理能力 执行能力	30	a.管理能力、同事之间团结	10		定性
				b.“18项核心制度”与相关制度执行力	20		定量
		1.2工作计划 劳动纪律	30	a.执行科室规划,年度、月度工作计划	10		定量
				b.遵守劳动纪律、尽职尽责	20		定性
2 过程控制 工作数量 工作质量 工作效率 430分	43	2.1 工作流程	40	a.按照科室工作流程工作	20		定性
				b.按规定参加业务会议及相关会议	20		定量
		2.2 工作数量	170	a.个人岗位工作外承担额外工作	50		定量
				b.常规临检项目≤60分钟出报告	30		定量
				c.用血交叉配血项目≤1个工作日	20		定量
				d.血型鉴定交叉配血项目≤60分钟	20		定量
				e.血小板项目≤14个工作日	20		定量
				f.严格检验,没私自免费检验项目	10		定性
				g.服从科主任领导与上级职称管理	20		定性
		2.3 工作质量	140	a.医疗质量管理组织兼职职责履行	30		定量
				b.正确接收核对管理检验标本	30		定性
				c.能够独立处理本专业一般问题	20		定量
				d.值班时在职在位,职责履行	30		定性
				e.科室试剂仪器耗材管理符合要求	30		定量
		2.4 工作效率	80	a.标本管理检验报告合格率≥95%	40		定性
				b.危急值管理与确定的时间要求	10		定性
				c.检验结果实事求是、不弄虚作假	20		定性
				d.针对问题持续改进计划与实施	10		定性
3 教学科研 科研管理 40分	4	教学带教 业务技术	40	a.教学、带教实习、进修生	10		定性
				b.“三基”及相关考试符合要求	10		定性
				c.参加护士培训与学术活动	10		定量
				d.论文与科室科研计划	10		定性
4 职业道德 40分	4	4.1 团队管理	20	a.科室应急预案与执行流程	10		定性
				b.仪器设备规范操作合格率≥95%	10		定性
		4.2岗位责任	20	工作积极、主动性与责任心	20		定性
5 团队管理 30分	3	5.1社会责任 沟通管理	20	a.院感消毒隔离医疗废物处理	10		定量
				b.岗位工作沟通、投诉与纠纷	10		定量
		5.2团队要求	10	严禁背后议论领导	10		定性
6 满意测评 100分	10	6.1满意度	40	被服务病人的满意度	40		定性
		6.2满意度	40	临床科室的满意度	40		定性
		6.3员工满意	20	本科室员工的满意度	20		定性
7 科室 绩效结果 300分	30	7.1科室 病人结果	150	a.当月血型鉴定项目总人数准确率	100		定量
				b.当月交叉配血及其他项目总人数合格率与上年度同月比较并达到标准	50		定量
		7.2质量结果	50	当月科室质量安全达到要求	50		定量
		7.3财务结果	100	当月医疗利润与上年度比较	100		定量
满分	**1000分**	定性指标得分		定量指标得分		最后得分	

2.1 输血科初级职称护理人员卓越绩效考评定性标准(表二)

被考评者姓名		岗位			部门				
职能部门领导·定性指标·满意度测评内容					满意度测评等级				
一级指标	三级定性指标内容测评		本项满分	测评方式	卓越	优秀	良好	一般	得分
1 管理能力 执行能力 30分	1.1 a. 岗位管理能力、同事之间团结		10	定性		10	8	6	
	1.2 b. 遵守劳动纪律、尽职尽责		20	定性					
	奖罚细则:上班干私活吃零食一次扣5分,禁止在上班期间上网(查阅工作相关资料除外)、玩手机、微信和打游戏发现一次扣10分,上班相互闲扯(交谈与工作无关内容)一次扣5分。上班、值班时间不坚守岗位,脱岗一项、次扣20分								
2 过程控制 工作数量 工作质量 工作效率 190分	2.1 a. 按照科室工作流程工作		20	定性					
	扣罚细则:符合医院科室业务与技术和管理的要求,一项、次不按照流程工作扣5分								
	2.2 f. 严格检验,没私自免费检验		10	定性					
	扣罚细则:严格检验,没私自免费检验项目符合要求,发现一次私自免费扣20分								
	2.2 g. 服从科主任领导上级职称管理		20	定性					
	扣罚细则:服从科主任领导与上级职称管理,一次不服从主任领导与管理扣5分								
	2.3 b. 正确接收并核对与病人标本		30	定性	损坏或丢失一次扣10分				
	2.3 d. 值班时在职在位,职责履行		30	定性					
	扣罚细则:值班时在职在位,职责履行,坚守岗位,符合要求,脱岗一次扣10分								
	2.4 a. 标本采集、运送规范		40	定性					
	奖罚细则:标本核收合格率≥95、检验报告合格率≥95,每降低1%扣5分								
	2.4 b. 危急值管理与确定时间要求		10	定性					
	奖罚细则:危急值管理与确定的时间符合管理要求,不符合要求,一项扣5分								
	2.4 c. 检验结果实事求是、不弄虚作假		20	定性					
	扣罚细则:检验结果实事求是、不弄虚作假得满分,一人次不实事求是扣5分								
	2.4 d. 有持续改进计划与实施效果		10	定性					
	扣罚细则:针对每月患者检查、检验、排队、检查结果报送时间等存在问题、缺陷、投诉等,持续改进计划,无持续改进计划、流程、事实、效果,少一个环节扣5分								
3 论文科研 科研管理 30分	3. a. 教学、带教实习、进修生		10	定性					
	扣罚细则:教学、带教实习、进修生,符合要求,一项、次不符合要求扣10分								
	3. b. "三基"及相关考试符合要求		10	定性	一项、次不符合要求扣5分				
	3. c 参加护士培训与学术活动		10	定性					
	扣罚细则:符合医院科室业务与技术和管理要求,不参加护士培训与学术活动扣5分								
4 职业道德 40分	4.1 a. 科室应急预案与执行流程		10	定性	少一项扣5分				
	4.1 b. 仪器设备操作合格率≥95%		10	定性	降低1%扣5分				
	4.2 工作积极、主动性与责任心		20	定性					
	扣罚细则:工作积极、主动性与责任心,符合管理要求,一项、次不符合要求扣5分								
5 团队管理 10分	5. 严禁背后议论领导		10	定性					
	扣罚细则:符合医院管理的标准规定要求,严禁背后议论领导,违规一项、次扣10分								
6 满意测评 100分	6.1 被服务病人的满意度		40	定性		40	32	24	
	6.2 临床科室的满意度		40	定性		40	32	24	
	6.3 本科室员工满意度		20	定性		20	16	12	
科室		本表定性指标满分	400分		定性指标最后得分				

2.2 输血科初级职称护理人员卓越绩效考评定量标准（表三）

一级指标（分值）	权重%	二级指标 考评内容	分值	三级指标 考评内容	分值	绩效考评 扣分细则	得分
1 **管理能力** **执行能力** **30分**	3	1.1 执行能力	20	b."18项医疗核心制度"与相关制度执行力	20	违反一项核心制度一次扣5分，其他制度扣5分	
		1.2 制度落实	10	违反一项核心制度一次扣5分，其他制度扣5分	10	执行科室规划年度月度工作计划少执行一项扣5分	
2 **过程控制** **工作数量** **工作质量** **工作效率** **240分**	24	2.1 工作流程	20	b.按规定参加业务会议及相关会议符合要求	20	迟到或者早退一次扣5分，缺席一次会议扣10分	
		2.2 工作总量	140	a.个人岗位工作外承担额外工作，不符合扣分	50	个人岗位工作外承担额外工作，不符合要求扣10分	
				b.血型鉴定临检项目≤60分钟出报告	30	血型鉴定项目出报告，大于规定时间60分钟扣5分	
				c.日常临床用血交叉配血项目≤1个工作日（疑难配血除外）	20	临床用血交叉配血项目出报告，大于规定时间1个工作日扣5分	
				d.临床抢救用血：血型鉴定加交叉配血项目≤60分钟，不符合扣分	20	抢救用血血型鉴定加交叉配血项目出报告大于规定时间10分钟扣5分	
				e.血小板项目≤14个工作日，不符合扣分	20	血小板项目≤14个工作日，延长一天扣5分	
		2.3 工作质量	80	a.科室医疗质量管理小组兼职职责与履行	30	科室医疗质量管理小组兼职职责与履行，不履行职责扣10分。不能够独立处理本专业一般问题扣10分。科室试剂仪器耗材管理符合要求增长1%扣10分	
				c.能够独立处理本专业一般问题，不符合扣分	20		
				e.科室试剂仪器耗材管理符合要求	30		
3 科研管理 **10分**	10	3 论文成果	10	c.本人论文科研，不符合医院管理规定扣分	10	本人发表的论文、不符合要求扣10分	
5 **团队管理** **20分**	2	5.1 社会责任 沟通管理	10	a.院感、消毒隔离、医疗废物处理符合要求	10	院感、消毒隔离、医疗废物处理不符合要求一项扣10分	
			10	b.岗位工作沟通、投诉与纠纷，不符合扣分	10	岗位工作没有投诉与纠纷，有投诉与纠纷扣10分	
7 **科室** **绩效结果** **300分**	30	7.1 科室 病人结果	150	a.当月血型鉴定项目总人数准确率与上年比	100	科室当月血型鉴定准确率和交叉配血合格率与最新规定标准比较，降低1%，扣10分，增加1%，奖5分	
				b.当月交叉配血及其他项目总人数合格率	50		
		7.2 科室 质量结果	50	科室当月检验工作质量与安全与上年度同月比较并且达到规定标准	50	达到去年同月数量并依规定达到增长幅度得满分，降低1%扣10分，增加1%奖5分	
		7.3 财务结果	100	当月利润收入与上年同月比并且达到规定标准	100	达到规定增长幅度，降低1%扣10分，增加1%奖5分	
科室		本表定量指标满分			600分	定量指标合计得分	

3.输血科普通工人、工勤人员卓越绩效考评标准(表一)

一级指标 (分值)	权重 %	二级指标		三级指标		得分	考核 方式
		考评内容	分值	绩效考评扣分细则	分值		
1 工作能力 执行能力 100分	10	1.1工作能力 执行能力	60	a.岗位工作能力、同事之间团结	20		定性
				b.医院科室制度与相关规定执行力	40		定量
		1.2 工作计划	40	a.在护士长领导护士指导下工作	10		定量
				b.主管技师指导下相关工作	30		定性
2 过程控制 工作数量 工作质量 工作效率 500分	50	2.1 工作流程	50	a.执行护理员的工作制度与流程	30		定量
				b.按时参加医院科室相关会议	20		定量
		2.2 工作数量	150	a.担任病人生活护理简单护理工作	30		定量
				b.需要时随护士操作了解护理重点	30		定量
				c.保持科室物品的清洁与卫生	30		定量
				d.仪器与设备卫生清洁工作	30		定量
				e.履行护理员岗位职责与任务	30		定量
		2.3 工作质量	150	a.保持洗漱间卫生清洁无臭味	30		定量
				b.随时巡视治疗室,应接病人呼唤	30		定性
				c.保持病房楼梯卫生清洁无臭味	30		定量
				d.执行预防患者跌倒坠床压疮制度	30		定性
				e.做好病人检查诊疗前的准备工作和检查后床单位整理和清洁工作	30		定性
		2.4 工作效率	150	a.完成每日日常勤杂工作	40		定性
				b.护理员独立工作能力	40		定性
				c.护理员独立解决卫生工作能力	40		定性
				d.协助领取放射性核素	30		定性
3 卫生管理 60分	6	卫生管理 卫生清洁	60	a.科室整体卫生与清洁	20		定性
				b.保持重病人床单位卫生与整洁	20		定性
				c.保持诊疗室空床的卫生与整洁	20		定性
4 职业道德 60分	6	4.1团队精神	20	关心同事、自觉合作、乐于助人	20		定性
		4.2 问题解决	40	a.处理患者和家属的相关问题	20		定性
				b.上班时手卫生符合要求	20		定性
5 社会责任 60分	6	5.1 社会责任	40	a.做好消毒隔离安全工作节约水电	20		定性
				b.院感、消毒隔离、废物处理	20		定量
		5.2整理用品	20	负责收回诊疗后患者公用用品	20		定量
6 满意测评 持续改进 120分	12	6.1满意度 患者饮食	50	a.被服务病人的满意度	30		定性
				b.饮食与开水落实到每位患者	20		定性
		6.2本科满意	40	本科室员工的满意度	40		定性
		6.3持续改进	30	针对问题缺陷有持续改进计划	30		定性
7 科室 绩效结果 100分	10	7.1 病人结果	30	a.科室当月门诊急诊就诊病人量	10		定量
				b.科室当月住院病人出院量	20		定量
		7.2 质量结果	20	a.当月科室质量达到要求	10		定量
				b.当月科室安全无事故	10		定量
		7.3 财务结果	50	医疗利润与上年度同月增加比较并且达到医院规定增长幅度	50		定量
满分	1000分	定性指标得分		定量指标得分		最后得分	

3.1 输血科普通工人、工勤人员卓越绩效考评定性标准(表二)

被考评者姓名			岗位			部门			
职能部门领导·定性指标·满意度测评内容					满意度测评等级				
一级指标	三级定性指标内容测评		本项满分	测评方式	卓越	优秀	良好	一般	得分
1 工作能力 50分	1.1 a. 岗位工作能力、同事之间团结		20	定性		20	16	12	
	1.2 b. 主管技师指导下相关工作		30	定性					
	奖罚细则:在主管技师和技师的指导下做相关工作,按照各项要求,按质按量完成科内试验用具的清洁消毒工作;负责本科人员工作衣服及值班用被服的出洗及领取;负责本科室内外环境卫生清洁工作,符合管理规定要求,一项、次工作不符合预期扣5分								
2 过程控制 工作数量 工作质量 工作效率 240分	2.3 b. 随时巡视治疗室应接病人呼唤		30	定性					
	奖罚细则:随时巡视治疗室,应接病人生活呼唤,协助生活不能自理的病人进食、起床活动及递送大、小便器,符合医院、科室规定要求,一次服务不到位扣5分								
	2.3 d. 患者预防跌倒、坠床、压疮制度		30	定性					
	扣罚细则:熟悉预防患者跌倒、坠床、压疮制度和高危患者跌倒、坠床、压疮风险评估,熟悉患者跌倒、坠床、压疮处理流程。没执行制度、流程、一项、次扣10分								
	2.3 e. 做好病人检查诊疗前准备工作		30	定性					
	扣罚细则:做好病人检查诊疗前的准备工作和检查后床单、铺位的整理以及终末消毒工作。协助护士搞好被服、家具清洁和管理工作。符合要求,一项工作做不好扣5分								
	2.4 a. 完成每日日常勤杂工作		40	定性					
	扣罚细则:每日完成医疗业务中应予配合各项事务后勤杂务工作,不符扣10分								
	2.4 b. 护理员独立工作能力		40	定性					
	奖罚细则:重点负责整理床单位,检查病房卫生,督促家属保持病房卫生,避免使用电器,发现物品损坏,及时通知后勤维修更换,护理查房未发现问题一次扣5分								
	2.4 c. 护理员独立解决卫生工作能力		40	定性		40	32	24	
	2.4 d. 协助领取放射性核素		30	定性					
	奖罚细则:协助领取放射性核素,及时返运空容器,及时递送诊断报告单。符合医院、科室业务与技术和管理的标准规定和相关要求,一项、次不符合要求扣10分								
3 卫生管理 60分	3. a. 科室整体卫生与清洁		20	定性		20	16	12	
	3. b. 保持重病人床单位卫生与整洁		20	定性		20	16	12	
	3. c. 保持诊疗室空床的卫生与整洁		20	定性		20	16	12	
4 职业道德 60分	4.1 关心同事、自觉合作、乐于助人		20	定性		20	16	12	
	4.2 a. 处理患者和家属的相关问题		20	定性		20	16	12	
	4.2 b. 上班时手卫生符合要求		20	定性		20	16	12	
5 社会责任 20分	5.1 a. 做好消毒隔离安全节约水电		20	定性					
	奖罚细则:做好消毒隔离安全工作,节约水电,符合管理要求,不符合要求扣5分								
6 满意测评 持续改进 120分	6.1 a. 被服务病人的满意度		30	定性		30	24	18	
	6.1 b. 协助患者饮食落实到每位患者		20	定性					
	奖罚细则:饮食与开水落实到每位患者,一人次患者没有饮食或者开水扣1分								
	6.2 本科室员工的满意度		40	定性		40	32	24	
	6.3 针对问题缺陷有持续改进计划		30	定性					
	扣罚细则:有持续改进计划、事实、流程、措施、效果,少一个环节扣5分								
科室		本表定性指标满分	550分	定性指标最后得分					

3.2 输血科普通工人、工勤人员卓越绩效考评定量标准(表三)

一级指标 (分值)	权重 %	二级指标		三级指标		绩效考评 扣分细则	得分
		考评内容	分值	考评内容	分值		
1 管理能力 执行能力 **50分**	5	1.1 执行能力	40	b.医院与科室制度与相关规定的执行能力	40	制度一项不执行扣5分,影响不好扣10分	
		1.2 规划计划	10	a.在护士长领导与护士指导下进行工作	10	在护士长领导护士指导下工作,工作不好扣10分	
2 过程控制 工作数量 工作质量 工作效率 **260分**	26	2.1 工作流程	50	a.执行科室制定的护理员工作制度与流程	30	执行医院与科室制定的护理员工作制度与流程操作,执行不好一次扣5分。会议迟到或早退一次扣3分缺席一次扣6分	
				b.按时、按照规定参加医院或者科室召开的相关会议,不符合扣分	20		
		2.2 工作数量	150	a.担任病人生活护理简单的护理工作符合要求	30	担任病人生活护理和简单的护理技术工作,工作不到位扣5分。需要时随护士操作了解护理重点,不能够掌握护理重点扣5分。不能够保持科室各种物品的清洁与卫生扣10分。仪器与设备的清洁、保养不好扣5分。不能够履行科室护理员的岗位职责与任务扣10分	
				b.需要时随护士操作了解护理重点符合要求	30		
				c.保持科室各种物品的清洁与卫生符合要求	30		
				d.负责科室仪器与设备的卫生清洁工作	30		
				e.上班时间能够履行科室护理员的岗位职责与规定任务符合规定要求	30		
		2.3 工作质量	60	a.保持洗漱间卫生清洁并做到无臭味符合要求	30	不能够保持洗漱间卫生清洁并做不到无臭味扣5分。不能够保持科室各个病房楼梯的卫生清洁并做不到无臭味,扣5分	
				c.保持科室各个病房、楼梯的卫生清洁,并做到整洁无臭味符合要求	30		
5 社会责任 "7S管理" **40分**	4	5.1 社会责任	20	b.协助护士院感、消毒隔离、废物处理工作	20	协助护士院感、消毒隔离、废物处理工作,一次不落实扣5分。负责科室当日病人诊疗后物品收回,没有按时收回患者用品的,一位患者扣5分	
		5.2 整理用品	20	负责科室当日诊疗后病人物品"7S管理"并回收工作,不能够及时收回患者用品的按规定扣罚	20		
7 科室 绩效结果 **100分**	10	7.1 科室 病人结果	30	a.当月门诊就诊病人	10	达到去年同月数量并依规定达到增长幅度得满分,降低1%扣10分,增加1%奖5分	
				b.科室当月住院病人出院数量与上年度同月比	20		
		7.2 质量结果	20	a.医疗质量达到要求	10	达到增长幅度得满分,降低1%扣10分,增加1%奖5分	
				b.当月科室安全无事故	10		
		7.3 科室 财务结果	50	当月医疗利润并且达到上年度同月水平并达到医院规定的增长幅度	50	达到去年同月数量并依规定达到增长幅度得满分,降低1%扣10分,增加1%奖5分	
科室		本表定量指标满分			450分	定量指标合计得分	

第十五章 行政职能部门与后勤科室护理人员卓越绩效考评标准

一、医务部护理人员绩效考核标准

1.医务部护师、助理员卓越绩效考评标准(表一)

一级指标（分值）	权重%	二级指标 考评内容	分值	三级指标 考评内容	分值	得分	考核方式
1 管理能力 执行能力 80分	8	1.1 工作能力 服从领导	60	a.岗位工作管理能力、创新能力 b.独立分析和解决问题能力 c.服从科长的领导与上级职称人员管理	20 20 20		定性 定性 定量
		1.2 工作计划	20	a.执行规划、年度、月度、周工作计划 b.工作主动性、积极性、责任心	10 10		定性 定性
2 过程控制 工作质量 工作数量 工作效率 350分	35	2.1 工作流程 制度落实	60	a.熟悉本岗位和医务科工作流程 b.以科室为中心服务思想 c.遵守劳动纪律、职责履行	20 20 20		定量 定性 定性
		2.2 工作数量	140	a.按时、按质、按量完成本人岗位工作 b.每月、每周检查所负责科室工作情况 c.按时完成各种统计报表及上级要求 d.按照规定时间提供绩效考核数据	40 40 20 40		定量 定性 定性 定量
		2.3 工作质量	120	a.参加科室病例讨论与科室相关会议 b.及时解决科室提出的问题 c.主管工作每月有小结和总结 d.各类会议记录完整	40 20 20 40		定量 定性 定性 定量
		2.4 工作效率	30	a.各种医疗活动会议组织完成好 b.按时准确正确提供领导决策信息	10 20		定性 定量
3 带教培训 论文科研 60分	6	3.1 论文科研	30	a.教学论文带教科研成果 b.按规定值班交接班临时性工作完成好	20 10		定性 定性
		3.2 工作作风	30	a.严禁传播对医院不利消息 b.办事公道、雷厉风行	10 20		定性 定性
4 团队精神 有效沟通 60分	6	4.1 团队精神	40	a.精诚团结、维护医院、科室形象 b.岗位职责与能力符合要求	20 20		定性 定量
		4.2 沟通能力	20	a.院内与相关科室有效沟通 b.严禁背后议论领导长短	10 10		定性 定性
5 社会责任 应急预案 50分	5	5.1 社会责任	30	a.严禁利用职务之便牟取私利 b.首接、首办事情负责制执行好	10 20		定性 定量
		5.2 应急预案	20	a.熟悉本部门应急预案操作流程 b.大批车祸危重病人与突发事件处理	10 10		定量 定性
6 科室满意 100分	10	6.1满意度	60	院领导和中层领导干部的满意度	60		定性
		6.2满意度	20	本部门员工同事的满意度	20		定性
		6.3持续改进	20	持续改进计划与实施效果	20		定性
7 科室 绩效结果 300分	30	7.1病人结果	150	门诊、急诊、手术、出院病人总数量	150		定量
		7.2质量结果	50	医院、医疗质量与安全达到标准	50		定量
		7.3财务结果	100	医疗收入利润与上年度同月比较	100		定量
被考核人员		标准分	1000分	考核最后定性和定量指标合计得分			

1.1 医务部护师、助理员卓越绩效考评定性标准(表二)

被考评者姓名		职务					部门			
一级指标	三级定性指标内容测评		本项满分	测评方式	卓越	优秀	良好	一般	得分
1 工作能力 执行能力 **60分**	1.1 a. 岗位工作管理能力、创新能力		20	定性		20	16	12	
	1.1 b. 独立分析和解决一般问题能力		20	定性		20	16	12	
	1.2 a. 执行规划、年度、月度、周工作计划		10	定性	少执行一项、次扣5分				
	1.2 b. 工作主动性、积极性、责任心		10	定性		10	8	6	
2 过程控制 工作质量 工作数量 工作效率 **150分**	2.1 b. 以科室为中心服务思想		20	定性		20	16	12	
	2.1 c. 遵守劳动纪律、职责履行		20	定性					
	扣罚细则:上班接收私人快递包裹,发现一次扣10分;上班上网玩打游戏发现一次扣10分;值班时间干私活带人看病、外出不请示离开岗位,发现一次扣10分								
	2.2 b. 每月每周检查所负责科室工作情况		40	定性					
	考核细则:每月每周检查所负责科室工作及考核情况符合要求,少一项、次扣10分								
	2.2 c. 按时完成各种统计报表及上级要求		20	定性					
	考核细则:按时完成各种统计报表及上级要求的各类汇报材料,按规定时间每推迟一天扣5分;提供考核资料不真实一次扣10分;提供资料超过规定时间5天扣30分								
	2.3 b. 及时解决科室提出的问题		20	定性	不能解决问题扣10分				
	2.3 c. 主管工作每月有小结和总结		20	定性					
	扣罚细则:职能部门、机关、后勤人员主管的工作每月有小结,每季、半年、全年有总结,符合规定要求,少一次小结扣10分,少一次季度、半年或年度总结扣20分								
	2.4 a. 各种医疗活动会议组织完成好		10	定性					
	考核细则:大型活动组织完成好,会议人员到会无签字、迟到、早退、缺席登记不明确人员一项、次扣5分;会议效果以及会后资料收集整理、上报不好不完整扣10分								
3 论文科研 工作作风 **60分**	3.1 a. 教学论文带教科研成果		20	定性	一项不符合扣10分				
	3.1 b. 按时值班交接班临时性工作完成好		20	定性		20	16	12	
	3.2 a. 严禁传播对医院不利消息		10	定性	传播一项、次扣10分				
	3.2 b. 办事公道、雷厉风行、没有副作用		10	定性		10	8	6	
4 团队精神 有效沟通 **40分**	4.1 a. 精诚团结、维护医院、科室形象		20	定性		20	16	12	
	4.2 a. 院内与相关科室有效沟通		10	定性		10	8	6	
	考核细则:医院相关会议通知、信息、科室反映情况,要及时上传下达,一次传递通知、信息有误或推迟一项、次扣5分,因信息沟通发生问题或纠纷一次扣10分								
	4.2 b. 严禁背后议论领导长短		10	定性	一次违规扣5分				
5 社会责任 应急预案 **20分**	5.1 a. 严禁利用职务之便牟取私利		10	定性	一项、次违规扣10分				
	5.2 b. 大批车祸危重病人与突发事件处理		10	定性					
	考核细则:大批车祸、危重病人与突发事件处理,医院大批车祸病人、危重病人或者主管的部门工作有突发事件处理流程,无流程扣5分,突发事件处理不力扣10分								
6 科室满意 持续改进 **100分**	6.1 院领导和中层领导干部的满意度		60	定性		60	48	36	
	6.2 本部门员工的满意度		20	定性		20	16	12	
	6.3 有持续改进计划与实施		20	定性					
	扣罚细则:每月针对主管工作存在的突出问题,符合医院、科室业务与技术和管理的要求,负责制订每月有持续改进计划、事实、流程、措施、效果,少一个环节扣5分								
考核人		本表定性指标满分		430分		定性指标最后得分				

1.2 医务部护师、助理员卓越绩效考评定量标准(表三)

一级指标 (分值)	权重 %	二级指标		三级指标		绩效考评 扣分细则	得分
		考评内容	分值	考评内容	分值		
1 服从领导 20分	2	2.1 服从领导	20	c.服从科长领导与上级职称人员管理	20	不服从科长的领导与上级职称人员管理一项、次扣5分	
2 过程控制 工作质量 工作数量 工作效率 170分	20	2.1 工作流程	20	a.熟悉本岗位和医务科工作流程	20	不能够熟悉本岗位和医务科工作流程,一项、次扣5分	
		2.2 工作数量	80	a.按时、按质、按量完成本人岗位工作	40	按时、按质、按量完成本人岗位工作,一次完不成扣10分	
				e.按照规定时间提供绩效考核数据符合要求,一项、次不符合医院规定扣分	40	按照规定时间提供绩效考核数据,考核结果推迟一天扣5分,提供数据不准确一次扣10分	
		2.3 工作质量	50	a.专科基础、专科、整体责任护理落实	30	一项、次专科护理不按照规定落实扣10分	
				c.落实护理管理目标和质量控制标准符合要求	20	一项、次不落实护理管理目标和质量控制扣10分	
		2.4 决策信息	20	b.按时、准确、正确、提供领导决策与信息.不符合扣分	20	按时准确正确提供领导决策信息,提供的资料、信息不准确一项、次扣10分	
4 团队精神 20分	2	4.1 岗位能力	20	b.岗位职责与能力符合要求,不符合医院管理规定扣分	20	岗位职责与能力符合要求、工作扯皮工作、工作职责界限责任不清扣10分	
5 首办工作 应急预案 30分	3	5.2 首办负责	20	b.首接、首办事情负责制,一项、次不符合医院绩效考评与管理规定扣分	20	首接人员首办事情负责制执行好,首次接待事情不负责一次扣5分,首次办事不负责不彻底一次扣10分	
		5.2 应急预案	10	a.熟悉本部门、医院医疗工作应急预案流程与操作,不符合医院管理规定扣分	10	熟悉本部门、医院医疗工作应急预案流程与操作,遇到应急预案处理不符合要求一次扣10分	
7 医院 绩效结果 300分	30	7.1 医院 病人结果	150	门诊、急诊、出院病人、手术病人总数量与上年度同月比较	150	达去年同月水平并达规定年度月度增长幅度指标,降低1%扣10分,增加1%奖5分	
		7.2 医院 质量安全	50	医院、医疗质量与安全与上年同月比较并且达到规定标准	50	达到去年同月水平并达到规定年度月度增长幅度指标,降低1%扣10分,增加1%奖5分	
		7.3 医院 财务结果	100	利润与上年度同月比较并且达到医院规定增长幅度标准	100	达到去年同月水平并达到规定年度月度增长幅度指标,降低1%扣10分,增加1%奖5分	
被考核部门		本表定量指标满分		满分570分		定量指标合计得分	

2.医务部干事卓越绩效考评标准(表一)

一级指标 (分值)	权重 %	二级指标		三级指标		得分	考核 方式
		考评内容	分值	考评内容	分值		
1 岗位能力 执行能力 60分	6	1.1 岗位能力	40	a.岗位工作能力与创新能力	20		定性
				b.独立工作和解决问题能力	20		定性
		1.2 工作计划	20	a.执行年度、月度、周工作计划	10		定性
				b.工作主动性、积极性、责任心	10		定性
2 过程控制 工作质量 工作数量 工作效率 370分	37	2.1 工作流程 制度落实	60	a.熟悉执行岗位工作流程	20		定量
				b.严禁背后议论领导长短	20		定量
				c.以科室为中心服务思想	20		定性
		2.2 工作数量	150	a.按时按量完成本人岗位工作	40		定量
				b.岗位知识技能满足工作需要	30		定性
				c.按时完成各种统计报表	20		定性
				d.遵守劳动纪律、职责履行	30		定性
				e.按时提供绩效考核资料数据	30		定量
		2.3 工作质量	120	a.按时每月检查分管工作情况	30		定量
				b.首接、首办事情负责制	30		定性
				c.及时解决科室提出的问题	20		定量
				d.主管工作每月有小结或总结	20		定性
				e.严禁利用职务之便牟取私利	20		定量
		2.4 工作效率	40	a.大型活动、会议组织完成好	20		定性
				b.按时提供领导决策信息准确	20		定量
3 论文科研 50分	5	3.1爱岗敬业 临时性工作	20	a.持续学习、参加医学继续教育	10		定性
				b.临时性工作完成好	10		定性
		3.2 论文科研	30	a.管理论文与管理科研成果结果	10		定性
				b.月度季度半年年度工作总结	20		定性
4 职业道德 有效沟通 60分	6	4.1团队精神 组织学习	30	a.服从领导的管理与工作安排	20		定性
				b.及时处理科室送来各类报告	10		定量
		4.2 沟通能力	30	a.授权院内外有效沟通与协调	10		定性
				b.工作不推诿不拖延不制造矛盾	20		定性
5 社会责任 突发事件 60分	6	5.1 社会责任	30	a.按照规定参加公益活动	10		定性
				b.工作现场"7S管理"与环境维护	20		定量
		5.2 应急预案	30	a.执行本部门应急预案流程	10		定量
				b.严禁传播对医院不利消息	20		定性
6 科室满意 100分	10	6.1满意度	60	院领导和中层领导干部的满意度	60		定性
		6.2满意度	20	本部门科室员工对自己的满意度	20		定性
		6.3持续改进	20	工作持续改进计划与实施	20		定性
7 医院 绩效结果 300分	30	7.1病人结果	150	门诊急诊、手术、出院病人总数量	150		定量
		7.2 质量结果	50	医院、医疗质量与安全达到标准并且达到医院规定增长幅度	50		定量
		7.3 财务结果	100	医疗收入利润与上年度同月比较并且达到医院规定增长幅度	100		定量
被考核人员		标准分	**1000分**	考核最后定性和定量指标合计得分			

2.1 医务部干事卓越绩效考评定性标准(表二)

被考评者姓名		职务			部门				
一级指标	三级定性指标内容测评	本项满分	测评方式	卓越	优秀	良好	一般	得分	
1 工作能力 执行能力 **60分**	1.1 a.岗位工作能力与创新能力	20	定性		20	16	12		
	1.1 b.独立工作和解决问题能力	20	定性		20	16	12		
	1.2 a.执行年度、月度、周工作计划	10	定性	少执行一个扣5分					
	1.2 b.工作主动性、积极性、责任心	10	定性		10	8	6		
2 过程控制 工作质量 工作数量 工作效率 **170分**	2.1 c.以科室为中心服务思想	20	定性		20	16	12		
	2.2 b.岗位知识技能满足工作需要	30	定性						
	考核细则:本岗位知识不能够满足工作需求扣5分,岗位技能不娴熟扣20分								
	2.2 c.按时完成各种统计资料报表	20	定性						
	考核细则:按时完成各种统计报表,按照规定时间每推迟一天扣5分;提供检查考核资料不真实一次扣10分;提供检查考核资料超过规定时间3天扣40分								
	2.2 d.遵守劳动纪律、职责履行	30	定性						
	扣罚细则:上班接收私人快递包裹一次扣5分;到科室检查工作关手机,一次不关扣5分;上班打游戏发现一次扣10分;外出不请示离岗位,发现一次扣20分								
	2.3 b.首接、首办事情负责制	30	定性						
	扣罚细则:首接、首办事情负责制落实好,首次接待顾客不认真、不负责扣10分,首次办事不负责、不完全扣10分,办事产生矛盾、问题、纠纷一项、次扣30分								
	2.3 d.主管工作每月有小结和总结	20	定性						
	扣罚细则:职能部门、机关、后勤人员主管的工作每月有小结,每季、半年、全年有总结符合规定要求,少一次小结扣10分,少一次季度、半年或年度总结扣20分								
	2.4 a.大型活动、会议组织完成好	20	定性						
	考核细则:大型活动组织完成好得满分,会议人员到会无签字,迟到、早退、缺席登记不明确人员扣10分;会议效果以及会后资料收集整理、上报不好扣20分								
3 论文科研 工作作风 **60分**	3.1 a.参加医学继续教育	10	定性		10	8	6		
	3.1 b.临时性工作完成情况	20	定性		10	8	6		
	3.2 a.管理论文管理科研成果结果	10	定性		10	8	6		
	3.2 b.月度季度半年年度工作总结	20	定性	少一项工作扣10分					
4 职业道德 有效沟通 **50分**	4.1 a.服从领导的管理与工作安排	20	定性	一项、次不服从扣10分					
	4.2 a.授权院内外有效沟通与协调	10	定性		10	8	6		
	考核细则:一次传递通知信息有误或推迟扣5分,因沟通发生问题纠纷一次扣10分								
	4.2 b.工作不推诿拖延、不制造矛盾	20	定性	推诿一项、次扣10分					
5 社会责任 **30分**	5.1 a.按照规定参加公益活动	10	定性	一项、次违规扣10分					
	5.2 b.严禁传播对医院不利消息	20	定性						
	考核细则:严禁传播对医院不利消息,违规一项、次扣20分								
6 科室满意 持续改进 **100分**	6.1 院领导和中层领导干部的满意度	60	定性		60	48	36		
	6.2 本部门科室员工对本人满意度	20	定性		20	16	12		
	6.3 岗位工作持续改进与实施	20	定性						
	扣罚细则:对院办协调、沟通、检查、接待、文件管理等存在的问题处理符合规定的要求,每月有持续改进计划、事实、流程、措施、效果,少一个环节扣5分								
本表定性指标满分		460分		定性指标最后得分					

2.2 医务部干事卓越绩效考评定量标准(表三)

一级指标 (分值)	权重 %	二级指标		三级指标		绩效考评	得分
		考评内容	分值	考评内容	分值	扣分细则	
2 过程控制 工作质量 工作数量 工作效率 200分	20	2.1 工作流程 完成任务	40	a.熟悉医院部门规定的岗位工作流程	20	熟悉执行岗位工作流程,少执行一项工作流程扣5分	
				b.严禁背后议论领导长短符合要求	20	严禁背后议论领导长短,违规一项、次扣10分	
		2.2 工作数量	70	a.按时质数量完成本人分管主管岗位工作不符扣分	40	按时按数量完成本人分管主管岗位工作,一次完不成扣10分	
				e.按时提供绩效考核资料数据,一项、次不符合医院绩效管理规定扣分	30	按时检查分管绩效考核工作,按时提供绩效考核数据,提供考核结果推迟一天扣5分,提供数据不准确一次扣10分	
		2.3 工作质量	70	a.每月检查分管工作情况符合要求	30	检查分管工作情况好,没有问题追踪解决扣10分	
				c.及时解决科室提出的问题,不符合医院管理扣分	20	及时解决科室提出的问题与纠纷,问题处理不及时、一次科室有意见扣10分	
				e.严禁利用职务之便牟取私利	20	严禁利用职务之便牟取私利,违规一项、次扣20分	
		2.4 决策信息	20	b.按时、准确、正确、提供领导决策与信息,不符合扣分	20	按时、准确、正确提供领导决策信息,提供的资料、信息不准确一项、次扣10分	
4 职业道德 10分	1	4.1 团队协作	10	b.及时处理科室送来的各类报告,不符合医院管理扣分	10	3天内不能用口头、短信、微信、信箱等答复扣5分,1周内没有正式文字答复扣10分	
5 首办工作 应急预案 30分	3	5.1 现场管理	20	b.工作现场"7S管理"与环境维护	20	工作现场"7S管理"与环境维护,一项、次不符合要求扣5分	
		5.2 应急预案	10	a.执行本部门应急预案流程,一项、次不符合医院绩效考评管理规定扣分	10	不执行应急预案处理流程扣5分,遇到应急预案处理不符合要求一次扣10分,处理不好影响到全院工作扣10分	
7 医院 绩效结果 300分	30	7.1 医院 病人结果	150	门诊、急诊、出院病人、手术病人总数量与上年同月比	150	达到去年同月水平并达到规定年度月度增长幅度指标,降低1%扣10分,增加1%奖5分	
		7.2 医院 质量安全	50	医院、医疗质量与安全与上年同月比较并达到规定标准	50	达到去年同月水平并达到规定年度月度增长幅度指标,降低1%扣10分,增加1%奖5分	
		7.3 医院 财务结果	100	利润与上年度同月比较并且达到医院规定增长幅度标准	100	达到去年同月水平并达到规定年度月度增长幅度指标,降低1%扣10分,增加1%奖5分	
被考核部门			本表定量指标满分		满分540分	定量指标合计得分	

二、医疗保险办公室护师/护士卓越绩效考评标准

1.医疗保险办公室护师(护士)卓越绩效考评标准(表一)

一级指标 (分值)	权重 %	二级指标 考评内容	分值	三级指标 考评内容	分值	得分	考核 方式
1 岗位能力 执行能力 **80分**	8	1.1 岗位能力	40	a.岗位管理工作能力、创新能力	20		定性
				b.独立工作和解决问题能力	20		定性
		1.2 工作计划	40	a.执行规划,年、月、周工作计划	20		定性
				b.工作主动性、积极性、责任心	20		定性
2 过程控制 工作质量 工作数量 工作效率 **330分**	33	2.1 工作流程 制度落实	60	a.熟悉本部门本岗位工作流程	20		定量
				b.规章制度的执行能力	20		定量
				c.以科室为中心服务思想	20		定性
		2.2 工作数量	140	a.每月按规定检查分管工作	50		定量
				b.岗位知识与技能娴熟	20		定性
				c.按时完成各种统计报表	30		定性
				d.遵守劳动纪律、职责履行	20		定性
				e.按时提供绩效考核数据	20		定量
		2.3 工作质量	100	a.按时按质按量完成岗位工作	20		定性
				b.检查结果实事求是	30		定量
				c.解决科室提出的医保问题	30		定量
				d.主管工作每月有小结或总结	20		定性
		2.4 工作效率	30	a.按时正确、准确完成日常工作	10		定性
				b.提供领导决策信息准确	10		定量
				c.工作不推诿拖延、不制造矛盾	10		定量
3 论文科研 职业道德 **70分**	7	3.1论文科研 临时性工作	40	a.参与教学带教培训、科研成果	20		定性
				b.钻研业务岗位工作没有投诉	20		定性
		3.2 工作作风	30	a.现场"7S管理"与环境维护	10		定性
				b.办事公道、雷厉风行	20		定性
4 职业道德 有效沟通 **60分**	6	4.1职业素质 组织学习	40	a.严禁背后议论领导长短	10		定性
				b.持续学习,愿意接受新知识	30		定量
		4.2 有效沟通	20	a.院内与相关科室有效沟通	10		定性
				b.严禁传播对医院不利消息	10		定性
5 团队管理 突发事件 **60分**	6	5.1 团队管理	30	a.按照规定参加公益活动	10		定性
				b.首接、首办事情负责制	20		定量
		5.2 应急预案	30	a.与院外主管医保部门的沟通	20		定量
				b.应急预案突发事件处理能力	10		定性
6 科室满意 **100分**	10	6.1满意度	60	保险单位与中层领导干部满意	60		定性
		6.2满意度	20	本科员工对自己的满意度	20		定性
		6.3持续改进	20	持续改进计划与实施	20		定性
7 医院 绩效结果 **300分**	30	7.1病人结果	150	门诊、急诊、手术、出院病人总数量	150		定量
		7.2质量结果	50	医院、医疗质量与安全达到标准	50		定量
		7.3 财务结果	100	医疗收入利润与上年度同月比较并且达到医院规定增长幅度	100		定量
被考核人员		标准分	**1000分**	考核最后定性和定量指标合计得分			

1.1 医疗保险办公室护师(护士)卓越绩效考评定性标准(表二)

被考评者姓名		职务				部门		医保办		
一级指标	三级定性指标内容测评		本项满分	测评方式	卓越	优秀	良好	一般	得分	
1 工作能力 执行能力 **80分**	1.1 a. 岗位工作能力、创新能力		20	定性		20	16	12		
	1.1 b. 独立分析和解决问题能力		20	定性		20	16	12		
	1.2 a. 执行规划,年、月、周工作计划		20	定性	少执行一个计划扣5分					
	1.2 b. 工作主动性、积极性、责任心		20	定性		20	16	12		
2 过程控制 工作质量 工作数量 工作效率 **140分**	2.1 c. 以科室为中心服务思想		20	定性		20	16	12		
	2.2 b. 岗位知识与技能娴熟		20	定性						
	考核细则:本岗位知识不能够满足工作需求扣5分,岗位技能不娴熟扣10分									
	2.2 c. 按时完成各种统计报表		30	定性						
	考核细则:按时完成各种统计报表得满分,按照规定时间每推迟一天扣5分;提供检查考核资料不真实一次扣10分;提供检查考核资料超过规定时间5天扣40分									
	2.2 d. 遵守劳动纪律、职责履行		20	定性						
	扣罚细则:符合规定要求,上班或开会不办理与工作无关的事宜,发现一次扣5分;上班时间不接听与工作无关的电话,一次不执行扣5分;上班上网玩手机发现一次扣10分;值班时间干私活带人看病、外出不请示离开岗位,发现一次扣10分									
	2.3 a. 按时按质按量完成岗位工作		20	定性						
	扣罚细则:符合医院业务与技术和管理要求,不按照时间要求完成岗位工作扣10分,不按照质量要求完成岗位工作扣10分,不按照数量要求完成岗位工作扣20分									
	2.3 d. 主管工作每月有小结和总结		20	定性						
	扣罚细则:职能部门、机关、后勤人员主管的工作每月有小结,每季度、半年、全年有总结符合规定要求,少一次小结扣10分,少一次季度、半年或年度总结扣20分									
	2.4 a. 按时正确准确完成日常工作		10	定性						
	考核细则:日常工作完成好得满分,效率不高,不按照时间、正确率不高10分									
3 论文科研 工作作风 **70分**	3.1 a. 参与教学带教培训、科研成果		20	定性	一项不符合扣10分					
	3.1 b. 钻研业务岗位工作没有投诉		20	定性	投诉一项、次扣10分					
	3.2 a. 现场"7S管理"与环境维护		10	定性		10	8	6		
	3.2 b. 办事公道、雷厉风行		20	定性		20	16	12		
4 职业道德 有效沟通 **30分**	4.1 a. 严禁背后议论领导长短		10	定性	违规一项、次扣10分					
	4.2 a. 院内与相关科室有效沟通		10	定性						
	考核细则:医院相关会议通知、信息,科室反映情况,要及时上传下达,符合要求,一次传递通知、信息有误或推迟扣5分,因信息沟通发生问题或纠纷一次扣10分									
	4.2 b. 严禁传播对医院不利消息		10	定性	违规一项、次扣10分					
5 团队管理 **20分**	5.1 a. 按照规定参加公益活动		10	定性		10	8	6		
	5.2 b. 应急预案突发事件处理能力		10	定性		10	8	6		
6 科室满意 持续改进 **100分**	6.1 保险单位与中层领导干部满意		60	定性		60	48	36		
	6.2 本科员工的满意度		20	定性		20	16	12		
	6.3 持续改进计划与实施		20	定性						
	扣罚细则:针对医院医保情况及核算、流程服务进行监测、分析和反馈,符合要求对存在的问题每月有持续改进计划、事实、流程、措施、效果,少一个环节扣5分									
本表定性指标满分		**440分**			**定性指标最后得分**					

1.2 医疗保险办公室护师(护士)卓越绩效考评定量标准(表三)

一级指标 (分值)	权重 %	二级指标		三级指标		绩效考评 扣分细则	得分
		考评内容	分值	考评内容	分值		
2 过程控制 工作质量 工作数量 工作效率 **190分**	19	2.1 工作流程 完成任务	40	a.执行医院部门规定的岗位工作流程	20	执行岗位工作流程得满分,少执行一项工作流程扣5分	
				b.规章制度的执行能力,不符合扣分	20	规章制度一次执行能力不强影响正常工作,一次扣10分	
		2.2 工作数量	70	a.按时完成本人分管主管岗位工作	50	按时完成本人分管工作得满分,一次完不成扣10分	
				e.按时提供绩效考核数据,一项、次不符合医院绩效与管理规定扣分	20	按时检查分管绩效考核工作,按时提供绩效考核数据,提供考核结果推迟一天扣5分,提供数据不准确一次扣10分	
		2.3 工作质量	60	b.检查结果、医保票据实事求是,一项、次不符合医院管理规定扣分	30	检查结果、医保票据实事求是,检查结果、医保票据不实事求是、弄虚作假一项、次扣30分	
				c.解决科室提出的医保问题符合要求	30	解决医保问题处理不及时,一次科室有意见扣10分	
		2.4 决策信息	20	b.提供给领导部门的决策信息准确	10	提供给领导的资料、信息不准确一次扣10分	
				c.工作不推诿拖延、不制造矛盾	10	工作不推诿拖延、不制造矛盾,一项、次不符合要求扣10分	
4 职业道德 **30分**	3	4.1 持续学习	30	b.持续学习,愿意接受新知识、新理念、新思想	30	持续学习,愿意接受新知识,不能够持续学习,不愿意接受新知识、理念、思想扣5分	
5 团队管理 应急预案 **40分**	4	5.1 首办工作	20	b.首接、首办事情负责制,不符合医院管理规定扣分	20	首次接待事情不负责一次扣5分,首次办事不负责不彻底一次扣5分	
		5.1 应急预案	20	a.与院外主管医保部门的沟通,一项、次不符合医院绩效与管理规定扣分	20	与院外主管医保部门的沟通协调,遇到医院医保问题与院外医保部门及相关单位沟通不好,一次不符合要求扣10分	
7 医院 绩效结果 **300分**	30	7.1 医院 病人结果	150	门诊、急诊、出院病人、手术病人总数量与上年同月比	150	达到去年同月水平并达到规定年度月度增长幅度指标,降低1%扣10分,增加1%奖5分	
		7.2 医院 质量安全	50	医院、医疗质量与安全与上年同月比较并达到规定标准	50	达到去年同月水平并达到规定年度月度增长幅度指标,降低1%扣10分,增加1%奖5分	
		7.3 医院 财务结果	100	利润与上年度同月比较并且达到医院规定增长幅度标准	100	达到去年同月水平并达到规定年度月度增长幅度指标,降低1%扣10分,增加1%奖5分	
被考核部门		本表定量指标满分		满分560分		定量指标合计得分	

三、离退休办公室护士卓越绩效考评标准

1.离退休办公室护士卓越绩效考评标准(表一)

一级指标 (分值)	权重 %	二级指标		三级指标		得分	考核 方式
		考评内容	分值	考评内容	分值		
1 领导能力 管理水平 80 分	8	1.1 领导能力 执行能力	60	a.领导能力与同事之间团结	20		定性
				b.各项规章制度执行能力	20		定性
				c.独立分析解决疑难问题能力	20		定性
		1.2 工作流程 工作计划	20	a.本部门工作流程齐全与保密工作	10		定量
				b.本科规划,年、月、周工作计划并落实	10		定性
2 过程控制 工作质量 工作数量 工作效率 350 分	35	2.1 组织协调 制度落实	60	a.院内各个科室部门组织沟通能力	20		定量
				b.协助做好离退休人员思想工作	20		定量
				c.组织好政治学习组织生活活动	20		定性
		2.2 工作数量	140	a.落实好离退休职工待遇	60		定量
				b.及时解答离退休人员问题	20		定性
				c.节假日慰问离退休职工	20		定性
				d.了解离退休人员及时联系汇报	20		定量
				e.职责履行与遵守劳动纪律	20		定性
		2.3 工作质量	110	a.岗位各项工作质量达到要求	40		定量
				b.合理使用和控制办公成本	20		定量
				c.严禁利用职务之便牟取私利	30		定性
				d.各项工作记录和登记符合要求	20		定性
		2.4 工作效率	40	a.本部门工作效率符合标准要求	20		定性
				b.按规定时间提供正确资料信息	20		定量
3 教学带教 论文科研 40 分	4	3.1教学带教 会议管理	20	a.按照规定完成教学课时和次数	10		定性
				b.完成领导交办的临时性工作	10		定性
		3.2 论文科研	20	a.论文学术活动培训内容符合要求	10		定性
				b.课题进展时间与完成科研成果	10		定性
4 重点工作 社会责任 100 分	10	4.1 重点工作 报纸杂志	40	a.重大节日的走访慰问落实	20		定性
				b.报纸杂志的订阅发放工作落实	20		定量
		4.2 帮扶工作 文体娱乐	60	a.走访慰问和扶贫帮困工作好	30		定性
				b.文体娱乐等活动开展落实好	30		定性
5 团队精神 沟通协调 50 分	5	5.1 团队管理	20	a.服从职能部门抽调考核检查工作	10		定性
				b.授权与院外相关单位沟通协调	10		定量
		5.2 问题处理	30	a.首接、首办事情负责制	10		定量
				b.体检疗休养药费报销和丧葬事宜	20		定性
6 满意测评 80 分	8	6.1 满意度	50	退离休人员的满意度	50		定性
		6.2 员工满意度	10	本办公室人员满意度	10		定性
		6.3 持续改进	20	工作持续改进计划与实施	20		定性
7 医院 绩效结果 300 分	30	7.1 病人结果	150	门诊、急诊、出院病人总数量	150		定量
		7.2 质量结果	50	医院、医疗质量与安全达到标准	50		定量
		7.3 财务结果	100	医疗收入利润与上年度同月比较并且达到医院规定增 长幅度	100		定量
被考核人员		标准分	1000 分	考核最后定性和定量指标合计得分			

1.1 离退休办公室护士卓越绩效考评定性标准(表二)

被考评者姓名		职务			部门				
一级指标	三级定性指标内容测评		本项满分	测评方式	卓越	优秀	良好	一般	得分
1 **领导能力** **执行能力** **70分**	1.1 a. 领导能力、同事之间团结		20	定性		20	16	12	
	1.1 b. 各项规章制度执行能力		20	定性	少执行一个计划扣5分				
	1.1 c. 独立分析解决疑难问题能力		20	定性		20	16	12	
	1.2 b. 部门规划,年、月、周工作计划并落实		10	定性	少一项计划扣5分				
2 **过程控制** **工作质量** **工作数量** **工作效率** **150分**	2.1 c. 组织好政治学习组织生活活动		20	定性	不符合要求扣10分				
	2.2 b. 及时解答离退休人员问题		20	定性					
	考核细则:符合医院、科室业务与技术和管理的要求,解决不好一项、次扣20分								
	2.2 c. 节假日慰问离退休职工		20	定性					
	考核细则:节假日慰问离退休职工符合管理规定要求,一项、次落实不好扣10分								
	2.2 e. 职责履行与遵守劳动纪律		20	定性					
	扣罚细则:上班接收一次私人快递扣5分;到病房检查、接待客人一次手机不静音扣5分;上班打游戏发现一次扣10分;会议迟到或早退一次扣5分,缺席扣10分								
	2.3 c. 严禁利用职务之便牟取私利		30	定性					
	2.3 d. 各项工作记录和登记符合要求		20	定性					
	2.4 a. 本部门工作效率符合标准要求		20	定性					
	考核细则:没有按时完成规定工作内容一项、次扣10分,工作完成效率不符合标准要求一项、次扣20分,主管工作完成不好、影响到全院工作效果一项、次扣30分								
3 **教学带教** **论文科研** **40分**	3.1 a. 按照规定完成教学课时和次数		10	定性	一项不符扣5分				
	3.1 b. 完成领导交办的临时性工作		10	定性					
	考核细则:完成领导交办的临时性工作,一项、次不符合要求扣5分								
	3.2 a. 论文学术培训内容符合要求		10	定性	一项完不成扣5分				
	3.2 b. 课题进展时间与完成科研成果		10	定性	不符要求一次扣10分				
4 **重点工作** **社会责任** **80分**	4.1 a. 重大节日的走访慰问落实		20	定性	一次不落实扣20分				
	4.2 a. 走访慰问和扶贫帮困工作好		30	定性					
	考核细则:走访慰问和扶贫帮困工作好,帮扶不到位离退休人员有意见扣10分								
	4.2 b. 文体娱乐等活动开展落实好		30	定性					
	考核细则:利用医院活动中心,开展适合老年人特点的文体娱乐等活动,丰富离退休职工精神文化生活。符合医院业务与技术和管理要求,一项、次不符合要求扣10分								
5 **团队精神** **沟通协调** **30分**	5.1 a. 服从职能部门抽调的考核检查		10	定性	一次不服从扣10分				
	5.2 b. 体检疗休养药费报销丧葬事宜		20	定性					
	考核细则:组织协调好离退休人员健康体检、学习调研、疗休养、药费报销和丧葬事宜等工作,发现问题,及时进行反馈。符合规定要求,一项、次事情办不好扣20分								
6 **科室满意** **持续改进** **80分**	6.1 退离休人员的满意度		50	定性		50	40	30	
	6.2 本科员工对本人的满意度		10	定性		10	8	6	
	6.3 本部门工作持续改进与实施		20	定性					
	扣罚细则:经常深入科室了解职工对医院工作的意见和建议,文件管理等存在的问题每月有持续改进计划、事实、流程、措施、效果,少一个环节扣5分								
本表定性指标满分		**450分**		**定性指标最后得分**					

1.2 离退休办公室护士卓越绩效考评定量标准（表三）

一级指标 （分值）	权重 %	二级指标		三级指标		绩效考评 扣分细则	得分
		考评内容	分值	考评内容	分值		
1 领导作用 10分	1	1.2 工作计划	10	a.本部门工作流程齐全与保密工作，一项、次不符合医院管理规定要求扣分	10	本部门工作流程齐全与保密工作做得好，少一项工作流程扣5分，保密信息、资料、文件泄露一项、次扣10分	
2 过程控制 工作质量 工作数量 工作效率 200分	20	2.1 工作流程 完成任务	40	a.院内各个科室部门组织沟通能力，不符合扣分	20	院内各个科室、部门、后勤科室与人员沟通能力强，一项工作沟通不好扣5分	
				b.协助做好离退休人员思想工作	20	协助做好离退休人员思想工作一项、次不符合要求扣5分	
		2.2 工作数量	80	a.落实好离退休职工待遇不符合扣分	60	落实好离退休职工待遇，一人次不按规定落实不好扣10分	
				d.了解离退休人员及时联系汇报，不符合扣分符合要求	20	了解掌握离退休职工健康、生活等自然情况，及时做好通信联系工作联系不及时扣5分	
		2.3 工作质量	60	a.每月有部门、科室所管工作质量分析报告不符合扣分	40	每月有部门所管工作质量分析文字文件，没有部门所管工作质量分析文字扣20分	
				c.部门工作每月按时有小结或总结	20	部门工作每月按时有小结或总结，没有工作小结扣30分	
		2.4 决策信息 提供资料	20	b.正确时间提供正确资料信息，不符合医院管理扣分	20	提供给医院的各种资料、信息不准确一项、次扣10分，上报、提供推迟一天扣10分	
4 报纸杂志 20分	2	4.1 报纸杂志	20	b.按照规定报纸、杂志的订阅发放工作落实不符合扣分	20	报纸杂志的订阅发放工作落实，一项、次不符合要求，没有落实扣10分	
5 团队精神 沟通协调 20分	2	5.1 团队管理	10	b.授权与院外相关单位沟通协调，不符合医院管理扣分	10	授权与院外相关单位沟通协调好，一项、次工作协调不好扣5分，影响全院工作扣10分	
		5.2 问题处理	10	a.首接、首办事情负责制不符合扣分	10	首次接待不负责扣10分，首次办事不负责扣10分	
7 医院 绩效结果 300分	30	7.1 医院 病人结果	150	门诊、急诊、出院病人、手术病人总数量与上年度同月比较	150	达到去年同月水平并达到规定年度月度增长幅度指标，降低1%扣10分，增加1%奖5分	
		7.2 医院 质量安全	50	医院、医疗质量与安全与上年同月比较并且达到规定标准	50	达到去年同月水平并达到规定年度月度增长幅度指标，降低1%扣10分，增加1%奖5分	
		7.3 医院 财务结果	100	利润与上年度同月比较并且达到医院规定增长幅度标准	100	达到去年同月水平并达到规定年度月度增长幅度指标，降低1%扣10分，增加1%奖5分	
被考核部门				本表定量指标满分		满分550分　定量指标合计得分	

四、信访办公室护士卓越绩效考评标准

1.信访办公室护士卓越绩效考评标准(表一)

一级指标 (分值)	权重 %	二级指标 考评内容	分值	三级指标 考评内容	分值	得分	考核 方式
1 岗位能力 执行能力 60分	6	1.1 岗位能力	40	a.岗位工作能力与创新能力	20		定性
				b.独立工作和解决问题能力	20		定性
		1.2 工作计划	20	a.执行年度、月度、周工作计划	10		定性
				b.工作主动性、积极性、责任心	10		定性
2 过程控制 工作质量 工作数量 工作效率 370分	37	2.1 工作流程 制度落实	60	a.熟悉执行岗位工作流程	20		定量
				b.严禁背后议论领导长短	20		定量
				c.以科室为中心服务思想	20		定性
		2.2 工作数量	150	a.按时按量完成本人岗位工作	40		定量
				b.岗位知识技能满足工作需要	30		定性
				c.批转、督办、协调重大信访问题	20		定性
				d.遵守劳动纪律、职责履行	30		定性
				e.按时提供绩效考核资料数据	30		定量
		2.3 工作质量	120	a.按时每月检查分管工作情况	30		定量
				b.首接、首办事情负责制	30		定性
				c.及时解决科室提出的问题	20		定量
				d.保护职工合法权益与利益	20		定性
				e.严禁利用职务之便牟取私利	20		定量
		2.4 工作效率	40	a.做好信访工作宣传教育工作	20		定性
				b.按时提供领导决策信息准确	20		定量
3 论文科研 50分	5	3.1爱岗敬业 临时性工作	20	a.持续学习、参加医学继续教育	10		定性
				b.临时性工作完成好	10		定性
		3.2 论文科研	30	a.管理论文与管理科研成果结果	10		定性
				b.月度季度半年年度工作总结	20		定性
4 职业道德 有效沟通 60分	6	4.1团队精神 组织学习	30	a.服从领导的管理与工作安排	20		定性
				b.及时处理科室送来各类报告	10		定量
		4.2 有效沟通	30	a.授权院内外有效沟通与协调	10		定性
				b.工作不推诿拖延、不制造矛盾	20		定性
5 社会责任 突发事件 60分	6	5.1 社会责任	30	a.按照规定参加公益活动	10		定性
				b.工作现场"7S管理"与环境维护	20		定量
		5.2 应急预案	30	a.执行本部门应急预案流程	10		定量
				b.严禁传播对医院不利消息	20		定性
6 科室满意 100分	10	6.1满意度	60	院领导与中层领导干部满意度	60		定性
		6.2满意度	20	本部门科室员工对自己的满意度	20		定性
		6.3持续改进	20	工作持续改进计划与实施	20		定性
7 医院 绩效结果 300分	30	7.1病人结果	150	门诊、急诊、手术、出院病人总数量	150		定量
		7.2 质量结果	50	医院、医疗质量与安全达到标准并且达到医院规定增长幅度	50		定量
		7.3财务结果	100	医疗收入利润与上年度同月比较	100		定量
被考核人员		标准分		1000分	考核最后定性和定量指标合计得分		

1.1 信访办公室护士卓越绩效考评定性标准(表二)

被考评者姓名		职务			部门				
一级指标	三级定性指标内容测评		本项满分	测评方式	卓越	优秀	良好	一般	得分
1 工作能力 执行能力 **60分**	1.1 a.岗位工作能力与创新能力		20	定性		20	16	12	
	1.1 b.独立工作和解决问题能力		20	定性		20	16	12	
	1.2 a.执行年度、月度、周工作计划		10	定性	少执行一个计划扣5分				
	1.2 b.工作主动性、积极性、责任心		10	定性		10	8	6	
2 过程控制 工作质量 工作数量 工作效率 **170分**	2.1 c.以科室为中心服务思想		20	定性		20	16	12	
	2.2 b.岗位知识技能满足工作需要		30	定性					
	考核细则:本岗位知识不能够满足工作需求扣5分,岗位技能不娴熟扣20分								
	2.2 c.批转督办协调重大信访问题		20	定性					
	考核细则:批转、督办、协调重大信访问题,负责领导批示和上级转办的重要信访件的督促查办和回访工作,督促落实情况,符合要求,一项、次不符合要求扣10分								
	2.2 d.遵守劳动纪律、职责履行		30	定性					
	扣罚细则:上班接收私人快递包裹一次扣5分;到科室检查工作关手机,一次不关扣5分;上班打游戏发现一次扣10分;外出不请示离开岗位,发现一次扣20分								
	2.3 b.首接、首办事情负责制		30	定性					
	扣罚细则:首接、首办事情负责制落实好,首次接待顾客不认真、不负责扣10分,首次办事不负责、不完全扣10分,办事产生矛盾、问题、纠纷一项、次扣30分								
	2.3 d.保护职工合法权益与利益		20	定性					
	扣罚细则:参加医院涉及职工切身利益和有关经营管理工作重大问题会议,反映职工的意愿和要求,提出工会的意见和建议,符合要求,一项、次不符合要求扣10分								
	2.4 b.做好信访工作宣传教育工作		20	定性					
	考核细则:负责相关政策法规宣传和信访统计分析工作,负责组织基层信访工作室开展矛盾排查工作,做好信访信息、信访态势分析及矛盾调处工作,负责基层信访工作人员的业务培训及工作交流,符合要求,一项、次工作做不好不符合要求扣10分								
3 论文科研 工作作风 **50分**	3.1 a.参加医学继续教育		10	定性		10	8	6	
	3.1 b.临时性工作完成情况		10	定性		10	8	6	
	3.2 a.管理论文管理科研成果结果		10	定性		10	8	6	
	3.2 b.月度季度半年年度工作总结		20	定性	少一项工作扣10分				
4 职业道德 有效沟通 **50分**	4.1 a.服从领导的管理与工作安排		20	定性	一项、次不服从扣10分				
	4.2 a.授权院内外有效沟通与协调		10	定性		10	8	6	
	考核细则:一次传递通知信息有误或推迟扣5分,因沟通发生问题纠纷一次扣10分								
	4.2 b.工作不推诿拖延、不制造矛盾		20	定性	推诿一项、次扣10分				
5 社会责任 **30分**	5.1 a.按照规定参加公益活动		10	定性	一次推诿拖延扣10分				
	5.2 b.严禁传播对医院不利消息		20	定性		20	8	6	
	考核细则:严禁传播对医院不利消息,违规一项、次扣20分								
6 科室满意 持续改进 **100分**	6.1 院领导与中层领导干部满意度		60	定性		60	48	36	
	6.2 本部门科室员工对本人的满意度		20	定性		20	16	12	
	6.3 岗位工作持续改进与实施		20	定性					
	扣罚细则:每月有持续改进计划、事实、流程、措施、效果,少一个环节扣5分								
本表定性指标满分		**460分**			**定性指标最后得分**				

1.2 信访办公室护士卓越绩效考评定量标准(表三)

一级指标 (分值)	权重 %	二级指标		三级指标		绩效考评 扣分细则	得分
		考评内容	分值	考评内容	分值		
2 过程控制 工作质量 工作数量 工作效率 200分	19	2.1 工作流程 完成任务	40	a.熟悉医院部门规定的岗位工作流程	20	熟悉执行岗位工作流程,少执行一项工作流程扣5分	
				b.严禁背后议论领导长短符合要求	20	严禁背后议论领导长短,违规一项、次扣10分	
		2.2 工作数量	70	a.按时质数量完成本人分管主管岗位工作符合要求	40	按时按数量完成本人分管主管岗位工作,一次完不成扣10分	
				e.按时提供绩效考核资料数据,一项、次不符合医院管理要求规定扣分	30	按时检查分管绩效考核工作,按时提供绩效考核数据,提供考核结果推迟一天扣5分,提供数据不准确一次扣10分	
		2.3 工作质量	70	a.每月检查分管工作情况不符合扣分	30	检查分管工作情况好,没有问题追踪解决扣10分	
				c.及时解决科室提出的问题,不符合管理规定扣分	20	及时解决科室提出的问题与纠纷,问题处理不及时、一次科室有意见扣10分	
				e.严禁利用职务之便牟取私利	20	严禁利用职务之便牟取私利,违规一项、次扣20分	
		2.4 决策信息	20	b.提供领导决策信息准确,不符合管理规定扣分	20	提供给领导的资料、信息不准确一次扣10分,不完整一次扣5分,推迟半天扣5分	
4 职业道德 10分	1	4.1 团队协作	10	b.及时处理科室送来的各类报告,不符合规定扣分	10	3天内不能用口头、短信、微信、信箱等答复扣5分,1周内没有正式文字答复扣10分	
5 首办工作 应急预案 30分	3	5.1 现场管理	20	b.工作现场"7S管理"与环境维护	20	工作现场"7S管理"与环境维护,一项、次不符合要求扣5分	
		5.1 应急预案	10	a.执行本部门应急预案流程,一项、次不符合医院管理规定要求扣分	10	不执行应急预案处理流程扣5分,遇到应急预案处理不符合要求一次扣10分,处理不好影响到全院工作扣10分	
7 医院 绩效结果 300分	30	7.1 医院 病人结果	150	门诊、急诊、出院病人、手术病人总数量与上年同月比	150	达到去年同月水平并达到规定年度月度增长幅度指标,降低1%扣10分,增加1%奖5分	
		7.2 医院 质量安全	50	医院、医疗质量与安全与上年同月比较并达到规定标准	50	达到去年同月水平并达到规定年度月度增长幅度指标,降低1%扣10分,增加1%奖5分	
		7.3 医院 财务结果	100	利润与上年度同月比较并且达到医院规定增长幅度标准	100	达到去年同月水平并达到规定年度月度增长幅度指标,降低1%扣10分,增加1%奖5分	
被考核部门		本表定量指标满分		满分540分		定量指标合计得分	

五、疾病预防控制科护理人员卓越绩效考评标准

1.疾病预防控制科中级职称护师卓越绩效考评标准(表一)

一级指标 （分值）	权重 %	二级指标		三级指标		得分	考核 方式
		考评内容	分值	考评内容	分值		
1 岗位能力 执行能力 60分	6	1.1 岗位能力	40	a.岗位工作能力与创新能力	30		定性
				b.独立工作和解决问题能力	10		定性
		1.2 工作计划	20	a.执行年度、月度、周工作计划	10		定性
				b.工作主动性、积极性、责任心	10		定性
2 过程控制 工作质量 工作数量 工作效率 360分	36	2.1 工作流程 制度落实	30	a.掌握并执行岗位工作流程	10		定量
				b.严禁背后议论各级领导长短	10		定量
				c.能够起到承上启下的作用	10		定性
		2.2 工作数量	170	a.按时按数量完成本人岗位工作	40		定量
				b.岗位知识与技能满足工作需要	40		定性
				c.按时完成规定的各种统计报表	30		定性
				d.遵守劳动纪律、职责履行	30		定性
				e.按时提供绩效考核资料数据	30		定量
		2.3 工作质量	120	a.按时每月检查分管工作情况	30		定量
				b.首接、首办事情负责制	30		定性
				c.依法疾病监测，做好预警预工作	20		定量
				d.主管工作每月有小结或总结	20		定性
				e.严禁利用职务之便牟取私利	20		定量
		2.4 工作效率	40	a.建立各种登记统计制度并执行	20		定性
				b.按时提供领导决策信息准确	20		定量
3 教学带教 论文科研 60分	6	3.1教学带教 会议管理	20	a.按照规定完成教学课时和次数	10		定性
				b.带教实习进修生人数内容	10		定性
		3.2 论文科研	40	a.论文学术培训内容符合要求	20		定性
				b.工作外愿意承担额外工作	20		定性
4 职业道德 社会责任 60分	6	4.1职业道德 奖金管理	30	a.职业道德与廉政建设	10		定性
				b.公私分明、奖金管理透明	20		定量
		4.2临时工作 应急预案	30	a.完成好院领导交办的临时工作	20		定性
				b.应急预案与突发事件处理能力	10		定性
5 团队精神 沟通协调 60分	6	5.1 团队管理	20	a.服从职能部门抽调考核工作	10		定性
				b.授权与院外相关单位沟通协调	10		定量
		5.2 问题处理	40	a.首接、首办事情负责制	20		定量
				b.及时处理科室送来各类报告	20		定性
6 科室满意 100分	10	6.1满意度	60	院领导与中层领导干部满意度	60		定性
		6.2满意度	20	本部门员工对自己的满意度	20		定性
		6.3持续改进	20	工作持续改进计划与实施	20		定性
7 医院 绩效结果 300分	30	7.1病人结果	150	门诊、急诊、手术、出院病人总数量	150		定量
		7.2 质量结果	50	医院、医疗质量与安全达到标准并且达到医院规定增长指标	50		定量
		7.3财务结果	100	医疗收入利润与上年度同月比较	100		定量
被考核人员		标准分	**1000分**	考核最后定性和定量指标合计得分			

1.1 疾病预防控制科中级职称护师卓越绩效考评定性标准(表二)

被考评者姓名		职务			部门				
一级指标	三级定性指标内容测评		本项满分	测评方式	卓越	优秀	良好	一般	得分
1 **工作能力** **执行能力** **60分**	1.1 a. 岗位工作能力与创新能力		30	定性		30	24	18	
	1.1 b. 独立工作和解决问题能力		10	定性		10	8	6	
	1.2 a. 执行年度、月度、周工作计划		10	定性	少执行一个扣5分				
	1.2 b. 工作主动性、积极性、责任心		10	定性		10	8	6	
2 **过程控制** **工作质量** **工作数量** **工作效率** **180分**	2.1 c. 能够起到承上启下的作用		10	定性		10	8	6	
	2.2 b. 岗位知识技能满足工作需要		40	定性					
	考核细则:本岗位知识不能够满足工作需求扣5分,岗位技能不娴熟扣20分								
	2.2 c. 按时完成各种统计资料报表		30	定性					
	考核细则:按时完成规定的各种统计报表,按照规定时间每推迟一天扣5分;提供检查考核资料不真实一次扣10分;提供检查考核资料超过规定时间3天扣40分								
	2.2 d. 遵守劳动纪律、职责履行		30	定性					
	扣罚细则:上班接收私人快递包裹一次扣5分;到科室检查工作关手机,一次不关扣5分;上班打游戏发现一次扣10分;外出不请示离开岗位,发现一次扣20分								
	2.3 b. 首接、首办事情负责制		30	定性					
	扣罚细则:首接、首办事情负责制落实好,首次接待顾客不认真、不负责扣10分,首次办事不负责、不完全扣10分,办事产生矛盾、问题、纠纷一项、次扣30分								
	2.3 d. 主管工作每月有小结和总结		20	定性					
	扣罚细则:少一次小结扣10分,少一次季度、半年或年度总结扣20分								
	2.4 a. 建立各种登记统计制度执行		20	定性					
	考核细则:建立健全各种登记、统计制度,健全统计台账,做好统计汇总工作。按照相关法律、法规和业务管理制度,上报卫生行政部门和相关部门各种统计数据和信息,不得拒报、迟报、虚报、瞒报、伪造或篡改。一项、次不符合要求扣10分								
3 **教学带教** **论文科研** **60分**	3.1 a. 按照规定完成教学任务		10	定性		10	8	6	
	3.1 b. 带教实习进修生人数内容		10	定性		10	8	6	
	3.2 a. 完成好院领导交办临时工作		20	定性		20	16	12	
	3.2 b. 工作外愿意承担额外工作		20	定性		20	16	12	
4 **团队精神** **有效沟通** **40分**	4.1 a. 职业道德与廉政建设		10	定性	一项不符扣10分				
	4.2 a. 完成好院领导交办的临时工作		20	定性		10	8	6	
	考核细则:完成好院领导交办的临时工作,符合管理要求,一项、次不成扣10分								
	4.2 b. 应急预案突发事件处理能力		10	定性	一次不符要求扣10分				
5 **社会责任** **30分**	5.1 a. 服从职能部门抽调考核工作		20	定性	一次不服从扣10分				
	5.2 b. 及时处理科室送来各类报告		10	定性					
	考核细则:及时处理科室送来各类报告,符合要求,一项、次处理不及时扣10分								
6 **科室满意** **持续改进** **100分**	6.1 院领导与中层领导干部满意度		60	定性		60	48	36	
	6.2 本部门员工对本人的满意度		20	定性		20	16	12	
	6.3 岗位工作持续改进与实施		20	定性					
	扣罚细则:对本部门的管理、协调、沟通、检查、文件管理等存在的问题提出控制措施改进意见,有持续改进计划、流程、事实、措施、效果,少一个扣5分								
本表定性指标满分		**470分**		**定性指标最后得分**					

1.2疾病预防控制科中级职称护师卓越绩效考评定量标准(表三)

一级指标 (分值)	权重 %	二级指标		三级指标		绩效考评	得分
		考评内容	分值	考评内容	分值	扣分细则	
2 过程控制 工作质量 工作数量 工作效率 180分	18	2.1 工作流程 完成任务	20	a.掌握执行部门规定的岗位工作流程	10	掌握执行岗位工作流程,少执行一项工作流程扣5分	
				b.严禁背后议论各级领导长短	10	严禁背后议论各级领导长短,违规一项、次扣10分	
		2.2 工作数量	70	a.按时按照数量标准完成本人分管主管岗位工作	40	按时按照数量标准完成本人分管主管岗位工作,一次完不成扣10分	
				e.按时提供绩效考核资料数据,一项、次不符合医院绩效管理规定扣分	30	按时检查分管绩效考核工作,按时提供绩效考核数据,提供考核结果推迟一天扣5分,提供数据不准确一次扣10分	
		2.3 工作质量	70	a.每月检查分管工作情况,不符合医院规定扣分	30	每月检查分管工作情况,检查分管工作情况好,没有问题追踪解决扣10分	
				c.依法疾病监测,做好预警预工作,不符合规定扣分	20	依法管理传染病、职业病的防治工作,开展疾病监测做好预警预一次不符合要求扣10分	
				e.严禁利用职务之便牟取私利	20	严禁利用职务之便牟取私利,违规一项、次扣20分	
		2.4 决策信息	20	b.按时按规定提供给领导的决策信息准确正确符合要求	20	提供给领导的资料、信息不准确一次扣10分,不完整一次扣5分,推迟半天扣5分	
4 团队精神 20分	2	4.1 团队协作	20	b.公私分明、奖金管理透明,不符合扣管理规定分	20	公私分明、奖金管理透明,违规一项、次,不符合要求一项、次扣10分	
5 沟通协调 首办工作 30分	3	5.1 沟通协调	10	b.授权与院外相关单位沟通协调	10	授权与院外相关单位沟通协调,一次沟通不好扣5分	
		5.1 首办负责	20	a.首接、首办事情负责制,不符合管理规定扣分	20	首接、首办事情负责制,一项、次不符合要求扣10分	
7 医院 绩效结果 300分	30	7.1 医院 病人结果	150	门诊、急诊、出院病人、手术病人总数量与上年同月比	150	达到去年同月水平并达到规定年度月度增长幅度指标,降低1%扣10分,增加1%奖5分	
		7.2 医院 质量安全	50	医院、医疗质量与安全与上年同月比较并达到规定标准	50	达到去年同月水平并达到规定年度月度增长幅度指标,降低1%扣10分,增加1%奖5分	
		7.3 医院 财务结果	100	利润与上年度同月比较并且达到医院规定增长幅度标准	100	达到去年同月水平并达到规定年度月度增长幅度指标,降低1%扣10分,增加1%奖5分	
被考核部门				本表定量指标满分		满分540分　　定量指标合计得分	

2.疾病预防控制科初级职称护士卓越绩效考评标准(表一)

一级指标 (分值)	权重 %	二级指标 考评内容	分值	三级指标 考评内容	分值	得分	考核 方式
1 岗位能力 执行能力 60分	6	1.1 岗位能力	40	a.岗位工作能力与创新能力	20		定性
				b.独立工作和解决问题能力	20		定性
		1.2 工作计划	20	a.执行年度、月度、周工作计划	10		定性
				b.工作主动性、积极性、责任心	10		定性
2 过程控制 工作质量 工作数量 工作效率 370分	37	2.1 工作流程 制度落实	60	a.熟悉执行岗位工作流程	20		定量
				b.严禁背后议论领导长短	20		定量
				c.以科室为中心服务思想	20		定性
		2.2 工作数量	150	a.按时按量完成本人岗位工作	40		定量
				b.岗位知识技能满足工作需要	30		定性
				c.按时完成各种统计报表	20		定性
				d.遵守劳动纪律、职责履行	30		定性
				e.按时提供绩效考核资料数据	30		定量
		2.3 工作质量	120	a.按时每月检查分管工作情况	30		定量
				b.首接、首办事情负责制	30		定性
				c.依法疾病监测,做好预警预工作	20		定量
				d.主管工作每月有小结或总结	20		定性
				e.严禁利用职务之便牟取私利	20		定量
		2.4 工作效率	40	a.建立各种登记统计制度并执行	20		定性
				b.按时提供领导决策信息准确	20		定量
3 论文科研 50分	5	3.1 爱岗敬业 临时性工作	20	a.持续学习、参加医学继续教育	10		定性
				b.临时性工作完成好	10		定性
		3.2 论文科研	30	a.管理论文与管理科研成果	10		定性
				b.月度季度半年年度工作总结	20		定性
4 职业道德 有效沟通 60分	6	4.1 团队精神 组织学习	30	a.服从相关部门抽调的检查工作	20		定性
				b.及时处理科室送来各类报告	10		定量
		4.2 有效沟通	30	a.应急预案与突发事件处理能力	10		定性
				b.工作不推诿不拖延不制造矛盾	20		定性
5 社会责任 突发事件 60分	6	5.1 社会责任	30	a.按照规定参加公益活动	10		定性
				b.工作现场"7S管理"与环境维护	20		定量
		5.2 应急预案	30	a.执行本部门应急预案流程	10		定量
				b.严禁传播对医院不利消息	20		定性
6 科室满意 100分	10	6.1 满意度	60	院领导与中层领导干部满意度	60		定性
		6.2 满意度	20	本部门科室员工对自己的满意度	20		定性
		6.3 持续改进	20	工作持续改进计划与实施	20		定性
7 医院 绩效结果 300分	30	7.1 病人结果	150	门诊、急诊、手术、出院病人总数量	150		定量
		7.2 质量结果	50	医院、医疗质量与安全达到标准并且达到医院规定增长幅度	50		定量
		7.3 财务结果	100	医疗收入利润与上年度同月比较并且达到医院规定增长幅度	100		定量
被考核人员		标准分	1000分	考核最后定性和定量指标合计得分			

2.1疾病预防控制科初级职称护士卓越绩效考评定性标准(表二)

被考评者姓名		职务			部门				
一级指标	三级定性指标内容测评		本项满分	测评方式	卓越	优秀	良好	一般	得分
1 工作能力 执行能力 60分	1.1 a.岗位工作能力与创新能力		20	定性		20	16	12	
	1.1 b.独立工作和解决问题能力		20	定性		20	16	12	
	1.2 a.执行年度、月度、周工作计划		10	定性	少执行一个计划扣5分				
	1.2 b.工作主动性、积极性、责任心		10	定性		10	8	6	
2 过程控制 工作质量 工作数量 工作效率 170分	2.1 c.以科室为中心服务思想		20	定性		20	16	12	
	2.2 b.岗位知识技能满足工作需要		30	定性					
	考核细则:本岗位知识不能够满足工作需求扣5分,岗位技能不娴熟扣20分								
	2.2 c.按时完成各种统计资料报表		20	定性					
	考核细则:按时完成各种统计报表符合要求,按照规定时间每推迟一天扣5分;提供检查考核资料不真实一次扣10分;提供检查考核资料超过规定时间3天扣40分								
	2.2 d.遵守劳动纪律、职责履行		30	定性					
	扣罚细则:上班接收私人快递包裹一次扣5分;到科室检查工作关手机,一次不关扣5分;上班打游戏发现一次扣10分;外出不请示离开岗位,发现一次扣20分								
	2.3 b.首接、首办事情负责制		30	定性					
	扣罚细则:首接、首办事情负责制落实好,首次接待顾客不认真、不负责扣10分,首次办事不负责、不完全扣10分,办事产生矛盾、问题、纠纷一项、次扣30分								
	2.3 d.主管工作每月有小结和总结		20	定性					
	扣罚细则:少一次小结扣10分,少一次季度、半年或年度总结扣20分								
	2.4 a.建立各种登记统计制度执行		20	定性					
	考核细则:建立健全各种登记、统计制度,健全统计台账,做好统计汇总工作。按照相关法律、法规和业务管理制度,上报卫生行政部门和相关部门各种统计数据和信息,不得拒报、迟报、虚报、瞒报、伪造或篡改。一项、次不符合要求扣10分								
3 论文科研 工作作风 50分	3.1 a.参加医学继续教育		10	定性		10	8	6	
	3.1 b.临时性工作完成情况		10	定性		10	8	6	
	3.2 a.管理论文管理科研成果结果		10	定性		10	8	6	
	3.2 b.月度季度半年年度工作总结		20	定性	少一项工作扣10分				
4 职业道德 有效沟通 50分	4.1 a.服从相关部门抽调的检查工作		20	定性	一项、次不服从扣10分				
	4.2 a.应急预案突发事件处理能力		10	定性		10	8	6	
	考核细则:应急预案与突发事件处理能力符合规定要求,一次不符合要求扣10分								
	4.2 b.工作不推诿拖延、不制造矛盾		20	定性	推诿一项、次扣10分				
5 社会责任 30分	5.1 a.按照规定参加公益活动		10	定性	一次推诿拖延扣10分				
	5.2 b.严禁传播对医院不利消息		20	定性					
	考核细则:符合管理规定要求,严禁传播对医院不利消息,违规一项、次扣20分								
6 科室满意 持续改进 100分	6.1院领导与中层领导干部满意度		60	定性		60	48	36	
	6.2本部门科员工对本人的满意度		20	定性		20	16	12	
	6.3岗位工作持续改进与实施		20	定性					
	扣罚细则:对本部门的管理、协调、沟通、检查、文件管理等存在的问题提出控制措施改进意见,有持续改进计划、流程、事实、措施、效果,少一个扣5分								
本表定性指标满分		460 分		定性指标最后得分					

2.2 疾病预防控制科初级职称护士卓越绩效考评定量标准(表三)

一级指标 (分值)	权重 %	二级指标		三级指标		绩效考评 扣分细则	得分
		考评内容	分值	考评内容	分值		
2 过程控制 工作质量 工作数量 工作效率 **200 分**	20	2.1 工作流程 完成任务	40	a. 熟悉医院部门规定的岗位工作流程	20	熟悉执行岗位工作流程,少执行一项工作流程扣 5 分	
				b. 严禁背后议论领导长短不符合扣分	20	严禁背后议论领导长短,违规一项、次扣 10 分	
		2.2 工作数量	70	a. 按时质数量完成本人分管主管岗位工作符合要求	40	按时按数量完成本人分管主管岗位工作,一次完不成扣 10 分	
				e. 按时提供绩效考核资料数据,一项、次不符合医院管理规定扣分符合要求	30	按时检查分管绩效考核工作,按时提供绩效考核数据,提供考核结果推迟一天扣 5 分,提供数据不准确一次扣 10 分	
		2.3 工作质量	70	a. 每月检查分管工作情况符合要求	30	检查分管工作情况好,没有问题追踪解决扣 10 分	
				c. 依法疾病监测,做好预警预工作,不符合规定扣分	20	及时解决科室提出的问题与纠纷,问题处理不及时、一次科室有意见扣 10 分	
				e. 严禁利用职务之便牟取私利	20	严禁利用职务之便牟取私利,违规一项、次扣 20 分	
		2.4 决策信息	20	b. 提供领导决策信息准确,不符合医院管理规定扣分	20	提供给领导的资料、信息不准确一次扣 10 分,不完整一次扣 5 分,推迟半天扣 5 分	
4 职业道德 **10 分**	1	4.1 团队协作	10	b. 及时处理科室送来的各类报告,不符合扣分	10	3 天内不能用口头、短信、微信、信箱等答复扣 5 分,1 周内没有正式文字答复扣 10 分	
5 首办工作 应急预案 **30 分**	3	5.1 现场管理	20	b. 工作现场"7S 管理"与环境维护	20	工作现场"7S 管理"与环境维护,一项、次不符合要求扣 5 分	
		5.1 应急预案	10	a. 执行本部门应急预案流程,一项、次不符合医院绩效与管理规定扣分	10	不执行应急预案处理流程扣 5 分,遇到应急预案处理不符合要求一次扣 10 分,处理不好影响到全院工作扣 10 分	
7 医院 绩效结果 **300 分**	30	7.1 医院 病人结果	150	门诊、急诊、出院病人、手术病人总数量与上年同月比	150	达到去年同月水平并达到规定年度月度增长幅度指标,降低 1%扣 10 分,增加 1%奖 5 分	
		7.2 医院 质量安全	50	医院、医疗质量与安全与上年同月比较并达到规定标准	50	达到去年同月水平并达到规定年度月度增长幅度指标,降低 1%扣 10 分,增加 1%奖 5 分	
		7.3 医院 财务结果	100	利润与上年度同月比较并且达到医院规定增长幅度标准	100	达到去年同月水平并达到规定年度月度增长幅度指标,降低 1%扣 10 分,增加 1%奖 5 分	
被考核部门		本表定量指标满分			满分 540 分	定量指标合计得分	

六、感染管理科护理人员卓越绩效考评标准

1.感染管理科正高级职称护师卓越绩效考评标准(表一)

一级指标 (分值)	权重 %	二级指标		三级指标		得分	考核 方式
		考评内容	分值	考评内容	分值		
1 领导能力 管理水平 100分	10	1.1领导力 职能部门 参加会议	60	a.领导能力、同事之间团结	30		定性
				b.独立分析解决疑难问题能力	20		定性
				c.按照规定参加业务行政会议	10		定量
		1.2执行力 工作计划	40	a.本部门员工管理与执行能力	20		定性
				b.规划,年、月、周工作计划	20		定量
2 过程控制 工作质量 工作数量 工作效率 300分	30	2.1 工作流程 制度落实	60	a.本科科学实用的工作流程	20		定量
				b.购入器械一次性物品监督权	20		定量
				c.工作外愿意承担额外工作	20		定量
		2.2 工作数量 检查考核	140	a.按时检查科室落实感染管理	70		定量
				b.指导科室消毒隔离废物处理	20		定性
				c.岗位工作主动、积极和责任心	10		定性
				d.关键质量环节部门标准措施	20		定量
				e.职责履行与遵守劳动纪律	20		定性
		2.3 工作质量	80	a.科质量管理组织健全	20		定性
				b.传染病的监督检查正确上报	20		定性
				c.科室工作每月有小结或总结	20		定量
				d.参与抗生素的使用与管理	20		定量
		2.4组织活动 上报资料	20	a.主管主办会议流程与效果	10		定性
				b.按时上报绩效考核资料信息	10		定量
3 论文科研 廉洁奉公 80分	8	3.1论文科研 培训考核	40	a.疑似医院感染暴发事件调查	20		定性
				b.医院感染知识技能培训、考核	20		定性
		3.2 廉政建设	40	a.发表论文、培训与科研成果	30		定性
				b.严禁出具假材料、证明并盖章	10		定性
4 团队管理 有效沟通 60分	6	4.1团队精神 组织学习	30	a.精诚团结、维护医院形象	20		定性
				b.按规定组织本科人员学习	10		定量
		4.2有效沟通 处理请示报告	30	a.院内、外沟通与协调	20		定性
				b.及时处理科室送来各类报告	10		定性
5 社会责任 应急预案 60分	6	5.1 社会责任	30	a.按照规定参加公益活动	10		定性
				b.首接、首办事情负责制	20		定量
		5.2 突发事件	30	a.主管工作应急预案处理流程	10		定量
				b.突发事件处理能力	20		定性
6 科室满意 100分	10	6.1满意度	60	院领导与中层领导干部满意度	60		定性
		6.2满意度	20	本科员工满意度	20		定性
		6.3持续改进	20	持续改进计划与实施	20		定性
7 医院 绩效结果 300分	30	7.1病人结果	150	门诊、急诊、手术、出院病人总数量	150		定量
		7.2质量结果	50	医院、医疗质量与安全达到标准	50		定量
		7.3 财务结果	100	医疗收入利润与上年度同月比较并且达到医院规定增长幅度	100		定量
被考核人员		标准分	1000分	考核最后定性和定量指标合计得分			

1.1 感染管理科正高级职称护师卓越绩效考评定性标准（表二）

被考评者姓名		职务				部门				
一级指标	三级定性指标内容测评		本项满分	测评方式	卓越	优秀	良好	一般	得分	
1 **领导力** **执行力** **70分**	1.1 a. 领导能力、同事之间团结		30	定性		30	24	18		
	1.1 b. 独立分析解决疑难问题能力		20	定性		20	16	12		
	扣分细则：迟到或早退一次扣5分，缺席半天会议扣10分									
	1.2. a 本部门员工管理与执行能力		20	定性		20	16	12		
2 **过程控制** **工作质量** **工作数量** **工作效率** **100分**	2.2 b. 指导科室消毒隔离废物处理		20	定性						
	考核细则：组织科室工作人员对医院的清洁、消毒灭菌与隔离、无菌操作技术、医疗废物管理、传染病的医院感染控制以及感染预防相关的职业卫生安全防护等工作进行指导。医院感染率与去年同月比，符合医院管理规定要求，增加1%扣20分		10	定性						
	2.2 c. 岗位工作主动、积极和责任心		10	定性						
	考核细则：岗位工作主动、积极和责任心强满分，工作不主动扣10分；工作不积极扣10分；岗位工作责任心不强扣20分，因工作不认真医院发生感染扣20分									
	2.2 e. 职责履行与遵守劳动纪律		20	定性						
	扣罚细则：上班接收私人快递包裹一次扣5分；进入病房检查一次不关扣5分；上网玩打游戏发现一次扣10分；外出不请示离开岗位，发现一次扣10分									
	2.3 a. 科质量管理组织健全		20	定性						
	扣罚细则：科质量管理组织不健全扣10分，职责不清扣10分，职责不履行扣10分									
	2.3 b. 传染病的监督检查正确上报		20	定性	一项、次不符合扣10分					
	2.4 a. 主管主办的会议流程与效果		10	定性						
	考核细则：符合要求，无签字迟到、早退、缺席登记扣5分；会议效果不好扣10分									
3 **论文科研** **廉洁奉公** **80分**	3.1 a. 疑似医院感染暴发事件调查		20	定性	调查不及时扣20分					
	3.1 b. 医院感染知识技能培训、考核		20	定性						
	考核细则：医院感染知识与技能的培训、考核，少一次扣10分									
	3.2 a. 发表论文、培训与科研成果		30	定性		30	24	18		
	3.2 b. 严禁出具假材料、证明并盖章		10	定性						
	考核细则：出具假材料、假证明一次扣10分，在假资料、证明上盖章一次扣20分									
4 **团队管理** **有效沟通** **50分**	4.1 a. 精诚团结、维护医院形象		20	定性		20	16	12		
	4.2 a. 院内、外沟通与协调		20	定性		20	16	12		
	4.2 b. 及时处理科室送来各类报告		10	定性						
	考核细则：符合医院、科室业务与技术和管理要求，三天内没有电话回复扣3分，10天内没文字回复扣5分，超过10天没有完整答复或处理科室的请示、报告扣10分									
5 **社会责任** **30分**	5.1 a. 按照规定参加公益活动		10	定性	少参加一次扣10分					
	5.2 b. 突发事件处理能力		20	定性						
	考核细则：有突发事件处理流程满分，无流程扣10分。突发事件处理不力扣20分									
6 **科室满意** **持续改进** **100分**	6.1 院领导与中层领导干部满意度		60	定性		60	48	36		
	6.2 本科员工对本科领导满意度		20	定性		20	16	12		
	6.3 科室工作持续改进与实施		20	定性						
	扣罚细则：针对医院感染发生状况及其危险因素进行监测、分析和反馈符合要求，对存在的问题每月有持续改进计划、事实、流程、措施、效果，少一个环节扣5分									
本表定性指标满分		**430分**			**定性指标最后得分**					

1.2 感染管理科正高级职称护师卓越绩效考评定量标准(表三)

一级指标 (分值)	权重 %	二级指标		三级指标		绩效考评	得分
		考评内容	分值	考评内容	分值	扣分细则	
1 领导作用 执行能力 30分	3	1.1 参加会议	10	c.按照规定参加科室业务与行政会议	10	参加科室业务与行政会议迟到早退扣5分缺陷扣10分	
		1.2 工作计划	20	b.科室规划,年、月、周工作计划并落实	20	有得满分,无规划、计划扣10分,一项不落实扣5分	
2 过程控制 工作质量 工作数量 工作效率 200分	20	2.1 工作流程 完成任务	60	a.有本部门工作流程齐全符合要求	20	有科室工作流程得满分,少一项工作流程扣5分	
				b.购入器械一次性物品监督权	20	没有履行对购入器械一次性物品监督权的职责扣10分	
				c.工作外愿意承担额外工作符合要求	20	不愿意承担岗位额外的工作扣10分	
		2.2 工作数量	90	a.按时督促检查科室落实感染管理规定与措施	70	每周检查、督查科室感染规定、措施的落实情况得满分,少检查一项、次扣20分	
				d.关键质量环节重点部门标准措施,不符合规定扣分	20	关键质量环节、重点部门标准措施落实,少一个质量环节、重点部门检查扣5分	
		2.3 工作质量	40	c.科室工作每月有小结或总结	20	科室工作每月没有小结或总结扣20分	
				d.参与抗生素的使用与管理,不符合医院规定扣分	20	参与医院抗菌药物合理使用的管理工作,协助拟定合理用药的规章制度没参与扣10分	
		2.4 上报资料	10	b.按时上报绩效考核资料信息	10	资料信息不准确一次扣10分,上报、提供推迟一天扣10分	
4 团队管理 10分	1	4.1 团队管理	10	b.按规定组织本科室人员学习,不符合医院规定扣分	10	按规定组织科室学习、培训、会议活动满分,一次组织不好扣5分,无故少一人次扣5分	
5 首办负责 应急预案 30分	3	5.1 首接首办	20	b.首接、首办事情负责制不符合扣分	20	首次接待不负责扣10分,首次办事不负责扣10分	
		5.2 应急预案	10	a.主管工作应急预案处理制度与流程	10	无应急预案处理制度扣10分,无操作流程扣10分	
7 医院 绩效结果 300分	30	7.1 医院 病人结果	150	门诊、急诊、出院病人、手术病人总数量与上年度同月比较	150	达到去年同月水平并达到规定年度月度增长幅度指标,降低1%扣10分,增加1%奖5分	
		7.2 医院 质量安全	50	医院、医疗质量与安全与上年同月比较并且达规定标准	50	达到去年同月水平并达到规定年度月度增长幅度指标,降低1%扣10分,增加1%奖5分	
		7.3 医院 财务结果	100	利润与上年度同月比较并且达到医院规定增长幅度标准	100	达到去年同月水平并达到规定年度月度增长幅度指标,降低1%扣10分,增加1%奖5分	
被考核部门			本表定量指标满分		满分570分	定量指标合计得分	

2.感染管理科副高职称护师卓越绩效考评标准(表一)

一级指标 (分值)	权重 %	二级指标 考评内容	分值	三级指标 考评内容	分值	得分	考核 方式
1 领导能力 执行能力 100分	10	1.1 领导能力 职能部门 表率作用	70	a.领导能力、领导之间团结	10		定性
				b.独立分析解决疑难问题能力	40		定性
				c.职能部门表率作用	20		定性
		1.2 执行力 工作计划	30	a.本人规章制度执行力	20		定性
				b.落实科室年、月、周工作计划	10		定量
2 过程控制 工作质量 工作数量 工作效率 300分	30	2.1 工作流程 制度落实	60	a.按照岗位流程工作	10		定量
				b.按规定时间检查科室制度	40		定量
				c.以科室为中心服务思想	10		定性
		2.2 工作数量 检查考核	120	a.按规定时间检查绩效工作	40		定量
				b.检查督查科室结果实事求	20		定性
				c.正确时间提供正确检查资料	20		定性
				d.遵守劳动纪律、职责履行	20		定量
				e.服从科室主任领导与管理	20		定性
		2.3 工作质量	80	a.每月有所管工作质量分析	30		定量
				b.按时参加主管科的相关会议	20		定量
				c.安全与消防管理制度落实	10		定量
				d.主管工作每月有小结或总结	20		定性
		2.4 组织活动 决策信息	40	a.主管主办会议流程与效果	20		定性
				b.按时提供领导决策信息准确	20		定量
3 论文科研 廉洁奉公 80分	8	3.1 爱岗敬业 教学培训	60	a.爱岗敬业、忠于职守	10		定性
				b.服从相关科室抽调检查考核	20		定性
				c.教学带教培训科研成果	30		定性
		3.2 廉政建设	20	a.廉洁奉公、作风优良	10		定性
				b.办事公道、雷厉风行	10		定性
4 团队管理 有效沟通 60分	6	4.1 团队精神 组织学习	30	a.精诚团结、维护医院形象	20		定性
				b.按规定参加医院科相关会议	10		定量
		4.2 有效沟通 处理请示报告	30	a.与职能部门及相关科室协作	10		定性
				b.及时答复处理科室各类报告	20		定性
5 社会责任 突发事件 60分	6	5.1 社会责任	30	a.按照规定参加公益活动	10		定性
				b.首接、首办事情负责制	20		定量
		5.2 突发事件	30	a.主管工作应急预案处理流程	10		定量
				b.突发事件处理能力	20		定性
6 科室满意 100分	10	6.1 满意度	60	院领导与中层领导干部满意度	60		定性
		6.2 满意度	20	本科员工满意度	20		定性
		6.3 持续改进	20	持续改进计划与实施	20		定性
7 医院 绩效结果 300分	30	7.1 病人结果	150	门诊、急诊、手术、出院病人总数量	150		定量
		7.2 质量结果	50	医院、医疗质量与安全达到标准	50		定量
		7.3 财务结果	100	医疗收入利润与上年度同月比较并且达到医院规定增长幅度	100		定量
被考核人员		标准分	**1000分**	考核最后定性和定量指标合计得分			

2.1 感染管理科副高职称护师卓越绩效考评定性标准(表二)

被考评者姓名		职务				部门				
一级指标	三级定性指标内容测评		本项满分	测评方式	卓越	优秀	良好	一般	得分
1 领导能力 执行能力 **90分**	1.1 a.领导能力、领导之间团结		10	定性		10	8	6	
	1.1 b.独立分析解决疑难问题能力		40	定性		40	32	24	
	1.1 c.职能部门表率作用		20	定性		20	16	12	
	1.2.a.本人规章制度执行力		20	定性		20	16	12	
2 过程控制 工作质量 工作数量 工作效率 **110分**	2.1 c.以科室为中心的服务思想		10	定性		10	8	6	
	2.2 b.检查督查科室结果实事求是		20	定性					
	扣罚细则:检查科室考核结果实事求是、不弄虚作假,弄虚作假一项、次扣20分								
	2.2 c.正确时间提供正确检查资料		20	定性					
	考核细则:不按照规定时间提供检查与考核资料,每推迟一天扣5分;提供检查考核资料不真实一次扣10分;提供检查考核资料超过规定时间3天扣40分								
	2.2 d.遵守劳动纪律、职责履行		20	定性					
	扣罚细则:上班不接收私人快递包裹,发现接收一次扣5分;科室早会、进入病房检查、考核、岗位工作操作时间关手机,一次不关扣5分;上班上网玩打游戏发现一次扣10分;值班时间干私活带人看病、外出不请示离开岗位,发现一次扣10分								
	2.3 d.主管工作每月按时有总结		20	定性					
	考核细则:按时完成临时性单项工作,未按时完成扣5分;本部门或主管工作每月有工作情况通报、或小结、年度有总结,少一次扣10分								
	2.4 a.主管主办会议流程与效果		20	定性					
	考核细则:主管或主办的会议按照流程进行,符合医院、科室业务与技术和管理的标准规定要求,无签字迟到、早退、缺席登记扣20分;会议效果不好扣20分								
3 论文科研 廉洁奉公 **80分**	3.1 a.爱岗敬业、忠于职守		10	定性		10	8	6	
	3.1 b.服从相关科室抽调检查考核		20	定性	一次不服从扣10分				
	3.1 c.教学、带教、培训、科研成果		30	定性	一项不符合要求扣10分				
	3.2 a.廉洁奉公、作风优良		10	定性		10	8	6	
	3.2 b.办事公道、雷厉风行		10	定性		10	8	6	
4 团队管理 **50分**	4.1 a.精诚团结、维护医院形象		20	定性		20	16	12	
	4.2 a.与职能部门及相关科室协作		10	定性		10	8	6	
	4.2 b.按时答复处理科室各类报告		20	定性					
	考核细则:按时回复、处理科室或者主管科室上报的请示报告、问题,三天内没有电话回复扣5分,10天内没有文字回复扣10分,超过10天无文字回复扣15分								
5 社会责任 **30分**	5.1 a.按照规定参加公益活动		10	定性	少一次扣10分				
	5.2 b.突发事件处理能力		20	定性					
	考核细则:符合医院业务与技术要求,无流程扣10分;突发事件处理不力扣20分								
6 科室满意 持续改进 **100分**	6.1 院领导与中层领导干部满意度		60	定性		60	48	36	
	6.2 本科员工对本科领导满意度		20	定性		20	16	12	
	6.3 岗位工作持续改进与实施		20	定性					
	扣罚细则:针对医院感染发生状况及其危险因素进行监测、分析和反馈,符合要求,对存在的问题每月有持续改进计划、事实、流程、措施、效果,少一个环节扣5分								
本表定性指标满分		**460分**		**定性指标最后得分**					

2.2 感染管理科副高职称护师卓越绩效考评定量标准(表三)

一级指标 (分值)	权重 %	二级指标		三级指标		绩效考评 扣分细则	得分
		考评内容	分值	考评内容	分值		
1 领导作用 10 分	1	1.2 工作计划	10	b.执行科室规划,年、月、度工作计划	10	执行科规划,年、月、周工作计划并落实,一项不落实扣5分	
2 过程控制 工作质量 工作数量 工作效率 190 分	19	2.1 工作流程 完成任务	50	a.按照本部门工作流程工作符合要求	10	按照科室工作流程工作,少执行一项工作流程扣5分	
				b.按规定每周时间检查科室感染管理制度落实情况	40	按规定每周时间检查科室感染管理制度落实情况,少检查一次扣10分	
		2.2 工作数量	60	a.按规定时间检查绩效考核工作	40	按月检查考核工作情况得满分,少一次或一项扣10分	
				e.服从科室主任领导与管理符合要求	20	不服从科室主任领导与管理,一项、次扣10分	
		2.3 工作质量	60	a.每月有所管工作质量分析符合要求	30	分析所管科感染质量工作,不分析扣15分,查文字资料	
				b.按时参加主管科室的相关会议	30	按时参加主管科室相关会议满分,一次不参加扣5分	
		2.4 决策信息	20	b.按时提供领导决策信息正确准确,一项、次不符合医院管理规定扣分	20	提供给领导的决策信息、资料准确正确得满分,资料、信息不准确一次扣10分,推迟一天扣5分	
4 团队管理 10 分	1	4.1 团队管理 请示工作	10	b.按规定组织本科室人员学习,不符合医院规定扣分	10	参加医院、科室学习、培训、会议活动,迟到早退一次扣5分,缺席一次扣10分	
5 首办负责 应急预案 30 分	3	5.1 首办负责	20	b.首接事情、首办事情负责制,不符合医院规定扣分	20	首接人员首办事情负责制好满分,首次接待不负责扣10分,首次办事不负责扣10分	
		5.2 应急预案	10	a.主管工作应急预案处理流程,不符合医院规定扣分	10	有主管工作应急预案处理流程得满分,无应急预案制度扣10分,无处理流程扣10分	
7 医院 绩效结果 300 分	30	7.1 医院 病人结果	150	门诊、急诊、出院病人、手术病人总数量与上年度同月比较	150	达到去年同月水平并达到规定年度月度增长幅度指标,降低1%扣10分,增加1%奖5分	
		7.2 医院 质量安全	50	医院、医疗质量与安全与上年同月比较并且达规定标准	50	达到去年同月水平并达到规定年度月度增长幅度指标,降低1%扣10分,增加1%奖5分	
		7.3 医院 财务结果	100	利润与上年度同月比较并且达到医院规定增长幅度标准	100	达到去年同月水平并达到规定年度月度增长幅度指标,降低1%扣10分,增加1%奖5分	
被考核部门				本表定量指标满分		满分 540 分	定量指标合计得分

3.感染管理科中级职称护师卓越绩效考评标准(表一)

一级指标 (分值)	权重 %	二级指标 考评内容	分值	三级指标 考评内容	分值	得分	考核 方式
1 管理能力 执行能力 80分	8	1.1 岗位能力	40	a.岗位管理工作能力、创新能力	20		定性
				b.独立工作和解决问题能力	20		定性
		1.2 工作计划	40	a.执行规划,年、月、周工作计划	20		定性
				b.工作主动性、积极性、责任心	20		定性
2 过程控制 工作质量 工作数量 工作效率 330分	33	2.1 工作流程 制度落实	60	a.熟悉本部门本岗位工作流程	20		定量
				b.以科室为中心服务思想	20		定量
				c.检查科室感染结果实事求是	20		定性
		2.2 工作数量	170	a.按时按质按量完成岗位工作	70		定量
				b.岗位知识技能娴熟满足需要	20		定性
				c.按时完成各种统计报表	30		定性
				d.遵守领导纪律、职责履行	20		定性
				e.按时准确提供绩效考核数据	30		定量
		2.3 工作质量	70	a.每月按规定检查分管科工作	20		定量
				b.工作不推诿拖延、不制造矛盾	10		定性
				c.及时解决科室提出的问题	10		定量
				d.主管工作按时有小结或总结	20		定性
				e.严禁利用职务之便牟取私利	10		定量
		2.4 工作效率	30	a.大型活动、会议组织完成好	10		定性
				b.提供领导决策资料信息准确	10		定量
				c.服从科长领导上级职称管理	10		定量
3 带教论文 培训科研 60分	6	3.1爱岗敬业 培训科研	30	a.爱岗敬业忠于职守廉洁奉公	10		定性
				b.培训、学术、论文、科研	20		定性
		3.2 工作作风	30	a.严禁背后议论领导长短	20		定性
				b.严禁传播对医院不利消息	10		定性
4 团队精神 有效沟通 70分	7	4.1团队精神 组织学习	40	a.精诚团结、维护医院形象	20		定性
				b.持续学习,愿意接受新知识	20		定量
		4.2 有效沟通	30	a.院内外与相关科室有效沟通	10		定性
				b.工作外愿意承担额外工作	20		定性
5 社会责任 突发事件 60分	6	5.1 社会责任	30	a.现场"7S管理"与环境维护	10		定性
				b.首接、首办事情负责制	20		定量
		5.2 应急预案	30	a.熟悉本部门应急预案流程	20		定量
				b.突发事件处理能力	10		定性
6 科室满意 100分	10	6.1领导满意度	60	院领导与中层领导干部满意度	60		定性
		6.2员工满意度	20	本科员工对自己的满意度	20		定性
		6.3持续改进	20	主管工作持续改进计划与实施	20		定性
7 医院 绩效结果 300分	30	7.1病人结果	150	门诊、急诊、手术、出院病人总数量	150		定量
		7.2质量结果	50	医院、医疗质量与安全达到标准	50		定量
		7.3 财务结果	100	医疗收入利润与上年度同月比较并且达到医院规定增 长幅度	100		定量
被考核人员		标准分	1000分	考核最后定性和定量指标合计得分			

3.1感染管理科中级职称护师卓越绩效考评定性标准(表二)

被考评者姓名		职务			部门				
一级指标	三级定性指标内容测评		本项满分	测评方式	卓越	优秀	良好	一般	得分
1 **工作能力** **执行能力** **80分**	1.1 a.岗位管理工作能力、创新能力		20	定性		20	16	12	
	1.1 b.独立工作和解决问题能力		20	定性		20	16	12	
	1.2 a.执行规划,年、月、周工作计划		20	定性	少一个计划执行扣5分				
	1.2 b.工作主动性、积极性、责任心		20	定性		20	16	12	
2 **过程控制** **工作质量** **工作数量** **工作效率** **150分**	2.1 c检查科室感染结果实事求是		20	定性	弄虚作假一次扣20分				
	2.2 b.岗位知识技能娴熟满足需要		30	定性					
	考核细则:本岗位知识不能够满足工作需求扣10分,岗位技能不能够满足扣10分								
	2.2 c.按时完成各种统计报表		30	定性					
	考核细则:按时完成各种统计报表及上报资料,每推迟一天扣5分;提供检查考核资料不真实一次扣10分;提供检查考核资料超过规定时间3天扣40分								
	2.2 d.遵守劳动纪律、职责履行		20	定性					
	扣罚细则:上班不接收私人快递包裹,发现接收一次扣5分;科室早会、进入工作区、检查工作、技术操作时间手机静音,一次不静音扣5分;上班上网打游戏发现一次扣10分;值班时干私活,外出不请示离开岗位,发现一次扣10分								
	2.3 b.工作不推诿拖延、不制造矛盾		10	定性	制造工作矛盾扣20分				
	2.3 d.主管工作按时有小结或总结		20	定性					
	扣罚细则:按时完成临时性单项工作,符合医院业务与技术要求,未按时完成扣10分;本部门或主管工作每月工作情况通报、小结、年度有总结,少一次扣10分								
	2.4 a.大型活动、会议组织完成好		20	定性					
	考核细则:大型活动组织完成好,会议人员到会无签字符合要求,迟到、早退、缺席登记不明确人员扣10分;会议效果以及会后资料收集整理、上报不好扣10分								
3 **论文科研** **工作作风** **60分**	3.1 a.爱岗敬业、忠于职守		10	定性		10	8	6	
	3.1 b.培训、学术、论文、科研		20	定性	一项不符合扣10分				
	3.2 a.严禁背后议论领导长短		20	定性	违规一次扣10分				
	3.2 b.严禁传播对医院不利消息		10	定性	违规一次扣10分				
4 **团队精神** **有效沟通** **50分**	4.1 a.精诚团结、维护医院形象		20	定性		20	16	12	
	4.2 a.院内与相关科室有效沟通		10	定性		10	8	6	
	考核细则:医院相关会议通知、信息,科室反映情况,要及时上传下达,符合要求一次传递通知、信息有误或推迟扣10分,因信息沟通发生问题或纠纷一次扣10分								
	4.2 b.工作外愿意承担额外工作		20	定性		20	16	12	
5 **社会责任** **30分**	5.1 a.现场"7S管理"与环境维护		10	定性		10	8	6	
	5.2 b.应急预案突发事件处理能力		20	定性					
	考核细则:无应急预案制度扣10分,无流程扣5分,突发事件处理不力扣10分								
6 **科室满意** **持续改进** **100分**	6.1 院领导与中层领导干部满意度		60	定性		60	48	36	
	6.2 本科员工对本人满意度		20	定性		20	16	12	
	6.3 岗位工作持续改进与实施		20	定性					
	扣罚细则:针对医院感染发生状况及其危险因素进行监测、分析和反馈,符合要求.对存在的问题每月有持续改进计划、事实、流程、措施、效果,少一个环节扣5分								
本表定性指标满分		**440分**		**定性指标最后得分**					

3.2 感染管理科中级职称护师卓越绩效考评定量标准(表三)

一级指标 (分值)	权重 %	二级指标		三级指标		绩效考评 扣分细则	得分
		考评内容	分值	考评内容	分值		
2 过程控制 工作质量 工作数量 工作效率 200分	20	2.1 工作流程 完成任务	40	a.熟悉医院部门规定的岗位工作流程	20	熟悉岗位工作流程,少熟悉不执行一项工作流程扣5分	
				b.以科室为中心服务思想不符合扣分	20	以科室为中心服务思想明确,不符合要求扣10分	
		2.2 工作数量	100	a.按时、按质、按量完成自己岗位工作和主管工作,不符合扣分	70	不按时间完成工作一次扣10分,不按质量要求完成工作一次扣15分,没有按照数量要求完成工作一次扣20分	
				e.按时间提供绩效考核数据与信息,一项、次不符合医院管理规定要求扣分	30	按时检查分管科室绩效考核工作,按时提供绩效考核数据,考核结果推迟一天扣5分,数据不准确一次扣10分	
		2.3 工作质量	40	a.每月每周按规定检查分管科工作	20	检查分管工作每周检查最少一次,少一次检查扣10分	
				c.及时解决科室提出的问题符合要求	10	问题处理不及时,一次科室有意见扣10分	
				e.严禁利用职务之便牟取私利	10	利用职务之便牟取私利,一项、次扣30分	
		2.4 决策信息	20	b.提供给领导部门劳动决策信息准确	10	提供的资料、信息不准确、不正确一次扣10分	
				c.服从科长领导与上级职称人员管理	10	不服从科长领导上级职称人员管理,一项、次扣10分	
4 团队精神 20分	2	4.1 持续学习	20	b.持续学习,愿意接受新知识、新理念、新思想	20	持续学习,愿意接受新知识,不能够持续学习,不愿意接受新知识扣10分	
5 首办工作 应急预案 40分	4	5.1 首办工作	20	b.首接、首办事情负责制落实好,不符合医院规定扣分	20	首次接待事情不负责一次扣10分,首次办事不负责不彻底一次扣10分	
		5.1 应急预案	20	a.熟悉本科室应急预案流程符合要求	20	遇到应急预案处理不符合要求一次扣10分	
7 医院 绩效结果 300分	30	7.1 医院 病人结果	150	门诊、急诊、出院病人、手术病人总数量与上年同月比	150	达到去年同月水平并达到规定年度月度增长幅度指标,降低1%扣10分,增加1%奖5分	
		7.2 医院 质量安全	50	医院、医疗质量与安全与上年同月比较并达到规定标准	50	达到去年同月水平并达到规定年度月度增长幅度指标,降低1%扣10分,增加1%奖5分	
		7.3 医院 财务结果	100	利润与上年度同月比较并且达到医院规定增长幅度标准	100	达到去年同月水平并达到规定年度月度增长幅度指标,降低1%扣10分,增加1%奖5分	
被考核部门				本表定量指标满分	满分540分	定量指标合计得分	

七、医患关系协调办公室护理人员卓越绩效考评标准

1.医患关系协调办公室护师卓越绩效考评标准(表一)

一级指标 (分值)	权重 %	二级指标 考评内容	分值	三级指标 考评内容	分值	得分	考核 方式
1 岗位能力 执行能力 60分	6	1.1 岗位能力	40	a.岗位工作能力与创新能力	20		定性
				b.独立工作和解决问题能力	20		定性
		1.2 工作计划	20	a.执行年度、月度、周工作计划	10		定性
				b.工作主动性、积极性、责任心	10		定性
2 过程控制 工作质量 工作数量 工作效率 370分	37	2.1 工作流程 制度落实	60	a.熟悉执行岗位工作流程	20		定量
				b.严禁背后议论领导长短	20		定量
				c.以科室为中心服务思想	20		定性
		2.2 工作数量	150	a.按时按量完成本人岗位工作	40		定量
				b.岗位知识技能满足工作需要	30		定性
				c.对投诉案件调查核实答复时间	20		定性
				d.遵守劳动纪律、职责履行	30		定性
				e.定期对病人投诉情况进行汇总	30		定量
		2.3 工作质量	120	a.按时每月检查分管工作情况	30		定量
				b.首接、首办事情负责制	30		定性
				c.及时解决科室提出的问题	20		定量
				d.主管工作每月有小结或总结	20		定性
				e.严禁利用职务之便牟取私利	20		定量
		2.4 工作效率	40	a.大型活动、会议组织完成好	20		定性
				b.按时提供领导决策信息准确	20		定量
3 论文科研 50分	5	3.1 爱岗敬业 临时性工作	20	a.持续学习、参加医学继续教育	10		定性
				b.临时性工作完成好	10		定性
		3.2 论文科研	30	a.管理论文与管理科研成果结果	10		定性
				b.月度季度半年年度工作总结	20		定性
4 职业道德 有效沟通 60分	6	4.1团队精神 组织学习	30	a.服从相关部门抽调的检查工作	20		定性
				b.经常深入主管科室,访视病人	10		定量
		4.2 有效沟通	30	a.授权院内外有效沟通与协调	10		定性
				b.工作不推诿不拖延不制造矛盾	20		定性
5 社会责任 突发事件 60分	6	5.1 社会责任	30	a.按照规定参加公益活动	10		定性
				b.工作现场"7S管理"与环境维护	20		定量
		5.2 应急预案	30	a.执行本部门应急预案流程	10		定量
				b.跟踪每例投诉的处理过程	20		定性
6 科室满意 100分	10	6.1满意度	60	院领导与中层领导干部满意度	60		定性
		6.2满意度	20	本部门科室员工对自己的满意度	20		定性
		6.3持续改进	20	工作持续改进计划与实施	20		定性
7 医院 绩效结果 300分	30	7.1病人结果	150	门诊、急诊、手术、出院病人总数量	150		定量
		7.2质量结果	50	医院、医疗质量与安全达到标准并且达到医院规定标准	50		定量
		7.3财务结果	100	医疗收入利润与上年度同月比较	100		定量
被考核人员		标准分	**1000分**	考核最后定性和定量指标合计得分			

1.1 医患关系协调办公室护师卓越绩效考评定性标准(表二)

被考评者姓名		职务				部门			
一级指标	三级定性指标内容测评		本项满分	测评方式	卓越	优秀	良好	一般	得分
1 **工作能力** **执行能力** **60分**	1.1 a. 岗位工作能力与创新能力		20	定性		20	16	12	
	1.1 b. 独立工作和解决问题能力		20	定性		20	16	12	
	1.2 a. 执行年度、月度、周工作计划		10	定性	少执行一个扣5分				
	1.2 b. 工作主动性、积极性、责任心		10	定性		10	8	6	
2 **过程控制** **工作质量** **工作数量** **工作效率** **170分**	2.1 c. 以科室为中心服务思想		20	定性		20	16	12	
	2.2 b. 岗位知识技能满足工作需要		30	定性					
	考核细则:本岗位知识不能够满足工作需求扣5分,岗位技能不娴熟扣20分								
	2.2 c. 对投诉案件核实答复时间		20	定性		20	16	12	
	考核细则:对投诉案件3天内进行调查核实,3~7天答复病人,与相关科主任及相关人员共同探讨分析案情,提出答复意见符合规定要求,超出规定时间一天扣10分								
	2.2 d. 遵守劳动纪律、职责履行		30	定性					
	扣罚细则:上班接收私人快递包裹一次扣5分;到科室检查工作关手机,一次不关扣5分;上班打游戏发现一次扣10分;外出不请示离开岗位,发现一次扣20分								
	2.3 b. 首接、首办事情负责制		30	定性					
	扣罚细则:首接、首办事情负责制落实好,首次接待顾客不认真、不负责扣10分,首次办事不负责、不完全扣10分,办事产生矛盾、问题、纠纷一项、次扣30分								
	2.3 d. 主管工作每月有小结和总结		20	定性					
	扣罚细则:职能部门、机关、后勤人员主管的工作每月有小结符合规定要求,每季度、半年、全年有总结,少一次小结扣10分,少一次季度、半年或年度总结扣20分								
	2.4 a. 大型活动、会议组织完成好		20	定性					
	考核细则:大型活动组织完成好得满分,会议人员到会无签字,迟到、早退、缺席登记不明确人员扣10分;会议效果以及会后资料收集整理、上报不好扣20分								
3 **论文科研** **工作作风** **50分**	3.1 a. 参加医学继续教育		10	定性		10	8	6	
	3.1 b. 临时性工作完成情况		10	定性		10	8	6	
	3.2 a. 管理论文管理科研成果结果		10	定性		10	8	6	
	3.2 b. 月度、季度、半年、年度工作总结		20	定性	少一项工作扣10分				
4 **职业道德** **50分**	4.1 a. 服从相关部门抽调的检查工作		20	定性	一项、次不服从扣10分				
	4.2 a. 授权院内外有效沟通与协调		10	定性		10	8	6	
	4.2 b. 工作不推诿拖延、不制造矛盾		20	定性	推诿一项、次扣10分				
5 **社会责任** **跟踪处理** **30分**	5.1 a. 按照规定参加公益活动		10	定性	一次推诿拖延扣10分				
	5.2 b. 跟踪每例投诉的处理过程		20	定性		10	8	6	
	考核细则:跟踪每例投诉处理过程,做好记录,按档案规章制度规范要求,做好每例投诉档案材料的形成收集整理立卷利用及保险理赔工作,一项不符合要求扣10分								
6 **科室满意** **持续改进** **100分**	6.1 院领导与中层领导干部满意度		60	定性		60	48	36	
	6.2 本部门科室员工对本人的满意度		20	定性		20	16	12	
	6.3 岗位工作持续改进与实施		20	定性					
	扣罚细则:对本部门的管理、协调、沟通、检查、文件管理等存在的问题提出控制措施改进意见,有持续改进计划、流程、事实、措施、效果,少一个扣5分								
本表定性指标满分		**460分**			**定性指标最后得分**				

1.2 医患关系协调办公室护师卓越绩效考评定量标准(表三)

一级指标 (分值)	权重 %	二级指标		三级指标		绩效考评 扣分细则	得分
		考评内容	分值	考评内容	分值		
2 过程控制 工作质量 工作数量 工作效率 200分	20	2.1 工作流程 完成任务	40	a.熟悉医院部门规定的岗位工作流程	20	熟悉执行岗位工作流程,少执行一项工作流程扣5分	
				b.严禁背后议论领导长短	20	严禁背后议论领导长短,违规一项、次扣10分	
		2.2 工作数量	70	a.按时质数量完成本人分管主管岗位工作	40	按时按数量完成本人分管主管岗位工作,一次完不成扣10分	
				e.定期对病人投诉情况进行汇总,一项、次不符合医院管理规定扣分	30	定期对病人投诉情况进行汇总、整理和分析,提出整改意见,并向分管院长报告,一项、次不符合要求扣10分	
		2.3 工作质量	70	a.每月检查分管工作情况符合要求	30	检查分管工作情况好,没有问题追踪解决扣10分	
				c.及时解决科室提出的问题,不符合医院规定扣分	20	及时解决科室提出的问题与纠纷,问题处理不及时、一次科室有意见扣10分	
				e.严禁利用职务之便牟取私利	20	严禁利用职务之便牟取私利,违规一项、次扣20分	
		2.4 决策信息	20	b.提供领导决策信息准确,不符合医院规定扣分	20	提供给领导的资料、信息不准确一次扣10分,不完整一次扣5分,推迟半天扣5分	
4 职业道德 10分	1	4.1 团队协作	10	b.经常深入主管科室,访视病人,不符合医院规定扣分	10	经常深入主管科室,访视病人,了解病人需求,发现医疗隐患,1周少于一次扣5分	
5 首办工作 应急预案 30分	3	5.1 现场管理	20	b.工作现场"7S管理"与环境维护	20	工作现场"7S管理"与环境维护,一项、次不符合要求扣5分	
		5.2 应急预案	10	a.执行本部门应急预案流程,一项、次不符合医院绩效与管理规定扣分	10	不执行应急预案处理流程扣5分,遇到应急预案处理不符合要求一次扣10分,处理不好影响到全院工作扣10分	
7 医院 绩效结果 300分	30	7.1 医院 病人结果	150	门诊、急诊、出院病人、手术病人总数量与上年同月比	150	达到去年同月水平并达到规定年度月度增长幅度指标,降低1%扣10分,增加1%奖5分	
		7.2 医院 质量安全	50	医院、医疗质量与安全与上年同月比较并达到规定标准	50	达到去年同月水平并达到规定年度月度增长幅度指标,降低1%扣10分,增加1%奖5分	
		7.3 医院 财务结果	100	利润与上年度同月比较并且达到医院规定增长幅度标准	100	达到去年同月水平并达到规定年度月度增长幅度指标,降低1%扣10分,增加1%奖5分	
被考核部门		本表定量指标满分			满分540分	定量指标合计得分	

八、病案统计科护理人员卓越绩效考评标准

1.病案统计科中级职称护师卓越绩效考评标准(表一)

一级指标 (分值)	权重 %	二级指标 考评内容	分值	三级指标 考评内容	分值	得分	考核 方式
1 管理能力 执行能力 80分	8	1.1 管理能力 工作能力 表率作用	50	a. 管理能力、团结协作	20		定性
				b. 独立解决问题能力	20		定性
				c. 职能部门表率作用	10		定性
		1.2 工作计划 执行能力	30	a. 制订图书采购工作计划	10		定性
				b. 医院规章制度执行力	20		定量
2 过程控制 工作质量 工作数量 工作效率 380分	38	2.1 工作流程	30	a. 掌握岗位工作流程	10		定量
				b. 图书室"7S管理"	10		定性
				c. 以科室为中心做好服务	10		定量
		2.2 工作数量	150	a. 搜集图书信息及时准确	60		定量
				b. 图书、期刊订购采购正确及时	40		定性
				c. 报刊图书管理无丢失	30		定量
				d. 遵守领导纪律、职责履行	20		定性
		2.3 工作质量	150	a. 每月检查本职工作差错失误	20		定性
				b. 工作质量持续改进	50		定性
				c. 图书期刊报纸借阅登记完整	40		定性
				d. 半年、全年总结工作	20		定量
				e. 按照规定时间提供相关数据	20		定量
		2.4 决策信息	50	a. 相关业务及时与外界联系	10		定性
				b. 信息挖掘提供更多数据	20		定量
				c. 医院数据保密	20		定性
3 职业道德 50分	5	3.1 职业道德	40	a. 统计数据实事求是不弄虚作假	20		定性
				b. 按规定参加院、科组织的学习	20		定量
		3.2 信息安全	10	做到法律、应用、数据安全	10		定性
4 团队管理 有效沟通 50分	5	4.1 团队精神	30	a. 精诚团结、顾全大局	10		定性
				b. 按照规定图书开门时间	20		定量
		4.2 有效沟通	20	a. 上班不干私活、不玩手机	10		定性
				b. 有效沟通临床医技科室	10		定性
5 社会责任 40分	4	5.1 社会责任	10	a. 按照规定参加组织公益活动	10		定量
		5.2 突发事件	30	a. 突发事件积极处理	20		定量
				b. 避免火灾、盗抢等事件	10		定性
6 科室满意 100分	10	6.1 医院领导、 职能部门满意度	50	医院领导、职能部门、临床科室、医技科室领导的满意度	50		定性
		6.2 科室满意度	50	科室中层干部的满意度	50		定性
7 医院 绩效结果 300分	30	7.1 医院病人结果	140	a. 全院当月门诊就诊病人量	20		定量
				b. 全院当月手术住院病人出院量	120		定量
		7.2 医疗质量结果	60	a. 当月医疗质量达到要求	30		定量
				b. 当月医院安全无事故	30		定量
		7.3 财务结果	100	与上年度同月比较并且达到医院规定本年度增长幅度	100		定量
被考核人员		标准分	1000分	考核最后定性和定量指标合计得分			

1.1 病案统计科中级职称护师卓越绩效考评定性标准（表二）

一级指标	三级定性指标内容测评	本项满分	测评方式	卓越	优秀	良好	一般	得分
被考评者姓名		职务				部门		
1 **工作能力** **执行能力** **80分**	1.1 a. 管理能力、同事之间团结	20	定性		20	16	12	
	1.1 b. 独立分析和解决问题能力	20	定性		20	16	12	
	1.1 c. 按照规定参加相关会议	20	定性		20	16	12	
	扣分细则：符合医院管理要求，迟到或早退一次扣5分，缺席半天会议扣10分							
	1.2. a 本职工作外愿意承担额外工作	20	定性		20	16	12	
2 **过程控制** **工作质量** **工作数量** **工作效率** **140分**	2.1 c. 为科室提供统计数据分析	40	定性					
	扣罚细则：能为科室提供有益的医疗信息分析，为医疗科研管理提供真实有用数据符合要求，不能够按时提供病案信息一次扣10分；提供统计数据错误一项、次扣10分							
	2.2 b. 个人岗位负责病案装订整理	40	定性					
	考核细则：个人负责病案装订整理数量与去年同月比达增长幅度，降低1%扣5分							
	2.2 c. 岗位工作主动、积极和责任心	10	定性					
	考核细则：岗位工作主动、积极和责任心强满分，工作不主动扣10分；工作不积极扣10分；岗位工作责任心不强扣20分。上班时间接收快递包裹一次扣5分							
	2.2 e. 职责履行与遵守劳动纪律	20	定性					
	扣罚细则：符合医院管理规定要求，上班不接收快递包裹，发现接收一次扣5分；科室早会、进入病房收集病历关手机，一次不关扣5分；上班上网打游戏发现一次扣10分；值班时间干私活带人看病、外出不请示离开岗位，发现一次扣10分							
	2.3 b. 安全、防火、防盗工作	10	定性	一项达不到要求扣5分				
	2.3 c. 参加各种值班及节假日值班	10	定性					
	扣罚细则：参加各种值班及节假日值班符合规定要求，少参加一次值班扣5分							
	2.4 a. 持续学习能力与工作创新	10	定性		10	8	6	
3 **论文科研** **40分**	3.1 a. 发表论文带教科研成果	20	定性	一项不符合扣10分				
	3.1 b. 工作不推诿拖延、不制造矛盾	10	定性	制造与矛盾扣10分				
	3.2 a. 廉洁奉公、办事公道、作风优良	10	定性		10	8	6	
4 **职业道德** **沟通协调** **50分**	4.1 a. 精诚团结、维护医院形象	20	定性		20	16	12	
	4.2 a. 院内、外沟通与协调	20	定性		20	16	12	
	4.2 b. 工作现场"7S管理"与环境维护	10	定性					
	考核细则：工作现场"7S管理"与环境维护符合医院管理规定要求，工作现场没有"7S管理"扣5分，环境维护不好、病案管理不整齐、借阅病案登记不齐全扣10分							
5 **团队管理** **20分**	5.1 a. 维护医院社会形象	10	定性		10	8	6	
	5.2 b. 突发事件处理能力	10	定性					
	考核细则：有突发事件处理流程满分，无流程扣10分。突发事件处理不力扣20分							
6 **科室满意** **持续改进** **100分**	6.1 院领导与中层领导干部满意度	60	定性		60	48	36	
	考核细则：符合医院管理规定要求，满意度达到95%，达不到标准，降低1%扣10分							
	6.2 本科员工对本科领导满意度	20	定性		20	16	12	
	6.3 持续改进计划与实施	20	定性					
	扣罚细则：科室每月针对存在病案收集、检查、信息核查、病历质量、病历装订、归档等问题每月有持续改进计划、事实、流程、措施、效果，少一个环节扣5分							
本表定性指标满分	**430分**		**定性指标最后得分**					

1.2 病案统计科中级职称护师卓越绩效考评定量标准(表三)

一级指标 (分值)	权重 %	二级指标 考评内容	分值	三级指标 考评内容	分值	绩效考评 扣分细则	得分
1 管理作用 20 分	2	1.2 工作计划	20	b.执行规划,年度、月度、周工作计划	20	执行力好,少一个执行扣 5 分,一项不落实扣 10 分	
2 过程控制 工作质量 工作数量 工作效率 180 分	18	2.1 工作流程 完成任务	40	a.按照病案工作流程工作不符合扣分	20	按照病案工作流程工作,不按照流程工作一项、次扣 5 分	
				b.病案信息保密工作好,不符合扣分	20	病案信息保密工作好,保密工作不好一次扣 10 分	
		2.2 工作数量	40	a.病案回收、整理、装订编码索引登记、存储和归档	20	病案数量与去年同月比并达规定增长幅度,降低 1%扣 5 分,增加 1%加 1 分	
				d.严禁出具假材料、证明并盖章	10	严禁出具假材料、证明并盖章,一次违规扣 20 分	
		2.3 工作质量	40	a.病案信息统计质量达到要求,不符合医院规定扣分	20	完成病案信息统计、分析及首页终末质量检查与管理,一项、次不符合要求扣 5 分	
				d.严禁利用职务之便牟取私利	10	严禁利用职务之便牟取私利,牟取私利一项、次扣 20 分	
				e.服从科长领导	10	不服从科长领导管理扣 5 分	
		2.4 统计上报	20	b.正确时间提供、上报正确资料信息	20	不准确一项、次扣 10 分,上报、提供推迟 1 天扣 5 分	
3 论文科研 30 分	3	3.2 论文科研	30	b.严禁传播对医院不利消息,不符合医院规定扣分	30	严禁传播对医院不利消息,传播对医院不利消息、办事不公道扣 10 分	
4 职业道德 10 分	1	4.1 职业道德	10	b.统计数据指标不弄虚作假,不符合医院规定扣分	10	统计数据指标不弄虚作假,统计数据、指标造假一项、次扣 10 分	
5 团队管理 应急预案 30 分	3	5.1 首接首办	20	b.首接、首办事情负责制符合要求	20	首次接待不负责扣 10 分,首次办事不负责扣 10 分	
		5.2 应急预案	10	a.科室工作应急预案处理流程,不符合医院规定扣分	10	科室工作应急预案与处理流程得满分,无应急预案扣 5 分,无处理流程扣 5 分	
7 科室 绩效结果 300 分	30	7.1 医院 病人结果	150	门诊、急诊、出院病人、手术病人总数量与上年同月比	150	达到去年同月水平并达到规定年度月度增长幅度指标,降低 1%扣 10 分,增加 1%奖 5 分	
		7.2 医院 质量安全	50	医院、医疗质量与安全与上年同月比较并且达规定标准	50	达到去年同月水平并达到规定年度月度增长幅度指标,降低 1%扣 10 分,增加 1%奖 5 分	
		7.3 医院 财务结果	100	利润与上年度同月比较并且达到医院规定增长幅度标准	100	达到去年同月水平并达到规定年度月度增长幅度指标,降低 1%扣 10 分,增加 1%奖 5 分	
被考核部门		本表定量指标满分		满分 570 分		定量指标合计得分	

2.病案统计科图书室护士卓越绩效考评标准(表一)

一级指标 (分值)	权重 %	二级指标		三级指标		得分	考核 方式
		考评内容	分值	考评内容	分值		
1 管理能力 执行能力 **80分**	8	1.1 管理能力 工作能力 表率作用	50	a.管理能力、团结协作	20		定性
				b.独立解决问题能力	20		定性
				c.职能部门表率作用	10		定性
		1.2 工作计划 执行能力	30	a.制订图书采购工作计划	10		定性
				b.医院规章制度执行力	20		定量
2 过程控制 工作质量 工作数量 工作效率 **380分**	38	2.1 工作流程	30	a.掌握岗位工作流程	10		定量
				b.图书室"7S管理"	10		定性
				c.以科室为中心做好服务	10		定量
		2.2 工作数量	150	a.搜集图书信息及时准确	60		定量
				b.图书、期刊订购采购正确及时	40		定性
				c.报刊图书管理无丢失	30		定量
				d.遵守领导纪律、职责履行	20		定性
		2.3 工作质量	150	a.每月检查本职工作差错失误	20		定性
				b.工作质量持续改进	50		定性
				c.图书期刊报纸借阅登记完整	40		定性
				d.半年、全年总结工作	20		定量
				e.按照规定时间提供相关数据	20		定量
		2.4 决策信息	50	a.相关业务及时与外界联系	10		定性
				b.信息挖掘提供更多数据	20		定量
				c.医院数据保密	20		定性
3 职业道德 **50分**	5	3.1 职业道德	40	a.统计数据实事求是不弄虚作假	20		定性
				b.按规定参加院、科组织的学习	20		定量
		3.2 信息安全	10	做到法律、应用、数据安全	10		定性
4 团队管理 有效沟通 **50分**	5	4.1 团队精神	30	a.精诚团结、顾全大局	10		定性
				b.按照规定图书开门时间	20		定量
		4.2 有效沟通	20	a.上班不干私活、不玩手机	10		定性
				b.有效沟通临床医技科室	10		定性
5 社会责任 **40分**	4	5.1 社会责任	10	a.按照规定参加组织公益活动	10		定量
		5.2 突发事件	30	a.突发事件积极处理	20		定量
				b.避免火灾、盗抢等事件	10		定性
6 科室满意 **100分**	10	6.1 医院领导、 职能部门满意度	50	医院领导、职能部门、临床科室、医技科室领导的满意度	50		定性
		6.2 科室满意度	50	科室中层干部的满意度	50		定性
7 医院 绩效结果 **300分**	30	7.1 医院病人结果	140	a.全院当月门诊就诊病人量	20		定量
				b.全院当月手术住院病人出院量	120		定量
		7.2 医疗质量结果	60	a.当月医疗质量达到要求	30		定量
				b.当月医院安全无事故	30		定量
		7.3 财务结果	100	与上年度同月比较并且达到医院规定本年度增长幅度	100		定量
被考核人员			**标准分**	**1000分**	考核最后定性和定量指标合计得分		

2.1病案统计科图书室护士卓越绩效考评定性标准(表二)

被考评者姓名		职务			部门			
一级指标	三级定性指标内容测评	本项满分	测评方式	卓越	优秀	良好	一般	得分
1 **管理能力** **60分**	1.1 a. 管理能力、团结协作	20	定性		20	16	12	
	1.1 b. 独立解决问题能力	20	定性					
	考核细则:符合医院、科室业务与技术和管理的规定要求,解决问题不力扣5分							
	1.1 c. 职能部门表率作用	10	定性		10	8	6	
	1.2 a. 制订图书采购工作计划	10	定性		10	8	6	
2 **过程控制** **工作质量** **工作数量** **工作效率** **210分**	2.1 b. 图书室"7S管理"	10	定性					
	考核细则:符合医院、科室业务与技术和管理要求,"7S管理"一个环节不落实扣5分							
	2.2 b. 图书、期刊订购采购正确及时	40	定性					
	考核细则:符合医院、科室业务与技术和管理要求,不正确扣5分,不及时扣5分							
	2.2 d. 遵守领导纪律、职责履行	20	定性					
	扣罚细则:上班不接收私人快递包裹,发现接收一次扣5分;科室早会、进入病房检查、会议、工作时间静音手机,一次不静音扣5分;上班上网打游戏发现一次扣10分;值班时间干私活带人看病、外出不请示离开岗位,发现一次扣10分							
	2.3 a. 每月检查本职工作差错失误	20	定性					
	考核细则:符合医院、科室业务与技术和管理的标准规定要求,没有自查扣5分							
	2.3 b. 工作质量持续改进	50	定性		50	40	30	
	2.3 c. 图书期刊报纸借阅登记完整	40	定性					
	考核细则:符合医院、科室业务与技术和管理的标准规定要求,登记不完整扣5分							
	2.4 a. 相关业务及时与外界联系	10	定性				8	
	考核细则:符合医院业务与技术和管理要求,因为图书期刊联系不及时一次扣5分							
	2.4 c. 医院数据保密	20	定性				8	
	考核细则:符合医院业务与技术和管理的标准规定要求,保密工作不好扣5分							
3 **职业道德** **30分**	3.1 a. 统计数据实事求是不弄虚作假	20	定性	虚假一次扣20分				
	3.2 做到法律、应用、数据安全	10	定性					
	考核细则:符合医院业务与技术和管理的标准规定要求,数据不安全一次扣10分							
4 **团队管理** **30分**	4.1 a. 精诚团结、顾全大局	10	定性		10	8	6	
	4.2 a. 上班不干私活、不玩手机	10	定性					
	考核细则:符合规定要求,干私活扣10分,玩手机、上网看无关信息一次扣10分							
	4.2 b. 有效沟通临床医技科室	10	定性		10	8	6	
5 社会责任 **10分**	5.1 b. 避免火灾、盗抢等事件	10	定性					
	考核细则:符合医院业务与技术管理要求,防范意识不强扣5分,发生问题扣10分							
6 **科室满意** **100分**	6.1 院领导与中层领导干部满意度	50	定性					
	考核细则:院领导与中层领导干部满意度,达到去年同月水平并达到医院规定年度的月度增长幅度指标得满分,满意度达到95%,达不到标准,降低1%扣10分							
	6.2 各个科室的满意度	50	定性					
	考核细则:达到去年同月水平并达到医院规定年度的月度增长幅度指标,符合医院、科室业务与技术和管理规定要求,满意度达到95%,达不到标准,降低1%扣10分							
本表定性指标满分	**440 分**		定性指标最后得分					

2.2 病案统计科图书室护士卓越绩效考评定量标准(表三)

一级指标 (分值)	权重 %	二级指标		三级指标		绩效考评 扣分细则	得分
		考评内容	分值	考评内容	分值		
1 制度执行 20分	2	1.2 执行能力	10	b.医院规章制度执行力,不符合医院规定扣分	20	医院规章制度执行力,医院规章制度执行力好麻烦,一次执行不好扣5分	
2 过程控制 工作质量 工作数量 工作效率 170分	17	2.1 工作流程	20	a.掌握岗位工作流程不符合扣分	10	掌握工作流程得满分,不掌握工作流程扣5分	
				c.以科室为中心做好服务	10	以科室为中心做好服务,做不好服务扣5分	
		2.2 工作数量	90	a.搜集图书信息及时准确	60	搜集图书信息及时准确,不及时扣5分,不准确扣10分	
				c.报刊无丢失	30	丢失一份扣5分	
		2.3 工作质量	40	d.半年、全年总结工作符合要求	20	半年、全年总结工作,每月文字总结扣10分	
				e.按照规定时间提供相关数据	20	按照规定时间提供相关数据,推迟一天扣5分	
		2.4 决策信息	20	b.信息挖掘提供更多数据	20	信息挖掘提供更多数据,数据不能满足各种要求扣5分	
3 职业道德 20分	2	3.1 科室学习	20	b.按规定参加院、科组织学习	20	按规定组织本科学习得满分,一次不参加组织学习扣5分	
4 团队管理 20分	2	4.1 按时开门	20	b.按照规定图书开门时间	20	不按时开门一次扣5分,半天不开门扣10分	
5 社会责任 应急预案 30分	3	5.1 公益活动	10	a.按照规定参加组织公益活动	10	按照规定参加组织公益活动满分,少一次扣10分	
		5.2 突发事件	20	a.突发事件积极处理不符合扣分	20	突发事件积极处理,突发事件处理不好扣5分	
7 医院 绩效结果 300分	30	7.1 医院 病人结果	140	a.全院当月门诊就诊病人量与上年度同月比较	20	当月医疗质量达到去年同月水平并达医院规定增长幅度,下降1%扣10分,上升1%加5分	
				b.全院当月手术、住院病人出院量与上年度比	120	当月医疗质量达到去年同月水平并达医院规定增长幅度,下降1%扣10分,上升1%加5分	
		7.2 医院医疗 质量安全 结果	60	a.全院当月医疗质量与上年度同月比并达到标准	30	当月医疗质量达到去年同月水平并达医院规定增长幅度,下降1%扣10分,上升1%加5分	
				b.全院当月医院安全与上年度同月比并达到标准	30	当月医疗安全达到去年同月水平并达到医院规定增长幅度,下降1%扣10分,上升1%加5分	
		7.3 医院 财务结果	100	当月医疗利润同上年度同月增加或减少比较	100	当月医疗利润达到去年同月收入平均上升幅度得满分,下降1%扣10分,上升1%加5分	
被考核者		本表定量指标满分		满分 560 分		定量指标合计得分	

九、卓越绩效考评办公室护理人员卓越绩效考评标准

1.卓越绩效考评办公室护师卓越绩效考评标准(表一)

一级指标 (分值)	权重 %	二级指标		三级指标		得分	考核 方式
		考评内容	分值	考评内容	分值		
1 管理水平 执行能力 100分	10	1.1 管理能力 执行能力	60	a.管理能力与同事之间团结	20		定性
				b.监管核心制度与相关制度与效果	20		定量
				c.按照规定参加科室业务会议	20		定性
		1.2工作流程 工作计划	40	a.医疗工作制度职责与流程并落实	20		定量
				b.规划,年度、月度、周工作计划并实施	20		定量
2 过程控制 工作质量 工作数量 工作效率 340分	34	2.1 组织协调 制度落实	60	a.院内科室部门组织协调沟通能力	30		定量
				b.服从职能部门抽调检查考核工作	10		定量
				c.起草主管工作报告修改相关文稿	20		定量
		2.2 工作数量 检查考核	150	a.制度流程执行检查结果改进工作	30		定性
				b.质量关键环节部门管理标准措施	30		定性
				c.记录证实急诊门诊手术监管结果	20		定量
				d.办公现场"7S管理"与环境维护	20		定量
				e.工作不推诿不拖延不制造矛盾	20		定性
				f.有指导、检查、考核评价质量记录	30		定性
		2.3 工作质量	80	a.每月有所管工作质量分析记录	20		定量
				b.熟悉质量原理掌握工具开展活动	10		定量
				c.严禁利用职务之便牟取私利	10		定量
				d.重点病种诊断治疗质量实施监控	20		定性
				e.重点部门重点岗位监管措施程序	20		定性
		2.4 工作效率	50	a.严禁背后议论院与部门领导长短	10		定性
				b.充满关爱与团结的工作环境	10		定量
				c.有质量管理测量、监控的数据分析	20		定性
				d.服从本部门主任领导与工作安排	10		定量
3 教学科研 60分	6	3.1教学带教 会议管理	40	a.完成规定的教学与带教任务	20		定性
				b.学术活动、教育培训、论文	20		定性
		3.2论文科研	20	完成规定的科研课题与科研成果	20		定性
4 职业道德 50分	5	4.1 职业道德	30	a.严禁出具假材料、证明并盖章	10		定性
				b.按照规定时间上报医疗数据	20		定量
		4.2应急预案	20	应急预案与突发事件处理能力	20		定性
5 团队管理 50分	5	5.1团队管理	20	严禁传播对医院不利消息	20		定性
		5.2 检查记录	30	a.主管科室工作每周检查考核记录	20		定量
				b.岗位工作能说能干够处理问题	10		定性
6 科室满意 100分	10	6.1满意度	60	院领导与中层领导干部满意度	60		定性
		6.2满意度	20	本部门员工对自己的满意度	20		定性
		6.3持续改进	20	本部门工作持续改进计划与实施	20		定性
7医院 绩效结果 300分	30	7.1病人结果	150	门诊、急诊、手术、出院病人总数量	150		定量
		7.2质量结果	50	医院、医疗质量与安全达到标准	50		定量
		7.3财务结果	100	医疗收入利润与上年度同月比较	100		定量
被考核人员			标准分	**1000分**	考核最后定性和定量指标合计得分		

1.1卓越绩效考评办公室护师卓越绩效考评定性标准(表二)

被考评者姓名		邹锦平	职务	科长			部门		人事科	
一级指标	三级定性指标内容测评				本项满分	测评方式	卓越	优秀	良好	一般	得分

一级指标	三级定性指标内容测评	本项满分	测评方式	卓越	优秀	良好	一般	得分
1 管理能力 **40分**	1.1 a.管理能力、同事之间团结	20	定性		20	16	12	
	1.1 c.按规定参加科室业务会议	20	定性					
	考核细则:符合管理要求,迟到或者早退一次会议扣5分,少参加一次会议扣10分							
2 过程控制 工作质量 工作数量 工作效率 **180分**	2.2 a.按制度流程执行检查改进工作	30	定性					
	考核细则:按三级医院评审标准,有制度规章职责流程<60分,能够有效执行≥60分,有检查监管结果≥80分,有持续改进措施落实≥90分,一项、次不符合扣10分							
	2.2 b.质量关键环节部门标准措施	30	定性					
	考核细则:有医疗质量**关键环节**(危重患者管理、围术期管理、输血与有创诊疗操作)**重点部门**(急诊手术室内镜室重症病房产房新生儿病房供应室)管理标准与措施,符合医院业务与技术和管理要求,没有**关键环节与重点部门管理标准**一项、次扣10分;没有**关键环节与重点部门管理**措施,一项、次扣10分,没有落实扣30分							
	2.2 e.工作不推诿不拖延不制造矛盾	20	定性					
	考核细则:工作推诿一次扣5分,拖延一次扣5分,制造矛盾一项、次扣20分							
	2.2 f.指导检查考核评价质量记录	30	定性					
	扣罚细则:每周有指导、检查、考核、评价科室质量记录,少一项、次扣10分							
	2.3 d.重点病种诊疗质量实施监控	20	定性					
	扣罚细则:把上年度医院住院病人前5位病种、高耗材、高费用病种重点监控,如诊断质量、治疗质量、平均住院日、术前住院日、费用等,没有实施监控扣20分							
	2.3 e.重点部门、岗位监管措施程序	20	定性	一项不符合要求扣10分				
	2.4 a.严禁背后议论院部门领导长短	10	定性					
	扣罚细则:严禁背后议论院领导与部门领导长短,违规一项、次扣10分							
	2.4 c.有质量管理测量监控数据分析	20	定性					
	扣罚细则:每月有医疗质量控制安全管理的测量、监控至少有10项数据分析与比较资料,院内科室间纵向、期望目标与其他医院间的比较,一项、次不符合要求扣10分							
3 教学科研 **60分**	3.1 a.完成规定的教学与带教任务	20	定性	一项工作完不成扣10分				
	3.1 b.学术活动、教育培训、论文	20	定性	一项工作完不成扣10分				
	3.2 完成规定的科研课题科研成果	20	定性	一项工作完不成扣10分				
4 职业道德 **30分**	4.1 a.严禁出具假材料证明并盖章	10	定性	违规一次扣10分				
	4.2 b.应急预案突发事件处理能力	20	定性		20	16	12	
	考核细则:没有应急预案扣10分,没有流程扣5分,突发事件处理不好扣20分							
5 团队管理 **30分**	5.1 严禁传播对医院不利的消息	20	定性	违规一项、次扣5分				
	5.2 b.工作能说能干能够处理问题	10	定性					
	考核细则:岗位工作能说能干能够处理问题,一项、次不符合要求扣5分							
6 科室满意 持续改进 **100分**	6.1 院领导与中层领导干部满意度	60	定性		60	48	36	
	6.2 本部门员工对部门的满意度	20	定性		20	16	12	
	6.3 有医疗质量持续改进方案实施	20	定性					
	扣罚细则:每月针对医疗问题与缺陷,有医疗质量持续改进方案,没有改进方案扣10分;每月有持续改进计划、事实、流程、措施、效果,少一个环节扣5分							
本表定性指标满分		**440分**			定性指标最后得分			

1.2 卓越绩效考评办公室护师卓越绩效考评定量标准(表三)

一级指标 (分值)	权重 %	二级指标		三级指标		绩效考评 扣分细则	得分
		考评内容	分值	考评内容	分值		
1 管理作用 管理水平 60分	6	1.1 执行能力	20	b.监管核心制度与相关制度与效果	20	监管核心制度与相关制度与效果,一项执行不好扣10分	
		1.2 工作计划	40	a.有医疗工作制度职责与流程并落实	20	少一项制度扣5分,少一项流程扣5分,落实不好扣10分	
				b.年度、月度、周工作计划并实施	20	少一个、项计划扣5分,一项计划不实施扣20分	
2 过程控制 工作质量 工作数量 工作效率 160分	16	2.1 组织协调 制度落实	60	a.院内、科室部门组织协调沟通能力	20	院内科室部门协调沟通能力,一项工作沟通不好扣10分	
				b.服从职能部门抽调检查考核工作	20	服从职能部门抽调检查考核工作,一项、次不服从扣10分	
				c.起草主管工作报告修改相关文稿	20	起草主管报告修改相关文稿,一项工作不符合要求扣10分	
		2.2 工作数量	40	c.记录证实急诊门诊手术监管结果	20	记录证实对急诊门诊手术监管结果,无监管记录扣10分	
				d.办公现场"7S管理"与环境维护	20	办公现场"7S管理"与环境维护,一项、次不落实扣10分	
		2.3 工作质量	40	a.每月有所管工作质量分析记录	20	每月有所管工作质量分析记录,没分析记录扣10分	
				b.熟悉质量原理、掌握工具开展活动	10	熟悉质量原理掌握工具开展活动一项不符合要求扣10分	
				c.严禁利用职务之便牟取私利	10	严禁利用职务之便牟取私利,违规一项、次扣30分	
		2.4 工作效率	20	b.充满关爱与团结的工作环境	10	充满关爱与团结的工作环境,不符合要求扣10分	
				d.服从本部门主任领导与工作安排	10	不服从本部门主任领导与工作安排,一项、次扣10分	
4 职业道德 20分	2	4.1 数据准确	20	b.按照规定时间上报医疗数据	20	上报数据不准确一项、次扣10分,推迟半天扣10分	
5 团队管理 20分	2	5.1 检查记录	20	a.主管科室各项工作每周检查和考核结果记录	20	主管工作的每周检查记录,无内容扣10分,无检查时间扣10分,无记录扣10分	
7 医院 绩效结果 300分	30	7.1 病人结果	150	门诊、急诊、出院、手术病人数与上年同月比	150	达规定增长幅度指标,降低1%扣10分,增加1%奖5分	
		7.2 医院 质量安全	50	医院、医疗质量与安全与上年同月比较并且达到规定标准	50	达到去年同月水平并达到规定年度月度增长幅度指标,降低1%扣10分,增加1%奖5分	
		7.3 医院 财务结果	100	利润与上年度同月比较并且达到医院规定增长幅度标准	100	达到去年同月水平并达到规定年度月度增长幅度指标,降低1%扣10分,增加1%奖5分	
被考核部门				本表定量指标满分		满分560分　　定量指标合计得分	

十、医疗质量管理科护理人员卓越绩效考评标准

1. 医疗质量管理科中级职称护师卓越绩效考评标准(表一)

一级指标 (分值)	权重 %	二级指标 考评内容	分值	三级指标 考评内容	分值	得分	考核 方式
1 管理能力 执行能力 100分	10	1.1 管理能力 工作能力	60	a.管理能力与执行能力	20		定性
				b.独立分析和解决问题能力	20		定性
				c.医疗质量与安全应急预案	20		定性
		1.2 执行能力 工作计划	40	a.岗位工作管理与执行力	10		定量
				b.执行规划,年度、月度、周工作计划	10		定量
				c.遵守劳动纪律、职责履行	20		定性
2 过程控制 工作质量 工作数量 工作效率 310分	31	2.1 工作流程	80	a.督促科室按质量流程工作	30		定量
				b.工作之外愿意承担额外工作	10		定性
				c.正确时间提供准确检查信息	40		定量
		2.2 工作数量	100	a.按规定每周检查质量工作	20		定量
				b.督促科室完成各项质量指标	20		定性
				c.工作不推诿不拖延不制造矛盾	20		定性
				d.参加各种值班及节假日值班	20		定性
				e.服从科长领导与管理	20		定量
		2.3 工作质量	70	a.院外兼职不影响正常工作	10		定量
				b.指导科室成本核算工作	10		定性
				c.检查药品血制品器械耗材	20		定性
				d.基础、环节、终末质量管理	30		定性
		2.4 工作效率	60	a.重点部门、科室每月检查	20		定量
				b.检查结果实事求是不弄虚作假	20		定量
				c.主管工作每月有小结或总结	20		定性
3 带教培训 论文科研 60分	6	3.1带教培训 论文科研	40	a.带教、培训、参加学术活动	20		定性
				b.发表论文与管理科研成果	20		定性
		3.2病例讨论 病例检查	20	a.按规定参加科室病例讨论会议	10		定性
				b.临床病例质量检查与监控	10		定量
4 职业道德 60分	6	4.1职业管理	10	a.严禁利用职务之便牟取私利	10		定性
		4.2 沟通协调	50	a.持续学习与工作创新能力	20		定性
				b.有效沟通各科室、部门关系	30		定量
5 团队管理 医疗纠纷 70分	7	5.1公益活动 环境维护	30	a.按照规定参加公益活动	10		定性
				b.办公室"7S管理"与环境维护	20		定量
		5.2应急预案 纠纷处理	40	a.应急预案与流程执行能力	10		定量
				b.及时正确处理医疗纠纷工作	30		定性
6 科室满意 100分	10	6.1满意度	60	院领导与中层领导干部满意度	60		定性
		6.2员工满意	20	本部门员工满意度	20		定性
		6.3持续改进	20	持续改进计划与实施	20		定性
7 医院 绩效结果 300分	30	7.1 病人结果	140	a.全院当月门诊急诊就诊病人量	20		定量
				b.全院手术、住院病人出院量	120		定量
		7.2质量结果	60	医院、医疗质量与安全达到标准	60		定量
		7.3财务结果	100	医疗收入利润与上年度同月比较	100		定量
被考核人员			**标准满分**	**1000分**	考核最后定性和定量指标合计得分		

1.1 医疗质量管理科中级职称护师卓越绩效考评定性标准(表二)

被考评者姓名		岗位				部门				
一级指标	三级定性指标内容测评			本项满分	测评方式	卓越	优秀	良好	一般	得分
1 管理能力 执行能力 80分	1.1 a. 领导管理能力、领导之间团结			20	定性		20	16	12	
	1.1 b. 独立分析和解决问题能力			20	定性		20	16	12	
	1.1 c. 医疗质量与安全应急预案			20	定性	无预案、流程扣10分				
	1.2 c. 遵守劳动纪律、职责履行			20	定性					
	扣罚细则:上班不接收私人快递包裹,发现接收一次扣5分;科室早会、进入病房查房、考核、会议时间手机静音,一次不静音扣5分;上班上网、打游戏发现一次扣10分;值班时间干私活一次扣5分、外出不请示离开岗位发现一次扣10分									
2 过程控制 工作质量 工作数量 工作效率 150分	2.1 b. 工作之外愿意承担额外工作			10	定性	不愿承担额外工作扣5分				
	2.2 b. 督促科室完成各项质量指标			20	定性					
	考核细则:达去年同月水平并达到医院规定增长幅度满分,减少1%扣5分									
	2.2 c. 工作不推诿拖延、不制造矛盾			20	定性					
	考核细则:工作不推诿拖延、不制造矛盾,制造矛盾一次扣5分,影响工作扣20分									
	2.2 d. 参加各种值班及节假日值班			20	定性					
	考核细则:参加各种值班及节假日值班,符合医院管理规定要求少一项、次值班扣5分									
	2.3 b. 指导科室成本核算工作			10	定性					
	考核细则:每月指导科室成本核算有记录符合管理规定要求,没有记录扣10分									
	2.3 c. 检查药品、血制品、器械耗材			20	定性					
	考核细则:每月督促检查药品、血液制品、器械、医疗耗材供应和质量问题符合医院、业务与技术和管理要求,少检查一项、次扣10分,发现问题不通报不处理扣20分									
	2.3 d. 基础、环节、终末质量管理			30	定性					
	考核细则:基础、环节、终末质量管理落实,一个环节不落实扣10分									
	2.4 c. 主管工作每月有小结或总结			20	定性					
	考核细则:主管工作每月有小结或总结符合管理的要求,一项不符合要求扣10分									
3 论文科研 50分	3.1 a. 带教、培训、参加学术活动			20	定性		20	16	12	
	3.1 b. 发表论文与管理科研成果			20	定性					
	奖罚细则:发表论文与管理科研成果,一项、次不符合要求扣10分									
	3.2 a. 按规定参加科室病例讨论			10	定性	少参加一次会议扣5分				
4 职业道德 30分	4.1 a. 严禁利用职务之便牟取私利			10	定性					
	考核细则:符合管理规定要求,严禁利用职务之便牟取私利,违规一项、次扣10分									
	4.2 a. 持续学习与工作创新能力			20	定性		20	16	12	
5 团队管理 40分	5.1 a. 按照规定参加公益活动			10	定性		10	8	6	
	5.2 b. 及时正确处理医疗纠纷工作			30	定性					
	考核细则:不及时处理一次扣10分,由于处理不及时影响极坏或影响工作扣30分									
6 满分测评 100分	6.1 院领导与中层领导干部满意度			60	定性		60	48	36	
	6.2 本部门员工的满意度			20	定性		20	16	12	
	6.3 持续改进计划与实施			20	定性					
	扣罚细则:质量管理每月针对存在医疗、医技科室、病历质量、查房、病历讨论、流程等问题与缺陷每月有持续改进计划、事实、流程、措施、效果,少一个环节扣5分									
科室		本表定性指标满分		450分		定性指标最后得分				

1.2 医疗质量管理科中级职称护师卓越绩效考评定量标准(表三)

一级指标 (分值)	权重 %	二级指标		三级指标		绩效考评 扣分细则	得分
		考评内容	分值	考评内容	分值		
1 管理作用 20分	2	1.2 工作计划	20	a.岗位工作管理与执行力	10	岗位工作管理与执行力强,执行力不到位一次扣5分	
				b.执行规划,年度、月度、周工作计划	10	执行医疗质量规划,年度、月度、周工作计划,少执行一项扣5分	
2 过程控制 工作质量 工作数量 工作效率 160分	16	2.1 工作流程	70	a.督促科室按质量工作流程工作	30	有科室工作流程得满分,少执行一项工作流程扣5分	
				c.正确时间提供准确检查信息,不符合规定扣分	40	正确时间提供准确检查信息,提供检查结果,绩效考核结果延长半天扣5分	
		2.2 完成任务	40	按规定每周检查质量工作	20	每周检查一次工作满分,不按规定检查,少一次扣10分	
				e.服从科长领导与管理符合要求	20	不服从科长领导与管理,一项、次扣10分	
		2.3 工作质量	10	a.院外兼职不影响正常工作	10	院外兼职不影响正常工作,影响正常工作一次扣20分	
		2.4 检查结果 实事求是	40	a.重点部门、科室每月检查	20	重点部门、科室每月少一次、一个重点部门检查扣10分	
				b.检查结果实事求是不弄虚作假	20	检查结果不实事求是、弄虚作假,一项、次扣30分	
3 论文科研 10分	1	3.2 病历检查	10	b.临床病例质量检查与监控	10	临床病例质量检查与监控,少一项、次扣5分	
4 职业道德 30分	3	4.1 沟通协调	30	b.有效沟通各科室、部门关系	30	有效沟通各科室、部门关系,一次沟通不好扣10分	
5 团队管理 应急预案 30分	3	5.1 环境维护	20	b.办公室"7S管理"与环境维护	20	办公室"7S管理"与环境维护,一项、次不符合要求扣5分	
		5.2 应急预案	10	a.应急预案与流程执行能力	10	应急预案与流程执行能力,一次不符合要求扣5分	
7 医院 绩效结果 300分	30	7.1 医院 病人结果	140	a.全院当月门诊急诊就诊病人量	20	达到去年同期平均幅度满分,下降1%扣10分,上升1%加5分	
				b.全院手术、住院病人出院量	120	达到去年同期平均幅度得满分,下降1%扣10分,上升1%加5分	
		7.2 医院 质量结果	60	a.全院当月医疗质量达到要求	30	达到去年同期水平得满分,下降1%扣10分,上升1%加5分	
				b.全院当月医院安全与上年度同月比较达到标准	30	当月医疗质量达到去年同月水平并达医院规定增长幅度,下降1%扣10分,上升1%加5分	
		7.3 医院 财务结果	100	当月医疗收入利润同上年度同月增加或减少比较	100	当月医疗利润达到去年同月收入平均上升幅度得满分,下降1%扣10分,上升1%加5分	
被考核部门		本表定量指标满分		满分550分		定量指标合计得分	

十一、服务质量管理办公室护理人员卓越绩效考评标准

1.服务质量管理办公室护师卓越绩效考评标准(表一)

一级指标 (分值)	权重 %	二级指标 考评内容	分值	三级指标 考评内容	分值	得分	考核 方式
1 领导能力 执行能力 80分	8	1.1 领导能力 工作能力	40	a. 领导能力与管理能力	20		定性
				b. 独立分析和解决问题能力	20		定性
		1.2 执行力 卓越服务	40	a. 核心制度与规章制度执行力	20		定量
				b. 以科室为中心服务思想	20		定量
2 过程控制 工作质量 工作数量 工作效率 350分	35	2.1 工作流程 应急预案	60	a. 督促检查科室按照流程工作	30		定量
				b. 掌握自己岗位工作流程	20		定量
				c. 中心应急预案与流程和实施	10		定性
		2.2 工作数量 检查考核	110	a. 每周巡查窗口及临床科室	50		定量
				b. 每月检查分管工作情况	20		定量
				c. 岗位工作主动、积极和责任心	10		定量
				d. 职责履行与遵守劳动纪律	20		定性
				e. 服从科室护士长领导与管理	10		定量
		2.3 质量管理	150	a. 科室质量管理组织健全落实	30		定性
				b. 每月分析医院服务质量情况	30		定性
				c. 主管工作每月有小结或总结	30		定量
				d. 没有私自收费和人情检查	30		定性
				e. 督促重点服务质量问题改进	30		定性
		2.4 组织活动 工作效率	30	a. 及时解决科室提出的问题	10		定量
				b. 提供领导决策信息准确	10		定量
				c. 工作不推诿拖延不制造矛盾	10		定性
3 论文科研 学术培训 50分	5	3.1 论文科研 学术培训	30	a. 处理问题符合伦理原则	10		定性
				b. 医学继续教育、会议培训	10		定性
				c. 发表论文与科研成果	10		定性
		3.2 理论知识	20	a. 完整服务态度投诉反馈流程	10		定性
				b. 业务理论知识与技术水平	10		定性
4 职业道德 60分	6	4.1 职业道德	20	维护医院、科室、员工的荣誉	20		定性
		4.2 职业素质	40	a. 廉洁奉公办事公道作风优良	20		定性
				b. 职业素质、乐于帮助他人	20		定性
5 团队管理 环境意识 60分	6	5.1 公益活动 成本控制	30	a. 按照规定参加公益活动	10		定性
				b. 合理控制本部办公成本	20		定量
		5.2 工作责任 投诉处理	30	a. 团队精神、任劳任怨努力工作	20		定量
				b. 处理服务态度投诉有结果	10		定性
6 科室满意 100分	10	6.1 满意测评	50	领导、临床、医技科主任满意度	50		定性
		6.2 部门满意度	30	本部门员工的满意度	30		定性
		6.3 持续改进	20	每月有持续工作计划与实施	20		定性
7 医院 绩效结果 300分	30	7.1 病人结果	150	与上年度同月比较,并达到规定门诊、急诊、手术、出院病人总数量	150		定量
		7.2 质量结果	50	医院、医疗质量与安全达到标准	50		定量
		7.3 财务结果	100	医疗收入利润上年度同月比较	100		定量
被考核人员		标准分	**1000分**	考核最后定性和定量指标合计得分			

1.1 服务质量管理办公室护师卓越绩效考评定性标准(表二)

被考评者姓名		岗位				部门				
一级指标	三级定性指标内容测评		本项满分	测评方式	卓越	优秀	良好	一般	得分	
1 领导能力 40 分	1.1 a. 领导管理能力、领导之间团结		20	定性		20	16	12		
	1.1 b. 独立分析和解决问题能力		20	定性		20	16	12		
2 过程控制 工作质量 工作数量 工作效率 160 分	2.1 b. 工作之外愿意承担额外工作		10	定性	一项不符合要求扣 10 分					
	2.2 d. 职责履行与遵守劳动纪律		20	定性						
	扣罚细则: 上班迟到或早退一次扣 5 分,旷工半天扣 10 分;上班接收快递包裹发现一次扣 5 分;上班干私活吃零食一次扣 5 分;进入科室检查如门急诊、临床科室、手术室、医技科室等科室不关手机发现一次扣 5 分;上班上网玩手机微信、打游戏等发现一次扣 10 分。上班聚堆相互聊天"侃大山"发现一次扣 5 分									
	2.3 a. 科室质量管理组织健全落实		30	定性						
	扣罚细则: 科室医疗质量管理工作小组健全与落实,少一个质量管理工作小组组织扣 5 分,质量管理组织人员之间职责不清扣 5 分,医务人员兼职职责不清一人次扣 5 分									
	2.3 b. 每月分析医院服务质量情况		30	定性						
	考核细则: 每月分析医院服务质量情况,没有文字资料分析扣 20 分,见文字资料									
	2.3 d. 没有私自收费"人情"检查		30	定性						
	扣罚细则: 符合医院、科室业务与技术和管理规定要求,没有私自收费和"人情"检查现象,有私自收费一次扣 20 分。有人情检查不公道检查记录,发现一次扣 10 分									
	2.3 e. 督促重点服务质量问题改进		30	定性						
	扣罚细则: 督促重点服务质量问题改进,没有重点问题、科室重点部位改进扣 10 分									
	2.4 c. 工作不推诿拖延,不制造矛盾		10	定性						
	考核细则: 工作不推诿拖延,不制造矛盾,符合规定要求,不符合要求一项、次扣 10 分									
3 论文科研 学术培训 50 分	3.1 a. 处理问题符合伦理原则		10	定性		10	8	6		
	3.1 b. 医学继续教育、会议培训		10	定性						
	奖罚细则: 医学继续教育、会议培训,一项、次不参加学习培训扣 5 分									
	3.1 c. 发表论文与科研成果		10	定性		10	8	6		
	奖罚细则: 符合规定要求,没有年度科室科研课题设计扣 15 分,没有实施扣 20 分									
	3.2 a. 完整服务态度投诉反馈流程		10	定性		10	8	6		
	3.2 b. 业务理论知识与技术水平		10	定性		10	8	6		
4 职业道德 60 分	4.1 维护医院、科室、员工的荣誉		20	定性		20	16	12		
	4.2 a. 廉洁奉公办事公道作风优良		20	定性						
	奖罚细则: 廉洁奉公办事公道作风优良,符合规定要求,一项、次不符合要求扣 10 分									
	4.2 b. 职业素质、乐于帮助他人		20	定性		20	16	12		
5 团队管理 20 分	5.1 a. 按照规定参加公益活动		10	定性		10	8	6		
	5.2 b. 处理服务态度投诉有结果		10	定性	没有结果反馈扣 10 分					
6 科室满意 持续改进 100 分	6.1 领导、临床、医技科主任满意度		50	定性		50	40	30		
	6.2 本部门员工的满意度		30	定性		30	24	18		
	6.3 每月有持续工作计划与实施		20	定性						
	扣罚细则: 针对科室服务、检查、会议、绩效考核存在的问题、缺陷处理符合医院业务与技术管理要求,每月有持续改进计划、事实、流程、措施、效果,少一个环节扣 5 分									
科室		**本表定性指标满分**		**430 分**	**定性指标最后得分**					

1.2 服务质量管理办公室护师卓越绩效考评定量标准(表三)

一级指标 (分值)	权重 %	二级指标		三级指标		绩效考评 扣分细则	得分
		考评内容	分值	考评内容	分值		
1 领导作用 40分	4	1.2 工作计划	40	1.2 a.核心制度与规章制度执行力	20	核心制度一项执行不到位扣5分,其他制度扣5分	
				1.2 b.以科室为中心服务思想符合要求	20	以科室为中心服务思想,服务不好扣5分	
2 过程控制 工作质量 工作数量 工作效率 190分	19	2.1 工作流程	50	a.督促检查科室按照流程工作,不符合医院管理规定扣分	30	督促检查科室按照流程工作,有工作流程,少一项督促检查工作流程扣5分	
				b.掌握自己岗位工作流程,不符合医院管理规定扣分符合要求分	20	掌握自己岗位工作流程,不能够掌握自己岗位工作流程一次扣10分	
		2.2 完成任务	90	a.按规定每周巡查窗口及临床职工行为规范工作符合要求	50	按规定每周巡查服务窗口及临床职工行为规范工作,少巡查检查一次扣10分	
				b.每月检查分管工作情况,不符合扣分	20	每月检查分管工作情况,少一次检查督查扣10分	
				c.岗位工作主动、积极和责任心符合要求	10	岗位工作不主动扣5分、不积极扣5分、责任心不强扣5分	
				e.服从科室护士长领导管理符合规定要求	10	不服从科室护士长领导与管理,一项、次扣5分	
		2.3 工作质量	30	c.主管工作每月有小结或总结符合要求	30	主管工作每月有小结或总结,少一项、次扣10分	
		2.4 组织活动 决策信息	20	a.及时解决科室提出的问题符合规定要求	10	不能够及时解决科室提出的问题扣5分	
				b.提供领导决策信息准确、正确符合要求	10	提供领导决策信息准确,提供资料不正确扣10分	
5 团队管理 团队精神 40分	4	5 团队管理	40	5.1 b.合理控制办公成本,不符合扣分	20	合理控制本部办公成本,提高办公成本1%扣10分	
				5.2团队精神、任劳任怨努力工作,不符合医院管理规定扣分	20	团队精神、任劳任怨努力工作,一项、次不符合要求扣10分	
7 医院 绩效结果 300分	30	7.1 医院 病人结果	150	门诊、急诊、手术、出院病人总数量与上年度同月比较达标准	150	达到去年同月水平并达到规定年度月度增长幅度指标,降低1%扣10分增加1%奖5分	
		7.2 医院 质量安全	50	医院、医疗质量与安全达到标准与上年度同月比较并且达标准	50	达到去年同月水平并达到规定年度月度增长幅度指标,降低1%扣10分增加1%奖5分	
		7.3 医院 财务结果	100	利润与上年度同月比较达标准并且达到医院规定增长幅度	100	达到去年同月水平并达到规定年度月度增长幅度指标,降低1%扣10分增加1%奖5分	
被考核者			本表定量指标满分		满分570分	定量指标合计得分	

十二、继续教育科护理人员卓越绩效考评标准

1.继续教育科护师卓越绩效考评标准(表一)

一级指标 (分值)	权重 %	二级指标		三级指标		得分	考核 方式
		考评内容	分值	考评内容	分值		
1 管理能力 执行能力 100分	10	1.1管理能力 职能部门 参加会议	60	a.管理能力、同事之间团结	30		定性
				b.独立分析和解决问题能力	20		定性
				c.按照规定参加相关会议	10		定性
		1.2执行力 工作计划	40	a.工作外愿意承担额外工作	10		定性
				b.有年、月、周工作计划并落实	30		定量
2 过程控制 工作质量 工作数量 工作效率 300分	30	2.1 工作流程 制度落实	80	a.掌握自己岗位工作流程	30		定量
				b.医院必需的保密工作好	30		定量
				c.每月有持续改进计划与实施	20		定性
		2.2 工作数量 检查考核	160	a.每周主管工作检查与落实	80		定量
				b.本部门工作任务完成与效果	10		定性
				c.岗位工作主动、积极和责任心	10		定性
				d.公私分明、检查落实到位	20		定量
				e.职责履行与遵守劳动纪律	20		定性
				f.服从科长领导与管理	20		定量
		2.3 工作质量	40	a.每月有所管工作质量分析	10		定性
				b.各项工作质量符合要求	10		定性
				c.主管工作每月有小结或总结	10		定性
				d.工作不推诿拖延,不制造矛盾	10		定性
		2.4组织活动 决策信息	20	a.主管主办会议流程与效果	10		定性
				b.正确时间提供正确资料信息	10		定量
3 带教培训 学术科研 80分	8	3.1全局观念 职业素质	40	a.没有私自收费和人情检查	20		定性
				b.处理问题全局观念符合理论	20		定性
		3.2 论文培训	40	a.廉洁奉公、办事公道、作风优良	10		定性
				b.执行培训论文带教科研管理	30		定性
4 职业道德 有效沟通 60分	6	4.1团队精神 组织学习	30	a.授权院内、外沟通与协调	10		定性
				b.以科室为中心服务思想	20		定量
		4.2有效沟通 处理请示报告	30	a.严禁出具假材料、证明并盖章	20		定性
				b.及时处理科室送来各类报告	10		定性
5 团队管理 突发事件 60分	6	5.1 社会责任	30	a.维护医院和科室、社会形象	10		定性
				b.首接、首办事情负责制	20		定量
		5.2 突发事件	30	a.科室应急预案与处理流程	20		定量
				b.突发事件处理能力	10		定性
6满意测评 100分	10	6.1满意度	70	领导、全院临床、医技科室主任、	70		定性
		6.2满意度	30	本科员工对本科领导满意度	30		定性
7 医院 绩效结果 300分	30	7.1 病人结果	150	与上年度同月比较,门诊、急诊、手术、出院病人总数量	150		定量
		7.2质量结果	50	医院、医疗质量与安全达到标准	50		定量
		7.3财务结果	100	医疗收入利润与年度同月比较	100		定量
被考核部门			标准分	**1000分**	考核最后定性和定量指标合计得分		

1.1 继续教育科护师卓越绩效考评定性标准(表二)

被考评者姓名		职务			部门				
一级指标	三级定性指标内容测评		本项满分	测评方式	卓越	优秀	良好	一般	得分
1 **管理能力** **执行能力** **70分**	1.1 a. 管理能力、同事之间团结		30	定性		30	24	18	
	1.1 b. 独立分析和解决问题能力		20	定性		20	16	12	
	1.1 c. 按照规定参加相关会议		10	定性					
	扣分细则:符合管理规定要求,迟到或早退一次扣5分,缺席半天会议扣10分								
	1.2. a 本职工作外愿意承担额外工作		10	定性		10	8	6	
2 **过程控制** **工作质量** **工作数量** **工作效率** **110分**	2.1 c. 每月有持续改进计划与实施		20	定性					
	扣罚细则:部门每月针对存在工作、检查、指导科室,考核、上报文字资料、值班等问题与缺陷每月有持续改进计划、事实、流程、措施、效果,少一个环节扣5分								
	2.2 b. 本部门工作完成与效果		10	定性					
	考核细则:本部门工作完成与效果好得满分,没有按时完成规定工作一次扣10分,工作完成效果不好一次扣20分,主管工作完成不好影响到全院工作扣20分								
	2.2 c. 岗位工作主动、积极和责任心		10	定性		10	8	6	
	2.2 e. 职责履行与遵守劳动纪律		20	定性					
	扣罚细则:上班不接收私人快递包裹,发现接收一次扣5分;科室早会、进入病房查房、检查、考核时间关手机一次不关扣5分;上班上网、打游戏发现一次扣10分;值班时间干私活带人看病一次扣5分,外出不请示离开岗位发现一次扣10分								
	2.3 a. 每月有所管工作质量分析		10	定性	没有文字分析扣10分				
	2.3 b. 各项工作质量符合要求		10	定性	一项不符要求扣10分				
	2.3 c. 主管工作每月有小结或总结		10	定性	没有小结总结扣10分				
	2.3 d. 工作不推诿拖延、不制造矛盾		10	定性	工作推诿拖延扣10分				
	2.4 a. 主管主办的会议流程与效果		10	定性					
	考核细则:负责主管或主办的医院相关会议按照流程进行,符合管理规定要求,无签字迟到、早退、缺席登记扣10分;因组织不力、会议效果不好扣20分								
3 **论文科研** **廉洁奉公** **80分**	3.1 a. 没有私自收费和人情检查		20	定性	有一次扣20分				
	3.1 b. 处理问题全局观念符合理论		20	定性					
	考核细则:处理问题全局观念,符合理论原则,不符合伦理原则一项、次扣10分								
	3.2 a. 廉洁奉公、办事公道、作风优良		10	定性		10	8	6	
	3.2 b. 教学培训论文带教科研管理		30	定性					
	考核细则:执行教学、培训、论文、带教、科研管理,一项、次不符合要求扣5分								
4 **职业道德** **40分**	4.1 a. 授权院内、外沟通与协调		10	定性		20	16	12	
	4.2 a. 严禁出具假材料、证明并盖章		20	定性	一项、次违规扣20分				
	4.2 b. 及时处理科室送来各类报告		10	定性					
	考核细则:3天内有电话回复,10天内有文字回复,超过10天无文字回复扣10分								
5 **团队管理** **20分**	5.1 a. 维护医院和科室的社会形象		10	定性	一次不符合扣10分				
	5.2 b. 突发事件处理能力		10	定性					
	考核细则:有突发事件处理流程满分,无流程扣10分,突发事件处理不力扣20分								
6科室满意 **100分**	6.1 领导、临床、医技科主任满意度		70	定性		70	56	42	
	6.2 本科员工对本科领导满意度		30	定性		30	24	18	
本表定性指标满分		**420分**		**定性指标最后得分**					

1.2 继续教育科护师卓越绩效考评定量标准(表三)

一级指标 (分值)	权重 %	二级指标		三级指标		绩效考评 扣分细则	得分
		考评内容	分值	考评内容	分值		
1 管理能力 30分	3	1.2 部门规划 工作计划	30	b.有部门规划,年度、月度、周工作计划安排并落实,不符合扣分	30	有部门规划,年度、月度、周工作计划安排并落实,少一项、次扣10分	
2 过程控制 工作质量 工作数量 工作效率 190分	19	2.1 工作流程 完成任务	60	a.掌握自己岗位工作流程,不符合扣分	30	不能够掌握自己岗位工作流程扣10分	
				b.医院必需的保密工作好,不符合扣分	30	医院必需的保密工作好,保密工作不好一次扣10分	
		2.2 工作数量	120	a.按规定时间、每周主管科室、部门的检查工作、绩效考核等落实	80	每周主管科室、部门的检查工作、绩效考核等落实,一项、次扣10分	
				d.公私分明,检查落实到位,一项、次不符合医院管理要求扣分	20	公私分明、检查落实到位,公私不分明、检查落实不到位,一次扣20分	
				f.服从科长领导与管理,不符合扣分	20	不服从科长领导与管理,一项、次扣10分	
		2.4 决策信息	10	b.正确时间提供正确资料信息,一项、次不符合医院绩效考评与管理规定要求扣分	10	提供给医院的各种资料,信息不准确一项、次扣10分,上报资料信息、推迟半天扣5分	
4 职业道德 20分	2	4.1 卓越服务	20	b.以科室为中心服务思想,不符合医院管理规定的要求扣分	20	以科室为中心服务思想好满分,以科室为中心服务思想不扎实扣10分	
5 团队管理 应急预案 40分	4	5.2 首接首办 应急预案	40	5.1 b.首接、首办事情负责制,工作过程中一项、次不符合医院绩效考评与管理标准规定的要求扣分符合要求	20	首接、首办事情负责制落实好满分,首次接待一次不负责扣10分,首次办事不负责一次扣10分,影响医院正常工作扣20分	
				5.2 a.科室应急预案与处理流程,不符合医院规定的标准扣分	20	科室有应急预案与处理流程得满分,无应急预案扣10分,无流程扣10分	
7 医院 绩效结果 300分	30	7.1 医院 病人结果	150	门诊、急诊、手术、出院病人总数量与上年度同月比较达标准	150	达到去年同月水平并达到规定月度增长幅度指标,降低1%扣10分增加1%奖5分	
		7.2 医院 质量安全	50	医院、医疗质量与安全达到标准与上年度同月比较并且达标准	50	达到去年同月水平并达到规定月度增长幅度指标,降低1%扣10分增加1%奖5分	
		7.3 医院 财务结果	100	利润与上年度同月比较达标准并且达到医院规定增长幅度	100	达到去年同月水平并达到规定月度增长幅度指标,降低1%扣10分增加1%奖5分	
被考核部门		本表定量指标满分		满分580分		定量指标合计得分	

十三、基层指导科护理人员卓越绩效考评标准

1. 基层指导科中级职称护师卓越绩效考评标准(表一)

一级指标 (分值)	权重 %	二级指标		三级指标		得分	考核 方式
		考评内容	分值	考评内容	分值		
1 领导能力 管理水平 70分	7	1.1 管理能力 职能部门 参加会议	40	a. 管理能力、同事之间团结	20		定性
				b. 独立分析解决疑难问题能力	10		定性
				c. 按照规定参加会议	10		定性
		1.2 执行力 工作计划	30	a. 各种规章制度执行能力	20		定性
				b. 执行规划,年、月、周工作计划	10		定量
2 过程控制 工作质量 工作数量 工作效率 330分	33	2.1 工作流程 制度落实	70	a. 按照科室工作流程操作	20		定量
				b. 严禁背后议论领导长短	30		定量
				c. 工作外愿意承担额外工作	20		定性
		2.2 工作数量 检查考核	160	a. 每月每周检查主管的工作	70		定量
				b. 工作不推诿拖延、不制造矛盾	30		定性
				c. 岗位工作主动、积极和责任心	20		定性
				d. 公私分明、无违纪情况	20		定量
				e. 职责履行与遵守劳动纪律	20		定性
		2.3 工作质量	80	a. 履行科室质量管理兼职工作	20		定性
				b. 持续学习能力与工作创新	10		定量
				c. 按时完成各种统计报表	20		定性
				d. 主管工作按时有小结或总结	20		定量
				e. 服从科室主任领导与管理	10		定量
		2.4 工作效率 决策信息	20	a. 主办会议流程与效果	10		定性
				B. 提供资料、信息及时准确	10		定量
3 论文科研 廉洁奉公 80分	8	3.1 论文科研 现场"7S管理"	40	a. 教学、带教、培训、科研成果	30		定性
				b. 现场"7S管理"与环境维护	10		定性
		3.2 实事求是	40	a. 检查督查科室结果实事求是	20		定性
				b. 严禁出具假材料、证明并盖章	20		定性
4 职业道德 有效沟通 60分	6	4.1 团队精神 组织学习	30	a. 临时性工作完成好	20		定性
				b. 参加科室组织的会议学习	10		定量
		4.2 有效沟通 言行规范	30	a. 院内、外沟通与协调	20		定性
				b. 严禁传播对医院不利消息	10		定性
5 团队管理 突发事件 60分	6	5.1 社会责任	30	a. 开拓医疗市场的能力	10		定性
				b. 首问首办事情负责制落实	20		定量
		5.2 突发事件	30	a. 主管工作应急预案处理流程	10		定量
				b. 突发事件管理与处理能力	20		定性
6 科室满意 100分	10	6.1 满意度	60	领导、临床、医技科主任满意度	60		定性
		6.2 满意度	20	本科员工满意度	20		定性
		6.3 持续改进	20	持续改进计划与实施	20		定性
7 医院 绩效结果 300分	30	7.1 病人结果	150	门诊、急诊、手术、出院病人总数量	150		定量
		7.2 质量结果	50	医院、医疗质量与安全达到标准	50		定量
		7.3 财务结果	100	医疗收入利润上年度同月比较	100		定量
被考核部门		标准分	1000分	考核最后定性和定量指标合计得分			

1.1 基层指导科中级职称护师卓越绩效考评标准定性标准(表二)

被考评者姓名	曾清祥		职务	科主任			部门		基层指导科	
一级指标	三级定性指标内容测评			本项满分	测评方式	卓越	优秀	良好	一般	得分
1 **管理能力** **50分**	1.1 a. 管理能力、同事之间团结			20	定性		20	16	12	
	1.1 b. 独立分析和解决问题能力			10	定性		10	8	6	
	1.2 a. 各种规章制度执行能力			20	定性		20	16	12	
2 **过程控制** **工作质量** **工作数量** **工作效率** **120分**	2.2 b. 工作不推诿拖延,不制造矛盾			30	定性					
	考核细则:符合医院规定要求,工作推诿拖延扣10分,制造矛盾影响工作扣30分									
	2.2 c. 岗位工作主动、积极和责任心			20	定性					
	考核细则:符合规定要求,工作不主动扣5分、不积极扣5分,责任心不强口10分									
	2.2 e. 职责履行与遵守劳动纪律			20	定性					
	考核细则:上班不接收私人快递包裹发现一次扣5分。上班时带熟人检查、看病一次扣10分。上班干私活吃零食一次扣5分。开会、接待合约单位工作时手机静音,一次不静音扣5分。上班上网玩手机微信查资料打游戏发现一次扣10分									
	2.3 a. 履行科室质量管理兼职工作			20	定性					
	考核细则:科质量管理组织不健全扣10分,职责不清扣5分,职责不履行扣10分									
	2.3 c. 按时完成各种统计报表			20	定性					
	考核细则:按时完成各种统计报表,按规定时间推迟半天扣5分、推迟一天扣10分									
	2.4 a. 主办的会议流程与效果			10	定性					
	考核细则:符合要求无签字迟到、早退、缺席登记扣10分;会议效果不好扣20分									
3 **论文科研** **廉洁奉公** **80分**	3.1 a. 教学、带教、培训、科研成果			30	定性					
	考核细则:教学、带教、培训、科研管理符合规定要求,一项、次不符合要求扣10分									
	3.1 b. 现场"7S管理"与环境维护			10	定性					
	考核细则:现场"7S管理"与环境维护,一项、次不符合要求扣5分									
	3.2 a. 检查督查科室结果实事求是			20	定性		20	16	12	
	考核细则:检查督查科室结果、上报数据等不实事求是、弄虚作假一项、次扣30分									
	3.2 b. 严禁出具假材料、证明并盖章			20	定性					
	考核细则:出具假材料、假证明一次扣10分,在假资料、证明上盖章一次扣20分									
4 **职业道德** **沟通协调** **50分**	4.1 a. 临时性工作完成好			20	定性		20	16	12	
	4.2 a. 授权院内、外沟通与协调			20	定性		20	16	12	
	4.2 b. 严禁传播对医院不利消息			10	定性					
	考核细则:严禁传播对医院不利消息,符合管理要求,违规一次扣5分扣10分									
5 **团队管理** **社会责任** **30分**	5.1 a. 开拓医疗市场的能力			10	定性		10	8	6	
	考核细则:负责市场调研、拓展、开发、提高市场占有率,与上年度同月比较并达到医院规定增长幅度符合管理规定要求,本市以外门诊、住院病人降低1%扣5分									
	5.2 b. 突发事件处理能力			20	定性		20	16	12	
6 **科室满意** **持续改进** **100分**	6.1 领导、临床、医技科主任满意度			60	定性		60	48	36	
	6.2 本科员工对本科领导满意度			20	定性		20	16	12	
	6.3 科室工作持续改进与实施			20	定性					
	扣罚细则:科室每月针对存在工作、检查指导科室、上报文字资料等问题与缺陷处理符合要求,每月有持续改进计划、事实、流程、措施、效果,少一个环节扣5分									
本表定性指标满分		**430分**				**定性指标最后得分**				

1.2 基层指导科中级职称护师卓越绩效考评标准定量标准(表三)

一级指标 (分值)	权重 %	二级指标 考评内容	分值	三级指标 考评内容	分值	绩效考评 扣分细则	得分
1 管理作用 执行能力 20分	2	1.2 工作计划	10	c.按照规定参加会议符合要求	10	迟到或早退一次扣5分,缺陷一项、次扣10分	
		1.2 工作计划	10	b.执行规划年度、月度、周工作计划	10	有并执行,无计划扣5分,一项制度不落实扣10分	
2 过程控制 工作质量 工作数量 工作效率 210分	21	2.1 工作流程 完成任务	70	a.按照科室工作流程操作符合要求	20	不能够按照科室工作流程操作扣5分	
				b.严禁背后议论领导长短符合要求	30	严禁背后议论领导长短,违规一次扣10分	
				c.工作外愿意承担额外工作符合要求	20	岗位工作外愿意承担额外工作,不愿意承担扣10分	
		2.2 工作数量	90	a.按规定每月、每周检查主管的工作	70	按规定每月、每周检查主管的工作,少一次扣10分	
				d.公私分明,无违纪情况符合要求	20	公私分明,无违纪现象,违纪一项、次扣20分	
		2.3 工作质量	40	b.持续学习能力与工作创新符合要求	10	不能够持续学习能力与工作创新扣20分	
				c.主管工作按时有小结或总结	20	主管工作每月按时有小结,没有工作小结扣20分	
				e.服从科室主任领导与管理符合要求	10	不服从科室主任领导与管理一项、次扣10分	
		2.4 决策信息	10	b.提供资料信息及时正确、准确,不符合规定扣分	10	提供的绩效考核结果数据不准确一次扣10分,上报、提供资料数据推迟一天扣10分	
4 职业道德 10分	1	4.1 团队管理	10	b.参加科室组织的会议学习,不符合医院规定标准扣分	10	按规定组织科室学习、培训、会议活动,一次不参加扣5分,无故不参加扣10分	
5 团队管理 应急预案 30分	3	5.1 首接首办	20	b.首问首办事情负责制落实符合要求	20	首问事情不负责扣10分,首办事情不负责扣10分	
		5.2 应急预案	10	a.主管工作、本科应急预案处理流程	10	无应急预案处理制度扣5分,无应急预案流程扣10分	
7 医院 绩效结果 300分	30	7.1 医院 病人结果	150	门诊、急诊、手术、出院病人总数量与上年同月比达到标准	150	达到去年同月水平并达规定年度月度增长幅度指标,降低1%扣10分增加1%奖5分	
		7.2 医院 质量安全	50	医院、医疗质量与安全达到标准与上年同月比并达到标准	50	达到去年同月水平并达到规定年度月度增长幅度指标,降低1%扣10分增加1%奖5分	
		7.3 医院 财务结果	100	利润与上年度同月比较达到标准并达到医院规定增长幅度	100	达到去年同月水平并达到规定年度月度增长幅度指标,降低1%扣10分增加1%奖5分	
被考核部门				本表定量指标满分		满分570分　定量指标合计得分	

十四、病人管理中心护理人员卓越绩效考评标准

1.病人管理中心护士长卓越绩效考评标准(表一)

一级指标 (分值)	权重 %	二级指标		三级指标		得分	考核 方式
		考评内容	分值	考评内容	分值		
1 领导能力 执行能力 **80分**	8	1.1领导能力 执行能力	50	a.领导与管理能力、同事之间团结	20		定性
				b.18项核心制度与相关规定执行力	30		定量
		1.2 工作计划	30	a.科室规划,年度、月度工作计划总结	20		定量
				b.按照规定时间上报护士长手册	10		定性
2 过程控制 工作质量 工作数量 工作效率 **340分**	34	2.1 工作流程	40	a.工作流程,工人排班科学	20		定量
				b.按时参加各种会议上报数据正确	20		定量
		2.2 工作数量	140	a.基础工作的执行与落实	30		定量
				b.患者查对核对识别落实	30		定量
				c.落实服务质量管理措施	30		定量
				d.掌握科室运送工具使用方法	30		定量
				e.工人实施绩效考核并与结果挂钩	20		定量
		2.3 工作质量	90	a.科室质量管理组织健全履行职责	20		定性
				b.有完整的职责与岗位说明书	10		定性
				c.落实管理目标和质量控制制度	10		定性
				d.预防患者运送跌倒制度落实	20		定性
				e.遵守劳动纪律、职责履行	10		定性
				f."三基"及护理技术操作考核	20		定量
		2.4 工作效率	70	a.各种资料填写符合标准要求	20		定性
				b.科室没有私自收费和免费项目	20		定性
				c病人病情变化应急预案与流程	10		定性
				d.有危重患者安全管理措施	10		定性
				e.首接、首问、首管患者负责制	10		定性
3 职业素质 科研管理 **80分**	8	职业素质 业务技术 科研管理	80	a.工作积极、主动性与责任心	20		定性
				b.教学培训带教实习进修生任务	10		定性
				c.本人论文、学术、科研成果	20		定性
				d.护理科研课题的设计与效果	30		定性
4 团队管理 **50分**	5	4.1团队管理	20	关心工人生活,注意工作方法	20		定性
		4.2 有效沟通	30	a.按照规定着装,注重沟通	10		定性
				b.职责履行愿意承担额外工作	20		定性
5 社会责任 **50分**	5	5.1 社会责任	30	a.按照规定参加公益活动	10		定性
				b.手卫生、院感、消毒隔离、废物处理	20		定量
		5.2奖金管理	20	奖金福利透明公开,工人同工同酬	20		定量
6 满意测评 **100分**	10	6.1满意度	50	临床科室的满意度	50		定性
		6.2本科满意	20	本科员工的满意度	20		定性
		6.3持续改进	20	针对问题缺陷有持续改进计划	20		定性
7 医院 绩效结果 **300分**	30	7.1病人结果	150	门诊、急诊、手术、出院病人总数量	150		定量
		7.2质量结果	50	医院、医疗质量与安全达到标准	50		定量
		7.3财务结果	100	医疗收入利润上年度同月比较	100		定量
满分	**1000分**	**定性指标得分**		**定量指标得分**		**最后得分**	

1.1 病人管理中心与护士长卓越绩效考评定性标准(表二)

被考评者姓名		职务			部门				
一级指标	三级定性指标内容测评		本项满分	测评方式	卓越	优秀	良好	一般	得分
1 **管理能力** **30分**	1.1 a. 领导管理能力、同事之间团结		20	定性		20	16	12	
	1.2 b. 按照规定时间上报护士长手册		10	定性					
	扣罚细则:按照规定时间上报护士长手册,推迟一天扣5分								
2 **过程控制** **工作质量** **工作数量** **工作效率** **130分**	2.3 a. 科质量管理组织健全履行职责		20	定性					
	奖罚细则:质量管理组织健全职责履行,科室质量管理工作小组少一个扣5分,人员兼职职责不清扣10分,质量管理工作小组成员没有履行职责,一人次扣5分								
	2.3 b. 有完整的职责与岗位说明书		10	定性					
	扣罚细则:没有完整的职责与岗位说明书,符合管理规定要求,少一项、次扣5分								
	2.3 d. 预防患者运送跌倒制度落实		20	定性		一患者跌倒一次扣5分			
	2.3 e. 遵守劳动纪律、职责履行		10	定性					
	扣罚细则:上班不迟到早退脱岗旷工,迟到或早退一次扣5分,脱岗一次扣10分,旷工一次扣20分。上班接收快递包裹一次扣5分;进入诊室工作不关手机一次扣5分;上班上网、玩手机微信、打游戏、办公室闲聊延迟查房或病人服务一次扣10分								
	2.4 a. 各种资料书写符合标准		20	定性		一处不符合标准扣5分			
	2.4 b. 科室没有私自收费和免费项目		20	定性					
	奖罚细则:科室没有私自收费和免费项目,发现一次私自收费扣20分								
	2.4 c. 病人病情变化应急预案与流程		10	定性					
	奖罚细则:针对病情变化或意外等情况有应急预案与流程,少一项扣5分								
	2.4 d. 有危重患者运送安全措施		10	定性					
	奖罚细则:有危重患者运送安全措施,符合管理规定的要求,少一项措施扣5分								
	2.4 e. 首接、首问、首管患者负责制		10	定性					
	奖罚细则:首接、首问、首管患者负责制,符合管理要求,一项不符合规定扣5分								
3 **职业素质** **论文科研** **80分**	3. a. 工作积极、主动性与责任心		20	定性		20	16	12	
	3. b. 教学培训带教实习进修生任务		10	定性		10	8	6	
	3. c. 本人专科护理理论与技术水平		20	定性		20	16	12	
	3. d. 护理科研课题的设计与效果		30	定性	一项、次不符扣10分				
4 **团队管理** **50分**	4.1 关心工人生活,注意工作方法		20	定性					
	奖罚细则:关心工人生活,注意工作方法,符合管理要求,一项、次不符合要求扣5分								
	4.2 a. 按照规定着装、注重沟通		10	定性		10	8	6	
	4.2 b. 职责履行愿意承担额外工作		20	定性					
	奖罚细则:符合管理要求,履行职责不到位一次扣5分,不愿承担额外工作扣5分								
5 社会责任 **10分**	5.1 a. 按照规定参加公益活动		10	定性		10	8	6	
	奖罚细则:按照规定参加公益活动符合管理规定的要求,不参加一次扣5分								
6 **满意测评** **持续改进** **100分**	6.1 a. 临床科室的满意度		50	定性		50	40	30	
	6.2 本科员工的满意度		20	定性		20	16	12	
	6.3 针对问题缺陷有持续改进计划		30	定性					
	扣罚细则:针对每月科室转送病人、物资管理等统计存在的问题、缺陷、投诉等处理符合要求,每月有持续改进计划、事实、流程、措施、效果,少一个环节扣5分								
科室		本表定性指标满分	400 分		定性指标最后得分				

1.2 病人管理中心与护士长卓越绩效考评定量标准(表三)

一级指标 (分值)	权重 %	二级指标		三级指标		绩效考评 扣分细则	得分
		考评内容	分值	考评内容	分值		
1 管理能力 执行能力 50分	5	1.1 执行能力	30	b."18项核心制度"与相关制度的规定执行力,一项、次不符合医院管理规定要求扣分符合要求	30	"18项核心制度"与相关制度执行力,核心制度一项不执行扣5分,其他制度不执行扣5分	
		1.2 规划计划	20	a.科室规划,年度、月度工作计划与总结	20	有规划,年度、月度计划总结满分,少一项扣5分	
2 过程控制 工作质量 工作数量 工作效率 210分	21	2.1 工作流程	40	a.按照工作流程工作,工人排班科学符合要求	20	少一项流程扣5分,排班不科学扣5分。各种相关会议迟到或早退一次扣5分,缺席一次扣10分。上报数据差错一次扣10分	
				b.按时参加各种会议上报数据正确,一项、次不符合管理规定要求扣分	20		
		2.2 工作数量	140	a.基础工作的执行与落实,不符合扣分	30	基础工作不执行、落实一项、次扣5分。患者"三查七对"、查对识别不落实,未查对一次扣5分。落实工作质量考核与管理目标,一项、次不落实质量管理目标扣5分。不能掌握科室运送工具使用方法扣5分。没有实施绩效考核扣10分,工人绩效考核结果不与工人工资挂钩扣10分	
				b.患者"三查七对",查对识别的落实符合要求	30		
				c.落实工作质量考核与管理目标符合要求	30		
				d.掌握科室运送工具使用方法,不符合扣分	30		
				e.实施绩效考核并实施,一项、次不符合医院绩效考评标准要求扣分	20		
		2.3 工作质量	30	c.落实管理目标和质量控制制度,不符合扣分	10	落实科室管理目标和质量控制制度,一项、次不落实扣5分。"三基"及技术操作考核,一人不合格扣5分	
				f."三基"及护理技术操作考核,不符合扣分	20		
5 社会责任 消毒隔离 40分	4	5.1 社会责任	20	b.手卫生、院感、消毒隔离、废物处理	20	不落实手卫生、院感、消毒隔离、废物处理,一项扣5分。奖金福利不透明公开、不同工同酬扣10分	
		5.2 奖金管理	20	奖金福利透明公开,工人同工同酬符合要求	20		
7 医院 绩效结果 300分	30	7.1 医院 病人结果	150	门诊、急诊、出院病人、手术病人总数量与上年同月比,不符合扣分	150	达到去年同月水平并达到规定年度增长幅度指标,降低1%扣10分,增加1%奖5分	
		7.2 医院 质量安全	50	医院、医疗质量与安全与上年同月比较并且达规定标准,不符合扣分	50	达到去年同月水平并达到规定月度增长幅度指标,降低1%扣10分,增加1%奖5分	
		7.3 医院 财务结果	100	利润与上年度同月比较并且达到医院规定增长幅度标准,不符合扣分	100	达到去年同月水平并达到规定月度增长幅度指标,降低1%扣10分,增加1%奖5分	
科室				本表定量指标满分	600分	定量指标合计得分	

2．病人管理中心护师与护士卓越绩效考评标准（表一）

一级指标（分值）	权重 %	二级指标 考评内容	分值	三级指标 考评内容	分值	得分	考核方式
1 管理能力 执行能力 80分	8	1.1 管理能力 执行能力	50	a. 管理能力、同事之间团结	20		定性
				b. "18项核心制度"与相关规定执行力	30		定量
		1.2 工作计划	30	a. 科室规划、年度、月度工作计划总结	20		定量
				b. 值班、交接班物品核对签字落实	10		定性
2 过程控制 工作质量 工作数量 工作效率 340分	34	2.1 工作流程	40	a. 按照科室制定的工作流程工作	20		定量
				b. 按时参加各种会议上报数据正确	20		定量
		2.2 工作数量	140	a. 基础工作的执行与落实	30		定量
				b. 患者查对核对识别落实	20		定量
				c. 落实服务质量管理措施	20		定量
				d. 掌握科室运送工具使用方法	30		定量
				e. 按规定参加各种班次值班	20		定量
				f. 服从护士长领导与上级职称管理	20		定量
		2.3 工作质量	90	a. 科室质量管理组织健全履行职责	20		定性
				b. 尊重老同事，善于沟通、协调、互助	20		定性
				c. 落实管理目标和质量控制制度	10		定量
				d. 预防患者运送跌倒制度落实	20		定性
				e. 遵守劳动纪律、职责履行	10		定性
				f. "三基"考试、护理技术操作考核	10		定量
		2.4 工作效率	70	a. 各种资料填写符合标准要求	20		定性
				b. 科室没有私自收费和免费项目	20		定性
				c 病人病情变化应急预案与流程	10		定性
				d. 工作区域清洁、卫生间管理	10		定性
				e. 首接、首问、首管患者负责制	10		定性
3 职业素质 科研管理 80分	8	职业素质 业务技术 科研管理	80	a. 工作积极、主动性与责任心	20		定性
				b. "三基"考试、心肺复苏与培训	20		定性
				c. 钻研业务、虚心好学、任劳任怨	20		定性
				d. 执行护理科研课题的设计与效果	20		定性
4 团队管理 50分	5	4.1 团队管理	20	虚心好学、钻研业务、工作努力	20		定性
		4.2 有效沟通	30	a. 按照规定着装、注重沟通	10		定性
				b. 职责履行愿意承担额外工作	20		定性
5 社会责任 50分	5	5.1 社会责任	30	a. 按照规定参加公益活动	10		定性
				b. 手卫生、院感、消毒隔离、废物处理	20		定量
		5.2 奖金管理	20	奖金福利透明公开，工人同工同酬	20		定量
6 满意测评 100分	10	6.1 满意度	50	临床科室的满意度	50		定性
		6.2 本科满意	20	本科员工对自己的满意度	20		定性
		6.3 持续改进	20	针对问题缺陷有持续改进计划	20		定性
7 医院 绩效结果 300分	30	7.1 病人结果	150	门诊、急诊、手术、出院病人总数量	150		定量
		7.2 质量结果	50	医院、医疗质量与安全达到标准	50		定量
		7.3 财务结果	100	医疗收入利润与上年度同月比较并且达到医院规定增长幅度	100		定量
满分	1000分	定性指标得分		定量指标得分		最后得分	

2.1 病人管理中心护师与护士卓越绩效考评定性标准(表二)

被考评者姓名		职务				部门			
一级指标	三级定性指标内容测评		本项满分	测评方式	卓越	优秀	良好	一般	得分
1 管理能力 30分	1.1 a.管理能力、同事之间团结		20	定性		20	16	12	
	1.2 b.值班交接班物品核对签字落实		10	定性					
	扣罚细则:值班、交接班物品核对签字落实,交接物品差错、一次不签字扣5分								
2 过程控制 工作质量 工作数量 工作效率 140分	2.3 a.科质量管理组织健全履行职责		20						
	奖罚细则:质量管理组织健全职责履行,科室质量管理工作小组少一个扣5分,人员兼职职责不清扣10分,质量管理工作小组成员没有履行职责,一人次扣5分								
	2.3 b.尊重老同事、沟通、协调互助		20	定性					
	扣罚细则:尊重老同事,善于沟通、协调、互助,因工作不尊重老同事者扣5分								
	2.3 d.预防患者运送跌倒制度落实		20	定性		一患者跌倒一次扣5分			
	2.3 e.遵守劳动纪律、职责履行		10	定性					
	扣罚细则:上班不迟到早退脱岗旷工,迟到或早退一次扣5分,脱岗一次扣10分,旷工一次扣20分。上班接收快递包裹一次扣5分;进入诊室工作不关手机一次扣5分;上班上网、玩手机微信、打游戏、办公室闲聊延迟查房或病人服务一次扣10分								
	2.4 a.各种资料书写符合标准		20	定性		一处不符合标准扣5分			
	2.4 b.科室没有私自收费和免费项目		20	定性					
	奖罚细则:科室没有私自收费和免费项目符合要求,发现一次私自收费扣20分								
	2.4 c.病人病情变化应急预案与流程		10	定性					
	奖罚细则:针对病情变化或意外等情况有应急预案与流程,少一项扣5分								
	2.4 d.工作区域清洁、卫生间管理		10	定性					
	奖罚细则:有危重患者运送安全措施,符合管理规定的要求,少一项措施扣5分								
	2.4 e.首接、首问、首管患者负责制		10	定性					
	奖罚细则:首接、首问、首管患者负责制,符合管理要求,一项不符合规定扣5分								
3 职业素质 论文科研 80分	3.a.工作积极、主动性与责任心		20	定性		20	16	12	
	3.b."三基"考试、心肺复苏与培训		20	定性	一次不及格扣10分				
	3.c.钻研业务、虚心好学、任劳任怨		20	定性		20	16	12	
	3.d.执行护理科研课题的设计与效果		20	定性	一项、次不执行扣10分				
4 团队管理 50分	4.1 虚心好学、钻研业务、工作努力		20	定性					
	奖罚细则:虚心好学、钻研业务、工作努力,符合规定要求一项、次不符合要求扣5分								
	4.2 a.按照规定着装、注重沟通		10	定性		10	8	6	
	4.2 b.职责履行愿意承担额外工作		20	定性					
	奖罚细则:符合管理要求,履行职责不到位一次扣5分,不愿承担额外工作扣5分								
5 社会责任 10分	5.1 a.按照规定参加公益活动		10	定性					
	奖罚细则:按照规定参加公益活动符合管理规定的要求,不参加一次扣5分								
6 满意测评 持续改进 100分	6.1 a.临床科室的满意度		50	定性		50	40	30	
	6.2 本科员工对自己的满意度		20	定性		20	16	12	
	6.3 针对问题缺陷有持续改进计划		30	定性					
	扣罚细则:针对每月科室转送病人、物资管理、等统计等存在的问题、缺陷、投诉等处理符合要求,每月有持续改进计划、事实、流程、措施、效果,少一个环节扣5分								
科室		本表定性指标满分	410分		定性指标最后得分				

2.2 病人管理中心护师与护士卓越绩效考评定量标准(表三)

一级指标 (分值)	权重 %	二级指标		三级指标		绩效考评 扣分细则	得分
		考评内容	分值	考评内容	分值		
1 管理能力 执行能力 50分	5	1.1 执行能力	30	b."18项核心制度"与相关制度的规定执行力,一项、次不符合医院管理规定要求扣分符合要求	30	核心制度一项不执行到位扣5分,其他制度一项不执行到位扣5分	
		1.2 规划计划	20	a.科室规划,年度、月度工作计划与总结	20	不执行规划,年度、月度计划、总结,一次扣5分	
2 过程控制 工作质量 工作数量 工作效率 200分	20	2.1 工作流程	40	a.按照工作流程工作,工人排班科学符合要求	20	少一项流程扣5分,排班不科学扣5分。各种相关会议迟到或早退一次扣5分,缺席一次扣10分。上报数据差错一次扣10分	
				b.按时参加各种会议上报数据正确,一项、次不符合管理规定要求扣分	20		
		2.2 工作数量	140	a.按照科室制定的工作流程工作,不符合扣分	30	不按照科室制定的工作流程工作、一次扣5分。患者"三查七对"、查对识别不落实、未查对一次扣5分。一项、次不落实质量管理目标扣5分。不能掌握科室运送工具使用方法扣5分。按规定参加各种班次值班、包括节假日值班,少一项、次值班扣5分	
				b.患者"三查七对",查对识别落实,不符合扣分	20		
				c.落实工作质量考核与管理目标,不符合扣分	20		
				d.掌握科室运送工具使用方法,不符合扣分	30		
				e.按规定参加各种班次值班,不符合扣分	20		
				f.服从护士长领导与上级职称人员管理	20	不服从护士长领导与管理,一次扣10分	
		2.3 工作质量	20	c.落实管理目标和质量控制制度,不符合扣分	10	落实科室管理目标和质量控制制度,一项、次不落实扣5分。"三基"及技术操作考核,一人不合格扣5分	
				f."三基"及护理技术操作考核,不符合扣分	10		
5 社会责任 奖金管理 40分	4	5.1 社会责任	20	b.手卫生、院感、消毒隔离、废物处理	20	不落实手卫生、院感、消毒隔离、废物处理,一项扣5分。奖金福利不透明公开、不同工同酬扣10分	
		5.2 奖金管理	20	奖金福利透明公开,工人同工同酬符合要求	20		
7 医院 绩效结果 300分	30	7.1 医院 病人结果	150	门诊、急诊、出院病人、手术病人总数量与上年同月比,不符合扣分	150	达到去年同月水平并达到规定年度增长幅度指标,降低1%扣10分,增加1%奖5分	
		7.2 医院 质量安全	50	医院、医疗质量与安全与上年同月比较并且达规定标准,不符合扣分	50	达到去年同月水平并达到规定月度增长幅度指标,降低1%扣10分,增加1%奖5分	
		7.3 医院 财务结果	100	利润与上年度同月比较并且达到医院规定增长幅度标准,不符合扣分	100	达到去年同月水平并达到规定月度增长幅度指标,降低1%扣10分,增加1%奖5分	
科室		本表定量指标满分			590分	定量指标合计得分	

十五、监管中心护理人员卓越绩效考评标准

1.监管中心护士长卓越绩效考评标准(表一)

一级指标（分值）	权重%	二级指标 考评内容	分值	三级指标 考评内容	分值	得分	考核方式
1 领导能力 执行能力 70分	7	1.1领导能力 执行能力	40	a.领导与管理能力、领导之间团结	20		定性
				b.医疗核心制度与相关规定执行力	20		定量
		1.2 工作计划	30	a.护理发展规划，年度、月度工作计划	10		定量
				b.按时填写并上报护士长手册	20		定性
2 过程控制 工作质量 工作数量 工作效率 360分	36	2.1 工作流程	40	a.按照PDCA循环管理制度与流程	20		定量
				b.按规定时间参加各种会诊	20		定量
		2.2 工作数量	120	a.质量管理组织健全、履行职责	20		定量
				b.门急诊病人挂号排队管理	20		定量
				c.门急诊病人就诊排队管理	20		定量
				d.门急诊病人取药缴费排队管理	20		定量
				e.危重病人优先就诊原则	20		定量
				f.门诊诊室物品准备物资账物相符	20		定量
		2.3 工作质量	100	a.合理控制科室支出、医疗成本	30		定性
				b.门诊各种护理记录本登记完善	20		定性
				c.门诊医疗证明存根管理符合要求	20		定性
				d.门诊部秩序卫生间管理符合要求	10		定量
				e.按时上报医院规定的数据并正确	20		定量
		2.4 工作效率	100	a.健康资料准备、健康知识宣教	20		定性
				b.轮椅、饮水等便民服务措施	20		定性
				c.护理文件书写合格率	30		定性
				d.常规药品与急救物品管理	10		定性
				e.门诊区域环境和设施管理	10		定性
				f.社区卫生工作参与与管理	10		定性
3 职业素质 学术科研 80分	8	职业素质 业务技术	80	a.工作积极、主动性与责任心	10		定性
				b.本人在学科建设中的作用	20		定性
				c.本人论文、学术、科研成果	20		定性
				d.护理科研课题的执行与效果	30		定性
4 团队管理 50分	5	4.1 团队精神	30	a.科室应急预案与执行流程效果	20		定性
				b.门急诊护理质量管理、导医服务	10		定性
		4.2教学带教	20	教学、带教实习、进修生	20		定性
5 社会责任 40分	4	5.1社会责任 环境意识	30	a.按照规定参加公益活动	20		定性
				b.院感、消毒隔离废物处理达要求	10		定量
		5.2奖金管理	10	月度奖金绩效分配透明公开	10		定量
6 满意测评 100分	10	6.1满意度	50	服务对象的满意度	50		定性
		6.2满意度	30	本科员工对本人的满意度	30		定性
		6.3持续改进	20	持续改进计划与实施	20		定性
7 医院 绩效结果 300分	30	7.1病人结果	150	门诊、急诊、手术、出院病人总数量	150		定量
		7.2质量结果	50	医院、医疗质量与安全达到标准	50		定量
		7.3财务结果	100	医疗收入利润与上年度同月比较	100		定量
满分	1000分	定性指标得分		定量指标得分		最后得分	

1.1 监管中心护士长卓越绩效考评定性标准(表二)

被考评者姓名		职务			部门				
一级指标	三级定性指标内容测评		本项满分	测评方式	卓越	优秀	良好	一般	得分
1 管理能力 40分	1.1 a.领导管理能力、领导之间团结		20	定性		20	16	12	
	1.2 b.按时填写上报护士长手册		20	定性					
	扣罚细则:按时填写上报护理部护士长手册得满分,推迟一天扣5分								
2 过程控制 工作质量 工作数量 工作效率 170分	2.3 a.合理控制科室支出、医疗成本		30	定性					
	奖罚细则:达到上年度同月水平并达到规定成本减少幅度,增加1%扣10分								
	2.3 b.门诊各种护理记录本登记完善		20	定性					
	扣罚细则:门诊各种护理记录本登记完善符合规定要求,一项、次不符合要求扣5分								
	2.3 c.门诊医疗证明存根管理符合要求		20	定性					
	奖罚细则:门诊医疗证明存根管理符合管理规定的要求,一项不符合要求扣5分								
	2.4 a.健康资料准备、健康知识宣教		20	定性					
	奖罚细则:健康资料准备、健康知识宣教,符合管理要求,一项、次不符合要求扣5分								
	2.4 b.轮椅、饮水等便民服务措施		20	定性					
	奖罚细则:轮椅、饮水等便民服务措施,符合管理要求,一项、次不符合要求扣5分								
	2.4 c.护理文件书写合格率符合要求		30	定性					
	奖罚细则:达上年度同月水平并达到规定成本增长幅度,符合要求,降低1%扣10分								
	2.4 d.常规药品与急救物品管理		10	定性					
	奖罚细则:常规药品与急救物品管理,符合管理规定要求,一项、次不符合要求扣5分								
	2.4 e.门诊区域环境和设施管理		10	定性	一项不符合要求扣10分				
	2.4 f.社区卫生工作参与与管理		10	定性					
	奖罚细则:按照规定参加社区卫生工作参与与管理活动,符合要求,少一次扣5分								
3 职业素质 学科建设 80分	3.a.工作积极、主动性与责任心		10	定性		10	8	6	
	3.b.本人在学科建设中的作用		20	定性		20	16	12	
	3.c.本人论文、学术、科研成果		20	定性					
	奖罚细则:本人论文、学术、科研成果,符合规定要求,一项、次不符合要求扣10分								
	3.d.护理科研课题的执行与效果		30	定性	一项、次不执行扣10分				
4 团队管理 50分	4.1 a.科室应急预案与执行流程效果		20	定性					
	奖罚细则:科室应急预案与执行流程效果,符合规定要求,一项、次不符合要求扣5分								
	4.2 b.门急诊护理质量管理、导医服务		10	定性		10	8	6	
	4.2 教学、带教实习、进修生		20	定性					
	奖罚细则:达到上年度同月水平并达到规定成本增长幅度,符合要求,降低1%扣5分								
5 社会责任 20分	5.1 a.按照规定参加公益活动		20	定性					
	奖罚细则:按照规定参加公益活动满分,少一次扣10分								
6 满意测评 持续改进 100分	6.1 服务对象的满意度		50	定性					
	奖罚细则:服务对象满意度达到95%,每月测评一次,达不到标准,降低1%扣10分								
	6.2 本科医护人员对护士长满意度		30	定性		30	24	18	
	6.3 持续改进计划与实施		20	定性					
	扣罚细则:针对每月门诊排队挂号、排队就诊、排队缴费存在的问题、缺陷、投诉等处理符合要求,每月有持续改进计划、事实、流程、措施、效果,少一个环节扣5分								
科室		本表定性指标满分	460分		定性指标最后得分				

1.2 监管中心护士长卓越绩效考评定量标准(表三)

一级指标 (分值)	权重 %	二级指标		三级指标		绩效考评 扣分细则	得分
		考评内容	分值	考评内容	分值		
1 管理能力 执行能力 **30分**	3	1.1 执行能力	20	b."18项医疗核心制度"与相关规定执行力	20	符合要求满分,违反一次规章制度扣5分	
		1.2 规划计划	10	a.护理发展规划,年度、月度工作计划	10	有规划、年度、月度计划满分,少一项扣5分	
2 过程控制 工作质量 工作数量 工作效率 **190分**	19	2.1 工作流程	40	a.按照PDCA循环管理制度与流程符合要求	20	按照PDCA循环管理制度与流程,一项、次不符合要求扣10分。业务与其他会议、会议迟到或早退一次扣5分,缺席一次扣10分	
				b.按规定时间参加各种会诊,一项、次不符合医院管理要求扣分	20		
		2.2 工作数量	120	a.质量管理组织健全,履行职责,不符合扣分	20	质量管理组织健全履行职责,少一个质量管理组织扣5分,职责不清扣5分,没有履行职责扣10分。门急诊病人挂号排队、门急诊病人就诊排队、门急诊病人取药缴费排队每日小于15分钟得满分,超过15分钟一次扣5分。危重病人不优先一人次扣5分	
				b.门急诊病人挂号排队管理,不符合扣分	20		
				c.门急诊病人就诊排队管理,不符合扣分	20		
				d.门急诊病人取药缴费排队管理,不符合扣分	20		
				e.危重病人优先就诊,不符合规定要求扣分	20		
				f.门诊诊室物品准备物资账物相符,不符合医院规定要求扣分	20	门诊诊室物品准备物资账物相符,一项、次不符合要求扣10分	
		2.3 工作质量	30	d.门诊部秩序卫生间管理符合要求	10	门诊部秩序卫生间管理不符合要求扣10分。不按时上报医院规定的数据并有差错,扣10分	
				e.按时上报医院规定的数据并正确符合要求	20		
5 社会责任 福利管理 **20分**	2	5.1 社会责任 福利管理	10	b.按照规定处理科室医疗废物,不符合扣分	10	按规定处理医疗服务满分,不安规定处理医疗废物一次扣5分。奖金、福利不透明不公开扣10分	
			10	奖金、福利透明公开,不符合医院规定扣分	10		
7 医院 绩效结果 **300分**	30	7.1 医院 病人结果	150	门诊、急诊、出院病人、手术病人总数量与上年同月比,不符合扣分	150	达到去年同月水平并达到规定年度增长幅度指标,降低1%扣10分,增加1%奖5分	
		7.2 医院 质量安全	50	医院、医疗质量与安全与上年同月比较并且达到规定标准,不符合扣分	50	达到去年同月水平并达到规定月度增长幅度指标,降低1%扣10分,增加1%奖5分	
		7.3 医院 财务结果	100	利润与上年度同月比较并且达到医院规定增长幅度标准,不符合扣分	100	达到去年同月水平并达到规定月度增长幅度指标,降低1%扣10分,增加1%奖5分	
科室		本表定量指标满分			540分	定量指标合计得分	

2.监管中心副护士长(副主任)和主任护师卓越绩效考评标准(表一)

一级指标 (分值)	权重 %	二级指标 考评内容	分值	三级指标 考评内容	分值	得分	考核 方式
1 管理能力 执行能力 70分	7	1.1管理能力 执行能力	40	a.管理能力、同事之间团结	20		定性
				b."18项核心制度"与相关规定执行力	20		定量
		1.2 工作计划	30	a.参加夜班与各种护理班班次	20		定量
				b.护理应急预案与执行效果	10		定性
2 过程控制 工作质量 工作数量 工作效率 390分	39	2.1 工作流程	30	a.按照PDCA循环管理制度与流程	20		定量
				b.按照门诊部护理工作流程工作	10		定量
		2.2 工作数量	150	a.质量管理组织兼职职责履行	20		定量
				b.门急诊病人挂号排队管理	20		定量
				c.门急诊病人就诊排队管理	20		定量
				d.门急诊病人取药缴费排队管理	10		定量
				e.岗位病人抽血、输液、诊疗人次	50		定量
				f.协助护士长门诊部行政管理	10		定量
				g.按时参加各种会议上报数据正确	20		定量
		2.3 工作质量	110	a.有完整的护士职责与岗位说明书	20		定量
				b."三基"考试、心肺复苏与培训	20		定性
				c.合理控制科室支出、医疗成本	30		定量
				d.门诊各种护理记录本登记完善	10		定性
				e.门诊医疗证明存根管理符合要求	10		定性
				f.门诊护理质量管理、导医服务	20		定性
		2.4 中医 护理特色	100	a.工作主动性、积极性、责任心	20		定性
				b.轮椅、饮水等便民服务措施	20		定性
				c.护理文件书写合格率	10		定性
				d.门诊部秩序与卫生间管理	10		定性
				e.首接、首问、首管患者负责制	10		定性
				f.服从护理部指派科室检查工作	10		定性
3 职业素质 50分	5	职业素质 护理科研	50	a.遵守劳动纪律、职责履行	20		定性
				b.本人专科护理理论与技术水平	10		定性
				c.护理学术、论文、科研与管理	20		定性
4 团队管理 40分	4	4.1团队管理	10	医护人员团结,愿意承担额外工作	10		定性
		4.2 学科建设	30	a.按照规定着装、注重科内外沟通	10		定性
				b.在护理学科建设中的作用	20		定性
5 社会责任 50分	5	5.1 社会责任	30	a.按照规定参加公益活动	10		定性
				b.按照规定处理门诊部医疗废物	20		定量
		5.2绩效考核	20	积极参与绩效考核与管理	20		定量
6 满意测评 100分	10	6.1满意度	60	服务对象的满意度	60		定性
		6.2本科满意	20	本科员工的满意度	20		定性
		6.3持续改进	20	针对问题缺陷有持续改进计划	20		定性
7医院 绩效结果 300分	30	7.1病人结果	150	门诊、急诊、手术、出院病人总数量	150		定量
		7.2质量结果	50	医院、医疗质量与安全达到标准	50		定量
		7.3财务结果	100	达到医院规定增长幅度	100		定量
满分	1000分	定性指标得分		定量指标得分		最后得分	

2.1 监管中心副护士长(副主任)和主任护师卓越绩效考评定性标准(表二)

被考评者姓名		职务				部门				
一级指标	三级定性指标内容测评		本项满分	测评方式	卓越	优秀	良好	一般	得分	
1 **管理能力** **30分**	1.1 a. 管理能力、同事之间团结		20	定性		20	16	12		
	1.2 b. 护理应急预案与执行效果		10	定性						
	扣罚细则:没有护理应急预案扣10分,没有执行效评价扣10分									
2 **过程控制** **工作质量** **工作数量** **工作效率** **160分**	2.3 b. "三基"考试、心肺复苏与培训		20	定性	不符合要求一项扣5分					
	2.3 d. 门诊各种护理记录本登记完善		10	定性	一项、次不合格扣5分					
	2.3 e. 门诊医疗证明存根管理符合		10	定性	一项、次不符合要求扣5分					
	2.3 f. 门诊护理质量管理、导医服务		20	定性						
	奖罚细则:按本院相关管理规定文件的规定的内容,由护理部及相关部门检查,包括护理质量、中医护理文书、不良事件、服务质量、护理投诉、护理培训、护理业务与技术管理、手卫生、院感、抽血室管理、导医服务等,一项、次不符合要求扣5分									
	2.4 a. 工作主动性、积极性、责任心		20	定性						
	2.4 b. 轮椅、饮水等便民服务措施		30	定性						
	奖罚细则:轮椅、饮水等便民服务措施,符合管理要求,一项、次不符合要求扣10分									
	2.4 c. 护理文件书写合格率		20	定性						
	奖罚细则:专科护理方案执行率达要求降低1%扣10分,护理技术没有应用扣10分									
	2.4 d. 门诊部秩序与卫生间管理		10	定性						
	奖罚细则:门诊部秩序混乱扣10分,卫生间管理不洁净、不符合要求扣10分									
	2.4 e. 首接、首问、首管患者负责制		10	定性		10	8	6		
	2.4 f. 服从护理部指派科室检查工作		10	定性						
	奖罚细则:不服从护理部指派科室检查考核工作,符合管理要求,少一项、次扣10分									
3 **职业素质** **50分**	3. a. 遵守劳动纪律、岗位职责履行		20	定性						
	扣罚细则:上班不迟到早退脱岗旷工,迟到或早退一次扣5分,脱岗一次扣10分,旷工一次扣20分。上班接收快递包裹一次扣5分;进入诊室工作不关手机一次扣5分;上班上网、玩手机微信、打游戏、办公室闲聊延迟查房或病人服务一次扣10分									
	3. b. 本人专科护理理论与技术水平		10	定性	一人次不合格扣3分					
	3. c. 护理学术、论文、科研与管理		20	定性	一项不符合要求扣10分					
4 **团队管理** **40分**	4.1 医护人员团结,愿意承担额外工作		10	定性		10	8	6		
	4.2 a. 按照规定着装注重科内外沟通		10	定性	一次不规范扣5分					
	4.2 b. 本人在护理学科建设中的作用		20	定性		20	16	12		
5 社会责任 **10分**	5.1 a. 按照规定参加公益活动		10	定性						
	奖罚细则:按照规定参加医院、科室组织的公益活动满分,少参加一次扣5分									
6 **满意测评** **持续改进** **100分**	6.1 a. 服务对象的满意度		60	定性						
	扣罚细则:服务对象满意度达到95%,每月测评一次,达不到标准,降低1%扣10分									
	6.2 本科员工的满意度		20	定性		20	16	12		
	6.3 针对问题缺陷有持续改进计划		20	定性						
	扣罚细则:针对每月患者门诊排队挂号、排队就诊、排队缴费、环境卫生、卫生间洁净等存在的问题、缺陷、投诉等符合医院、科室业务与技术和管理的标准规定要求,每月有持续改进计划、事实、流程、措施、效果,少一个环节扣5分									
科室		本表定性指标满分	390 分		定性指标最后得分					

2.2 监管中心副护士长(副主任)和主任护师卓越绩效考评定量标准(表三)

一级指标 (分值)	权重 %	二级指标		三级指标		绩效考评 扣分细则	得分
		考评内容	分值	考评内容	分值		
1 管理能力 执行能力 **40分**	4	1.1 执行能力	20	b."18项核心制度"与相关规定执行力符合要求	20	核心制度一项执行不好扣5分,其他执行不好扣5分	
		1.2 规划计划	20	a.参加夜班与各种护理班班次符合规定要求	20	参加夜班与各种护理班班次,少一项、次扣10分	
2 过程控制 工作质量 工作数量 工作效率 **230分**	23	2.1 工作流程	30	a.按照PDCA循环管理制度与流程符合要求	20	没有PDCA制度或流程各扣5分。不按照门诊部护理工作流程工作扣10分。	
				b.按门诊部流程工作	10		
		2.2 工作数量	150	a.质量管理组织健全,履行职责,不符合扣分	20	不履行科室质量管理小组职责扣10分。门诊病人挂号排队、就诊排队、取药缴费排队时间与上年度同月比较延长10分钟扣30分。岗位病人抽血、输液、诊疗人次数量与上年度同月比较并达到医院规定增长幅度,降低1%扣5分	
				b.门急诊病人挂号排队管理,不符合扣分	20		
				c.门病人就诊排队管理	20		
				d.门急诊病人取药缴费排队管理,不符合扣分	10		
				e.岗位病人抽血、输液、诊疗人次,不符合扣分	50		
				f.协助护士长门诊部行政管理,不符合扣分	10	协助护士长门诊部行政管理,不符要求扣10分	
				g.按时参加各种会议,按照规定上报数据正确,不符合要求扣分	20	会议迟到或早退一次扣5分,月度上报数据正确,上报数据推迟一天扣5分	
		2.3 工作质量	50	a.有完整的护士职责与岗位说明书符合要求	20	无完整的护士职责与岗位说明书扣10分	
				c.合理控制科室支出、医疗成本,不符合医院绩效考评管理标准扣分	30	与上年同月比较,并达到医院规定成本减少幅度,增加1%扣10分	
5 社会责任 绩效管理 **40分**	4	5.1 优质服务	20	b.按照规定处理门诊部医疗废物,不符合扣分	20	不按照规定处理门诊部医疗废物扣10分。积极参与门诊部绩效考核与管理,不积极参加扣10分	
		5.2 绩效管理	20	积极参与门诊部绩效考核与管理,不符合扣分	20		
7 医院 绩效结果 **300分**	30	7.1 医院 病人结果	150	门诊、急诊、出院病人、手术病人总数量与上年同月比,不符合扣分	150	达到去年同月水平并达到规定年度增长幅度指标,降低1%扣10分,增加1%奖5分	
		7.2 医院 质量安全	50	医院、医疗质量与安全与上年同月比较并且达到规定标准,不符合扣分	50	达到去年同月水平并达到规定月度增长幅度指标,降低1%扣10分,增加1%奖5分	
		7.3 医院 财务结果	100	利润与上年度同月比较并且达到医院规定增长幅度标准,不符合扣分	100	达到去年同月水平并达到规定月度增长幅度指标,降低1%扣10分,增加1%奖5分	
科室		本表定量指标满分			610分	定量指标合计得分	

3.监管中心主管护师与护师卓越绩效考评标准(表一)

一级指标 (分值)	权重 %	二级指标 考评内容	分值	三级指标 考评内容	分值	得分	考核 方式
1 管理能力 执行能力 100分	10	1.1 管理能力 执行能力	60	a.管理能力、同事之间团结	20		定性
				b."18项核心制度"与相关规定执行力	40		定量
		1.2 工作计划	40	a.参加夜班与各种护理班班次	30		定量
				b.护理应急预案与执行效果	10		定性
2 过程控制 工作质量 工作数量 工作效率 360分	36	2.1 工作流程	30	a.胜任门诊部岗位工作与流程	20		定量
				b.值班、交接班物品核对签字落实	10		定量
		2.2 工作数量	140	a.质量管理组织兼职职责履行	20		定量
				b.门急诊病人挂号排队管理	20		定量
				c.门急诊病人就诊排队管理	20		定量
				d.门急诊病人取药缴费排队管理	20		定量
				e.岗位病人抽血、输液、诊疗人次	40		定量
				f.医疗证明及相关证件盖章合格率	10		定量
				g.按时参加各种会议上报数据正确	10		定量
		2.3 工作质量	100	a.服从护士长领导与职称人员指导	20		定量
				b."三基"考试、心肺复苏与培训	20		定性
				c.合理控制科室支出、医疗成本	20		定性
				d.门诊各种护理记录本登记完善	10		定性
				e.岗位工作"三查七对"并签字	10		定性
				f.门诊护理质量管理、导医服务	20		定性
		2.4 中医 护理特色	90	a.工作主动性、积极性、责任心	20		定性
				b.轮椅、饮水等便民服务措施	20		定性
				c.护理文件书写合格率	20		定性
				d.门诊部秩序与卫生间管理	10		定性
				e.首接、首问、首管患者负责制	10		定性
				f.社区卫生工作参与与管理	10		定性
3 职业素质 50分	5	职业素质 护理科研	50	a.遵守劳动纪律、职责履行	20		定性
				b.本人专科护理理论与技术水平	10		定性
				c.护理学术、论文、科研与管理	20		定性
4 团队管理 40分	4	4.1 团队管理	10	医护人员团结,愿意承担额外工作	10		定性
		4.2 学科建设	30	a.按照规定着装、注重科内外沟通	10		定性
				b.在护理学科建设中的作用	20		定性
5 社会责任 50分	5	5.1 社会责任	30	a.按照规定参加公益活动	10		定性
				b.按照规定处理门诊部医疗废物	20		定量
		5.2 绩效考核	20	积极参与门诊部绩效考核与管理	20		定量
6 满意测评 100分	10	6.1 满意度	60	服务对象的满意度	60		定性
		6.2 本科满意	20	本科员工的满意度	20		定性
		6.3 持续改进	20	针对问题缺陷有持续改进计划	20		定性
7 医院 绩效结果 300分	30	7.1 病人结果	150	a.门急诊、手术、住院病人出院量	150		定量
		7.2 质量结果	50	a.当月医院质量安全达到要求	50		定量
		7.3 财务结果	100	当月医疗利润上年度同月增加比较	100		定量
满分	1000分	定性指标得分		定量指标得分		最后得分	

3.1 监管中心主管护师与护师卓越绩效考评定性标准（表二）

被考评者姓名		职务				部门			
一级指标	三级定性指标内容测评		本项满分	测评方式	卓越	优秀	良好	一般	得分
1 管理能力 30分	1.1 a.管理能力、同事之间团结		20	定性		20	16	12	
	1.2 b.护理应急预案与执行效果		10	定性					
	扣罚细则：没有护理应急预案扣10分，没有执行效评价扣10分								
2 过程控制 工作质量 工作数量 工作效率 160分	2.3 b.“三基”考试、心肺复苏与培训		20	定性	不符要求一项扣5分				
	2.3 d.门诊各种护理记录本登记完善		10	定性	一项、次不合格扣5分				
	2.3 e.岗位工作“三查七对”并签字		10	定性	一项、次不签字扣5分				
	2.3 f.门诊护理质量管理、导医服务		20	定性					
	奖罚细则：由护理部及相关部门检查，包括护理质量、中医护理文书、不良事件、服务质量、护理投诉、护理培训、护理业务与技术管理、手卫生、院感、抽血室管理、导医服务等符合要求，一项、次不符合要求扣5分								
	2.4 a.工作主动性、积极性、责任心		20	定性					
	2.4 b.轮椅、饮水等便民服务措施		30	定性					
	奖罚细则：轮椅、饮水等便民服务措施，符合要求，一项、次不符合要求扣10分								
	2.4 c.护理文件书写合格率		20	定性					
	奖罚细则：专科护理方案执行率达要求降低1%扣10分，护理技术没有应用扣10分								
	2.4 d.门诊部秩序与卫生间管理		10	定性					
	奖罚细则：门诊部秩序混乱扣10分，卫生间管理不洁净，不符合要求扣10分								
	2.4 e.首接、首问、首管患者负责制		10	定性		10	8	6	
	2.4 f.社区卫生工作参与与管理		10	定性					
	奖罚细则：社区卫生工作参与与管理符合要求，按规定少参加一次社区活动扣10分								
3 职业素质 50分	3.a.遵守劳动纪律、岗位职责履行		20	定性					
	扣罚细则：上班不迟到早退脱岗旷工，迟到或早退一次扣5分，脱岗一次扣10分，旷工一次扣20分。上班接收快递包裹一次扣5分；进入诊室工作不关手机一次扣5分；上班上网、玩手机微信、打游戏、办公室闲聊延迟查房或病人服务一次扣10分								
	3.b.本人专科护理理论与技术水平		10	定性	一人次不合格扣3分				
	3.c.护理学术、论文、科研与管理		20	定性	一项不符合要求扣10分				
4 团队管理 40分	4.1 医护人员团结，愿意承担额外工作		10	定性		10	8	6	
	4.2 a.按照规定着装注重科内外沟通		10	定性	一次不规范扣5分				
	4.2 b.本人在护理学科建设中的作用		20	定性		20	16	12	
5 社会责任 10分	5.1 a.按照规定参加公益活动		10	定性					
	奖罚细则：按照规定参加医院、科室组织的公益活动满分，少参加一次扣5分								
6 满意测评 持续改进 100分	6.1 a.服务对象的满意度		60	定性					
	扣罚细则：服务对象满意度达到95%，每月测评1次，达不到标准，降低1%扣10分								
	6.2 本科员工的满意度		20	定性		20	16	12	
	6.3 针对问题缺陷有持续改进计划		20	定性					
	扣罚细则：针对每月患者门诊排队挂号、排队就诊、排队缴费、环境卫生、卫生间洁净等存在的问题、缺陷、投诉等符合医院、科室业务与技术和管理的标准规定的相关要求，每月有持续改进计划、事实、流程、措施、效果，少一个环节扣5分								
科室		本表定性指标满分	380分		定性指标最后得分				

3.2 监管中心主管护师与护师卓越绩效考评定量标准(表三)

一级指标 (分值)	权重 %	二级指标		三级指标		绩效考评 扣分细则	得分
		考评内容	分值	考评内容	分值		
1 管理能力 执行能力 70分	7	1.1 执行能力	40	b."18项核心制度"与相关规定执行力符合要求	40	核心制度一项执行不好扣5分,其他执行不好扣5分	
		1.2 规划计划	30	a.参加夜班与各种护理班班次,不符合扣分	30	参加夜班与各种护理班班次,少一项、次扣10分	
2 过程控制 工作质量 工作数量 工作效率 210分	21	2.1 工作流程	30	a.胜任门诊部岗位工作与流程,不符合扣分	20	不胜任岗位工作扣10分。值班、交接班物品核对签字落实,不签字一项、次扣10分	
				b.值班、交接班物品核对签字落实符合要求	10		
		2.2 工作数量	140	a.质量管理组织健全,履行职责,不符合扣分	20	不履行科室质量管理小组职责扣10分。门诊病人挂号排队、就诊排队、取药缴费排队时间与上年度同月比较延长10分钟扣30分。岗位病人抽血、输液、诊疗人次数量与上年度同月比较并达到医院规定增长幅度,降低1%扣5分	
				b.门急诊病人挂号排队管理,不符合扣分	20		
				c.门病人就诊排队管理	20		
				d.门急诊病人取药缴费排队管理,不符合扣分	20		
				e.岗位病人抽血、输液、诊疗人次,不符合扣分	40		
				f.医疗证明及相关证件盖章合格率符合要求	10	医疗证明及相关证件盖章合格率,差错一次扣10分	
				g.按时参加各种会议、按照规定上报数据正确,不符合要求扣分	10	会议迟到或早退一次扣5分,月度上报数据正确,上报数据推迟一天扣5分	
		2.3 工作质量	40	a.服从护士长领导与上一职称人员指导	20	不服从护士长领导与上一职称人员指导扣10分	
				c.合理控制科室支出、医疗成本,不符合医院绩效考评管理规定扣分	20	与上年同月比较,并达到医院规定成本减少幅度,增加1%扣10分	
5 社会责任 绩效管理 40分	4	5.1 优质服务	20	b.按照规定处理门诊部医疗废物,不符合扣分	20	不按照规定处理门诊部医疗废物扣10分。积极参与门诊部绩效考核与管理,不积极参加扣10分	
		5.2 绩效管理	20	积极参与门诊部绩效考核与管理工作	20		
7 医院 绩效结果 300分	30	7.1 医院 病人结果	150	门诊、急诊、出院病人、手术病人总数量与上年同月比较并且达到标准	150	达到去年同月水平并达到规定年度增长幅度指标,降低1%扣10分,增加1%奖5分	
		7.2医院 质量安全	50	医疗质量与安全与上年同月比并且达到规定标准	50	达到月度增长幅度,降低1%扣10分,增加1%奖5分	
		7.3 医院 财务结果	100	医疗收入利润与上年度同月比较并且达到医院规定增长幅度标准	100	达到去年同月水平并达到规定月度增长幅度指标,降低1%扣10分,增加1%奖5分	
科室		本表定量指标满分			620 分	定量指标合计得分	

4.监管中心护士及相关人员卓越绩效考评标准(表一)

一级指标 (分值)	权重 %	二级指标 考评内容	分值	三级指标 考评内容	分值	得分	考核 方式
1 管理能力 执行能力 100分	10	1.1管理能力 执行能力	60	a.管理能力、同事之间团结	20		定性
				b."18项核心制度"与相关规定执行力	40		定量
		1.2 工作计划	40	a.参加夜班与各种护理班班次	30		定量
				b.护理应急预案与执行效果	10		定性
2 过程控制 工作质量 工作数量 工作效率 360分	36	2.1 工作流程	30	a.胜任门诊部岗位工作与流程	20		定量
				b.值班、交接班物品核对签字落实	10		定量
		2.2 工作数量	140	a.质量管理组织兼职职责履行	10		定量
				b.门急诊病人挂号排队管理	20		定量
				c.门急诊病人就诊排队管理	20		定量
				d.门急诊病人取药缴费排队管理	20		定量
				e.岗位病人抽血、输液、诊疗人次	40		定量
				f.按规定值班与上早班次数	20		定量
				g.按时参加各种会议上报数据正确	10		定量
		2.3 工作质量	100	a.服从护士长领导与职称人员指导	20		定量
				b."三基"考试、心肺复苏与培训	20		定性
				c.岗位工作"三查七对"无差错纠纷	30		定量
				d.门诊各种护理记录本登记完善	10		定性
				e.钻研业务、虚心好学、任劳任怨	10		定性
				f.门诊护理质量管理、导医服务	10		定性
		2.4 中医 护理特色	90	a.工作主动性、积极性、责任心	20		定性
				b.轮椅、饮水等便民服务措施	30		定性
				c.护理文件书写合格率	10		定性
				d.门诊候诊区域清洁、卫生间管理	10		定性
				e.首接、首问、首管患者负责制	10		定性
				f.严格按照护理技术操作常规工作	10		定性
3 职业素质 50分	5	职业素质 护理科研	50	a.遵守劳动纪律、职责履行	20		定性
				b.本人专科护理理论与技术水平	10		定性
				c.参加继续教育、培训、学术会议	20		定性
4 团队管理 40分	4	4.1团队管理	10	医护人员团结,愿意承担额外工作	10		定性
		4.2 团队精神	30	a.按照规定着装、注重科内外沟通	10		定性
				b.尊重老同事,善于沟通、协调、互助	20		定性
5 社会责任 50分	5	5.1 社会责任	30	a.按照规定参加公益活动	10		定性
				b.消毒、隔离、院感医疗废物处理	20		定量
		5.2绩效管理	20	积极参与门诊部绩效考核与管理	20		定量
6 满意测评 100分	10	6.1满意度	60	服务对象的满意度	60		定性
		6.2本科满意	20	本科员工的满意度	20		定性
		6.3持续改进	20	针对问题缺陷有持续改进计划	20		定性
7 医院 绩效结果 300分	30	7.1病人结果	150	a.门诊、急诊、手术、住院病人出院量	150		定量
		7.2质量结果	50	a.当月医院质量安全达到要求	50		定量
		7.3财务结果	100	当月医疗利润上年度同月增加比较	100		定量
满分	1000分	定性指标得分		定量指标得分		最后得分	

4.1 监管中心护士及相关人员卓越绩效考评定性标准(表二)

被考评者姓名		职务				部门			
一级指标	三级定性指标内容测评		本项满分	测评方式	卓越	优秀	良好	一般	得分
1 **管理能力** **30分**	1.1 a.管理能力、同事之间团结		20	定性		20	16	12	
	1.2 b.护理应急预案与执行效果		10	定性					
	扣罚细则:没有护理应急预案扣10分,没有执行效评价扣10分								
2 **过程控制** **工作质量** **工作数量** **工作效率** **140分**	2.3 b."三基"考试、心肺复苏与培训		20	定性	不符要求一项扣5分				
	2.3 d.门诊各种护理记录本登记完善		10	定性	一项、次不合格扣5分				
	2.3 e.钻研业务虚心好学任劳任怨		10	定性		10	8	6	
	2.3 f.门诊护理质量管理、导医服务		10	定性					
	奖罚细则:由护理部及相关部门检查,包括护理质量、中医护理文书、不良事件、服务质量、护理投诉、护理培训、护理业务与技术管理、手卫生、院感、抽血室管理、导医服务等符合管理要求,一项、次不符合要求扣5分								
	2.4 a.工作主动性、积极性、责任心		20	定性					
	2.4 b.轮椅、饮水等便民服务措施		30	定性					
	奖罚细则:轮椅、饮水等便民服务措施,符合管理要求,一项、次不符合要求扣10分								
	2.4 c.护理文件书写合格率		10	定性					
	奖罚细则:专科护理方案执行率达要求降低1%扣10分,护理技术没有应用扣10分								
	2.4 d.门诊候诊区域清洁卫生间管理		10	定性					
	奖罚细则:门诊部秩序混乱扣10分,候诊区卫生间管理不洁净、不符合要求扣10分								
	2.4 e.首接、首问、首管患者负责制		10	定性		10	8	6	
	2.4 f.严格按护理技术操作常规工作		10	定性					
	奖罚细则:严格按照护理技术操作常规工作,一项、次不按照护理技术常规扣5分								
3 **职业素质** **50分**	3.a.遵守劳动纪律、岗位职责履行		20	定性					
	扣罚细则:上班不迟到早退脱岗旷工,迟到或早退一次扣5分,脱岗一次扣10分,旷工一次扣20分。上班接收快递包裹一次扣5分;进入诊室工作不关手机一次扣5分;上班上网、玩手机微信、打游戏、办公室闲聊延迟查房或病人服务一次扣10分								
	3.b.本人专科护理理论与技术水平		10	定性	一人次不合格扣3分				
	3.c.参加继续教育、培训、学术会议		20	定性	一项不符合要求扣10分				
4 **团队管理** **40分**	4.1医护人员团结,愿意承担额外工作		10	定性		10	8	6	
	4.2 a.按照规定着装注重科内外沟通		10	定性	一次不规范扣5分				
	4.2 b.尊重老同事,善于沟通、协调互助		20	定性		20	16	12	
5 社会责任 **10分**	5.1 a.按照规定参加公益活动		10	定性					
	奖罚细则:按照规定参加医院、科室组织的公益活动满分,少参加一次扣5分								
6 **满意测评** **持续改进** **100分**	6.1 a.服务对象的满意度		60	定性					
	扣罚细则:服务对象满意度达到95%,每月测评一次,达不到标准,降低1%扣10分								
	6.2本科员工的满意度		20	定性		20	16	12	
	6.3针对问题缺陷有持续改进计划		20	定性					
	扣罚细则:针对每月患者门诊排队挂号、排队就诊、排队缴费、环境卫生、卫生间洁净等存在的问题、缺陷、投诉等符合医院、科室业务与技术和管理的标准规定的相关要求,每月有持续改进计划、事实、流程、措施、效果,少一个环节扣5分								
科室		本表定性指标满分	470分		定性指标最后得分				

4.2 监管中心护士及相关人员卓越绩效考评定量标准(表三)

一级指标 (分值)	权重 %	二级指标		三级指标		绩效考评 扣分细则	得分
		考评内容	分值	考评内容	分值		
1 管理能力 执行能力 **70分**	7	1.1 执行能力	40	b."18项核心制度"与相关规定执行力符合要求	40	核心制度一项执行不好扣5分,其他执行不好扣5分	
		1.2 规划计划	30	a.参加夜班与各种护理班班次符合规定要求	30	参加夜班与各种护理班班次,少一项、次扣10分	
2 过程控制 工作质量 工作数量 工作效率 **220分**	22	2.1 工作流程	30	a.胜任门诊部岗位工作与流程,不符合扣分	20	不胜任岗位工作扣10分。值班、交接班物品核对签字落实,不签字一项、次扣10分	
				b.值班、交接班物品核对签字落实符合要求	10		
		2.2 工作数量	140	a.质量管理组织健全,履行职责,不符合扣分	10	不履行科室质量管理小组职责扣10分。门诊病人挂号排队、就诊排队、取药缴费排队时间与上年度同月比较延长10分钟扣30分。岗位病人抽血、输液、诊疗人次数量与上年度同月比较并达到医院规定增长幅度,降低1%扣5分	
				b.门急诊病人挂号排队管理,不符合扣分	20		
				c.门病人就诊排队管理	20		
				d.门急诊病人取药缴费排队管理,不符合扣分	20		
				e.岗位病人抽血、输液、诊疗人次,不符合扣分	40		
				f.按规定值班与上早班次数,不符合扣分	20	按规定值班与上早班次数少一次扣5分	
				g.按时参加各种会议、按照规定上报数据正确,不符合要求扣分	10	会议迟到或早退一次扣5分,月度上报数据正确,上报数据推迟一天扣5分	
		2.3 工作质量	50	a.服从护士长领导与上一职称人员指导	20	不服从护士长领导与上一职称人员指导扣10分	
				c.岗位工作"三查七对"无差错纠纷,不符合绩效考评管理规定扣分	30	岗位工作"三查七对"无差错纠纷,少一次查对扣3分一次纠纷、差错扣10分	
5 社会责任 绩效管理 **40分**	4	5.1 优质服务	20	b.消毒、隔离、院感医疗废物处理	20	消毒等一项、次不符合要求扣5分。积极参与门诊部绩效考核与管理,不积极参加扣10分	
		5.2 绩效管理	20	积极参与门诊部绩效考核与管理工作	20		
7 医院 绩效结果 **300分**	30	7.1 医院 病人结果	150	门诊、急诊、出院病人、手术病人总数量与上年同月比较并且达到标准	150	达到去年同月水平并达到规定月度增长幅度指标,降低1%扣10分,增加1%奖5分	
		7.2医院 质量安全	50	医疗质量与安全与上年同月并且达到规定标准	50	达到月度增长幅度,降低1%扣10分,增加1%奖5分	
		7.3 医院 财务结果	100	医疗收入利润与上年度同月比较并且达到医院规定增长幅度标准	100	达到去年同月水平并达到规定月度增长幅度指标,降低1%扣10分,增加1%奖5分	
科室				本表定量指标满分	530分	定量指标合计得分	

十六、新农合办公室护理人员卓越绩效考评标准

1.新农合办公室护师卓越绩效考评标准(表一)

一级指标 (分值)	权重 %	二级指标			三级指标			得分	考核 方式
		考评内容	分值		考评内容		分值		
1 工作能力 执行能力 70分	7	1.1 工作能力 执行能力	40		a.岗位工作能力、服务理念		20		定性
					b.各项规章制度执行能力		20		定性
		1.2 工作计划 技能娴熟	30		a.熟悉新农合科室规划工作计划		10		定量
					b.查对制度、熟练掌握岗位技能		20		定量
2 过程控制 工作质量 工作数量 工作效率 380分	38	2.1 工作流程	30		a.按照工作流程工作与操作		10		定量
					b.工作主动性、积极性、责任心		20		定性
		2.2 工作数量	130		a.本人当月收费总金额		60		定量
					b.本人急诊病人收费金额		10		定量
					c.值班时坚守岗位不串岗位不脱岗		20		定性
					d.工作前各种物品、零钱准备好		20		定量
					e.服务热心、语言正确主动热情		20		定量
		2.3 工作质量	110		a.报销现金与票据一致		20		定量
					b.按照标准报销、合理规范		20		定性
					c.报销数据金额不弄虚作假		20		定性
					d.各种登统计完整没有差错		20		定性
					e.报销账目交接规范并签字		20		定量
					f.工作不推诿不拖延不制造矛盾		10		定性
		2.4 工作效率	110		a.按照规定时间结算新农合账目		20		定性
					b.按照时间存款收支报表准确完整		30		定性
					c.按照规定时间提供绩效考核数据		20		定量
					d.持续改进计划与实施		20		定性
					e.遵守劳动纪律,胜任岗位工作		20		定性
3 论文科研 50分	5	论文科研 首问负责	50		a.带教、培训、论文、科研成果		20		定性
					b.在农合办制度建设中的作用		10		定量
					c.首问首办负责制落实		20		定性
4 职业道德 40分	4	4.1职业道德	20	科室团结、窗口、工作区管理好			20		定性
		4.2 职责履行	20		a.与相关部门、科室、院外沟通好		20		定性
					b.没有私自收费现象		10		定性
5 团队管理 社会责任 60分	6	5.1 团队管理 社会责任	40		a.技术人员执业资格准入制度		10		定量
					b.便民服务、没有随意更换窗口		20		定量
					c.严禁背后议论领导长短		10		定性
		5.2安全保密	20	报销数据保密安全			20		定性
6满意测评 100分	10	6.1满意度	50	服务对象的满意度			50		定性
		6.2满意度	30	本科人员对本人的满意度			30		定性
		6.3满意度	20	相关科室院外有关单位满意度			20		定性
7医院 绩效结果 300分	30	7.1病人结果	150	门诊病人、急诊病人、手术病人、出院病人总数量			150		定量
		7.2质量结果	50	a.当月质量安全达到要求			50		定量
		7.3财务结果	100	与上年度同月比并达到规定指标			100		定量
满分	**1000分**	定性指标得分			定量指标得分			最后得分	

1.1 新农合办公室护师卓越绩效考评定性标准(表二)

被考评者姓名		职务		科员			部门		农合办	
职能部门领导·定性指标·满意度测评内容						满意度测评等级				
一级指标	三级定性指标内容测评			本项满分	测评方式	卓越	优秀	良好	一般	得分
1 工作能力 40分	1.1 a.岗位工作能力、服务理念			20	定性		20	16	12	
	1.2 b.各项规章制度执行能力			20	定性		20	16	12	
2 过程控制 工作质量 工作数量 工作效率 200分	2.1 b.工作主动性、积极性、责任心			20	定性		20	16	12	
	2.2 c.值班时坚守岗位不串岗不脱岗			20	定性					
	考核细则:值班不坚守岗位一次扣5分,上班时串岗一次5分,脱岗一次扣5分									
	2.3 b.按照标准报销、合理规范			20	定性					
	考核细则:不按照标准收费一人次扣10分,多收费一人次扣5分									
	2.3 c.报销金额实事求是,不弄虚作假			20	定性					
	考核细则:符合医院业务与技术和管理要求,报销金额弄虚作假一人次扣20分									
	2.3 d.各种登统计完整没有差错			20	定性					
	考核细则:符合医院业务与技术和管理的规定要求,无差错得满分,差错一次加5分									
	2.3 f.工作不推诿不拖延不制造矛盾			10	定性		10	8	6	
	2.4 a.按照规定时间结算新农合账目			20	定性					
	考核细则:按照规定时间结算符合医院业务与技术和管理规定要求,推迟一天扣5分									
	2.4 b.按时间存款收支报表准确完整			30	定性					
	考核细则:不按时间存款扣5分,收支报表不准确扣5分,不完整扣5分									
	2.4 d.持续改进计划与实施			20	定性					
	考核细则:每月有持续改进计划、事实、流程、措施、效果,少一个环节扣5分									
	2.4 e.遵守劳动纪律,胜任岗位工作			20	定性					
	扣罚细则:符合医院、科室业务与技术和管理的标准规定的相关要求,上班时不接收快递包裹、发现接收一次扣5分。上班时去带熟人检查,看病一次扣5分。上班干私活吃零食一次扣5分。窗口工作服务时间关手机、一次不关扣5分。上班上网、玩手机微信、打游戏发现一次扣10分。上班时间相互闲扯一次一人扣5分									
3 论文科研 40分	3.1 a.教学、带教、培训、科研成果			20	定性					
	考核细则:教学、带教、培训、科研管理符合规定要求,一项、次不符合要求扣10分									
	3.c.首问首办负责制落实			20	定性	不落实一次扣5分				
4 职业道德 40分	4.1科室团结、窗口、工作区管理好			20	定性					
	考核细则:科室不团结5分,窗口服务不好一人次扣5分,工作区管理不整洁扣5分									
	4.2 a.与相关部门科室、院外沟通好			10	定性		10	8	6	
	4.2 b.没有私自收费现象			10	定性	违规一次扣10分				
5 团队管理 30分	5.1 c.严禁背后议论领导长短			10	定性					
	考核细则:符合管理规定要求,严禁背后议论领导长短,违规一项、次扣10分									
	5.2报销数据保密安全			20	定性	泄露一次数据扣20分				
6 满意测评 100分	6.1服务对象的满意度			50	定性		50	40	30	
	6.2本科人员满意度			30	定性		30	24	18	
	6.3相关科室院外有关单位满意			20	定性					
	考核细则:与去年同月水平比较并达到医院规定增长幅度,降低1%扣5分									
科室	农合办		本表定性指标满分	450分		定性指标最后得分				

1.2 新农合办公室护师卓越绩效考评定量标准(表三)

一级指标 (分值)	权重 %	二级指标 考评内容	分值	三级指标 考评内容	分值	绩效考评 扣分细则	得分
1 工作能力 执行能力 30分	3	1.2 执行能力	30	a.熟悉农合办规划、月度工作计划符合要求	10	有规划、月度计划得满分,少一项扣5分	
				b.查对制度、熟练掌握岗位技能,不符合医院绩效考评与管理扣分	20	查对制度、熟练掌握岗位技能满分,少一次查对扣5分,岗位技能不好扣10分	
2 过程控制 工作质量 工作数量 工作效率 180分	18	2.1 工作流程	10	a.按照报销流程工作与操作,不符合扣分	10	按照工作流程工作满分,不按流程一次、项扣5分	
		2.2 工作数量	110	a.本人当月收费总金额	60	当月收费总金额、急诊病人收费金额与去年同月比较达到去年同月数量并依规定达到增长幅度得满分,降低1%扣5分。上班前物品准备不好次扣5分。服务语言不准确一人次扣3分	
				b.本人急诊病人收费数	10		
				d.工作前各种物品、零钱准备好,不符合扣分	20		
				e.服务热心,语言正确,一项、次不符合医院管理规定要求扣分	20		
		2.3 工作质量	40	a.报销现金与票据一致	20	收入现金与票据一致满分,不一致一次扣10分。收费账目交接规范并签字满分,不规范一次扣5分,不签字一次扣5分	
				e.报销账目交接规范并签字,一项、次不符合医院绩效考评与管理标准规定要求扣分	20		
		2.4 工作效率	20	c.按照规定时间提供绩效考核数据,一项次不符合医院绩效考评与管理标准规定的相关内容要求扣分符合要求	20	按照规定时间存款、收支报表准确完整得满分,不按规定时间存款一次扣10分,收支报表不正确一次扣10分	
3 论文科研 10分	1	3 论文科研	10	b.在农合办制度建设中的作用,不符合扣分	10	在农合办制度建设中的作用发挥不好,扣5分	
5 团队管理 社会责任 30分	3	5.1 社会责任	30	a.技术人员执业资格准入制度,不符合扣分	10	执业资格不符合要求一人次扣5分。便民服务、没有随意更换窗口满分,不符合要求一次扣5分	
				b.便民服务、没有随意更换窗口,不符合扣分	20		
7 医院 绩效结果 300分	30	7.1 医院 病人结果	150	门诊、急诊、出院病人、手术病人总数量与上年同月比较并且达到标准	150	达到去年同月水平并达到规定月度增长幅度指标,降低1%扣10分,增加1%奖5分	
		7.2 医院 质量安全	50	医疗质量与安全和上年度同月比较并且达到医院规定增长幅度标准	50	达到去年同月水平并达到规定月度增长幅度指标,降低1%扣10分,增加1%奖5分	
		7.3 医院 财务结果	100	医疗收入利润与上年度同月比较并且达到医院规定增长幅度标准	100	达到去年同月水平并达到规定月度增长幅度指标,降低1%扣10分,增加1%奖5分	
科室	农合办		本表定量指标满分		550分	定量指标合计得分	

第十六章 诊所护理人员卓越绩效考评标准

1. 诊所护士长卓越绩效考评标准 (表一)

一级指标 (分值)	权重 %	二级指标 考评内容	分值	三级指标 考评内容	分值	得分	考核 方式
1 领导能力 执行能力 70分	7	1.1领导能力 执行能力	50	a.领导与管理能力、领导之间团结	20		定性
				b."18项核心制度"与相关规定执行力	30		定量
		1.2 工作计划	20	a.护理规划,年、月、周工作计划与总结	10		定量
				b.护理应急预案与执行效果	10		定性
2 过程控制 工作质量 工作数量 工作效率 430分	43	2.1 工作流程	30	a.按照PDCA循环管理制度与流程	20		定量
				b.组织诊所护士业务学习	10		定量
		2.2 工作数量	150	a.质量管理组织健全、履行职责	20		定量
				b.诊所病人挂号排队管理	20		定量
				c.经常巡视候诊病人病情变化	50		定量
				d.诊所诊室物品准备物资账物相符	40		定量
				e.按时参加各种会议上报数据正确	20		定量
		2.3 工作质量	150	a.有完整的护士职责与岗位说明书	20		定量
				b."三基"考试、心肺复苏与培训	30		定性
				c.成本支出药品耗材等占收入比	40		定量
				d.诊所各种护理记录本登记完善	20		定性
				e.诊所医疗证明存根管理符合要求	20		定性
				f.诊所护理质量管理、导医服务	20		定性
		2.4 诊所 护理特色	100	a.健康资料准备、健康知识宣教	20		定性
				b.轮椅、饮水等便民服务措施	20		定性
				c.较重病人提前诊治或送急诊室	20		定性
				d.诊所秩序与卫生间和环境管理	40		定性
3 论文科研 50分	5	职业素质 护理科研	50	a.教学带教培训护理学科建设	20		定性
				b.本人专科护理理论与技术水平	20		定性
				c.护理学术、论文、科研与管理	10		定性
4 职业道德 30分	3	4.1团队管理	10	遵守职业道德、廉洁工作	10		定性
		4.2 学科建设	20	a.按照规定着装、注重科内外沟通	10		定性
				b.遵守劳动纪律、职责履行	10		定性
5 团队管理 30分	3	5.1 社会责任	20	a.组织及时供应开水和饮具	10		定性
				b.按照规定处理诊所医疗废物	10		定量
		5.2奖金管理	10	奖金福利透明公开,护士同工同酬	10		定量
6 满意测评 90分	9	6.1满意度	60	诊所门诊病人、住院患者满意度	60		定性
		6.2本科满意	10	本科员工的满意度	10		定性
		6.3持续改进	20	针对问题缺陷有持续改进计划	20		定性
7 病人结果 绩效结果 300分	30	7.1 病人结果	150	a.当月诊所就诊病人总数量	80		定量
				b.当月诊所诊疗出院病人总数量	70		定量
		7.2质量结果	50	诊所工作质量与环境安全管理	50		定量
		7.3 财务结果	100	当月诊所收入利润与上年度同月比较并且达到诊所规定增长幅度标准	100		定量
满分	1000分	定性指标得分		定量指标得分		最后得分	

1.1 诊所护士长卓越绩效考评定性标准(表二)

被考评者姓名		职务				部门				
一级指标	三级定性指标内容测评			本项满分	测评方式	卓越	优秀	良好	一般	得分
1 管理能力 30分	1.1 a. 领导管理能力、领导之间团结			20	定性		20	16	12	
	1.2 b. 诊所护理应急预案与执行效果			10	定性					
	扣罚细则:诊所没有护理应急预案扣10分,没有执行效评价扣10分									
2 过程控制 工作质量 工作数量 工作效率 180分	2.3 b. "三基"考试、心肺复苏与培训			20	定性	不符合要求一项扣5分				
	2.3 d. 诊所各种护理记录本登记完善			20	定性	一项、次不合格扣5分				
	2.3 e. 诊所医疗证明存根管理符合			20	定性	一项、次不符要求扣5分				
	2.3 f. 诊所护理质量管理、导医服务			20	定性					
	奖罚细则:按本诊所护理相关文件,由诊所及相关部门检查,包括护理质量、诊所护理文书、不良事件、服务质量、护理投诉、护理培训、护理业务与技术管理、手卫生、院感、抽血室管理、导医服务等符合管理规定要求,一项、次不符合要求扣5分									
	2.4 a. 健康资料准备、健康知识宣教			20	定性					
	奖罚细则:健康资料准备、健康知识宣教,不能体现专科中医特色宣传、中医康复与健康指导宣教,符合医院、科室业务与技术和管理的标准规定要求,少一项扣5分									
	2.4 b. 轮椅、饮水等便民服务措施			20	定性					
	奖罚细则:轮椅、饮水等便民服务措施,符合管理要求,一项、次不符合要求扣10分									
	2.4 c. 重病人应提前诊治急诊处理			20	定性					
	奖罚细则:较重病人应提前诊治或送急诊室处理,符合要求,没有采取措施扣10分									
	2.4 d. 诊所秩序与卫生间管理			40	定性					
	奖罚细则:诊所秩序与卫生间和环境管理,符合医院、科室业务与技术和管理的标准规定的相关要求,诊所秩序混乱扣10分,卫生间管理不洁净、不符合要求扣10分									
3 论文科研 40分	3.1 a. 教学带教培训护理学科建设			20	定性					
	奖罚细则:符合医院、科室业务与技术和管理规定要求,一项、次不符合要求扣10分									
	3. b. 本人专科护理理论与技术水平			20	定性	一人次不合格扣5分				
	3. c. 护理学术、论文、科研与管理			10	定性	一项不符合要求扣10分				
4 职业道德 30分	4.1 遵守职业道德、廉洁工作			10	定性		10	8	6	
	4.2 a. 按照规定着装注重科内外沟通			10	定性	一次不规范扣5分				
	4.2 b. 遵守劳动纪律、职责履行			10	定性		10	8	6	
	扣罚细则:上班不迟到早退脱岗旷工,迟到或早退一次扣5分,脱岗一次扣10分,旷工一次扣20分。上班接收快递包裹一次扣5分;进入诊室工作不关手机一次扣5分;上班上网、玩手机微信、打游戏、办公室闲聊延迟查房或病人服务一次扣10分									
5 团队管理 10分	5.1 a. 组织及时供应开水和饮具			10	定性					
	奖罚细则:组织及时供应开水和饮具,符合管理要求,一项、次不符合要求扣5分									
6 满意测评 持续改进 90分	6.1 a. 诊所门诊病人、住院患者满意度			60	定性					
	扣罚细则:门诊病人满意度达到95%,每月测评一次,达不到标准,降低1%扣10分									
	6.2 本科员工的满意度			10	定性		10	8	6	
	6.3 针对问题缺陷有持续改进计划			20	定性					
	扣罚细则:针对每月诊所门诊排队挂号、排队就诊、排队缴费存在的问题、缺陷、投诉等符合要求,每月有持续改进计划、事实、流程、措施、效果,少一个环节扣5分									
科室		本表定性指标满分	400分		定性指标最后得分					

1.2 诊所护士长卓越绩效考评定量标准(表三)

一级指标 (分值)	权重 %	二级指标		三级指标		绩效考评 扣分细则	得分
		考评内容	分值	考评内容	分值		
1 管理能力 执行能力 **40分**	4	1.1 执行能力	30	b."18项核心制度"与相关规定 执行力符合要求	30	核心制度一项执行不好扣5分, 其他执行不好扣5分	
		1.2 规划计划	10	a.护理规划,年度、月度、周工作 计划与总结	10	规划,年度、月度、周计划与总 结,少一项扣10分	
2 过程控制 工作质量 工作数量 工作效率 **240分**	24	2.1 工作流程	30	a.按照PDCA循环管理制度与 流程符合要求	20	没有PDCA制度或流程各扣5 分。没有组织诊所护士业务学 习一次扣10分	
				b.组织护士业务学习	10		
		2.2 工作数量	150	a.质量管理组织健全,履行职 责,不符合扣分	20	质量管理组织健全,履行职责, 不履行科室质量管理小组职责 扣10分。门诊病人挂号排队、 就诊排队、取药缴费排队时间与 上年度同月比较延长10分钟扣 30分。无危重病人优先就诊原 则制度与流程扣10分	
				b.门急诊病人挂号排队管理,不 符合扣分	20		
				c.经常巡视候诊病人病情变化, 一项、次不符合医院绩效考评与 管理规定的标准要求扣分	50		
				d.诊所门诊诊室物品准备物资 账物相符	20	门诊诊室物品准备物资账物相 符,不符要求扣10分	
				e.按时参加各种会议、按照规定 上报数据正确,不符合扣分	40	会议迟到或早退一次扣5分,月 度上报数据正确,上报数据推迟 一天扣5分	
		2.3 工作质量	60	a.有完整的护士职责与岗位说 明书,一项、次不符合医院管理 规定扣分	20	有完整的护士职责与岗位说明 书,无完整的护士职责与岗位说 明书扣10分	
				c.成本支出药品耗材等占收入 比,一项、次不符合规定的要求 扣分	40	与上年同月比较,并达到医院规 定成本减少幅度,增加1%扣 10分	
5 社会责任 奖金管理 **20分**	2	5.1 优质服务	10	b.按照规定处理诊所医疗垃圾 和废物	10	不按照规定处理诊所医疗废物 扣10分。奖金福利不透明、不 公开、不同工不同酬扣20分	
		5.2 奖金管理	10	奖金福利透明公开,护士同工同 酬不符合扣分	10		
7 诊所 绩效结果 **300分**	30	7.1 诊所 病人结果	150	a.病人就诊总数量	80	达到去年同月数量并依规定达 到增长幅度得满分,降低1%扣 10分,增加1%奖5分	
				b.诊疗出院病人数与上年度同 月比较并达标准	70		
		7.2 诊所 质量安全	50	当月诊所工作质量与安全达到 要求与上年度同月比较并且达 到标准	50	达到去年同月数量并依规定达 到增长幅度得满分,降低1%扣 10分,增加1%奖5分	
		7.3 诊所 财务结果	100	诊所医疗收入利润与上年度同 月比较并且达到诊所规定增长 标准	100	与去年同月比较,并达到诊所规 定增长幅度,降低1%扣10分, 增加1%奖5分	
科室		本表定量指标满分			600分	定量指标合计得分	

2. 诊所护士长(副护士长、副主任)和主任护师卓越绩效考评标准(表一)

一级指标 (分值)	权重 %	二级指标 考评内容	分值	三级指标 考评内容	分值	得分	考核 方式
1 管理能力 执行能力 60分	6	1.1管理能力 执行能力	40	a. 管理能力、同事之间团结	20		定性
				b. "18项核心制度"与相关规定执行力	20		定量
		1.2 工作计划	20	a. 参加夜班与各种护理班班次	10		定量
				b. 诊所护理应急预案与执行效果	10		定性
2 过程控制 工作质量 工作数量 工作效率 450分	45	2.1 工作流程	30	a. 按照PDCA循环管理制度与流程	20		定量
				b. 按照诊所护理工作流程工作	10		定量
		2.2 工作数量	180	a. 质量管理组织兼职职责履行	20		定量
				b. 诊所病人挂号排队管理	20		定量
				c. 诊所病人就诊排队管理	20		定量
				d. 诊所病人取药缴费排队管理	20		定量
				e. 岗位病人抽血、输液、诊疗人次	60		定量
				f. 协助护士长诊所行政管理	20		定量
				g. 按时参加各种会议上报数据正确	20		定量
		2.3 工作质量	100	a. 有完整的护士职责与岗位说明书	20		定量
				b. "三基"考试、心肺复苏与培训	20		定性
				c. 成本支出药品耗材等占收入比	30		定量
				d. 诊所各种护理记录本登记完善	10		定性
				e. 诊所护理质量管理、导医服务	20		定性
		2.4 诊所 护理特色	140	a. 工作主动性、积极性、责任心	20		定性
				b. 轮椅、饮水等便民服务措施	30		定性
				c. 护理文件书写合格率	20		定性
				d. 诊所秩序与卫生间管理	20		定性
				e. 首接、首问、首管患者负责制	30		定性
				f. 服从护理部指派科室检查工作	20		定性
3 论文科研 40分	4	职业素质 护理科研	40	a. 教学带教培训护理学科建设	10		定性
				b. 本人专科护理理论与技术水平	20		定性
				c. 护理学术、论文、科研与管理	10		定性
4 职业道德 30分	3	4.1团队管理	10	遵守职业道德、廉洁工作	10		定性
		4.2 学科建设	20	a. 按照规定着装、注重科内外沟通	10		定性
				b. 遵守劳动纪律、职责履行	10		定性
5 团队管理 30分	3	5.1 社会责任	20	a. 科室医护人员团结,凝聚力强	10		定性
				b. 按照规定处理门诊部医疗废物	10		定量
		5.2奖金管理	10	奖金福利透明公开,护士同工同酬	10		定量
6 满意测评 90分	9	6.1满意度	60	诊所门诊病人、住院患者满意度	60		定性
		6.2本科满意	10	本科员工的满意度	10		定性
		6.3持续改进	20	针对问题缺陷有持续改进计划	20		定性
7 病人结果 绩效结果 300分	30	7.1 病人结果	150	a. 当月诊所门诊就诊病人总数量	80		定量
				b. 当月诊所出院病人总数量	70		定量
		7.2质量结果	50	诊所工作质量与环境安全管理	50		定量
		7.3财务结果	100	与上年度同月比并达到医院增长幅度	100		定量
满分	**1000分**	**定性指标得分**		**定量指标得分**		**最后得分**	

2.1 诊所护士长(副护士长、副主任)和主任护师卓越绩效考评定性标准(表二)

被考评者姓名		职务				部门			
一级指标	三级定性指标内容测评		本项满分	测评方式	卓越	优秀	良好	一般	得分
1 管理能力 **30分**	1.1 a. 管理能力、同事之间团结		20	定性		20	16	12	
	1.2 b. 护理应急预案与执行效果		10	定性					
	扣罚细则:符合管理要求,没有护理应急预案扣10分,没有执行效评价扣10分								
2 过程控制 工作质量 工作数量 工作效率 **190分**	2.3 b. "三基"考试、心肺复苏与培训		20	定性	不符要求一项扣5分				
	2.3 d. 诊所各种护理记录本登记完善		10	定性	一项、次不合格扣5分				
	2.3 f. 诊所护理质量管理、导医服务		20	定性					
	奖罚细则:由诊所及相关部门检查,包括护理质量、诊所护理文书、不良事件、服务质量、护理投诉、护理培训、护理业务与技术管理、手卫生、院感、抽血室管理、导医服务等,符合管理规定的要求,一项、次不符合要求扣5分								
	2.4 a. 工作主动性、积极性、责任心		20	定性					
	2.4 b. 轮椅、饮水等便民服务措施		30	定性					
	奖罚细则:轮椅、饮水等便民服务措施,一项、次不符合要求扣10分			定性					
	2.4 c. 护理文件书写合格率		20	定性					
	奖罚细则:护理文件书写合格率,诊所护理方案执行率达要求,符合医院、科室业务与技术和管理的标准规定的相关要求,降低1%扣10分,护理技术没有应用扣10分								
	2.4 d. 诊所秩序与卫生间管理		20	定性					
	奖罚细则:诊所秩序混乱扣10分,卫生间管理不洁净、不符合要求扣10分								
	2.4 e. 首接、首问、首管患者负责制		30	定性		30	24	18	
	2.4 f. 服从诊所指派科室检查工作		20	定性					
3 论文科研 **50分**	3.1 a. 教学带教培训护理学科建设		20	定性					
	奖罚细则:符合医院、科室业务与技术和管理规定要求,一项、次不符合要求扣10分								
	3.b. 本人专科护理理论与技术水平		20	定性	一人次不合格扣5分				
	3.c. 护理学术、论文、科研与管理		10	定性	一项不符合要求扣10分				
4 职业道德 **30分**	4.1 遵守职业道德、廉洁工作		10	定性		10	8	6	
	4.2 a. 按照规定着装注重科内外沟通		10	定性	一次不规范扣5分				
	4.2 b. 遵守劳动纪律、职责履行		10	定性		10	8	6	
	扣罚细则:上班不迟到早退脱岗旷工,迟到或早退一次扣5分,脱岗一次扣10分,旷工一次扣20分。上班接收快递包裹一次扣5分;进入诊室工作不关手机一次扣5分;上班上网、玩手机微信、打游戏、办公室闲聊延迟查房或病人服务一次扣10分								
5 团队管理 **10分**	5.1 a. 诊所医护人员团结,凝聚力强		10	定性					
	奖罚细则:医护人员满意度达到95%,每月测评一次,达不到标准,降低1%扣10分								
6 满意测评 持续改进 **90分**	6.1 a. 诊所门诊病人、住院患者满意度		60	定性					
	扣罚细则:诊所门诊、住院患者满意度达到95%,达不到标准降低1%扣10分								
	6.2 本科员工的满意度		10	定性		10	8	6	
	6.3 针对问题缺陷有持续改进计划		20	定性					
	扣罚细则:针对每月患者诊所门诊排队挂号、诊疗、排队就诊、排队缴费、环境卫生、卫生间洁净等存在的问题、缺陷、投诉等符合医院、科室业务与技术和管理的标准规定的相关要求,每月有持续改进计划、事实、流程、措施、效果,少一个环节扣5分								
科室		本表定性指标满分	390分		定性指标最后得分				

2.2 诊所护士长(副护士长、副主任)和主任护师卓越绩效考评定量标准(表三)

一级指标 (分值)	权重 %	二级指标		三级指标		绩效考评 扣分细则	得分
		考评内容	分值	考评内容	分值		
1 管理能力 执行能力 30分	3	1.1 执行能力	20	b."18项核心制度"与相关规定 执行力符合要求	20	核心制度一项执行不好扣5分, 其他执行不好扣5分	
		1.2 规划计划	10	a.参加夜班与各种护理班班次, 不符合扣分	10	参加夜班与各种护理班班次,少 一项、次扣10分	
2 过程控制 工作质量 工作数量 工作效率 270分	26	2.1 工作流程	30	a.按照PDCA循环管理制度与 流程符合要求	20	没有PDCA制度或流程各扣5 分。不按照门诊部护理工作流 程工作扣10分	
				b.按诊所流程工作	10		
		2.2 工作数量	190	a.质量管理组织健全,履行职 责,不符合扣分	20	不履行诊所质量管理小组职责 扣10分。门诊病人挂号排队、 就诊排队、取药缴费排队时间与 上年度同月比较延长10分钟扣 30分。岗位病人抽血、输液、诊 疗人次数量与上年度同月比较 并达到诊所规定增长幅度,降低 1%扣5分	
				b.诊所门急诊病人挂号排队管 理,不符合扣分	20		
				c.诊所就诊排队管理	20		
				d.诊所病人取药缴费排队管理, 不符合扣分	20		
				e.岗位病人抽血、输液、诊疗人 次,不符合扣分	60		
				f.协助护士长诊所行政管理,不 符合扣分	20	协助护士长诊所行政管理,不符 要求扣10分	
				g.按时参加各种会议、按照规定 上报数据正确,不符合规定扣分	30	会议迟到或早退一次扣5分,月 度上报数据正确,上报数据推迟 一天扣5分	
		2.3 工作质量	50	a.有完整的护士职责与岗位说 明书符合要求	20	无完整的护士职责与岗位说明 书扣10分	
				c.合理控制诊所支出、医疗成 本,不符合管理标准规定的要求 扣分	30	与上年同月比较,并达到诊所规 定成本减少幅度,增加1%扣 10分	
5 社会责任 团队管理 20分	2	5.1 优质服务	10	b.按照规定处理门诊部诊所医 疗废物	10	不按照规定处理诊所医疗废物 扣10分。积极参与门诊部绩效 考核与管理,不积极参加扣 10分	
		5.2 绩效管理	10	奖金福利透明公开,护士同工 同酬	10		
7 诊所 绩效结果 300分	30	7.1 诊所 病人结果	150	a.病人就诊总数量	80	达到去年同月数量并依规定达 到增长幅度得满分,降低1%扣 10分,增加1%奖5分	
				b.诊疗出院病人数与上年度同 月比较并达到标准	70		
		7.2 诊所 质量结果	50	当月诊所工作质量与安全达到 要求与上年度同月比较并且达 到标准	50	达到去年同月数量并依规定达 到增长幅度得满分,降低1%扣 10分,增加1%奖5分	
		7.3 诊所 财务结果	100	诊所医疗收入利润与上年度同 月比较并且达到诊所规定增长 标准	100	与去年同月比较,并达到诊所规 定增长幅度,降低1%扣10分, 增加1%奖5分	
科室		**本表定量指标满分**			**610分**	**定量指标合计得分**	

3.诊所中级职称主管护师卓越绩效考评标准(表一)

一级指标 (分值)	权重 %	二级指标 考评内容	分值	三级指标 考评内容	分值	得分	考核 方式
1 管理能力 执行能力 100分	10	1.1 管理能力 执行能力	70	a. 管理能力、同事之间团结	20		定性
				b. "18项核心制度"与相关规定执行力	50		定量
		1.2 工作计划	30	a. 参加夜班与各种护理班班次	20		定量
				b. 护理应急预案与执行效果	10		定性
2 过程控制 工作数量 工作质量 工作效率 470分	48	2.1 工作流程	30	a. 胜任诊所岗位工作与流程	20		定量
				b. 值班、交接班物品核对签字落实	10		定量
		2.2 工作数量	160	a. 质量管理组织兼职职责履行	20		定量
				b. 诊所门急诊病人挂号排队管理	20		定量
				c. 诊所门急诊病人就诊排队管理	20		定量
				d. 诊所病人取药缴费排队管理	20		定量
				e. 岗位病人抽血、输液、诊疗人次	40		定量
				f. 医疗证明及相关证件盖章合格率	20		定量
				g. 按时参加各种会议上报数据正确	20		定量
		2.3 工作质量	150	a. 服从护士长领导与职称人员指导	30		定量
				b. "三基"考试、心肺复苏与培训	20		定性
				c. 合理控制科室支出、医疗成本	40		定量
				d. 诊所各种护理记录本登记完善	10		定性
				e. 岗位工作"三查七对"并签字	10		定性
				f. 诊所护理质量管理、导医服务	40		定性
		2.4 专科 护理特色	130	a. 工作主动性、积极性、责任心	30		定性
				b. 轮椅、饮水等便民服务措施	30		定性
				c. 护理文件书写合格率	20		定性
				d. 诊所秩序与卫生间管理	30		定性
				e. 首接、首问、首管患者负责制	20		定性
3 论文科研 30分	3	职业素质 护理科研	30	a. 在护理学科建设中的作用	10		定性
				b. 本人专科护理理论与技术水平	10		定性
				c. 护理学术、论文、科研与管理	10		定性
4 职业道德 40分	4	4.1 团队管理	10	医护人员团结,愿意承担额外工作	10		定性
		4.2 学科建设	30	a. 按照规定着装、注重科内外沟通	10		定性
				b. 遵守劳动纪律、职责履行	20		定性
5 团队管理 50分	5	5.1 社会责任	30	a. 按照规定参加公益活动	10		定性
				b. 按照规定处理诊所医疗废物	20		定量
		5.2 绩效考核	20	积极参与诊所绩效考核与管理	20		定量
6 满意测评 100分	10	6.1 满意度	60	诊所门诊病人、住院患者满意度	60		定性
		6.2 本科满意	20	本科员工的满意度	20		定性
		6.3 持续改进	20	针对问题缺陷有持续改进计划	20		定性
7 病人结果 绩效结果 300分	30	7.1 病人结果	150	a. 诊所门诊就诊病人总数量	80		定量
				b. 诊所住院病人总数量	70		定量
		7.2 质量结果	50	诊所工作质量与安全管理	50		定量
		7.3 财务结果	100	与上年度同月比并达到医院增长幅度	100		定量
满分	1000分	定性指标得分		定量指标得分		最后得分	

3.1 诊所中级职称主管护师卓越绩效考评定性标准(表二)

| 被考评者姓名 | | 职务 | | | | 部门 | | | | |

一级指标	三级定性指标内容测评	本项满分	测评方式	卓越	优秀	良好	一般	得分
1 **管理能力** **30分**	1.1 a. 管理能力、同事之间团结	20	定性		20	16	12	
	1.2 b. 护理应急预案与执行效果	10	定性					
	扣罚细则: 没有护理应急预案扣10分,没有执行效评价扣10分							
2 **过程控制** **工作质量** **工作数量** **工作效率** **210分**	2.3 b. "三基"考试、心肺复苏与培训	20	定性	不符合要求一项扣5分				
	2.3 d. 诊所各种护理记录本登记完善	10	定性	一项、次不合格扣5分				
	2.3 e. 岗位工作"三查七对"并签字	10	定性	一项、次不签字扣5分				
	2.3 f. 诊所护理质量管理、导医服务	40	定性					
	奖罚细则: 由诊所及相关部门检查,包括护理质量、诊所护理文书、不良事件、服务质量、护理投诉、护理培训、护理业务与技术管理、手卫生、院感、抽血室管理、导医服务等,符合管理规定的要求,一项、次不符合要求扣5分							
	2.4 a. 工作主动性、积极性、责任心	30	定性					
	2.4 b. 轮椅、饮水等便民服务措施	30	定性					
	奖罚细则: 轮椅、饮水等便民服务措施,符合管理要求,一项、次不符合要求扣10分							
	2.4 c. 护理文件书写合格率	20	定性					
	奖罚细则: 诊所护理方案执行率达要求降低1%扣10分,护理技术没有应用扣10分							
	2.4 d. 诊所秩序与卫生间管理	30	定性					
	奖罚细则: 诊所门诊部秩序与卫生间管理,符合医院、科室业务与技术和管理的标准规定要求,诊所秩序混乱扣10分,卫生间管理不洁净、不符合要求扣10分							
	2.4 e. 首接、首问、首管患者负责制	20	定性		20	16	12	
3 **论文科研** **30分**	3. a. 本人在护理学科建设中的作用	10	定性					
	3. b. 本人专科护理理论与技术水平	10	定性	一人次不合格扣5分				
	3. c. 护理学术、论文、科研与管理	10	定性	一项不符合要求扣10分				
4 职业道德 **40分**	4.1 医护人员团结、愿意承担额外工作	10	定性		10	8	6	
	4.2 a. 按照规定着装注重科内外沟通	10	定性	一次不规范扣5分				
	4.2 b. 遵守劳动纪律、岗位职责履行	20	定性		20	16	12	
	扣罚细则: 符合医院、科室业务与技术和管理的标准规定要求,遵守劳动纪律、岗位职责履行,上班不迟到早退脱岗旷工,迟到或早退一次扣5分,脱岗一次扣10分,旷工一次扣20分。上班接收快递包裹一次扣5分;进入诊室工作不关手机一次扣5分;上班上网、玩手机微信、打游戏、办公室闲聊延迟查房或病人服务一次扣10分							
5 团队管理 **10分**	5.1 a. 按照规定参加公益活动	10	定性					
	奖罚细则: 按照规定参加医院、科室组织的公益活动满分,少参加一次扣5分							
6 **科室满意** **持续改进** **100分**	6.1 a. 诊所门诊病人、住院患者满意度	60	定性					
	扣罚细则: 病人满意度达到95%,每月测评一次,达不到标准,降低1%扣10分							
	6.2 本科员工的满意度	20	定性		20	16	12	
	6.3 针对问题缺陷有持续改进计划	20	定性					
	扣罚细则: 针对每月患者诊所门诊排队挂号、诊疗、排队就诊、排队缴费、环境卫生、卫生间洁净等存在的问题、缺陷、投诉等符合医院、科室业务与技术和管理的标准规定的相关要求,每月有持续改进计划、事实、流程、措施、效果,少一个环节扣5分							
科室	本表定性指标满分		**440分**		**定性指标最后得分**			

3.2 诊所中级职称主管护师卓越绩效考评定量标准(表三)

一级指标 (分值)	权重 %	二级指标		三级指标		绩效考评 扣分细则	得分
		考评内容	分值	考评内容	分值		
1 管理能力 执行能力 **70分**	7	1.1 执行能力	50	b."18项核心制度"与相关规定执行力	50	核心制度一项执行不好扣5分,其他执行不好扣5分	
		1.2 规划计划	20	a.参加夜班与各种护理班班次,不符合扣分	20	参加夜班与各种护理班班次,少一项、次扣10分	
2 过程控制 工作质量 工作数量 工作效率 **260分**	25	2.1 工作流程	30	a.胜任诊所岗位工作与流程,不符合扣分	20	不能够胜任岗位工作扣10分。值班、交接班物品核对签字落实,不签字一项、次扣10分	
				b.值班、交接班物品核对签字落实符合要求	10		
		2.2 工作数量	160	a.质量管理组织健全,履行职责,不符合扣分	20	不履行科室质量管理小组职责扣10分。门诊病人挂号排队、就诊排队、取药缴费排队时间与上年度同月比较延长10分钟扣30分。岗位病人抽血、输液、诊疗人次数量与上年度同月比较并达到医院规定增长幅度,降低1%扣5分	
				b.诊所门急诊病人挂号排队管理,不符合扣分	20		
				c.诊所就诊排队管理	20		
				d.诊所门急诊病人取药缴费排队管理	20		
				e.岗位病人抽血、输液、诊疗人次符合要求	40		
				f.医疗证明及相关证件盖章合格率符合要求	20	医疗证明及相关证件盖章合格率,差错一次扣10分	
				g.按时参加各种会议、按照规定上报数据正确,不符合规定扣分	20	会议迟到或早退一次扣5分,月度上报数据正确,上报数据推迟一天扣5分	
		2.3 工作质量	70	a.服从护士长领导与上一职称人员指导	30	不服从护士长领导与上一职称人员指导扣10分	
				c.合理控制诊所支出、医疗成本,不符合医院规定的标准要求扣分	40	与上年同月比较,并达到诊所规定成本减少幅度,增加1%扣10分	
5 团队管理 **40分**	4	5.1 优质服务	20	b.按照规定处理诊所医疗废物,不符合扣分	20	不按照规定处理诊所医疗废物扣10分。积极参与诊所绩效考核与管理,不积极参加扣10分	
		5.2 绩效管理	20	积极参与诊所绩效考核与管理工作符合要求	20		
7 诊所 绩效结果 **300分**	30	7.1 诊所 病人结果	150	a.病人就诊总数量	80	达到去年同月数量并依规定达到增长幅度得满分,降低1%扣10分,增加1%奖5分	
				b.诊疗出院病人数与上年度同月比较并达标准	70		
		7.2 质量结果	50	当月诊所工作质量与安全达到要求标准	50	达到增长幅度得满分,降低1%扣10分,增加1%奖5分	
		7.3 诊所 财务结果	100	诊所医疗收入利润与上年度同月比较并且达到诊所规定增长标准	100	与去年同月比较,并达到诊所规定增长幅度,降低1%扣10分,增加1%奖5分	
科室				本表定量指标满分	560 分	定量指标合计得分	

4.诊所手术室护士卓越绩效考评标准(表一)

一级指标 (分值)	权重 %	二级指标		三级指标		得分	考核 方式
		考评内容	分值	考评内容	分值		
1 工作能力 70分	7	1.1工作能力 执行能力	50	a.工作能力、同事之间团结	20		定性
				b.核心制度及相关规章制度执行力	30		定量
		1.2工作计划 会议落实	20	a.在护士长领导下工作	10		定量
				b.业务会议、行政会议及相关会议	10		定量
2 过程控制 工作质量 工作数量 工作效率 500分	50	2.1 工作责任	50	a.工作积极性、主动性、责任心	30		定性
				b.掌握手术室应急预案操作程序	20		定量
		2.2 工作数量	170	a.负责做好手术室清洁卫生工作	20		定量
				b.患者术前物品和器械准备齐全	30		定性
				c.遵守劳动纪律、尽职尽责	30		定性
				d.手术家属等候室、等候区管理	30		定性
				e.参加手术室各种班次值班	20		定量
				f.负责手术病员术前的准备访视	20		定量
				g.掌握抢救仪器设备使用方法	20		定量
		2.3 工作质量	170	a.负责手术器械灭菌与管理工作	20		定量
				b.做好相关登记统计工作	30		定性
				c.执行每台手术安全核查制度	40		定性
				d.执行质量关键环节标准措施	30		定性
				e.负责手术台相关护理工作	20		定量
				f.执行手卫生管理制度	30		定量
		2.4 工作效率	110	a.负责标本的登记、送检工作	20		定性
				b.正确执行手术开台时间	30		定量
				c.掌握手术室病人护理基本技术	30		定量
				d.针对问题缺陷有持续改进计划	30		定性
3 论文科研 30分	3	论文科研 业务技术	30	a.发表论文与护理科研符合规定	10		定性
				b.带教实习生与学习培训	10		定性
				c.本人专科护理理论与技术水平	10		定性
4 职业道德 60分	4	4.1职业素质	20	关心同事、自觉合作、乐于助人	20		定性
		4.2 问题解决	40	a.处理患者和家属的相关问题	20		定量
				b.在诊所护理学科建设中的作用	20		定性
5 团队管理 社会责任 60分	6	5.1 社会责任	40	a.感染管理、消毒隔离、废水废物	20		定性
				b.严格的查对制度与落实	20		定性
		5.2 工作指导	20	a.指导进修、实习护士卫生员工作	10		定量
				b.负责毒、麻、限制性剧毒药保管	10		定性
6满意测评 80分	8	6.1满意度	50	手术病人及家属的满意度	50		定性
		6.2满意度	30	诊所人员的满意度	30		定性
7 诊所 绩效结果 200分	20	7.1 病人结果	100	a.当月手术、交换辅料病人总例数	70		定量
				b.大、中交换辅料手术例数	30		定量
		7.2 质量结果	30	a.当月手术室工作质量达到要求	20		定量
				b.当月无医疗缺陷纠纷与事故	10		定量
		7.3财务结果	70	当月收入利润与上年度同月比较	70		定量
被考核者		本表标准分数		1000分	考核后最后定性和定量得分		

4.1诊所手术室护士卓越绩效考评定性标准(表二)

被考评者姓名		职务			部门			
职能部门领导·定性指标·满意度测评内容					满意度测评等级			
一级指标	三级定性指标内容测评		本项满分	测评方式	卓越	优秀	良好	一般	得分
1 工作能力 20分	1.1 a. 管理能力、同事之间团结		20	定性		20	16	12	
	打分说明:请在上格最后得分一栏内打分,下同								
2 过程控制 工作质量 工作数量 工作效率 270分	2.1 a. 工作积极、主动性、责任心		30	定性		30	24	18	
	2.2 b. 术前物品和器械准备齐全		30	定性					
	扣罚细则:手术护理组术前消毒物品准备缺一个包裹扣5分。缺一个手术器械扣2分。术前缺一次三方(术者麻醉医师护师)查对扣5分。手术区少一次消毒扣5分								
	2.2 c. 遵守劳动纪律、尽职尽责		30	定性					
	扣罚细则:上班时不接收快递包裹,发现接收一次扣5分。上班时带熟人检查、看病一次扣5分。上班干私活吃零食一次扣5分。工作时间关手机,一次不关扣5分。上班上网玩手机微信、打游戏发现一次扣10分。上班时间相互闲扯一次一人扣5分								
	2.2 d. 手术家属等候室等候区管理		30	定性		30	24	18	
	2.3 b. 做好相关登记统计工作		30	定性					
	扣罚细则:按时上报规定资料,迟一天扣5分,差错一项资料扣5分								
	2.3 c. 执行每台手术安全核查制度		40	定性					
	扣罚细则:负责的手术台手术物品准备不齐一次扣10分。查对不认真遗漏物品找不到一次扣10分。查对不认真遗漏物品在患者体内一次扣20分								
	2.3 d. 执行质量关键环节标准措施		30	定性					
	扣罚细则:无执行质量关键环节标准扣5分,无执行质量关键环节管理措施扣10分								
	2.4 a. 负责标本的登记、送检工作		20	定性					
	扣罚细则:符合医院业务要求,标本送检不及时扣5分,损坏一次标本扣20分								
	2.4 d. 针对问题持续改进与实施		30	定性					
	扣罚细则:针对科室接台病人、自己岗位工作流程、手术查对、岗位工作质量、物品准备、制度执行、手术室专业能力、应该的绩效自查、患者服务等,对岗位存在的问题与缺陷每月有持续改进计划、事实、流程、措施、效果,少一个环节扣5分								
3 论文科研 30分	3. a. 发表论文与护理科研符合规定		10	定性		10	8	6	
	3. b. 带教实习生与学习培训		10	定性					
	扣罚细则:带教实习生与学习培训,一项、次不符合要求一次扣5分								
	3. c. 本人专科护理理论与技术水平		10	定性		10	8	6	
4 职业道德 40分	4.1 a. 关心同事、自觉合作、乐于助人		20	定性		20	16	12	
	4.2 b. 在诊所护理学科建设中作用		20	定性		20	16	12	
5 社会责任 50分	5.1 a. 感染管理消毒隔离废水废物		20	定性	一项不符合要求扣5分				
	5.1 b. 严格的查对制度与落实		20	定性	不落实一项查对扣5分				
	5.2 b. 负责毒、麻、限制性剧毒药保管		10	定性		10	8	6	
6 满意测评 80分	6.1 手术病人及家属的满意度		50	定性					
	扣罚细则:手术病人满意度达到90%,每月测评一次,达不到标准,降低1%扣10分								
	6.2 诊所人员对该护士的满意度		30	定性					
	扣罚细则:达去年同月水平并达规定年度月度指标增长幅度得满分,降低1%扣5分								
科室		本表定性指标满分	490分	定性指标最后得分					

4.2 诊所手术室护士卓越绩效考评定量标准(表三)

一级指标 (分值)	权重 %	二级指标 考评内容	分值	三级指标 考评内容	分值	绩效考评 扣分细则	得分
1 工作能力 50分	5	1.1 执行能力	30	b.核心制度及相关规章制度执行力	30	核心制度一项、次执行不好扣5分,其余一项扣5分	
		1.2 工作计划 制度落实	20	a.在护士长领导下工作,不符合扣分	10	不服从护士长领导一次扣5分,顶撞领导一次扣10分	
				b.业务会议、行政会议及相关会议	10	迟到或者早退一次扣3分,缺席一次会议扣6分	
2 过程控制 工作质量 工作数量 工作效率 230分	23	2.1 应急预案	20	b.掌握手术应急预案与风险管理	20	不掌握手术应急预案与风险管理程序,一次扣5分	
		2.2 工作数量	80	a.负责做好清洁卫生工作,不符合扣分	20	按规定少清扫消毒一次扣10分,清洁消毒不符合要求一次扣5分。少值班一次扣5分。少访问一次术前患者扣5分。不能正确使用仪器设备一次扣10分,因为仪器影响工作一次扣5分	
				e.参加各种班次值班	20		
				f.负责手术病员术前的准备与访视	20		
				g.掌握抢救仪器设备使用方法并指导护士	20		
		2.3 工作质量	70	a.负责手术器械灭菌与管理工作	20	不符要求一次扣5分,问题严重扣10分	
				e.负责手术台相关护理工作,不符合扣分	20	一项工作不按照流程操作扣5分	
				f.有手卫生管理制度	30	不符合要求一次扣10分	
		2.4 工作效率	60	b.正确执行手术开台时间,不符合扣分	30	按照规定,手术开台时间延长10分钟扣5分	
				c.掌握手术室病人护理基本技术,不符合医院管理规定扣分	30	掌握手术室护理基本技术满分,一项技术掌握不好扣10分,影响工作扣15分	
4 职业道德 20分	2	3 处理问题	20	b.处理患者和家属的相关问题,不符合扣分	20	处理患者和家属的相关问题,一次不符合要求扣5分	
5 社会责任 10分	1	5.2 指导工作	10	a.指导进修、实习护士卫生员工作	10	不能按照规定要求指导实习进修护士扣5分	
7 诊所 绩效结果 200分	20	7.1 诊所 病人结果	100	a.手术病人总数量	70	达到去年同月数量并依规定达到增长幅度得满分,降低1%扣10分,增加1%奖5分	
				b.诊疗交换辅料病人数与上年同月比	30		
		7.2 诊所 质量结果	30	a.当月诊所工作质量达到要求与上年比较	20	达到去年同月数量并依规定达到增长幅度得满分,降低1%扣10分,增加1%奖5分	
				b.无医疗纠纷与事故	10		
		7.3 诊所 财务结果	70	收入利润与上年度同月比较并且达到诊所规定增长幅度标准	70	达到去年同月数量并依规定达到增长幅度得满分,降低1%扣10分,增加1%奖5分	
科室		**本表定量指标满分**			**510 分**	**定量指标合计得分**	

5.诊所交换辅料室护士卓越绩效考评标准(表一)

一级指标 (分值)	权重 %	二级指标		三级指标		得分	考核 方式
		考评内容	分值	考评内容	分值		
1 工作能力 70分	7	1.1 工作能力 执行能力	50	a. 工作能力、同事之间团结	20		定性
				b. 核心制度及相关规章制度执行力	30		定量
		1.2 工作计划 会议落实	20	a. 在护士长领导下工作	10		定量
				b. 业务会议、行政会议及相关会议	10		定量
2 过程控制 工作质量 工作数量 工作效率 500分	50	2.1 工作责任	50	a. 工作积极性、主动性、责任心	30		定性
				b. 掌握手术室应急预案操作程序	20		定量
		2.2 工作数量	170	a. 负责做好清洁卫生工作	20		定量
				b. 患者换药前物品和器械准备齐全	40		定性
				c. 遵守劳动纪律、尽职尽责	30		定性
				d. 病人家属等候室、等候区管理	20		定性
				e. 参加诊所护师各种班次值班	20		定量
				f. 保持换药室清洁、安静、卫生	20		定量
				g. 掌握抢救仪器设备使用方法	20		定量
		2.3 工作质量	170	a. 负责换药包灭菌与使用管理	20		定量
				b. 做好相关登记统计工作	30		定性
				c. 执行换药者安全核查制度落实	40		定性
				d. 执行质量关键环节标准措施	30		定性
				e. 负责换药室相关护理操作工作	20		定量
				f. 执行手卫生管理制度	30		定量
		2.4 工作效率	110	a. 严格区分清洁区和非清洁区	20		定性
				b. 正确执行换药病人的开始时间	30		定量
				c. 掌握换药室护理基本技术	30		定量
				d. 针对问题缺陷有持续改进计划	30		定性
3 论文科研 30分	3	论文科研 业务技术	30	a. 发表论文与护理科研符合规定	10		定性
				b. 带教实习生与学习培训	10		定性
				c. 本人专科护理理论与技术水平	10		定性
4 职业道德 60分	4	4.1 职业素质	20	关心同事、自觉合作、乐于助人	20		定性
		4.2 问题解决	30	a. 处理患者和家属的相关问题	20		定量
				b. 在护理学科建设中的作用	20		定性
5 团队管理 社会责任 60分	6	5.1 社会责任	40	a. 感染管理、消毒隔离、废水废物	20		定性
				b. 严格的查对制度与"7S管理"落实	20		定性
		5.2 工作指导	20	a. 指导进修实习护士卫生员工作	10		定量
				b. 采血室必备的药品与保管	10		定性
6 满意测评 80分	8	6.1 满意度	50	交换辅料病人及家属的满意度	50		定性
		6.2 满意度	30	交换辅料室人员的满意度	30		定性
7 诊所 绩效结果 200分	20	7.1 病人结果	100	a. 当月交换辅料病人总例数	50		定量
				b. 大、中交换辅料病人例数	50		定量
		7.2 质量结果	30	a. 当月交换辅料工作质量达到要求	20		定量
				b. 当月无医疗缺陷纠纷与事故	10		定量
		7.3 财务结果	70	当月收入利润与上年度同月比较	70		定量
被考核者			本表标准分数	1000分	考核后最后定性和定量得分		

5.1诊所交换辅料室护士卓越绩效考评定性标准(表二)

被考评者姓名		职务				部门			
职能部门领导·定性指标·满意度测评内容					满意度测评等级				
一级指标	三级定性指标内容测评	本项满分	测评方式	卓越	优秀	良好	一般	得分	
1 工作能力 20分	1.1 a.管理能力、同事之间团结	20	定性		20	16	12		
	打分说明:请在上格最后得分一栏内打分,下同								
2 过程控制 工作质量 工作数量 工作效率 270分	2.1 a.工作积极、主动性、责任心	30	定性		30	24	18		
	2.2 b.术前物品和器械准备齐全	40	定性						
	扣罚细则:患者换药前物品和器械准备齐全,符合管理规定要求,消毒物品准备缺一个包裹扣5分。缺一个器械扣2分。缺一次查对扣5分。注射室少一次消毒扣5分								
	2.2 c.遵守劳动纪律、尽职尽责	30	定性						
	扣罚细则:上班时不接收快递包裹,发现接收一次扣5分。上班时带熟人检查、看病一次扣5分。上班干私活吃零食一次扣5分。工作时间关手机,一次不关扣5分。上班上网玩手机微信、打游戏发现一次扣10分。上班时间相互闲扯一次一人扣5分								
	2.2 d.病人家属等候室等候区管理	20	定性		20	16	12		
	2.3 b.做好相关登记统计工作	30	定性						
	扣罚细则:按时上报规定资料,符合要求,迟一天扣5分,差错一项资料扣5分								
	2.3 c.换药者安全核查制度落实	40	定性						
	扣罚细则:执行换药者安全核查制度落实、物品准备不齐一次扣10分。查对不认真遗漏物品找不到一次扣10分。查对不认真遗漏物品在患者体内一次扣40分								
	2.3 d.执行质量关键环节标准措施	30	定性						
	扣罚细则:无执行质量关键环节标准扣5分,无执行质量关键环节管理措施扣10分								
	2.4 a.严格区分清洁区和非清洁区	20	定性						
	扣罚细则:严格区分清洁区和非清洁区,区分不清一次扣10分								
	2.4 d.针对问题持续改进与实施	30	定性						
	扣罚细则:针对诊所换药室病人、岗位工作流程、换药查对、岗位工作质量、物品准备、制度执行、换药室专业能力、应该的绩效自查、患者服务等,对岗位存在的问题与缺陷每月有持续改进计划、事实、流程、措施、效果,少一个环节扣5分								
3 论文科研 30分	3.a.发表论文与护理科研符合规定	10	定性		10	8	6		
	3.b.带教实习生与学习培训	10	定性						
	扣罚细则:带教实习生与学习培训,符合规定要求,一项、次不符合要求一次扣5分								
	3.c.本人专科护理理论与技术水平	10	定性		10	8	6		
4 职业道德 40分	4.1 a.关心同事、自觉合作、乐于助人	20	定性		20	16	12		
	4.2 b.在护理学科建设中的作用	20	定性		20	16	12		
5 社会责任 50分	5.1 a.感染管理消毒隔离废水废物	20	定性	一项不符合要求扣5分					
	5.1 b.严格的查对制度"7S管理"落实	20	定性	不落实一项查对扣5分					
	5.2 b.负责毒、麻、限制性剧毒药保管	10	定性		10	8	6		
6 满意测评 80分	6.1手术病人及家属的满意度	50	定性						
	扣罚细则:病人满意度达到95%,每月测评一次,达不到标准,降低1%扣10分								
	6.2诊所人员对该护士的满意度	30	定性						
	扣罚细则:达去年同月水平并达规定年度月度指标增长幅度得满分,降低1%扣5分								
科室		本表定性指标满分	490分	定性指标最后得分					

5.2 诊所交换辅料室护士卓越绩效考评定量标准(表三)

一级指标 (分值)	权重 %	二级指标 考评内容	分值	三级指标 考评内容	分值	绩效考评 扣分细则	得分
1 工作能力 制度落实 50分	5	1.1 执行能力	30	b.核心制度及相关规章制度执行力	30	核心制度一项、次执行不好扣5分,其余一项扣5分	
		1.2 工作计划 制度落实	20	a.在护士长领导下工作,不符合扣分	10	不服从护士长领导一次扣5分,顶撞领导一次扣10分	
				b.业务会议、行政会议及相关会议	10	迟到或者早退一次扣3分,缺席一次会议扣6分	
2 过程控制 工作质量 工作数量 工作效率 230分	23	2.1 应急预案	20	b.掌握换药室应急预案与风险管理	20	不掌握手术应急预案与风险管理程序,一次扣5分	
		2.2 工作数量	80	a.负责做好清洁卫生工作,不符合扣分	20	按规定少清扫消毒一次扣10分,清洁消毒不符合要求一次扣5分。少值班一次扣5分。换药室一次不卫生扣5分。不能正确使用仪器设备一次扣10分,因为仪器影响工作一次扣5分	
				e.参加各种班次值班	20		
				f.保持换药室清洁、安静、卫生	20		
				g.掌握抢救仪器设备使用方法并指导护士	20		
		2.3 工作质量	70	a.负责注射包灭菌与使用管理	20	管理不好一次扣5分,问题严重扣10分	
				e.负责换药室相关护理流程操作工作	20	一项工作不按照流程操作扣5分	
				f.有手卫生管理制度	30	不符合要求一次扣10分	
		2.4 工作效率	60	b.正确执行手术开台时间,不符合扣分	30	按照规定,手术开台时间延长10分钟扣5分	
				c.掌握注射室护理基本技术,不符合医院管理规定的要求扣分	30	正确执行换药病人的开始时间,一项技术掌握不好扣10分,影响工作扣15分	
4 职业道德 20分	2	4 处理问题	20	b.处理患者和家属的相关问题,不符合扣分	20	处理患者和家属的相关问题,一次不符合要求扣5分	
5 社会责任 10分	1	5.2 指导工作	10	a.指导进修实习护士卫生员工作	10	不能按照规定要求指导实习进修护士扣5分	
7 诊所 绩效结果 200分	20	7.1 诊所 病人结果	100	a.手术病人总数量	50	达到去年同月数量并依规定达到增长幅度得满分,降低1%扣10分,增加1%奖5分	
				b.诊疗交换辅料病人数与上年同月比	50		
		7.2 诊所 质量结果	30	a.当月诊所工作质量达到要求与上年比较	20	达到去年同月数量并依规定达到增长幅度得满分,降低1%扣10分,增加1%奖5分	
				b.无医疗纠纷与事故	10		
		7.3 诊所 财务结果	70	收入利润与上年度同月比较并且达到诊所规定增长幅度标准	70	达到去年同月数量并依规定达到增长幅度得满分,降低1%扣10分,增加1%奖5分	
科室			本表定量指标满分		510分	定量指标合计得分	

6.诊所输液室护师卓越绩效考评标准(表一)

一级指标 (分值)	权重 %	二级指标 考评内容	分值	三级指标 考评内容	分值	得分	考核 方式
1 工作能力 70分	7	1.1 工作能力 执行能力	50	a.工作能力、同事之间团结	20		定性
				b.核心制度及相关规章制度执行力	30		定量
		1.2 工作计划 会议落实	20	a.在护士长领导下工作	10		定量
				b.业务会议、行政会议及相关会议	10		定量
2 过程控制 工作质量 工作数量 工作效率 490分	49	2.1 工作责任	50	a.工作积极性、主动性、责任心	30		定性
				b.掌握手术室应急预案操作程序	20		定量
		2.2 工作数量	160	a.正确执行医嘱,严格无菌操作	20		定量
				b.患者注射前物品和器械准备齐全	30		定性
				c.消毒隔离、定期更换、记录完善	30		定性
				d.病人家属等候室、等候区管理	20		定性
				e.参加门诊部各种班次值班	20		定量
				f.严格区分清洁区和非清洁区	20		定量
				g.掌握抢救仪器设备使用方法	20		定量
		2.3 工作质量	170	a.负责注射包灭菌与使用管理	20		定量
				b.注射器"一人一针一管一用"不重复	30		定性
				c.执行注射者的安全核查制度	40		定性
				d.注射前所需物品准备齐全	30		定性
				e.重病人优先配药抗生素现配现用	40		定量
				f.执行手卫生管理制度	10		定量
		2.4 工作效率	110	a.治疗室每天紫外线消毒两次	20		定性
				b.正确执行注射病人的开始时间	30		定量
				c.掌握注射室护理基本技术	30		定量
				d.针对问题缺陷有持续改进计划	30		定性
3 论文科研 40分	4	论文科研 业务技术	40	a.发表论文与护理科研符合规定	20		定性
				b.带教实习生与学习培训	10		定性
				c.本人专科护理理论与技术水平	10		定性
4 职业道德 60分	4	4.1 职业素质	20	关心同事、自觉合作、乐于助人	20		定性
		4.2 问题解决	40	a.配药要注明时间、签名	20		定量
				b.在护理学科建设中的作用	20		定性
5 团队管理 社会责任 60分	6	5.1 社会责任	40	a.感染管理、消毒隔离、废水废物	20		定性
				b.严格的查对制度与"7S管理"落实	20		定性
		5.2 工作指导	20	a.指导进修实习护士卫生员工作	10		定量
				b.输液巡视、观察患者病情变化	10		定性
6 满意测评 80分	8	6.1 满意度	50	输液病人及家属的满意度	50		定性
		6.2 满意度	30	科室人员的满意度	30		定性
7 诊所 绩效结果 200分	20	7.1 病人结果	100	a.诊所当月就诊、就诊病人数量	50		定量
				b.当月输液病人总例数	50		定量
		7.2 质量结果	30	a.当月输液工作质量达到要求	20		定量
				b.当月无医疗缺陷纠纷与事故	10		定量
		7.3 财务结果	70	当月收入利润与上年度同月比较	70		定量
被考核者		本表标准分数	1000分		考核后最后定性和定量得分		

6.1 诊所输液室护师卓越绩效考评定性标准(表二)

被考评者姓名		职务			部门			
职能部门领导·定性指标·满意度测评内容					满意度测评等级			
一级指标	三级定性指标内容测评	本项满分	测评方式	卓越	优秀	良好	一般	得分
1 工作能力 **20分**	1.1 a.管理能力、同事之间团结	20	定性		20	16	12	
	打分说明:请在上格最后得分一栏内打分,下同							
2 **过程控制** **工作质量** **工作数量** **工作效率** **270分**	2.1 a.工作积极、主动性、责任心	30	定性		30	24	18	
	2.2 b.术前物品和器械准备齐全	40	定性					
	扣罚细则:患者换药前物品和器械准备齐全,符合管理规定要求,消毒物品准备缺一个包裹扣5分。缺一个器械扣2分。缺一次查对扣5分。注射室少一次消毒扣5分							
	2.2 c.消毒隔离定期更换记录完善	30	定性					
	扣罚细则:负责每日与供应室交换灭菌、消毒物品,负责更换镊子筒、敷料杯,每周二、五更换碘酒、酒精瓶,并做好记录;护士长不在时负责领取科室医疗用品与其他用品,并做好记录,符合医院业务与技术和管理要求,一项、次不符合要求扣5分							
	2.2 d.病人家属等候室等候区管理	20	定性		20	16	12	
	2.3 b.注射器"一人一针一管一用"	30	定性					
	扣罚细则:配药注射器一人一针一管一用,避免重复使用,一次不符合要求扣20分							
	2.3 c.执行注射者的安全核查制度	40	定性					
	扣罚细则:负责的执行注射者的安全核查制度,物品准备不齐一次扣10分。查对不认真遗漏物品找不到一次扣10分。查对不认真遗漏物品在患者体内一次扣20分							
	2.3 d.注射前所需物品准备齐全	30	定性					
	扣罚细则:上班前把配液室内所需物品准备齐全,擦拭台面,铺无菌治疗盘,保持室内环境整洁,及时清理冰箱及治疗用品,符合管理规定要求,不符合要求扣10分							
	2.4 a.治疗室每天紫外线消毒2次	20	定性					
	扣罚细则:治疗室每天紫外线消毒2次,消毒一次1小时,少一次扣10分							
	2.4 d.针对问题持续改进与实施	30	定性					
	扣罚细则:针对门诊部注射病人、自己岗位工作流程、注射查对、岗位工作质量、物品准备、制度执行、专业能力、应该的绩效自查、患者服务等,对岗位存在的问题与缺陷每月有持续改进计划、事实、流程、措施、效果,少一个环节扣5分							
3 **论文科研** **40分**	3.a.发表论文与护理科研符合规定	20	定性		20	16	12	
	3.b.带教实习生与学习培训	10	定性					
	扣罚细则:带教实习生与学习培训,符合规定要求,一项、次不符合要求一次扣5分							
	3.c.本人专科护理理论与技术水平	10	定性		10	8	6	
4 职业道德 **40分**	4.1 a.关心同事、自觉合作、乐于助人	20	定性		20	16	12	
	4.2 b.在护理学科建设中的作用	20	定性		20	16	12	
5 **社会责任** **50分**	5.1 a.感染管理消毒隔离污水废物	20	定性	一项不符合要求扣5分				
	5.1 b.严格的查对制度"7S管理"落实	20	定性	不落实一项查对扣5分				
	5.2 b.输液巡视观察患者病情变化	10	定性		10	8	6	
6 **满意测评** **80分**	6.1 手术病人及家属的满意度	50	定性		50	40	30	
	6.2 诊所人员对该护士的满意度	30	定性					
	扣罚细则:达到去年同月水平并达到规定年度月度指标增长幅度得满分,降低1%扣5分							
科室		本表定性指标满分	490分	定性指标最后得分				

6.2诊所输液室护师卓越绩效考评定量标准(表三)

一级指标 (分值)	权重 %	二级指标 考评内容	分值	三级指标 考评内容	分值	绩效考评 扣分细则	得分
1 **工作能力** **50分**	5	1.1 执行能力	30	b.核心制度及相关规章制度执行力	30	核心制度一项、次执行不好扣5分,其余一项扣5分	
		1.2 工作计划 制度落实	20	a.在护士长领导下工作,不符合扣分	10	不服从护士长领导一次扣5分,顶撞领导一次扣10分	
				b.业务会议、行政会议及相关会议	10	迟到或者早退一次扣5分,缺席一次会议扣6分	
2 **过程控制** **工作质量** **工作数量** **工作效率** **230分**	23	2.1 应急预案	20	b.掌握换药室应急预案与风险管理	20	不掌握手术应急预案与风险管理程序,一次扣5分	
		2.2 工作数量	80	a.正确执行医嘱,严格无菌操作,不符合扣分	20	不正确执行医嘱无菌操作扣10分,清洁消毒不符合一次扣5分。少值班一次扣5分。不能区分清洁区非清洁区扣5分。不能正确使用仪器一次扣10分,因为仪器影响工作一次扣5分	
				e.参加各种班次值班	20		
				f.严格区分清洁区和非清洁区,不符合扣分	20		
				g.掌握抢救仪器设备使用方法并指导护士	20		
		2.3 工作质量	70	a.负责注射包灭菌与使用管理,不符合扣分	20	管理不好一次扣5分,问题严重扣10分	
				e.危重病人优先配药,抗生素现配现用	20	危重病人优先配药,抗生素现配现用,不符合扣10分	
				f.有手卫生管理制度	30	不符合要求一次扣10分	
		2.4 工作效率	60	b.正确执行注射病人开始时间,不符合扣分	30	按照规定,注射开始时间延长10分钟扣5分	
				c.掌握注射室护理基本技术,不符合医院管理规定的要求扣分	30	掌握注射室护理基本技术,一项技术掌握不好扣10分,影响工作扣15分	
4 职业道德 **20分**	2	4 处理问题	20	a.配药要注明时间、签名,不符合扣分	20	配药要注明时间、签名,一次不符合要求扣10分	
5 社会责任 **10分**	1	5.2 指导工作	10	a.指导进修、实习护士卫生员工作	10	不能按照规定要求指导实习进修护士扣5分	
7 **诊所** **绩效结果** **200分**	20	7.1 诊所 病人结果	100	a.诊所就诊病人总数	50	达到去年同月数量并依规定达到增长幅度得满分,降低1%扣10分,增加1%奖5分	
				b.诊疗输液病人数与上年度同月比较	50		
		7.2 诊所 质量结果	30	a.当月诊所工作质量达到要求与上年比较	20	达到去年同月数量并依规定达到增长幅度得满分,降低1%扣10分,增加1%奖5分	
				b.无医疗纠纷与事故	10		
		7.3 诊所 财务结果	70	收入利润与上年度同月比较并且达到诊所规定增长幅度标准	70	达到去年同月数量并依规定达到增长幅度得满分,降低1%扣10分,增加1%奖5分	
科室				**本表定量指标满分**	**510分**	**定量指标合计得分**	

7.诊所注射室护士卓越绩效考评标准(表一)

一级指标 (分值)	权重 %	二级指标 考评内容	分值	三级指标 考评内容	分值	得分	考核 方式
1 工作能力 70分	7	1.1 工作能力 执行能力	50	a.工作能力、同事之间团结	20		定性
				b.核心制度及相关规章制度执行力	30		定量
		1.2 工作计划 会议落实	20	a.在护士长领导下工作	10		定量
				b.业务会议、行政会议及相关会议	10		定量
2 过程控制 工作质量 工作数量 工作效率 500分	50	2.1 工作责任	50	a.工作积极性、主动性、责任心	30		**定性**
				b.掌握手术室应急预案操作程序	20		定量
		2.2 工作数量	160	a.负责做好清洁卫生工作	20		定量
				b.患者注射前物品和器械准备齐全	30		**定性**
				c.遵守劳动纪律、尽职尽责	30		**定性**
				d.病人家属等候室、等候区管理	20		**定性**
				e.参加门诊部各种班次值班	20		定量
				f.严格区分清洁区和非清洁区	20		定量
				g.掌握抢救仪器设备使用方法	20		定量
		2.3 工作质量	170	a.负责注射包灭菌与使用管理	20		定量
				b.做好相关登记统计工作	30		**定性**
				c.执行注射者的安全核查制度	40		**定性**
				d.执行质量关键环节标准措施	30		**定性**
				e.负责注射室相关护理操作工作	20		定量
				f.执行手卫生管理制度	30		定量
		2.4 工作效率	120	a.治疗室每天紫外线消毒两次	20		**定性**
				b.正确执行注射病人的开始时间	30		定量
				c.掌握注射室护理基本技术	30		定量
				d.严格消毒隔离,记录完整	40		**定性**
3 论文科研 30分	3	职业素质 护理科研	30	a.发表论文与护理科研符合规定	10		**定性**
				b.带教实习生与学习培训	10		**定性**
				c.本人专科护理理论与技术水平	10		**定性**
4 职业道德 60分	4	4.1职业素质	20	关心同事、自觉合作、乐于助人	20		**定性**
		4.2 问题解决	40	a.处理患者和家属的相关问题	20		定量
				b.在护理学科建设中的作用	20		**定性**
5 团队管理 社会责任 60分	6	5.1 社会责任	40	a.感染管理、消毒隔离、废水废物处理	20		**定性**
				b.严格的查对制度与"7S管理"落实	20		**定性**
		5.2 工作指导	20	a.指导进修实习护士卫生员工作	10		定量
				b.采血室必备的药品与保管	10		**定性**
6 满意测评 80分	8	6.1 满意度	50	注射室病人及家属的满意度	50		**定性**
		6.2 满意度	30	注射室人员的满意度	30		**定性**
7 诊所 绩效结果 200分	20	7.1 病人结果	100	a.当月诊所病人就诊总例数	50		定量
				b.诊所注射病人总例数	50		定量
		7.2 质量结果	30	a.当月输液工作质量达到要求	20		定量
				b.当月无医疗缺陷纠纷与事故	10		定量
		7.3 财务结果	70	当月收入利润与上年度同月比较	70		定量
被考核者		本表标准分数	**1000 分**	考核后最后定性和定量得分			

7.1 诊所注射室护士卓越绩效考评定性标准(表二)

被考评者姓名		职务				部门		
职能部门领导·定性指标·满意度测评内容					满意度测评等级			
一级指标	三级定性指标内容测评	本项满分	测评方式	卓越	优秀	良好	一般	得分
1 工作能力 20分	1.1 a. 管理能力、同事之间团结	20	定性		20	16	12	
	打分说明:请在上格最后得分一栏内打分,下同							
2 过程控制 工作质量 工作数量 工作效率 260分	2.1 a. 工作积极、主动性、责任心	30	定性		30	24	18	
	2.2 b. 术前物品和器械准备齐全	30	定性					
	扣罚细则:患者换药前物品和器械准备齐全,符合管理规定要求,消毒物品准备缺一个包裹扣5分。缺一个器械扣2分。缺一次查对扣5分。注射室少一次消毒扣5分							
	2.2 c. 遵守劳动纪律、尽职尽责	30	定性					
	扣罚细则:负责每日与供应室交换灭菌、消毒物品,负责更换镊子筒、敷料杯,每周二、五更换碘酒、酒精瓶,并做好记录;护士长不在时负责领取科室医疗用品与其他用品,并做好记录,符合医院业务与技术和管理要求,一项、次不符合要求扣5分							
	2.2 d. 手术家属等候室、等候区管理	20	定性		20	16	12	
	2.3 b. 做好相关登记统计工作	30	定性		30	24	18	
	2.3 c. 执行注射者的安全核查制度	40	定性					
	扣罚细则:负责的执行注射者的安全核查制度、物品准备不齐一次扣10分。查对不认真遗漏物品找不到一次扣10分。查对不认真遗漏物品在患者体内一次扣20分							
	2.3 d. 执行质量关键环节标准措施	30	定性					
	扣罚细则:无执行质量关键环节标准扣5分,无执行质量关键环节管理措施扣10分							
	2.4 a. 治疗室每天紫外线消毒2次	20	定性					
	扣罚细则:治疗室每天紫外线消毒2次,消毒一次1小时,少一次扣10分							
	2.4 b. 严格消毒隔离,记录完整	30	定性					
	扣罚细则:每日更换一次消毒液,清洗止血带,补齐各种取血物品、治疗巾、止血带、棉签等物品,做好工作量统计,治疗室每天紫外线消毒两次,严格遵守消毒隔离制度,认真配制消毒液,做到"一人一带""一人一巾""一人一洗手""一病人一次性用品用后一弃",防止交叉感染,记录正确完整,一项、次不符合规定要求扣10分							
3 论文科研 40分	3. a. 发表论文与护理科研符合规定	20	定性		10	8	6	
	3. b. 带教实习生与学习培训	10	定性					
	扣罚细则:带教实习生与学习培训,符合规定要求,一项、次不符合要求一次扣5分							
	3. c. 本人专科护理理论与技术水平	10	定性		10	8	6	
4 职业道德 40分	4.1 a. 关心同事、自觉合作、乐于助人	20	定性		20	16	12	
	4.2 b. 在护理学科建设中的作用	20	定性		20	16	12	
5 社会责任 50分	5.1 a. 感染管理、消毒隔离、废水废物处理	20	定性	一项不符合要求扣5分				
	5.1 b. 严格的查对制度"7S管理"落实	20	定性	不落实一项查对扣5分				
	5.2 b. 输液巡视观察患者病情变化	10	定性		10	8	6	
6 满意测评 80分	6.1 手术病人及家属的满意度	50	定性					
	扣罚细则:病人满意度达到95%,每月测评一次,达不到标准,降低1%扣10分							
	6.2 诊所人员对该护士的满意度	30	定性					
	扣罚细则:达到去年同月水平并达规定年度月度指标增长幅度得满分,降低1%扣5分							
科室	本表定性指标满分	490分		定性指标最后得分				

7.2 诊所注射室护士卓越绩效考评定量标准(表三)

一级指标 (分值)	权重 %	二级指标		三级指标		绩效考评	得分
		考评内容	分值	考评内容	分值	扣分细则	
1 工作能力 **50分**	5	1.1 执行能力	30	b.核心制度及相关规章制度执行力	30	核心制度一项、次执行不好扣5分,其余一项扣5分	
		1.2 工作计划 制度落实	20	a.在护士长领导下工作,不符合扣分	10	不服从护士长领导一次扣5分,顶撞领导一次扣10分	
				b.业务会议、行政会议及相关会议	10	迟到或者早退一次扣5分,缺席一次会议扣6分	
2 过程控制 工作质量 工作数量 工作效率 **230分**	23	2.1 应急预案	20	b.掌握换药室应急预案与风险管理	20	不掌握手术应急预案与风险管理程序,一次扣5分	
		2.2 工作数量	80	a.负责做好清洁卫生工作,不符合扣分	20	按规定少清扫消毒一次扣10分,清洁消毒不符合要求一次扣5分。少值班一次扣5分。不能区分清洁区非清洁区扣5分。不能正确使用仪器一次扣10分,因为仪器影响工作一次扣5分	
				e.参加各种班次值班	20		
				f.严格区分清洁区和非清洁区,不符合扣分	20		
				g.掌握抢救仪器设备使用方法并指导护士	20		
		2.3 工作质量	70	a.负责注射包灭菌与使用管理,不符合扣分	20	管理不好一次扣5分,问题严重扣10分	
				e.负责注射室相关护理流程操作工作	20	一项工作不按照注射流程操作扣5分	
				f.有手卫生管理制度	30	不符合要求一次扣10分	
		2.4 工作效率	60	b.正确执行注射病人开始时间,不符合扣分	30	按照规定,注射开始时间延长10分钟扣5分	
				c.掌握注射室护理基本技术,不符合医院管理规定的要求扣分	30	掌握注射室护理基本技术,一项技术掌握不好扣10分,影响工作扣15分	
4职业道德 **20分**	2	4 处理问题	20	b.处理患者和家属的相关问题,不符合扣分	20	处理患者和家属的相关问题,一次不符合要求扣5分	
5社会责任 **10分**	1	5.2 指导工作	10	a.指导进修、实习护士和卫生员工作	10	不能按照规定要求指导实习进修护士扣5分	
7 诊所 绩效结果 **200分**	20	7.1 诊所 病人结果	100	a.诊所就诊病人总数	50	达到去年同月数量并依规定达到增长幅度得满分,降低1%扣10分,增加1%奖5分	
				b.诊疗注射病人总数量与上年度同月比较	50		
		7.2 诊所 质量结果	30	a.当月诊所工作质量达到要求与上年比较	20	达到去年同月数量并依规定达到增长幅度得满分,降低1%扣10分,增加1%奖5分	
				b.无医疗纠纷与事故	10		
		7.3 诊所 财务结果	70	收入利润与上年度同月比较并且达到诊所规定增长幅度标准	70	达到去年同月数量并依规定达到增长幅度得满分,降低1%扣10分,增加1%奖5分	
科室		本表定量指标满分			**510分**	**定量后指标合计得分**	

8.诊所采血室护师卓越绩效考评标准(表一)

一级指标 (分值)	权重 %	二级指标		三级指标		得分	考核 方式
		考评内容	分值	考评内容	分值		
1 工作能力 70分	7	1.1工作能力 执行能力	50	a.工作能力、同事之间团结	20		定性
				b.核心制度及相关规章制度执行力	30		定量
		1.2工作计划 会议落实	20	a.在护士长领导下工作	10		定量
				b.业务会议、行政会议及相关会议	10		定量
2 过程控制 工作质量 工作数量 工作效率 480分	49	2.1 工作责任	50	a.工作积极性、主动性、责任心	30		定性
				b.掌握手术室应急预案操作程序	20		定量
		2.2 工作数量	160	a.查看化验单,准确分类标记试管	20		定量
				b.患者采血前物品和器械准备齐全	30		定性
				c.取血前后注意事项等向病人解释	30		定性
				d.病人家属等候室、等候区管理	20		定性
				e.参加门诊部各种班次值班	20		定量
				f.严格区分清洁区和非清洁区	20		定量
				g.掌握抢救仪器设备使用方法	20		定量
		2.3 工作质量	140	a.负责采血包灭菌与使用管理	20		定量
				b.做好相关登记统计工作	30		定性
				c.执行采血者的安全核查制度	30		定性
				d.问题解释、病人满意	20		定性
				e.负责采血室相关护理操作工作	20		定量
				f.执行手卫生管理制度	20		定量
		2.4 工作效率	130	a.严格消毒隔离,记录完整	40		定性
				b.正确执行采血病人的开始时间	30		定量
				c.掌握采血室护理基本技术	30		定量
				d.针对问题缺陷有持续改进计划	30		定性
3 论文科研 40分	4	职业素质 护理科研	40	a.发表论文与护理科研符合规定	20		定性
				b.带教实习生与学习培训	10		定性
				c.本人专科护理理论与技术水平	10		定性
4 职业道德 60分	4	4.1职业素质	20	关心同事、自觉合作、乐于助人	20		定性
		4.2 问题解决	40	a.处理患者和家属的相关问题	20		定量
				b.在护理学科建设中的作用	20		定性
5 团队管理 社会责任 60分	6	5.1 社会责任	40	a.感染管理、消毒隔离、废水废物处理	20		定性
				b.严格的查对制度与"7S管理"落实	20		定性
		5.2 工作指导	20	a.指导进修实习护士卫生员工作	10		定量
				b.采血室必备的药品与保管	10		定性
6满意测评 80分	8	6.1满意度	50	注射室病人及家属的满意度	50		定性
		6.2满意度	30	注射室人员的满意度	30		定性
7 诊所 绩效结果 200分	20	7.1 病人结果	100	a.当月诊所病人就诊总例数	50		定量
				b.诊所注射病人总例数	50		定量
		7.2 质量结果	30	a.当月输液工作质量达到要求	20		定量
				b.当月无医疗缺陷纠纷与事故	10		定量
		7.3财务结果	70	当月收入利润与上年度同月比较	70		定量
被考核者		本表标准分数		1000分	考核后最后定性和定量得分		

8.1诊所采血室护师卓越绩效考评定性标准(表二)

被考评者姓名		职务			部门				
职能部门领导·定性指标·满意度测评内容					满意度测评等级				
一级指标	三级定性指标内容测评		本项满分	测评方式	卓越	优秀	良好	一般	得分
1 工作能力 **20分**	1.1 a.管理能力、同事之间团结		20	定性		20	16	12	
	打分说明:请在上格最后得分一栏内打分,下同								
2 **过程控制** **工作质量** **工作数量** **工作效率** **260分**	2.1 a.工作积极、主动性、责任心		30	定性		30	24	18	
	2.2 b.术前物品和器械准备齐全		30	定性					
	扣罚细则:患者换药前物品和器械准备齐全,符合管理规定要求,消毒物品准备缺一个包裹扣5分。缺一个器械扣2分。缺一次查对扣5分。注射室少一次消毒扣5分								
	2.2 c.取血注意事项等向病人解释		30	定性					
	扣罚细则:认真核对化验单,有错误或疑问及时与医生、化验室联系,确保标本准确无误,取血前、后注意事项等向病人解释清楚,符合要求一项、次不符合要求扣5分								
	2.2 d.手术家属等候室、等候区管理		20	定性		20	16	12	
	2.3 b.做好相关登记统计工作		30	定性					
	扣罚细则:每日更换一次消毒液,清洗止血带,补齐各种取血物品、治疗巾、止血带、棉签等物品,做好工作量统计,符合医院管理规定要求,一项、次不符合要求扣5分								
	2.3 c.执行注射者的安全核查制度		30	定性					
	扣罚细则:负责的执行采血者的安全核查制度、物品准备不齐一次扣10分。查对不认真遗漏物品找不到一次扣10分。查对不认真遗漏物品在患者体内一次扣20分								
	2.3 d.问题解释、病人满意		20	定性					
	扣罚细则:遇到化验单不清楚或有疑问及特殊检查应及时与医生、化验室联系,做好协调解释工作,符合医院规定要求,不做好解释工作,病人一项、次有意见扣10分								
	2.4 a.严格消毒隔离、记录完整		40	定性					
	扣罚细则:每日更换一次消毒液,清洗止血带,补齐各种取血物品、治疗巾、止血带、棉签等物品,做好工作量统计,治疗室每天紫外线消毒两次,严格遵守消毒隔离制度,认真配制消毒液,做到"一人一带""一人一巾""一人一洗手""一病人一次性用品用后一弃",防止交叉感染,记录正确完整,一项、次不符合规定要求扣10分								
	2.4 d.针对问题持续改进与实施		30	定性					
	扣罚细则:对病人工作岗位存在的问题与缺陷,符合医院、科室业务与技术和管理的规定要求,每月有持续改进计划、事实、流程、措施、效果,少一个环节扣5分								
3 **论文科研** **40分**	3.a.发表论文与护理科研符合规定		20	定性	一项、次不符合要求扣10分				
	3.b.带教实习生与学习培训		10	定性	一项、次不符合要求扣10分				
	3.c.本人专科护理理论与技术水平		10	定性	一项、次不符合要求扣10分				
4 职业道德 **40分**	4.1 a.关心同事、自觉合作、乐于助人		20	定性		20	16	12	
	4.2 b.在护理学科建设中的作用		20	定性		20	16	12	
5 **社会责任** **50分**	5.1 a.感染管理、消毒隔离、废水废物处理		20	定性	一项不符合要求扣5分				
	5.1 b.严格的查对制度"7S管理"落实		20	定性	不落实一项查对扣5分				
	5.2 b.输液巡视观察患者病情变化		10	定性		10	8	6	
6 满意测评 **80分**	6.1 手术病人及家属的满意度		50	定性		50	40	30	
	6.2 诊所人员对该护士的满意度		30	定性		30	24	18	
科室		本表定性指标满分	490分		定性指标最后得分				

8.2 诊所采血室护师卓越绩效考评定量标准(表三)

一级指标 (分值)	权重 %	二级指标 考评内容	分值	三级指标 考评内容	分值	绩效考评 扣分细则	得分
1 **工作能力** **50分**	5	1.1 执行能力	30	b.核心制度及相关规章制度执行力	30	核心制度一项、次执行不好扣5分,其余一项扣5分	
		1.2 工作计划 制度落实	20	a.在护士长领导下工作,不符合扣分	10	不服从护士长领导一次扣5分,顶撞领导一次扣10分	
				b.业务会议、行政会议及相关会议	10	迟到或者早退一次扣5分,缺席一次会议扣6分	
2 **过程控制** **工作质量** **工作数量** **工作效率** **230分**	23	2.1 应急预案	20	b.掌握换药室应急预案与风险管理	20	不掌握手术应急预案与风险管理程序,一次扣5分	
		2.2 工作数量	80	a.仔细查看化验单,准确分类标记试管	20	仔细查看化验单,准确分类标记试管,一次不符合要求扣5分。少值班一次扣5分。不能区分清洁区非清洁区扣5分。不能正确使用仪器一次扣10分,因为仪器影响工作一次扣5分	
				e.参加各种班次值班	20		
				f.严格区分清洁区和非清洁区,不符合扣分	20		
				g.掌握抢救仪器设备使用方法并指导护士	20		
		2.3 工作质量	70	a.负责注射包灭菌与使用管理,不符合扣分	20	管理不好一次扣5分,问题严重扣10分	
				e.负责注射室相关护理流程操作工作	20	一项工作不按照注射流程操作扣5分	
				f.有手卫生管理制度	30	不符合要求一次扣10分	
		2.4 工作效率	60	b.正确执行采血开台时间,不符合扣分	30	按照规定,手术开台时间延长10分钟扣5分	
				c.正确执行注射病人的开始时间,不符合医院管理规定扣分	30	正确执行注射病人的开始时间,一项技术掌握不好扣10分,影响工作扣15分	
4 职业道德 **20分**	2	4 处理问题	20	b.处理患者和家属的相关问题,不符合扣分	20	处理患者和家属的相关问题,一次不符合要求扣5分	
5 社会责任 **10分**	1	5.2 指导工作	10	a.指导进修、实习护士卫生员工作	10	不能按照规定要求指导实习进修护士扣5分	
7 **诊所** **绩效结果** **200分**	20	7.1 诊所 病人结果	100	a.诊所就诊病人总数	50	达到去年同月数量并依规定达到增长幅度得满分,降低1%扣10分,增加1%奖5分	
				b.诊疗采血病人总数量与上年度同月比较	50		
		7.2 诊所 质量结果	30	a.当月诊所工作质量达到要求与上年比较	20	达到去年同月数量并依规定达到增长幅度得满分,降低1%扣10分,增加1%奖5分	
				b.无医疗纠纷与事故	10		
		7.3 诊所 财务结果	70	收入利润与上年度同月比较并且达到诊所规定增长幅度标准	70	达到去年同月数量并依规定达到增长幅度得满分,降低1%扣10分,增加1%奖5分	
科室		本表定量指标满分			510分	定量指标合计得分	

【附一】 现代医院护理工作主要制度、规范和标准

一、"三基"

"三基"是指基础理论、基础知识、基本技能,是医务人员为人民健康服务的基本功,是医疗质量的基本要素,是医院年度考核医务人员的基本内容之一。

二、"三严"

"三严"是指严格要求、严密组织、严谨态度,是达到"三高"(高标准、高效率、高质量)、实现"全优"(全程优质服务)的前提和保证,是现代医院管理的基本要求之一。

三、医院护理工作核心制度14条

1.护理质量管理制度。
2.病房管理制度。
3.抢救工作制度。
4.分级护理制度。
5.护理交接班制度。
6.查对制度。
7.给药制度。
8.护理查房制度。
9.患者健康教育制度。
10.护理会诊制度。
11.病房一般消毒隔离管理制度。
12.护理安全管理制度。
13.护理差错、事故报告制度。
14.术前患者访视制度。

四、护理质量管理制度

1.医院成立由分管护理工作的业务院长、护理部主任(副主任)、科护士长组成的护理质量管理委员会,负责全院护理质量管理目标及各项护理质量标准制定,并对护理质量实施控制、考核与管理。

2.护理质量实行护理部、科室、病区三级控制和管理。

(1)病区护理质量控制组(Ⅰ级):由2~3人组成,病区护士长参加并负责。按照质量标准对护理质量实施全面控制,及时发现工作中存在的问题与不足,对出现的质量缺陷进行分析,制定改进措施。检查有登记、记录并及时反馈,每月填写检查登记表及护理质量月报表报上一级质控组,每月有护理质量持续改进计划。

(2)科室护理质量控制组(Ⅱ级):由3~5人组成,科护士长参加并负责。每月有计划地或根据科室护理质量的薄弱环节进行检查,填写检查登记表及护理质量月报表报护理部控制组,对于检查中发现的问题及时研究分析,制定切实可行的持续改进措施并落实。

(3)护理部护理质量控制组(Ⅲ级):由10~20人组成(根据医院临床科室多少、医技科室多少确定人员数量),原则上临床科室每一个科室最少1人参加,护理部主任参加并负责。每月按护理质量控制项目有计划、有目的、有针对性地对各病区护理工作进行检查评价,填写检查登记表及综合报表。及时研究、分析、解决检查中发现的问题。每月在护士长会议上反馈检查结果,提出持续改进意见,限期整改。

3.建立专职护理文书终末质量控制督察小组,三级医院一般由高级职称护师人员承担负责全院护理文书质量检查,二级医院一般由高级职称护师或者中级职称护师人员承担负责全院护理文书质量检查,一级医院一般由中级职称护师以上人员承担负责全院护理文书质量检查。每月对出院患者的体温单、医嘱单、护理记录单、医嘱单、手术护理记录单等进行检查评价,不定期到临床科室抽查护理文书书写质量,填写检查登记表上报护理部。

4. 对护理质量缺陷进行跟踪监控,实现护理质量的持续改进。

5. 各级质控组每月按时上报检查结果,科室及病区于每月 5 日以前上报上月护理质量检查情况到护理部,护理部负责对全院检查结果进行综合评价,填写报表并在护士长例会上反馈检查评价结果。

6. 护理部随时向主管护理工作的院长汇报全院护理质量控制与管理情况,每月召开一次护理质量分析会,每年进行护理质量控制与管理总结并向全院护理人员通报。

7. 护理工作质量检查考评结果作为各级护理人员的绩效卓越考核的主要内容。

五、病房管理制度

1. 在科主任的领导下,病房管理由护士长负责,科主任积极协助,全体医护人员参与。

2. 严格执行陪护制度,加强对陪护人员的管理,积极开展卫生宣教和健康教育。主管护士应及时向新住院患者介绍住院规则、医院规章制度,及时进行安全教育,签署住院患者告知书,教育患者共同参与病房管理。

3. 保持病房整洁、舒适、安静、安全,避免噪声,做到走路轻、关门轻、操作轻、说话轻。

4. 统一病房陈设,室内物品和床位应摆放整齐,固定位置,未经护士长同意不得任意搬动。

5. 工作人员应遵守劳动纪律,坚守岗位。工作时间内必须按规定着装。病房内不准吸烟,工作时间不聊天、不闲坐、不做私事、不能玩手机微信、不上网聊天。治疗室、护士站不得存放私人物品。原则上,工作时间不接私人电话。

6. 患者被服、用具按基数配给患者使用,出院时清点收回并做终末处理。

7. 护士长全面负责保管病房财产、物资、设备,并分别指派专人管理,建立账目,定期清点,账、物相符。如有遗失,及时查明原因,按规定处理。管理人员调动时,要办好交接手续。

8. 定期(每月至少 1 次)召开工休座谈会,听取患者对医疗、护理、医技、后勤等方面的意见,对患者反映的问题要有处理意见及反馈,不断改进工作。

9. 病房内不接待非住院患者(除危重病人需要外),不会客。值班医生与护士及时说服非陪护人员离开病房,对可疑人员进行询问。严禁散发各种传单广告及药商和相关推销人员进病房内。

10. 注意节约水电、按时熄灯和关闭水龙头,杜绝长流水、长明灯。

11. 保持病房清洁、卫生、通风,每日至少清扫 2 次,每周大清扫 1 次。病房卫生间、洗漱间、杂物间、污物间清洁无臭味、无异味。

六、抢救工作制度

1. 定期对护理人员进行急救知识培训,提高其抢救意识和抢救水平,抢救患者时做到人员到位、行动敏捷、有条不紊、分秒必争。

2. 抢救时做到明确分工,密切配合,听从指挥,坚守岗位。

3. 每日核对抢救物品,班班交接,做到账、物相符。各种急救药品、器材及物品应做到"五定",即定数量品种、定点放置、定专人管理、定期消毒灭菌、定期检查维修。抢救物品不准任意挪用或外借,必须处于随时应急完好使用状态。无菌物品须注明灭菌日期,保证在有效期内使用。

4. 参加抢救人员必须熟练掌握各种抢救技术和抢救常规,确保抢救的顺利进行。

5. 严密观察病情变化,准确、及时填写患者护理记录单,记录内容完整、准确。

6. 严格交接班制度和查对制度,在抢救患者过程中,正确执行医嘱。口头医嘱要求准确清楚,护士执行前必须复述一遍,确认无误后再执行,保留安瓿以备事后查对。及时记录护理记录单,来不及记录于抢救结束后 6 小时内据实补记,加以说明和签字。

7. 抢救结束后及时清理各种物品并进行初步处理、登记。

8. 认真做好抢救患者的各项基础护理及生活护理。烦躁、昏迷及神志不清者,加床档并采取保护性措施,确保患者安全。预防和减少并发症发生。

七、分级护理制度

分级护理是根据患者病情的轻重缓急,护理级别由医生以医嘱的形式下达,分为特别护理、一级护理、二级护理和三级护理。

1. 特别护理

(1)适用对象:病情危重,需随时观察,以便进行抢救的患者,如严重创伤、各种复杂疑难的大手术后、器官移植、大面积烧伤和"五衰"等患者。

(2)护理要求:①设立专人 24 小时护理,严密观察病情和生命体征变化。②制订护理计划,严格执行各项技术操作规程,落实护理措施,正确执行医嘱,及时准确填写特别护理记录单。③备齐急救药品和器材,以便随时急用。④认真细致做好各项基础护理工作,严防并发症,确保患者安全。⑤了解影响患者心理变化的各种因素,给予必要的心理护理和疏导,适时进行健康教育。

2.一级护理

(1)适用对象:病情危重绝对卧床休息的患者,如重大手术后、休克、瘫痪、昏迷、高热、出血、肝肾功能衰竭和早产儿等。

(2)护理要求:①每 15～30 分钟巡视患者一次,密切观察病情变化及生命体征。②制订护理计划,严格执行各项诊疗及护理措施,及时填写护理记录单。③按需准备抢救药品和器材。④认真细致地做好各项基础护理工作,严防并发症。

3.二级护理

(1)适用对象:病情较重,生活不能完全自理的患者,如大手术后病情稳定者,以及年老体弱、幼儿、慢性病不宜多活动者等。(2)护理要求:①每 1～2 小时巡视患者 1 次,注意观察病情。②生活上给予必要的协助,了解患者病情动态及心理状态,满足其身、心两方面的需要。③生活上给予必要的协助。④按时记录护理记录单,病情变化时及时记录。

4.三级护理

(1)适用对象:病情较轻,生活基本能自理的患者,如一般慢性病、疾病恢复期及手术前准备阶段。

(2)护理要求:①每日巡视患者两次,观察病情。②按护理常规护理。③督促患者遵守院规,了解患者的病情及心理动态需求。④做好健康教育工作。

八、护理交接班制度

1.病房护士实行 24 小时三班轮流值班制度,值班人员履行各班职责护理患者。

2.每天晨会集体交接班,全体医护人员参加,一般不超过 15 分钟。由夜班护士详细报告重危、新入院、手术后患者的病情、诊断及护理等有关事项。护士长根据报告作必要的总结,扼要的布置当天的护理工作。

3.交班后,由护士长带领接班者共同巡视病房,对危重患者、手术后患者、待产妇、分娩后、小儿患者、新入院患者以及有特殊情况的患者进行床头交接班。

4.对规定交接班的毒、麻、剧、限药及医疗器械、被服等当面交接清楚并签字。

5.除每天集体交接班外,各班均需按时交接。接班者应提前 10～15 分钟到科室,清点应接物品,阅读交接班报告和护理记录单。交班者向接班者交清患者病情,并对危重、手术、小儿患者以及新入院患者进行床头交接。未交接清楚前,交班者不得离开工作岗位。凡因交接不清出现问题由接班者负责。

6.值班者在交班前除完成本班各项工作外,需整理好所用物品,保持治疗室、护士站清洁,并为下一班做好必要的准备。

7.交班内容:患者的心理情况、病情变化、当天或次日手术患者及特殊检查患者的准备工作及注意事项。当天患者的总数、新入院、出院、手术、分娩、病危、死亡、转科(院)等及急救药品器械、特殊治疗和特殊标本的留取等必须交接班清楚。病人各种管道的畅通情况,液体出入量记录情况。

8.交班方法:①文字交接:每班书写护理记录单,进行交班并签字。②床头交接:与接班者共同巡视病房,重点交接危重及大手术患者、老年患者、小儿患者及特殊心理状况的患者、新入院病人。③口头交接:一般普通患者采取口头交接班。

九、查对制度

1. 处理医嘱、转抄服药卡、注射卡、护理单等时,必须认真核对患者的床号、姓名,执行医嘱时应注明时间并签字。医嘱要班班查对,每天总查对。每周大查对 1 次,护士长参加并签名。每次查对后进行登记,参与查对者签名。

2. 执行医嘱及各项处置时要做到"三查七对"。"三查"是指操作前、操作中、操作后查对;"七对"是指对床号、姓名、药名、剂量、时间、用法、浓度。

3. 一般情况下不执行口头医嘱。抢救时医师可下达口头医嘱,护士执行时必须复诵一遍,确定无误后执行,并暂保留用过的空安瓿。抢救结束后及时补开医嘱(不超过 6 小时)。

4. 输血:取血时应和血库发血者共同查对。"三查"是指血有效期、血质量及输血装置是否完好;"八对"是指姓名、床号、住院号、瓶(袋)号、血型、交叉配血试验结果、血液种类及剂量。在确定无误后方可取回,输血前由两人按上述项目复查一遍。输血完毕应保留血袋 24 小时,以备必要时查对。将血袋上的条形码粘贴于交叉配血报告单上,入病历保存。

5.使用药品前要检查药瓶标签上的药名、失效期、批号和药品质量,不符合要求者不得使用。摆药后须经两人查对后再执行。

6.抽取各种血标本在注入容器前,应再次查对标签上的各项内容,确保无误。

7.手术查对制度

(1)"六查十二对":"六查"是指到病房接患者时查,患者入手术间时查,麻醉前查,消毒皮肤前查,开刀时查,关闭体腔前后查。"十二对"是指科别、床号、姓名、性别、年龄、住院号、手术间号、手术名称、手术部位、所带物品药品、药物过敏史及有无特殊感染、手术所用灭菌器械和敷料是否合格及数量是否符合。

(2)手术取下的标本,巡回护士与手术者核对无误后方可与病理检验单一并送检。

(3)手术标本送检过程中各环节严格交接查对,并双方签字。

8.供应室查对制度

(1)回收器械物品时:查对名称、数量,初步处理情况,器物完好程度。

(2)清洗消毒时:查对消毒液有效浓度配制浓度,浸泡消毒时间、酶洗前残余消毒液是否冲洗干净。

(3)包装时:查对器械敷料名称、数量、质量、湿度。

(4)灭菌前:查对器械敷料包装规格是否符合要求,装放方法是否正确。

(5)灭菌器各种仪表、程序控制是否符合标准要求。

(6)灭菌后:查试验包化学指示卡是否变色、有无湿包。植入器械是否每次灭菌时进行生物学监测。

(7)发放各类灭菌物品时:查对名称、数量、外观质量、灭菌标识等。

(8)随时查供应室备用的各种诊疗包是否在有效期内及保存条件是否符合要求。

(9)一次性使用无菌物品时:要查对批批检验报告单,并进行抽样检查。

(10)及时对护理缺陷进行分析,查找原因并制定持续改进计划。

十、给药制度

1.护士必须严格根据医嘱给药,不得擅自更改,对有疑问的医嘱,应了解清楚后方可给药,避免

盲目执行。

2.了解患者病情及治疗目的,熟悉各种常用药物的性能、用法、用量及副作用,向患者进行药物知识的介绍。

3.严格执行"三查七对"制度。"三查"是指操作前、操作中、操作后查。"七对"是指床号、姓名、药名、浓度、剂量、用法、时间。

4.做治疗前,护士要洗手、戴帽子、口罩,严格遵守操作规程。

5.给药前要询问患者有无药物过敏史(需要时作过敏试验)并向患者解释以取得合作。用药后要注意观察药物反应及治疗效果,如有不良反应要及时报告医师,并记录护理记录单,填写药物不良反应登记本。

6.用药时要检查药物有效期及有无变质。静脉输液时要检查瓶盖有无松动、瓶口有无裂缝、液体有无沉淀及絮状物等。多种药物联合应用时,要注意配伍禁忌。

7.安全正确用药,合理掌握给药时间、方法,药物要做到现配现用,避免久置引起药物污染或药效降低。

8.治疗后所用的各种物品进行初步清理后,由中心供应室回收处理。口服药杯定期清洗消毒备用。

9.如发现给药错误,应及时报告、处理,积极采取补救措施。向患者做好解释工作。

十一、护理查房制度

1.护理部主任查房

(1)护理部主任按照规定计划每日随时轮流巡回查房,查护士劳动纪律,无菌技术操作,岗位责任制的执行情况,"18项核心制度"执行情况,以重病人的护理、消毒隔离、服务态度等为主要内容,并记录查房结果。

(2)每月进行专科护理大查房1次,有查房结果记录。

(3)选择好疑难病例、危重患者或特殊病种进行查房。事先通知病房所查房内容,由病房护士长指定报告病例的护理人员进行准备,查房时要简单报告病史、诊断、护理问题、治疗护理措施、病人的意见等,查房完毕进行讨论,并及时修订护理计划。

(4)每月按护理工作要求,进行分项查房,严格考核、评价,促使全院护理质量达标。

2.科室护士长查房

(1)每日上午巡视病房,查病房秩序和在班护

士岗位责任制执行情况。

(2)每周进行一次专科护理业务查房,方法同护理部主任查房的要求。

(3)定期抽查护理表格书写和各种表格登记情况。

3.病区护士长查房

(1)护士长随时巡视病房,查各班护士职责执行情况、劳动纪律、无菌操作规程执行情况,病人对诊疗护理的意见等情况。

(2)每周1次护理业务查房,典型病例或危重患者随时查房,并做好查房纪录。

(3)组织教学查房,有目的、有计划,根据教学要求,查典型病例,事先通知学员熟悉病历及患者情况,组织大家共同讨论,也可进行提问,由护士长做总结。

4.参加医生查房:病区护士长或责任护士每周参加主任或科室大查房,以便进一步了解病情和护理工作质量情况。

5.有条件的医院,开展主任(副主任)护师、主管护师、护师三级护理业务查房,根据科室实际情况确定查房项目和内容。

十二、患者健康教育制度

1.护理人员对住院及门诊就诊患者必须进行一般卫生知识的宣教及健康教育。

2.健康教育方式

(1)个体指导:内容包括一般卫生知识,如个人卫生、公共卫生、饮食卫生,常见病、多发病、季节性传染病的防病知识,急救常识、妇幼卫生、婴儿保健、计划生育等知识。在护理患者时,结合病情、家庭情况和生活条件做具体指导。

(2)集体讲解:门诊患者可利用候诊时间,住院患者根据作息时间。采取集中讲解、示范、模拟操作相结合及播放电视录像等形式进行。

(3)文字宣传:以黑板报、宣传栏、编写短文、微信、健康教育处方、图画、诗歌等形式进行。

3.对患者的卫生宣教要贯穿患者就医的全过程

(1)门诊患者在挂号、分诊、诊治等各个环节均应有相应的卫生知识宣传。

(2)住院患者在入院介绍、诊治护理过程、出院指导内容中均应有卫生常识及防病知识的宣教,住院患者的宣教要记录在健康教育登记表中,并及时进行效果评价,责任护士及患者或家属签名。

4.微信、短信、网络宣传健康知识:医院利用互联网、物联网、微信等开展健康教育,要更加重视微信健康文章的宣传,因为编辑的微信版文章可以传播给任何人群,可以不受任何时间和任何地点宣传转发的限制,可以宣传医院各个科室的业务技术、专家坐诊时间、特色技术和特色服务、为病人服务的好人好事,可以宣传医技科室仪器设备的功能,为病人和社会提供更多的健康知识服务。

十三、护理会诊制度

1.凡属复杂、疑难或跨科室和专业的护理问题和护理操作技术,均可申请护理会诊。

2.科间会诊时,由要求会诊科室的责任护士提出,护士长同意后填写会诊申请单,送至被邀请科室。被邀请科室接到通知后两天内完成(急会诊者应当天及时完成),并书写会诊记录。

3.科内会诊,由责任护士提出,护士长或主管护师主持,召集有关人员参加,并进行总结。责任护士负责汇总会诊意见。

4.参加会诊人员原则上应由副主任护师以上人员承担,或由被邀请科室护士长指派人员承担。

5.集体会诊者,原则上由护理部组织,申请科室主管护士负责介绍患者的病情,并认真准确记录会诊意见。

十四、病房一般消毒隔离管理制度

1.病房内收住患者应按感染与非感染性疾病分别收治,感染性疾病患者在患者一览表卡片上做标记。

2.医务人员进入感染患者房间,应严格执行相应疾病的消毒隔离及防护措施,必要时穿隔离衣、戴手套等。

3.一般情况下,病房应定时开窗通风,每日2次。地面湿式清扫,必要时进行空气消毒。发现明确污染时,应立即消毒。患者出院、转院、转科、死亡后均要进行终末消毒。

4.患者的衣服、被单每周更换1次。被血液、体液污染时及时更换,在规定地点清点更换下的衣物及床单元用品。

5.医护人员在诊治护理不同患者前后,应洗手或用手快速消毒剂擦洗。

6.各种诊疗护理用品用后按医院感染管理要求进行物品、物资处理,特殊感染的患者采用一次性用品,用后装入黄色塑料袋内并粘贴标识,专人负责回收。

7.对特殊感染患者要严格限制探视及陪护人员,必要时穿隔离衣裤、戴口罩及帽子。

8.患者的餐具、便器固定使用,特殊感染患者的排泄物及剩余饭菜,按相关规定进行处理。

9.各种医疗废物按规定收集、包装、专人回收并处理。

10.病房及卫生间的拖把等卫生清洁用具要分类、分病房、分房间的功能用处使用,病房、卫生间、办公室必须分开使用,且标记清楚。用后消毒液浸泡,并清洗后晾挂晾干备用。

11.患者的床头柜用消毒液擦拭,做到"一桌一巾",每日 1～2 次。病床湿式清扫,做到"一床一巾",每日 1～2 次。

12.重点部门:如手术室、中心供应室、产房、重症监护室(ICU、CCU、NICU 等)、导管介入治疗室、内镜室、口腔科、透析室等执行相应部门的消毒隔离规定和要求。

13.特殊疾病和感染者按相关规定和要求执行。

十五、护理安全管理制度

1.严格执行各项规章制度及操作规程,确保治疗、护理工作的正常进行,护理部定期检查考核。

2.严格执行查对制度,坚持医嘱班班查对,每天总查对,护士长每周总查对 1 次,并登记、签名。

3.毒、麻、限、剧药品做到安全使用,专人管理,专柜保管并加锁。保持固定基数,用后督促医师及时开处方补齐,每班交接并登记。

4.内服、外用药品分开放置,瓶签清晰。

5.各种抢救器材保持清洁、性能良好;急救药品符合规定,用后及时补充,专人管理,每周清点两次并登记;无菌物品标识清晰,保存符合要求,确保在有效期内。

6.病房内各种仪器设备、抢救器材、急救药品必须在完好随时备用状态。

7.供应室供应的各种无菌物品经检验合格后方可发放。

8.对于所发生的护理差错,科室应及时组织讨论,并上报护理部。

9.对于有异常心理状况的患者要加强监护及交接班,防止意外事故的发生。

10.工作场所及病房内严禁患者使用非医院配

置各种电炉、电磁炉、电饭锅电器,确保安全用电。

11.制订并落实突发事件的应急处理预案和危重患者抢救护理预案。

十六、护理差错、事故报告制度

1.各科室建立差错、事故登记本,登记差错、事故发生的经过、原因、后果、持续改进计划等并及时上报。

2.发生差错、事故后,要采取积极补救措施,以减少或消除由于差错、事故造成的不良后果,护士长应及时进行调查,组织科室有关人员讨论,进行原因的分析和定性,总结经验教训,并进行详细的记录。

3.对发生差错、事故的单位和个人,有意隐瞒不报者,按情节轻重按照规定给予处理。

4.护理部应定期组织护士长分析差错、事故发生的原因,并提出防范整改措施。

5.科室发生的护理事故、纠纷、差错必须有持续改进计划,包括持续改进计划、持续改进事实、持续改进流程、持续改进措施、持续改进效果和结果。

十七、术前患者访视制度

1.为了更好地使患者配合医护人员顺利地完成手术,手术前一天手术室护士必须对择期手术患者进行访视。阅读病历,了解患者一般资料(姓名、性别、年龄、民族、体重、文化程度等),收集患者临床资料(术前诊断、手术名称、手术路径、各种检验结果;有无特殊感染配血、过敏史及手术史等)。

2.了解患者的心理状态,进行必要的心理疏导及护理。

3.做好术前宣教工作。①向患者讲解手术有关的注意事项,如术前禁食、水,勿化妆,去掉饰物、义齿、更换手术衣裤等。②介绍手术、麻醉体位的配合方法及重要性。③介绍手术室环境、手术时注意事项等。

4.访视过程中要体现人文关怀,护士态度要热情,主动自我介绍、耐心解答患者提出的问题,以减轻或消除患者的疑虑和恐惧心理。注意保护患者隐私,根据情况进行必要的告知,认真执行保护性医疗制度。

5.访视内容要认真记录在手术护理记录单上。

十八、手术室护理核心制度

1.接送病人的制度。
2.术中输血制度。
3.术中医嘱执行制度。
4.术中辅诊检查制度。
5.术中防止器械敷料遗留的制度。
6.手术室安全制度。
7.手术前中后查对制度。
8.差错事故管理制度。
9.危重病人抢救制度。
10.给药制度。
11.术前患者访视制度。
12.手术室消毒隔离制度。

十九、接送病人的制度

1.根据病人手术时间核对科室、病室、床位、病人姓名后,提前30分钟将病人接到指定手术间。

2.检查术前准备是否完善,如术前用药、禁食、输血、出凝血时间、灌肠、插胃管、导尿管、照片、更换衣服、家属签字等,并注意不带贵重物品入室。无导尿管病人应嘱病人排尿。

3.检查手术所需用物是否准备好,如病历、输血单、特殊用药、X光片等,并带入手术室。

4.接台手术,提前30分钟电话通知有关病室作准备。医师在病室等候,待病人接入手术室后,医师随即进入手术室。

5.手术结束后,将病人随同病房带来的一切用物送回病房,并与病室接班护士当面交清、签字。由术者、麻醉医师、手术室护士、工人一起护送病人,以防回病房途中发生意外,包括局麻病人。

6.接送病人时注意病人安全。尤其是特殊病人,如:神志不清、脑危象、严重外伤、休克等随时有病情变化的病人应有一名医师陪同护送至手术室,以保证病人安全。

7.若病室术前准备不完善,手术室可拒绝接病人,待完善术前准备后由病房人员护送至手术室。

8.每天早上8时20分以前开始接病人,请各病房在上午8时以前做好术前准备。

二十、术中输血制度

1.凡术中需输血者,主管医师应于术前备好血标本,填好输血申请单,注明手术输血日期和备血量送血库。如需血量大或有特殊要求(如成分输血等),主管医师均应提前与血库直接联系妥当。

2.术中需输血时,应由手术配合人员携带病历及时联系取血。取血人员每次只许取1名病人所需的血液,以免发生差错。

3.输血前应仔细查对病人姓名、住院号、血型及输血申请单等3遍,取血人在血库查对1遍,麻醉医师与巡回护士查对1遍,输血或加血者查对1遍。

4.按手术进行情况调整好输血速度,密切观察输血反应。有特殊反应者,应保留余血备检。凡输两个以上供血者的血液时,应在两者之间输以少量生理盐水,两者不可直接混合。

5.输血毕,保留血袋,以备查对。

6.手术病人输血起始、完毕时间及输血量,由麻醉医师记录在麻醉记录单上。

二十一、术中医嘱执行制度

1.术中由主管医师及麻醉医师所作口头医嘱,由巡回护士执行并复诵一遍,会同另一人核对药名、浓度、剂量后使用。

2.用药后,应保留空瓶,以备核对,待手术结束后方可弃去。

3.执行医嘱完毕后,应在病历医嘱栏内做好记录,同时告知麻醉医师记录在麻醉记录单上。

二十二、术中会诊工作制度

1.术中因病情复杂、病人病情剧变或发生紧急意外需会诊者,应按急诊会诊处理。

2.由巡回护士及麻醉医师设法尽快传呼有关会诊人员。情况紧急者,应同时报告有关领导。

3.术中会诊由在场有关领导或职位高的医师负责组织,指定有关人员做好记录或术后补记。

二十三、术中辅诊检查制度

1.凡手术中需要进行有关辅诊检查如摄片等。造影、穿刺活检、冰冻切片、超声与内窥镜检查等,均应手术前1日由主管医师与有关单位联系,做好充分准备,指派专人配合。

2.术中进行辅诊检查时,巡回护士应协助做好联系和准备工作,并注意无菌管理。辅诊人员进入手术间前,应按规定更衣换鞋,严格遵守无菌操作。

3.检查操作完毕后,及早作出报告,以缩短手术等待时间。

4.器械护士须注意台上无菌管理,应将取下的病理标本用湿林水纱布包裹,夹以皮肤巾钳(或其他钳),作为标志,妥善放置。若标本需做冰冻切片者,巡回护士应尽快将标本及病理送检单派人送至病理检查室。所有术中冰冻切片病理检查报告结果均须以正式文字报告为准,不得以电话或口头报告,以防误差。如果病理科用通信设备与手术室人员报告病理结果,需要保留原始录音,严格执行保护性医疗制度。

二十四、术中防止器械敷料遗留制度

1.凡随病人带入手术间的创口敷料、绷带等,以及麻醉、消毒所用纱布、纱球等,均应在手术开始前全部送出手术间。

2.手术开始前,由器械护士会同巡回护士认真清点器械、纱布、纱垫、缝针、残卷等数量,至少两遍,并由巡回护士准确登记记录备查。手术中,所增减的器械及敷料,巡回护士应及时补充记录好。

3.台上手术人员应始终保持手术器械及敷料放置有序,有条不紊。手术医师不得乱取器械。暂不用的器械物件应及时交还器械护士,不得乱丢或堆积在手术区周围。

4.凡胸、腹腔及深部手术所用纱布垫,必须留有长带,带尾夹止血钳放在创口外,以防遗留体内。凡创口内置放的纱布、引流物种类及数目,均应详细记录在麻醉记录单上。

5.凡手术台上掉落敷料、器械、缝针、线卷等,均应捡起,未经巡回护士许可,不得带出室外。

6.缝合胸、腹腔及深部创口前,除手术医师应认真清查外,巡回护士及器械护士必须清点器械、敷料、缝针、线卷等数目,准确无误后方可缝合。缝合完毕,再清点1遍(即手术开始时,关闭体腔前及关闭体腔后共清点3遍)。

二十五、手术室安全管理制度

1.定期学习消防安全知识,爱护消防设施,不准移动或搬动做他用,消防器材专人负责,定期更换,定期检查。

2.熟悉手术室的各种电器设备,遵守操作规程,手术结束后,应拔去所有电源插头。电器设备由专人负责,定期检查,发现问题,及时处理。

3.剧毒药品应有专柜贮藏,配上锁,并派专人保管,使用进行登记。

4.易燃物品,应安置在通风阴暗处,要求远离火源,专人管理。

5.值班人员应巡视手术室每个房间,负责氧气、吸引器。水、电、门窗的安全检查及大门的安全,坚守工作岗位。

6.非手术相关人员勿任意进入手术室。

7.手术室内严禁吸烟。

8.接送病人注意安全,防止碰伤、摔伤。

9.如发现意外情况,应立即汇报有关部门,并向院部相关领导汇报,以便正确处理。

二十六、手术查对制度

1."六查十二对""六查"是指①到病房接患者时查;②患者入手术间时查;③麻醉前查;④消毒皮肤前查;⑤开刀时查;⑥关闭体腔前后查。"十二对"是指科别、床号、姓名、性别、年龄、住院号、手术间号、手术名称、手术部位、所带物品药品、药物过敏史及有无特殊感染、手术所用灭菌器械敷料是否合格及数量是否符合。

2.查手术名称及配血报告,术前用药,药物过敏试验结果等。

3.查无菌包的指示带及指示卡是否达到无菌指标,手术器械是否齐全。

4.凡进行体腔或深部组织手术,要在缝合前核对纱布垫、纱布、缝针、器械数目与术前数目是否相符一致。核对者签全姓名。

5.手术取下的标本,应由洗手护士与手术者核对后填写病理检验单送检。

二十七、手术室消毒隔离制度

1.必须分清非无菌区、相对无菌区、无菌区。

2.手术间分清无菌间、有菌间。如手术间有限,应先做无菌手术、再做污染手术。

3.对感染和特异性感染等手术,所用器械、敷料等用物要有严格消毒处理措施。不得与其他敷料混合,并有标记记录。手术后手术间地面空气严密消毒。

4.手术室洗手、护士铺台、刷手、穿隔离衣、戴手套和手术配合均应符合无菌操作要求。

5.巡回护士进行各种治疗注射、拿放无菌物品、应符合无菌操作要求。

6.各种无菌包及无菌容器中的消毒液,由专人负责定期消毒或更换,尽量减少用浸泡消毒的器械,丝线、刀片、剪等应高压蒸汽消毒。

7.工作人员熟悉各种消毒液的浓度及使用方法,可根据其效能定期检测。

8.经常启盖的无菌盒,每周重复消毒灭菌,固定的敷料包、器械包、过期应重新灭菌。

9.每月对各项灭菌项目进行细菌监测,每月对工作人员作细菌培养,并做好记录。

10.用紫外线杀菌灯消毒时,应有时数登记和紫外线强度监测并登记。

11.手术室应有定期清洁卫生制度,每日、每周、每月定人、定点、定时,做好清洁、消毒工作。定期做空气培养,手术室空气中细菌总数不得超过200个/m³。

二十八、危重病人抢救制度

1.对危重患者,应做到详细询问病史,准确掌握体征,密切观察病情变化,及时进行抢救。

2.抢救工作应由值班医师、科主任、护士长负责组织和指挥,并将病情及时报告医务部、护理部及相关领导。对重大抢救或特殊情况(如查无姓名、地址者,无经济来源者)须立即报告医务部、护理部及分管院长。

3.在抢救过程中,应按规定做好各项抢救记录,须在抢救结束后6小时内补记完全并正确。

4.各科应有抢救室,抢救车及抢救器械专人保管,做好急救、抢救药品、器械的准备工作,随时检查,随时补充。确保药品齐全、仪器性能完好,保证抢救工作地顺利进行。

5.抢救时,护理人员要及时到位,按照各种疾病的抢救程序进行工作。护士在医生未到以前,应根据病情,及时做好各种抢救措施的准备,如吸氧、吸痰、人工呼吸、建立静脉通道等。在抢救过程中,护士在执行医生的口头医嘱时,应复述一遍,认真仔细核对抢救药品的药名、剂量,抢救时所用药品的空瓶,经2人核对后方可弃去。抢救完毕立即督促医生据实补写医嘱。危重病人就地抢救,病情稳定后,方可移动。

6.抢救时,非抢救人员及病人家属一律不得进入抢救室或抢救现场,以保持环境安静,忙而不乱。抢救完毕,整理抢救现场,清洗抢救器械,按常规分别消毒以便备用,清点抢救药品,及时补充,急救物品完好率要达到100%。

7.认真书写危重患者护理记录单,字迹清晰、项目齐全、内容真实全面,能体现疾病发生发展变化的过程,确保护理记录的连续性、真实性和完整性。

8.凡遇有重大灾害、事故抢救,应服从医院统一组织,立即准备,随叫随到。科室之间支持支援配合,必要时成立临时抢救组织,加强抢救工作的领导。

二十九、现代医院十八项医疗质量安全核心制度

1.首诊负责制度。

2.三级查房制度。

3.会诊制度。

4.分级护理制度。

5.值班和交接班制度。

6.疑难病例讨论制度。

7.急危重患者抢救制度。

8.术前讨论制度。

9.死亡病例讨论制度。

10.查对制度。

11.手术安全核查制度。

12.手术分级管理制度。

13.新技术和新项目准入制度。

14.危急值报告制度。

15.病历管理制度。

16.抗菌药物分级管理制度。

17.临床用血审核制度。

18.信息安全管理制度。

三十、现代医院6种医疗质量管理工具

1.全面质量管理(TQC)。

2.质量环(PDCA循环)。

3.品管圈(QCC)。

4.疾病诊断相关组(DRGs)绩效评价。

5.单病种管理。

6.临床路径管理。

【附二】 临床科室护理常规化检查考核率

1. 病人疼痛评估符合率(%)。
2. 给药错误发生率(%)。
3. 非计划性拔管发生率(%)。
4. 导管相关性血流感染发生率(%)。
5. 导尿管相关性尿路感染发生率(%)。
6. 压疮发生率(%)。
7. 坠床跌倒发生率(%)。
8. 深静脉血栓发生率(%)。
9. 呼吸机相关性肺炎发生率(%)。
10. 手卫生执行率(%)。
11. 洗手正确率(%)。

12. 分级护理落实率(%)。
13. 护士专科技能合格率(%)。
14. 患者身份识别正确率(%)。
15. 患者高风险评估与处理合格率(%)。
16. 患者高危药物使用及安全管理合格率(%)。
17. 护士"三基"(基本知识、基本技能、基本操作)考试合格率(%)。
18. 临床科室护士综合满意度(%)。
19. 静脉穿刺成功率(%)。
20. 患者对护理服务投诉处理率(%)。

参 考 文 献

[1]　任真年.现代医院卓越绩效管理与考评标准大全.北京:中国协和医科大学出版社,2015
[2]　黄骅.构建基于卓越绩效模式的技术创新体系建设.中国质量,2014,2
[3]　梁铭会.基于医疗信息化的医疗质量评价现状与建议.中国医院,2014,2
[4]　吴洋,赖永洪.战略意图模式——公立医院战略管理的新视野.中国医院,2012,2
[5]　张誉铮,陈虎,陈晓红,等.我国及国际医院评审概况探讨.中国卫生质量管理,2014,1
[6]　程之红.对完善我国公立医院绩效分配模式的思考.中国医院管理杂志社,2011,9
[7]　刘婷芳.我国医疗机构评审的制度变迁与路径选择.中国卫生质量管理,2011,5
[8]　谷士贤,等.构建住院医师规范化培训人员出科考核体系.中国医院管理杂志社,2011,10
[9]　蒋平,等.一公益性指标为主题,构建公立医院绩效考核体系.中国医院管理杂志社,2011
[10]　沃尔特·艾萨克森.史蒂夫·乔布斯传.北京:中信出版社,2011
[11]　任真年.现代医院医疗质量管理.北京:人民军医出版社,2001
[12]　任真年.急诊急救医学常用方法图解.北京:人民军医出版社,2003
[13]　任真年.现代医院质量管理思路研究.解放军医院管理杂志,1995,2
[14]　任真年.开展全优服务,追求病人满意.解放军医院管理杂志,2003,4
[15]　任真年.医院急诊急救质量管理.前卫医药杂志,1999,2
[16]　任真年.论现代医院质量管理与传统医院质量管理的区别.中华适宜诊疗技术杂志,1994,1
[17]　任真年.临床科主任怎样抓医疗质量管理.中国医院管理,1996,7
[18]　任真年.临床科护士长怎样抓护理质量管理.中华适宜诊疗技术杂志,1998,2
[19]　任真年.论现代医院管理科学与艺术.中华临床医药杂志,2002,12
[20]　任真年.论现代医院形象创新.中华现代医院管理杂志,2003,1
[21]　任真年.我国急诊急救医学模式比较研究.中国卫生质量管理,1999,2
[22]　任真年.现代医院专科建设思想研究.中华医学论坛,2002,1-6
[23]　任真年.顾客满意度11种等级制度调查研究.中华医学论坛,2002,12
[24]　任真年.现代医院顾客满意球体结构研究.中华医院管理,2002,9
[25]　任真年.现代医院顾客满意度研究.中华医院管理,2003,6
[26]　任真年.论现代医院管理营销创新.中华适宜诊疗技术杂志,2004,1
[27]　任真年.论现代医院管理科学与艺术.中华临床医药杂志,2002,12
[28]　任真年.我院实施国际质量、环境、职业健康安全管理体系认证的做法.中华适宜诊疗技术杂志,2004,5
[29]　刘旗辉,等.商业模式病.商界杂志社,2011,11
[30]　陶娟.掘金医疗信息化.新财富杂志社,2011
[31]　陈玮.领导力培养,中国优秀公司的新实践.中国企业家杂志社,2011,22
[32]　朱德昌,等.医院公立理念与经营文化的再优化,中国医院管理杂志社,2011,7
[33]　李军,等.北京三级医院内部绩效考核与薪酬分配机制期望意向比较研究.中国医院管理杂志社,2011,8
[34]　任真年,等.现代医院卓越绩效考评与管理.北京:中国协和医科大学出版社,2012

[35] 薛迪,等. 我国公立医院战略和文化与绩效的关联性分析. 中国医院管理杂志社,2011

[36] 谢娟,等.临床科室医疗工作绩效评价探讨. 中华医院管理杂志社,2010,12

[37] 卫生部.三级医院管理评价指南.中国医院,2011

[38] 全国百姓放心示范医院诚信服务二十条.中国医院杂志社,2004,12

[39] 任真年.现代医院质量管理流程图.北京:清华大学出版社,2005

[40] 邓冰,苏益群译.企业流程设计指南流程可视化.北京:机械工业出版社,2005

[41] 卢绪文.时间管理改变命运.北京:中国财富出版社,2013

[42] 段赞君.管理越简单越好.北京:中国商业出版社,2011

[43] 彭卫平,等.检验危急值在临床诊疗中的实践与应用,中国医院,2014(18)9:49—50

[44] 焦叔斌.管理的 12 个问题. 中国质量.2013,(4):42—45

[45] 陈玮,等.我院住院医师职业素质现状及影响因素初步分析.中华医院管理杂志,2014,4(30):302—304

[46] 任真年.世界管理方法解读——全面质量管理.中国卫生质量管理,2007,1:84—85

[47] 任真年.世界管理方法解读——战略管理.中国卫生质量管理,2007,2:86—88

[48] 任真年.世界管理方法解读——国际管理体系标准.中国卫生质量管理,2007,3:87—89

[49] 任真年.世界管理方法解读——绩效管理.中国卫生质量管理,2007,4:91—93

[50] 张南,等译.颠覆医疗.北京:电子工业出版社,2014

[51] 众行管理资讯研发中心编著.管理工具全解.广州:广东经济出版社,2004

[52] 任真年.现代医院流程再造.北京:清华大学出版社.2009

[53] 周宇新.值得托付生命的人.中国医院管理,2014,7:84

[54] 刘峰.领导大趋势.北京:中国言实出版社,2003

[55] 默希特·沙玛.明智之选,中国质量,2014,8:59

[56] 管延圻,等译.史蒂夫·乔布斯传.北京:中信出版社,2011

[57] 高德.洗脑术.江苏:江苏文艺出版社,2013

[58] 张丹,等译.再造医疗—向最好的医院学管理.北京:机械工业出版社,2014

[59] 张国萍,译.向世界最好的医院学管理.北京:机械工业出版社,2014

[60] 郦宏,等译.精益医疗实践.北京:机械工业出版社,2014

[61] 张国萍,等译.精益医院——世界最佳医院管理实践.北京:机械工业出版社,2014

[62] 杜晗.哈佛管理学.北京:中国华侨出版社,2013

[63] 彼得·圣洁.第五修炼变革篇.北京:中信出版社,2011

[64] 葛志福,译. 乔布斯的魅力演讲.北京:中信出版社 2011

[65] 张燕.马云—我的世界永不言败.北京:企业管理出版社,2014

[66] 南希·圣洁.第五修炼变革篇.北京:中信出版社,2011

[67] 杨韶刚,等译.弗洛伊德.北京:九州出版社,2007

[68] 李嘉.哪里有抱怨,哪里就有机会.北京:团结出版社,2014

[69] 商谋子.做人做事做推销.北京:海潮出版社,2012

[70] 可克隆·西蒙,爱德华·霍克西,卡尔·G·L.甘特.哈佛商学院管理全书.组织管理与统计学、经济学.北京:机械工业出版社,2011

[71] 约翰·李,古斯特夫·杰勒德.哈佛商学院管理全书:职业经理人教程.北京:机械工业出版社,2011

[72] 约瑟夫·兰多尔,哈林顿·布兰代斯.哈佛商学院管理全书:管理决策与管理的趋势.北京:机

械工业出版社,2011

[73] 拉乌尔·多特尔,汉斯·雷诺.哈佛商学院管理全书:会计与财务.北京:机械工业出版社,2011

[74] 邓璐,等.国内外患者居家安全现状及未来发展趋势分析.中国医院,2018,10

[75] 我国医疗质量安全核心制度体系的发展及其启示.中华医院管理杂志,2018,10

[76] 开展日间手术对平均住院日影响的间断时间序列分析.中国医院,2018,10

[77] 医院管理者对医院医学新技术的引进的认知态度研究.中国医院,2018,10

[78] 信息化管理在医院跨省异地就医住院费用直接结算中的应用.中国医院,2018,10

[79] 许颖.基于工作量的医生人力资源配置测算研究.中国医院,2019,2